国家卫生健康委员会"十四五"规划教材
全国高等学校药学类专业第九轮规划教材
供药学类专业用

药 理 学

第9版

主 编 陈 忠 杜俊蓉

副主编 张雪梅 王 芳 毕惠嫦

编 者（按姓氏笔画排序）

王 芳	华中科技大学同济医学院	张雪梅	复旦大学药学院
王玉琨	南方科技大学医学院	张翔南	浙江大学药学院
王立辉	沈阳药科大学	张慧灵	苏州大学药学院
毕惠嫦	南方医科大学	陈 忠	浙江中医药大学
吕 莉	大连医科大学	陈 霞	吉林大学药学院
吕雄文	安徽医科大学	范彦英	山西医科大学
刘 霞	中国人民解放军海军军医大学	罗春霞	南京医科大学
刘水冰	中国人民解放军空军医科大学	俞昌喜	福建医科大学
阮叶萍	浙江中医药大学	洪 浩	中国药科大学
孙秀兰	南京中医药大学	秦大莲	西南医科大学
杜俊蓉	四川大学华西药学院	卿 晨	昆明医科大学
李晓辉	中国人民解放军陆军医科大学	郭秀丽	山东大学药学院
李琳琳	新疆医科大学	唐圣松	湖南医药学院
杨俊卿	重庆医科大学	黄 卓	北京大学药学院
余建强	宁夏医科大学	龚其海	遵义医科大学
张 勇	哈尔滨医科大学	蒋丽萍	南昌大学药学院

人民卫生出版社
·北 京·

国家卫生健康委员会"十四五"规划教材
全国高等学校药学类专业第九轮规划教材

图书在版编目（CIP）数据

药理学 / 陈忠，杜俊蓉主编 . —9 版 . —北京：
人民卫生出版社，2022.7（2025.4 重印）
ISBN 978-7-117-33291-0

Ⅰ.①药… Ⅱ.①陈… ②杜… Ⅲ.①药理学 – 医学
院校 – 教材 Ⅳ.①R96

中国版本图书馆 CIP 数据核字（2022）第 110330 号

人卫智网	www.ipmph.com	医学教育、学术、考试、健康，购书智慧智能综合服务平台
人卫官网	www.pmph.com	人卫官方资讯发布平台

药　理　学
Yaolixue
第 9 版

主　　编：陈　忠　杜俊蓉
出版发行：人民卫生出版社（中继线 010-59780011）
地　　址：北京市朝阳区潘家园南里 19 号
邮　　编：100021
E - mail：pmph @ pmph.com
购书热线：010-59787592　010-59787584　010-65264830
印　　刷：河北新华第一印刷有限责任公司
经　　销：新华书店
开　　本：850×1168　1/16　印张：33.5
字　　数：968 千字
版　　次：1979 年 11 月第 1 版　　2022 年 7 月第 9 版
印　　次：2025 年 4 月第 6 次印刷
标准书号：ISBN 978-7-117-33291-0
定　　价：99.00 元

打击盗版举报电话：010-59787491　E-mail：WQ @ pmph.com
质量问题联系电话：010-59787234　E-mail：zhiliang @ pmph.com
数字融合服务电话：4001118166　E-mail：zengzhi @ pmph.com

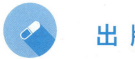

出 版 说 明

全国高等学校药学类专业规划教材是我国历史最悠久、影响力最广、发行量最大的药学类专业高等教育教材。本套教材于1979年出版第1版，至今已有43年的历史，历经八轮修订，通过几代药学专家的辛勤劳动和智慧创新，得以不断传承和发展，为我国药学类专业的人才培养作出了重要贡献。

目前，高等药学教育正面临着新的要求和任务。一方面，随着我国高等教育改革的不断深入，课程思政建设工作的不断推进，药学类专业的办学形式、专业种类、教学方式呈多样化发展，我国高等药学教育进入了一个新的时期。另一方面，在全面实施健康中国战略的背景下，药学领域正由仿制药为主向原创新药为主转变，药学服务模式正由"以药品为中心"向"以患者为中心"转变。这对新形势下的高等药学教育提出了新的挑战。

为助力高等药学教育高质量发展，推动"新医科"背景下"新药科"建设，适应新形势下高等学校药学类专业教育教学、学科建设和人才培养的需要，进一步做好药学类专业本科教材的组织规划和质量保障工作，人民卫生出版社经广泛、深入的调研和论证，全面启动了全国高等学校药学类专业第九轮规划教材的修订编写工作。

本次修订出版的全国高等学校药学类专业第九轮规划教材共35种，其中在第八轮规划教材的基础上修订33种，为满足生物制药专业的教学需求新编教材2种，分别为《生物药物分析》和《生物技术药物学》。全套教材均为国家卫生健康委员会"十四五"规划教材。

本轮教材具有如下特点：

1. **坚持传承创新，体现时代特色** 本轮教材继承和巩固了前八轮教材建设的工作成果，根据近几年新出台的国家政策法规、《中华人民共和国药典》(2020年版)等进行更新，同时删减老旧内容，以保证教材内容的先进性。继续坚持"三基""五性""三特定"的原则，做到前后知识衔接有序，避免不同课程之间内容的交叉重复。

2. **深化思政教育，坚定理想信念** 本轮教材以习近平新时代中国特色社会主义思想为指导，将"立德树人"放在突出地位，使教材体现的教育思想和理念、人才培养的目标和内容，服务于中国特色社会主义事业。各门教材根据自身特点，融入思想政治教育，激发学生的爱国主义情怀以及敢于创新、勇攀高峰的科学精神。

3. **完善教材体系，优化编写模式** 根据高等药学教育改革与发展趋势，本轮教材以主干教材为主体，辅以配套教材与数字化资源。同时，强化"案例教学"的编写方式，并多配图表，让知识更加形象直观，便于教师讲授与学生理解。

4. **注重技能培养，对接岗位需求** 本轮教材紧密联系药物研发、生产、质控、应用及药学服务等方面的工作实际，在做到理论知识深入浅出、难度适宜的基础上，注重理论与实践的结合。部分实操性强的课程配有实验指导类配套教材，强化实践技能的培养，提升学生的实践能力。

5. **顺应"互联网 + 教育"，推进纸数融合** 本次修订在完善纸质教材内容的同时，同步建设了以纸质教材内容为核心的多样化的数字化教学资源，通过在纸质教材中添加二维码的方式，"无缝隙"地链接视频、动画、图片、PPT、音频、文档等富媒体资源，将"线上""线下"教学有机融合，以满足学生个性化、自主性的学习要求。

众多学术水平一流和教学经验丰富的专家教授以高度负责、严谨认真的态度参与了本套教材的编写工作，付出了诸多心血，各参编院校对编写工作的顺利开展给予了大力支持，在此对相关单位和各位专家表示诚挚的感谢！教材出版后，各位教师、学生在使用过程中，如发现问题请反馈给我们(renweiyaoxue@163.com)，以便及时更正和修订完善。

人民卫生出版社

2022年3月

主 编 简 介

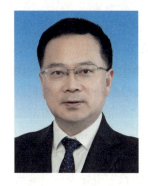

陈 忠

　　教授、博士研究生导师,浙江中医药大学校长。教育部长江学者特聘教授,国家杰出青年科学基金获得者,浙江大学求是特聘教授,教育部新世纪优秀人才,浙江省首批卫生领军人才,浙江省151人才重点培养层次。现任中国药理学会常务理事、神经精神药理专业委员会副主任委员、中国神经科学学会常务理事。长期主讲药理学和药学科研方法等课程,主编《药理学》《临床药理学》等教材,参与编写著作14部,获浙江省教学成果奖一等奖。目前为 Clinical Complementary Medicine and Pharmacology 主编,Neurochemistry International、Neuroscience Bulletin、《浙江大学学报(医学版)》副主编,Current Neuropharmacology、Acta Pharmacologica Sinica、Experimental Neurology、《药学学报》、《中国药理学通报》编委。先后主持国家杰出青年科学基金、四项国家自然科学基金重点项目和多项面上项目。在 Neuron、Nature Communications、Nature Nanotechnology、Annals of Neurology 等期刊发表 SCI 学术论文 300 余篇,8 篇被 F1000 推荐,论文被引用超过 10 000 次。培养 3 名国家优青获得者,获教育部自然科学奖一等奖、省自然科学奖一等奖、省科技进步奖一等奖,获得授权专利 6 项。

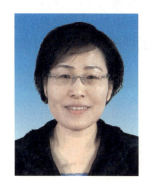

杜俊蓉

　　教授、博士研究生导师,四川大学华西药学院药理学系主任。现任中国药理学会心血管药理专业委员会委员、神经精神药理专业委员会委员、四川省药理学会心脑血管药理学专委会主任委员、四川省药学会药理学与临床药理学专委会主任委员。长期负责主讲药理学、高等药理学及药理学研究进展等专业核心 / 平台课程,担任多部国家级规划教材及电子题库主编、副主编,参编 The Enzymes 等专著。主持教育研究课题 3 项,获教学成果奖 4 项;先后主持 20 余项国家、省部级及香港合作项目,负责完成 20 余项新药临床前研究项目。在 Aging Cell、Acta Pharmaceutica Sinica B、Journal of Neuroinflammation 等期刊发表学术论文 100 余篇,被 Nature Medicine、Pharmacological Reviews 等引用 4 000 余次。获省科技进步奖二等奖、国家发明专利授权 9 项。

副主编简介

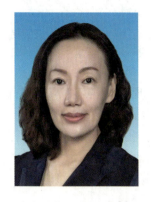

张雪梅

　　教授、博士研究生导师,复旦大学药学院副院长,教龄18年。本科和博士毕业于上海医科大学和复旦大学药学院,约翰霍普金斯大学博士后。研究方向为代谢药理学,主要基于膜蛋白对代谢物的感知、应答和调控信号机制开展药物靶点发现和相应的新药研发。主持国家自然科学基金(5项)等20余项国家和省部级科研项目。在 *Kidney International*、*Journal of Nanobiotechnology*、*Journal of Control Release*、*Molecular Therapy* 等期刊发表相关文章、专利70余篇。主、参编《药理学》等规划教材和专著10部。现任教育部高等学校药学类专业教学指导委员会委员和药学专业分委会副主任委员、中国药理学会理事、上海市药学会常务理事、人民卫生出版社全国高等学校药学类专业第六届教材评审委员会委员等职。获得第一届全国药学专业学位研究生教育教学成果奖一等奖(第一完成人)。

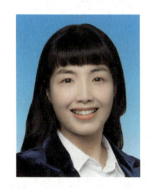

王芳

　　教授(二级)、博士研究生导师,华中科技大学同济医学院基础医学院副院长。现任湖北省药理学会理事长、中国药理学会常务理事、神经精神药理专业委员会常务委员,中华医学会常务理事,国际期刊 *Neuropharmacology* 编委,教育部长江学者特聘教授、国家优秀青年基金获得者。从事教学工作至今20年,获国家教学成果奖二等奖、湖北省教学成果奖一等奖等。主要从事神经精神药理学研究,主持国家自然科学基金、国家"973计划"课题等项目,在 *Molecular Psychiatry*、*Biological Psychiatry* 等期刊发表文章80余篇,他引2 000余次。

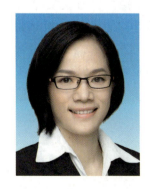

毕惠嫦

　　教授、博士研究生导师,南方医科大学药学院院长。国家杰出青年基金、优秀青年基金获得者。从事药理学、临床药理学教学与科研工作20年。主编并出版专著4部,参编7部;主持国家各级课题20余项。已发表中英科研论文130余篇,以通讯作者或第一作者在 *Hepatology*、*Cell Death Differ*、*Acta Pharm Sin B*、*Brit J Pharmacol* 等期刊发表论文80余篇。目前担任中国药理学会临床药理学专业委员会副主任委员、中国药理学会分析药理学专业委员会副主任委员、中国药理学会理事;广东省药理学会候任理事长等学术兼职。担任5本SCI期刊编委。获2014年中国药理学会 Servier 青年药理学者奖、2018年国际代谢学会(ISSX)Asia Pacific New Investigator Award、2021年美国药理学会(ASPET)Richard Okita Early Career Award in Drug Metabolism and Disposition。

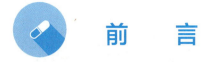

前　言

药理学是医药学领域多个专业的学生必修的专业核心课程之一。为适应我国创新药物研发和临床合理用药的要求,人民卫生出版社启动了包括《药理学》在内的新一轮国家卫生健康委员会"十四五"规划教材的编写工作。《药理学》是根据药学类专业学生培养目标和编写要求,组织国内31所院校的32位药理学专家集体编写而成。

本书在第8版的基础上,继续贯彻教材编写的"三基"(基本理论、基本知识、基本技能)、"五性"(思想性、科学性、先进性、启发性、适用性)原则。根据学科发展进展,结合国家基本药物目录和执业药师考试大纲的要求,本书系统调整了教材的篇章结构,同时增加了相关章节内容,扩充了药理学发展史,增加了具有划时代意义的药理学家的贡献和代表药物的研发过程等内容,从家国情怀、科学精神、人文精神等融入课程思政的元素。在总论部分,拓展基础药理学和临床药理学的研究内容和基本原则,补充药物靶点的概念以及抗体类、生物技术药物、靶向药物等新药的作用方式。在各论部分,以临床常用药物为代表药物,结合最新进展,更新药动学和药效学的相关内容;同类药物则与代表药物比较,指出优缺点,力求重点突出,以点带面,层次分明,便于理解和记忆;新增H_3组胺受体拮抗药、缺血性脑卒中治疗药物、肾素抑制药、血管紧张素受体-脑啡肽酶抑制药、抗利尿激素V_2受体拮抗药、肿瘤免疫治疗药物等内容。本书为配有数字教学资源的融合教材,每章配有PPT课件,重点药物增加了临床用药案例和/或药物研发案例的数字化资源,实现纸质教材+线上资源的整合。

本版教材主要供普通高等院校药学类专业本科生使用,也可供医学及相关学科的本科生参考,还可供生命、化学、农学、食品等专业学生拟进入药学院校攻读研究生学位时复习考试、选修学分和参考使用。

本版教材的编写工作,在人民卫生出版社的大力支持下,在各位编委的积极工作下,按期完成。

限于我们的水平和时间,本版教材的疏漏之处在所难免,敬请读者赐教和指正。

编者

2022年1月

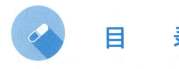

目　录

第五篇　抗炎免疫、自体活性物质药理学

第一篇
总　论

绪　　论

第一章
教学课件

第一节　药理学的研究内容

药物（drug）是指可以改变或查明机体的生理功能或病理状态，用以预防、诊断或治疗疾病的物质。我们的祖先发明的"藥"字，上面是"草"，下面是"乐"，意即我们的"快乐"须有"草药"的"保护"。英文的"drug"则源自希腊字"drogen"，有干草之意。由此可见，古代用药以植物来源为主。药物的本质传统上认为是化学实体，但现代药物的概念已包含基因药物、抗体药物和蛋白类药物等。不论是来自自然界的天然产物，还是用化学方法制备的合成化合物，或是用生物工程技术获得的产品，如要使其成为药物，并能安全有效地用于临床，必须首先经过极其严格的临床前和临床药理学研究。随着现代化学的发展、生物技术的崛起、基因组学和蛋白组学研究的深入、计算机辅助药物设计的应用，药理学研究已突破传统思路，从宏观向微观发展：即从传统的药效评估向药物对细胞、分子的作用机制，药物对基因及蛋白质的调控，药物对受体及信号转导通路的影响等方向发展。

药理学（pharmacology）是研究药物与机体（含病原体）相互作用及作用规律的学科。药理学是生命科学的一门重要专业课程，以生理学、病理生理学、生物化学、微生物学、病理学和免疫学等医学学科，以及有机化学、天然药物化学、药物化学、药物分析学、药剂学等药学学科为基础。因此，药理学是基础医学与临床医学之间的"桥梁"学科，也是药学与医学之间的"纽带"学科，同时也是转化医学（translational medicine）的经典应用。

药理学的研究内容包括：①药物效应动力学（pharmacodynamics），简称药效学，即药物对机体的作用（action）和作用机制（mechanism of action）；②药物代谢动力学（pharmacokinetics），简称药动学，即机体对药物的处置（disposition）的动态变化规律，包括药物在体内的吸收（absorption）、分布（distribution）、代谢（metabolism）和排泄（excretion）过程。

药理学的学科任务包括：①阐明药物的药效学和药动学，明确药物的治疗作用和不良反应，为临床合理用药提供理论依据；②研究开发新药，发现药物新用途；③为其他生命科学研究提供科学依据和研究方法。

药物与食物、毒物之间并无绝对的界限。如食盐、葡萄糖及维生素等均为食物成分。在人体缺乏上述物质时，生理盐水、葡萄糖注射液和维生素等就成了药物。一般认为，药物的安全范围较大，在一定剂量范围内对人群中的大多数是安全的。但所有的药物在用量过多时都会引起毒性反应（toxic reaction）。如充血性心力衰竭患者，吃过多的食盐或补给生理盐水过量，反而会使原有的疾病加重。毒物的安全范围较小，在较小剂量时即对机体有明显的毒性作用。因此，药物与毒物之间仅存在着安全剂量的差别。研究药物对机体的毒性作用、中毒机制及其防治方法，是毒理学（toxicology）的重要内容，也是药理学研究不可缺少的内容之一。

药理学研究以科学实验为手段，在严格控制的实验条件下，从体外（in vitro）和体内（in vivo）等多方面不同层次来研究。体外实验是指利用培养的细胞、细菌或病毒进行实验；体内实验指在整体动物（包括清醒动物、麻醉动物）进行实验。有时也用离体（ex vivo）实验，即利用从活体取出的组织或器官进行的实验，区别于传统意义上的试管内实验，但现在体内实验也常泛指所有在机体之内进行的实验。药理学研究往往需要与阴性对照（vehicle 或 placebo，即赋形剂或安慰剂）、阳性对照（positive control，如某种公认的参比药物）或自身前后对照作定性或定量的比较。

药理学研究的深度和广度都有了很大的发展。对药物作用机制的研究，已由原来的系统、器官水平，深入到细胞、亚细胞、受体和分子水平，已能够纯化和克隆多种受体和离子通道，阐明药物对靶点的作用机制。根据不同的研究领域和角度，出现许多药理学的分支学科，如生化药理学、分子药理学、神经精神药理学、心血管药理学、免疫药理学、遗传药理学、时辰药理学和临床药理学等。分子药理学是在分子水平上研究合成药物和天然产物的药理学问题，也指用已知药理活性的化合物在分子水平上研究生理和病理生理机制；免疫药理学主要是研究化学或生物活性物质对免疫系统的调控及临床应用；遗传药理学则是根据药物基因组学，研究药物代谢和效应个体差异的遗传基础，以促进药物的开发研究，并根据患者的遗传特性为他们选择最佳治疗方案提供理论基础；临床药理学则是通过研究药物和人体相互作用的规律，阐明药物的临床疗效、药物不良反应与监测、药物相互作用以及进行新药的临床评价等。总之，药理学的研究内容也在不断充实和发展中。

药理学课程包括理论和实验部分，学习时要理论联系实际。在理论部分，在熟悉和掌握药物基本作用规律的基础上，熟悉药物按药理作用机制的分类；在分析每类药物共性的基础上，要全面掌握重点药物的药理作用、药动学特性、作用机制、主要临床应用、重要不良反应和禁忌证；再通过比较，辨别出同类的其他药物的特性。在实验部分，要求掌握常用的整体动物实验、离体实验方法及基本操作；要仔细观察实验结果，对实验数据进行正确的统计学分析。在学习药理学的同时或之后，加入指导老师的课题组展开进一步的研究工作，有助于更好地掌握和理解药理学知识，逐步提高分析问题和解决问题的能力。同时，要学会查阅药理学文献和参考书的方法，以便今后及时进行知识更新，以适应药理学迅速发展的需要。

第二节　药理学发展简史

药物的应用历史可追溯到五六千年以前。早在公元前 1 世纪前后，我国最早的一部药物学著作《神农本草经》，就曾系统总结了我国古代人民所积累的药物知识，共收载 365 种植物、动物和矿物药材及其用法，其中不少药物至今仍在临床广泛应用，如大黄导泻、麻黄止喘、海藻治瘿、常山截疟等。唐代（659 年）的《新修本草》（也称"唐本草"），是世界上第一部由政府颁布的药典。《新修本草》收载药物 844 种，比西方最早的《纽伦堡药典》约早 883 年。明代大医药学家李时珍（1518—1593）通过长期行医、采药、考证、调查、总结用药经验等医药实践，写成了巨著《本草纲目》（1578 年），全书共 52 卷，收载药物 1 892 种，约 190 万字。他提出科学的药物分类法，描述药物的生态、形态、性味和功能。该书受到国际医药界的广泛重视，已被译成英、日、韩、德、法、俄、拉丁等多种文字，对药物学尤其是天然药物的发展做出了杰出的贡献，被国外学者誉为"中国的百科全书"。

药理学的建立和发展与现代科学技术的发展密切相关。在西方国家，有关药物的知识起初也停留在药物学（materia medica）阶段。如在公元 2 世纪，古罗马医学家克劳迪亚斯·盖伦（Claudius Galenus，129—199）撰写许多药学书籍，并研发了阿片酊等药物制剂。在 18 世纪，意大利生理学家菲利斯·丰塔纳（Felice Fontana，1720—1805）通过动物实验，对千余种药物进行毒性测试，认为天然药物都有其活性成分，且选择性作用于机体某个部位而发挥作用。至 19 世纪初，在化学和实验生理学基础上，整体动物水平的药理学实验逐渐开展。德国药剂师弗里德里希·威廉·亚当·泽尔蒂纳（Friedrich Wilhelm Adam Sertürner，1783—1841）从阿片中提取出吗啡，用狗做实验证明其有镇痛作用。法国生理学家弗朗索瓦·马让迪（Francois Magendie，1783—1855）和他的学生克劳德·伯纳德（Claude Bernard，1813—1878），用青蛙做实验，分别确定士的宁作用于脊髓，简箭毒作用于神经肌肉接头，阐明它们的药理作用特点，为药理学研究提供经典的实验思路。在此基础上，德国药理学家鲁道夫·布赫海姆（Rudolf Buchheim，1820—1879）建立世界上第一个药理实验室，创立实验药理学，并写出第一本药理学教科书。其后，他的学生奥斯瓦德·施米德贝尔（Oswald Schmiedeberg，1838—1921）用动物做实验，研究药物对机体的作用，分析药物的作用部位，继续发展了实验药理学，他也被公认为现代药理学的创始人。经典药理学杂志 *Naunyn-Schmiedeberg's Archives of Pharmacology* 就是施米德贝尔和德国另一位病理学和药理学先驱伯恩哈特·诺伊（Bernhard Naunyn，1839—1925）于 1873 年联合创立的。

20 世纪初，现代药理学创始人德国医生保罗·埃尔利希（Paul Ehrlich，1854—1915）发现肿凡纳明能治疗锥虫病和梅毒，从而开始用合成药物治疗传染病。随后，德国病理学家格哈德·多马克（Gerhard Domagk，1895—1964）发现磺胺类药物可治疗细菌感染。澳大利亚病理学家霍华德·华特·弗洛里（Howard Walter Florey，1898—1968）等人在苏格兰细菌学家亚历山大·弗莱明（Alexander Fleming，1881—1955）的研究基础上，从青霉菌培养液中分离出青霉素，使抗生素成功地应用于临床。这些研究开辟了抗寄生虫病和细菌感染的药物治疗，促进了化学治疗学（chemotherapy）的发展。英国生理学家约翰·纽波特·兰格利（John Newport Langley，1852—1925）通过研究阿托品与毛果芸香碱对猫唾液分泌的拮抗作用，提出药物作用的受体假说，并为后来的多方面实验所证实，被认为是生物医学研究发展史上的里程碑事件之一。此后，大量药物通过人工合成或改造天然有效成分的分子结构被开发出来。近年来，得益于生命科学和新技术的迅猛发展，药物研发已从化学物质拓展到蛋白质（如细胞因子、抗体、生长因子、融合蛋白、酶等）、多肽、基因治疗产品等生物制剂。

近现代以来，我国药理学家在艰苦的研究条件下，克服重重困难，取得了令人瞩目的研究成果。陈克恢教授（1898—1988）系统研究了麻黄碱的药理学作用；张昌绍教授（1906—1967）及邹冈教授（1932—1999）首次报道了吗啡镇痛的部位在中脑导水管周围灰质；金国章教授（1927—2019）系统研究了中药延胡索的有效成分罗通定及其衍生物的药理作用及机制；陈宜张教授在国际上首先提出了糖皮质激素作用于神经元的非基因组机制或膜受体假说；周宏灏教授阐明了药物反应种族差异的若干机制和规律，推动了遗传药理学和个体化治疗的发展；屠呦呦教授成功从青蒿中提取出抗疟药青蒿素，并合成了双氢青蒿素，挽救了全球范围内无数疟疾患者的生命，并因此成为中国首位获科学类诺贝尔奖的科学家。另外，我国自主研发的解痉药山莨菪碱，强心苷类药羊角拗苷，抗肿瘤药高三尖杉酯碱、喜树碱，抗高血压药汉防己甲素等，均在临床有不同程度的应用。这些创新性的研究发现离不开众多药理学工作者辛勤的工作和无私的奉献，也极大地鼓舞着后来者为推动药理学的发展做出更大的贡献。

第三节　药理学与新药的研究开发

药品是指加工成为某一剂型，规定有适应证、用法和用量的药物，是特殊的商品，关系到用药者的健康甚至生命安全。世界各国均制定了相应的法律法规，用于管理药品的研制、审批、生产与销售等。很多国家制定了处方药和非处方药分开管理的制度，处方药是指必须凭处方才可调配、购买和使用的药品，如抗癫痫药、抗高血压药、抗肿瘤药等；非处方药是指不需处方即可自行判断、购买和使用的药品，如维生素类、治疗感冒的药品等。

新药（new drug）是指化学结构、药品组分和药理作用不同于现有药品的药物。我国颁布的《中华人民共和国药品管理法》和《药品注册管理办法》规定，新药是指未曾在中国境内外上市销售的药品，任何新药必须根据药物类型，按程序提供相应的新药研究申报资料。对已上市的药品改变剂型、改变给药途径、增加新的适应证，均不属于新药，但药品注册可以按照新药申请的程序进行申报。

新药的来源包括：①对已知化合物进行结构修饰；②合成新型结构的化合物；③从天然物质中提取、分离；④应用生物工程技术制备。新药研发过程一般耗时 10~15 年，花费数亿美元，一个新药可能是从上万个候选化合物中得到的。随着科学技术的发展，发现新药的主要途径已逐步从大规模化学合成后采用高通量、高内涵筛选候选药物模式过渡到靶点发现为先导的化学合成模式。新药研发是一项技术含量高、投资多、周期长、风险大、效益高的系统工程。全球的老龄化、心脑血管疾病的高发、病毒性传染病的难以控制和肿瘤治疗的难突破等难题，都为新药研究带来很大的挑战。不断发现安全、高效的新药，对于保护人民健康、发展国民经济具有重要的意义。

药理学研究是药物研发过程中最关键的步骤之一。新药经过临床前药理研究，充分了解其药效学、药动学并进行安全性评价后，才能申请进行临床试验，进一步评价药物在人体的安全性、有效性和药动学。只有安全有效的药物才能通过国家药品监督管理局的严格审查，被批准上市。

一、新药临床前药理研究

临床前药理（pre-clinical pharmacology）研究，又称非临床（non-clinical）研究，是以动物为对象进行的药理试验，是新药申请临床试验的重要依据。通过临床前药理研究，可完成药物作用靶点的发现与评估、阐明药物作用机制、大规模筛选先导化合物、生物效应评估后的化合物结构优化、基因和蛋白类生物药物的靶点确认、评估药物的协同作用和毒性作用等。研究内容包括：

1. 药效学研究 新药的药效学研究主要在于发现新药和评价新药。所谓发现新药是根据药物的来源，运用各种技术手段，充分了解作用未知的化合物的药理作用及特点。所谓评价新药则是经过科学、严格的实验设计，并经过与已上市的、公认的有效对照药物的比较，客观评价新药的优劣。因此，临床前的药理研究，应本着"安全、有效、质量可控"的基本原则，选择合适的实验模型和筛选标准，既不能漏筛了有苗头的先导化合物，也不能降低标准，以避免低水平的药物重复研制。

按照《新药药效学研究技术指导原则》，可将药效学研究大致分为 17 个系统 94 个类别。新药临床前药效学研究应基本按照该指导原则进行。未列入指导原则的新药可参照国内外相关研究的参考文献制定研究方案，上报药品审评中心批准。新药的主要药效学应在体内、体外两种以上实验模型获得证明，其中一种必须是整体的正常或病理动物模型。同时，实验应根据该新药的分类及药理作用特点进行，模型必须能反映药物作用的本质及与临床治疗指征的相关性，即药效学研究是对与新药主要临床适应证有关的药理作用的研究。

2. 一般药理学研究 是指对新药主要药理作用以外的广泛药理作用研究，主要是研究药物对神经系统、心血管系统、呼吸系统以及其他系统的作用。通过一般药理学研究，除了可以较全面地了解新药对机体重要生理功能的影响外，还可能对发现药物的新用途、探讨药物的作用机制，以及毒理学研究有所帮助。因此，实验观察指标应尽可能广泛。

3. 药动学研究 临床前药动学研究的目的在于了解新药在动物体内的动态变化规律和特点。其研究内容包括药物在动物体内的吸收、分布、转化和排泄研究，并根据数学模型，计算重要的药动学参数。该项实验可为临床合理用药提供参考依据，对设计新药的给药方案、改变制剂、提高药效或降低毒性等均具有指导意义和参考价值。同时，也可为药效学和毒理学研究提供借鉴。

4. 毒理学研究 毒理学是研究外源物质对机体伤害作用的科学。毒理学研究的内容和实验方法是新药安全性评价的主要内容和手段。随着时代的发展，对新药毒理学研究的要求越来越高。实验项目包括：全身性用药的毒性实验、局部用药的毒性实验、特殊毒性实验和药物依赖性实验。在研究中应努力去发现毒性反应的靶器官、毒性表现的可恢复性和防治措施。通过毒理学研究，可以了解新药毒性作用的特点，测出该药的最大耐受剂量，以便为临床试验确定推荐剂量，并为可能产生的毒性作用提供参考依据。

二、新药临床研究

新药临床研究是以人为试验对象，评价药物的安全性和有效性。在大多数国家，新药临床研究分为四期，即Ⅰ、Ⅱ、Ⅲ、Ⅳ期临床试验（clinical trial），并且对每期临床试验均提出了基本的准则和技术要求。随着临床试验理念不断发展,这种试验的分期趋向模糊。不同分期之间相互衔接的适应性试验设计被越来越多地运用到新药,尤其是抗肿瘤新药的临床试验设计中。近年来新药研发领域提出0期临床试验的概念,即先于传统的Ⅰ期临床试验,采用小剂量在少量受试者进行探索性研究。例如,对靶向抗肿瘤药物开展6人左右的临床试验,以检测其靶向性、药效学和药动学。

1. Ⅰ期临床试验　Ⅰ期临床试验通常在健康志愿者(有时也在患者或特定人群)实施,从安全的初始剂量开始,逐步增加剂量,以观察人体对受试新药的耐受程度,确定新药的安全剂量范围。在Ⅰ期临床试验中,还必须进行人体的单剂量与多剂量的药动学研究,以便为Ⅱ期临床试验提供合理的给药方案。Ⅰ期临床试验也包括国外数据的重现性研究、人种差异研究和可能配伍药物的相互作用研究等。一般规定Ⅰ期临床试验所需的总例数为20~30人。

2. Ⅱ期临床试验　Ⅱ期临床试验为随机盲法对照临床试验,即在较小规模的新药适应证患者中,对药物的疗效和安全性进行临床研究。此期临床试验还需要进行药动学和生物利用度的研究,以观察患者与健康人的药动学差异,并确定Ⅲ期临床试验的给药剂量和方案。在Ⅱ期临床试验中,除了使用受试新药外,还应使用现有的同类药物(阳性对照药),乃至无药理活性的安慰剂(placebo,不含活性药物但又暗示某种效应的制剂)进行对比观察。该期临床试验一般观察的病例数为100人。

3. Ⅲ期临床试验　新药在Ⅱ期临床试验初步确定有较好的疗效以后,可进行扩大的多中心临床试验,确定其疗效,即Ⅲ期临床试验,目的是在新药批准上市前、试生产期间对其有效性和安全性进行社会性考察。该期临床试验受试病例数至少为300人。美国食品药品管理局(FDA)要求,必须具有来自大样本和由有资格的科学专家指导的、良好对照的随机化临床试验的充足证据,证明新药具有所声称的效果,才会被批准上市。充足证据包括临床意义、统计意义、稳定性和可重复性。

4. Ⅳ期临床试验　在新药物批准上市后,在社会人群大范围内继续进行新药的安全性和有效性评价,为Ⅳ期临床试验,也称为售后调研。在该期试验过程中,继续考察药物的疗效和不良反应,以及不良反应的发生率和严重程度,特别是罕见的不良反应。如果发现疗效不理想,不良反应发生率高且严重,即使新药已上市仍然可被淘汰。此外,Ⅳ期临床试验还可能发现新的适应证。因此,Ⅳ期临床试验可使更多的临床医生了解新药、认识新药,合理地应用新药。

第一章
目标测试

（陈　忠）

第二章

药物代谢动力学

学习要求

1. **掌握** 药动学吸收、分布、代谢、排泄的概念及特点;掌握一级动力学、零级动力学的特点及药动学各参数的概念及临床意义。
2. **熟悉** 药物主动转运、被动转运及转运体、代谢酶的特点,血浆蛋白结合的临床意义。
3. **了解** 房室模型的概念。

药物代谢动力学(pharmacokinetics)简称药代动力学、药动学,主要研究药物在体内吸收(absorption)、分布(distribution)、代谢(metabolism)和排泄(excretion)的过程,并运用数学原理和动力学模型研究体内药物浓度随时间变化的规律。机体对药物的处置(drug disposition),即药物在体内的吸收、分布、代谢和排泄过程又称为 ADME 过程(图 2-1)。药物的体内过程与药物疗效和毒性密切相关。因此,药动学在指导临床安全合理用药、临床药学、新药研发、新药评价等各方面有广泛的应用和重要的意义。

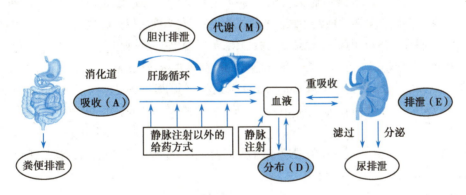

图 2-1 药物的体内 ADME 过程

第一节 药物的体内过程

一般来说,药物进入体循环才能发挥治疗作用。药物首先从给药部位被吸收进入血液循环,然后随血流分布到靶器官,在肝脏等器官或组织中发生代谢,代谢产物及部分药物可经肾脏或胆汁等途径排泄到体外。药物必须通过生物膜后才能进行吸收、分布等体内过程。

一、药物的跨膜转运及药物转运体

生物膜的基本结构是脂质双分子层,其脂质结构特征使得脂溶性较大的药物较易透过而脂溶性很小的药物难以透过。生物膜的流动性、不对称性及选择透过性特征与物质转运有密切关系。

药物通过生物膜的过程称为药物的跨膜转运(transmembrane transport)。跨膜转运对于药物的吸收、分布、代谢和排泄过程十分重要。药物的跨膜转运与药物的理化性质如脂溶性、极性、解离度及分子量等，以及所在转运部位的生理特征等密切相关。药物的跨膜转运方式呈多样性，主要分为被动转运（passive transport）、主动转运（active transport）和膜动转运（membrane-mobile transport，又称 cytosis）。

（一）药物的转运方式

1. 被动转运　是指药物借助生物膜两侧存在的药物浓度梯度，从高浓度侧向低浓度侧（顺浓度梯度）转运的过程，又称顺流转运。被动转运分为简单扩散（simple diffusion）和易化扩散（facilitated diffusion）。

（1）简单扩散：是指药物仅在其浓度梯度的驱动下由高浓度侧向低浓度侧跨膜转运的过程。简单扩散的特点是：不消耗能量；不需要载体；无饱和现象；无竞争性抑制现象；转运速度与膜两侧的浓度差呈正比。简单扩散的跨膜转运过程符合一级动力学，并遵循 Fick 扩散定律。简单扩散可分为两种情况：①脂溶扩散（lipid diffusion），即药物通过溶于脂质膜而被动扩散。这是药物转运最常见、最重要的形式，大多数药物以此种方式跨膜转运。②水溶扩散（aqueous diffusion），又称膜孔扩散（membrane pore diffusion），是指分子量小、分子直径小于膜孔的水溶性、极性或非极性的物质（如水、乙醇、尿素等），以简单扩散机制通过细胞膜孔的过程。各种细胞膜的孔径大小不同，相对分子质量大于 100~200Da 的物质通常不能通过，只有某些离子、水及水溶性小分子可通过。

常见影响简单扩散的因素有以下几点。①膜两侧浓度差：当药物在浓度高的一侧向浓度低的一侧扩散时，浓度差越大，扩散速度越快。当膜两侧药物浓度相同时，浓度差为零，扩散即停止。②药物的脂溶性：是每个药物固有的一种特性，常用油/水分配系数（药物在有机溶媒中的溶解度/药物在水中的溶解度）表示，油/水分配系数越大，药物在脂质生物膜中溶入越多，扩散也越快。③药物的解离度：临床上大多数药物都是弱酸性或弱碱性的有机化合物，在溶液中以非解离型（分子型）和解离型（离子型）两种形式存在。解离型药物脂溶性小、极性大，不易简单扩散；非解离型药物脂溶性大、极性小，容易通过简单扩散而转运。通常只有非解离型才能以简单扩散方式通过生物膜，而解离型一般较难通过，被限制在膜的一侧，称为离子障（ion trapping）现象。药物解离程度取决于自身的解离常数（pK_a）和周围环境的 pH。④药物所在环境的 pH：药物所在体液的 pH 影响药物的解离度，从而影响其简单扩散。

药物的解离型与非解离型的比值取决于药物本身的 pK_a 和所在环境的 pH，它们之间的关系可用 Handerson-Hasselbalch 方程式表示：

弱酸性药物

$$HA = H^+ + A^-$$

$$K_a = \frac{[H^+][A^-]}{[HA]}$$

$$pK_a = pH - \log \frac{[A^-]}{[HA]}$$

$$pH - pK_a = \log \frac{[A^-]}{[HA]}$$

$$\therefore 10^{pH-pK_a} = \frac{[A^-]}{[HA]} \ 即 \ \frac{[离子型]}{[非离子型]}$$

当 [HA]=[A$^-$] 时，pH=pK_a

弱碱性药物

$$BH^+ = H^+ + B$$

$$K_a = \frac{[H^+][B]}{[BH^+]}$$

$$pK_a = pH - \log \frac{[B]}{[BH^+]}$$

$$pK_a - pH = \log \frac{[BH^+]}{[B]}$$

$$\therefore 10^{pK_a-pH} = \frac{[BH^+]}{[B]} \ 即 \ \frac{[离子型]}{[非离子型]}$$

当 [B]=[BH$^+$] 时，pH=pK_a

pK_a 是解离常数 K_a 的负对数，一般用来表示酸的强弱，pK_a 值越小酸性越强。溶液 pH 的改变与药物的解离度变化成指数关系，说明药物所在体液 pH 的微小变化可显著改变药物的解离度，从而影响药物的转运。弱酸性药物在酸性环境中非解离型多,容易透过生物膜,而在碱性环境中解离型多,不易透过生物膜。相反,弱碱性药物在酸性环境中解离型多,不易透过生物膜,但在碱性环境中非解离型多,容易透过生物膜。例如,弱酸性药物在胃液中非解离型多,在胃中即可被吸收,但在相对碱性的小肠液中则不易被吸收。临床上水杨酸等弱酸类药物与碳酸氢钠合用时,后者升高了胃的 pH,水杨酸类药物因解离型增多而吸收减少;而口服苯巴比妥等弱酸性药物中毒时,用碳酸氢钠洗胃,是因为碳酸氢钠碱化了苯巴比妥的吸收环境,使其解离型增多,从而减少其进一步吸收。

(2) 易化扩散:易化扩散又称促进扩散,是指药物在生物膜上载体蛋白的帮助下,由高浓度侧向低浓度侧跨膜转运的过程。易化扩散的特点是:不消耗能量;需要载体或通道介导;存在饱和现象;存在竞争性抑制现象。氨基酸、葡萄糖、D- 木糖、季铵盐类药物和体内一些离子如 Na^+、K^+、Ca^{2+} 等都采用此种转运方式。易化扩散可加快药物的转运速率,其扩散速度比简单扩散要快。

2. 主动转运　是指药物在生物膜上载体蛋白的帮助下,从低浓度侧向高浓度侧(逆浓度梯度)的跨膜转运过程。主动转运的特点是:①消耗能量;②需载体参与;③存在饱和现象;④有竞争性抑制现象。例如,丙磺舒和青霉素在肾小管经同一转运体——有机阴离子转运体(organic anion transporter,OAT)转运,两者合用时,前者竞争性抑制后者在肾小管的分泌,使青霉素排泄减慢,血中浓度升高,从而增强了青霉素的疗效。与易化扩散一样,主动转运也需要生物膜上的载体蛋白参与,因而易化扩散与主动转运属于载体介导转运(carrier-mediated transport)。载体转运的速率及转运量与载体数量及其活性有关,且载体通常对药物结构具有特异性,因此载体转运对转运药物具有选择性。常见的主动转运可分为原发性主动转运和继发性主动转运。

(1) 原发性主动转运(primary active transport):指直接利用 ATP 分解成 ADP 释放出的游离自由能来转运物质的转运过程。其特点是:①转运体为非对称性,并具有与 ATP 结合的专属性结构区域;②将酶反应(ATP 分解为 $ADP+P_i$)与离子转运相结合,通过转运体的构象改变来单向转运离子。例如,小肠上皮细胞和肾小管上皮细胞基底侧膜存在的 Na^+-K^+-ATPase(钠钾泵)介导的离子转运,P- 糖蛋白(P-glycoprotein,P-gp)、多药耐药相关蛋白(multidrug resistance-associated protein,MRP)及乳腺癌耐药蛋白(breast cancer resistance protein,BCRP)等转运体介导的药物转运。

(2) 继发性主动转运(secondary active transport):指不直接利用分解 ATP 产生的能量,而是与原发性主动转运中的转运离子相耦合,间接利用细胞内代谢产生的能量来进行转运。继发性主动转运是主动转运最普遍的方式。在继发性主动转运中,作为驱动力的离子和被转运物质按同一方向转运者称为协同转运(cotransport 或 symport),如小肠 H^+ 与寡肽转运体 1(oligopeptide transporter 1,PEPT1)的协同转运促进二肽、三肽类物质以及 β- 内酰胺等的胃肠道吸收;按相反方向转运者称为交换转运(exchange transport)或逆转运(antiport)、对向转运(counter transport),如 Na^+-H^+ 交换泵、二羧酸 - 有机阴离子对向转运体的转运为交换转运。

3. 膜动转运　是指通过生物膜的主动变形将物质摄入细胞内或从细胞内释放到细胞外的转运过程。膜动转运与生物膜的流动性特征有关,大分子物质的转运常伴有生物膜的运动。膜动转运又分为两种情况:①胞饮(pinocytosis),又名入胞,指某些液态蛋白质或大分子物质通过生物膜内陷形成小泡而吞噬进入细胞内的过程。如蛋白质、多肽类、脂溶性维生素等可通过胞饮作用被吸收。②胞吐(exocytosis),又名出胞,与入胞作用方向相反,指某些大分子物质通过形成小泡从细胞内部移至细胞外的转运过程。如腺体分泌物及递质的释放等,胰岛 β 细胞分泌胰岛素的过程是典型的出胞作用。

总的来说,药物的跨膜转运是一个非常复杂的过程,转运方式取决于药物本身的理化性质、转运部位的生理特征、病理状况等。一种药物可经一种转运方式转运,也可通过多种方式转运;如有多种转运方式参与,要综合判断药物的净转运效应是否为几种转运方式的共同结果,哪种方式的转运占主导地位等。

药物跨膜转运的各种方式及其特点见表2-1,药物的跨膜转运机制及其分类见图2-2。

表2-1　药物跨膜转运的各种方式及其特点

转运方式		载体蛋白	能量	膜变形
被动转运	简单扩散	无	顺梯度,不需要	无
	易化扩散	参与	顺梯度,不需要	无
主动转运	原发性主动转运	参与	逆梯度,需要	无
	继发性主动转运	参与	逆梯度,需要	无
膜动转运	胞饮	无	需要	有
	胞吐	无	需要	有

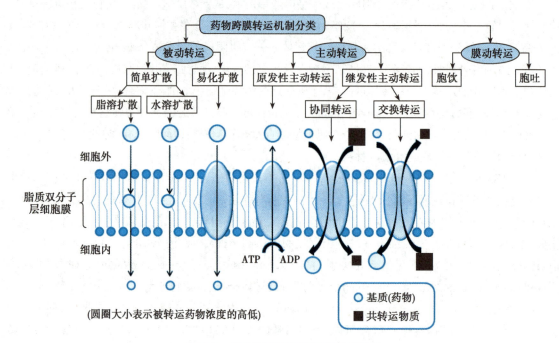

(圆圈大小表示被转运药物浓度的高低)

图2-2　药物的跨膜转运机制及其分类

(二) 药物转运体

药物转运体(drug transporter)属于跨膜转运蛋白,机体的肠道、肝脏、肾脏、脑等重要器官均存在多种与药物及内源性物质转运相关的转运体(图2-3)。根据转运特点可将药物转运体分为两大类:一类称为易化扩散型或继发性主动转运型的可溶性载体(solute carrier,SLC),这类转运体由300~800个氨基酸组成,分子量在40~90kD;另一类称为原发性主动转运型的ATP结合盒式(ATP binding cassette,ABC)转运体,特点为分子量较大,由1 200~1 500个氨基酸组成,分子量在140~180kD。根据转运机制和方向的不同,转运体可分为摄取性转运体(uptake transporter)和外排性(efflux transporter)转运体两种(图2-3):摄取性转运体的主要功能是促进药物向细胞内转运,促进吸收,增加细胞内药物浓度;如肝细胞血管侧膜上的有机阴离子转运多肽(organic anion transporting polypeptide,OATP)是摄取性转运体,负责摄取他汀类等药物进入肝细胞。外排性转运体则依赖ATP分解释放的能量,将药物泵出细胞,降低药物在细胞内的浓度,其功能类似外排泵,不利于药物吸收但利于药物的解毒;主要包括ABC转运体家族成员,如P-gp是代表性的外排性转运体。

药物转运体在药物ADME过程中扮演重要的角色,因此对药物的体内命运、治疗效果与不良反

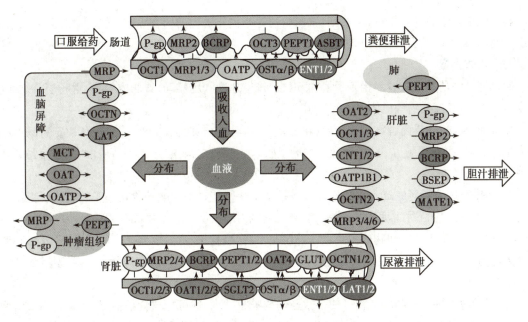

箭头表示转运体转运药物的方向,缩写代表各种转运体。

图 2-3　机体主要器官的转运体

应有重要影响。很多药物联合用药时发生的相互作用就是药物转运体介导的,药物转运体对药动学影响的研究越来越被临床所重视,是临床安全合理用药的重要内容。

二、药物的吸收

吸收是指药物从给药部位进入血液循环的过程。除血管内给药外,药物都要经过跨膜转运进入血液,多数药物以被动转运方式吸收,少数药物的吸收方式为主动转运。药物的吸收速度决定药物产生作用的快慢,而吸收程度则影响药物作用的大小和强弱。药物吸收的速度和程度主要受药物理化性质、剂型、给药途径、机体因素等影响。

(一) 药物理化性质

药物的理化性质如脂溶性、解离度、分子量等可影响药物在胃肠道的吸收。①脂溶性:脂溶性药物可溶于生物膜的类脂质中而扩散,故较易被吸收。②解离度:如前所述,解离型药物脂溶性小、极性大,不易被吸收;非解离型药物脂溶性大、极性小,容易被吸收。因此临床上如遇弱酸性药物中毒,可采用弱碱性药物碱化尿液,减少弱酸性药物的重吸收,促进其排泄而解毒。③分子量:分子量大的水溶性药物不易被吸收,分子量小的水溶性药物可以自由通过膜孔扩散而被吸收。分子量大,即使是脂溶性药物,也不容易被吸收。

(二) 剂型

不同的药物剂型,因给药部位及吸收途径各异、药物溶出速率不同,也影响药物吸收的速度和程度,从而影响药物的起效时间、作用强度、持续时间等。口服固体药物制剂后,药物在胃肠道经过崩解、分散、溶出过程才能被吸收。不同剂型的吸收情况取决于剂型释放药物的速度与数量。一般认为,口服剂型吸收情况的顺序为:溶液剂 > 混悬剂 > 颗粒剂 > 胶囊剂 > 片剂 > 包衣片。

(三) 给药途径

除血管内给药不存在吸收过程外,其他各种非血管内给药途径吸收快慢不同,特点各异。不同给药途径吸收速率的一般规律为:吸入给药 > 腹腔注射 > 舌下给药 > 肌内注射 > 皮下注射 > 口服 > 直肠给药 > 皮肤给药。根据给药方法和吸收部位的不同,可将不同给药方法的吸收途径分为经消化道吸收和消化道外吸收。口服、舌下给药、直肠给药等为消化道内的药物吸收;而注射给药、吸入给药、经皮给药、鼻腔给药等为消化道外的药物吸收。

(四)机体因素

消化道内的药物吸收容易受到胃肠内 pH、胃排空速度和肠蠕动、胃肠内容物、胃肠道首过效应、药物转运体、胃肠道疾病等机体因素的影响。

1. 胃肠内 pH 胃内容物的 pH 为 1.0~3.0,肠内容物的 pH 为 4.8~8.2,胃肠 pH 决定胃肠道中非解离型的药量,改变胃肠道 pH 可改变药物的吸收。一般而言,弱酸性药物易从胃吸收,而弱碱性药物则易从小肠吸收。

2. 胃排空速度和肠蠕动 胃排空以及肠蠕动的快慢能显著影响药物在小肠的吸收。胃排空速度慢,药物在胃中停留时间延长,与胃黏膜接触机会和接触面积增大,主要在胃中吸收的弱酸性药物吸收会增加。由于大多数药物的主要吸收部位在小肠,故胃排空加快,到达小肠部位所需时间缩短,有利于药物在小肠吸收。肠蠕动增加能促进固体制剂的崩解与溶解,利于药物与肠黏膜接触,药物吸收加速并增加。

3. 胃肠内容物 胃肠中食物可使多数药物的吸收减少,这可能与食物稀释、吸附药物或延缓胃排空有关;此外,如食物中含有脂溶性成分或某些物质与药物形成复合物,也可影响药物的吸收。

4. 首过效应(first pass effect) 又称首过消除(first pass elimination),是指某些药物口服后首次通过肠壁或肝脏时被代谢酶代谢,使进入体循环的有效药量减少的现象。首过效应明显的药物即使已全部被肠黏膜上皮细胞吸收,其进入体循环的药量仍然很少,因此这些药物不宜口服给药。例如,硝酸甘油首过效应约 95%,宜采用舌下给药。首过效应主要决定于肠黏膜及肝脏代谢酶活性,所以这种现象是剂量依赖性的。小剂量药物因首过效应进入体循环的有效药物量少;但当给予大剂量的药物,超过代谢酶的催化能力时,则进入体循环的有效药物量会明显增加。因此,增加剂量是克服首过效应的办法之一,但是仅适合于治疗指数高的药物;否则,增加剂量常致毒性反应的发生。此外,改变给药途径(如舌下、直肠给药)也可不同程度地克服首过效应。

5. 药物转运体 胃肠道存在很多影响药物吸收的转运体。如小肠的 PEPT1 为摄取性转运体,主要转运二、三肽等肽类物质。水溶性 β- 内酰胺类抗生素由于有与二肽相似的结构,也是 PEPT1 的底物,由 PEPT1 介导经小肠吸收。作为外排性转运体的 P-gp 位于小肠绒毛端上皮细胞的顶侧膜(刷状缘膜),其功能是将小肠上皮细胞内的药物"泵"到肠腔而排出,导致吸收减少。抗肿瘤药物如紫杉醇、长春新碱等为 P-gp 底物,为避免其在肠道被外排,常采用静脉给药的方式。此外,外排性转运体将抗肿瘤药物排出肿瘤细胞是肿瘤细胞产生多药耐药的原因之一。

三、药物的分布

分布是指药物进入血液循环后向各个组织器官转运的过程。多数药物在体内的分布是不均匀的。给药后经过一段时间,血液和组织器官中的药物浓度达到相对平衡,此时血浆中的药物浓度可以间接反映靶器官的药物浓度。药物的理化性质和机体各部位的生理、病理特征是决定药物分布的主要因素;分布速率主要取决于药物理化性质、器官血流量与膜的通透性、药物与血浆蛋白结合等因素,这些因素导致药物在体内分布的差异甚至蓄积,从而影响药物疗效和毒副作用等不良反应。

(一)药物理化性质

药物的分布过程属于跨膜转运过程,大多数药物的分布过程属于被动转运,少数为主动转运。药物的理化性质如脂溶性、解离度、分子量等可影响药物的分布。在生理情况下,细胞内液 pH 为 7.0,细胞外液 pH 为 7.4,由于弱酸性药物在弱碱性环境下解离型多,不易进入细胞内,因此弱酸性药物在细胞外液浓度高于细胞内,而弱碱性药物则相反。改变血液的 pH,可相应改变其原有的分布特点。

(二) 器官血流量与膜的通透性

机体各组织器官的血流量有很大的差别,药物由血液向组织器官的分布速度主要取决于该组织器官的血流量和膜的通透性。肝、肾、心、脑等器官血流丰富,药物分布快且含量较高;而皮肤、脂肪、肌肉等组织血流相对较少,药物分布慢且含量较低。例如,高脂溶性的麻醉药硫喷妥钠静脉注射后,首先大量进入血流量大的脑组织而发挥麻醉作用,而后再向血流量少的脂肪组织转移,使患者迅速苏醒。

药物通过生物膜的速率除受体液 pH 和药物解离度影响外,还与生物膜的通透性和面积大小有关。药物通过膜表面积大、通透系数高的器官远比通过膜表面积小、通透系数小的器官要快。

(三) 血浆蛋白结合率

药物进入血液循环后,与血浆蛋白可发生不同程度的结合,成为结合型药物,未与血浆蛋白结合的药物为游离型药物。药物与血浆蛋白结合通常是可逆的,游离型药物与结合型药物通常处于动态平衡状态。结合型药物分子体积增大,妨碍其转运到作用部位,故药理活性暂时丧失;只有游离型药物才能通过细胞膜,到达作用部位。因此,只有游离型药物才具有药理活性。体内能与药物结合的蛋白质主要有白蛋白、α_1-酸性糖蛋白、脂蛋白和球蛋白。大多数药物与白蛋白结合;一般来说,酸性药物易与血浆中的白蛋白结合,而碱性药物除了与白蛋白结合外,还可与球蛋白和 α_1-酸性糖蛋白结合,脂溶性药物可与脂蛋白结合。药物与血浆蛋白结合量取决于游离型药物的量、药物与血浆蛋白的亲和力及血浆蛋白的浓度。结合型药物可随着血液中游离药物浓度的下降而解离,从而达到动态平衡,故血浆蛋白可认为是药物的暂时储库。药物与血浆蛋白结合能力可用血浆中结合型药物浓度与总药物浓度的比值(血浆蛋白结合率)来衡量。

药物血浆蛋白结合的主要特点如下。①饱和性:当药物与血浆蛋白结合达到饱和以后,再继续增加药物剂量,游离型药物可迅速增加,导致药物作用增强或发生明显的毒副作用。②竞争性抑制现象:药物与血浆蛋白结合的位点相对稳定,联合用药时,不同药物与血浆蛋白的结合可能发生相互竞争,使其中某些药物游离型增加,药理作用增强而出现中毒反应。例如,华法林蛋白结合率为98%,在正常情况下仅2%的游离型华法林发挥药效;而保泰松能将华法林从血浆蛋白结合位点上置换出来,使华法林的蛋白结合率降至96%,血药浓度增加至4%,使华法林的抗凝效果增倍;因此,两药合用时须减少华法林用量,以避免引发致命的出血并发症。药物与内源性化合物也可在血浆蛋白结合部位发生竞争性置换,产生不良反应或明显的毒性症状,如在新生儿使用磺胺类药物能够置换与血浆结合的胆红素,导致血中游离胆红素大量增加并进入大脑而引起核黄疸。

此外,疾病对药物与血浆蛋白结合也有影响。某些疾病状态如慢性肾炎、肝硬化、尿毒症时,血液中血浆蛋白过少,可与药物结合的血浆蛋白含量下降,使游离型药物增多,容易发生中毒反应。

药物与血浆蛋白结合所致的药物相互作用并非都有临床意义。一般认为,对于血浆蛋白结合率高(90%以上)、分布容积小、消除慢或治疗指数低的药物,血浆蛋白结合率的变化有临床意义,此时应注意对药物剂量进行调整。

(四) 药物与组织的亲和力

药物与组织的亲和力也是影响药物体内分布的重要因素之一。除血浆蛋白外,组织内的蛋白、脂肪、DNA 等亦能与药物发生非特异性结合,其原理和血浆蛋白结合的原理相同。药物与组织的亲和力不同可导致药物在体内选择性分布,是某些药物在特定组织中的浓度远高于血浆浓度的根本原因。例如,碘对甲状腺组织有高亲和力,其在甲状腺中的浓度超过其他组织的1万倍左右,所以放射性碘可用于甲状腺功能的测定和对甲状腺功能亢进的治疗。氯喹在肝内的浓度比在血浆中浓度高出700多倍,故常选用氯喹治疗阿米巴性肝脓肿。

(五) 生理屏障

有些游离型药物要通过体内的生理屏障才能到达靶器官发挥作用。常见的细胞膜屏障如下:

1. **血脑屏障**（blood-brain barrier）　是指血管壁与神经胶质细胞形成的血浆与脑细胞外液间的屏障和由脉络丛形成的血浆与脑脊液间的屏障。血脑屏障能阻止许多大分子、水溶性或解离型药物进入脑组织，只有脂溶性较高的药物才能以简单扩散的方式穿过血脑屏障转运至脑内。应注意的是，急性高血压或静脉注射高渗溶液可以降低血脑屏障的功能，炎症也可改变血脑屏障的通透性。例如，青霉素即使大剂量静脉注射也很难进入健康人的脑脊液，但是可进入脑膜炎患者的脑脊液中，且可达到有效浓度。

一般来说，高脂溶性药物较易通过血脑屏障，但也有许多高脂溶性药物不能通过血脑屏障（如环孢素、长春新碱、多柔比星等）。原因是血脑屏障的脑毛细血管内皮细胞可高表达 P-gp、MRP、BCRP 等外排转运体，主动识别这些高亲脂性底物药物，将其排出脑外。

2. **胎盘屏障**（placental barrier）　是指胎盘绒毛与子宫血窦间的屏障。它能将母体与胎儿的血液分开，能阻止水溶性或解离型药物进入胎儿体内，但脂溶性较高的药物能通过胎盘屏障。由于有些通过胎盘的药物对胎儿有毒性甚至可以导致畸胎，因此孕妇用药须特别谨慎。

近来研究发现胎盘屏障特别是在胎盘滋养层细胞上也高表达 P-gp，P-gp 发挥外排泵的作用，从而保护胎儿免遭 P-gp 底物药物的损害。

3. **血眼屏障**（blood-eye barrier）　是血液与视网膜、血液与房水、血液与玻璃体屏障的总称。脂溶性药物及分子量小于 100Da 的水溶性药物易于通过。由于有血眼屏障，全身给药时药物很难在眼中达到有效浓度，因此需采用滴眼或结膜下注射、球后注射及结膜囊给药的方式。

其他生理屏障还有血 - 关节囊液屏障，使药物在关节囊中难以达到有效浓度，应采用局部注射给药以达到治疗的目的。

（六）药物转运体

药物转运体可影响药物的分布。特别是在药物相互作用时，其对药物分布的影响有时甚至发生严重的临床后果。

例如，抗心律失常药奎尼丁与止泻药洛哌丁胺均为 P-gp 的底物。洛哌丁胺单用时通过作用于肠道的阿片受体而产生止泻作用。由于中枢 P-gp 的外排作用，洛哌丁胺单独给药时不能进入中枢。但其与奎尼丁合用后，由于奎尼丁抑制了中枢的 P-gp，导致洛哌丁胺进入中枢并作用于中枢的阿片受体，产生严重的呼吸抑制作用。

四、药物的代谢

药物代谢是指药物在体内发生化学结构的改变，又称为生物转化（biotransformation）。绝大多数药物经过代谢后，药理活性减弱或消失，称为失活或灭活，但是也有一些药物经代谢后活性增强，甚至产生毒性。组织器官代谢药物的能力主要与药物代谢酶的分布及局部血流量有关，肝脏局部血流量高且含有大部分的代谢酶，因此，药物的代谢主要在肝脏中进行，其他器官如肠、肾、肺、脑、皮肤等对药物也具有不同程度的代谢能力，有的药物还被肠道菌群代谢。

（一）代谢方式

药物体内代谢通常分为Ⅰ相反应（phase Ⅰ reaction）和Ⅱ相反应（phase Ⅱ reaction）。Ⅰ相反应是引入新的基团或除去原有小基团的官能团反应，包括氧化（oxidation）、还原（reduction）、水解（hydrolysis）等反应。Ⅱ相反应为结合反应（conjugation），是药物或Ⅰ相代谢产物与体内某些内源性小分子结合的反应，如葡糖醛酸结合、硫酸结合、谷胱甘肽结合、乙酰化、甲基化等反应；Ⅱ相反应生成极性和水溶性更高的代谢产物，以利于迅速排出体外。各种药物代谢的方式不同，有的仅经过Ⅰ相或Ⅱ相反应，但多数药物要经过两相反应。多数药物的代谢是从Ⅰ相到Ⅱ相反应序贯进行，但也有例外，如异烟肼的酰肼部分先经Ⅱ相的乙酰化反应，然后再进行Ⅰ相的水解反应。

1. **Ⅰ相反应**　主要由肝微粒体混合功能氧化酶系统（mixed-function oxidase system，简称肝微粒体酶),及存在于细胞质、线粒体、血浆、肠道菌群中的非微粒体酶催化。在该过程中,药物化学结构改变的特点是被引入或暴露出极性集团,如—OH、—COOH、—NH₂、—SH 等。该反应使大部分药物灭活,但也有少数药物被活化而作用增强,甚至形成毒性的代谢产物。

(1) 氧化:氧化是最常见的代谢反应。氧化反应的类型有硫氧化、氮氧化、环氧化、胺氧化、烯氧化、醇氧化等。例如,苯巴比妥羟基化后形成对羟基苯巴比妥。

(2) 还原:主要反应类型有硝基还原、羰基还原、偶氮还原、脱卤还原、醛类还原等。例如,氯硝西泮的硝基还原、水合氯醛的还原反应等。

(3) 水解:主要反应类型包括酯键水解、酰键水解、糖苷水解等。例如,阿托品被血浆中的酯酶水解、普鲁卡因胺被血浆中的酰胺酶水解等。许多组织中广泛存在蛋白酶及肽酶,它们能水解多肽类药物,随着蛋白质及肽类药物的不断增加,这些反应也越来越受到重视。

2. Ⅱ相反应　Ⅱ相反应是结合反应,药物或Ⅰ相反应代谢产物可与葡糖醛酸、硫酸、醋酸、甲基以及某些氨基酸或内源性小分子结合。结合反应的共性是:①由体内提供结合基团或结合物;②多数结合基团或结合物需预先活化;③反应时需机体提供能量;④反应酶多数是非微粒体酶的专一性酶。

(1) 葡糖醛酸结合:是最多见的结合反应。尿苷二磷酸葡糖醛酸(UDP-glucuronic acid,UDPGA)是糖基的活性供体,它主要与药物的—OH、—COOH、—NH₂、—SH 等结合,可生成不同类型的葡糖醛酸苷,其催化酶是尿苷 -5′- 二磷酸葡糖醛酸转移酶(uridine-5′-diphosphate glucuronosyltransferase,UGT)。

(2) 硫酸结合:含有醇、酚、芳香胺等药物可作为硫酸结合的底物,硫酸转移酶(sulfotransferase,ST)是其催化酶。

(3) 乙酰化:某些药物的氨基在 N- 乙酰转移酶(N-acetyltransferase,NAT)催化下可与乙酸结合。与结合代谢后的常见结果相反,药物乙酰化后常使水溶性降低,易形成结晶。NAT 的活性在人群中差异较大,其药物代谢速率可分为快代谢型和慢代谢型两类。

(4) 甲基化:甲基化包括 N、O、S 的甲基化,催化酶为甲基转移酶(methyltransferase),甲基供体为 S-腺苷蛋氨酸。甲基化反应生成的代谢产物极性降低,不利于排泄。

(5) 甘氨酸及谷氨酰胺结合:某些药物的羧基与辅酶 A 结合形成酰基辅酶 A,然后在酰基转移酶催化下与甘氨酸及谷氨酰胺结合。甘氨酸主要与含羧基化合物结合。

(6) 谷胱甘肽结合:在谷胱甘肽 -S- 转移酶(glutathione-S-transferase,GST)催化下,还原型谷胱甘肽与某些卤化有机物、环氧化物等结合,形成水溶性结合物。该结合物可进一步转化,最后形成硫醚氨酸而从胆汁或尿中排出。

(二) 药物代谢酶

药物代谢依赖于代谢酶的催化,主要包括专一性酶和非专一性酶。

1. 专一性酶　如胆碱酯酶、单胺氧化酶等,它们只能转化乙酰胆碱和单胺类等一些特定的药物或物质。

2. 非专一性酶　是一种混合功能氧化酶系统,简称肝微粒体酶。该系统中最主要的是细胞色素 P450(cytochrome P450,CYP450)。CYP450 存在于肝脏中肝细胞内质网上,在肾、小肠黏膜、肾上腺、肺及皮肤等组织中也有 CYP450 存在。

CYP450 是一个基因超家族(superfamily),根据这些基因所编码蛋白质的相似程度,可将其划分为不同的基因家族(family)和亚家族(subfamily)。一般认为,同一家族的氨基酸序列应有 40% 以上是一致的,而同一亚家族内蛋白质的氨基酸序列应有 55% 以上的一致性。CYP450 基因超家族命名的原则是:以 CYP 开头,其后所连接的阿拉伯数字表示基因家族,紧接的大写英文字母表示亚家族,最后的阿拉伯数字表示某个 CYP450 的基因号码,如 CYP3A4。在人类肝中与药物代谢密切相关的

CYP450 主要是 CYP1A2、CYP2A6、CYP2C9、CYP2C19、CYP2D6、CYP2E1 和 CYP3A4。肝药酶具有以下特性:①选择性低,不同亚型的 CYP450 能催化同一底物,而多种底物可被同一种的 CYP450 所代谢。②变异性大,个体差异大。③活性易受遗传、年龄、性别、疾病状态等多种因素的影响而发生显著变化。了解 CYP450 所催化的药物,对于阐明代谢环节所致的药物相互作用以及临床合理用药有重要的意义。

(三) 代谢的影响因素

影响药物代谢的因素很多,主要有生理因素、病理因素和环境因素等。生理因素包括种属、种族、年龄、性别、昼夜节律等;病理因素主要是指疾病特别是肝脏疾病;环境因素包括其他药物以及食物等。充分了解这些影响因素,有助于根据患者的生理、病理状态和药物代谢特点对治疗方案作适当调整,从而充分发挥药物疗效、降低毒副作用,对临床合理用药具有重要意义。

1. 生理因素

(1) 种属:同一种药物在不同物种间的代谢存在种属差异。一般来说,不同种属的某些同工酶在蛋白质结构和催化能力上高度一致,其底物在不同种属的代谢类似;而对于不一致的酶,其底物的代谢则表现出种属差异。例如,CYP2C 在种属间的差异较大,狗体内缺乏该酶,因此对甲苯磺丁脲等药物不能进行 CYP2C 介导的羟基化代谢。

(2) 种族:药物代谢在人群中存在明显的个体差异。由种族或家族遗传特性所引起的遗传学差异可导致肝药酶活性在不同人群或个体的强弱差异。非遗传学差异如年龄、性别、肝功能、营养状态等也可引起显著的个体差异。

遗传学差异最重要的表现是药物代谢酶的遗传多态性(genetic polymorphism),指的是一个或多个等位基因发生突变而产生遗传变异,在人群中呈不连续多峰分布,导致代谢药物的能力明显不同。根据人体对某些药物代谢的强度与速度不同,可将人群分为强(快)代谢者与弱(慢)代谢者等。遗传因素所致代谢差异能改变药物的疗效或毒性。不同种族和不同个体间由于遗传因素的影响,对同一药物的代谢可能存在极为显著的差异。例如,主要由 CYP2D6 介导的异喹胍的羟化代谢有快、慢代谢两种人群;其他 CYP450 亚型如 CYP2C19、CYP2C9、CYP3A4 等,以及 *N-* 乙酰基转移酶、巯嘌呤甲基转移酶、葡糖醛酸转移酶等都存在着遗传多态性。因此,在临床用药时不要千篇一律,要因人而异进行量体裁"药"的个体化用药方案。

(3) 年龄:不同年龄阶段对药物的代谢可能有明显差异。例如,儿童的代谢功能尚未发育完全或代谢酶活性非常低,老年人的代谢功能减弱,多数情况下不仅药效增加,而且容易产生毒性,因此这些特殊人群用药时一定要加倍注意,防止血药浓度升高导致的毒性反应。

(4) 性别:性别对药物代谢的影响主要受激素的控制。例如,CYP3A4 在女性体内的代谢活性可能高于男性。一般情况下雄性大鼠的代谢活性比雌性大鼠要高,大鼠肝脏的肝微粒体酶活性有性别差异,葡糖醛酸化、乙酰化和水解反应等也发现有性别差异。

2. 病理因素　疾病状态能影响药物的代谢,如肝硬化、酒精性肝病、病毒性肝炎、黄疸、感染、心血管疾病、肿瘤等,其中肝脏疾病是影响药物代谢的最主要病理因素。如肝硬化时,肝细胞广泛被破坏,肝药酶的量和功能显著降低,药物的肝清除率下降,易在体内蓄积而中毒。

3. 环境因素　环境中存在的许多物质(如药物或食物等)可以使肝药酶活性增强或减弱,改变药物和代谢产物的浓度,进而影响药物作用的强度与持续时间。代谢环节的药物相互作用(drug-drug interaction,DDI)是指两种或两种以上药物在同时或前后序贯用药时,在代谢环节发生的相互作用。根据对药物代谢酶的作用结果,可分为酶诱导和酶抑制作用。

(1) 酶诱导作用:某些化学物质能提高肝药酶的活性,从而使药物代谢加快,该现象称为酶诱导(enzyme induction)。具有肝药酶诱导作用的化学物质称酶诱导药(enzyme inducer)。酶诱导作用能够加速药物的代谢,缩短药物的半衰期、降低其血药浓度及增加其代谢产物浓度,从而使药物治疗效果减弱。但是,对于前药,酶诱导可使其活性代谢产物增加,从而增强治疗效果;对于产生毒性代谢产物的药物,则增加毒性反应的风险。例如,苯巴比妥能加速华法林的代谢,使其抗凝效果降低;而长期饮酒(乙醇是 CYP2E1 的酶诱导药)可增加对乙酰氨基酚的肝毒性。常见的诱导药有苯巴比妥和其他巴比妥类药物、苯妥英钠、卡马西平、利福平、水合氯醛等。通常酶诱导药对 CYP450 的诱导作用有一定的特异性,例如,利福平、苯巴比妥、苯妥英钠、卡马西平等可诱导 CYP3A4,奥美拉唑、灰黄霉素等能诱导 CYP1A2。

(2)酶抑制作用:某些化学物质能抑制肝药酶的活性,使药物代谢减慢,该现象称为酶抑制(enzyme inhibition)。具有酶抑制作用的化学物质称为酶抑制药(enzyme inhibitor)。酶抑制作用可减慢药物的代谢、延长药物的半衰期、升高其血药浓度及减少其代谢产物浓度,从而增强药物治疗效果或毒性代谢产物所致的毒性反应;但是,对于在体内活化的前药,则减弱治疗效果。例如,可待因在体内与葡糖醛酸结合而被代谢,但少量的可待因被 CYP2D6 代谢为具有镇痛作用的吗啡,当与 CYP2D6 抑制药合用时,因吗啡生成量减少从而降低了可待因的镇痛作用。

某些食物及其成分也可诱导或抑制肝药酶。例如,葡萄柚汁能抑制肝脏及小肠 CYP3A 活性,使硝苯地平、咪达唑仑、环孢素等药物的首过效应减少,血药浓度显著升高,有导致中毒反应的风险。某些十字花科蔬菜如菠菜可诱导小肠 CYP3A,使非那西丁等药物首过效应增强,血药浓度显著降低。

临床上常见的 CYP450 诱导药与抑制药见表 2-2。

表 2-2 临床上常用的 CYP450 诱导药与抑制药

CYP450	诱导药	抑制药
CYP3A4	苯巴比妥、苯妥英钠、地塞米松、卡马西平、利福平、咪达唑仑	孕二烯酮、西咪替丁、伊曲康唑、红霉素、葡萄柚汁
CYP2C9	苯巴比妥、利福平、苯妥英钠	磺胺苯吡唑、氟康唑、华法林、甲苯磺丁脲、三甲双酮
CYP1A2	奥美拉唑、兰索拉唑、咖啡因、肼屈嗪	呋拉茶碱、氟伏沙明、环丙沙星、环苯贝特
CYP2C19	苯巴比妥、利福平	氟康唑、氟伏沙明、S-美芬妥英
CYP2E1	异烟肼、乙醇	双硫仑、红霉素、环孢素
CYP2A6	地塞米松、苯巴比妥、利福平	香豆素、奎尼丁、丁呋洛尔、氟西汀
CYP1A1	3-甲基胆蒽	7,8-苯并黄酮、美替拉酮
CYP2C8	利福平	磺胺苯吡唑

五、药物的排泄

排泄是指药物或其代谢产物通过排泄器官或分泌器官排出体外的过程,它与药物代谢统称为药物消除(elimination)。大多数药物及其代谢产物的排泄为被动转运,少数以主动转运方式排泄,如青霉素。机体最主要的排泄器官是肾脏,其次是胆管、肠道、唾液腺、乳腺、汗腺、肺等;肾排泄(renal excretion)和胆汁排泄(biliary excretion)是最重要的排泄途径。药物的排泄与药效、药效维持时间及药物毒副作用等密切相关。由于药物相互作用或疾病等因素使排泄速度降低时,血中药物量增大,此时需要及时调整剂量,否则会影响疗效或产生严重不良反应。

(一)肾排泄

药物或其代谢产物经肾排泄有三种方式:肾小球滤过、肾小管主动分泌和肾小管重吸收。前两个过程是血中药物进入肾小管腔内,后一个过程是将肾小管腔内的药物重新转运至血液中(图 2-4),因此药物的肾排泄可表示为:

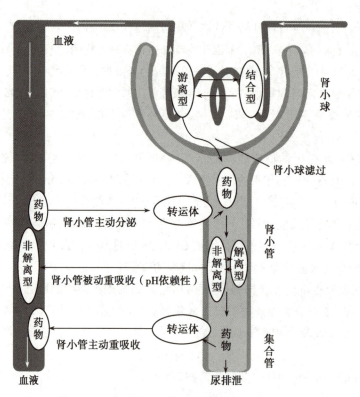

图 2-4 肾的药物排泄机制

药物肾排泄 = 药物肾小球滤过 + 肾小管分泌 − 肾小管重吸收

不同药物通过肾排泄时,可能有三种途径:①单纯经肾小球滤过,即无肾小管分泌及重吸收过程,如菊粉、氨基糖苷类抗生素等;②肾小球滤过 + 肾小管重吸收,但无肾小管分泌,如葡萄糖等一些营养物;③肾小球滤过、肾小管分泌及重吸收过程皆有之,这种情况最多见,如多数弱酸性或弱碱性药物。

肾清除率的计算公式如下:

$$肾清除率 = \frac{尿中药物浓度 \times 每分钟尿量}{血浆药物浓度}$$

1. 肾小球滤过　肾小球毛细血管网的基底膜通透性较大,相对分子质量较小的物质可从肾小球滤过。肾小球滤过率(glomerular filtration rate,GFR)是指单位时间内(每分钟)两肾生成的超滤液量。GFR 受肾血流量、肾小球有效滤过压及肾小球滤过膜的面积和通透性等因素的影响。如果药物只经肾小球滤过,无肾小管分泌和肾小管重吸收过程,并全部从尿中排出,则药物排泄率与肾小球滤过率相等。外源性物质菊粉(inulin)和内源性物质肌酐(creatinine)的清除率与肾小球滤过率相近,因此临床上常以单位时间肌酐或菊粉的肾清除率来代表肾小球滤过率。影响药物从肾小球滤过的主要因素是药物与血浆蛋白的结合程度及肾小球滤过率,肾小球滤过率降低或药物的血浆蛋白结合程度高均可使滤过药量减少。结合型药物相对分子质量较大(一般超过 50kD),不能从肾小球滤过;游离型药物相对分子质量较小(多数药物相对分子质量小于 1kD),容易通过具有较大筛孔的滤过膜。肾小球滤过率降低(如肾病、新生儿、老年人等),从肾小球滤过的药量也随之减少。

2. 肾小管分泌　肾小管分泌为主动转运过程,主要在近端肾小管细胞进行。肾小管上皮细胞主要有两类转运系统,即有机酸与有机碱转运系统,分别转运弱酸性和弱碱性药物。分泌机制相同的两药合用,可发生竞争性抑制。例如,丙磺舒与青霉素合用时,青霉素血浆浓度升高、疗效增强,就是由于丙磺舒竞争性地抑制了肾小管的有机阴离子转运体,从而抑制了青霉素自肾小管的分泌所致。

3. **肾小管重吸收**　游离型药物从肾小球滤过后,可在肾小管重吸收。肾小管的重吸收有两种方式。①主动重吸收:主要在近曲小管进行,重吸收的物质主要是身体必需的营养物质,如葡萄糖、氨基酸、维生素及某些电解质等,也可以是药物。如肾小管上皮细胞的寡肽转运体PEPT2可介导二肽、三肽以及肽类似物经肾小管主动重吸收。②被动重吸收:主要在远曲小管进行,其重吸收方式为被动扩散。因此,药物能否在肾小管重吸收,取决于药物的理化性质和尿液pH。尿液pH影响药物的解离度,从而影响药物重吸收。在临床上改变尿液pH是解救药物中毒的有效措施。例如,苯巴比妥、水杨酸等弱酸性药物中毒时,碱化尿液可使弱酸性药物在肾小管中大部分解离,重吸收减少,排泄增加而解毒;而对于氨茶碱、哌替啶及阿托品等弱碱性药物中毒,可通过酸化尿液加快排泄和解毒。

(二)胆汁排泄

某些药物经肝脏转化为极性较强的水溶性代谢产物后,也可自胆汁排泄。药物从胆汁排泄是一个复杂的过程,包括肝细胞对药物的摄取、储存、转化及向胆汁的主动转运过程。药物的理化性质及某些生物学因素能影响上述过程。对于从胆汁排泄的药物,除需要具有一定的化学基团及极性外,对其分子量也有一定阈值的要求,通常分子量大于500Da的化合物可从人体胆汁排出,但是分子量过大,如超过5kD的大分子化合物也较难从胆汁排泄。

由胆汁排入十二指肠的药物可从粪便排出体外,但也有的药物再经肠黏膜上皮细胞吸收,经门静脉入肝,重新进体循环,这个反复循环的过程称为肝肠循环(hepato-enteral circulation)。例如,吲哚美辛、洋地黄毒苷、氨苄西林、卡马西平、氯丙嗪、多柔比星等药物都存在肝肠循环。肝肠循环明显的药物口服后其血药浓度-时间曲线呈现“双峰”或“多峰”现象,这是由于药物经胆汁排泄进入小肠后再被吸收入血所致。肝肠循环的临床意义视药物经胆汁的排出量而定。药物从胆汁排出量多,肝肠循环能延迟药物的排泄,使药物作用时间延长。若中断肝肠循环,半衰期和作用时间都可缩短,利于某些药物解毒。如洋地黄毒苷中毒后,口服考来烯胺可在肠内与洋地黄毒苷形成络合物,中断后者的肝肠循环,加快其从粪便排出而解毒。胆汁清除率高的药物在临床用药上有一定的意义。如氨苄西林、头孢哌酮、利福平、红霉素等主要经胆汁排泄,其胆汁浓度可达血药浓度的数倍至数十倍,故可用于抗胆道感染。主要经胆汁排泄而非肾脏排泄的药物,当在肾功能不全时应用,常可不必调整用量。

胆汁排泄率可用清除率来表示:

$$胆汁清除率 = \frac{胆汁流量 \times 胆汁药物浓度}{血浆药物浓度}$$

(三)其他排泄途径

一些药物还可通过乳汁、唾液、汗液、泪液、皮肤、肺等排泄。由于乳汁偏酸性,又富含脂质,因此脂溶性强的药物以及弱碱性药物易从乳汁排泄而影响乳儿,如吗啡、红霉素、阿托品等。因此,哺乳期妇女应避免使用易通过乳汁排泄的药物,以免对乳儿产生中毒反应。某些药物的唾液浓度与血药浓度有良好相关性,且唾液容易采集、无创伤性,因此临床上可用唾液代替血浆用于药物浓度监测。挥发性药物,如麻醉性气体、可挥发的液体药物,主要的排泄途径是肺,这类药物的排泄速率与药物的血气分配系数有关。毛发中虽然只有微量的药物排泄,但对于某些有毒物质如汞和砷的检测具有重要意义。

第二节　药动学的基本理论

一、药物在体内的速率过程

药物进入体内后,不同部位的药物量或血药浓度随时间而发生变化。药物在体内转运的速率可用动力学的方法进行描述。按药物转运速率与药量或浓度之间的关系，其体内转运速率过程通常分为一级速率过程、零级速率过程、米-曼速率过程三种类型。

（一）一级速率过程

一级速率过程（first-order rate process）又称为一级动力学过程（first-order kinetic process）或线性速率过程，是指药物在体内某部位的转运速率与该部位的药物量或浓度的一次方呈正比，即单位时间内药物浓度按恒定比例消除。一级动力学消除的血药浓度-时间曲线在算术纵坐标图上作图时呈反抛物线，但在对数纵坐标图上则为直线，呈指数衰减，故一级动力学是线性动力学（linear kinetics）。描述一级速率过程的方程式为：

$$\frac{dC}{dt} = -K_e C \quad 或 \quad \frac{dX}{dt} = -K_e X \qquad\qquad 式（2-1）$$

式（2-1）中 C 为药物浓度，X 为药物量，K_e 为一级速率常数（first-order rate constant）或消除速率常数（elimination rate constant），负值表示药物经消除而减少，t 为时间。将式（2-1）积分，得：

$$C_t = C_0 e^{-K_e t} \qquad\qquad 式（2-2）$$

式（2-2）中 C_t 是 t 时间的药物浓度，C_0 为药物初始浓度。将式（2-2）转换为常用对数式，则为：

$$\log C_t = \log C_0 - \frac{K_e}{2.303} t \qquad\qquad 式（2-3）$$

转换为自然对数式，$\ln C = 2.303 \times \lg C$，则为 $\ln C_t = \ln C_0 - K_e t$。

将 t 时的自然对数药物浓度与时间在半对数坐标纸上作图可得一条直线（图 2-5 A′），其斜率为 $-K_e$；但将 t 时的算术药物浓度与时间在普通坐标纸上作图可得一条曲线（图 2-5 A）。一级动力学过程有被动转运的特点，只要是受浓度梯度控制的简单扩散都符合一级动力学过程。由于多数药物的转运都是简单扩散，故多数药物属一级动力学过程。其特点是：①药物转运浓度呈指数衰减，每单位时间内转运的百分比不变，即等比转运，但单位时间内药物的转运量随时间而下降。②半衰期、总体清除率恒定，与剂量或药物浓度无关。③血药浓度-时间曲线下面积与给药的单一剂量呈正比（图 2-5 A″）。

（二）零级速率过程

零级速率过程（zero-order rate process）又称零级动力学过程（zero-order kinetic process），是指药物自某部位的转运速率与该部位的药量或浓度的零次方呈正比。药物在体内以恒定的速率消除，即不论血浆药物浓度高低，单位时间内消除的药物量不变，而单位时间内消除的药物百分率随时间改变。零级速率过程在对数纵坐标图上，血药浓度-时间曲线的下降部分呈抛物线，故属于非线性动力学（nonlinear kinetics）。零级消除动力学通常是由于体内消除药物的能力达到饱和所致。描述零级动力学过程的公式是：

$$\frac{dC}{dt} = -K_0 C^0 = -K_0 \qquad\qquad 式（2-4）$$

将其积分

$$C_t = C_0 - K_0 t \qquad\qquad 式（2-5）$$

式（2-5）中，K_0 为零级速率常数。将 t 时的药物浓度与时间在普通坐标纸上作图可得一条直线，其斜率为 $-K_0$（图 2-5 B），而大剂量给药后 t 时的药物浓度与时间在半对数坐标纸上作图可得一条曲线（图 2-5 B′）。零级动力学过程的特点是：①转运速率与剂量或浓度无关，按恒量转运，即等量转运。但每单位时间内转运的百分比是可变的。②半衰期、总体清除率不恒定。剂量加大，半衰期可超比例延长，总体清除率可超比例减少（图 2-5 B″）。③血药浓度-时间曲线下面积与给药的单一剂量不呈正比，剂量增加，其面积可超比例增加（图 2-5 B″）。

产生零级动力学过程的主要原因是药物代谢酶、药物转运体或药物与血浆蛋白结合的饱和过程。

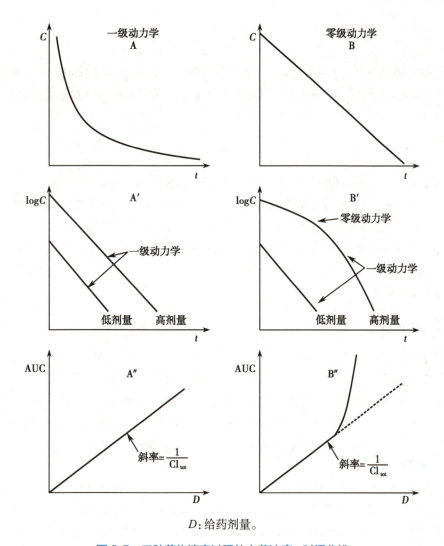

D: 给药剂量。

图 2-5 三种药物速率过程的血药浓度 - 时间曲线

因此零级动力学过程有主动转运的特点,任何耗能的逆浓度梯度转运的药物,因剂量过大均可超负荷而出现饱和限速,称之为容量限定速率过程(capacity-limited rate process)。按零级动力学过程消除的药物,在临床上增加剂量时,有时可使血药浓度突然升高而引起药物中毒(图 2-5 B″),因此对于这类药物,临床上增加剂量给药时一定要加倍注意。

(三) 米 - 曼速率过程

米 - 曼速率过程(Michaelis-Menten rate process)又称米 - 曼动力学过程(Michaelis-Menten kinetic process),是包括一级和零级动力学的混合动力学过程。该过程在低药物浓度时是一级动力学过程,而在高药物浓度时是零级动力学过程。描述米 - 曼速率过程的公式如下:

$$\frac{\mathrm{d}C}{\mathrm{d}t} = -\frac{V_{\mathrm{m}}C}{K_{\mathrm{m}} + C} \qquad\qquad 式(2\text{-}6)$$

式(2-6)中,$\dfrac{\mathrm{d}C}{\mathrm{d}t}$ 指 t 时的药物消除速率,V_{m} 是该过程的最大速率常数,K_{m} 为米 - 曼速率常数,表示消除速率达到 V_{m} 一半时的药物浓度。

当药物浓度明显低于 $K_{\mathrm{m}}(C \ll K_{\mathrm{m}})$,即体内药物消除能力远远大于药物量时,$C$ 可忽略不计,式(2-6)可简化为:

$$\frac{\mathrm{d}C}{\mathrm{d}t} = -\frac{V_\mathrm{m}}{K_\mathrm{m}}C \qquad\qquad 式（2-7）$$

式（2-7）与描述一级动力学过程的式（2-1）相似，因此在低药物浓度时为一级动力学过程。

而当药物浓度明显高于 K_m（$C \gg K_\mathrm{m}$），即体内药物量远远大于机体药物消除能力时，体内药物消除能力达到饱和，K_m 可忽略不计，式（2-6）可简化为：

$$\frac{\mathrm{d}C}{\mathrm{d}t} = -V_\mathrm{m} \qquad\qquad 式（2-8）$$

式（2-8）与描述零级动力学过程的式（2-4）相似，即高药物浓度时为零级动力学过程。

在临床上具有米-曼速率过程特点的药物有乙醇、苯妥英钠、乙酰唑胺、茶碱、保泰松等。当这些药物剂量增加到超过机体消除能力时，血药浓度会骤然上升，可能导致药物中毒。

零级动力学过程与米-曼速率过程均属于非线性动力学过程，由于在该过程中药物的半衰期等动力学参数随剂量增加而改变，故又称剂量依赖性速率过程。掌握非线性动力学特点对临床安全用药具有极其重要的意义。

二、药动学模型

为了定量地描述药物体内过程的动态变化规律，常常要借助于数学的原理和方法来系统地阐明体内药量随时间变化的规律。用数学方法模拟药物体内过程而建立的数学模型，称为药动学模型（pharmacokinetic model）。常见的药动学模型有房室模型（compartment model）、非房室模型（non-compartment model）、生理药动学模型（physiologically based pharmacokinetic model，PBPK）、药动学和药效学结合模型（pharmacokinetic-pharmacodynamic model，PK-PD model）等。

（一）房室模型

房室模型是目前广泛应用的分析药物在体内转运动态规律的一种经典数学模型。它将机体视为一个系统，系统内部按动力学特性分为若干个房室（compartment），把机体看成是由若干个房室组成的一个完整的系统。房室的划分主要依据药物在体内各组织器官的转运速率，只要某部位的药物转运速率相同或相似，就可归纳为一个房室，但这里所说的房室只是数学模型中的一个抽象概念，并不代表解剖学上的任何组织器官。药物进入机体后，若仅在各个房室间转运，不再从机体排出或转化，则这些房室构成"封闭系统"；若药物不仅在各个房室间转运，而且以不同速率、不同途径不可逆地从机体排泄或转化，则这些房室构成"开放系统"。大多数药物属于后一种情况。根据药物在体内的动力学特性，房室模型主要分为开放性一室模型、二室模型和多室模型。其中开放性一室模型和开放性二室模型应用最为广泛。

1. 开放性一室模型（open one compartment model）　又称单室模型（single compartment model），是最简单的一种药动学模型。该模型将机体看作一个房室，并假设药物进入血液循环后立即均匀分布在整个房室（全身体液和组织），并以一定速率（速率常数为 K_e）从该室消除。X_1 为一室的药物量，V_1 为一室的表观分布容积，等于静脉给药剂量与血药浓度的比，即 $V_1 = X_1/C$。单次静脉注射属于一室模型的药物后，用血药浓度的对数对时间作图可得一条直线，即血药浓度-时间曲线呈单指数衰减（图 2-6 A）。

2. 开放性二室模型（open two compartment model）　开放性二室模型将机体划分为中央室（central compartment）与周边室（peripheral compartment），血流量多、血流速度快的器官组织（如肝、肾、心、肺等）构成中央室，血流量少、血流速度慢的器官组织（如脂肪、皮肤或肌肉等）构成周边室。该模型假定药物首先进入中央室，并在中央室瞬间均匀地分布，而后才较慢地分布到周边室。该模型还假定，药物仅从中央室消除。X_1 为中央室的药物量，V_1 为一室的表观分布容积，X_2 为周边室的药物量，V_2 为周边室的表观分布容积。单次快速静脉注射属于二室模型的药物后，用血浆药物浓度的对数对

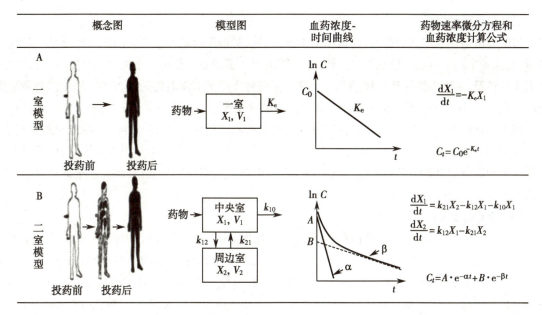

图 2-6 药动学的房室模型

时间作图可得双指数衰减曲线(图 2-6 B)。血药浓度 - 时间曲线的初期血药浓度下降很快,称分布相 (α 相),它主要反映药物自中央室向周边室的分布过程。当分布平衡后,曲线进入衰减相对缓慢的消除相(β 相),它主要反映药物从中央室的消除过程。药物从中央室消除的速率常数用 K_{10} 来表示;药物从中央室转运到周边室的速率常数用 K_{12} 表示;药物从周边室转运到中央室的速率常数用 K_{21} 表示。二室模型比一室模型更符合大多数药物的体内情况。值得强调的是,药物在体内的分布和消除是同时进行的。

一室、二室房室模型的概念图、模型图、血药浓度 - 时间曲线、相应的药物速率微分方程和血药浓度计算公式,见图 2-6。

房室模型的局限性主要有:①房室模型和机体的解剖结构、生理功能之间没有直接联系,只能通过血药浓度来推测靶器官的药物浓度,而某些对组织有高亲和力的药物如单克隆抗体药物、靶向药物,经典的房室模型无法客观表征作用部位的药物浓度,致使药动学与药效学之间难以关联分析。②需要注意的是,经典房室模型数据分析结果依赖于房室模型的选择,因此同一种药物用不同的房室模型解释,其相应的药动学参数可能显著不同。

(二)非房室模型

非房室模型是以概率论和数理统计学中的统计矩(statistical moment)方法为理论基础,对数据进行解析的一种方法。以矩(moment)来表示随机变量的某种分布特征。可认为机体是一个系统,给药后所有药物分子在最终离开机体前都将在体内驻留一段时间。就不同分子来说,驻留时间有长有短,驻留时间决定着体内药物浓度的时程。因此,药物体内过程便是这些随机变量的总和,血药浓度 - 时间曲线就可视为某种概率统计曲线,可用药物分子驻留时间的频率或概率加以描述,进而用统计矩加以分析。其特征参数包括零阶矩、一阶矩和二阶矩。在药动学研究中,零阶矩定义为血药浓度 - 时间曲线下面积(area under the concentration-time curve,AUC),是一个反映量的参数;一阶矩为平均驻留时间(mean residence time,MRT),反映药物分子在体内的平均停留时间;二阶矩为平均驻留时间方差(variance of mean residence time,VRT),反映药物分子在体内的平均停留时间的差异大小。统计矩分析与前述房室模型分析比较具有以下优点:①不依赖房室模型,克服了房室模型分析时判断模型的随意性,只要药物在体内的过程符合线性过程即可;②计算较为简单。基于这些优点,该模型在药动学领域中应用更广泛。

(三) 生理药动学模型

房室模型是抽象的,没有考虑到机体的生理、生化、解剖等因素。生理药动学模型则是一种整体模型,它根据生理学、生化、解剖学等知识,将机体的每个组织器官作为一个单独的房室看待,房室间模拟生理情况,并以血液循环连接形成一个整体。药物在每个组织器官的分布和消除遵循物质平衡原理。理论上,该模型可预测任何组织器官中药物浓度及代谢产物的经时变化过程,可定量地描述病理情况下药物的体内过程变化,可得到药物对靶器官作用的信息,可将动物中获得的结果外推至人,从而预测药物在人体的药动学过程等。但是,该模型结构复杂,建立的数学方程求解困难,需要大量的信息参数和对复杂数学的解析能力,而且一些生理、生化参数也不易获得,因此在很大程度上限制了该模型的推广和应用。

(四) 药动学和药效学结合模型

药动学与药效学关系密切,体内药物的动态变化直接影响其药效强度和持续时间。药动学和药效学结合模型把药动学和药效学所描述的时间、药物浓度、药物效应有机结合在一起进行研究。利用这一模型可同时明确药物浓度 - 时间 - 效应三者之间的相互关系。根据药物作用方式和机制的不同,PK-PD 模型可分为四类:直接连接与间接连接模型、直接效应与间接效应模型、软连接与硬连接模型、时间依赖和时间非依赖模型。

PK-PD 模型一方面可为临床用药的安全性和有效性提供更为科学的理论依据,另一方面有助于阐明药物作用机制和导致个体差异的因素。近年来,PK-PD 模型在新药研发、个体化给药及临床药物监测等方面有广泛应用。

三、药动学参数

药动学参数(pharmacokinetic parameter)是反映药物在体内经时过程的动力学特点及动态变化规律的一些参数,可用于阐明药物作用的物质基础和规律性,同时也是临床制定合理给药方案的主要依据之一。

(一) 半衰期

半衰期(half-life,$t_{1/2}$)又称消除半衰期,是指药物在体内的量或血药浓度下降一半所需的时间,以 $t_{1/2}$ 表示。半衰期是表述药物在体内消除快慢的重要参数,一般来说,代谢快、排泄快的药物其 $t_{1/2}$ 短;代谢慢、排泄慢的药物其 $t_{1/2}$ 长。

按一级动力学消除的药物半衰期与消除速率常数关系可用下式表示:

$$t_{1/2} = \frac{0.693}{K_e}$$
式(2-9)

式(2-9)表明,按一级动力学消除的药物,其 $t_{1/2}$ 和消除速率常数 K_e 有关,与血浆药物初始浓度无关,即与给药剂量无关。按一级动力学消除的药物,给药后经过一个 $t_{1/2}$ 后,体内尚存给药量的约 50%;经过 2 个 $t_{1/2}$ 后,尚存给药量的约 25%;经过 5 个 $t_{1/2}$ 后,尚存给药量的约 3%,可以认为体内药物基本被消除。

按零级动力学消除的药物,其 $t_{1/2}$ 可用下式表示:

$$t_{1/2} = 0.5 \frac{C_0}{K_0}$$
式(2-10)

由式(2-10)可见,按零级动力学消除的药物,其 $t_{1/2}$ 和血浆药物初始浓度呈正比,即与给药剂量有关,给药剂量越大,$t_{1/2}$ 越长,药物容易在体内蓄积引起中毒,故在临床上使用按零级动力学消除的药物时,一定要注意。

药物半衰期对临床合理用药的重要意义在于:可反映药物消除的快慢,作为临床制定给药方案的主要依据,有助于设计最佳给药间隔;可预计停药后药物从体内消除时间;可预计连续给药后达到稳态血药浓度的时间。

（二）表观分布容积

表观分布容积（apparent volume of distribution，V_d）指药物在体内达到动态平衡时，体内药物总量按血药浓度分布所需体液的总体积。其本身不代表真实的容积，是假想的容积，因此无生理学意义。对于一室模型药物，其表观分布容积为：

$$V_d = \frac{D}{C}$$

式（2-11）

其中 D 为体内药量，C 为血药浓度。

表观分布容积主要反映药物在体内分布的程度，其大小取决于药物的脂溶性、膜通透性、组织分配系数及药物与血浆蛋白结合率等因素。其意义在于：可计算出达到期望血浆药物浓度时的给药剂量；可以推测药物在体内的分布程度和组织中的摄取程度。

（三）血药浓度 - 时间曲线下面积

血药浓度 - 时间曲线下面积（AUC）是指以血药浓度（纵坐标）对时间（横坐标）作图，所得曲线下的面积，是评价药物吸收程度的一个重要指标。它可由积分求得，但最简便的计算是用梯形面积累加法（图 2-7）。从给药开始到给药 t 时的面积用 $\text{AUC}_{0 \rightarrow t}$ 表示；从给药开始到 $t=\infty$ 时间的面积用 $\text{AUC}_{0 \rightarrow \infty}$ 表示。AUC 与吸收后体循环的药量呈正比，反映进入体循环药物的相对量，是计算生物利用度的重要参数。

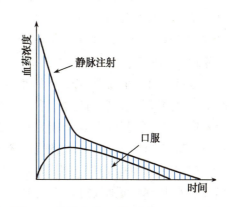

图 2-7　血药浓度 - 时间曲线下面积示意图

（四）生物利用度

生物利用度（bioavailability，F）指药物活性成分从制剂中释放并被吸收进入血液循环的程度和速度。通常，吸收程度用 AUC 表示，吸收速度以用药后到达最高血药浓度（C_{max}）的时间即达峰时间（T_{max}）来表示。

生物利用度可分为绝对生物利用度和相对生物利用度。一般认为，静脉注射药物的生物利用度是 100%，如果把血管外途径给药（extravenous，e.v.）时的 AUC 值与静脉注射（intravenous，i.v.）时的 AUC 值进行比较，即为绝对生物利用度，按式（2-12）计算。生物利用度也可在同一给药量、同一给药途径下对不同制剂进行比较，这就是相对生物利用度，按式（2-13）计算：

$$F(\%) = \frac{\text{AUC}_{\text{e.v.}}}{\text{AUC}_{\text{i.v.}}} \times 100$$

式（2-12）

$$F(\%) = \frac{\text{AUC}_{受试制剂}}{\text{AUC}_{标准制剂}} \times 100$$

式（2-13）

生物利用度是评价药物制剂质量及药物安全性、有效性的重要指标，易受药物制剂、生理、食物等多方面因素的影响。

（五）清除率

清除率（clearance，Cl）是指在单位时间内机体能将相当于多少体积血液中的药物完全清除，即单位时间内从体内消除的药物的表观分布容积。因为总体清除率（total body clearance，Cl_{tot}）是根据血浆药物浓度计算的，故又称血浆清除率（plasma clearance，Cl_p）。清除率具有加和性，体内总清除率等于肝、肾以及其他途径清除率的总和。其计算式为：

$$\text{Cl}_{\text{tot}} = V_d \times K_e$$

式（2-14）

或

$$Cl_{tot} = \frac{D}{AUC} \qquad\qquad 式(2-15)$$

式中，V_d 为表观分布容积，K_e 为消除速率常数，D 为体内药量，AUC 为血药浓度 - 时间曲线下面积。清除率以单位时间的容积（ml/min 或 L/h）表示。

（六）稳态血药浓度与平均稳态血药浓度

在临床药物治疗中，很多药物是通过重复给药来达到有效治疗浓度。如按固定间隔时间给予固定药物剂量，在每次给药时体内总有前次给药的存留量，多次给药形成多次蓄积。随着给药次数增加，体内总药量的蓄积率逐渐减慢，直至在给药间隔内消除的药量等于给药剂量，从而达到平衡，这时的血药浓度称为稳态血药浓度（steady-state plasma concentration，C_{ss}），又称坪值（plateau）。假定按半衰期给药，则经过相当于 5 个半衰期后血药浓度基本达到稳态。

稳态血药浓度是一个"篱笆"型的血药浓度 - 时间曲线，它有一个峰值（稳态时最大血药浓度，$C_{ss,max}$），也有一个谷值（稳态时最小血药浓度，$C_{ss,min}$）。由于稳态血药浓度不是单一的常数值，故有必要从稳态血药浓度的起伏波动中，找出一个特征性的代表数值，来反映多剂量长期用药的血药浓度水平，即平均稳态血药浓度（$C_{ss,av}$）。所谓 $C_{ss,av}$ 是指达稳态时，在一个剂量间隔时间内，AUC 除以给药间隔时间的商值。

达到 C_{ss} 的时间仅决定于半衰期，与剂量、给药间隔及给药途径无关。但剂量与给药间隔能影响 C_{ss}。剂量大，C_{ss} 高；剂量小，C_{ss} 低。半衰期长的药物达到稳态血药浓度需时很长，不利于治疗。为及早达到稳态水平，可给予较大的首次剂量，第一次给药就能使血药浓度达到稳态水平，此剂量称为负荷剂量（loading dose）。缩短给药时间能提高 C_{ss}，并使其波动减小，但不能加快到达 C_{ss} 的时间（图 2-8 A）；增加给药剂量能提高 C_{ss}，但也不能加快到达 C_{ss} 的时间（图 2-8 B）；首次给予负荷剂量，然后给予维持量，可加快到达 C_{ss} 的时间（图 2-8 C）。临床上首剂加倍的给药方法即为了加快到达 C_{ss} 的时间。对于以一级动力学消除的一室模型药物来说，当给药间隔时间 τ 等于消除半衰期时，负荷剂量等于 2 倍的维持剂量，即首剂加倍量。

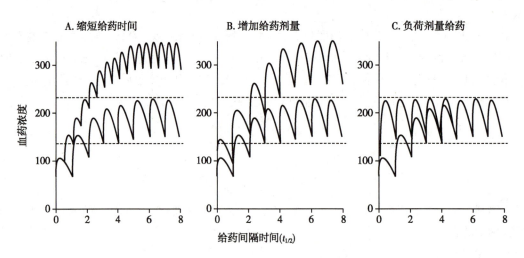

图 2-8　给药方式与到达稳态浓度时间的关系

本章小结

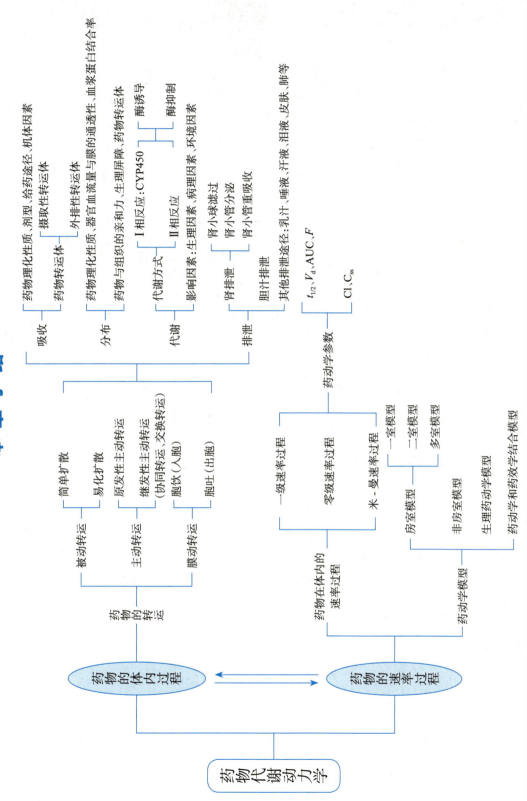

药物代谢动力学

药物的体内过程

药物的转运
- 被动转运
  - 简单扩散
  - 易化扩散
- 主动转运
  - 原发性主动转运
  - 继发性主动转运（协同转运、交换转运）
- 膜动转运
  - 胞饮（入胞）
  - 胞吐（出胞）

吸收
- 药物理化性质、剂型、给药途径、机体因素
- 药物转运体
  - 摄取性转运体
  - 外排性转运体

分布
- 药物理化性质、器官血流量
- 药物与组织的亲和力、生理屏障、药物转运体
- 血浆蛋白结合率

代谢
- 代谢方式
  - I 相反应：CYP450
    - 酶诱导
    - 酶抑制
  - II 相反应
- 影响因素：生理因素、病理因素、环境因素

排泄
- 肾排泄
  - 肾小球滤过
  - 肾小管分泌
  - 肾小管重吸收
- 胆汁排泄
- 其他排泄途径：乳汁、唾液、汗液、泪液、皮肤、肺等

药物的速率过程

药物在体内的速率过程
- 一级速率过程
- 零级速率过程
- 米 - 曼速率过程

药动学模型
- 房室模型
  - 一室模型
  - 二室模型
  - 多室模型
- 非房室模型
- 生理药动学模型
- 药动学和药效学结合模型

药动学参数
- $t_{1/2}$、V_d、AUC、F
- Cl、C_{ss}

第二章
目标测试

（毕惠嫦）

第三章

药物效应动力学

药物效应动力学（pharmacodynamic）简称药效学，是研究药物对机体的作用及其规律的科学。无论从何种途径给药，药物都将会对机体产生各种作用。药效学的主要研究内容包括药物如何发挥作用，机体对药物产生的反应，药物作用的定义和定量方法，影响机体对药物反应的因素等。药效学是指导临床合理用药、防治疾病的理论基础。

第一节 药物的作用

一、药物靶点和药物作用机制

1. 药物靶点 药物作用（drug action）是指药物与机体组织间的原发作用。20世纪中叶开始，分子生物学、生物化学等学科迅速发展，各种精密分析测定仪器问世，推动了药物与机体大分子间相互作用的研究。体内与药物分子特异性结合的大分子，从新药研发角度被称为靶点（target）或靶标。这些靶点包括受体（receptor）、酶、离子通道（ion channel）、转运体（transporter）、结构蛋白（如微管蛋白）、功能蛋白（如信号蛋白和转录因子）、基因等。

2. 药物作用机制 药物的本质是化学分子。临床用药时，无论是单一用药、联合用药，或者含多种化学分子的中药复方进入体内后，产生的治疗作用或不良反应均是由于这些外来的化学分子与机体生物大分子（靶点）间的相互作用。绝大多数药物通过与体内靶点结合，产生生物化学或生物物理学等变化，表现为机体功能、代谢等生命活动的改变。因此，药物作用机制（mechanism of action）是指进入体内的药物分子对体内靶点的初始作用。药物作用于这些靶点后发生的信号转导过程、代谢变化、基因或蛋白表达变化、电活动改变、功能或形态学改变等，都是药物作用产生的效应（effect）。药物在体内除与相关靶点特异性结合外，也可能会与其他生物大分子结合，对机体通常无明显影响，但有时也可能是某些不良反应产生的原因。与正常组织中非靶点分子发生相互作用，引起的不良反应称为脱靶毒性（off-target toxicity）。

以往对某些经典药物的认识常局限于其对单一受体、酶或离子通道的作用，以此来评价药物作用的选择性。随着现代分析方法和技术的进步，对经典药物作用机制的深入研究发现，大多数药物在治疗浓度范围内往往同时作用于两种或两种以上的靶点，这也可以解释药物的多种药理效应，以及临床适应证范围扩大或引起不良反应的原因。例如，米诺环素通过抑制微生物蛋白质合成来发挥抗感染作用，但人们偶然发现该药明显改善精神分裂症患者的症状，说明在中枢神经系统有米诺环素的作用靶点。此外，治疗2型糖尿病的药物二甲双胍可能有抗衰老作用，相关临床试验正在进行中。这方面的研究构成药物重定位(repositioning)的组成部分,扩大了药物的临床适应证,为"老药新用"提供理论依据。

另有少数药物在体内的作用仅通过简单的理化作用实现,这称为药物作用的非特异性机制。本节将分别介绍药物作用的特异性机制与非特异性机制。

二、药物的治疗作用

药理效应(pharmacological effect)是指药物原发作用所引起的机体器官原有功能的改变。药物进入体内后,通常会产生两种类型的反应,即符合用药目的,并有利于患者恢复健康的治疗作用或治疗效应(therapeutic effect),以及与用药目的无关,给患者带来不适或痛苦的不良反应(adverse drug reaction)(图 3-1)。药理效应的治疗作用和不良反应又称为药物作用的两重性。

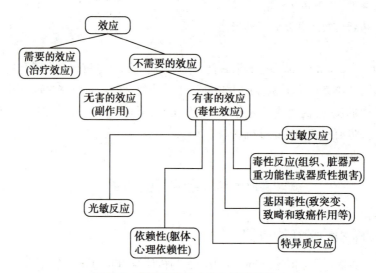

图 3-1 药物在机体内产生的各种效应

药物的治疗作用指药物对机体组织发挥的有利作用。药物作用通常指药物对机体的初始影响,药理效应通常指药物初始作用引起的机体器官、组织、细胞、分子等不同水平上能够被观察、记录、测定到的改变,许多情况下两者可通用。

根据用药目的的不同,可将治疗作用分为两种。①对因治疗(etiological treatment):用药目的在于消除原发致病因子,彻底治愈疾病,中医学上称为"治本"。如用化疗药物杀死病原微生物以控制感染性疾病。②对症治疗(symptomatic treatment):用药目的在于改善疾病症状,中医学上称为"治标"。如用血管紧张素受体阻滞药降低血压,并非消除病因。理论上,"急则治其标,缓则治其本,标本兼治",对因治疗比对症治疗显得更合理,但对某些严重危及患者生命的症状,对症治疗更为重要。

三、药物不良反应

药物不良反应是指合格药品在正常用法用量下出现的与用药目的无关的有害反应。根据不良反应的轻重、因果关系和表型可分为以下几类。

1. **副作用(side effect)** 是指用治疗量药物后出现的与治疗目的无关的药理效应。一般较轻微并可以预料,是可逆性的功能变化。例如,阿托品用于缓解胃肠道平滑肌痉挛时,其抑制腺体分泌产生的口干即是副作用,停药后消失。

2. **毒性反应(toxic effect)** 是指治疗量药物可能引起的潜在的危害性反应,这可能与患者的病理状态、遗传多态性或合用其他药物等个体差异所致机体敏感性增加或血药浓度增高有关。急性毒性反应多损害循环、呼吸及神经系统功能,慢性毒性多损害肝、肾、骨髓、内分泌等功能。

致癌(carcinogenesis)、致畸(teratogenesis)和致突变反应(mutagenesis)也属于慢性毒性范畴。药物影响胚胎的正常发育而发生畸胎,称为致畸作用。20世纪60年代初,沙利度胺用于治疗孕妇的早期妊娠反应,但很快发现用过此药的孕妇常分娩四肢短小的畸形胎儿,称为"海豹肢",表明沙利度胺具有致畸作用。目前认为胎儿在开始发育的最初3个月内,有丝分裂处于活跃阶段,胚胎发育分化很快,最易受药物的影响。除非迫切需要,一般以不用药物为宜。致畸、致癌与致突变合称"三致"实验,是药物安全性评价中的重要观察指标。

3. 过敏反应(allergic reaction) 也称变态反应,是指药物(有时可能是杂质)作为抗原或半抗原刺激机体产生免疫反应,引起生理功能障碍或组织损伤。通常分为四种类型(表3-1)。

表 3-1 药物过敏反应的类型

类型	参与成分	发生机制	典型表现
Ⅰ型	IgE	组织肥大细胞、血液嗜碱性细胞上的IgE与抗原相互作用,细胞释放强有力的介质,如组胺	过敏反应、荨麻疹、血管神经性水肿
Ⅱ型	IgG、IgM	药物修饰宿主蛋白,产生对修饰蛋白的抗体反应	补体依赖性宿主细胞溶解;抗体依赖性细胞毒反应
Ⅲ型	IgG	补体依赖性免疫复合物反应	血清病、血管炎
Ⅳ型	T细胞、巨噬细胞	细胞介导的延迟性超敏反应	接触性皮炎、注射硬结

某些药物如碘、阿司匹林等低分子量化学物质,具有半抗原性质,能与机体某些蛋白结合成为全抗原;许多生物制品则是完全抗原,都可刺激机体引起免疫反应。这些反应的发生与药物剂量无关或关系很小,在治疗量或极低剂量时都可发生。药物过敏反应仅见于少数过敏体质的患者,反应性质也不尽相同,且不易预知。

光敏反应(photosensitivity)是指应用药物后暴露于阳光下产生的皮肤超敏反应,包括光毒性和光过敏性反应,表现为假卟啉症、急性皮肤红斑狼疮样反应等。光毒性是由于化合物受光激活后直接损伤皮肤所致,发生快(数分钟至数小时内)。光过敏性反应是细胞介导的免疫反应,常发生于用药24~72小时后。

4. 特异质反应(idiosyncratic reaction) 指个体对某些药物发生有别于常人的特殊反应。目前认为这些反应源于患者在遗传上的某种缺陷,导致对药物的处置和反应的不同。轻者有红斑、药疹,重者可发生溶血性贫血、系统性红斑狼疮样反应。

5. 后遗效应(residual effect) 是指停药后血药浓度已降至最小有效浓度以下时残存的药理效应,例如,服用巴比妥类镇静催眠药后,次晨出现的乏力、困倦等现象。

6. 停药反应(withdrawal reaction) 是指突然停药后原有疾病加剧,又称反跳反应(rebound reaction),例如,长期服用抗高血压药可乐定,停药次日血压明显回升。

7. 药物依赖性(drug dependence) 某些麻醉药品(narcotic)或精神药品在患者连续使用后产生依赖性,表现为对该类药物继续使用的欲望。通常分为躯体依赖性和精神依赖性。

躯体依赖性(physical dependence)也称生理依赖性(physiological dependence),是由于反复用药造成身体适应状态改变,产生欣快感,一旦中断用药,可出现强烈的戒断综合征(abstinence syndrome)。

精神依赖性(psychological dependence)也称心理依赖性,是指用药后产生愉快满足的感觉,使用药者在精神上渴望周期性或连续用药,以达到舒适感。镇痛药吗啡、哌替啶,毒品海洛因等应用后,均可引起躯体依赖性和精神依赖性。

四、药物作用的选择性

药物作用的选择性(selectivity)是指机体各组织器官由于受体种类、信号通路、代谢类型等的不同,对药物的反应性有差异。因此,进入体内的药物可能表现为一定的选择性,是药物分类的依据之一。药物的选择性原则适用于不同细胞中表达结构相同的受体。不同类型的细胞表达不同的辅助蛋白,能够改变药物与受体相互作用的功能效应。例如,他莫昔芬对乳腺组织中表达的雌激素受体起拮抗作用,但对骨骼中的雌激素受体起激动作用,因此,他莫昔芬不仅能治疗并预防乳腺癌,也能增加骨密度,有助于预防骨质疏松症。药物作用的选择性是相对的,有时也与剂量相关。临床应用的所有药物中,没有药物能产生唯一的选择性药物作用。同样,选择性高低也不构成药物治疗选择的唯一考虑因素。

治疗作用与不良反应有时根据治疗目的而互换。药物的选择性是相对的,有些药物具有多方面的作用,某些与治疗无关的作用有时会产生对患者不利的不良反应,而这种不良反应在其他情况下可成为治疗作用。例如,全身麻醉前应用阿托品是利用其抑制腺体分泌的作用,此时松弛平滑肌引起的术后腹气胀或尿潴留是副作用;而应用阿托品缓解胃肠痉挛时,抑制腺体分泌引起的口干和心率加快导致的心悸则成了副作用。

第二节   药物的特异性作用机制

机体的每一个细胞都有其复杂的生命活动过程,而药物的作用又几乎涉及与生命代谢活动过程有关的所有环节,因此药物的作用机制十分复杂。已知的药物特异性作用机制涉及受体、离子通道、酶、转运体、结构与功能蛋白、核酸、基因等。

一、药物与受体的作用

(一)受体的概念

受体是一类介导细胞信号转导的功能蛋白或蛋白与多糖等形成的复合物。能与受体特异性结合的物质如神经递质、激素、自体活性物质,称为配体(ligand)或配基,也称第一信使。配体或药物首先与受体结合,通过中介的信息放大系统,如细胞内第二信使的放大、分化及整合功能,触发后续的生理反应或药理效应。

配体与受体的结合是化学性的,除要求两者的构象互补外,还需要两者间有相互吸引力。绝大多数配体与受体的作用是通过分子间的吸引力(范德瓦耳斯力,Van der Walls force)、离子键、氢键等形式结合,少数是通过共价键结合,后者形成的结合较难逆转。

受体理论是药效学的基本理论之一,它从分子水平阐明生命现象的生理和病理过程,是解释药物的药理作用、作用机制、药物分子结构和效应之间关系的一种基本理论。受体概念还延伸到内分泌学、免疫学、分子生物学等领域,对解释许多生命现象及其机制非常关键。

(二)受体的特性

药理学上定义的受体通常具有下列特性:

1. **特异性(specificity)** 一种特定受体只与其特定配体相结合,产生特定的生理效应,而不被其他生理信号干扰。即受体与配体的结合对双方均有严格的构象要求,因此,同一化合物的不同对映体与受体的亲和力相差很大。计算机辅助药物设计很大程度上基于此特性进行工作。阐明受体的晶体结构有助于根据相应的结构、基团位置,采用计算机辅助设计相对应的化合物结构。

2. **灵敏性(sensitivity)** 受体只需与很低浓度的配体结合就能产生显著的效应。

3. **饱和性(saturability)** 虽然在不同组织或同一组织的不同区域内的受体密度有所不同,具有区域分布性,但在每一个细胞或每一个定量的组织内,受体数量是有限的。一个细胞上某种受体的数目在数百个到 30 万个左右,当配体达到一定浓度时,配体与受体的结合不再随配体浓度增加而加大。

4. 可逆性(reversibility) 绝大部分情况下,配体与受体的结合是可逆的,配体与受体复合物解离后可得到原来的配体而非代谢产物,且配体与受体的结合可被其他特异性配体置换。少数情况下药物可以与受体形成共价键结合,不能解离,需待受体被代谢时才能失去作用,这种共价结合使得药物作用持续时间延长。

5. 多样性(multiple-variation) 同一受体可广泛分布到不同的细胞产生不同的效应,受体多样性是受体亚型分类的基础。由于生理、病理及药理因素的影响,受体经常处于动态变化中。

(三) 受体的命名、分类

1. 受体的命名 国际基础与临床药理学联合会对受体的命名和更新有专门的网站(www.guidetopharmacology.org)介绍。目前,药物受体及其亚型的命名兼用药理学和分子生物学的命名方法。对于已知内源性配体的受体,根据其特异的内源性配体命名,如多巴胺受体;对于药物研究过程中发现的尚不知内源性配体的受体,则以药物名命名,如大麻素受体;对于受体及其亚型的分子结构已阐明的受体,按受体结构类型命名,如 G 蛋白偶联受体。受体亚型用字母和 / 或阿拉伯数字表示,如 5-羟色胺(5-hydroxytryptamine,5-HT) 1A 受体。对于目前尚未发现内源性配体和药物作用的受体称为"孤儿"受体(orphan receptor),揭示孤儿受体的功能有助于为新药研发提供新靶点。

2. 受体分类 大多数药物在体内都是与特异性受体相互作用,改变细胞生理、生化功能而产生效应。目前已确定的受体有 100 余种。根据其存在的细胞部位,可将其大致分为三类:

(1) 细胞膜受体:位于细胞膜上,种类最多,如肾上腺素受体、血管紧张素受体、多巴胺受体等。

(2) 胞质受体:位于细胞质内,如肾上腺皮质激素受体等。

(3) 胞核受体:位于细胞核内,如甲状腺素受体。

(四) 受体调节

受体虽是遗传获得的固有蛋白,但并非固定不变,而是经常处于动态平衡,其数目、亲和力及效应常受到各种生理及药理因素的影响。

受体的调节是维持机体内环境稳定的一个重要因素,其调节方式有脱敏和增敏两种类型。受体脱敏(desensitization)是指在长期使用一种激动药后,组织或细胞对激动药的敏感性和反应性下降的现象。这种脱敏往往是快速可逆的。受体增敏(hypersensitization)是与受体脱敏相反的一种现象,可因受体激动药水平降低或长期应用拮抗药所致。

受体与配体作用过程中,受体数目和亲和力的变化称为受体调节(receptor regulation)。

(1) 向下调节和向上调节:根据受体调节的效果可分为向下调节(down-regulation)和向上调节(up-regulation)。具有酪氨酸激酶活性的受体在激动药作用后可发生细胞内化(internalization)而数目降低,这一现象称为受体数目的向下调节。长期服用可乐定(具有 α_2 肾上腺素受体激动药活性)治疗高血压,停药后可产生血压增高的危险,其原因与可乐定下调突触前膜 α_2 肾上腺素受体,负反馈作用减弱相关。长期使用 β 肾上腺素受体拮抗药,可出现肾上腺素受体数目向上调节,如长期应用 β 受体拮抗药普萘洛尔突然停药,β 受体对肾上腺素的敏感性增强,可致反跳现象。

(2) 同种调节和异种调节:根据被调节的受体种类是否相同,可分为同种调节(homospecific regulation)和异种调节(heterospecific regulation)。

1) 同种调节:配体作用于其特异性受体,使自身的受体发生变化称为同种调节。烟碱型胆碱受体在激动药连续作用后若干秒内发生脱敏现象,这是由于受体蛋白构象改变,钠离子通道不再开放所致。其他如 β 肾上腺素受体、胰岛素受体、生长激素受体、促甲状腺素释放激素受体、血管紧张素 II 受体等肽类配体的受体都存在同种调节。

2) 异种调节:配体作用于其特异性受体,对另一种受体产生的调节作用称为异种调节。如 β 肾上腺素受体可被甲状腺素、糖皮质激素和性激素所调节。甲状腺激素能够同时增加大鼠心肌中 β 受体数目和心脏对儿茶酚胺的敏感性。

(五)受体激动与信号转导

根据受体的分子结构和信号转导不同,受体跨膜信号转导机制主要有四种(图 3-2)。

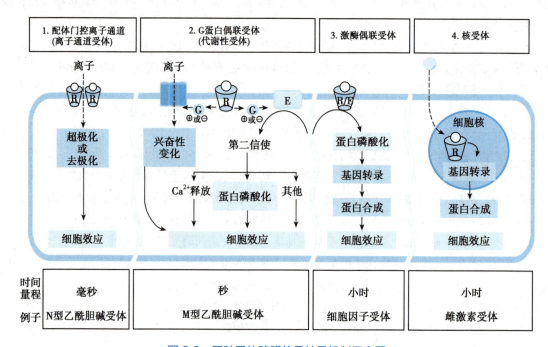

图 3-2 四种受体跨膜信号转导机制示意图

1. 配体门控离子通道受体信号转导 神经递质乙酰胆碱、γ- 氨基丁酸(γ-aminobutyric acid, GABA)、谷氨酸、5-HT 等配体可调控通过质膜通道的离子流,许多药物通过模拟或阻断内源性配体的效应发挥作用。

配体门控离子通道受体是由配体结合部位及离子通道两部分构成,当配体与受体结合后,受体变构使通道开放或关闭,改变细胞膜离子流动状态,使其信号通过质膜。例如,当乙酰胆碱(acetylcholine, ACh)结合到烟碱型乙酰胆碱受体(nicotinic acetylcholine receptor, nAChR)亚基位点,受体构象发生变化,导致中央离子通道短暂开放,使钠离子从细胞外液顺浓度梯度进入细胞,产生兴奋性突触后电位,引起去极化(图 3-3)。

配体门控离子通道介导的细胞反应通常以毫秒为单位来衡量,可被多种机制(如磷酸化)调控。该信号转导机制的快速性对突触间瞬时信息传递极为重要,有助于突触可塑性形成,与学习记忆有关。

2. G 蛋白偶联受体信号转导 G 蛋白偶联受体(G protein-coupled receptor, GPCR)是由 7 次跨膜的蛋白家族组成(图 3-4)。肾上腺素、许多肽类激素、气味、视觉受体(位于视网膜的视杆细胞和视锥细胞)等都属于 GPCR 家族。许多 GPCR 以二聚体或更大的复合物形式存在,这些复合物包括同型二聚体(由两个相同的 GPCR 组成)和异型二聚体(由两个不同的 GPCR 组成)。如 GABA_B 和代谢型谷氨酸受体可组成特定的异型二聚体。有些二聚体复合物具有鲜明的药理特性,为药物研发提供了新机遇。

所有 GPCR 转导信号在本质上是以相同的方式穿过细胞膜。通常配体(如儿茶酚胺和乙酰胆碱)与包含跨膜区的受体结合(图 3-4),使受体构象发生变化,转导到细胞质一侧受体的袢部位,在此激活

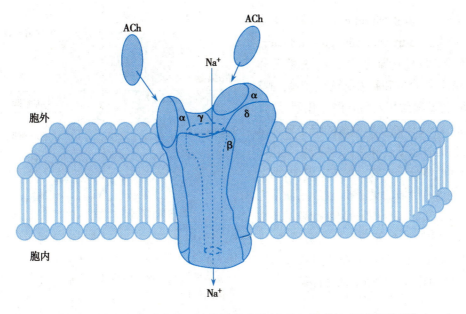

该受体分子是镶嵌在细胞膜中的一块花瓣形片段(上为细胞外液,下为细胞质),由 5 个亚基(2 个 α,1 个 β,1 个 γ 和 1 个 δ)组成。当 ACh 结合到受体亚基胞外区域位点时,受体打开中央的跨膜离子通道。

图 3-3　烟碱型乙酰胆碱受体

相应的 G 蛋白。在 GPCR 第三个裈部位的氨基酸被认为是介导受体与 G 蛋白相互作用的关键(图 3-4 箭头所示)。G 蛋白的激活改变效应元件(通常为酶或离子通道)的活性,继而改变细胞内第二信使的浓度。

3. 配体调节的跨膜酶(含受体酪氨酸激酶)受体信号转导　该信号转导是通过胰岛素、表皮生长因子(epidermal growth factor,EGF)、血小板衍生生长因子(platelet-derived growth factor,PDGF)、

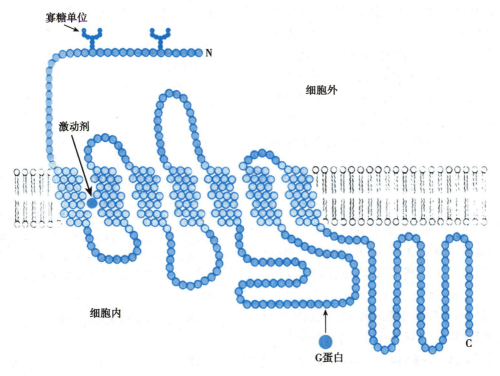

图 3-4　GPCR 示意图

心房钠尿肽（atrial natriuretic peptide，ANP）、β-转化生长因子（β-transforming growth factor，β-TGF）等受体信号转导的第一步。这类受体包含胞外激素结合域和胞内酶（通常为蛋白酪氨酸激酶、丝氨酸激酶或鸟苷酸环化酶）活性区域（图3-5）。受体酪氨酸激酶的信号转导从配体与受体胞外域结合开始，受体构象变化促使两个单体受体分子在膜上形成二聚体，两个受体的细胞内结构域的尾部相互接触，激活它们的蛋白激酶功能，使尾部的酪氨酸残基磷酸化，激活受体本身的酪氨酸蛋白激酶活性，进而催化不同靶点信号蛋白的酪氨酸残基的磷酸化过程，从而让单一已激活的受体调节许多生化过程。

4. 细胞内受体信号转导　某些脂溶性高的配体可穿过细胞膜作用于细胞内受体。这类配体包括类固醇（糖皮质激素、盐皮质激素、性激素、维生素D）、甲状腺激素等，它们与受体结合形成复合物后，以二聚体形式进入细胞核内与DNA结合区段结合，促进受体靶基因的转录（图3-6）。

细胞内受体信号转导机制可解释某些治疗学上的现象，类固醇类激素通常在给药后30分钟甚至数小时后才能发挥作用，这是新蛋白质合成所需的时间。因此，类固醇等激素不能在几分钟内缓解症状（如糖皮质激素不会立即减轻急性支气管哮喘的症状），但激动药浓度降低到零后，疗效仍可持续数小时或数天，这主要是由于大多数酶和蛋白质代谢缓慢，它们一旦合成后，活性可在细胞内维持较长时间，停药后其效应（或毒性）通常是缓慢降低。

5. 第二信使和细胞内信号通路　第二信使（second messenger）是cAMP、环磷酸鸟苷（cyclic guanosine monophosphate，cGMP）、二酰甘油（diacylglycerol，DAG）、三磷酸肌醇（inositol triphosphate，IP_3）、钙离子（calcium ion，Ca^{2+}）等细胞释放的胞内信号分子，通过启动代谢和/或信号转导通路，最终使细胞产生诸如增殖、分化、移行、凋亡、自噬等变化。药物与受体相互作用后需通过细胞内第二信使将获得的信息增强、分化、整合，并传递给效应器从而发挥其特定的药理效应。

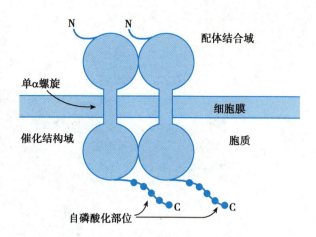

EGF受体包括跨膜的胞外和胞内域。与EGF结合后，受体从无活性状态转换到有活性的二聚体。胞内域在特异性酪氨酸残基上发生磷酸化，酶被激活，发挥催化蛋白磷酸化的作用。

图 3-5　EGF 受体激活机制

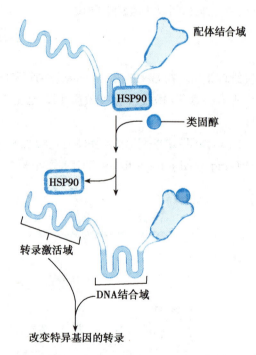

类固醇激素受体是具有三个独特结构域的蛋白。无激素存在时，热休克蛋白90（heat shock protein 90，HSP90）与受体结合，防止受体折叠成活性状态。有激素存在时，受体与HSP90解离，与激素结合，受体构象改变成活性状态，进入核内与相关的DNA发生相互作用，影响靶基因转录。

图 3-6　类固醇激素受体作用机制

二、药物与酶的作用

酶(enzyme)是非常重要的药物靶点,目前占所知药物靶点的60%以上。因为酶能够催化生物化学反应的速度,生成或者降解代谢产物,因此药物对酶的抑制(主要)或激活(较少)可显著改变细胞功能和生理学状态,发挥治疗疾病的作用。

三、药物与转运体的作用

转运体(transporter)又称转运蛋白,通过将离子、小分子葡萄糖和氨基酸等、环境毒素、神经递质、药物等转进或转出细胞来发挥调节细胞内稳态的作用,该转运过程具有特异性和饱和性。可作为药物靶点的转运体有 Na^+-K^+-ATP 酶、5-HT 转运体、质子泵、钠 - 葡萄糖共转运蛋白 2(sodium-glucose cotransporter 2,SGLT2)等。

四、药物与结构蛋白和功能蛋白的作用

结构生物学的快速发展推动蛋白质晶体结构的解析,借助计算机辅助药物设计等可研发出特异性作用于某种胞内蛋白质的药物。因此,细胞内信号蛋白、结构蛋白、收缩蛋白、转录因子等成为具有潜力的药物靶点。例如,伊马替尼作用于 Bcr-Abl 蛋白治疗癌症;西罗莫司作用于哺乳动物雷帕霉素靶蛋白(mammalian target of rapamycin,mTOR)抑制免疫反应;紫杉醇作用于微管蛋白治疗癌症;omecamtiv mecarbil 作为肌球蛋白激动药用于治疗心力衰竭等。

五、药物与基因的作用

某些抗肿瘤药物如环磷酰胺、顺铂与 DNA 共价结合,使 DNA 烷基化,干扰有丝分裂;多柔比星插入 DNA 双链中阻断 DNA 合成,但因特异性不高,易产生较为严重的不良反应。人工合成 RNA 分子,如小干扰 RNA(short interfering RNA,siRNA)和微小 RNA(microRNA,miRNA)可较为特异性地影响某个转录过程,起到防治疾病的作用。

第三节　药物的非特异性作用机制

药物的非特异性作用机制是指少数药物并不是通过与靶点结合发挥作用,而是通过理化反应来发挥作用。主要表现在以下几个方面:

1. **渗透压作用**　如甘露醇的脱水作用。

2. **脂溶作用**　如全身麻醉药对中枢神经系统的麻醉作用,可能是由于它们分布于富含脂质的神经组织中,使神经细胞膜的通透性发生变化,阻抑钠离子电流等,从而引起神经冲动传导障碍。

3. **化学性作用**　如抗酸药能中和胃酸。

4. **结合作用**　如二巯丙醇络合汞、砷等重金属离子而解毒;环糊精衍生物舒更葡糖结合肌松药罗库溴铵、维库溴铵等加快肌松作用的恢复。

5. **吸附作用**　活性炭为肠道吸附性解毒药。

6. **抗氧化作用**　某些抗氧化剂在体外具有直接的化学性抗氧化作用。

第四节　药物的量 - 效关系

药物的剂量与临床药理效应之间的关系较为复杂,因进入体内的药物产生的作用受到体内复杂的调节代偿机制的影响,所观察和测定到的药理效应是一个"净"效应(net effect)。在仔细控制的体

外（*in vitro*）实验系统中，药物浓度与其效应间的关系称为量 - 效关系（dose-response relationship）。这种在理想化状态下得到的药物量 - 效关系的数据，能够用数学方式进行描述，构成了理解药物在机体内量 - 效关系的基础，具有很大的参考价值。

一、药物的量 - 效曲线

临床治疗的选药原则之一是尽可能产生最大的疗效和最小的不良反应。为制订合理的治疗方案，必须了解药物与受体间相互作用所引起的患者用药剂量和反应之间的关系。

1. **量反应（graded response）的量 - 效关系**　是指效应的强弱呈连续增减的变化，可用具体数量或最大反应的百分率表示，如心率次数、血压变化等。为客观量化该变化，常用效价（potency）和效能（efficacy）这两个重要概念（图 3-7）。

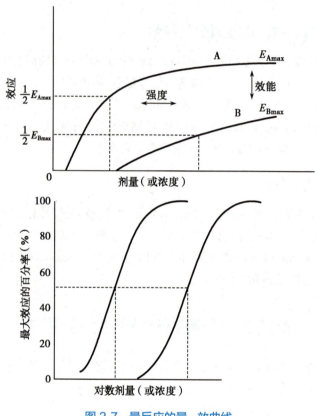

图 3-7　量反应的量 - 效曲线

（1）效价：能引起等效反应（一般采用 50% 最大效应量）的相对浓度或剂量，也称效价强度，其数值越小则强度越大。药物的效价取决于药物与受体结合的亲和力（K_d），以及药物与受体相互作用的反应效率。效价用于药物之间的比较时，引起等效反应的相对剂量（如 10g、2g、10mg）大小反映药物的效价强度，此时 10mg 就能引起同样效应，表明该药物效价强度高。

（2）效能：药物产生的最大效应，即该药物药理效应的极限。它可能由药物与受体的反应模式或受体 - 效应器体系的特性决定。例如，利尿药环戊噻嗪 1mg 就能引起呋塞米 100mg 的排钠利尿效应，表明前者的效价比后者强约 100 倍，但前者最大排钠利尿效能远不如后者。临床上环戊噻嗪无效的患者改用呋塞米后常能继续排钠利尿，消退水肿，改善循环。因此，在安全剂量范围内，临床上药物作用的效能比效价更重要。

2. **质反应（quantal response）的量 - 效关系**　是指药理效应不随药物剂量或浓度的增减呈连续性量的变化，而表现为反应性质的变化，以阳性或阴性、全或无的方式表现。质反应的量 - 效曲线以对数剂量为横坐标,累积反应率为纵坐标,得到一条对称的 S 形曲线(图 3-8)。通过该曲线可求得50% 反应的剂量(median dose)。根据所采用的指标不同,可分别称为半数有效量(median effective dose,ED_{50})或半数致死量(median lethal dose,LD_{50})等。

这些数值在实验和临床工作中为药物效价的比较提供了有力的参考。例如,能产生特定质反应的两种药物 ED_{50} 分别是 5mg 和 500mg,那么对于这种特定效应,第一种药物的效价是第二种药物的 100 倍。

质反应的量 - 效曲线也可用于获得药物安全界限的信息。通常将药物的 LD_{50} 与 ED_{50} 的比值称为治疗指数(therapeutic index),用于表示药物的安全性。

量反应和质反应的量 - 效曲线在半对数图上看起来均是 S 形,但不同的是,量反应的量 - 效曲线表明药物的最大效能,质反应的量 - 效曲线表明个体反应的差异。

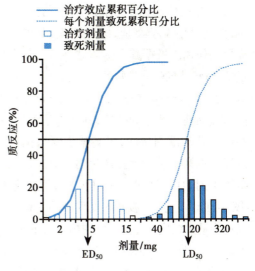

图 3-8　质反应的量 - 效曲线

二、作用于受体的药物分类

根据药物与受体结合后所产生的效应不同,通常将作用于受体的药物分为激动药和拮抗药两类。

1. 激动药(agonist)　为既有亲和力又有内在活性(intrinsic activity)的药物,它们能与受体结合并激动受体而产生效应。依其内在活性大小又可分为:

(1) 完全激动药(full agonist):与受体既有高亲和力,也有高内在活性,能与受体结合产生最大效应(E_{max})。激动药的量 - 效关系中药物浓度[D](mol/L)与效应 E 呈双曲线(图 3-9A)。如将纵坐标改为最大反应百分率,横坐标为 log[D],则得到一条左右对称的 S 形曲线(图 3-9B)。如将纵坐标改为效应百分率的倒数,横坐标改为药物浓度的倒数,则得到一条直线(图 3-9C)。

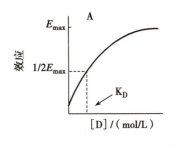 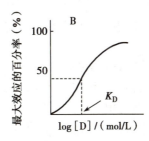 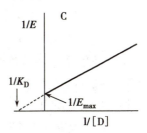

图 3-9　激动药的量 - 效关系

(2) 部分激动药(partial agonist):在受体全部占领时仅能产生较小的反应(图 3-10),这是由于部分激动药有较强亲和力,但其内在活性较低。部分激动药可在不同情况下表现出完全不同的反应,亦可竞争性抑制完全激动药产生的效应。例如,沙拉新是一种弱的血管紧张素(angiotensin,ANG)Ⅱ受体的部分激动药,可使 ANG Ⅱ分泌增加的高血压患者的血压降低,却使其分泌正常的高血压患者的血压升高。

(3) 反向激动药(inverse agonist):与激动药结合到相同的受体,能够逆转受体的固有活性(constitutive activity),表现出与激动药相反的药理效应(图 3-10)。固有活性是指受体在没有激动药作用时,本身存在一定的活性。

2. 拮抗药（antagonist） 与受体结合后本身不引起生物学效应，但阻断该受体激动药介导的作用。根据其与受体结合是否具有可逆性，可将拮抗药分为两类。

（1）竞争性拮抗药（competitive antagonist）：能与激动药竞争相同受体，其结合是可逆的。在激动药浓度固定时，提高竞争性拮抗药的浓度可逐渐抑制激动药产生的反应。达到一定浓度时，拮抗药可完全阻止激动药的效应（图3-11）。反之，足够高浓度的激动药仍然可以达到最大效应（E_{max}）。因为拮抗作用是竞争性的，拮抗药的存在使得激动药在达到一个特定的反应高度时，需要提高激动药浓度，这就使激动药量-效曲线平行右移（图3-11）。某些拮抗药除了阻止激动药与受体结合外，还能抑制受体的固有活性。

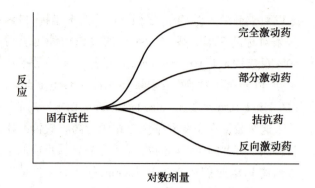

图 3-10　完全激动药、部分激动药及反向激动药的量-效曲线示意图

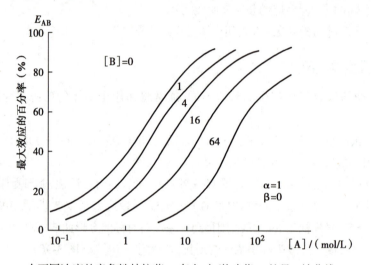

在不同浓度的竞争性拮抗药 B 存在时，激动药 A 的量-效曲线。

图 3-11　竞争性拮抗药对激动药量-效曲线的影响

从治疗学角度看，这种竞争性拮抗具有重要意义：①竞争性拮抗药的抑制程度依赖于拮抗药的浓度。根据进入体内的药物浓度调节用药量，可产生需要的治疗效应。②对某种拮抗药的临床反应取决于与受体结合的激动药的浓度。

（2）非竞争性拮抗药（non-competitive antagonist）：分别与激动药结合到受体蛋白上不同的结合位点，阻止激动药引起的效应。非竞争性拮抗药通常降低激动药量-效曲线的 E_{max}（图3-12），也一定程度地使激动药量-效曲线右移。

能够结合到受体蛋白上有别于激动药结合部位的药物，通常称为别构调节剂（allosteric modulator）。别构调节剂能够改变受体功能，但不激动受体，苯二氮䓬类药物是一个典型例子。

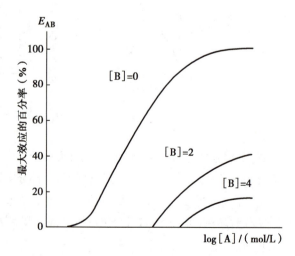

在不同浓度的非竞争性拮抗药 B 存在时，激动药 A 的量-效曲线。

图 3-12　非竞争性拮抗药对激动药量-效曲线的影响

从区别竞争性和非竞争性拮抗角度看,竞争性拮抗药的效应可通过增加激动药浓度来对抗,而非竞争性拮抗药的效应不能通过增加激动药浓度来对抗;竞争性拮抗药能提高 ED_{50} 值,而非竞争性拮抗药不能。

第五节　影响药物作用的因素

药物防治疾病的疗效受多方面因素影响,如患者的年龄、性别、病理状态、个体差异、遗传因素和精神因素等,药物剂量、剂型、给药途径以及反复给药的间隔时间和持续次数等,均可影响药物的作用强度,甚至改变机体对药物的敏感性(图 3-13)。临床上常同时应用多种药物,故应了解药物相互作用,选择合适的药物和剂量,做到用药个体化,既保证疗效又能减少不良反应。

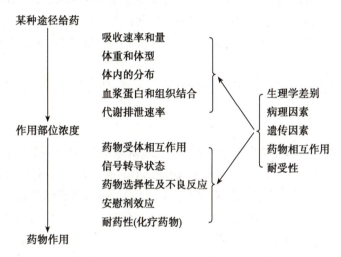

影响药物作用的因素主要包括药物和机体两个方面。

图 3-13　影响药物作用的因素

一、机体方面的因素

(一) 心理因素

患者的精神状态会影响药物的疗效。如情绪激动可使血压升高,亦可引起失眠;暗示可提高痛阈;患者服用无药理活性的安慰剂(placebo)也有一定的效果,甚至肿瘤患者也可由于安慰剂的应用而使病情得到短期的缓解或改善,这是心理作用的结果。因此,医务人员主动关心患者,恰当、得体的语言对患者康复有利。

(二) 年龄和性别的影响

1. 年龄

(1) 婴幼儿:婴儿对影响水盐代谢和酸碱平衡的药物敏感;婴儿血脑屏障未发育健全,新生儿及两岁以下婴儿对吗啡特别敏感,可引起呼吸中枢抑制;小儿处于生长发育期,常用中枢抑制药可影响智力发育。

(2) 老年人:老年人对有些药物反应较敏感,如非甾体抗炎药易致胃肠道出血;M 胆碱受体拮抗药易致尿潴留、便秘及青光眼发作等。老年人对药物的生物转化和排泄能力亦减弱,如经肝灭活的地西泮的半衰期较成人的 20~40 小时延长 4 倍,因此,老年人的用药剂量一般为青壮年剂量的 3/4。

2. 性别与体型　女性的脂肪占体重的比率高于男性,而体液总量占体重的比率低于男性,这些因素都可影响药物的分布。女性在月经期、妊娠期、分娩期和哺乳期用药应特别谨慎。如妊娠的最初

三个月内,禁用抗代谢药、激素等致畸药物;临产前禁用吗啡等可抑制胎儿呼吸的镇痛药。哺乳期用药也应谨慎,因有些药物可从乳汁排出影响婴儿。

(三) 生理与病理状态的影响

生理情况下,由于机体对药物的敏感性呈现昼夜节律变化。如肾上腺皮质激素的分泌在清晨为高峰期,午夜为低谷期,将此激素一日量在早晨一次服用,可减轻对垂体前叶抑制的副作用。近年来,研究生物活动时间节律的周期变化对药物作用的影响,已形成药理学的一门分支学科——时辰药理学(chronopharmacology)。因此,给药时间的确定应充分考虑到人体昼夜节律的影响。

内源性配体浓度的差异说明不同机体对药理学拮抗药反应的差异。例如,β肾上腺素受体拮抗药普萘洛尔可明显减弱嗜铬细胞瘤患者的心率,但不影响马拉松运动员的心率。

病理情况下影响药物作用的因素较多。

1. 肝功能不全 严重肝功能不全者由于肝脏的生物转化速率减慢,使许多药物的作用加强,持续时间延长;相反,对可的松、泼尼松等需在肝脏经生物转化后起效的药物则作用减弱。

2. 肾功能不全 肾功能不全者可使庆大霉素等主要经肾排泄的药物排出减慢,$t_{1/2}$延长,易引起蓄积中毒等。

3. 营养不良 蛋白质合成减少致肝微粒体酶活性减低,使药物代谢减慢;脂肪组织减少可影响药物的储存。

(四) 遗传因素

在基本条件相同的情况下,多数患者对药物的反应基本相似,但有少数患者对药物出现极敏感或极不敏感的现象,称为个体差异(individual variation),有时甚至有质的不同。如异卵双生子中安替比林和香豆素半衰期的变异程度比同卵双生子高6~22倍。随着基因组学(genomics)、遗传药理学(pharmacogenetics)的发展,目前认为人体对药物反应的个体差异很大程度上归因于遗传因素。

1. 遗传因素对药动学的影响 请参阅第二章。

2. 遗传因素对药效学的影响 琥珀胆碱是一种骨骼肌松弛药,可被血浆假性胆碱酯酶迅速水解,注射后作用仅能维持数分钟。某些遗传性假性胆碱酯酶缺陷者酶活性很低,琥珀胆碱作用可持续数小时,甚至可引起部分或完全呼吸暂停。

3. 遗传因素对不良反应的影响 由于遗传因素导致红细胞缺乏葡萄糖-6-磷酸脱氢酶(glucose-6-phosphate dehydrogenase,G-6-PD),可引起还原型谷胱甘肽减少。该类患者使用治疗量的阿司匹林、对乙酰氨基酚、奎宁、伯氨喹、磺胺类、呋喃妥因、维生素K等药物可能发生溶血性贫血。

(五) 种属差异

种属差异很大程度上也是由遗传因素决定。

1. 动物种属差异 不同种属的动物对同一药物的反应在大多数情况下表现为量的差异,即作用强弱与维持时间长短不同;有时也可表现为质的差异,这种现象称为种属差异(species variation)。例如,吗啡在人、狗、大鼠及小鼠的中枢作用表现为抑制;对猫、马、虎则呈兴奋作用。因此,在临床前药理研究中,选择动物应考虑到种属差异,不能把动物实验资料任意推广应用到人。

2. 种族差异 不同种族的人群对药物的代谢不尽相同,如异喹胍(debrisoquine)的羟化代谢或异烟肼的乙酰化代谢存在种族差异。

二、药物方面的因素

(一) 剂型和给药途径的影响

见第二章药物代谢动力学。

(二) 给药方案

1. 给药时间 应在合适的时间用药。一般来说,饭前服药吸收较好,且发挥作用较快;饭后服药吸收较差,显效也较慢。有刺激性的药物宜饭后服用,以减少对胃肠道的刺激。催眠药宜在临睡前服用。

2. 反复用药

(1) 耐受性(tolerance):是指在连续用药过程中,药物的药效会逐渐减弱,需加大剂量才能显效。但在停药一段时间后,机体大多仍可恢复原有的敏感性。如亚硝酸酯类的扩血管作用,连续用药数天即可产生耐受性,2~3 周后耐受性达高峰,停药 10 天后又可恢复其作用。

这种影响可能由药动学的改变,如吸收减少、转运受阻、消除加快、药酶诱导作用或自身诱导作用等引起;或与药效学的改变如机体调节功能适应性改变、受体的向下调节使受体数量减少或机体反应性降低等有关。

若在短时间内连续用药数次后立即产生耐受性,称快速耐受性(tachyphylaxis),如麻黄碱、加压素等易产生快速耐受性。机体对一种药物产生耐受性后,对同一类药物的敏感性也降低,这种现象称交叉耐受性(cross tolerance)。

(2) 耐药性(resistance):是指化学治疗中,病原体或肿瘤细胞对药物的敏感性降低,也称抗药性。

(3) 依赖性:见本章"药物不良反应"。

(三) 药物相互作用

两种或多种药物合用或先后序贯应用,改变药物体内过程和机体对药物的反应性,从而使药物的效应或毒性发生变化称药物相互作用(DDI)。药物相互作用可使药效加强,也可使药效降低或不良反应加重。一般而言,用药越多,不良反应发生率越高。

按其作用机制可分为药动学方面(见第二章)和药效学方面的相互作用。药效学相互作用不改变体液中药物的浓度,但影响药理作用,其结果有两种。

1. 协同作用 联合用药使原有效应增强称为协同作用(synergism)。

(1) 相加作用(additive effect):指两药合用的效应是两药分别作用的代数和。抗高血压药物常采用两种不同作用环节的药物合用,使降压作用相加,而各药剂量相应减少,使不良反应降低。相反,同属于氨基糖苷类的链霉素、庆大霉素、卡那霉素或新霉素合用或先后应用,则增加药物的耳毒性和肾毒性。

(2) 增强作用:如青霉素与丙磺舒合用,后者阻止青霉素从肾小管排出,可使青霉素的抗菌作用增强。

(3) 增敏作用(sensitization):指一种药物可使组织或受体对另一种药物的敏感性增强。如可卡因抑制交感神经末梢对去甲肾上腺素的再摄取,增强去甲肾上腺素或肾上腺素的作用。

2. 拮抗作用 联合用药使原有效应减弱称为拮抗作用(antagonism)。

(1) 药理性拮抗:当一种药物与特异性受体结合后阻止激动药与该受体结合,称为药理性拮抗(pharmacological antagonism)。如 H_1 受体拮抗药苯海拉明可拮抗 H_1 受体激动药的作用;β 受体拮抗药普萘洛尔可拮抗异丙肾上腺素对 β 受体的激动作用。

(2) 生理性拮抗:两个激动药分别作用于生理作用相反的两个特异性受体,称为生理性拮抗(physiological antagonism)。如组胺可作用于 H_1 受体,引起支气管平滑肌收缩,小动脉、小静脉和毛细血管扩张,毛细血管通透性增加,血压剧烈下降,甚至发生休克;肾上腺素可作用于 β 肾上腺素受体,使支气管平滑肌松弛,同时也可使小动脉及毛细血管前括约肌收缩,可迅速缓解休克,从而用于抢救过敏性休克。

(3) 生化性拮抗:如苯巴比妥能诱导肝微粒体 CYP450 酶系,使苯妥英钠的代谢加速,效应减弱,这种类型的拮抗称为生化性拮抗(biochemical antagonism)。

(4) 化学性拮抗:如重金属或类金属中毒用二巯丙醇解救,因两者可形成络合物而排泄,称为化学性拮抗(chemical antagonism)。

本 章 小 结

名词	定义
作用机制	进入体内的药物分子对体内靶点的初始作用
药物靶点	体内与药物分子特异性结合的大分子,包括受体、酶、离子通道、转运体、结构蛋白、功能蛋白、基因
受体跨膜信号转导机制	配体门控离子通道受体信号转导、G蛋白偶联受体信号转导、配体调节的跨膜酶受体信号转导、细胞内受体信号转导
激动药	既有亲和力又有内在活性的药物,它们能与受体结合并激动受体而产生效应
部分激动药	有较强亲和力,但其内在活性较低
拮抗药	与受体结合后本身不引起生物学效应,但阻断该受体激动药介导的作用
受体调节	受体与配体作用过程中,受体数目和亲和力的变化
量反应	是指效应的强弱呈连续增减的变化,可用具体数量或最大反应的百分率表示
质反应	药理效应不随药物剂量或浓度的增减呈连续性量的变化,而表现为反应性质的变化,以阳性或阴性、全或无的方式表现
效价	能引起等效反应(一般采用50%最大效应量)的相对浓度或剂量
效能	药物产生的最大效应
治疗指数	药物的 LD_{50} 与 ED_{50} 的比值

第三章
目标测试

（王 芳）

第二篇
外周神经系统药理学

外周神经系统（peripheral nervous system，PNS）也称周围神经系统，是神经系统的外周部分，包括传入神经系统（afferent nervous system）和传出神经系统（efferent nervous system）。传出神经系统由自主神经系统（autonomic nervous system）和运动神经系统（somatic motor nervous system）组成。因此，外周神经系统药物包括作用于传出神经系统的药物和作用于传入神经系统的药物。作用于传出神经系统的药物很多，用途广泛，而作用于传入神经系统的药物主要为局部麻醉药。

第四章

传出神经系统药理学概论

第四章
教学课件

传出神经系统药物通过增强或减弱传出神经冲动传递以调节外周器官组织的功能活动,具有广泛的治疗用途。

第一节　传出神经系统的组成与功能

传出神经系统由自主神经系统和运动神经系统组成,前者不受意识控制地调节外周器官组织的功能活动,后者通过意识调控骨骼肌运动。

一、自主神经

自主神经系统旧称内脏神经系统或植物神经系统,由交感神经(sympathetic nerve)和副交感神经(parasympathetic nerve)两部分组成,它们从中枢发出后,在外周神经节更换神经元,然后到达效应器官。因此,它们有节前神经元和节后神经元之分。根据这些神经元释放的递质不同,可将它们分为胆碱能神经(cholinergic nerve)和去甲肾上腺素能神经(noradrenergic nerve)。自主神经系统起源、组成和支配器官、组织见图4-1。

交感神经起源于脊髓胸、腰段灰质侧角,交感神经节多数离效应器官较远,即节前纤维较短、节后纤维较长;而副交感神经起源于脑干内第Ⅲ、Ⅶ、Ⅸ、Ⅹ对脑神经的神经核以及脊髓骶段,副交感神经节多在效应器官附近或器官内,因此,节前纤维较长,节后纤维较短。交感神经在全身分布广泛,而副交感神经分布较局限。交感神经节前纤维可在神经节内与多个节后纤维形成连接,副交感神经这种连接相对较少。因此,交感神经兴奋时,引发的效应广泛;而副交感神经则效应局限。

大多数器官组织接受交感神经与副交感神经双重支配,但少数器官如汗腺、竖毛肌、肾上腺髓质、皮肤和肌肉血管只有交感神经支配。在具有双重神经支配的器官中,交感神经和副交感神经产生的作用相互拮抗,从正反两方面调节器官组织的活动,使器官组织的工作状态适合机体需要。此外,在交感神经和副交感神经双重支配的器官中,以其中一种神经支配占优势。例如,交感神经对心脏的支配占优势,副交感神经对胃肠平滑肌的支配占优势。也就是说,交感神经对心脏的兴奋作用比副交感神经的抑制作用强,副交感神经对胃肠平滑肌的兴奋作用比交感神经的抑制作用强。交感神经和副交感神经对器官、组织、代谢的调节作用见表4-1。

此外,胃肠壁内存在肠神经系统(enteric nervous system),主要由肌间神经丛和黏膜下神经丛组成。肌间神经丛位于纵向和环形肌层之间,在胃肠平滑肌收缩和松弛中起重要作用。黏膜下神经丛参与胃肠上皮的分泌和吸收、局部血流和神经免疫活动。肠神经系统含有多种神经元,释放的递质也多种多样。肠神经系统能局部调控胃肠道运动和营养物吸收。

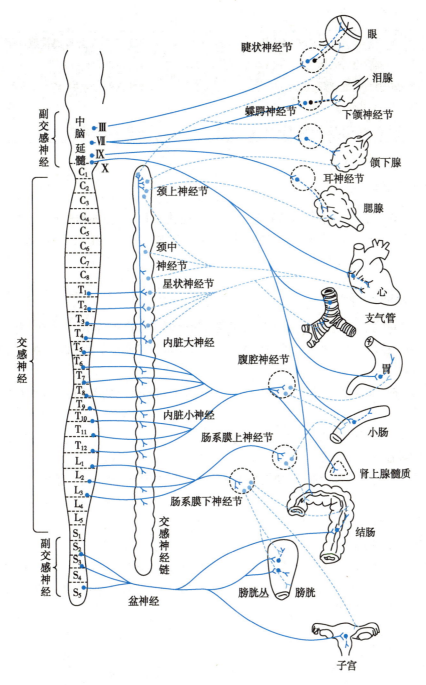

深蓝色：胆碱能神经；浅蓝色：去甲肾上腺素能神经；实线：节前纤维；虚线：节后纤维。

图 4-1　自主神经系统分布示意图

表 4-1　自主神经系统功能

支配器官	交感神经作用	副交感神经作用
循环器官	心率加快，心收缩力增强，冠状血管血流量增多，内脏与皮肤黏膜血管收缩，骨骼肌血管舒张，血压升高	心率减慢，心收缩力减弱，冠状血管血流量减少，血压降低
呼吸器官	支气管舒张	支气管收缩，腺体分泌增多
消化器官	抑制胃肠运动，括约肌收缩，抑制胆囊收缩	促进胃肠运动，括约肌舒张，促进唾液、胃液和胰液分泌，促进胆囊收缩
泌尿器官	肾血管收缩，膀胱逼尿肌舒张，括约肌收缩	膀胱逼尿肌收缩，括约肌舒张

续表

支配器官	交感神经作用	副交感神经作用
生殖器官	外生殖器官血管收缩,无孕子宫舒张,有孕子宫收缩	外生殖器官血管舒张
眼	瞳孔辐射肌收缩,瞳孔扩大	瞳孔括约肌收缩,瞳孔缩小
皮肤	竖毛肌收缩,汗腺分泌	
代谢	肾上腺素分泌,促进糖原分解	促进胰岛素分泌

二、运动神经

运动神经自脊髓前角发出后,直接到达所支配的骨骼肌,中间不更换神经元,因此,无节前和节后纤维之分。一个运动神经的轴突有 100 多个分支,每个分支连接一个肌纤维。运动神经属于胆碱能神经,支配骨骼肌的随意运动。

三、传出神经的分类

在传出神经系统中,交感神经(支配肾上腺髓质的交感神经除外)和副交感神经都是由两种神经元组成,而运动神经是由一种神经元组成。这些神经元释放的递质主要是乙酰胆碱和去甲肾上腺素。

(一)胆碱能神经

当神经兴奋时,其末梢主要通过释放乙酰胆碱(acetylcholine,ACh)传递冲动的神经元称为胆碱能神经。包括:

1. 全部交感神经和副交感神经的节前纤维。
2. 副交感神经的节后纤维。
3. 极少数交感神经的节后纤维,如支配汗腺分泌和骨骼肌血管舒张的交感神经。
4. 运动神经。
5. 支配肾上腺髓质的交感神经。

(二)去甲肾上腺素能神经

当神经兴奋时,其末梢主要通过释放去甲肾上腺素(noradrenaline,NA)传递冲动的神经元称为去甲肾上腺素能神经。大多数交感神经节后纤维均属此类神经。胆碱能神经和去甲肾上腺素能神经在传出神经系统中的分布见图 4-2。

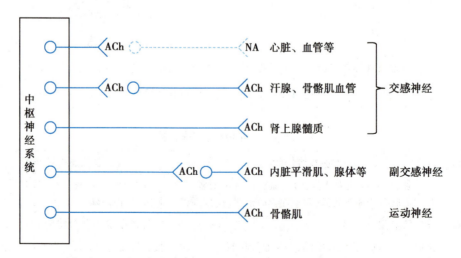

ACh:乙酰胆碱;NA:去甲肾上腺素;——胆碱能神经;----去甲肾上腺素能神经。

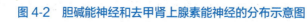

图 4-2　胆碱能神经和去甲肾上腺素能神经的分布示意图

除了上述两种经典的传出神经外,某些交感神经如支配肾及肠系膜血管的交感神经节后纤维还存在多巴胺能神经(dopaminergic nerve),兴奋时释放多巴胺(dopamine,DA),通过作用于多巴胺受体使肾及肠系膜血管扩张,这类神经元称之为多巴胺能神经。也有一些组织中如胃肠、膀胱等存在非肾上腺素能非胆碱能神经(nonadrenergic noncholinergic nerve,NANC),其末梢释放 NANC 递质。NANC 递质有:ATP、5- 羟色胺、血管活性肠肽、神经肽 Y、γ- 氨基丁酸、P 物质和一氧化氮等。神经兴奋时释放的物质很少是单一化学物质,常同时释放多种化学物质。尽管神经递质的种类很多,但同一个神经元不同末梢释放的递质是相同的。

四、突触

在传出神经系统中,神经元之间以及神经元与效应器细胞之间通过一种特殊结构相连,这种特殊结构称之为突触(图 4-3)。也就是说,突触是指神经元与次一级神经元之间的衔接处或神经末梢与效应器细胞之间的接头。运动神经末梢和骨骼肌连接处称为神经肌肉接头,即运动终板。突触由突触前膜、突触间隙和突触后膜三部分组成。突触部位神经末梢与次一级神经元或效应器细胞之间的间隙,称为突触间隙,约 15~1 000nm;构成间隙的传出神经末梢细胞膜称为突触前膜;构成间隙的次一级神经元或效应器的细胞膜称为突触后膜。传出神经末梢有许多细小的分支,其末端膨大成杯状或球状。在神经末梢靠近突触前膜处聚集着很多大小和形态不同的囊泡(vesicle),囊泡中含有高浓度的神经递质。当电信号到达神经末梢时,囊泡向突触前膜移动,释放递质,递质作用于突触后膜上的受体,产生新的电信号或生物效应。突触前膜也存在受体,这些受体的作用是调节递质的合成与释放。突触前膜还有转运体(或载体),这些转运体可将突触间隙中的递质转运至细胞内。突触是传递神经冲动的关键部位,递质与受体是突触传递神经冲动的两个关键物质,传出神经系统的药物主要通过作用于递质和受体产生药理效应。

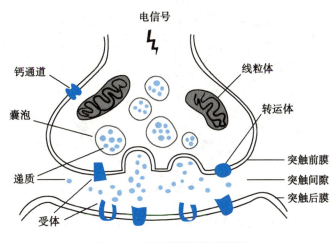

图 4-3　突触超微结构示意图

第二节　传出神经系统的递质

神经递质(neurotransmitter)是指在神经元之间或神经元与效应器细胞之间传递信息的化学物质。传出神经系统的递质主要是乙酰胆碱和去甲肾上腺素,其次是多巴胺、ATP、5- 羟色胺等。

一、乙酰胆碱

1. 合成　在胆碱能神经末梢中,胆碱和乙酰辅酶 A 在胆碱乙酰化酶(choline acetylase)催化下,合成乙酰胆碱。在合成过程中，胆碱从细胞外由钠依赖性载体主动摄入胞质中，此摄取过程为乙酰胆碱合成的限速因素。

2. 储存　乙酰胆碱合成后，通过囊泡膜上的载体转运进入囊泡，与 ATP 和囊泡蛋白共同储存于囊泡中。一个运动神经末梢含 30 万个以上的囊泡，每个囊泡含有 1 000~50 000 个乙酰胆碱分子。

3. 释放　在静息状态下，有少量囊泡释放乙酰胆碱，在突触后膜产生电反应，以维持效应器官的生理反应性，如保持肌紧张。当神经冲动传导到神经末梢时，神经末梢去极化，细胞膜上的电压依赖性钙通道开放，Ca^{2+} 内流，胞质内 Ca^{2+} 浓度升高，导致众多囊泡向突触前膜移动，并与突触前膜融合，形成裂孔，囊泡中的递质及内容物排入突触间隙，此过程称为胞裂外排或胞吐。递质的释放是以囊泡为最小基本单位，以胞裂外排方式将一个囊泡中的递质全部释放出来，递质释放的总量取决于参与释放的囊泡总数。一个动作电位可使约 200 个囊泡释放乙酰胆碱。突触间隙中的乙酰胆碱可与突触前膜上的受体结合，反馈性调节递质释放。

4. 消除　释放入突触间隙的乙酰胆碱，一方面作用于相应的胆碱受体，产生效应，另一方面被突触间隙中的乙酰胆碱酯酶（acetyl cholinesterase，AChE）水解，形成乙酸和胆碱。乙酰胆碱水解速度很快，这样可以保证冲动以每秒几百次的速度通过突触传递。部分水解生成的胆碱和乙酸通过神经末梢主动转运，重新摄取进入胞质，供乙酰胆碱合成用。乙酰胆碱的合成、储存、释放和消除过程见图 4-4。

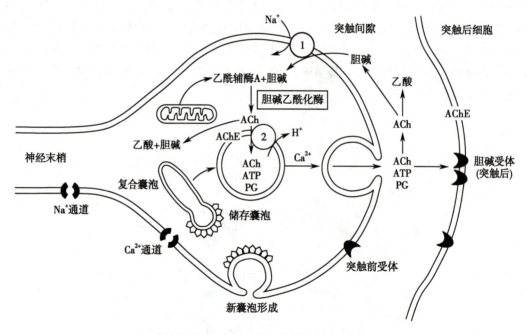

①钠依赖性胆碱转运体；②乙酰胆碱转运体。

图 4-4　乙酰胆碱的合成、储存、释放和消除过程示意图

二、去甲肾上腺素

1. 合成　去甲肾上腺素主要合成部位也是神经末梢，合成的基本原料是酪氨酸。酪氨酸由载体转运进入神经元。在胞质中，在酪氨酸羟化酶（tyrosine hydroxylase，TH）催化下生成多巴（dopa），再经多巴脱羧酶催化生成多巴胺（DA）。多巴胺进入囊泡，经多巴胺 -β- 羟化酶（DβH）催化生成去甲肾上腺素。酪氨酸羟化酶是去甲肾上腺素合成的限速酶。在肾上腺髓质嗜铬细胞中，去甲肾上腺素在苯乙醇胺 -N- 甲基转移酶催化下，生成肾上腺素。

2. 储存　去甲肾上腺素在囊泡中合成后，与 ATP 和嗜铬颗粒蛋白结合，储存于囊泡中，可免遭

胞质中单胺氧化酶(monoamine oxidase,MAO)破坏。

3. 释放　与胆碱能神经相似,当神经冲动到达末梢时,Ca^{2+}进入神经末梢,囊泡与突触前膜融合,形成裂孔,囊泡内容物(NA、ATP、DA、DβH 等)一并释放至突触间隙。释放到突触间隙中的去甲肾上腺素与突触后膜上的受体结合,引起效应器细胞的功能改变,产生效应。突触间隙中的去甲肾上腺素也可与突触前膜上的受体结合,反馈性调节递质释放。

4. 消除　突触间隙中的去甲肾上腺素通过摄取和降解两种方式消除。摄取是终止去甲肾上腺素作用的主要方式,摄取量为释放量的 75%~95%。通过突触前膜单胺转运体,将突触间隙的去甲肾上腺素主动转运至神经末梢内,使之作用消失,称为摄取 1(uptake 1)。摄取进入神经末梢内的去甲肾上腺素,大部分通过囊泡膜上的单胺转运体转运进入囊泡,以供再次释放。部分未进入囊泡的去甲肾上腺素可被 MAO 破坏。非神经组织如心肌、平滑肌及肝脏等也能摄取去甲肾上腺素,称为摄取 2(uptake 2),摄入细胞内的去甲肾上腺素被儿茶酚 - 氧位 - 甲基转移酶(catechol-*O*-methyltransferase,COMT)和 MAO 所破坏。此外,尚有少部分去甲肾上腺素从突触间隙扩散到血液中,被肝、肾等组织的 COMT 降解。去甲肾上腺素的合成、储存、释放和消除过程见图 4-5。

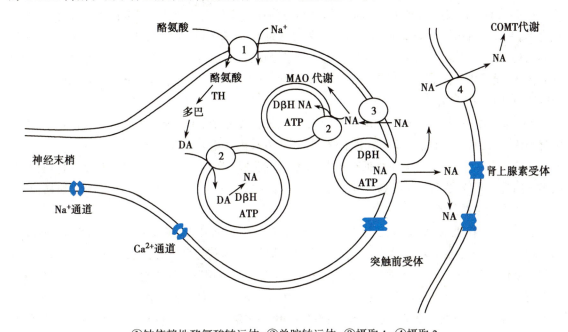

①钠依赖性酪氨酸转运体;②单胺转运体;③摄取 1;④摄取 2。

图 4-5　去甲肾上腺素的合成、储存、释放和消除过程示意图

第三节　传出神经系统的受体

传出神经系统的受体根据其分布的部位可分为突触后膜受体和突触前膜受体;根据对递质的选择性主要分为胆碱受体和肾上腺素受体。另外,还有少部分多巴胺受体。依据激动药或拮抗药对受体的选择性以及基因克隆,又可将受体分为不同亚型。

一、受体分类和分布

(一) 胆碱受体

能与乙酰胆碱结合的受体称为胆碱受体(cholinoceptor 或 cholinergic receptor)。早期研究发现副交感神经节后纤维所支配的效应器细胞膜上的胆碱受体对毒蕈碱(muscarine)较敏感,故把这部分受体称为毒蕈碱型胆碱受体,即 M 胆碱受体(简称 M 受体)。位于神经节和骨骼肌细胞膜上的胆碱受体对烟碱(nicotine)较敏感,故将其称之为 N 胆碱受体(简称 N 受体)。因此,胆碱受体分为两大类:M 受体和 N 受体。

1. M 受体　M 受体属于 G 蛋白偶联受体(G protein-coupled receptor,GPCR),主要分布于副交感神经节后纤维所支配的效应器,如胃肠平滑肌、膀胱逼尿肌、瞳孔括约肌、腺体、心脏等。M 受体根据基因编码的差异分为 5 种亚型,分别是 M_1、M_2、M_3、M_4 和 M_5。M_1、M_3 和 M_5 受体结构相似,与 Gq 蛋白偶联,受体激活导致细胞内三磷酸肌醇(IP_3)和二酰基甘油(DAG)增加。M_2 和 M_4 受体与 G_i 蛋白偶联,受体激活导致细胞内 cAMP 下降。

(1)M_1 受体主要分布于胃壁细胞、中枢神经元。此外,还分布于突触前膜,激动后可负反馈地抑制突触前膜释放递质。其特异性拮抗药为哌仑西平。

(2)M_2 受体主要分布于心脏、突触前膜、中枢神经元。

(3)M_3 受体主要分布于腺体、内脏平滑肌、血管内皮、中枢神经元。

(4)M_4 受体主要分布于中枢神经元、突触前膜。

(5)M_5 受体主要分布于中枢神经元、脑血管内皮细胞。

2. N 受体　N 受体根据其分布部位不同,可分为神经节 N 受体和神经肌肉接头 N 受体,前者简称为 N_N 受体(neuronal nicotinic receptor),后者简称为 N_M 受体(muscular nicotinic receptor)。这两种受体结构不完全相同,但均属于配体门控型阳离子通道受体。当乙酰胆碱与 N 受体结合后,其构象发生改变,通道开放,Na^+ 进入细胞,产生局部去极化。当去极化水平达到钠通道开放阈值时,电压门控钠通道开放,引发动作电位。

(1)N_N 受体:主要分布于神经节和肾上腺髓质细胞,激动时使节后神经元产生动作电位,并沿着细胞膜传导,也能使肾上腺髓质释放肾上腺素。六甲双铵为其竞争性拮抗药。

(2)N_M 受体:主要分布于神经肌肉接头(骨骼肌细胞膜),激动时使骨骼肌细胞产生动作电位,并向细胞内传导,引发肌质网释放 Ca^{2+},肌肉收缩。筒箭毒碱为其竞争性拮抗药,可引起骨骼肌松弛。

(二)肾上腺素受体

能与去甲肾上腺素或肾上腺素相结合的受体称为肾上腺素受体(adrenergic receptor 或 adrenoceptor)。肾上腺素受体属于 GPCR,根据其对拟肾上腺素类药物敏感性的不同,又可分为 α 肾上腺素受体(简称 α 受体)和 β 肾上腺素受体(简称 β 受体)。去甲肾上腺素对于 α 受体的作用较肾上腺素更为敏感,而肾上腺素对 β 受体较敏感。α 受体分为 α_1 和 α_2 两种亚型;β 受体分为 β_1、β_2、β_3 三种亚型。α_1 受体与 Gq 蛋白偶联,受体激动使细胞内 IP_3 和 DAG 增加。α_2 受体与 G_i 蛋白偶联,受体激动使细胞内 cAMP 减少。β_1、β_2 和 β_3 受体与 G_s 蛋白偶联,受体激动使细胞内 cAMP 增加。

1. α 受体

(1)α_1 受体:主要分布于血管平滑肌、瞳孔开大肌、胃肠道括约肌、肾脏,可被去氧肾上腺素激动,被哌唑嗪拮抗。

(2)α_2 受体:主要存在于突触前膜,负反馈调节 NA 释放,间接影响效应器官的反应;α_2 受体也存在于肝细胞、胰岛 β 细胞、脂肪细胞、血管平滑肌。α_2 受体可被可乐定激动,被育亨宾拮抗。

2. β 受体

(1)β_1 受体:主要分布于心脏、肾小球旁细胞。心脏 β_1 受体占心脏 β 受体总数的 80% 左右。其特异性拮抗药是阿替洛尔或倍他洛尔等。

(2)β_2 受体:主要分布于支气管平滑肌、骨骼肌血管平滑肌、冠脉血管平滑肌和肝脏。此外,还分布于突触前膜,激动后可正反馈地促进突触前膜释放去甲肾上腺素。

(3)β_3 受体:主要分布于脂肪细胞,对脂肪分解有调节作用。

(三)多巴胺受体

能与多巴胺结合的受体称为多巴胺受体(dopamine receptor),简称 D 受体,有 1~4 四种亚型。D_1

受体主要位于肾血管、肠系膜血管、冠状动脉等;D_2 受体分布于突触前膜和平滑肌;D_3 受体存在于中枢;D_4 受体存在于中枢和心血管系统。D 受体亦属于 GPCR。

二、受体的效应

1. **M 受体**　M 受体激动的主要效应为心率减慢、传导减慢、收缩减弱、内脏(支气管、胃肠道、子宫、膀胱等)平滑肌收缩、腺体分泌、瞳孔缩小、视远物不清。

2. **N 受体**　N_N 受体激动的效应是神经节兴奋所致的一系列效应,如心动过速、心输出量增加、血管收缩、血压升高;胃肠道兴奋、腺体分泌增加等。N_M 受体激动的效应是骨骼肌收缩。

3. **α 受体**　$α_1$ 受体激动的效应主要是血管(皮肤、黏膜、肾、脑、肝、肠等)收缩、瞳孔扩大等。突触前膜 $α_2$ 受体激动使去甲肾上腺素释放减少。

4. **β 受体**　$β_1$ 受体激动的效应是心率加快、传导加快、收缩力加强、肾素分泌增加。$β_2$ 受体激动的效应是骨骼肌血管和冠脉血管舒张、支气管扩张、糖原分解增加等。$β_3$ 受体激动促进脂肪分解。

5. **D 受体**　D_1 受体激动的效应主要是舒张肾动脉、肠系膜血管、冠状动脉等。

6. **突触前膜受体对递质释放的调节**　突触前膜受体如 $α_2$、$β_2$、M、N_N 等受体的作用主要是调节递质释放,它们调节递质释放的方式主要有正反馈和负反馈。当突触间隙中递质超过某一浓度时,这些递质通过激动突触前膜相应的受体如 $α_2$、M 受体,抑制递质释放,这种调节递质释放的方式称为负反馈调节。相反,当突触间隙中递质低于某一浓度时,这些递质通过激动突触前膜相应的受体如 $β_2$、N_N 受体,促进递质释放,即为正反馈调节。

不同亚型受体的分布和激动效应详见表 4-2。

表 4-2　传出神经系统的受体分布及激动效应

效应器	肾上腺素受体	效应	胆碱受体	效应
眼睛				
瞳孔开大肌	$α_1$	收缩(扩瞳)		
瞳孔括约肌			M_3	收缩(缩瞳)
睫状肌	$β_2$	松弛(远视)	M_3	收缩(近视)
心脏				
窦房结	$β_1$	自律性增高,心率加快	M_2	自律性降低,心率减慢
房室结	$β_1$	传导加快	M_2	传导减慢
传导系统	$β_1$	传导加快	M_2	传导减慢
心肌	$β_1$	收缩增强	M_2	收缩减弱
血管平滑肌				
皮肤、黏膜	$α_1$、$α_2$	收缩		
腹腔内脏	$α_1$、$β_2$	收缩,舒张		
冠状血管	$α_1$、$β_2$	收缩,舒张		
骨骼肌	$α_1$、$β_2$	收缩,舒张	M_3	舒张
脑	$α_1$	收缩		
肾	$α_1$、$β_2$	收缩,舒张		
肺	$α_1$、$β_2$	收缩,舒张		
内皮			M_3	释放 NO
支气管平滑肌	$β_2$	舒张	M_3	收缩
胃肠				
平滑肌	$α_2$、$β_2$	松弛	M_3	收缩
括约肌	$α_1$	收缩	M_3	松弛

续表

效应器	肾上腺素受体	效应	胆碱受体	效应
胆囊与胆道平滑肌	β_2	舒张	M	收缩
膀胱				
逼尿肌	β_2	松弛	M_3	收缩
括约肌	α_1	收缩	M_3	松弛
子宫平滑肌	α_1、β_2	收缩,松弛	M_3	收缩
唾液腺	α_1	K^+ 和水分泌	M_3	K^+ 和水分泌
	β	淀粉酶分泌		
支气管腺体	α_1、β_2	分泌减少,分泌增加	M_3	分泌增加
泌酸腺(壁细胞)			M_1	分泌增加
皮肤汗腺	α_1	局部分泌(手脚心)	M_3	分泌
肾小球旁细胞	β_1	肾素分泌		
肾上腺髓质			N_N	分泌
代谢				
肝糖异生	β_2、α_1	增加		
肝糖原分解	β_2、α_1	增加		
脂肪分解	β_3	增加		
骨骼肌	β_2	糖原分解	N_M	收缩

第四节　作用于传出神经系统的药物

一、药物作用方式

在作用于传出神经系统的药物中,绝大多数是通过作用于受体产生效应,少数药物通过影响递质产生效应。

1. **直接与受体结合**　药物与受体结合,激动受体产生与递质相似的作用,称为激动药或拟似药,如异丙肾上腺素是 β 受体激动药。药物与受体结合后不激动受体,反而阻断递质或其他激动药与受体结合,拮抗其作用,称为拮抗药或阻滞药。如阿托品是 M 受体拮抗药。

2. **影响递质合成**　一些药物可抑制递质合成,如抑制乙酰胆碱合成的密胆碱、抑制去甲肾上腺素合成的 α- 甲基酪氨酸。影响递质合成的药物尚无临床应用价值,仅作为研究工具药使用。

3. **影响递质储存**　有些药物如利血平抑制合成的多巴胺和去甲肾上腺素进入囊泡,导致囊泡中递质耗竭,使去甲肾上腺素能神经功能下降。

4. **影响递质释放**　有些药物可促进递质释放,如麻黄碱、间羟胺等可促进去甲肾上腺素的释放,卡巴胆碱可促进乙酰胆碱释放。还有些药物抑制递质释放,如胍乙定抑制去甲肾上腺素释放。

5. **影响递质消除**　如新斯的明可抑制胆碱酯酶活性,妨碍乙酰胆碱水解,使突触间隙乙酰胆碱浓度增加,产生拟胆碱作用。

二、药物分类

传出神经系统药物是根据其对不同受体的选择性作用及作用性质来分类的,详见表4-3。

表 4-3　传出神经系统药物分类

胆碱能神经	
激动药	拮抗药
1. 激动胆碱受体的药物	1. 拮抗胆碱受体的药物
M、N 受体激动药（卡巴胆碱）	M 受体拮抗药（阿托品）
M 受体激动药（毛果芸香碱）	N_N 受体拮抗药（美加明）
N 受体激动药（烟碱）	N_M 受体拮抗药（阿曲库铵）
2. 抗胆碱酯酶药（新斯的明）	2. 胆碱酯酶复活药（氯解磷定）

去甲肾上腺素能神经	
激动药	拮抗药
1. 激动肾上腺素受体的药物	1. 拮抗肾上腺素受体的药物
α、β 受体激动药（肾上腺素）	α_1、α_2 受体拮抗药（酚妥拉明）
α_1、α_2 受体激动药（去甲肾上腺素）	α_1 受体拮抗药（哌唑嗪）
α_1 受体激动药（去氧肾上腺素）	α_2 受体拮抗药（育亨宾）
α_2 受体激动药（可乐定）	β_1、β_2 受体拮抗药（普萘洛尔）
β_1、β_2 受体激动药（异丙肾上腺素）	β_1 受体拮抗药（美托洛尔）
β_1 受体激动药（多巴酚丁胺）	α、β 受体拮抗药（拉贝洛尔）
β_2 受体激动药（沙丁胺醇）	
2. 促进去甲肾上腺素释放药（麻黄碱）	2. 抑制去甲肾上腺素储存药（利血平）

本 章 小 结

		组成		主要功能
组成与功能传出神经系统	自主神经	交感神经	节前神经元（胆碱能神经）	
			节后神经元（NA 能神经）	心功能增强、血管收缩、胃肠运动减慢、瞳孔扩大
		副交感神经	节前神经元（胆碱能神经）	
			节后神经元（胆碱能神经）	心功能减弱、胃肠运动加快、瞳孔缩小
	运动神经		运动神经元（胆碱能神经）	骨骼肌收缩

			乙酰胆碱	去甲肾上腺素
递质	合成			
		合成原料	胆碱和乙酰辅酶 A	酪氨酸
		合成酶	胆碱乙酰化酶	酪氨酸羟化酶、多巴脱羧酶、多巴胺 β 羟化酶
		限速因素	胆碱摄入	酪氨酸羟化酶
	储存		囊泡	囊泡
	释放		胞裂外排	胞裂外排
	消除		胆碱酯酶水解	转运体摄取

		亚型	分布	激动效应
受体	胆碱受体			
		M_1	胃壁细胞	胃酸分泌
		M_2	心脏	心率减慢、收缩力减弱
		M_3	内脏平滑肌、腺体	平滑肌收缩、腺体分泌增加
		N_N	神经节、肾上腺髓质细胞	神经节兴奋、肾上腺素分泌
		N_M	骨骼肌	收缩

续表

		亚型	分布	激动效应
受体	肾上腺素受体			
		α_1	血管平滑肌、瞳孔开大肌	血管收缩、瞳孔扩大
		α_2	突触前膜	递质释放减少
		β_1	心脏	心率加快、收缩力增强
			肾小球旁细胞	肾素分泌增加
		β_2	支气管平滑肌	支气管松弛
			骨骼肌血管平滑肌	骨骼肌血管扩张
			冠脉血管平滑肌	冠脉血管扩张
		β_3	脂肪	脂肪分解增加
	多巴胺受体			
		D_1	肾血管、肠系膜血管、冠状动脉	肾血管扩张、肠系膜血管扩张、冠状动脉扩张

药物作用方式	药物类别	
	受体激动药	受体拮抗药
作用受体		
胆碱受体	M、N 受体激动药如卡巴胆碱 M 受体激动药如毛果芸香碱 N 受体激动药如烟碱	M 受体拮抗药如阿托品 N_N 受体拮抗药如六甲双铵 N_M 受体拮抗药如维库溴铵
肾上腺素受体	α、β 受体激动药如肾上腺素 α_1、α_2 受体激动药如去甲肾上腺素 α_1 受体激动药如去氧肾上腺素 α_2 受体激动药如可乐定 β_1、β_2 受体激动药如异丙肾上腺素 β_1 受体激动药如多巴酚丁胺 β_2 受体激动药如沙丁胺醇	α_1、α_2 受体拮抗药如酚妥拉明 α_1 受体拮抗药如哌唑嗪 α_2 受体拮抗药如育亨宾 β_1、β_2 受体拮抗药如普萘洛尔 β_1 受体拮抗药如阿替洛尔 α、β 受体拮抗药如拉贝洛尔
多巴胺受体	D_1 受体激动药如多巴胺	
影响递质		
乙酰胆碱	抑制乙酰胆碱分解如胆碱酯酶抑制药新斯的明 促进乙酰胆碱释放如卡巴胆碱 抑制乙酰胆碱合成如密胆碱	
去甲肾上腺素	促进去甲肾上腺素释放如麻黄碱 抑制去甲肾上腺素储存如利血平 抑制去甲肾上腺素合成如 α- 甲基酪氨酸	

第四章
目标测试

（洪　浩）

第五章

作用于胆碱能神经系统的药物

第五章
教学课件

根据药物与胆碱能受体结合后所产生的效应的不同,可将药物分为胆碱受体激动药(cholinoceptor agonist)和胆碱受体拮抗药(cholinoceptor antagonist)。胆碱受体激动药也称拟胆碱药(cholinomimetic drug),可直接兴奋胆碱受体,其效应与乙酰胆碱(acetylcholine,ACh)类似。胆碱受体拮抗药亦称抗胆碱药,能与胆碱受体结合,但不产生或极少产生拟胆碱作用,却能阻碍乙酰胆碱或拟胆碱药与胆碱受体的结合,因此,表现为胆碱能神经被拮抗或抑制的效应。

第一节 M 受体激动药和拮抗药

一、M 受体激动药

M 受体激动药根据其化学结构不同可分为两类,即胆碱酯类和生物碱类。前者多数药物对 M、N 受体均有兴奋作用,但以 M 受体为主,后者则主要兴奋 M 受体。

(一)胆碱酯类

此类药物主要包括醋甲胆碱、卡巴胆碱和贝胆碱。药物结构上的共同特点是具有一个带正电荷的季铵基团,因此,该类药物亲水性强,脂溶性较差,口服不易吸收,也不易透过血脑屏障进入中枢神经系统。该类药物主要由胆碱酯酶水解,各药物被水解的难易不同,药物作用维持的时间也有差异。此类药物以激动 M 受体为主,而 M 受体对配体具有高度的空间选择性,如(S)贝胆碱的效能比(R)贝胆碱强 1 000 倍。

卡巴胆碱 carbachol

卡巴胆碱化学性质稳定,不易被胆碱酯酶水解,作用时间长,但选择性差,对 M、N 受体选择性与 ACh 相似,均有激动作用。本品对膀胱和肠道作用明显,故可用于术后腹气胀和尿潴留,仅用于皮下注射给药,禁用于静脉滴注给药。由于该药副作用较多,且阿托品对它的解毒效果差,故目前主要用于局部滴眼治疗青光眼。

贝胆碱 bethanechol

贝胆碱化学性质稳定,不易被胆碱酯酶水解。可兴奋胃肠道和泌尿道平滑肌,对心血管作用弱。

临床广泛用于术后腹气胀、胃张力缺乏症及胃滞留等治疗。通常采用口服给药,对尿潴留的患者,可皮下注射给药。由于此药对 M 受体具有相对选择性,故其疗效较卡巴胆碱好。

(二)生物碱类

此类药物主要包括三种天然生物碱(alkaloid)即毛果芸香碱、槟榔碱和毒蕈碱,以及合成的同类药物,常作为工具药使用,可激动基底神经节的 M 受体,产生肌震颤、共济失调和肌强直等帕金森病样症状。此类药物因具有叔胺基团,所以脂溶性强,各种血管外给药途径均可吸收,主要经肾脏排泄,酸化尿液可加快此类药物的清除。常用胆碱酯类药物和生物碱类药物的特性比较见表 5-1。

表 5-1　常用胆碱酯类药物和生物碱类药物的特性比较

M 受体激动药	对胆碱酯酶的敏感性	M 样作用				阿托品拮抗作用	N 样作用
		心血管	胃肠道	泌尿平滑肌	眼(局部)		
乙酰胆碱	+++	++	++	++	+	+++	++
醋甲胆碱	+	+++	++	++	+	+++	+
卡巴胆碱	−	+	+++	+++	++	+	+++
贝胆碱	−	+/−	+++	+++	++	+++	−
毒蕈碱	−	++	+++	+++	++	+++	−
毛果芸香碱	−	+	+++	+++	++	+++	−

注:+~+++ 表示作用强弱;− 表示无作用。

毛果芸香碱 pilocarpine

又名匹鲁卡品,从毛果芸香属(pilocarpus)植物中提出的生物碱。

【药理作用】　直接作用于副交感神经节后纤维支配的效应器官的 M 受体,尤其对眼和腺体作用较明显。也可作用于受交感神经节后纤维支配的汗腺 M 受体。

(1)眼:滴眼后可引起缩瞳、降低眼压和调节痉挛等作用。

1)缩瞳:虹膜内有两种平滑肌,一种是瞳孔括约肌,受动眼神经的副交感纤维(胆碱能神经)支配,兴奋时瞳孔括约肌收缩,瞳孔缩小;另一种是瞳孔开大肌,受去甲肾上腺素能神经支配,兴奋时瞳孔开大肌向外周收缩,使瞳孔扩大。本品可激动瞳孔括约肌的 M 受体,表现为瞳孔缩小,局部用药后作用可持续数小时至 1 天。

2)降低眼压:房水经睫状体上皮细胞分泌及血管渗出而产生后,经瞳孔流入前房,到达前房角间隙,主要经滤帘流入巩膜静脉窦,最后进入血液循环(图 5-1、图 5-2)。本品通过缩瞳作用可使虹膜向中心拉动,虹膜根部变薄,从而使处于虹膜周围的前房角间隙扩大,房水易于经滤帘进入巩膜静脉窦,使眼压下降。

3)调节痉挛:眼在视近物时,通过晶状体的凹凸度,使物体能成像于视神经网膜上,从而看清物体,此即为眼调节作用。晶状体囊富有弹性,促使晶状体有略呈球形的倾向,但由于受到悬韧带的外向牵拉,晶状体维持在较为扁平的状态。悬韧带又受睫状肌控制,睫状肌由环状和辐射状两种平滑肌纤维组成,其中以动眼神经支配的环状肌纤维为主。动眼神经兴奋时或毛果芸香碱作用后,环状肌向瞳孔中心方向收缩,造成悬韧带放松,晶状体由于本身弹性变凸,屈光度增加,此时只适合于视近物,而难以看清远物。毛果芸香碱的这种作用称为调节痉挛,此作用可在 2 小时内消失。睫状肌也受去甲肾上腺素能神经支配,但在眼的调节中不占重要地位,故拟肾上腺素药一般不影响此调节。

(2)腺体:较大剂量的毛果芸香碱(10~15mg 皮下注射)可使汗腺、唾液腺分泌明显增加,也可使泪腺、胃腺、胰腺、小肠腺体和呼吸道黏膜分泌增加。

(3)平滑肌:毛果芸香碱可兴奋肠道平滑肌,使其张力和蠕动均增加;可兴奋支气管平滑肌(诱发

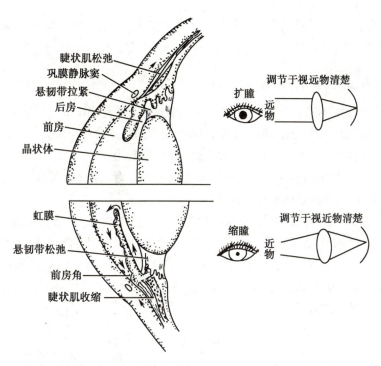

上:M 受体拮抗药的作用;下:M 受体激动药的作用;箭头表示房水流通和睫状肌收缩及松弛的方向。

图 5-1 药物对眼 M 受体的作用

哮喘),兴奋子宫、膀胱、胆囊和胆道平滑肌。

【临床应用】

(1)青光眼:低浓度的毛果芸香碱(2% 以下)滴眼可用于治疗闭角型青光眼(也称充血性青光眼)。高浓度药物可致患者症状加重,故不宜使用。本品对开角型青光眼(也称单纯性青光眼)的早期也有一定疗效。

(2)虹膜炎:与扩瞳药交替使用,以防止虹膜与晶状体粘连。

(3)其他:口服可用于治疗口腔干燥,但在增加唾液分泌的同时,汗液分泌也明显增加。还可用于阿托品中毒的解救。

【不良反应】 该药过量可出现类似毒蕈碱中毒的症状,表现为 M 受体过度兴奋症状,可用阿托品对症处理、维持血压和人工呼吸等。

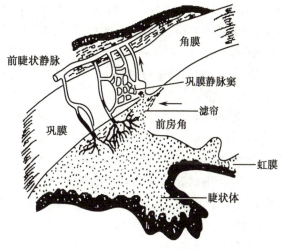

箭头表示房水回流方向。

图 5-2 房水出路

毒蕈碱 muscarine

毒蕈碱由捕蝇蕈(amanita muscaria)分离提取,虽不作为治疗性药物,但由于它具有重要的药理活性,可作为工具药使用。

毒蕈碱为经典 M 受体激动药,其效应与节后胆碱能神经兴奋效应相似。毒蕈碱最初从捕蝇蕈中提取,但捕蝇蕈中含量很低,人食用后并不至于引起毒蕈碱中毒。但在丝盖伞菌属(inocybe)和杯伞菌属(clitocybe)中含有较高的毒蕈碱成分,食用这些菌属后,在 30~60 分钟内可出现毒蕈碱中毒症状,表现为流涎、流泪、恶心、呕吐、头痛、视觉障碍、腹部绞痛、腹泻、支气管痉挛、心动过缓、血压下降和休克等。

二、M 受体拮抗药

胆碱受体拮抗药对胆碱受体亲和力强,能与乙酰胆碱或其激动药竞争性与受体结合,但无内在活性,从而拮抗拟胆碱药对胆碱受体的激动作用,发挥抗胆碱效应。该类药物最主要的作用是阻断副交感神经的突触传递,使副交感神经所支配的效应被抑制或阻断。

根据它们对胆碱受体的选择性不同,胆碱受体拮抗药可分为三类:M 受体拮抗药、N_N 受体拮抗药和 N_M 受体拮抗药,此部分只讲 M 受体拮抗药。

M 受体拮抗药又称节后抗胆碱药,能拮抗神经节后胆碱能神经纤维所支配的效应器细胞(突触后膜)上的 M 受体,具有抗 M 样作用。M 受体拮抗药在临床上应用广泛,但因其不能拮抗 N 受体,故 M 受体拮抗药对骨骼肌神经肌肉接头或自主神经节作用很小或没有影响。常用药物有:阿托品、异丙托溴铵、东莨菪碱、山莨菪碱以及相应的人工合成代用品等。

1. 阿托品及其类似生物碱

阿托品 atropine

此药系从茄科颠茄、曼陀罗或莨菪等植物提取的生物碱。天然存在的生物碱为不稳定的左旋莨菪碱,在提取过程中得到稳定的消旋莨菪碱即阿托品。阿托品及其类似物基本结构为托品酸的叔胺生物碱酯。

【药动学】　阿托品为叔胺类生物碱,易透过血脑屏障和胎盘屏障。口服后由胃肠道迅速吸收,并可透过眼结膜。$t_{1/2}$ 约为 4 小时,1 小时后血药浓度达峰值,口服 30~60 分钟后,中枢神经系统可达到较高的药物浓度;其对副交感神经的拮抗作用可维持 3~4 小时,但对眼(虹膜或睫状肌)的作用可持续 72 小时或更久。本品亦可经黏膜吸收,但皮肤吸收性较差。肌内注射后 12 小时内,约有 85%~88% 药物经尿液排出,其中约 13%~50% 为原型药,其余为降解产物及与葡糖醛酸结合的代谢产物。各种分泌物和粪便中仅有少量排出。

【药理作用】　选择性 M 受体拮抗药,能阻断乙酰胆碱和拟胆碱药与 M 受体结合,拮抗它们对 M 受体的激动效应。

虽然阿托品对 M 受体有较高选择性,但对 M 受体各亚型的选择性较低,因此,阿托品的药理作用广泛、组织选择性不高,各器官对其敏感性各异,主要作用于心血管、平滑肌、眼和腺体等组织器官。随着剂量的增加可依次出现腺体分泌减少、瞳孔扩大和调节麻痹、心率加快、胃肠道及膀胱平滑肌松弛,大剂量可出现中枢症状。

(1)心脏作用

1)心率:治疗剂量阿托品可使部分患者的心率短暂性轻度减慢。该作用是由于其拮抗了副交感神经节后纤维上突触前膜 M_1 受体,减弱了对乙酰胆碱释放的负反馈调节作用、促进神经末梢乙酰胆碱的释放所致。较大剂量时(1~2mg)可拮抗心脏窦房结 M_2 受体,从而解除迷走神经对心脏的抑制效应,使心率加快。心率加快的速度取决于心脏迷走神经张力的高低,健康青壮年迷走神经的张力相对较高,阿托品的影响亦最为显著。

2)房室传导:阿托品可对抗迷走神经过度兴奋所致的房室传导阻滞,促进心房和房室传导,并显著缩短 PR 间期,还可缩短房室结的有效不应期,增加房颤或房扑患者的心室率。

(2)血管作用:治疗量的阿托品对血管和血压无明显影响,这可能与多数血管床不受胆碱能神经支配有关。较大剂量则可引起皮肤血管舒张,表现为皮肤潮红、温热,尤以面颈部皮肤为甚。当机体组织器官的微循环小血管痉挛时,大剂量的阿托品也有明显的解痉作用,但其扩张小血管的机制尚未阐明,可能是阿托品引起体温升高后的代偿性散热反应。

(3) 平滑肌作用:本品对胆碱能神经所支配的多种内脏平滑肌均有松弛作用,尤其是对过度活动或痉挛性收缩的内脏平滑肌松弛作用最为明显。对胃肠道平滑肌的强烈蠕动或痉挛所致的胃肠道绞痛疗效最好,能降低其蠕动收缩的幅度和频率;对输尿管及膀胱逼尿肌痉挛引起的绞痛效果次之;对胆道、支气管及子宫平滑肌的解痉作用最弱。

(4) 眼睛作用:拮抗眼部所有的 M 受体,主要表现为扩瞳、眼压升高和调节麻痹三种效应。无论局部滴眼或全身给药,均可出现上述效应。

1) 扩瞳:拮抗虹膜环状肌(瞳孔括约肌)上的 M 受体,致瞳孔括约肌松弛,使肾上腺素能神经支配的瞳孔开大肌功能占优势,瞳孔扩大。

2) 眼压升高:由于扩瞳作用,虹膜退向四周边缘,压迫前房角,使前房角间隙变窄,阻碍房水回流进入巩膜静脉窦,从而导致眼压升高。因此,禁用于青光眼患者。

3) 调节麻痹:拮抗睫状肌的 M 受体,使睫状肌松弛而退向外缘,悬韧带拉紧致晶状体处于扁平状态,屈光度降低,不能将近物清晰成像于视网膜上,故视近物模糊不清,视远物清晰,这种不能调节视力的作用,称为调节麻痹。

(5) 腺体作用:拮抗腺体细胞膜上的 M 胆碱受体,使腺体分泌减少。在所有腺体中,其对唾液腺和汗腺的作用最为显著。治疗量即可使唾液腺及汗腺分泌减少,分别表现为口干和皮肤干燥,随剂量增大,其抑制作用更加明显。对汗腺分泌的抑制可使体温升高,同时泪腺和呼吸道腺体分泌也明显减少。较大剂量也可减少胃液分泌,因为胃酸的分泌尚受组胺、胃泌素等的影响,而阿托品不能阻断胃肠道激素和非胆碱能神经递质对胃酸分泌的调节作用,再加上阿托品可以同时抑制胃中 HCO_3^- 的分泌,因此,其对胃酸的影响较小。阿托品对胰腺、胆汁和肠液等的分泌影响亦较小。

(6) 中枢神经系统作用:治疗剂量的阿托品对中枢神经系统的影响不明显,可轻度兴奋延髓及其高级中枢而引起较弱的迷走神经兴奋作用。较大剂量(1~2mg)则可兴奋延髓和大脑,5mg 剂量兴奋中枢作用明显增强,患者表现为焦躁不安、精神亢奋甚至谵妄、呼吸兴奋。中毒剂量(10mg 以上)可使患者产生幻觉、定向障碍、共济失调、抽搐或惊厥。严重中毒时可由兴奋转入抑制,患者可出现昏迷和呼吸麻痹,最后死于循环与呼吸衰竭。阿托品的中枢兴奋效应可能与其拮抗 M_2 受体以及促进突触前膜乙酰胆碱的释放有关。

【临床应用】

(1) 解除平滑肌痉挛:缓解各种内脏绞痛。能迅速缓解胃肠痉挛,对幽门梗阻则疗效较差。对胆绞痛及肾绞痛常需与阿片类镇痛药联合应用。由于阿托品能松弛膀胱逼尿肌及增加括约肌张力,可用于治疗儿童遗尿症。对尿频、尿急等膀胱刺激症状也有较好疗效。

(2) 眼科应用

1) 虹膜睫状体炎:应用 0.5%~1% 阿托品滴眼液滴眼,可使虹膜括约肌和睫状肌松弛而得以充分休息,有利于控制炎症。与缩瞳药交替使用可预防虹膜与晶状体粘连和发生瞳孔闭锁。

2) 验光、检查眼底:本品能使睫状肌松弛,具有调节麻痹作用,晶状体相对固定,此时能准确检测晶状体的屈光度,亦可利用其扩瞳作用检查眼底。但本品的扩瞳作用持久,一般可维持 1~2 周,调节麻痹作用也要维持 2~3 日,致使视力恢复较慢。现常用人工合成的短效 M 受体拮抗药托吡卡胺或后马托品等替代。但儿童验光,仍需用阿托品,因儿童的睫状肌调节功能较强,只有充分的调节麻痹,才能正确地检验屈光的异常情况。

(3) 全身麻醉前给药:阿托品可减少呼吸道腺体和唾液腺的分泌,防止分泌物吸入呼吸道而引起吸入性肺炎。还可用于严重盗汗和流涎症等治疗。

(4) 治疗缓慢型心律失常:阿托品能解除迷走神经对心脏的抑制作用,因此,可用于治疗迷走神经过度兴奋所致的窦性心动过缓、窦房传导阻滞、房室传导阻滞等缓慢型心律失常,以及治疗继发于窦房结功能低下而出现的异位节律。阿托品对迷走神经张力过高或房室传导阻滞的患者通过改善心率和减轻房室结阻滞以维持合适的血流动力学来缓解临床症状。但其剂量需谨慎调节,剂量过低可导致进一步的心动过缓,剂量过大可引起心率加快,增加心肌耗氧量,并有引起室颤的危险性。对于缺血性心脏病引起的心律失常,因其可加速心率而加重心肌缺血,故应慎用。

(5) 抗休克:大剂量阿托品能解除血管痉挛,舒张外周血管,改善微循环及组织缺氧状态,并在一定程度上增加回心血量及有效循环血量,使血压升高,可用于治疗严重感染所致的中毒性休克。但对休克伴有高热和心动过速时,一般不用。

(6) 有机磷酸酯类中毒解救:阿托品能通过拮抗 M 受体而阻断过量乙酰胆碱和毒扁豆碱的效应(见本章中难逆性抗胆碱酯酶药——有机磷酸酯类)。

【不良反应】 阿托品随着剂量的增加,引起的不良反应逐渐增多、加重。小剂量(0.5mg)出现心率轻度减慢,略有口干、少汗;较大剂量(1.0~2.0mg)可有口渴、心率加快、瞳孔扩大、调节麻痹、视近物略模糊;中毒剂量(5.0~10mg)时,除上述症状加重外,还能产生严重的中枢神经系统的症状,出现语言和吞咽困难、兴奋不安,皮肤干燥而潮红、排尿困难、肠蠕动减少、便秘,还可出现幻觉、谵妄、惊厥、运动失调等。严重中毒时,则由兴奋转入抑制,出现昏迷甚至延髓麻痹等。阿托品的成人最小致死量约为 80~130mg,儿童约为 10mg。

【禁忌证】 青光眼、幽门梗阻及前列腺肥大患者禁用。

【中毒解救】 阿托品引起的一般不良反应于停药后均可逐渐消失,故无须特殊处理。对中毒症状,主要是对症处理。如中毒不久,可通过洗胃、导泻以排出消化道内残存药物,同时注意维持呼吸、循环功能,并用毒扁豆碱缓慢静脉注射,可迅速对抗阿托品的中毒症状。可用镇静药或抗惊厥药对抗中毒时明显的中枢兴奋症状,但剂量不宜过大,以免与阿托品导致的中枢抑制作用产生协同效应。呼吸抑制可用人工呼吸或吸氧。此外,还可用物理疗法如冰袋及乙醇擦浴,以降低患者体温,此方法对儿童阿托品中毒尤为重要。

东莨菪碱 scopolamine

与阿托品相比,其对中枢神经系统的作用更强,持续时间更久。治疗剂量即可致中枢神经系统抑制,具有明显的镇静作用,表现为困倦、遗忘、疲乏、快速动眼睡眠相缩短,但在大剂量时却又产生兴奋作用。有欣快作用,因此易造成药物滥用。对外周的作用与阿托品相似,仅在作用强度上有所差异,其中抑制腺体分泌作用较阿托品强,扩瞳和调节麻痹作用较阿托品稍弱,对心血管系统的作用较弱。

此药主要用于麻醉前给药,不仅能抑制腺体分泌,而且有中枢抑制作用,因此优于阿托品。另外,本品可阻断短期记忆,该遗忘效应也常被用于麻醉过程中。该药亦可用于治疗晕动病,其机制可能与其抑制前庭神经内耳功能或大脑皮层功能有关,可与苯海拉明合用以增加疗效。用于晕动病时,预防性给药要比病情发作后应用更有效。常用于晕船晕车,也用于妊娠或放射病所致的呕吐。此药还有中枢抗胆碱作用,对帕金森病也有一定疗效,可改善其震颤、流涎和肌肉强直等症状。不良反应和禁忌证与阿托品相似。

山莨菪碱 anisodamine

此药是从茄科植物唐古特莨菪中分离出的一种生物碱,为左旋体,简称 654。常用的为人工合成的消旋体,称 654-2,具有明显的抗胆碱作用。其解除血管平滑肌痉挛和微循环障碍的作用较强,解除平滑肌痉挛及升压作用与阿托品相似。抑制唾液腺分泌、散瞳比阿托品弱,仅为阿托品的 1/20~1/10。由于其不易通过血脑屏障,故很少出现中枢作用。排泄也较阿托品快。临床主要用于中毒性休克的治疗,也可用于内脏平滑肌绞痛、眩晕症、血管神经性头痛等。不良反应和禁忌证与阿托品相似,该药对血管痉挛的解痉作用选择性高,毒副作用小是其优点。

2. 阿托品的合成代用品

（1）合成扩瞳药：目前用于临床的合成扩瞳药有后马托品（homatropine）、托吡卡胺（tropicamide）、环喷托酯（cyclopentolate）等，这些药物与阿托品比较，扩瞳作用时间短，适合于一般的眼科检查。其作用比较如表 5-2 所示：

表 5-2 几种扩瞳药作用的比较

药物	浓度 /%	扩瞳作用		调节麻痹作用	
		高峰 /min	消退 /d	高峰 /min	消退 /d
硫酸阿托品	1.0	30~40	7~10	1~3	7~12
氢溴酸后马托品	1.0~2.0	40~60	1~2	0.5~1	1~2
托吡卡胺	0.5~1.0	20~40	0.25	0.5	<0.25
环喷托酯	0.5	30~50	1	1	0.25~1
尤卡托品	2.0~5.0	30	0.08~0.25	无作用	无作用

（2）合成解痉药

1）季铵类：对胃肠道平滑肌解痉作用较强。异丙托溴铵（ipratropium bromide），气雾吸入给药具有相对的选择性作用，对支气管平滑肌 M 受体选择性较高，松弛支气管平滑肌作用较强，对心率、血压、膀胱功能、眼压及瞳孔几乎无影响。溴丙胺太林（propantheline bromide），对胃肠道 M 受体的选择性较高，治疗量可明显抑制胃肠平滑肌，并能不同程度减少胃液分泌，用于胃、十二指肠溃疡，胃肠痉挛和泌尿道痉挛，也可用于遗尿症及妊娠呕吐。

季铵类解痉药还包括溴化甲哌佐酯（mepenzolate bromide）、溴甲后马托品（homatropine methyl-bromide）、奥芬溴铵（oxyphenonium bromide）、格隆溴铵（glycopyrronium）等，均可用于缓解内脏平滑肌痉挛，作为消化性溃疡的辅助药物。

2）叔胺类：解痉作用较明显，对氯化钡性痉挛效果显著，也能抑制胃液分泌，且有中枢安定作用。常用的有贝那替秦（benactyzine），适用于兼有焦虑症的溃疡患者，亦可用于肠蠕动亢进及膀胱刺激症状者。不良反应有口干、头晕和嗜睡等。此外，叔胺类解痉药还有羟苄利明（oxyphencyclimine）、黄酮哌酯（flavoxate）和奥昔布宁（oxybutynin）等，这些药物均有非特异性内脏平滑肌解痉作用。

（3）选择性 M 受体亚型拮抗药：哌仑西平（pirenzepine）为选择性 M_1 胆碱受体拮抗药，其结构与丙米嗪相似，属三环类药物。可减少胃酸和胃蛋白酶的分泌，可用于消化性溃疡的治疗，在治疗剂量时较少出现口干和视力模糊等反应。由于其不易进入中枢神经系统，故无阿托品样中枢兴奋作用。

（4）有机磷中毒解救药：戊乙奎醚（penehyclidine）为中国军事医学科学院研制的新型选择性抗胆碱药，特点是对 M_2 受体作用弱，对心率无明显影响；对外周 N 受体无明显拮抗作用；能通过血脑屏障，阻断乙酰胆碱对脑内 M、N 受体的激动作用。该药能较好地拮抗有机磷中毒症状，如支气管平滑肌痉挛和分泌物增多、出汗、流涎、缩瞳和胃肠道平滑肌痉挛等；还能增加呼吸频率和通气量，可替代阿托品救治有机磷农药中毒。

第二节 抗胆碱酯酶药

一、胆碱酯酶

胆碱酯酶（cholinesterase）可分为乙酰胆碱酯酶（acetylcholinesterase，AChE，亦称真性胆碱酯酶）和丁酰胆碱酯酶（butylcholinesterase，BChE，亦称假性胆碱酯酶）两类。AChE 主要存在于胆碱能神经末梢突触间隙,对乙酰胆碱的水解能力极强。BChE 主要存在于血浆中,可水解其他胆碱酯类,如琥珀胆碱,对乙酰胆碱特异性较低。本节所提及胆碱酯酶主要指乙酰胆碱酯酶。

乙酰胆碱酯酶通过下列三个步骤水解乙酰胆碱:①乙酰胆碱分子中带正电荷的季铵阳离子,以静电引力与乙酰胆碱酯酶的阴离子部位相结合,同时乙酰胆碱分子中的羰基碳与乙酰胆碱酯酶酯解部位的丝氨酸的羟基以共价键结合,形成乙酰胆碱与乙酰胆碱酯酶的复合物;②乙酰胆碱酯键断裂,乙酰基转移到乙酰胆碱酯酶的丝氨酸羟基上,生成乙酰化乙酰胆碱酯酶,并释放出胆碱;③乙酰化乙酰胆碱酯酶极不稳定,迅速水解,分离出乙酸,使酶活性恢复。

二、抗胆碱酯酶药

抗胆碱酯酶药(anticholinesterase agent)也称间接作用的拟胆碱药(indirect acting cholinomimetic)和乙酰胆碱酯酶抑制药。本类药物能与乙酰胆碱酯酶牢固结合,水解较慢,使乙酰胆碱酯酶活性受抑制,从而导致胆碱能神经末梢释放的乙酰胆碱堆积,产生拟胆碱作用。

抗胆碱酯酶药按化学结构分为三类。①非共价结合的抑制药:此类药物与乙酰胆碱酯酶的活性位点以可逆、非共价的形式结合,如多奈哌齐(donepezil);②氨甲酰类抑制药:属易逆性抗胆碱酯酶药,如毒扁豆碱;③有机磷化合物:这类化合物与乙酰胆碱酯酶反应后生成的磷酰化乙酰胆碱酯酶不易被水解,造成乙酰胆碱酯酶不可逆的抑制。又因其具有高脂溶性、低分子量和高挥发性而极易通过呼吸道和皮肤吸收,同时这类药物也极易进入中枢神经系统。有机磷化合物仅用作杀虫剂和神经毒剂。

抗胆碱酯酶药按药理学性质,可分为易逆性抗胆碱酯酶药(如新斯的明)和难逆性抗胆碱酯酶药。后者主要为有机磷酸酯类,具毒理学意义。

(一) 易逆性抗胆碱酯酶药

1. 一般特性

【药理作用】　本类药物主要作用于心血管、胃肠系统、眼和骨骼肌神经肌肉接头,药物通过增加内源性乙酰胆碱而发挥作用,故药理作用与直接作用的拟胆碱药相似。

(1) 眼:结膜用药可使结膜充血,并使位于虹膜边缘的瞳孔括约肌收缩和睫状肌收缩,导致瞳孔缩小和睫状肌调节痉挛,使视力调节在近视状态。缩瞳作用可在几分钟内显现,瞳孔可缩小至针尖样大小,但对光反射一般不消失,而晶状体调节障碍持续时间比缩瞳时间短。由于上述作用可促使眼房水回流,因而可降低眼压。

(2) 胃肠道:不同药物对胃肠道平滑肌的作用不同。新斯的明可促进胃的收缩及增加胃酸分泌,拮抗阿托品所致的胃张力下降及增强吗啡对胃的兴奋作用。新斯的明对食管下段具有兴奋作用,对食管明显弛缓和扩张的患者,新斯的明能促进食管的蠕动,并使其张力增加。此外,新斯的明还可促进小肠、大肠(尤其是结肠)的活动,促进肠内容物排出。

(3) 骨骼肌神经肌肉接头:本类药物对骨骼肌神经肌肉接头具有双重作用,即治疗作用和毒性作用。大多数强效抗胆碱酯酶药对骨骼肌作用是通过抑制神经肌肉接头乙酰胆碱酯酶而实现,但亦有一定的直接兴奋作用(如新斯的明)。一般认为抗胆碱酯酶药,如新斯的明可逆转由竞争性神经肌肉阻滞药引起的肌肉松弛,但并不能有效拮抗由除极化型肌松药引起的肌肉麻痹,因后者引起肌肉麻痹主要由于神经肌肉运动终板去极化所致。

(4) 心血管系统:由于副交感神经对心脏有调节作用,使用抗胆碱酯酶药,如依酚氯铵、新斯的明和毒扁豆碱后对心脏的效应与迷走神经的激活作用相似,为抑制效应,表现为负性频率、负性传导和负性肌力作用,并使心输出量下降(与心率减慢、心房收缩力减弱和某些程度的心室收缩力减弱有关)。大剂量抗胆碱酯酶药常可导致血压下降,与药物作用于延髓的血管运动中枢有关。

(5) 其他部位作用:由于许多腺体如支气管腺体、泪腺、汗腺、唾液腺、胃腺(胃窦 G 细胞和壁细胞)、小肠及胰腺泡腺体等均受胆碱能节后纤维支配,故低剂量的抗胆碱酯酶药即可增敏神经冲动所致的腺体分泌作用,高剂量时可增加基础分泌率。这类药物尚可引起细支气管和输尿管平滑肌纤维收缩,使后者的蠕动增加。

【临床应用】

(1) 重症肌无力(myasthenia gravis):为一种自身免疫性疾病,主要为机体对自身突触后运动终板乙酰胆碱烟碱受体产生免疫反应,在患者血清中可见抗 N 受体的抗体,从而导致 N 受体数目减少。新斯的明、吡斯的明为重症肌无力的长期慢性治疗药,剂量必须控制在能改善临床症状为度。常用的抗胆碱酯酶药作用特点和临床应用见表 5-3。

表 5-3 抗胆碱酯酶药的作用特点和临床应用

药物	作用特点	临床应用
新斯的明	达峰时间 1~2 小时,作用持续 2~4 小时	重症肌无力;腹部手术后肠麻痹
吡斯的明	起效缓慢,作用持续时间>新斯的明	重症肌无力;功能性肠胀气;尿潴留
毒扁豆碱	作用强、持久(1~2 天)、刺激性大	青光眼;中药麻醉的催醒剂
安贝氯铵	作用持续 2~4 小时	重症肌无力;肠麻痹;尿潴留
依酚氯铵	作用迅速、短暂(5~15 分钟)	重症肌无力的诊断;竞争性神经肌肉阻滞药中毒的解救
地美溴铵	缩瞳、降眼压作用>9 天	晶状体无畸形的开角型青光眼或对其他药物无效的青光眼

(2) 腹气胀和尿潴留:以新斯的明疗效较好,可用于手术后及其他原因引起的腹气胀及尿潴留。

(3) 青光眼:多用毒扁豆碱、地美溴铵。滴眼后可使瞳孔缩小,眼压下降。闭角型青光眼常用本类药物进行短时的紧急治疗(长期疗法为手术治疗)。开角型青光眼的发作具有逐渐加重的特点,且常对手术治疗反应不佳,可用本类药物作长期治疗。

(4) 用于竞争性神经肌肉阻滞药过量时的解毒:主要用新斯的明和加兰他敏治疗。也可用于 M 受体拮抗药如阿托品等药物的中毒解救,常用毒扁豆碱,但由于毒扁豆碱本身可产生严重的中枢毒性,因此,仅用于伴有体温过高或严重的室上性心动过速的中毒患者。

2. 常用易逆性抗胆碱酯酶药

新斯的明 neostigmine

该药可抑制乙酰胆碱酯酶活性而发挥完全拟胆碱作用,即可兴奋 M、N 受体,其对腺体、眼、心血管及支气管平滑肌作用弱,对骨骼肌及胃肠平滑肌兴奋作用较强。治疗重症肌无力时,可口服给药,也可皮下或肌内注射给药。本品静脉滴注给药时有一定危险性,应缓慢给药,并备用阿托品。该药也常用于减轻手术后或其他原因引起的腹气胀及尿潴留。尚可用于阵发性室上性心动过速和对抗竞争性神经肌肉阻滞药过量时的毒性反应。

本品为季铵类化合物,其溴化物口服后吸收少而不规则,生物利用度仅为 1%~2%。甲硫酸新斯的明肌内注射后可迅速消除。用药后 80% 的量可在 24 小时内经尿排泄,其中原型药的排泄量可达 50%。血浆蛋白的结合率约为 15%~25%,较少进入中枢。

此药禁用于机械性肠梗阻或尿路梗阻患者。其不良反应主要与胆碱能神经过度兴奋有关。口服过量时应及时洗胃,早期宜维持呼吸并给予阿托品治疗,可静脉注射 1~2mg,必要时可重复肌内注射阿托品,用量可达 4mg,以控制胆碱能症状,其他症状可对症处理。

吡斯的明 pyridostigmine

该药也为季铵类化合物,作用类似于新斯的明,但起效缓慢,作用时间较长。主要用于治疗重症肌无力,由于其口服吸收较差,故剂量较大。口服剂量为每日180mg,极量为每次120mg,每日360mg;如有必要可肌内注射,严重患者也可用本品缓慢静脉注射。亦可用于治疗麻痹性肠梗阻和术后尿潴留。不良反应与新斯的明相似,但M受体效应较弱。机械性肠梗阻和尿路梗阻患者禁用,支气管哮喘者慎用。

加兰他敏 galantamine

该药是一种从石蒜科植物中提取的生物碱,其作用与新斯的明类似,但较持久。其效价约为毒扁豆碱的1/10。临床上主要用于治疗重症肌无力、脊髓灰质炎后遗症等,也可用于治疗竞争性(非去极化)神经肌肉阻滞药过量中毒。本品也可用于阿尔茨海默病的治疗。其不良反应同新斯的明,但较轻,可用阿托品对抗。

(二)难逆性抗胆碱酯酶药——有机磷酸酯类

有机磷酸酯类(organophosphate)具有下列基本结构:

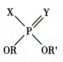

其中R和R′多是烷基,如CH_3、C_2H_5、C_3H_7等,X可为烷氧基、烷硫基或卤素等,Y一般是氧或硫。有机磷酸酯类为人工合成的难逆性抗胆碱酯酶药,主要用作农业或环境卫生杀虫剂。早年使用的内吸磷(systox)、对硫磷(parathion)等毒性较大,现已少用。以后出现的乐果(rogor)、敌敌畏(DDPV)、美曲膦酯(敌百虫,dipterex)和马拉硫磷(malathion)等对人畜毒性略小,除用作农业杀虫剂外,还可兼用于环境卫生杀虫。有些则用作战争毒气,如沙林(sarin)、梭曼(soman)和塔崩(tabun)等。由于此类药物对人畜均有毒性,因此,掌握其毒理、中毒症状和防治,对工农业生产和国防均有重要意义。

【药动学】　一般有机磷酸酯类易挥发、脂溶性高,可经呼吸道、消化道黏膜甚至完整的皮肤吸收。前两种途径进入人体时,吸收迅速且完全。在农药使用过程中,主要是通过皮肤吸收中毒,6~12小时血中浓度可达最高峰,分布于全身各器官,以肝脏含量最高,其次是肾、肺、脾等,肌肉及脑的含量最低。在体内迅速产生生物转化,主要是氧化或水解。一般氧化后毒性增加,如对硫磷在肝脏内氧化成对氧磷,毒性增强。而水解后则毒性降低,如美曲膦酯迅速水解成三氯乙醛,毒性明显下降。体内磷酸酯酶和酰胺酶能水解某些有机磷酸酯类。代谢产物大部分经肾排泄,小量从粪便排出。

【中毒机制】　有机磷酸酯类进入人体后,其亲电子性的磷原子与乙酰胆碱酯酶的酯解部位丝氨酸羟基上具有亲核性的氧原子形成共价键结合,生成难以水解的磷酰化胆碱酯酶,使胆碱酯酶失去水解乙酰胆碱的能力,导致乙酰胆碱在体内堆积而引起一系列中毒症状。如不及时抢救,则磷酰化胆碱酯酶的磷酰化基团上的一个烷基或烷氧基断裂,生成更加稳定的单烷基或单烷氧基磷酰化乙酰胆碱酯酶,此时即使应用乙酰胆碱酯酶复活药亦不能恢复酶的活性,这种现象称为“老化”。一旦乙酰胆碱酯酶出现老化,必须等新生乙酰胆碱酯酶形成,才能恢复水解乙酰胆碱的能力。此恢复过程约需几周时间。因此,一旦中毒,应迅速抢救,在磷酰化胆碱酯酶老化之前,用肟类胆碱酯酶复活药,以使乙酰胆碱酯酶复活(图5-3)。

【中毒症状】

(1)急性中毒:症状复杂多样,轻度以M样症状为主,中度者可同时出现M样和N样症状。严重者除M样和N样症状外,还有显著的中枢神经系统症状。

1)M样症状

A. 瞳孔缩小:当眼部接触毒物蒸气或雾剂后,眼部症状可首先出现,多数有瞳孔缩小、眼球疼痛、睫状肌痉挛、眼眉疼痛。但随着症状加重,由于交感神经节的兴奋作用,缩瞳作用可能并不明显。

B. 消化系统:当毒物由胃肠道摄入时,则胃肠道症状可首先出现,由于胃肠道受到直接刺激,可引起厌食、恶心、呕吐、腹痛、腹泻等。

C. 腺体分泌:可见泪腺、鼻腔腺体、唾液腺、支气管和胃肠道腺体分泌显著增加。严重中毒者口

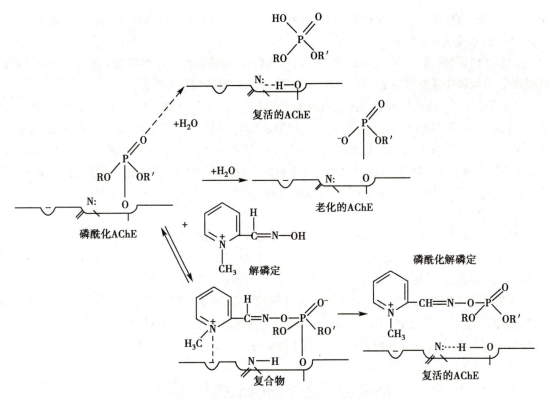

图 5-3 胆碱酯酶复活药的解毒机制

吐白沫,大汗淋漓。

D. 呼吸困难:胸腔有紧缩感,另外由于支气管平滑肌痉挛和腺体分泌增多,造成呼吸困难。严重时可造成肺水肿。

E. 小便失禁:严重病例,由于膀胱逼尿肌收缩,引起小便失禁。

F. 心血管系统症状:M 样作用可引起心率减慢和血压下降。但由于同时还发生 N 样作用,有时可出现心率加速,血压升高。

2)N 样症状:激动 N_N 受体,引起交感节后纤维兴奋,可出现血压升高。骨骼肌运动终板 N_M 受体被激活表现为肌束颤动,常先从眼睑、颜面等处小肌肉开始,逐渐波及全身,最后又转为肌无力,并可导致肌肉麻痹,严重时可因呼吸肌麻痹而死亡。

3)中枢神经系统症状:除脂溶性极低的毒物外,其他毒物均可通过血脑屏障而产生对中枢神经系统的作用。常呈双相反应。通常中毒早期以中枢兴奋为主,表现为躁动不安、幻觉、谵妄甚至抽搐、惊厥。后期转为抑制,出现意识模糊、共济失调、反射消失、昏迷等症状。严重中毒晚期,则出现呼吸中枢麻痹所致的呼吸抑制,甚至呼吸停止,以及血管运动中枢抑制引起的血压下降,甚至循环衰竭,危及生命。

(2)慢性中毒:多发生在生产有机磷酸酯类的工人或长期接触农药的人员中。其突出表现为血中乙酰胆碱酯酶活性持续明显下降,而临床症状不明显。主要症状有头痛、头晕、视力模糊、思想不集中、记忆力减退、多汗、失眠、易倦、乏力等,类似于神经衰弱综合征,偶尔可见肌束颤动和瞳孔缩小。

【中毒解救】

(1)急性中毒的解救原则

1)迅速切断毒源:一旦发现急性中毒,应立即使患者脱离有毒环境。对于经皮肤吸收中毒者,应用大量温水和肥皂彻底清洗皮肤,必要时洗头。切勿使用热水,以免皮肤血管扩张,加速毒物吸收。经口中毒者,应首先抽出胃内容物,并用 2% 碳酸氢钠或 1% 食盐水反复洗胃,然后用硫酸镁导泻。

洗胃必须彻底,直到洗出物中无农药味或测不出有机磷化合物为止。眼部染毒,可用 2% 碳酸氢钠溶液或 0.9% 盐水冲洗数分钟。

注意:美曲膦酯口服中毒时,不能用碱性溶液洗胃,因美曲膦酯在碱性溶液中可转化为毒性更强的敌敌畏;对硫磷中毒忌用高锰酸钾洗胃,否则可氧化成对氧磷而毒性增强。

2) 解毒治疗:积极使用解毒药物是抢救成败的关键。在消除毒物的同时,必须及早、足量、反复注射阿托品,可以缓解症状,挽救生命。阿托品的用量必须足以拮抗乙酰胆碱大量积聚所引起的症状,以达到"阿托品化",即瞳孔较前散大、颜面潮红、皮肤干燥、肺部湿性啰音显著减少或消失、意识障碍减轻或昏迷患者开始苏醒等。然后减量维持,逐渐延长给药间隔时间,直至临床症状和体征基本消失后,方可停药。危重中毒患者,阿托品的用量还可酌情增加。如与乙酰胆碱酯酶复活药合用,应减少阿托品用量,以防止过量中毒。

另外,因阿托品不能使乙酰胆碱酯酶复活,故必须早期合用乙酰胆碱酯酶复活药(见第三节)。

3) 对症治疗:抢救有机磷酸酯类中毒时,对症治疗也很重要。如给患者吸氧、输液以加速毒物排泄、纠正电解质紊乱、抗休克等。如呼吸停止,应立即施行人工呼吸。

(2) 慢性中毒的解救原则:对于有机磷酸酯类慢性中毒,目前尚缺乏有效治疗方法,使用阿托品和乙酰胆碱酯酶复活药疗效均不佳。如生产工人或长期接触者,发现乙酰胆碱酯酶活性下降至 50% 以下时,不待症状出现,即应彻底脱离现场,以免中毒加深。

第三节　乙酰胆碱酯酶复活药

乙酰胆碱酯酶复活药是一类能恢复被有机磷酸酯类抑制的乙酰胆碱酯酶活性的药物,常用的有碘解磷定(pralidoxime iodide)和氯解磷定(pralidoxime chloride),它们均为肟类化合物。

碘解磷定 pralidoxime iodide

为最早应用的乙酰胆碱酯酶复活药,水溶性较低,且溶液不稳定,久置可释放出碘。

【药动学】　静脉注射后,肝、肾、脾及心脏等器官含药量最多,其 $t_{1/2}$ 不到 1 小时。大剂量应用时,小部分通过血脑屏障。主要经肾排泄,6 小时约有 80% 排出,故需反复给药。

【药理作用】　本品进入体内后,其分子中带正电荷的季铵氮与磷酰化乙酰胆碱酯酶的阴离子部位以静电引力相结合,结合后使其肟基(N—OH)趋向磷酰化乙酰胆碱酯酶的磷原子,进而与磷酰基进行共价键结合,生成磷酰化乙酰胆碱酯酶和碘解磷定的复合物,后者经裂解产生磷酰化碘解磷定,同时使乙酰胆碱酯酶游离出来,恢复其水解乙酰胆碱的能力(图 5-3)。此外,本品也能与体内游离的有机磷酸酯类直接结合,形成无毒的磷酰化碘解磷定,随尿液排出,从而阻止游离的有机磷酸酯类与乙酰胆碱酯酶继续结合,故对其解毒作用也有一定意义。

【临床应用】　本品主要用于中度和重度有机磷酸酯类中毒的治疗,可使乙酰胆碱酯酶复活,但对"老化"的磷酰化乙酰胆碱酯酶无效,故需早期使用。由于它对体内积聚的乙酰胆碱无直接对抗作用,故必须与阿托品合用,以便及时控制症状,提高疗效。

对不同的有机磷酸酯类中毒,碘解磷定复活乙酰胆碱酯酶的效果不同。例如,对内吸磷、马拉硫磷和对硫磷中毒的疗效较好,对敌敌畏、美曲膦酯的疗效较差。因乐果中毒时形成的磷酰化乙酰胆碱酯酶几乎不可逆,因而对乐果中毒则无效。

本品对骨骼肌肌颤疗效较好,可以迅速控制症状。对自主神经系统功能的恢复较差。对中枢神经系统的中毒症状也有一定的改善作用。

【不良反应】　一般治疗量时,不良反应少见,静脉注射较快(每分钟超过 50mg)或用量超过 2g 时,由于药物本身的神经肌肉阻滞作用和抑制乙酰胆碱酯酶的作用,可产生轻度乏力、视力模糊、复视、眩晕、头痛、恶心、呕吐、心动加速等,严重时,发生阵挛性抽搐,甚至呼吸中枢抑制。

氯解磷定 pralidoxime chloride

氯解磷定的药理作用和用途与碘解磷定相似,其特点是性质稳定,水溶性好,可肌内或静脉给药。氯解磷定肌内注射后1~2分钟即开始见效,效果不亚于静脉注射。用于治疗有机磷中毒时,氯解磷定可明显减轻N样症状,对骨骼肌痉挛的抑制作用最为明显,能迅速抑制肌束颤动;对中枢神经系统的中毒症状也有一定改善作用,但对M样症状影响较小,故应与阿托品合用控制症状。氯解磷定的不良反应较碘解磷定少,少数患者可有轻度头昏、恶心、呕吐等。由于其使用方便,不良反应少,故临床上较为常用。

第四节 作用于神经肌肉接头和神经节的药物

一、N 受体激动药

烟碱(nicotine,尼古丁)由烟草中提取,是一种液态的生物碱,脂溶性极强,可经皮肤吸收,此药可兴奋自主神经节和神经肌肉接头的N受体。其对神经节的 N_N 受体作用呈双相性,即开始使用时可短暂兴奋神经节 N_N 受体,随后可持续抑制神经节 N_N 受体。该药对神经肌肉接头 N_M 受体作用与其对神经节 N_N 受体作用类似,由于其作用广泛、复杂,故无临床实用价值,仅具有毒理学意义。

二、N_M 受体拮抗药

N_M 受体拮抗药又称神经肌肉阻滞药(neuromuscular blocking agent)或骨骼肌松弛药(skeletal muscular relaxant),能选择性拮抗神经肌肉接头后膜的 N_M 受体,从而干扰神经冲动向骨骼肌的传递,表现为骨骼肌松弛。根据其作用方式和特点,可分为去极化型肌松药和非去极化型肌松药两类。

(一)去极化型肌松药

去极化型肌松药(depolarizing muscular relaxant),又称为非竞争性肌松药(noncompetitive muscular relaxant),其分子结构与乙酰胆碱相似,能与运动终板膜上 N_M 受体结合,产生与乙酰胆碱相似的效应,使得神经肌肉接头去极化。但与乙酰胆碱不同,去极化型肌松药不易被胆碱酯酶分解,因此,去极化型肌松药在突触间隙保持高浓度,产生较持久的去极化作用,使神经肌肉接头后膜的 N_M 受体不能对乙酰胆碱起反应(N_M 受体处于不应状态),此时神经肌肉的阻滞方式已由去极化转变为非去极化,前者为Ⅰ相阻滞,后者为Ⅱ相阻滞,从而使骨骼肌松弛。

此类药物的作用特点是:①最初出现短暂而不协调的肌束颤动,与药物对不同部位骨骼肌去极化的作用先后不同有关;②连续用药可产生快速耐受性;③抗胆碱酯酶药可加重本类药物的肌松作用,故过量时不能用新斯的明解救;④治疗量无神经节阻断作用。

琥珀胆碱 succinylcholine

由琥珀酸和两分子胆碱组成,在碱性溶液中易被分解。

【药动学】 药物进入血液后,迅速被血液和肝脏中的假性胆碱酯酶水解,产生琥珀单胆碱和琥珀胆碱,琥珀单胆碱也具有肌松活性,但仅为琥珀胆碱的1/50。前者被假性胆碱酯酶进一步水解成胆碱和琥珀酸。该药代谢快速、体内分布均匀,仅约10%~15%药量到达神经肌肉接头处。约2%以原型药经肾排泄,其余均以降解产物的形式随尿排出。

【药理作用】 松弛骨骼肌的作用快而短暂。肌松作用从颈部肌肉开始,逐渐波及肩胛、四肢和腹部,以颈部和四肢肌肉最明显,面、舌、咽喉和咀嚼肌次之,对呼吸肌作用最弱,但对喉头和气管平滑肌作用较强。

【临床应用】　静脉注射给药适用于气管内插管、气管镜、食管镜检查等短时操作。也可静脉给药用作全麻的辅助药,减少全麻药用量,在较浅麻醉下骨骼肌完全松弛,可顺利进行较长时间手术。该药可引起强烈的窒息感,故对清醒患者禁用,可先用硫喷妥钠进行静脉麻醉以后,再给予琥珀胆碱。另外该药也可用于电休克治疗中。由于该药的个体差异大,故需按效应调节给药速度,以获得满意的效果。

【不良反应】

(1) 窒息或呼吸暂停:本品过量易引起呼吸肌麻痹,遗传性胆碱酯酶缺乏或酶异常可以导致膈肌麻痹而出现呼吸暂停,故必须备有人工呼吸机。

(2) 肌束颤动:本品产生肌松作用前有短暂肌束颤动,后者损伤肌梭,可致肌肉酸痛,一般3~5日可自愈。

(3) 血钾升高:本品使骨骼肌细胞持久去极化时,从细胞内释放出大量的K^+,以致血钾升高。要警惕患者如同时患有大面积软组织损伤、烧伤、恶性肿瘤和胃功能不全,血钾升高20%~30%时可危及生命。

(4) 发热:当氟烷作为一种麻醉药使用时,同时应用琥珀胆碱,在常染色体异常的遗传易感人群中偶尔可致恶性高热。常为麻醉的主要死因之一,一旦发生,须采取紧急措施,给患者快速降温、给氧、纠正酸中毒、用抗组胺药物治疗等,并同时给予丹曲林钠,阻滞肌肉细胞肌质网钙离子的释放,从而减少热量生成并使肌肉松弛。

(5) 眼压升高:该药可以使眼外骨骼肌短暂收缩,引起眼压升高,故禁用于青光眼、白内障晶状体摘除术。

(6) 其他:此药尚有增加腺体分泌,促进组胺释放等作用。

【药物相互作用】　本品在碱性溶液中可分解,故不宜与硫喷妥钠混合使用。凡可降低假性胆碱酯酶活性的药物都可使其作用增强,如抗胆碱酯酶药,环磷酰胺、氮芥等抗肿瘤药,普鲁卡因、可卡因等局麻药。有的氨基糖苷类抗生素如卡那霉素及多黏菌素B也有肌肉松弛作用,与本品合用时,易致呼吸麻痹,应注意。

(二)非去极化型肌松药

非去极化型肌松药(nondepolarizing muscular relaxant)又称竞争性肌松药(competitive muscular relaxant),能竞争性地与骨骼肌运动终板膜上的N_M受体结合,但其本身无内在活性,因而不能激动受体产生去极化,却能拮抗乙酰胆碱与受体结合并产生去极化作用,使骨骼肌松弛。此类药物在产生肌松之前无肌震颤现象,肌松作用可被抗胆碱酯酶药如新斯的明所拮抗。

本类药物多为天然生物碱及其类似物,主要有阿曲库铵、多库铵和米库铵等药物,类固醇铵类(ammoniosteroid)主要包括泮库溴铵、哌库溴铵、罗库溴铵和维库溴铵等药物。

阿曲库铵 atracurium

本品为季铵酯类化合物,属非去极化型肌松药。

【药动学】　此药几乎完全通过霍夫曼(Hofmann)降解和血浆胆碱酯酶水解代谢,故适用于肝肾功能不全者。本品与血浆蛋白结合率约为80%,主要代谢产物从尿液及胆汁中排泄。

【药理作用】　作用与筒箭毒碱相同,但起效快(1分钟)、持续时间短(15分钟)。治疗剂量时不影响心、肝、肾功能。无蓄积性。大剂量时可促使组胺释放,属于中效竞争性肌松药。

【临床应用】　用于各种手术时需肌松或控制呼吸的情况。

【不良反应】　大剂量快速静脉注射,可诱发组胺释放而引起低血压、皮肤潮红,以及支气管痉挛等。其他有窦性心动过缓、窦性心动过速、传导阻滞不全、荨麻疹等。

【药物相互作用】

(1) 与吸入性麻醉药同时使用可能增强其神经肌肉阻滞作用。

(2) 与下列药物合用时,去极化神经肌肉阻滞作用可能增强和 / 或作用时间延长:抗菌药(氨基糖苷类、多黏菌素、四环素、林可霉素、克林霉素)、抗心律失常药(普萘洛尔、钙通道阻滞药、利多卡因、普鲁卡因胺和奎尼丁)、利尿药(呋塞米、甘露醇、噻嗪类利尿剂和乙酰唑胺)。

(3) 作用可被抗胆碱酯酶药如新斯的明等拮抗。

本 章 小 结

药物类别及代表药物	药动学	药理作用	临床应用	不良反应
M 受体激动药				
毛果芸香碱		直接作用于副交感神经节后纤维支配的效应器官的 M 受体	青光眼和虹膜炎	过量可出现类似毒蕈碱样中毒的症状,表现为 M 受体过度兴奋症状,可用阿托品对症处理,维持血压和人工呼吸等
M 受体拮抗药				
阿托品	口服后由胃肠道迅速吸收,1 小时后血药浓度达峰位,$t_{1/2}$ 约为 4 小时	主要作用于心血管、平滑肌、眼和腺体等组织器官,大剂量可作用于中枢神经系统	缓解各种内脏绞痛、虹膜睫状体炎、全身麻醉前给药、抗心律失常和抗休克、有机磷酸酯类中毒解救	小剂量:心率轻度减慢,略有口干、少汗;较大剂量:口渴、心率加快、瞳孔扩大、调节麻痹、视近物略模糊;中毒剂量:除上述症状加重外,还能产生严重的中枢神经系统的症状
东莨菪碱		与阿托品相比,其对中枢神经系统的作用更强,治疗剂量即可致中枢神经系统抑制,具有明显的镇静作用	麻醉前给药;晕船晕车;妊娠或放射病所致的呕吐;对帕金森病有一定的疗效	与阿托品相似
山莨菪碱	不易透过血脑屏障	具有明显的抗胆碱作用	中毒性休克的治疗,也可用于内脏平滑肌绞痛、眩晕症、血管神经性头痛等	与阿托品相似,但毒副作用小
抗胆碱酯酶药				
新斯的明	作用持续时间 2~4 小时	抑制乙酰胆碱酯酶活性而发挥完全拟胆碱作用	对抗竞争性神经肌肉阻滞药过量时的毒性反应,治疗重症肌无力	胆碱能神经过度兴奋所致恶心、呕吐、腹痛、腹泻、流涎
N 受体拮抗药				
琥珀胆碱	代谢快速,体内分布均匀,经肾排泄	去极化型肌松药	气管内插管、气管镜、食管镜检查等;全麻的辅助药;电休克治疗	窒息或呼吸暂停、肌束颤动、血钾升高、发热、眼压升高等

续表

药物类别及代表药物	药动学	药理作用	临床应用	不良反应
阿曲库铵	起效快、持续时间短,几乎完全通过霍夫曼降解和血浆胆碱酯酶水解代谢,主要代谢产物从尿液及胆汁中排泄	非去极化型肌松药	各种手术时需肌松或控制呼吸的情况	大剂量快速静脉注射,可诱发组胺释放而引起低血压、皮肤潮红,以及支气管痉挛等

第五章
临床用药案例

第五章
目标测试

(孙秀兰)

第六章

肾上腺素受体激动药与拮抗药

第六章
教学课件

学习要求

1. **掌握** 肾上腺素、去甲肾上腺素和异丙肾上腺素的药动学特点、药理作用、临床应用、不良反应和禁忌证，并比较其异同；酚妥拉明、β受体拮抗药的药理作用、临床应用、不良反应和禁忌证。
2. **熟悉** 肾上腺素受体激动药和拮抗药的分类及代表药物；麻黄碱、多巴胺、间羟胺、酚苄明等的作用特点及临床应用。
3. **了解** 肾上腺素受体激动药和拮抗药的构效关系。

肾上腺素受体激动药（adrenoceptor agonist）是一类与肾上腺素受体结合并激活受体，产生类似肾上腺素作用的药物；肾上腺素受体拮抗药（adrenoceptor antagonist）是一类与肾上腺素受体有较强亲和力，但缺乏或仅有微弱的内在活性，与受体结合后，妨碍了去甲肾上腺素能神经递质或外源性拟肾上腺素药物与受体的结合，产生拮抗作用。

第一节　肾上腺素受体激动药

一、构效关系与分类

肾上腺素受体激动药化学结构均为胺类，作用与兴奋交感神经相似，故又称拟交感胺类药物，基本化学结构为 β- 苯乙胺，由苯环、碳链和末端氨基组成（图 6-1），当不同位置上的氢被取代时，可人工合成多种肾上腺素受体激动药，取代基主要影响药物对 α、β 受体的亲和力和作用强度（表 6-1）。

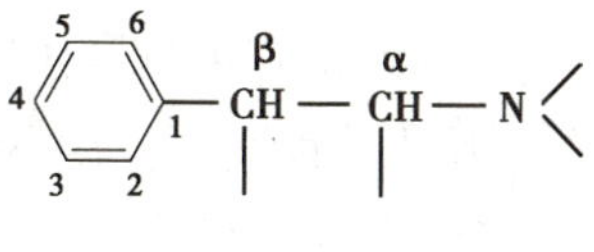

β- 苯乙胺

图 6-1　β- 苯乙胺化学结构

表 6-1　肾上腺素受体激动药的化学结构和对受体的相对亲和力

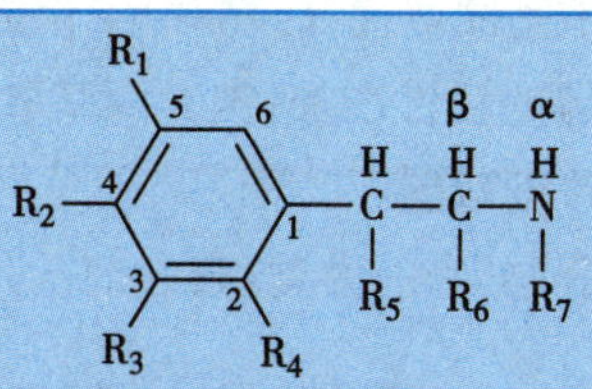

药物及分类		R_1	R_2	R_3	R_4	R_5	R_6	R_7	对受体的相对亲和力
儿茶酚胺类	去甲肾上腺素	H	OH	OH	H	OH	H	H	$\alpha_1=\alpha_2>>\beta_1$
	肾上腺素	H	OH	OH	H	OH	H	CH_3	$\alpha_1=\alpha_2;\beta_1=\beta_2$
	多巴胺	H	OH	OH	H	OH	H	H	$D_1=D_2>>\beta>\alpha$
	异丙肾上腺素	H	OH	OH	H	OH	H	$-HC\begin{smallmatrix}CH_3\\CH_3\end{smallmatrix}$	$\beta_1=\beta_2>>>>\alpha$

续表

药物及分类		R_1	R_2	R_3	R_4	R_5	R_6	R_7	对受体的相对亲和力
儿茶酚胺类	多巴酚丁胺	H	OH	OH	H	H	H		$\beta_1>\beta_2>>>>\alpha$
非儿茶酚胺类	麻黄碱	H	H	H	H	OH	CH_3	CH_3	$\alpha_1=\alpha_2;\beta_1=\beta_2$
	甲氧明	OCH_3	H	H	OCH_3	OH	CH_3	H	$\alpha_1>\alpha_2>>>>>\beta$
	间羟胺	H	H	OH	H	OH	CH_3	H	$\alpha_1=\alpha_2>>\beta_1$
	去氧肾上腺素	H	H	OH	H	H	H	CH_3	$\alpha_1>\alpha_2>>>>>\beta$
	沙丁胺醇	H	OH	—CH_2|OH	H	OH	H	—C(CH_3)_3	$\beta_2>>\beta_1>>>>\alpha$

1. 苯环上的取代　苯环 3、4 位碳上的氢原子被羟基取代的化学结构被称为儿茶酚结构（图 6-2），肾上腺素、去甲肾上腺素、异丙肾上腺素和多巴胺等被称为儿茶酚胺类药物，在外周具有明显的 α、β 受体激动作用，易被 COMT 灭活，对中枢作用弱，作用时间短。如果去掉一个羟基，则作用时间延长，其外周作用减弱，如间羟胺。去掉两个羟基，则口服生物利用度增加，外周作用缓和而持久，中枢作用加强，如麻黄碱。

图 6-2　儿茶酚化学结构

2. 碳链上的取代　α碳原子上氢被甲基取代，如间羟胺和麻黄碱，不易被 MAO 代谢，作用时间延长；易被摄入神经末梢，促进递质释放。α碳和β碳如被其他基团取代，可形成光学异构体。在α碳上形成的左旋体，外周作用较强，如左旋去甲肾上腺素比右旋体作用强 10 倍以上；在α碳上形成的右旋体，中枢兴奋作用较强，如右旋苯丙胺的中枢作用强于左旋苯丙胺。

3. 氨基上的取代　氨基上氢原子被其他基团取代，药物对 α、β 受体选择性发生变化。NA 氨基末端的氢被甲基取代，为肾上腺素，对β_1受体的活性增加；被异丙基取代，为异丙肾上腺素，对β_1、β_2受体的作用进一步增加，而对α受体的作用逐渐减弱。

根据药物对肾上腺素受体的选择性不同而分为三大类（表 6-2）。

表 6-2　肾上腺素受体激动药对受体的选择性和分类

激动药类别	主要激动受体	激动药类别	主要激动受体
α 和 β 受体激动药		羟甲唑啉、可乐定、甲基多巴	α_2 受体
肾上腺素	α_1、α_2 和 β_1、β_2 受体	去甲肾上腺素、间羟胺	α_1、α_2 和 β_1 受体
多巴胺	α_1、β_1 和 D_1 受体	**β 受体激动药**	
麻黄碱	α_1、α_2 和 β_1、β_2 受体	多巴酚丁胺	β_1 受体
α 受体激动药		沙丁胺醇、特布他林	β_2 受体
去氧肾上腺素、甲氧明	α_1 受体	异丙肾上腺素	β_1 和 β_2 受体

二、α受体激动药

(一)α₁、α₂受体激动药

去甲肾上腺素 noradrenaline,norepinephrine

去甲肾上腺素是去甲肾上腺素能神经末梢释放的主要递质,肾上腺髓质亦少量分泌。药用的去甲肾上腺素为人工合成品,化学性质不稳定,见光、遇热易分解,在碱性溶液中迅速氧化失效,在酸性溶液中较稳定。

【药动学】　口服后因收缩胃黏膜血管而极少被吸收,加之被碱性肠液破坏,以及经肠道和肝脏代谢,故口服无效。皮下注射或肌内注射易致局部组织缺血坏死。常用静脉给药,但药物作用持续时间短暂,常静脉滴注。

外源性去甲肾上腺素大部分被去甲肾上腺素能神经末梢主动摄取,当血中去甲肾上腺素浓度较高时,也可被心肌和平滑肌等摄取。未被摄取的去甲肾上腺素可在肝内迅速代谢,其过程与肾上腺素相似,代谢产物为间甲肾上腺素和 3- 甲氧 -4- 羟扁桃酸,经肾脏排泄。

【药理作用】　去甲肾上腺素主要激动 α₁、α₂ 受体,对心脏 β₁ 受体有较弱的激动作用,对 β₂ 受体几乎无作用。

(1)血管:激动 α₁ 受体,除冠状血管外,几乎所有小动脉和小静脉均呈收缩反应,其中皮肤黏膜血管最为显著,其次为肾、肠系膜、脑、肝血管。舒张冠状血管,主要与兴奋心脏导致心肌代谢产物腺苷增加有关;同时,血压升高也可提高冠状血管的灌注压,使冠脉血流量增加。

(2)心脏:激动心脏的 β₁ 受体,心肌收缩力加强,传导加速,心肌耗氧量增加。在整体情况下,因血压升高反射性兴奋迷走神经,使心率减慢。剂量过大时,因心肌自律性升高可导致心律失常,但较肾上腺素少见。

(3)血压:小剂量时由于心脏兴奋,收缩压升高,脉压加大。大剂量时,几乎所有血管强烈收缩使外周阻力明显增高,故收缩压和舒张压均显著升高,脉压变小。

(4)其他:大剂量时可升高血糖。由于难通过血脑屏障,几乎无中枢作用。

【临床应用】

(1)休克:去甲肾上腺素用于早期神经源性休克以及嗜铬细胞瘤切除术后或药物中毒引起的低血压。因加重微循环障碍,不宜长时间使用。

(2)上消化道出血:去甲肾上腺素稀释后口服,可使食管和胃黏膜血管收缩产生局部止血作用。

【不良反应及注意事项】

(1)局部组织缺血性坏死:静脉滴注时浓度过高、时间过长或药液外漏时可引起组织缺血性坏死。如发现外漏或注射部位皮肤苍白,应更换注射部位,局部热敷,并用普鲁卡因或酚妥拉明作局部浸润注射,以扩张血管。

(2)急性肾衰竭:用药剂量过大或时间过久,可因肾血管强烈收缩,肾血管流量严重减少,导致少尿、无尿,发生急性肾衰竭。用药期间应保持尿量 25ml/h 以上,否则应减量或停用,必要时可用甘露醇等利尿。

(3)停药后血压下降:突然停药,可出现血压骤降,因此,应先逐渐减量后再停药。

【禁忌证】　禁用于动脉粥样硬化、高血压、器质性心脏病及少尿、无尿、严重微循环障碍等患者,孕妇禁用。

间羟胺 metaraminol

间羟胺又称阿拉明(aramine),为人工合成品,性质较稳定,不易被 MAO 代谢,故作用时间比去甲肾上腺素持久。间羟胺可激动 α_1、α_2 受体,也可促进去甲肾上腺素释放。激动 β_1 受体作用较弱,轻度增强心肌收缩力,增加休克患者的心输出量。对心率的影响不明显,有时因血压升高反射性减慢心率,但很少引起心律失常。升压作用较去甲肾上腺素弱而持久。对肾血管的收缩作用较弱,但仍能显著减少肾血流量。间羟胺可静脉和肌内注射,临床上常作为去甲肾上腺素的代用品,用于各种休克早期及手术后或椎管内麻醉后休克的治疗。短时间内连续应用,可因囊泡内去甲肾上腺素减少而使效应逐渐减弱,产生快速耐受性。在发生耐受时,适当加用小剂量去甲肾上腺素可恢复或增强其升压作用。

(二) α_1 受体激动药

去氧肾上腺素 phenylephrine

去氧肾上腺素系人工合成品。主要激动 α_1 受体,较高浓度时可激动 β 受体。

去氧肾上腺素收缩血管而增加外周阻力、升高血压,作用比去甲肾上腺素弱而持久,可治疗低血压。因激动瞳孔开大肌的 α_1 受体,产生扩瞳作用,并因起效快、维持时间短、不升高眼压等优点,可作为快速、短效扩瞳药用于眼底检查。此外,滴鼻可收缩鼻黏膜血管,缓解鼻黏膜充血。

同类药物还有甲氧明(methoxamine)。

(三) α_2 受体激动药

1. 外周 α_2 受体激动药

羟甲唑啉 oxymetazoline

羟甲唑啉为外周突触后膜 α_2 受体激动药,由于可收缩血管,且可抑制局部腐生菌的生长,临床常用浓度为 0.05% 滴鼻剂治疗鼻黏膜充血和鼻炎,作用在几分钟内发生,可持续数小时。偶见局部刺激症状,使用过频可致反跳性鼻充血。小儿用后可致中枢神经系统症状,2 岁以下儿童禁用。

美托咪定 medetomidine

美托咪定是新型高选择性 α_2 受体激动药,右旋体有效,在极低的浓度就可产生效应。临床常用右美托咪定术前给药以减轻氯胺酮、地氟醚、异氟醚等引起的血流动力学紊乱。

2. 中枢 α_2 受体激动药　主要包括可乐定(clonidine)及甲基多巴(methyldopa),见第十六章抗高血压药。

三、β 受体激动药

(一) β_1、β_2 受体激动药

异丙肾上腺素 isoprenaline

异丙肾上腺素为人工合成品,药用为其盐酸盐。

【药动学】　口服时,易被肠黏膜细胞破坏而失效;舌下含服因舒张局部血管可少量快速吸收;气雾剂吸入给药,吸收较快。主要在肝及其他组织中被 COMT 代谢,较少被 MAO 代谢,去甲肾上腺素能神经末梢摄取少,$t_{1/2}$ 约 2 小时。原型药及其代谢产物主要经肾排泄。

【药理作用】　对 α 受体几乎无作用,对 β_1、β_2 受体均有强大激动作用。

(1) 心脏:激动 β_1 受体,兴奋心脏,使心肌收缩力增强,传导加快,心率加快,主要兴奋窦房结,对异位起搏点影响较弱,所以较少引起室颤等心律失常。

(2) 血管和血压:激动骨骼肌血管和冠脉血管的 β_2 受体使之舒张,对肾脏血管和肠系膜血管舒张作用较弱。由于心脏兴奋和外周血管舒张,使收缩压升高而舒张压略下降,大剂量静脉注射时,可引起明显的血压下降。

（3）支气管：激动支气管平滑肌 β_2 受体使之松弛，还可抑制组胺等过敏介质的释放，解除支气管平滑肌痉挛，扩张支气管，此作用比肾上腺素强。但因异丙肾上腺素的代谢产物 3- 甲氧异丙肾上腺素具有 β 受体拮抗作用，所以长期反复使用，可致药效减弱。

（4）代谢：增加组织耗氧量；促进肝糖原分解，升高血糖的作用较肾上腺素弱；促进脂肪分解，升高血中游离脂肪酸的作用与肾上腺素相似。

【临床应用】

（1）支气管哮喘急性发作：气雾剂吸入 2~5 分钟起效，作用维持 0.5~2 小时；舌下含服 15~30 分钟起效，作用维持约 1 小时。

（2）房室传导阻滞：舌下含服或静脉滴注给药，治疗Ⅱ、Ⅲ度房室传导阻滞。

（3）心搏骤停：适用于心室律缓慢，高度房室传导阻滞或窦房结功能衰竭而并发的心搏骤停，为防止因舒张压下降而降低冠脉灌注压，常与去甲肾上腺素或间羟胺合用，作心室内注射。

（4）休克：在补足血容量的基础上，可用于中心静脉压高、心输出量低的感染性休克的治疗，但改善微循环作用不佳，同时异丙肾上腺素增加心肌耗氧量和心率的作用对休克不利，目前已少用。

【不良反应及注意事项】 常见不良反应有心悸、头晕，头痛；缺氧状态下的患者大剂量吸入异丙肾上腺素易因心肌耗氧量增加导致心律失常、诱发和加重心绞痛；哮喘患者长期滥用异丙肾上腺素可能引起猝死。用药过程中应注意控制心率。

【禁忌证】 禁用于冠心病、心肌炎和甲状腺功能亢进患者。

（二）β_1 受体激动药

多巴酚丁胺 dobutamine

【药动学】 口服后易被肠和肝破坏而失效，消除迅速，$t_{1/2}$ 约 2 分钟，一般静脉滴注给药，约 10~12 分钟达 C_{ss}。

【药理作用】 多巴酚丁胺左旋体激动 α_1 受体，右旋体拮抗 α_1 受体，因而消旋体对 α 受体的作用被抵消，左旋体和右旋体均可激动 β 受体，且后者的作用强度是前者的 10 倍。多巴酚丁胺对血管上的 β_2 受体影响小。因此，消旋多巴酚丁胺主要表现为激动 β_1 受体。

与异丙肾上腺素相比，多巴酚丁胺增强心肌收缩力的作用比增加心率的作用显著，较少引起心动过速，但静脉滴注速度过快或浓度过高时（> 每分钟 20μg/kg），可加快心率。加快房室传导和心室内传导作用与异丙肾上腺素相似。

【临床应用】 用于治疗心肌收缩力减弱的心力衰竭，临床作为短期支持治疗。可增强心肌收缩力，增加心输出量和降低肺毛细血管楔压，使左室充盈压明显下降，不增加心率，有利于改善心功能，还可继发性地排钠利尿，有利于消除水肿。在用于低排血量和心率慢的心力衰竭患者时，其改善左心室功能的作用优于多巴胺。

【不良反应及注意事项】 有心悸、恶心、头痛、胸痛、气短等症状。如出现与剂量相关的收缩压增加、心率增快者，应减量或暂停用药。可加速房室传导，房颤患者用药后可能出现心室率增快，故用本药前先用地高辛，以免发生快速心室率反应。

【禁忌证】 梗阻性肥厚型心肌病患者禁用。

其他 β_1 受体激动药有普瑞特罗（prenalterol）、扎莫特罗（xamoterol）等，主要用于慢性充血性心力衰竭的治疗。

（三）β_2 受体激动药

包括沙丁胺醇（salbutamol）、特布他林（terbutaline）、奥西那林（orciprenaline）、克仑特罗（clenbuterol）、沙美特罗（salmeterol）等，可选择性激动 β_2 受体，具有较强的解除支气管平滑肌痉挛的作用，主要用于支气管哮喘的治疗。见第三十一章作用于呼吸系统的药物。

四、α、β 受体激动药

肾上腺素 adrenaline, epinephrine

肾上腺素由肾上腺髓质嗜铬细胞分泌。药用肾上腺素由家畜肾上腺提取或人工合成，化学性质不稳定，遇光、热易分解，在碱性溶液中易氧化失活，在酸性溶液中较稳定。

【药动学】　肾上腺素易在胃肠道被破坏，口服无效。皮下注射因收缩局部血管而吸收缓慢，6~15分钟起效，作用时间较长，可维持 1~2 小时。肌内注射吸收较快，维持时间约 30 分钟。肾上腺素被吸收后，摄取 1 是主要去向，其余在肝内经 MAO 和 COMT 代谢失活，从尿中排出。可通过胎盘屏障，不易通过血脑屏障。

【药理作用】　肾上腺素是 α 和 β 受体激动药，其药理作用包括：

(1) 心脏：激动心肌、窦房结和传导组织的 β_1 和 β_2 受体，使心肌收缩力增强、心率加快、传导加速，加之冠脉血管扩张，故能迅速增加心肌血液供应，但同时也增加心肌耗氧量。当患者处于心肌缺血、缺氧及心力衰竭时，给药剂量过大或静脉滴注过快可引起期前收缩，甚至出现室颤。

(2) 血管：激动血管上的 α 受体收缩血管，激动 β_2 受体则舒张血管。因此，肾上腺素对血管的影响取决于肾上腺素受体的类型和密度。皮肤、黏膜血管上 α 受体数量占优势，故收缩作用最强。对腹腔内脏血管，尤其是肾血管也有明显收缩作用；小动脉及毛细血管前括约肌的 α 受体密度高，血管收缩较明显。骨骼肌和冠状血管 β 受体的数量占优势，可产生舒张作用。

(3) 血压：对血压的影响与用药剂量和速度有关。在极小剂量下，收缩压和舒张压均下降。皮下注射治疗量或慢速静脉滴注时，心输出量增加，收缩压升高；因骨骼肌血管的舒张作用抵消或超过皮肤、黏膜和腹腔内脏血管的收缩作用，故舒张压不变或下降，脉压增加。肾上腺素对血压的影响具有双向性，即给药后迅速出现明显的升压作用，而后出现微弱的降压反应，后者持续作用时间较长。较大剂量或快速滴注时，由于激动 α 受体引起的血管收缩效应占优势，外周阻力增大，故收缩压与舒张压均升高。如先给予 α 受体拮抗药，再给予肾上腺素，表现出肾上腺素对血管 β_2 受体的激动作用，其升压作用可被翻转为降压，称为肾上腺素升压作用的翻转。

(4) 平滑肌：取决于平滑肌上肾上腺素受体的分布类型和密度。激动支气管平滑肌的 β_2 受体，松弛支气管，当支气管痉挛时作用更为明显；激动气管黏膜血管 α 受体可降低毛细血管通透性，改善支气管黏膜水肿；肾上腺素还能抑制肥大细胞释放组胺等过敏性物质，有利于缓解支气管哮喘。激动胃肠道平滑肌 α 和 β 受体使之松弛，表现为胃松弛、肠张力下降、蠕动频率及幅度降低。激动膀胱逼尿肌 β 受体使之松弛，激动膀胱括约肌 α 受体使之收缩，可致尿潴留。对子宫平滑肌的作用与生理状态有关，可降低妊娠晚期子宫平滑肌的张力与收缩力。

(5) 代谢：肾上腺素能增强机体代谢。治疗量可使耗氧量增加 20%~30%。通过激动肝脏的 α 和 β_2 受体促进肝糖原分解和糖异生，激动 α_2 受体抑制胰岛素的分泌，使血糖升高。激动脂肪细胞的 β 受体可加速脂肪分解。

(6) 中枢神经系统：一般不出现中枢兴奋症状，但大剂量可出现中枢兴奋症状。

【临床应用】

(1) 心搏骤停：用于麻醉和手术意外、溺水、药物中毒和房室传导阻滞等所致的心搏骤停，常心室内注射给药。对电击引起的心搏骤停可用肾上腺素配合利多卡因或除颤器等进行抢救。

(2) 过敏性疾病：肾上腺素是治疗过敏性休克的首选药物，用于药物（如青霉素）及异性蛋白（如免疫血清）引起的过敏性休克，一般采用皮下或肌内注射给药，危急时也可缓慢静脉注射。可迅速缓解血管神经性水肿、血清病、荨麻疹、花粉症等过敏性疾病的症状。

(3) 支气管哮喘：常用于控制支气管哮喘的急性发作，皮下或肌内注射后数分钟即可起效。但因其对心脏的兴奋作用,可引起心悸,心源性哮喘患者禁用。

(4) 局部止血:鼻出血或齿龈出血时,将浸有 0.1% 肾上腺素的纱布或棉球填塞出血处可局部止血。

(5) 与局麻药配伍:可延缓局麻药的吸收,延长麻醉时间。但在手指、足趾、耳廓、阴茎等肢体远端手术时,不宜加入肾上腺素,以免引起局部组织缺血坏死。

(6) 治疗青光眼:用 1%~2% 的滴眼液,通过促进房水流出以及使 β 受体介导的眼内反应脱敏化,降低眼压,缓解青光眼的症状。

【不良反应及注意事项】　常见心悸、搏动性头痛、血压升高、眩晕和乏力等不良反应,一般休息后可自动消失。剂量过大或快速静脉注射可使血压骤升而引起脑出血。较严重的不良反应有心律失常,甚至出现心室颤动,故须严格控制剂量。

【禁忌证】　禁用于高血压、器质性心脏病、冠状动脉粥样硬化、脑动脉硬化、甲状腺功能亢进及糖尿病等患者。

多巴胺 dopamine

药用多巴胺为人工合成品,化学性质不稳定。

【药动学】　多巴胺易在肠和肝中被破坏,口服无效,常静脉滴注给药。在 MAO 和 COMT 催化下,多巴胺迅速代谢失活,$t_{1/2}$ 仅为 1~2 分钟。不易通过血脑屏障。

【药理作用】　激动 α、$β_1$ 受体及外周的多巴胺受体(D_1 受体),并能促进去甲肾上腺素能神经末梢释放去甲肾上腺素。

(1) 心血管系统

1) 血管及血压:低剂量多巴胺激动 D_1 受体,使冠状血管、肾血管和肠系膜血管等舒张。大剂量时激动血管 $α_1$ 受体,使血管收缩。多巴胺对血管 $β_2$ 受体作用较弱。多巴胺增强心肌收缩力、增加心输出量使收缩压增高,不改变舒张压或使其略有增加,脉压增大。高浓度多巴胺可激动血管的 α 受体,导致血管收缩,引起总的外周阻力增加,使血压升高,该作用可被 α 受体拮抗药拮抗。

2) 心脏:大剂量时激动心脏 $β_1$ 受体,并促进去甲肾上腺素释放,使心肌收缩力增强,心率加快。与异丙肾上腺素相比,多巴胺较少引起心律失常。

(2) 肾:低剂量多巴胺激动肾血管的 D_1 受体,舒张肾血管,增加肾血管流量及肾小球滤过率。此外,多巴胺能直接抑制钠的重吸收,有排钠利尿的作用。大剂量多巴胺能激动肾血管的 α 受体,使肾血管明显收缩,肾血流量减少。

【临床应用】　临床上多巴胺用于各种休克,尤其适合于伴有心肌收缩力减弱和尿量较少的休克患者,但必须补足血容量,同时纠正酸中毒。多巴胺作用时间短,需静脉滴注。常与利尿药合用治疗急性肾衰竭。此外,尚可用于急性心功能不全。

【不良反应及注意事项】　一般较轻,偶见恶心、呕吐。但静脉滴注过快或用量过大也可引起心动过速、心律失常和肾血管收缩导致肾功能下降。故应注意给药剂量和滴注速度。静脉滴注外漏可引起局部组织缺血坏死。

【禁忌证】　嗜铬细胞瘤患者禁用。高血压及器质性心脏病患者慎用。

麻黄碱 ephedrine

麻黄碱是从麻黄中提取的生物碱,现已人工合成,化学性质稳定,药用品为人工合成的盐酸盐,常用左旋体或消旋体。

【药动学】　口服易吸收,1 小时达 C_{max},也可皮下或肌内注射给药。可通过血脑屏障,也可分泌到乳汁中。小部分被 MAO 代谢,大部分(60%~70%)以原型药经肾排泄,消除缓慢,作用较肾上腺素持久。$t_{1/2}$ 为 3~6 小时，一次给药作用可持续 3~6 小时。

【药理作用】　激动 α 和 β 受体，促进去甲肾上腺素释放。与肾上腺素相比具有以下特点：①化学性质稳定，口服有效；②拟肾上腺素作用弱而持久；③中枢兴奋作用较显著；④易产生快速耐受性，但停药 1 周后可恢复。

(1) 心血管系统：兴奋心脏，加强心肌收缩力。由于血压升高反射性兴奋迷走神经，故心率不变或稍缓慢。治疗量下减少内脏血流量，但增加冠脉、脑血管和骨骼肌血流量。升压作用缓和，无继发性血压下降。

(2) 支气管平滑肌：松弛支气管平滑肌，较肾上腺素弱且起效慢，但维持时间长。

(3) 中枢神经系统：麻黄碱具有明显的中枢兴奋作用，较大剂量能兴奋大脑皮层和皮层下中枢，引起不安及失眠等症状。

【临床应用】　临床上麻黄碱可用于防治蛛网膜下腔和硬脊膜外麻醉等引起的低血压状态。预防支气管哮喘发作及其轻症治疗，对重症急性发作疗效较差。以 0.5%~1% 溶液滴鼻，可收缩鼻黏膜血管，消除肿胀，可用于充血性鼻塞。此外，还可缓解荨麻疹和血管神经性水肿等过敏反应的皮肤黏膜症状等。

【不良反应及注意事项】　可出现中枢兴奋引起的不安、失眠、头痛、震颤等。晚间服用宜加镇静催眠药防止失眠。短期内反复应用易产生快速耐受性，可能与连续用药使受体饱和及递质耗竭有关。

【禁忌证】　同肾上腺素。

第二节　肾上腺素受体拮抗药

根据所拮抗的受体不同，分为 α、β 受体拮抗药，α 受体拮抗药及 β 受体拮抗药。

一、α 受体拮抗药

α 受体拮抗药（α-adrenoceptor antagonist）能选择性地与 α 受体结合，阻碍去甲肾上腺素能神经递质及肾上腺素激动药与 α 受体结合，从而产生相应的阻断效应。α 受体拮抗药能使肾上腺素的升压作用翻转为降压作用，即"肾上腺素作用的翻转"。其原因在于 α 受体拮抗药选择性地拮抗了引起血管收缩的 $α_1$ 受体，而不影响扩张血管的 $β_2$ 受体，使肾上腺素激动 $β_2$ 受体舒张血管的效应充分表现，使血压下降。对主要激动血管 α 受体的去甲肾上腺素，α 受体拮抗药只能减弱或取消其升压效应而无"翻转作用"。对主要激动 β 受体的异丙肾上腺素，α 肾上腺素受体拮抗药则不影响其降压效果（图 6-3）。

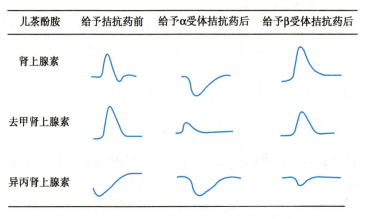

图 6-3　肾上腺素、去甲肾上腺素和异丙肾上腺素对血压的影响

（一）非选择性 α_1、α_2 受体拮抗药

1. 短效类 α_1、α_2 受体拮抗药 此类药物与 α 受体结合疏松，易于解离，属竞争性 α 受体拮抗药。

酚妥拉明 phentolamine

酚妥拉明为人工合成的咪唑啉衍生物，临床常用其甲磺酸盐。

【药动学】 口服生物利用度低，主要注射给药。肌内注射作用持续 30~45 分钟，静脉注射后 2~5 分钟起效，$t_{1/2}$ 约 19 分钟。大部分药物以代谢产物形式经肾排泄。

【药理作用】 拮抗 α 受体，对 α_1、α_2 受体具有相似的亲和力。

（1）血管与血压：酚妥拉明拮抗血管平滑肌 α_1 受体，使小动脉和静脉血管扩张，外周阻力降低，血压下降。血压降低程度与机体的交感张力有关，卧位时的降压程度较直立位小。酚妥拉明可使肾上腺素的升压作用翻转为降压。

（2）心脏：兴奋心脏，使心率加快，心肌收缩力增强，心输出量增加。一方面由于血压下降，反射性兴奋交感神经使心脏兴奋；另一方面因为拮抗交感神经末梢突触前膜的 α_2 受体，可促进去甲肾上腺素释放，激动心脏 β_1 受体。

（3）其他：拟胆碱作用可兴奋胃肠道平滑肌；组胺样作用增加胃酸分泌；促进肥大细胞释放组胺。

【临床应用】

（1）治疗外周血管痉挛性疾病，如肢端动脉痉挛的雷诺综合征、血栓闭塞性脉管炎及冻伤后遗症等。

（2）肾上腺嗜铬细胞瘤的鉴别诊断、高血压危象的控制和手术前的准备，缓解嗜铬细胞瘤因大量分泌肾上腺素所致的高血压及高血压危象。进行鉴别诊断时，有产生严重低血压的危险性（曾有致死的报道），应慎重。

（3）静脉滴注去甲肾上腺素发生外漏时，可用酚妥拉明作局部皮下浸润注射，拮抗其强烈的缩血管效应，防止局部组织缺血坏死。

（4）休克：酚妥拉明能扩张外周血管，降低外周血管阻力，增加心输出量，改善重要器官的血流灌注，解除微循环障碍；尤其是能降低肺血管阻力，对肺水肿有较好的缓解作用。适用于感染性、心源性和神经源性休克。

（5）用于肾上腺素等拟交感胺类药物过量所致的高血压，还可用于突然停用可乐定或应用 MAO 抑制药患者食用富含酪胺食物后出现的高血压危象。

（6）用于急性心肌梗死和顽固性充血性心力衰竭的治疗。

（7）其他：可用于诊断和治疗男性勃起功能障碍。

【不良反应及注意事项】 主要为拮抗 α 受体后引起的直立性低血压和心动过速。心律失常、心绞痛等也有发生。其他尚有恶心、腹痛、鼻塞、皮肤潮红、瘙痒等，可诱发或加剧胃、十二指肠溃疡。

【禁忌证】 冠心病、胃十二指肠溃疡患者慎用。

妥拉唑林 tolazoline

妥拉唑林口服吸收较好，肌内注射吸收更为迅速，主要以原型药经肾排出。与酚妥拉明相似，也属于咪唑啉类短效 α 受体拮抗药，对 α_1、α_2 受体均有拮抗作用，但较弱，且降压作用不稳定。拟胆碱作用较强，能兴奋胃肠道平滑肌，促进胃酸、肠液、唾液等分泌。临床上主要用于血管痉挛性疾病、去甲肾上腺素外漏引起的局部缺血坏死、嗜铬细胞瘤和新生儿肺动脉高压患者的治疗。不良反应与酚妥拉明相似，但发生率较高。

2. 长效 α_1、α_2 受体拮抗药 属于非竞争性 α 受体拮抗药。此类药物以共价键与 α 受体牢固结合，不易解离，作用较强而持久。

酚苄明 phenoxybenzamine

为人工合成品,基本化学结构为氯化烷基胺。

【药动学】　口服仅 20%~30% 吸收,数小时后起效。局部刺激性大,不作肌内或皮下注射,只能静脉给药,静脉滴注后 1 小时达 C_{max}。由于脂溶性高,易蓄积于脂肪组织,因而消除缓慢,$t_{1/2}$ 约 12 小时,用药一次作用可维持 3~4 天。主要经肝代谢,由肾和胆汁排出。

【药理作用】　酚苄明分子中的氯乙胺基在体内环化形成乙撑亚胺基,与 α 受体以共价键结合,难以解离,且拮抗作用不会被大剂量的拟肾上腺素药减弱或解除,只能等酚苄明完全从体内消除后,作用才会消失,因此作用强大而持久。该药对 $α_1$、$α_2$ 受体均有拮抗作用,能扩张血管,降低血压。其作用强度与交感神经张力有关。对于静卧的正常人,降压作用不明显,当交感神经兴奋性增高,血容量减少或直立时,降压作用显著。酚苄明降压作用引起的反射性交感神经兴奋、拮抗突触前膜 $α_2$ 受体、促进去甲肾上腺素释放作用及抑制儿茶酚胺再摄取的作用叠加,使心率加快,心输出量增加。此外,较大剂量有抗组胺、抗 5-HT 作用。

【临床应用】

(1) 外周血管痉挛性疾病:作用强而持久,疗效优于酚妥拉明等短效药物。

(2) 休克:主要用于感染性休克的治疗,但起效缓慢,疗效不如酚妥拉明。

(3) 用于肾上腺嗜铬细胞瘤术前准备或不宜手术患者的持续用药。

(4) 良性前列腺增生:可显著改善前列腺增生所引起的排尿困难。

【不良反应及注意事项】　常见有直立性低血压、心悸、心律失常、鼻塞等;口服可致恶心、呕吐、嗜睡、乏力、口干。静脉注射必须缓慢给药,严密监测血压等。

(二) 选择性 $α_1$ 受体拮抗药

该类药物对 $α_1$ 受体的亲和力约为 $α_2$ 受体的 1 000 倍,拮抗 $α_1$ 受体作用强,对突触前膜 $α_2$ 受体作用极弱,因此不促进神经末梢释放去甲肾上腺素,降压时加快心率的副作用较轻。

哌唑嗪 prazosin

为人工合成品,选择性拮抗 $α_1$ 受体。

【药动学】　口服生物利用度约 50%~70%,1~3 小时达 C_{max}。血浆蛋白结合率高约 95%。大部分药物在肝脏代谢,仅 5%~11% 以原型药经肾排出。$t_{1/2}$ 约 2~3 小时,作用时间持续 4~6 小时。

【药理作用】　拮抗小动脉和静脉上的 $α_1$ 受体,使血管扩张,外周阻力下降,回心血量减少,降低血压,对心率影响较小。此外,可拮抗 $α_1$ 受体而松弛膀胱颈部、前列腺囊和前列腺尿道的平滑肌,改善良性前列腺增生引起的排尿困难。膀胱底部 $α_1$ 受体较少,故对膀胱收缩影响较小。

【临床应用】　主要用于治疗高血压和良性前列腺增生。因能降低心脏前、后负荷,也可用于慢性心功能不全。

【不良反应及注意事项】　首次用药可致严重低血压、晕厥、心悸等,称为"首剂效应",多在首次用药后 30~90 分钟发生,对伴有肝、肾功能不良及老龄患者更需谨慎。与其他抗高血压药合用,易过度降压。其他不良反应有眩晕、嗜睡、头痛、乏力等,减量或持续用药,上述症状可减轻。

临床常用药物还有特拉唑嗪、多沙唑嗪和坦洛新等。

(三) 选择性 $α_2$ 受体拮抗药

育亨宾 yohimbine

育亨宾属吲哚烷基胺生物碱。对中枢和外周的 $α_2$ 受体有选择性、竞争性拮抗作用。育亨宾尚有 5-HT 受体拮抗作用。因作用复杂,常作为实验研究的工具药。也可用于治疗男性性功能障碍及糖尿病患者的神经病变。

高选择性的 α_2 受体拮抗药如咪唑克生（idazoxan），适用于抑郁症的治疗。

二、β 受体拮抗药

根据药物对受体的选择性不同，将 β 受体拮抗药（β-adrenoceptor antagonist）分为非选择性 β_1、β_2 受体拮抗药和选择性 β_1 受体拮抗药两类。另外，根据是否具有内在交感活性，β 受体拮抗药还可分为有内在拟交感活性和无内在拟交感活性两类。

【药动学】 β 受体拮抗药口服生物利用度个体差异较大。普萘洛尔、美托洛尔脂溶性较高，口服容易吸收，但首过效应明显，生物利用度较低；吲哚洛尔、阿替洛尔首过效应较小，生物利用度相对较高。高脂溶性和低血浆蛋白结合率的 β 受体拮抗药分布容积较大，可分布到全身各组织。脂溶性较高的药物，脑脊液中药物浓度较高，如普萘洛尔、美托洛尔在脑脊液中的浓度与血浆药物浓度接近。脂溶性高的药物肝代谢率较高，经肾排泄的原型药少，反之原型药经肾排泄较多，具体见表 6-3。

表 6-3 β 受体拮抗药的药理学特性比较

药物	脂溶性	首过效应 /%	口服生物利用度 /%	$t_{1/2}$/h	消除器官	内在拟交感活性	膜稳定作用
非选择性 β 受体拮抗药							
普萘洛尔	3.65	60~70	30	2~3	肝、肾	–	++
纳多洛尔	0.7	0	35	10~20	肾	–	–
噻吗洛尔	2.1	25~30	50	3~5	肝	–	–
吲哚洛尔	1.75	10~13	75	3~4	肝、肾	++	+
选择性 β 受体拮抗药							
美托洛尔	2.15	50~60	50	3~7	肝	–	±
阿替洛尔	0.23	0~10	50	5~8	肾	–	–
醋丁洛尔	1.5	30	40	3~4	肝	+	+
艾司洛尔	–	–	–	0.13	红细胞	–	–
索他洛尔	–	0	0	10~15	肾	–	+
α、β 受体拮抗药							
拉贝洛尔	11.5	60	20~40	5~8	肝	+	±

【药理作用】

1. β 受体拮抗作用

（1）心血管系统

1）心脏：对休息时正常人的心脏几乎无影响，当交感神经张力增高（如情绪激动、运动或某些病理状态）时，拮抗心脏的 β_1 受体作用明显，表现为心率减慢，心肌收缩力减弱，心输出量减少，心肌耗氧量下降，血压下降。此外还可延缓心房和房室结的传导，延长房室结有效不应期。

2）血管和血压：拮抗血管平滑肌上 β_2 受体，加之反射性兴奋交感神经引起的缩血管效应，使肝、肾、骨骼肌和冠脉血流量减少。可降低高血压患者的血压。

（2）支气管平滑肌：拮抗支气管平滑肌 β_2 受体，使之收缩，增加呼吸道阻力，可诱发或加重哮喘，严重时可危及生命。选择性 β_1 受体拮抗药或有内在拟交感活性的 β 受体拮抗药增加气道阻力的作用较小,但仍需谨慎用药,密切观察。

(3)代谢:β受体拮抗药可影响糖代谢和脂肪代谢。当β受体拮抗药与α受体拮抗药合用时,可拮抗肾上腺素的升高血糖作用。普萘洛尔不影响正常人的血糖水平,也不影响胰岛素降血糖的作用,但能延缓用胰岛素后血糖水平的恢复。β受体拮抗药减少游离脂肪酸的释放。非选择性β受体拮抗药可轻度升高血甘油三酯水平,降低高密度脂蛋白浓度,而低密度脂蛋白水平基本不变;选择性β_1受体拮抗药和有内在拟交感活性的β受体拮抗药对脂类代谢影响较小。甲状腺功能亢进(简称甲亢)时,β受体拮抗药不仅能降低儿茶酚胺敏感性,还可抑制甲状腺素(T_4)转变为三碘甲状腺原氨酸(T_3),有效控制甲亢症状。

(4)肾素:拮抗肾小球旁器细胞的β_1受体,抑制肾素的分泌,是其抗高血压的机制之一。

(5)眼:噻吗洛尔可通过拮抗睫状体的β受体,减少房水生成,降低眼压,用于治疗青光眼。

2. 内在拟交感活性　有些β受体拮抗药具有部分激动药的受体动力学特征,产生β受体部分激动作用,称为内在拟交感活性(intrinsic sympathomimetic activity,ISA)。通常情况下,内在拟交感活性的作用较弱,此类药物常表现为β受体拮抗作用,如果预先耗竭体内儿茶酚胺,再使用具有内在拟交感活性的β受体拮抗药,其激动β受体的作用即可表现出来。

3. 膜稳定作用　某些β受体拮抗药可降低细胞膜对离子的通透性,产生局部麻醉作用及奎尼丁样作用,称为膜稳定作用(membrane-stabilizing action),常用剂量用药时,膜稳定作用无临床意义。另外,普萘洛尔的抗血小板聚集作用与β受体拮抗无关,而与膜稳定作用相关。

【临床应用】

(1)心律失常:主要用于快速型室上性和室性心律失常,尤其对运动、情绪紧张、激动等所致心律失常或因心肌缺血引起的心律失常疗效好。见第十七章抗心律失常药。

(2)高血压:可有效控制原发性高血压,单独使用或与利尿药、钙通道阻滞药、血管紧张素转换酶抑制药等配伍使用,以提高疗效,并能减轻其他药物引起的心率加快、心输出量增加及水钠潴留等不良反应。见第十六章抗高血压药。

(3)心绞痛和心肌梗死:对心绞痛有良好的疗效。对心肌梗死,早期应用可降低心肌梗死患者的复发率和猝死率。见第十九章抗心绞痛药。

(4)充血性心力衰竭:可早期应用治疗扩张型心肌病引起的心力衰竭。见第十八章抗心力衰竭药。

(5)甲状腺功能亢进的辅助用药:对焦虑、激动不安、心动过速和心律失常等症状有效,并能降低基础代谢率,可辅助用于甲亢危象的治疗。见第二十七章甲状腺激素与抗甲状腺药。

(6)青光眼:噻吗洛尔可治疗青光眼。

(7)其他:预防偏头痛,预防社交恐慌症引起的心动过速、肌肉震颤,减轻原发性震颤。

【不良反应及注意事项】　一般不良反应有恶心、呕吐、轻度腹泻等,偶见过敏性皮疹和血小板减少等。严重的不良反应常与用药不当有关。

(1)心血管反应:加剧严重心功能不全、窦性心动过缓、房室传导阻滞患者的病情。拮抗血管平滑肌β_2受体使外周血管收缩,导致四肢发冷、皮肤苍白或发绀,引起间歇性跛行、雷诺症等,严重者甚至可以引起脚趾溃烂和坏死。

(2)诱发或加剧支气管哮喘:由于拮抗支气管平滑肌的β_2受体,非选择性β受体拮抗药可以使支气管收缩,增加呼吸道阻力,诱发或加剧支气管哮喘。

(3)反跳现象:长期应用β受体拮抗药如突然停药,常使原来的病情加重,如血压上升、严重心律失常、心绞痛发作加剧等,增加猝死危险性。因此,长期用药者停药前应缓慢减量直至逐渐停药。

(4)中枢神经系统:个别患者出现疲劳、睡眠障碍(失眠、噩梦等)、精神抑郁症状。

(5)其他:长期应用可导致自身免疫反应,引发眼 - 皮肤黏膜综合征。少数患者出现低血糖,糖尿病患者同时应用胰岛素和 β 受体拮抗药,可加强降血糖作用,并可掩盖低血糖时出现的出汗和心悸等症状,可能导致严重后果。

【禁忌证】　禁用于严重左室心功能不全、窦性心动过缓、重度房室传导阻滞和支气管哮喘等患者。心肌梗死患者及肝功能不良者应慎用。

(一) 非选择性 β₁、β₂ 受体拮抗药

1. 无内在拟交感活性的 β₁、β₂ 受体拮抗药

普萘洛尔 propranolol

普萘洛尔是等量的左旋和右旋异构体的消旋品,仅左旋体对 β 受体有拮抗作用。脂溶性高,口服吸收良好,首过效应率达 60%~70%,生物利用度仅 30% 左右。到达体循环的药量个体差异大,血药浓度差异可达 25 倍。普萘洛尔易通过血脑屏障。血浆蛋白结合率约 93%。主要经肝代谢,代谢产物 4- 羟普萘洛尔仍具有 β 受体拮抗作用,血浆 $t_{1/2}$ 约 2~5 小时。临床应用普萘洛尔必须注意剂量个体化,口服同剂量普萘洛尔的不同患者,血药浓度可相差 4~25 倍,因此,应从小剂量开始,逐渐增加到适当剂量。普萘洛尔对 β 受体的拮抗作用较强,但对 β₁、β₂ 受体选择性很低,无内在拟交感活性,有膜稳定作用。

临床主要用于治疗心律失常、心绞痛、高血压、甲状腺功能亢进等,还可治疗焦虑症、肌震颤、肝硬化导致的上消化道出血和预防偏头痛。

噻吗洛尔 timolol

噻吗洛尔为非选择性、强效 β 受体拮抗药,无内在拟交感活性,无膜稳定性。口服吸收良好,生物利用度为 30%~75%,部分经肝代谢,少量以原型药经肾排出。血浆 $t_{1/2}$ 约 4 小时。口服和滴眼都可以减少房水生成,降低眼压。局部用药治疗青光眼时,对药物敏感的患者,可能出现药物吸收而引起全身不良反应,如哮喘发作或充血性心力衰竭。与毛果芸香碱相比,无缩瞳和导致近视的不良反应。

2. 有内在拟交感活性的 β₁、β₂ 受体拮抗药

吲哚洛尔(pindolol)作用强度为普萘洛尔的 6~15 倍,有较强的内在拟交感活性和较弱的膜稳定作用。口服吸收完全,生物利用度约 90%,达峰时间约为 1~2 小时,$t_{1/2}$ 约为 3~4 小时,约一半药物在肝脏代谢,代谢产物及原型药从尿中排出,亦可从乳汁排出,故哺乳期妇女慎用。

(二) 选择性 β₁ 受体拮抗药

1. 无内在拟交感活性的 β₁ 受体拮抗药

美托洛尔 metoprolol

美托洛尔选择性拮抗 β₁ 受体,对 β₂ 受体影响小,无内在拟交感活性。口服吸收超过 95%;约 1.5 小时达 C_{max},血药浓度个体差异可达 17 倍,血浆蛋白结合率约 12%,可透过血脑屏障和胎盘屏障;大部分药物在肝脏代谢;代谢产物和不超过 10% 的原型药经肾排出,也可从乳汁中排出;血浆 $t_{1/2}$ 约 3~7 小时。临床上用于治疗高血压、稳定型心绞痛及室上性快速型心律失常。静脉给药可用于急性心肌梗死的早期治疗,但禁用于心率慢、房室传导阻滞和严重心力衰竭的急性心肌梗死患者。

阿替洛尔 atenolol

阿替洛尔选择性拮抗 β₁ 受体,无内在拟交感活性和膜稳定作用。阿替洛尔口服吸收不完全,生物利用度约 50%。用药后约 2~4 小时达 C_{max},血药浓度的个体差异较小(约 4 倍)。血浆蛋白结合率低,不易透过血脑屏障。大部分以原型药经肾排出,乳汁也可排泄,且乳汁中药物浓度可达血浆药物浓度的

1.5~6.8 倍,故哺乳期妇女慎用。血浆 $t_{1/2}$ 约 5~8 小时。肾功能不全者易蓄积,肌酐清除率 <35ml/min 者,需减少用药剂量。用于治疗高血压、心绞痛和心律失常等。药物作用的维持时间比普萘洛尔、美托洛尔长,每天口服一次即可。虽然其增加呼吸道阻力的作用较轻,但哮喘患者仍须慎用。

2. 有内在拟交感活性的 $β_1$ 受体拮抗药

醋丁洛尔 acebutolol

醋丁洛尔选择性拮抗 $β_1$ 受体,有内在拟交感活性和膜稳定作用。口服易吸收,生物利用度约 40%;用药后约 2 小时达 C_{max};血浆蛋白结合率低,约 50% 与红细胞结合,不易透过血脑屏障。代谢产物二醋洛尔的药理作用与原型药相似。大部分以原型药经肾排出,胆汁也可排泄,有肠肝循环。血浆 $t_{1/2}$ 约 3~4 小时,代谢产物血浆 $t_{1/2}$ 约 8~13 小时。

三、α、β 受体拮抗药

拉贝洛尔 labetolol

拉贝洛尔口服吸收良好,生物利用度约 20%~40%;约 1~2 小时达 C_{max};血浆蛋白结合率约 50%;主要由肝代谢;$t_{1/2}$ 约 5~8 小时;代谢产物和 55%~60% 的原型药经肾排出。

拉贝洛尔有两个手性中心,是含有四个非对映异构体的消旋混合物,各异构体具有不同的活性,故药理作用复杂。可拮抗 $α_1$、$β_1$、$β_2$ 受体,对 $β_2$ 受体有较弱的内在拟交感活性,可抑制去甲肾上腺素再摄取,大剂量有膜稳定作用。其拮抗 $β_1$ 受体作用较强,是 α 受体拮抗作用的 5~10 倍。拮抗 β 受体作用是普萘洛尔的 1/2.5,拮抗 α 受体作用是酚妥拉明的 1/10~1/6。

拉贝洛尔拮抗 $α_1$ 受体引起血管扩张,血压下降,直立位时作用更为显著,$β_1$ 受体拮抗作用也与降压有关;同时也拮抗反射性交感神经兴奋引起的心脏兴奋。此外,拉贝洛尔通过激动 $β_2$ 受体使血管扩张,增加肾血流量。口服拉贝洛尔可治疗中、重度高血压,高血压危象可采用静脉注射给药。此外,还可治疗心绞痛、嗜铬细胞瘤等疾病。常见不良反应有眩晕、乏力、恶心等。该药对支气管平滑肌的收缩作用不强,但对有哮喘病史者仍应谨慎用药。

卡维地洛 carvedilol

卡维地洛口服吸收迅速,食物可减缓其吸收,但不影响生物利用度。首过效应显著,生物利用度仅 25%,血浆蛋白结合率约 98%,血浆 $t_{1/2}$ 约 6~10 小时。主要经肝代谢,粪排泄,16% 经肾排出。可同时拮抗 $α_1$、$β_1$ 和 $β_2$ 受体,无内在拟交感活性,有膜稳定作用,尚具有抗氧化、抗炎、抗细胞凋亡作用。为左旋体和右旋体的混合物,前者主要拮抗 $α_1$ 和 $β_1$ 受体,后者仅拮抗 $α_1$ 受体,消旋体的 $α_1$ 受体拮抗作用强度是 β 受体拮抗作用强度的 1/10。用于原发性高血压和充血性心力衰竭的治疗,是第一个被正式批准用于治疗心力衰竭的 β 受体拮抗药,可以明显改善患者症状,提高生活质量,降低病死率。用药从小剂量开始,根据病情需要每 2 周增量一次。可使间歇性跛行或雷诺现象加重。肾功能不全者慎用。

塞利洛尔 celiprolol

塞利洛尔又名西利洛尔,口服吸收迅速,生物利用度约 30%~70%,2~3 小时达 C_{max}。血浆蛋白结合率仅 4%~5%,不易透过血脑屏障,可透过胎盘。主要以原型药经胆汁(83%)和肾(3%)排出。血浆 $t_{1/2}$ 约 4~5 小时,但药效可维持 24 小时。可拮抗 $β_1$ 受体和激动 $β_2$ 受体,较弱拮抗 $α_2$ 受体,有内在拟交感活性,无膜稳定作用,可扩张血管,还可降低血浆甘油三酯和低密度脂蛋白。临床主要用于高血压和稳定型心绞痛的治疗。不良反应较少。

本 章 小 结

药物类别及 代表药物	药理作用	临床应用	不良反应
α 受体激动药			
• 去甲肾上腺素	激动 α_1、α_2 受体。收缩血管、升高血压,反射性减慢心率;升高血糖	休克及上消化道出血	局部组织缺血性坏死,急性肾衰竭
β 受体激动药			
• 异丙肾上腺素	激动 β_1、β_2 受体,兴奋心脏,舒张冠脉、骨骼肌和肾脏血管,舒张外周血管	支气管哮喘急性发作、房室传导阻滞、心搏骤停、休克	心悸、头晕,头痛,心律失常,心绞痛
• 多巴酚丁胺	激动 β_1 受体,加快心率、房室传导和心室内传导	心肌收缩力减弱的心力衰竭	心悸、恶心、头痛、胸痛、气短
α、β 受体激动药			
• 肾上腺素	激动 α 和 β 受体,兴奋心脏;皮肤、黏膜、内脏血管收缩,骨骼肌和冠状动脉舒张;治疗量升高收缩压和脉压;舒张支气管;增强代谢	心搏骤停、过敏性疾病、支气管哮喘、局部止血、与局麻药合用延长其作用时间	心悸、搏动性头痛、血压升高、心律失常、脑出血
• 多巴胺	激动 α、β_1、D_1 受体,低剂量舒张血管尤其是肾血管,排钠利尿,大剂量收缩血管、兴奋心脏	各种休克、肾功能不全、心功能不全	大剂量致心律失常、肾功能下降,外漏致组织坏死
α 受体拮抗药			
• 酚妥拉明	拮抗 α 受体,扩张血管,降低血压,兴奋心脏,拟胆碱作用、组胺样作用	外周血管痉挛性疾病、肾上腺嗜铬细胞瘤、去甲肾上腺素外漏、休克、拟交感胺类药物过量所致的高血压、急性心肌梗死和顽固性充血性心力衰竭、男性勃起功能障碍	直立性低血压、心动过速、心律失常、心绞痛、诱发或加剧消化性溃疡
• 哌唑嗪	选择性拮抗 α_1 受体。扩张血管,降低血压,松弛膀胱颈部、前列腺囊和前列腺尿道的平滑肌	高血压、良性前列腺增生	首剂效应、眩晕、嗜睡、头痛、乏力等
β 受体拮抗药	拮抗 β 受体,抑制心脏,降低高血压患者的血压;收缩支气管;延缓用胰岛素后血糖水平的恢复;减少游离脂肪酸释放,升高血油三酯水平,降低高密度脂蛋白浓度;抑制 T_4 向 T_3 转变;抑制肾素的分泌;部分药物具有内在拟交感活性和膜稳定作用	心律失常、心绞痛、高血压、甲状腺功能亢进	心脏抑制,间歇性跛行、雷诺症,支气管哮喘,反跳现象,疲劳、睡眠障碍、精神抑郁,眼 - 皮肤黏膜综合征,低血糖
• 普萘洛尔	非选择性拮抗 β_1、β_2 受体,无内在拟交感活性	焦虑症、肌震颤、肝硬化导致的上消化道出血和预防偏头痛,余同上	同上
• 噻吗洛尔	非选择性拮抗 β_1、β_2 受体,无内在拟交感活性,无膜稳定性	青光眼,余同上	同上

续表

药物类别及 代表药物	药理作用	临床应用	不良反应
● 美托洛尔	选择性拮抗 β_1 受体,无内在拟交感活性	高血压、稳定型心绞痛及室上性快速型心律失常	同上
α、β 受体拮抗药			
● 拉贝洛尔	拮抗 α_1、β 受体,扩张血管,降低血压,反射性兴奋心脏,增加肾血流量	高血压、心绞痛、嗜铬细胞瘤	眩晕、乏力、恶心

第六章
目标测试

（龚其海）

第七章

局部麻醉药

学习要求

1. **掌握** 局部麻醉药的药理作用与机制、临床应用与不良反应。
2. **熟悉** 影响局部麻醉药作用的因素。
3. **了解** 局部麻醉药结构与分类。

第七章
教学课件

局部麻醉药(local anesthetics)简称局麻药,是一类可逆性阻断神经冲动传导,使相关神经支配部位的痛觉暂时消失的药物,用于消除手术和检查操作中的疼痛。近年来,随着微创手术及内镜检查等临床诊疗技术的发展,患者和医师对手术和检查过程的无痛苦和安全性需求日益增加。局麻药是在保持患者意识清醒的情况下,通过阻滞脊神经、神经丛、神经干或神经末梢,阻断伤害性刺激上传到中枢神经,镇痛效果确切,全身不良反应少,是临床围手术期与多种检查操作中疼痛治疗的重要药物。

一、药物结构与分类

现代局麻药的起源最早可追溯到 1884 年,卡尔·科勒(Karl Koller)首次发现古柯叶中精制的生物碱——可卡因(cocaine)具有局部麻醉作用。在可卡因化学结构基础上,进一步人工合成了一系列安全有效的局麻药。局麻药的结构相似,由亲脂性的芳香环和亲水性的烷胺基组成,两部分通过酯键或酰胺键连接(表 7-1)。按照中间链结构,局麻药分为酯类和酰胺类两大类。局麻药的游离胺基稳定性较差,与酸形成胺盐后稳定性增加。酯类局麻药经血浆胆碱酯酶水解失活,酰胺类局麻药主要在肝脏经肝药酶代谢。一般酯类局麻药过敏反应发生率高于酰胺类局麻药,但局麻药制剂中的某些辅料成分也可能引起或加重过敏反应。酯类局麻药包括普鲁卡因、氯普鲁卡因、丁卡因和丙美卡因等。酰胺类局麻药包括利多卡因、布比卡因、左布比卡因、罗哌卡因、阿替卡因、依替卡因、甲哌卡因和丙胺卡因等。临床常用局麻药的结构和作用特点(表 7-1)。

二、药理作用与机制

1. 药理作用

(1)局部麻醉作用:局麻药具有浓度依赖性的神经阻滞作用。当局部药物浓度大于最低麻醉浓度时,阻滞神经功能,发挥局部麻醉作用。不同类型神经纤维的长短、粗细、有无髓鞘包裹等解剖特点不同,对局麻药的敏感性有差异。局麻药剂量自低到高,首先消失的是痛觉,随后依次为温度觉、触觉和深部压觉消失,最后出现运动功能麻痹。神经冲动传导的恢复则按相反的顺序进行。当局麻药对感觉神经与运动神经分离阻滞时,有利于术后患者在无痛状态下的早期活动、促进机体康复。局麻药的药理学特性主要包括局麻作用的效价、起效时间(即诱导期)、作用持续时间等。脂溶性高的局麻药更易透过神经细胞膜,故其效价强度通常大于脂溶性低的药物。起效时间系指从用药开始到发生神经完全阻滞所需的时间,此时神经外间隙与神经内的局麻药浓度达到平衡。随着神经外间隙局麻药向周围组织弥散,神经内局麻药浓度呈指数式下降,当浓度低于最低麻醉浓度后,局麻药作用消失,神经功能恢复正常。

表 7-1 常用局麻药的特点

局麻药	结构			相对作用强度（比值）	作用持续时间
	芳香环	中间链	烷胺基		
酯类					
普鲁卡因				1	1h
丁卡因				10	2~3h
丙美卡因				10	15min
酰胺类					
利多卡因				2	0.5~2h
布比卡因				8	6~10h
罗哌卡因				8	4~8h
阿替卡因				1.9	1h

(2) 抗心律失常作用:利多卡因等部分局麻药具有抗心律失常作用,是临床常用的抗心律失常药,用于治疗急性心肌梗死后室性早搏和室性心动过速,以及强心苷中毒、心脏外科手术引起的室性心律失常。

2. 作用机制 局麻药通过干扰神经细胞膜去极化来阻断疼痛信号的传导。正常情况下神经细胞膜的去极化有赖于 Na^+ 内流。局麻药与神经细胞膜电压门控钠通道相互作用,阻滞钠通道开放,抑制 Na^+ 内流,阻止动作电位的产生和神经冲动的传导,从而阻断伤害性刺激上传到中枢神经,发挥镇痛作用。钠通道是位于细胞膜上的跨膜糖蛋白,由 α、$β_1$ 和 $β_2$ 三个亚单位组成,其中 α 亚单位是钠通道的主要功能单位,包括四个重复的同源结构域(I ~ IV),而每个结构域又由六个螺旋结构的跨膜片段组成(S_1~S_6)。局麻药的主要作用位点是在钠通道 α 亚单位第 IV 结构域 S_6 片段膜内侧的氨基酸残基(图 7-1)。局麻药为弱有机碱,在溶液中由非解离型(RN)和解离型(RNH^+)组成。非解离型局麻药易透过神经细胞膜,与胞内的作用位点结合,发挥钠通道阻滞作用。因此,局麻药的脂溶性、解离速率及程度与局麻效应密切相关。

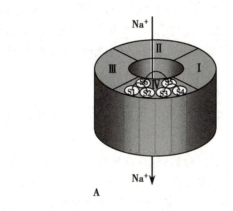

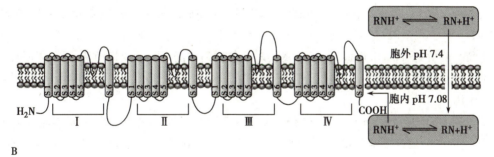

图 7-1 局麻药的作用机制
A. 钠通道 α 亚单位的组成 B. 局麻药在钠通道内侧的作用位点

局麻药对 Na^+ 内流的阻滞作用具有频率依赖性和电压依赖性。刺激神经的频率越高,膜电位差越大,开放的钠通道数目越多,局麻药阻滞钠通道、抑制 Na^+ 内流的作用越强。因此,局麻药的作用与神经的功能状态有关,处于兴奋状态的神经对局麻药更敏感、麻醉效应更明显。

3. 影响局麻药作用的因素

(1) 剂量:局麻药的剂量可通过适当调节药物浓度和容量来影响麻醉作用的起效时间、持续时间和作用强度。为避免毒性反应的发生,通常采用分次给药方法以延长局麻作用时间。

(2) pH:非解离型局麻药进入神经细胞内发挥局麻作用。因此,随着非解离型药物的比例增加,局麻药经组织扩散的速度会加快,使局麻作用增强。根据 Henderson-Hasselbalch 方程,药物溶液及用药周围组织的 pH 与局麻药的解离速率 pK_a 值共同决定解离型和非解离型药物的比例。市售的局麻药制剂大多为胺盐溶液(pH=5.0~7.0),局麻药在此 pH 范围内更加稳定。常用局麻药为弱碱性

(pK_a=7.5~9.0)。因此,用碳酸氢钠将利多卡因等局麻药溶液的 pH 升高至 7.2~7.4(接近生理 pH),使非解离型药物浓度升高,可增强其局麻作用并减轻注射疼痛,但药物溶液的保质期会明显缩短。此外,感染及炎症组织的细胞外液 pH 降低,使非解离型局麻药的比例下降。所以在切开脓肿手术前,必须用局麻药在脓肿周围组织做环形浸润才能获得预期的麻醉效果。

(3)血管收缩药:没有收缩血管作用的局麻药,可适量加用肾上腺素:①减少局麻药吸收与全身不良反应;②提高局部药物浓度,延长麻醉作用时间;③减少手术区的出血、利于手术操作。在手指及足趾等侧支循环较差的部位慎用或禁用肾上腺素,以避免引起严重缺血性并发症、局部组织坏死。此外,伴有高血压、心律失常、甲状腺功能亢进等肾上腺素禁忌证的患者禁用肾上腺素。

(4)注射部位:局麻药注射部位的解剖结构可直接影响局麻药的弥散速率及经血管吸收速率,从而影响局麻作用的起效时间及维持时间。因此,同种局麻药采用不同的给药方式所需的药物剂量不同。例如,在蛛网膜下腔麻醉中,脊髓神经没有外鞘包绕,局麻药直接与脊髓附近的神经组织接触,因而起效迅速;但因用药剂量相对减少,故神经阻滞持续时间缩短。

(5)药物联用:利用不同局麻药的作用特点联合应用,能够更好地满足临床局部麻醉的需求。例如,将起效快的利多卡因和长效的罗哌卡因对手术局部进行浸润麻醉,既能缩短麻醉的起效时间,又能延长麻醉的持续时间。但需注意药物联用时不良反应甚至毒性叠加带来的安全隐患。

三、临床应用与不良反应

1. **临床应用** 局麻药是在不影响患者意识的情况下,使局部组织痛觉暂时消失的药物。常用局麻药在临床局麻方法中的应用如下。

(1)表面麻醉(surface anesthesia):将穿透性较强的局麻药喷于或涂于黏膜表面,使黏膜下神经末梢麻醉,适用于口腔、耳鼻喉、眼等部位的浅表手术与检查。常用丁卡因、丙美卡因和利多卡因等。

(2)浸润麻醉(infiltration anesthesia):将局麻药注射于手术视野附近的皮下或各层组织里,使局部神经末梢麻醉,用于浅表手术、口腔手术、伤口修复、腰椎穿刺等。常用利多卡因、布比卡因、罗哌卡因、阿替卡因。

(3)传导麻醉(conduction anesthesia):将局麻药注射到神经干附近或神经丛周围,阻断神经冲动传导,使该神经支配的区域麻醉,适用于四肢及口腔手术。常用利多卡因、罗哌卡因、阿替卡因、布比卡因、丁卡因。

(4)蛛网膜下腔麻醉(subarachnoid anesthesia):蛛网膜下腔麻醉又称腰麻或脊髓麻醉(spinal anesthesia),将局麻药自腰椎间隙注入蛛网膜下腔,阻滞该部位的脊神经根,使其支配的区域产生麻痹。脊髓麻醉的范围较广,适用于下腹部、盆腔、会阴及下肢手术。常用利多卡因、丁卡因、布比卡因。

(5)硬膜外麻醉(epidural anesthesia):将局麻药注入硬膜外腔,药物扩散穿过椎间孔,阻滞脊神经根。硬膜外麻醉可通过骶裂孔、腰段、胸段或颈段脊髓完成,达到躯干某一节段的麻醉,用药量为腰麻的 5~10 倍,常用于腹部及以下部位手术。由于硬膜外腔与颅腔不通,药液不扩散至脑组织,硬膜外麻醉不易引起呼吸中枢麻痹。常用利多卡因、丁卡因、布比卡因、罗哌卡因。

2. **不良反应** 局麻药的局部不良反应少,其全身不良反应除了过敏反应外,大多与血药浓度水平有关。

(1)毒性反应:局麻药经阻滞部位吸收或误将药物注入血管内可引起毒性反应,主要表现为中枢神经系统和心血管系统毒性,前者可能表现为耳鸣、唇部麻刺感、头晕、焦虑、躁动、意识模糊、嗜睡、意识丧失、癫痫发作,心血管系统毒性可能表现为心动过缓、心肌收缩力降低、房室传导阻滞、血管舒张、室性心律失常、心搏骤停、呼吸麻痹,乃至死亡。多数局麻药的中枢神经系统毒性先于心血管系统毒性出现;但布比卡因的心脏毒性症状出现较早且一般难以逆转。

(2)过敏反应:局麻药可引起两类过敏反应。①给药局部出现变应性接触性皮炎和迟发性肿胀,在 72 小时内出现局限性湿疹性和瘙痒性皮疹。②全身过敏反应,酯类局麻药或其代谢产物与血浆蛋白结合后可形成半抗原,引起全身过敏反应,临床表现为荨麻疹、支气管痉挛、呼吸困难、低血压及血管性水肿等症状。极少数患者接受低于常规剂量的局麻药即可表现出毒性反应初期症状,此时大多考虑为高敏反应。一般酰胺类局麻药的过敏反应少见,但需注意某些药物制剂中添加的焦亚硫酸钠辅料可能引起过敏反应。

四、常用局部麻醉药

最早合成的短效普鲁卡因由于局麻作用弱、过敏反应较多,临床已少用。临床常用局麻药主要包括酰胺类的利多卡因、布比卡因、罗哌卡因、阿替卡因,以及酯类的丁卡因、丙美卡因(表 7-1)。

丁卡因 tetracaine

丁卡因为长效酯类局麻药。本品脂溶性高,穿透力强,表面麻醉效果较好,常用于口腔和耳鼻喉等部位的黏膜表面麻醉,也适用于传导麻醉、蛛网膜下腔麻醉和硬膜外麻醉;但因毒性较大,一般不用于浸润麻醉。丁卡因与神经组织结合快而牢固,给药后 1~3 分钟起效,可持续 2~3 小时。本品吸收入血后,大部分与血浆蛋白结合,主要经血浆胆碱酯酶水解生成对氨基苯甲酸和二乙氨基乙醇,前者与血浆蛋白结合后可能形成半抗原,引起过敏反应。丁卡因过敏反应发生率较高,有对氨基苯甲酸类药物过敏史的患者慎用。

丙美卡因 proparacaine

丙美卡因是短效酯类局麻药,临床上主要用于眼科表面麻醉,适用于各种眼科手术及眼科检查的表面麻醉。其麻醉强度略高于相同浓度的丁卡因,作用迅速,给药后 20 秒起效,可持续 15 分钟,无散瞳作用。本品不宜长期使用,以避免引起角膜损伤、视力减退或伤口愈合延迟;使用时禁止揉擦眼睛。甲状腺功能亢进或心脏病患者使用本品应特别慎重,如有过敏现象发生则停止使用本品。

利多卡因 lidocaine

利多卡因是首个合成的酰胺类局麻药,属中效局麻药。本品主要在肝脏代谢生成单乙基甘氨酸二酰亚胺和甘氨酸二酰亚胺。利多卡因的穿透力较强、弥散广、起效快,经黏膜的吸收速度几乎与静脉注射相似,药物安全范围较大,适用于表面麻醉、浸润麻醉、传导麻醉、蛛网膜下腔麻醉和硬膜外麻醉,是临床最常用的局麻药。利多卡因使用时加入肾上腺素(1∶100 000 或 1∶200 000),可使局部血管收缩,延长药物局麻作用持续时间。

布比卡因 bupivacaine

布比卡因属长效酰胺类局麻药。本品脂溶性大,在肝脏代谢生成哌啶二甲苯胺,其麻醉作用强度为布比卡因的 1/3。布比卡因可用于浸润麻醉、传导麻醉、蛛网膜下腔麻醉和硬膜外麻醉。该药吸收后在心脏和脑中分布较多,可引起明显的心脏与中枢神经系统毒性,心脏毒性症状出现较早,严重时可致室性心律失常。

罗哌卡因 ropivacaine

罗哌卡因是第一个左旋异构体的长效酰胺类局麻药。本品的脂溶性大于利多卡因但小于布比卡因,主要在肝脏代谢为 3- 羟基罗哌卡因和 4- 羟基罗哌卡因,两者仍有较弱的局麻作用。罗哌卡因对感觉和运动神经阻滞的分离程度优于布比卡因,具有长效局麻作用和术后镇痛作用,小剂量发挥镇痛作用时,仅伴有局限的、非进行性的运动神经阻滞。罗哌卡因适用于浸润麻醉、传导麻醉和硬膜外麻醉,其心脏毒性小于布比卡因,但过量的药物快速进入体循环,也会引起中枢神经系统和心血管系统的不良反应。

阿替卡因 articaine

阿替卡因是中效酰胺类局麻药。本品芳杂环上的酯键结构使化合物脂溶性增加,对组织渗透力增强,起效快,对感觉和运动神经阻滞较好。临床使用阿替卡因肾上腺素注射液,用于浸润麻醉和传导麻醉,特别适用于涉及切骨术及黏膜切开等需要肌松手术的局部麻醉,是口腔常用的局麻药。阿替卡因毒性较小,但用量过大会产生中枢神经系统、呼吸系统以及心血管系统的毒性反应。阿替卡因注射剂中的焦亚硫酸钠辅料可能引起过敏反应;此外,注射液中已添加肾上腺素,伴有肾上腺素禁忌证的患者禁用。

本 章 小 结

药物类别及代表药物	作用持续时间	作用机制	临床应用
酯类			
普鲁卡因	1h	阻滞钠通道	现已少用
丁卡因	2~3h	阻滞钠通道	表面麻醉、蛛网膜下腔麻醉、硬膜外麻醉
丙美卡因	15min	阻滞钠通道	眼科手术及眼科检查的表面麻醉
酰胺类			
利多卡因	0.5~2h	阻滞钠通道	表面麻醉、浸润麻醉、传导麻醉、蛛网膜下腔麻醉、硬膜外麻醉
布比卡因	6~10h	阻滞钠通道	浸润麻醉、传导麻醉、蛛网膜下腔麻醉、硬膜外麻醉
罗哌卡因	4~8h	阻滞钠通道	浸润麻醉、传导麻醉、硬膜外麻醉
阿替卡因	1h	阻滞钠通道	浸润麻醉、传导麻醉

第七章
目标测试

(杜俊蓉)

第三篇

中枢神经系统药理学

第八章

中枢神经系统药理学概论

第八章
教学课件

学习要求

1. **掌握** 中枢神经系统重要递质及其受体的分布、生理功能及相关药物作用机制。
2. **熟悉** 中枢神经系统的构成与功能；熟悉相关神经精神疾病的发病机制与治疗药物。

中枢神经系统(central nervous system,CNS)包括大脑与脊髓,主导了人体的多种生命活动,如意识、运动、感觉、语言、情感、学习与记忆等。CNS 含有的大量神经元之间形成多种形式的突触联系,并通过离子通道、G 蛋白偶联受体等产生细胞信号级联网络,最终实现复杂而精密的功能调节。作用于 CNS 的药物通过影响大脑与脊髓的功能缓解或治疗 CNS 疾病,也有些药物可产生生理和 / 或精神依赖性,导致严重的社会问题。目前使用的大多数 CNS 药物通过影响神经递质的合成、释放、降解及其与受体的结合等过程发挥药理作用。由于目前对 CNS 生理功能及疾病仍缺乏深入的认识,大多数 CNS 药物的特异性不高,药理学机制尚不十分明确,部分 CNS 疾病还缺乏有效治疗药物。对 CNS 药理学的探索不仅对相关药物的研究具有重要意义,还能加深对 CNS 疾病发病机制的理解。

第一节　中枢神经系统的构成与功能

一、神经元

神经元(neuron)是 CNS 的基本结构与功能单位,成人脑内约有 10^{10}~10^{12} 个神经元。大多数神经元通过突触相互连接形成网络,并通过生物电和化学物质传递信息,有的神经元还具有内分泌和 / 或旁分泌功能。典型的神经元结构包括细胞体(cell body 或 soma)和突起(neurite),突起又可分为树突(dendrite)或轴突(axon)(图 8-1)。树突是神经元细胞体长出的形似树枝样的结构。轴突是细胞体的延伸,由轴丘(axon hillock)部位分出,其起始部位称为轴突始段(axon initial segment,AIS),轴突末端的突触(synapse)是与其他神经元或效应器细胞接触并进行信息传递的部位。轴突构成了神经纤维,如果轴突被髓鞘包裹则称有髓纤维。神经元的细胞体含有细胞核及多种细胞器,如内质网、高尔基体、线粒体等,它们的功能与其他细胞中的细胞器大体相同。神经元中细胞器可通过细胞骨架蛋白在细胞体和突起间转运,以适应神经元的功能需求。神经元的结构和功能障碍通常是导致神经精神疾病的直接原因。

二、突触与信息传递

神经元与神经元或其他效应细胞间发生信息传递的部位称为突触。根据突触传递的方式和特点,可分为电突触、化学突触和混合性突触。在 CNS 中,大部分突触为化学突触,是 CNS 药物作用的主要部位。化学突触的前、后结构不对称,突触前膜和突触后膜之间有约 20~100nm 的突触间隙(synaptic cleft）。突触前膜内有许多直径约为 40nm 的突触囊泡（synaptic vesicle），是储存神经递质（neurotransmitter）的细胞器。

神经递质是通过化学突触将信号从一个神经元传递给另一个神经元或效应细胞的特定内源性化学物质。突触前神经元将合成或摄取的神经递质储存在突触囊泡内。当突触前神经元产生的电冲动到达突触前膜时，膜去极化并开启电压依赖的钙离子通道，导致胞外钙内流。该过程激活突触前膜中钙调素依赖的磷酸激酶，使突触囊泡与突触前膜融合，并以胞吐（exocytosis）方式将突触递质释放入突触间隙。神经递质作用于后膜上的特异性受体或配体门控通道，引起突触后神经元或效应细胞对某些离子通透性的改变，从而使突触后膜发生一定程度的去极化或超极化，分别形成兴奋性突触后电位和抑制性突触后电位。当这些单个突触后电位总和超过突触后细胞的阈电位时，便产生动作电位，将信息传递下去。上述经化学突触的"电 - 化学 - 电"信息传递方式也称为突触传递（synaptic transmission），突触传递具有传递信息快、作用强、选择性高的特点。

释放的神经递质需要迅速消除而终止其作用，以保证后续信息传递的有效性。神经递质的作用可通过三个途径被中止：酶解、重摄取和弥散。乙酰胆碱（acetylcholine，ACh）被乙酰胆碱酯酶（acetylcholinesterase，AChE）水解，过程与外周神经系统相同。抗胆碱酯酶药则可保留突触间隙 ACh 水平，进而加强胆碱能突触传递。单胺类神经递质，如 5- 羟

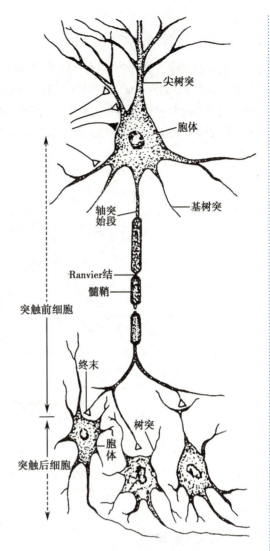

图 8-1　典型的脊椎动物神经元的结构示意图

色胺（5-HT）、去甲肾上腺素等通过重摄取的方式终止作用。重摄取依赖于突触前膜上的转运体蛋白，其对神经递质具有高度选择性，重摄取后的递质被灭活或再次储存入突触囊泡。抑制转运体蛋白可阻碍神经递质的重摄取，加强单胺类递质的突触传递，这是部分抗抑郁药的作用基础。神经肽作用的终止依靠酶解和弥散作用。

三、神经环路

各种不同的神经元通过突触相互连接形成神经环路（neuronal circuit），这些神经环路对大量信息进行处理和整合，参与神经调节。神经环路有多种构成方式。一个神经元接受多个其他神经元轴突末梢的突触传递，这种多信息影响同一个神经元的神经环路称为聚合环路（converging circuit）。一个神经元也可以同时与多个神经元建立突触传递，使信息扩散，这种神经环路称为发散环路（diverging circuit）。此外，还有反响环路（reverberating circuit）、平行后放电环路（parallel after-discharge circuit）等。这些神经环路构成了复杂的神经网络，使信息加工、整合更为精细。神经环路的功能异常与帕金森病、癫痫、抑郁症等神经精神疾病的产生密切相关，阐明疾病状态下异常神经环路的病理机制将为药物研发提供重要依据。

四、神经胶质细胞

脑内细胞除神经元外,约有 90% 的细胞是神经胶质细胞。CNS 中的神经胶质细胞按形态可分为星形胶质细胞(astrocyte)、少突胶质细胞(oligodendrocyte)和小胶质细胞(microglia)等类型(图 8-2)。神经胶质细胞对神经元不仅起到支持、营养和绝缘等作用,还参与调节突触传递、突触可塑性等过程。神经胶质细胞在神经精神疾病中的作用正受到越来越多的重视,可能为相关疾病的治疗提供重要的药物靶标。

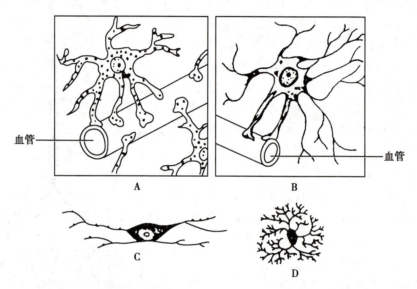

图 8-2　神经胶质细胞的种类与形态模式
A. 原浆性星形胶质细胞　B. 纤维性星形胶质细胞　C. 少突胶质细胞　D. 小胶质细胞

五、血脑屏障

血脑屏障(blood-brain barrier,BBB)是指血液 - 脑组织间液之间的天然结构屏障。BBB 由毛细血管内皮细胞、包绕毛细血管的星形胶质细胞以及周细胞组成。BBB 能阻断血液中大部分疏水性物质直接扩散进入脑组织或脑脊液,防止病原体的侵入,从而保证脑组织内环境稳定。类似的,血液 - 脑脊液之间、脑脊液 - 脑组织之间也分别存在屏障,它们与 BBB 在组织结构上存在差异,但发挥相似的生理作用。对药物而言,疏水性强的非极性小分子药物可通过扩散方式透过 BBB 进入脑组织,特定的药物也可经由药物转运体跨越 BBB。CNS 药物透过 BBB 的特性是影响其体内过程和药理作用的重要因素。

第二节　中枢神经系统的递质及其受体

神经递质按照化学性质可分为三类:氨基酸类,胺类和神经肽类。神经递质应具有以下几个特征:①能在突触前神经元中合成并储存在突触囊泡内;②能在突触前神经元的兴奋冲动抵达末梢后释放入突触间隙;③人为给予突触后细胞某种神经递质时,其产生的效应与突触前神经元释放该神经递质所产生的效应相同;④存在使该递质失活的方式;⑤存在特异性的受体激动药或拮抗药以模拟或阻断该神经递质的作用。神经调质(neuromodulator)也由神经元释放,但它们不直接引起突触后的生物学效应,却能调制神经递质在突触前的释放以及突触后细胞的兴奋性。某些物质,如组胺(histamine),既是神经递质,也是神经调质。神经递质通过结合在神经元上的两类受体发挥作用。一类受体是配体门控离子通道(ligand-gated ion channel)或离子型受体(ionotropic receptor)。激活后的配体门控离子通道通常维持最多数十毫秒的短暂开放,是快速突触传递的分子基础。第二类神经递质的受体是代谢型受体(metabotropic receptor),这些受体是 7 次跨膜的 GPCR。递质与代谢型受体结合引起细胞内第二信使的产生,继而进一步调节离子通道或其他受体的功能。

一、乙酰胆碱

(一) 神经分布与功能

乙酰胆碱(acetylcholine,ACh)是最早被发现的神经递质,也是 CNS 中主要的神经递质。释放 ACh 的神经元称胆碱能神经元,大脑中胆碱能神经元包括局部分布的胆碱能中间神经元和集中分布的胆碱能投射神经元。后者的胞体分布相对集中,但它们的轴突在脑干网状上行激动系统、纹状体、边缘系统和大脑皮质等均有广泛投射,并参与学习、记忆、警觉及内脏活动等生理功能。但应注意,脑内胆碱能系统的许多重要功能是在 γ- 氨基丁酸(γ-aminobutyric acid,GABA)能中间神经元的配合下完成。CNS 中胆碱能神经元胞体集中分布于 3 个区域:

1. **基底前脑(basal forebrain)和中脑(脚间 / 脑桥被盖核)** 基底前脑包括伏隔核(nucleus accumbens)、下橄榄核(nucleus basalis)、Broca 斜带核群(diagonal band of Broca)、无名质(substantia innominata)和内侧隔核(medial septal nuclei)。这些脑区的胆碱能神经元是投射神经元,其轴突投射至大脑皮质和海马。海马是参与学习记忆的重要脑区,阿尔茨海默病(Alzheimer's disease,AD)患者基底前脑胆碱能神经元丢失,而中枢抗胆碱酯酶药多奈哌齐可缓解 AD 的认知功能障碍。从丘脑核团到皮质的胆碱能投射通路构成上行网状激活系统的重要部分,参与维持觉醒状态。

2. **纹状体** 该部位为胆碱能中间神经元,与其他类型的神经元共同组成局部神经环路。现已明确,中脑黑质多巴胺能神经元纤维上行抵达纹状体,抑制纹状体内 ACh 系统功能。故胆碱受体拮抗药苯海索可模拟多巴胺能神经的上述作用,在抗帕金森病(Parkinson's disease,PD)中产生疗效。在锥体外系中,尾状核 ACh 和多巴胺间的平衡对于维持机体的运动有重要意义。

3. **脑干和脊髓的传出神经** 脑干和脊髓发出的自主神经、运动神经都是胆碱能神经。乙酰胆碱存在于运动神经元和 Renshaw 细胞的突触连接中。

(二) 受体类型及作用

乙酰胆碱受体(AChR)在药理学上分成两类:M 受体和 N 受体,前者被毒蕈碱(muscarine)选择性激活,是代谢型受体,属于 GPCR,是脑内主要的 AChR;后者被烟碱(nicotine)选择性激活,是配体门控离子通道。依据拮抗药对受体的选择性以及近年来分子克隆技术的鉴定,又可将受体分成不同亚型。

1. **M 受体(mAChR)** 中枢神经系统 M 受体可分为 M_1、M_2、M_3、M_4 和 M_5 五种亚型,它们在脑内分布、表达丰度及与配体的结合力均不相同。M_1 受体是脑中的主要亚型,分布广泛,以皮质、海马和纹状体居多。ACh 兴奋 M_1 受体,引起神经元缓慢去极化,在记忆、学习等认知功能中具有重要作用。M_2 受体主要分布于丘脑、下丘脑、脑桥和延髓,以及整个脊髓前角和背角,皮质和海马也有分布。M_3 受体分布于皮质、海马、丘脑和脊髓板层 Ⅰ~Ⅲ,但丰度较低。M_4 受体分布于黑质、纹状体和海马,尤其在纹状体分布较多。M_5 受体分布于纹状体、海马、间脑、脑桥和小脑等部位,间脑 M_5 受体多存在于黑质来源的神经末梢,参与多巴胺能黑质 - 纹状体通路的调节。M_5 受体可能通过促进脑内一氧化氮合成,调控胆碱能神经血管参与大脑的认知、记忆和血流循环等重要功能,有望成为治疗帕金森病、精神分裂症、局灶性脑缺血等疾病的药物新靶标。

2. **N 受体(nAChR)** 脑内 N 受体的药理学特性和功能尚不完全清楚。nAChR 由 5 个蛋白亚基构成。其激活后可开放配体门控离子通道,增加细胞对 Na^+、K^+、Ca^{2+} 的通透性,引起去极化。现已鉴定出 17 种 nAChR 亚基,根据亚基的不同组合将 N 受体分成四个亚家族,其中 Ⅰ~Ⅲ型亚家族主要分布于神经系统。nAChR 在突触前、后膜均有分布，参与认知活动、学习记忆等，也与尼古丁成瘾的奖赏（rewarding）行为相关。

ACh 在脑内作为神经调质可通过两种方式调制神经元的兴奋性：①激活突触前神经末梢 nAChR，促进神经递质的释放；②激活突触后膜 M_1 受体，与 Gq 蛋白偶联，通过胞内信号通路，关闭电压门控钾通道，使神经元去极化反应得以延长。ACh 在脑内作为神经递质的情况仅见于海马的抑制性中间神经元，通过激活含有 α_7 亚基的 nAChR 产生快的兴奋性突触后电位（excitatory postsynaptic potential，EPSP）。

二、去甲肾上腺素

（一）神经元分布与功能

去甲肾上腺素（noradrenaline，NA 或 norepinephrine，NE）能神经元主要分布于脑桥及延髓的网状结构。中枢神经系统的大多数部位都能接受弥散的 NA 输入，但 NA 胞体主要集中分布于蓝斑核（locus coeruleus，LC），向中央皮质区、中央被盖区和腹外侧被盖区投射。LC 中的 NA 系统在多种生理活动中起重要作用，可能与睡眠 - 觉醒、注意力、学习记忆、应激反应、体温降低、摄食行为、痛觉、心血管调节及情绪状态等多种神经精神功能有关。中枢 NA 系统功能异常与睡眠障碍、抑郁症、焦虑症（特别是阿片类药物戒断时严重的焦虑症状）、注意力缺乏 / 多动症等密切相关。神经退行性疾病如 AD 和 PD 伴有 LC 中 NA 能神经元损伤，可能与该类疾病患者情绪异常有关。

NA 受体分为三个家族，共 9 种亚型，均为代谢型受体，NA 对神经元兴奋性的作用取决于其受体类型。例如，在 LC 中，NA 作用于 α_2 受体开放钾通道，引起超极化反应，抑制动作电位的发放；在面神经运动核神经元中，NA 作用于 α_1 受体关闭钾通道，引起小幅度的去极化反应，促进动作电位发放。NA 作用于 β 受体时可通过抑制后超极化（after-hyperpolarization，AHP）增加神经元兴奋性。

（二）相关疾病与作用药物

1. 情感障碍性疾病（affective psychoses）　它是一组以情感显著而持续地高涨躁狂（mania）或低落抑郁（depression）为主要临床特征的精神障碍，常伴有相应的思维和行为改变。目前认为 NA 和 5-HT 与情感障碍性疾病有关。脑内 NA 系统亢进导致躁狂症，而部分抑郁症与脑内 NA 和 5-HT 系统功能低下密切相关。大多数抗抑郁药均能升高突触间隙 NA 和 5-HT 水平，而降低脑内 NA 水平的药物利血平可诱发抑郁。碳酸锂抑制脑内 NA 释放并促进其再摄取，使突触间隙 NA 浓度降低而产生抗躁狂作用。锂盐也可用于治疗抑郁症，尤其是双相障碍（bipolar disorder）患者。

2. 疼痛与镇痛　疼痛是一种与实际或潜在组织损伤相关的不愉快的感觉和情绪情感体验，或与之类似的经历。剧烈的疼痛甚至可导致休克。α_2 受体激动药如可乐定和右美托咪定激动中枢 α_2 受体，通过突触前或突触后机制抑制疼痛信号传递，发挥镇痛作用。抑制 NA 再摄取的抗抑郁药对由躯体感觉神经系统损伤引起的神经性疼痛有效。

3. 阿片戒断症状　阿片类药物停用后出现戒断症状，表现为兴奋、失眠、流涕、流泪、震颤、出汗、呕吐、腹泻、肌肉疼痛、瞳孔扩大，甚至意识丧失。阿片戒断时出现的躯体症状与 LC 中 NA 能神经元过度兴奋有直接联系。从孤束核尾端 A2 区到终纹床核的 NA 能投射纤维，在诱发阿片戒断的神经症状中起关键作用。可乐定（clonidine）、洛非西定（lofexidine）等通过激动 LC 中的 α_2 受体，减少 NA 释放，从而抑制中枢交感神经元活动，控制阿片戒断期内脏神经功能紊乱和情绪反应，消除戒断症状，临床上用于阿片类成瘾药物脱毒期的非替代治疗。

4. 中枢抗高血压药物　中枢 NA 能交感神经参与调控血压，可乐定、甲基多巴等中枢抗交感神经药选择性激动血管运动中枢抑制性神经元上的 α_2 受体，使支配心血管系统的外周交感神经活性降低，血压下降。普萘洛尔阻断该部位的 β 受体，抑制中枢兴奋性神经元，使外周交感神经功能减弱，是 β 受体拮抗药降压作用的机制之一。

三、多巴胺

（一）神经元分布与功能

多巴胺（dopamine,DA）属于单胺类神经递质。脑内 DA 能神经元胞体分布较为集中,主要从中脑和下丘脑投射到其支配脑区,包括纹状体、边缘系统和新皮层。DA 能神经元参与大脑的运动控制、情感思维和神经内分泌功能,与 PD、精神分裂症、药物成瘾密切相关。中枢 DA 能神经元集中分布于 3 个脑区。

1. **黑质致密部（A9 区）**　约占脑内 DA 能神经元总数的 75%,其轴突组成黑质 - 纹状体通路,加入内侧前脑束投射至纹状体。PD 患者黑质致密部的 DA 能神经元变性,纹状体中 DA 含量减少,使兴奋性胆碱能神经元功能相对亢进,因而产生锥体外系症状（震颤）。左旋多巴（levodopa）在脑内转变为 DA,补充纹状体中 DA 不足,具有抗 PD 作用。

2. **腹侧被盖区（A10 区）**　其轴突组成中脑 - 皮质通路和中脑 - 边缘通路,也加入内侧前脑束,支配边缘系统,包括伏隔核、前额叶皮质、扣带回等。上述通路主要调控人类的精神活动,如情绪反应、认知、思维和推理能力等。这两条 DA 通路的异常与精神分裂症、抑郁症、药物依赖性等精神疾病的发生相关。

3. **下丘脑弓状核**　其胞体位于弓状核和室周核,轴突组成结节 - 漏斗通路,投射至正中隆起和漏斗核,主要功能是调控下丘脑和垂体前叶某些激素的分泌,如催乳素、生长激素等。

（二）受体类型及作用药物

现已探明,脑内存在 5 种不同的 DA 受体亚型（$D_1 \sim D_5$）,均为 GPCR。D_1 和 D_5 受体的分子同源性超过 80%,都与兴奋性 G 蛋白（stimulatory G protein,G_s）偶联,故统称为 D_1 样受体,而 D_2、D_3、D_4 受体同源性约 45%,常与抑制性 G 蛋白（inhibitory G protein,G_i）偶联,统称为 D_2 样受体。其中 D_1 样和 D_2 样受体在所有 DA 能神经分布的脑区都有表达,特别在尾状核、壳核、伏隔核、嗅结节表达丰度较高;D_2 样受体表达而 D_1 样受体不表达的脑区有海马、黑质和腹侧被盖区（VTA）;相反,在杏仁核 D_1 样受体表达,而 D_2 样受体几乎没有表达。

麦角类衍生物和非麦角类药物主要激动 D_2 样受体,作用于黑质 - 纹状体通路,用于 PD 的治疗。经典抗精神分裂症药氯丙嗪、氟哌啶醇等虽然与 D_1 样和 D_2 样受体均有亲和力,但主要通过拮抗中脑 - 边缘和中脑 - 皮质通路的 D_2 样受体而治疗精神分裂症阳性症状。氯氮平、利培酮等非典型抗精神分裂症药不仅拮抗中枢 D_2 样受体,且拮抗 5-HT_{2A} 受体,对中脑 - 边缘系统的作用比对黑质 - 纹状体系统的作用更具有选择性,锥体外系不良反应少,还能改善精神分裂症阴性症状。

四、5- 羟色胺

（一）神经元分布与功能

5- 羟色胺（5-HT 或血清素,serotonin）衍生于色氨酸,属单胺类递质。体内约 90% 的 5-HT 储存在肠嗜铬细胞参与调节肠运动,但外周的 5-HT 很难通过血脑屏障。脑内 5-HT 能神经元相对数量较少,集中分布于脑干的中缝核群（raphe nuclei）,包括中缝大核、中缝背核、中缝隐核、中缝苍白核、中缝脑桥核、中央上核、线形上核、线形中核等,以及低位脑干网质区。这些神经元的轴突组成 5-HT 能神经的上行及下行纤维,参与睡眠、觉醒、心境和情感行为的调控。突触间隙 5-HT 被重摄取回细胞,部分被胞内单胺氧化酶（monoamine oxidase,MAO）降解,干预 5-HT 再摄取和降解是药物调控脑内 5-HT 功能的重要机制。

1. **上行纤维**　在脑内广泛投射,包括大脑皮质、新纹状体、杏仁核、中隔和黑质。通过调节神经元的兴奋性控制不同行为状态下的感觉和运动模式,包括情绪、感觉、认知、睡眠、攻击性、性欲、摄食、呕吐、神经内分泌节律、胃肠活动、运动功能、心血管活动及神经营养等。

2. 下行纤维　加入脊髓背外侧索,构成脑干下行抑制通路。在脊髓背角抑制由初级传入纤维输入的伤害性感觉信号传递,调节痛觉。

(二) 受体分型

5-HT 受体亚型众多,根据其序列同源性和胞内信号转导,把 5-HT 分为 7 个亚型(5-HT$_1$~5-HT$_7$),共计 14 种亚型。5-HT$_1$ 受体分为 5-HT$_{1A}$、5-HT$_{1B}$、5-HT$_{1D}$、5-HT$_{1E}$、5-HT$_{1F}$ 五种亚型,其中 5-HT$_{1A}$ 受体主要分布在边缘系统,5-HT$_{1B}$ 和 5-HT$_{1D}$ 主要分布在基底神经节和黑质,可作为突触前膜受体负反馈调节递质释放。5-HT$_2$ 受体分为 5-HT$_{2A}$、5-HT$_{2B}$、5-HT$_{2C}$(曾称 5-HT$_{1C}$),5-HT$_{2A}$ 受体与情感认知、学习记忆、注意力等功能有关。5-HT$_3$ 受体是 5-HT 受体中唯一的配体门控离子通道,5-HT$_3$ 受体激活可引起膜去极化,与痛觉传递、焦虑、认知等有关。

(三) 相关疾病与药物

中枢神经系统 5-HT 功能异常可能与厌食、紧张、偏头痛、抑郁症、精神分裂、癫痫、PD、AD 等多种神经精神疾病有关。脑中 5-HT 功能亢进可造成精神障碍性疾病,氯氮平、利培酮可拮抗 5-HT$_{2A}$ 受体,不仅与其抗精神分裂症作用有关,也与其减少拟多巴胺类抗帕金森病药引起的精神症状有关。

抑郁症的“单胺假说(monoamine hypothesis)”认为,脑内单胺递质 5-HT 和 / 或 NA 以及 DA 的缺乏是其发病的生物学基础。多数抗抑郁药物,如选择性 5-HT 再摄取抑制药西酞普兰、帕罗西汀等,通过升高突触部位单胺递质水平、增强其神经传递而产生抗抑郁作用。

五、组胺

组胺(histamine,HA)能神经元胞体位于下丘脑结节乳头核(nucleus tuberomamillaris)与中脑的网状结构,上行弥散投射至全脑,下行纤维可投射到脑干与脊髓。脑内组胺的功能尚未阐明,目前认为与睡眠觉醒、学习记忆、体温调节和激素分泌等有关。

HA 受体分为 H$_1$、H$_2$ 和 H$_3$ 受体,均属于 GPCR,在脑内有广泛分布。H$_1$ 受体通过 Gq 蛋白偶联磷脂酶 C 促进磷脂肌醇代谢,增加三磷酸肌醇(IP$_3$)和二酰基甘油(DG),增加细胞内钙;H$_2$ 受体与 Gs 蛋白偶联腺苷酸环化酶(adenylate cyclase,AC),提高 cAMP;H$_3$ 受体通过 Gi/Go 蛋白抑制 cAMP 水平。H$_1$ 受体可能与觉醒有关。H$_2$ 受体拮抗药佐兰替丁(zolantidine)可透过血脑屏障,目前仅作为工具药物用于研究。HA 受体中只有 H$_3$ 受体位于突触前膜,H$_3$ 受体拮抗药或反向激动药可促进突触前膜组胺释放,增强 HA 能神经元功能。H$_3$ 受体反向激动药 pitolisant 被用于治疗发作性睡病。

六、谷氨酸

谷氨酸(glutamate,Glu)是 CNS 中含量最高的氨基酸,是主要的兴奋性递质。谷氨酸能神经元的数量超过脑内神经元总数的一半,是构成中枢神经网络的主神经元(principal neurons),多为投射神经元,分布于各脑区,不形成集中分布的核团。Glu 作用于突触后膜 Glu 受体,使神经元兴奋,除 Glu 外,天冬氨酸也发挥类似作用,被统称为兴奋性氨基酸。Glu 受体可分为两类,一类是配体门控阳离子通道,另一类属于 GPCR,激活后影响第二信使 IP$_3$、DG 或 cAMP 水平,称为代谢型谷氨酸受体。

(一) 受体分型与功能

1. 离子型谷氨酸受体(ionotropic glutamate receptor,iGluR)　是谷氨酸门控的阳离子通道。根据选择性激动特点,分为 N- 甲基 -D- 天冬氨酸(N-methyl-D-aspartate,NMDA)受体、α- 氨基 -3-羟基 -5- 甲基 -4- 异唑丙酸(α-amino-3-hydroxy-5-methyl-4-isoxazolepropionic acid,AMPA)受体及海人藻酸(kainic acid,KA)受体,AMPA 受体和 KA 受体合称为非 NMDA 受体(non-NMDA receptor)。

谷氨酸作用于突触后神经元 iGluR,开放阳离子通道,使神经元去极化,产生兴奋性突触后电位,达到阈值时发放动作电位。NMDA 受体和 AMPA 受体共存于中枢兴奋性突触,NMDA 受体介导兴奋性突触后电流(excitatory postsynaptic current,EPSC)的慢成分。AMPA 受体介导 EPSC 的快成分,在中枢神经元之间传递"点对点"的快速兴奋性信号。NMDA 受体还与神经元可塑性(neuronal plasticity)密切相关。KA 受体则分布于各类神经元的突触前末梢、突触后膜及突触外区域。突触前膜的功能被认为是调节抑制性神经递质 GABA 的释放,而突触后膜的受体功能被认为与兴奋性 Glu 神经传递密切相关。

2. 代谢型谷氨酸受体(metabotropic glutamate receptor,mGluR) 属于 GPCR,根据序列相似性、激动药强度序列和胞内信号转导机制分为 3 组:第一组包括 $mGluR_1$ 和 $mGluR_5$,通过关闭 K^+ 通道促进神经元兴奋;第二组包括 $mGluR_2$ 和 $mGluR_3$,降低胞内 cAMP 水平;第三组包括 $mGluR_4$、$mGluR_{6\sim8}$,功能与第二组相似,可作为突触前膜受体负反馈抑制神经递质释放。在大多数脑区,mGluR 不参与 EPSC 的产生,而是通过胞内信号转导途径(G 蛋白 - 胞内第二信使 - 蛋白磷酸化),抑制突触前递质的释放和突触后神经元的兴奋性,从而调节兴奋性突触传递及神经元可塑性。

(二) 相关疾病与药物

CNS 中所有神经元都有谷氨酸受体。在疾病状态下,胞外兴奋性氨基酸浓度异常增高,引起神经元过度兴奋,最终造成神经元死亡,称为兴奋性毒性(excitotoxicity)。神经毒性强度依次为:KA>NMDA> 苯磺基丙氨酸 > 天冬氨酸 = 谷氨酸。脑卒中、脑外伤、癫痫、缺血 / 缺氧以及低血糖症使神经元能量代谢障碍,造成细胞膜 Na^+/K^+-ATP 酶功能障碍,使胞外 K^+ 浓度增高,Na^+ 浓度降低,神经元去极化,引起谷氨酸释放。谷氨酸浓度和作用时间决定神经元发生坏死或者凋亡。在 PD、AD、亨廷顿病(Huntington disease,HD)、肌萎缩性脊髓侧索硬化症(amyotrophic lateral sclerosis,ALS)等神经退行性疾病中,兴奋性毒性可能是造成神经元死亡的直接原因。

谷氨酸的合成和代谢过程难以进行干预,药物研发的目标集中于 Glu 受体。适度增强 Glu 受体的活动对认知功能障碍、精神分裂症有治疗作用,但直接激活受体可引起兴奋毒性。在疾病状态下,抑制谷氨酸受体的过度活动,有神经保护作用,可用于治疗脑外伤、癫痫,以及 AD、HD、PD 等神经退行性疾病。美金刚是低亲和性开放通道阻滞药(open-channel blocker),能改善中等及重度 AD 患者的认知功能,是第一个被研发成功的 NMDA 受体药物。值得注意的是,在过去 20~30 年里,尽管动物实验结果显示 NMDA 受体抑制药有神经保护作用,但这些药物在抗脑卒中临床试验中均宣告失败,一方面提示脑卒中病理机制的复杂性,另一方面提示非 NMDA 受体可能与脑卒中引起的神经损伤有关。此外,突触内、外谷氨酸受体对卒中后神经元损伤、修复作用的差异也是上述药物研发失败的原因之一,寻找更为特异的谷氨酸受体拮抗药可能是新的方向。

苯环己哌啶、氯胺酮等能在 NMDA 受体通道开放时进入通道,阻滞离子流,是 NMDA 受体的"开放通道阻滞药",属于 NMDA 受体的非竞争性拮抗药,这类化合物为精神活性药物(psychoactive drug),有滥用成瘾倾向。Glu 受体兴奋还参与调节神经元可塑性,可塑性形成依赖于神经元突触传递的长时程增强(long-term potentiation,LTP),重复的伤害性刺激诱发脊髓背角神经元 LTP,可导致慢性神经痛。杏仁核等脑区的突触传递 LTP 与毒品成瘾有关。

七、γ- 氨基丁酸

γ- 氨基丁酸(γ-aminobutyric acid,GABA)为中枢主要的抑制性神经递质,但在发育中的大脑,GABA 为兴奋性神经递质。GABA 能神经元在脑内广泛非均匀分布,约占脑内神经元总数的 20%,多数为中间神经元。GABA 能神经元兴奋后,释放到突触间隙的 GABA 被突触前膜转运体和胶质细胞摄取。脑内 GABA 能神经元发挥广泛作用,参与调节痛觉、食欲和心血管活动等行为和生理反应。GABA 通过影响其他递质间接参与运动、性行为、体温、肌紧张、睡眠、应激的调节以及麻醉后精神异常。

(一) 受体类型与功能

根据药理学特性,GABA 受体分为 $GABA_A$、$GABA_B$ 和 $GABA_C$ 受体三种亚型,$GABA_A$ 受体是脑内主要的受体类型,$GABA_B$ 受体较少,$GABA_C$ 受体目前发现仅存在于视网膜双极神经元。$GABA_A$ 受体和 $GABA_C$ 受体是配体门控氯离子通道;$GABA_B$ 受体为代谢型受体,属于 GPCR。$GABA_A$ 激活时 Cl^- 内流增加,产生抑制性突触后电位(inhibitory postsynaptic potential,IPSP),对突触后神经元起前馈性或反馈性抑制。$GABA_B$ 受体通过两种方式起作用:①突触前膜的 $GABA_B$ 受体通过抑制钙通道,减少神经递质的释放;②胞体或树突的 $GABA_B$ 受体通过开放钾通道,产生迟发性 IPSP(late IPSP),抑制动作电位发放。

(二) 相关疾病与药物

$GABA_A$ 受体由 5 个蛋白亚基组成,不同亚基上存在着 GABA、苯二氮䓬类、巴比妥类、类固醇和其他药物的结合位点。这些药物与 GABA 亚基的结合可改变 $GABA_A$ 受体构象。例如,地西泮通过与 α 亚基结合,增强 GABA 与 $GABA_A$ 受体的亲和力,增加 Cl^- 通道开放频率,增强 GABA 能神经元功能,产生抗焦虑、镇静催眠、抗惊厥的作用,是 GABA 受体的“正变构调节药”(positive allosteric modulator)。反之,氟马西尼(flumazenil)与 α 亚基结合后产生拮抗 GABA 的作用,用于解救苯二氮䓬类药物中毒,也可诱导焦虑、惊厥。

GABA 功能不足可能与一些神经精神疾病的发生有关:①脑内 GABA 主要由谷氨酸脱羧酶(glutamate decarboxylase,GAD)催化谷氨酸脱羧而来,GAD 活性降低使 GABA 含量减少,导致惊厥和癫痫发生;②PD 患者相关脑区 GAD 活性显著降低,HD 患者尾核和壳核中 $GABA_A$ 受体明显减少,苍白球中 $GABA_A$ 受体代偿性增加,相关脑区 GAD 活力显著降低。AD 患者额叶皮质 $GABA_B$ 受体结合率减少 68%;③精神分裂症患者海马、前扣带皮质和内侧前额叶皮质的中间神经元减少,GAD 表达量和 $GABA_A$ 受体结合率降低,GABA 能突触传递下调。

八、神经肽

在中枢神经系统,神经肽(neuropeptide)广泛分布于从大脑到脊髓的各级水平。神经肽主要以神经激素的方式,经弥散方式作用于较远距离的靶细胞,调节神经网络的活动。例如,下丘脑中的巨细胞性(magnocellular)神经元投射至垂体后叶,使其释放加压素和催产素,后者进入血液循环后调节血压、泌乳等生理功能。神经肽也可起递质、调质作用。神经肽可单独储存于囊泡中,也可与其他神经递质共存于同一囊泡。神经肽的特点可概括为含量低、活性高、可与其他神经递质共存、作用缓慢持久。

阿片肽(opioid peptide)家族包括脑啡肽(enkephalin)、强啡肽(dynorphin)、β-内啡肽(β-endorphin)及孤啡肽(orphanin-EQ)。β-内啡肽、脑啡肽及强啡肽分别对 μ、σ 和 κ 阿片受体有高亲和性,孤啡肽选择性地作用于孤阿片受体(orphan opioid receptor,ORL-1)。

阿片肽受体都属于 GPCR,它们密集分布于脊髓背角及脑内痛觉中枢(中脑导水管周围灰质、中缝核、巨细胞旁核、巨细胞旁核外侧核等),主要生理功能是调制痛觉。吗啡、芬太尼等中枢镇痛药则是通过与不同脑区的阿片受体结合,模拟脑内阿片肽兴奋阿片受体而发挥作用。另外,阿片肽对运动、呼吸、心血管、胃肠道、内分泌以及免疫系统的功能都有调节作用。

其他研究较多的神经肽尚有促肾上腺皮质激素释放因子家族、垂体神经激素家族、心房钠尿肽家族、内皮素家族、血管紧张素、促甲状腺素释放激素、促黄体激素释放激素、胆囊收缩素(cholecystokinin,CCK)、降钙素基因相关肽(calcitonin gene-related peptide,CGRP)、血管活性肠肽(vasoactive intestinal peptide,VIP)、生长抑素(somatostatin)、甘丙肽(galanin)等,迄今已发现 100 多种,数目远超过小分子神经递质,限于篇幅,兹不赘述。

本 章 小 结

中枢神经系统中的主要递质、递质受体及其功能

递质	神经元分布	受体亚型	主要生理功能
乙酰胆碱	局部分布或集中于基底前脑、纹状体、传出神经	M_1 受体,哌仑西平和阿托品可拮抗	兴奋性,延长去极化,参与学习记忆等
	运动神经元、Renshaw细胞突触	N 受体	兴奋性阳离子通道,参与认知活动、学习记忆、尼古丁成瘾等
去甲肾上腺素	脑桥及延髓的网状结构,集中于蓝斑核,投射广泛	α_1 受体,哌唑嗪可拮抗	兴奋性,小幅促进动作电位,参与情绪调控
		α_2 受体,可乐定可激活	抑制性,参与疼痛感觉调节、阿片类药物成瘾、中枢血压调节
		β 受体,被普萘洛尔拮抗	兴奋性,调控外周交感神经
多巴胺	胞体集中分布于黑质、腹侧被盖区、弓状核,投射广泛	D_1 样受体,吩噻嗪类可拮抗	抑制性,调节锥体外系运动功能、情绪、认知等
		D_2 样受体,吩噻嗪类、利培酮可拮抗	抑制性,调节情绪、认知等精神活动
5-羟色胺	胞体集中分布于中缝核群,投射广泛	$5-HT_{1A}$ 受体,丁螺环酮部分激动	抑制性,突触前膜受体,参与情绪、疼痛、运动功能、传出神经调控等
		$5-HT_{2A}$ 受体,吩噻嗪类、利培酮可拮抗	兴奋性,参与情绪、精神活动调节
		$5-HT_3$ 受体,可被昂丹司琼阻滞	兴奋性阳离子通道,参与疼痛、情绪、认知、呕吐反射等
组胺	胞体集中分布于下丘脑结节乳头核,投射广泛	H_1 受体,可被苯海拉明拮抗	兴奋性,与睡眠觉醒、学习记忆相关
		H_2 受体,可被佐兰替丁拮抗	兴奋性,中枢功能不清
		H_3 受体,可被 pitolisant 反向激动	抑制性,突触前膜受体调节组胺释放
谷氨酸	广泛分布,无集中核团	NMDA 受体,可被氯胺酮、美金刚阻滞	兴奋性阳离子通道,参与学习记忆、突触可塑性形成,过度激活导致兴奋性毒性
		代谢性谷氨酸受体	
GABA	广泛分布,无集中核团	$GABA_A$ 受体,被苯二氮䓬类开放	抑制性阴离子通道
		$GABA_B$ 受体,被巴氯芬激动	抑制性
阿片肽		μ、σ、κ 阿片受体	抑制性,调节痛觉

第八章
目标测试

（张翔南）

第九章

镇静催眠药

学习要求

1. **掌握** 镇静催眠药分类,地西泮和氟马西尼的药理作用、作用机制、主要临床应用和不良反应。
2. **熟悉** 地西泮、佐匹克隆、唑吡坦、咪达唑仑的适应证、作用特点、用法用量、禁忌证和具有临床意义的药物相互作用。
3. **了解** 其他镇静催眠药的作用特点及应用。

第九章
教学课件

第一节　失眠及镇静催眠药概述

一、睡眠周期

　　睡眠是高等脊椎动物周期性出现的一种自发的和可逆的静息状态,表现为机体对外界刺激的反应性降低和意识的暂时中断。人的一生大约有 1/3 的时间是在睡眠中度过的。睡眠由两个交替出现的不同时相组成,即非快动眼睡眠(non-rapid eye movement sleep,NREMS)和快动眼睡眠(rapid eye movement sleep,REMS)。REMS 时相中会出现眼球快速运动,并经常伴随梦境出现。REMS 阶段主要用于恢复及提高脑力,而 NREMS 阶段主要用于恢复体力并修复损伤。整个睡眠过程,一般有 4~6 次 NREMS 与 REMS 的循环交替,NREMS 时程逐次缩短,而 REMS 时程则逐步延长。以睡眠全时为 100%,其中 NREMS 阶段约占 80%,REMS 阶段约占 20%。NREMS 在前半夜维持较多,后半夜几乎没有;但 REMS 到后半夜则是越来越多。

二、失眠

　　失眠(insomnia)是指无法入睡或无法保持睡眠状态,导致睡眠不足,又称入睡和维持睡眠障碍,有入睡困难、睡眠深度过短、出现早醒及睡眠时间不足等异常表现。失眠在全球范围内都是一种常见的亚健康状态。据 2014 年 WHO 数据报告,超过 35 岁的人群失眠患者占 43.8%。失眠往往会给患者带来极大的痛苦和心理负担,导致机体免疫力下降,对各种疾病的抵抗力减弱;长期的睡眠不足,还会发生自主神经功能紊乱,出现交感神经兴奋,导致血压升高、疲劳乏力、记忆力减退、头痛、头晕、眩晕、焦虑、易怒。持续的失眠还可导致肥胖、糖尿病、高血压、冠心病和癌症等多种疾病的发生。

(一)原发性失眠

　　一般缺少确切的诱因和病因,在排除可能引起失眠的诱因和病因后仍遗留失眠症状。原发性失眠主要包括:①心理生理性失眠;②特发性失眠;③主观性失眠。原发性失眠的诊断缺乏特异性指标,主要是排除性诊断。当引起失眠的诱因和病因被排除或去除以后,仍出现失眠症状时即可考虑为原发性失眠。原发性失眠的病因大都可溯源为某一个或长期事件对患者大脑边缘系统和上行网状激活系统功能稳定性的影响,边缘系统和上行网状激活系统功能失调最终导致了大脑睡眠功能的紊乱,随之出现失眠。

（二）继发性失眠

继发性失眠是包括由躯体疾病、精神障碍、药物滥用等引起的以及与睡眠呼吸紊乱、睡眠运动障碍等相关的失眠。失眠常与其他疾病同时发生，有时很难确定这些疾病与失眠之间的因果关系，故近年来提出共病性失眠（comorbid insomnia）的概念。

三、镇静催眠药

能够引起镇静和近似生理睡眠的药物，称为镇静催眠药（sedative-hypnotics）。小剂量产生镇静作用，稍大剂量可产生催眠作用，较大剂量可发挥抗癫痫和抗惊厥等作用。目前，临床上使用的镇静催眠药还未能真正模拟生理性睡眠。

（一）镇静催眠药分类

目前临床上使用的镇静催眠药主要有以下几类：

1. 苯二氮䓬类药物　如地西泮（安定）、氯硝西泮（氯硝安定）、咪达唑仑（咪唑安定）。

2. 巴比妥类药物　如苯巴比妥等。

3. 新型非苯二氮䓬类药物　如唑吡坦、扎来普隆、佐匹克隆等。

4. 其他　水合氯醛以及其他有助于睡眠的药物（包括抗抑郁药、细胞因子、褪黑素及激素类药物）。

（二）药理作用共同特点

1. 剂量不同，药理作用不同　镇静催眠药从小剂量开始逐渐增大剂量，对中枢的抑制作用逐渐加强，依次可产生抗焦虑、镇静、催眠、抗惊厥、抗癫痫作用。巴比妥类药物大剂量可诱导麻醉，甚至导致昏迷、死亡。苯二氮䓬类药物大剂量不产生麻醉作用，且安全范围较大。

2. 反复用药易产生耐受性和依赖性　目前常用镇静催眠药为苯二氮䓬类、环吡咯酮类和吡唑嘧啶类药物，均有较好的抗焦虑和镇静催眠作用，安全范围大，目前几乎已完全取代了具有较大依赖性的巴比妥类传统镇静催眠药。

第二节　苯二氮䓬类药物

苯二氮䓬类（benzodiazepine，BZ）药物及苯二氮䓬受体拮抗药多为1,4-苯并二氮䓬衍生物，种类很多，临床常用药的基本结构见图9-1。

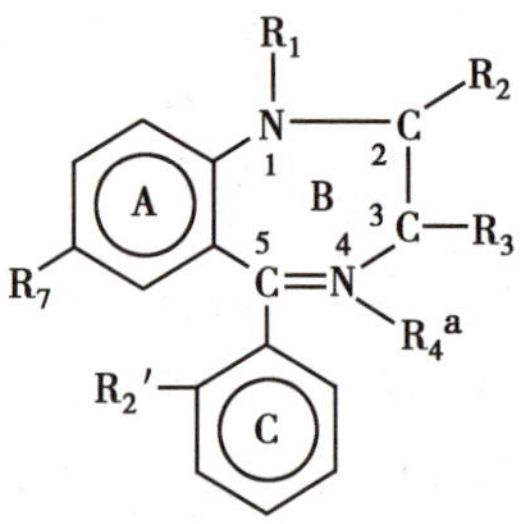

药物化学家们在其基本结构的基础上对其侧链进行结构改造得到了数以千计的苯二氮䓬类衍生物，其中一些成为新药。目前临床使用的药物多为地西泮、氟西泮、硝西泮、氯硝西泮、劳拉西泮、奥沙西泮、咪达唑仑、三唑仑、阿普唑仑、艾司唑仑等。根据药物作用所维持的时间，可以将苯二氮䓬类药物分为3类：

（1）长效类：如地西泮（diazepam）、氟西泮（flurazepam）。

（2）中效类：如氯硝西泮（clonazepam）、艾司唑仑（estazolam）。

（3）短效类：如咪达唑仑（midazolam）、三唑仑（triazolam）。

图9-1　苯二氮䓬类药物及苯二氮䓬受体拮抗药的化学结构

【药动学】　苯二氮䓬类药物口服吸收快而完全，T_{max}约1小时，三唑仑吸收最快，但是硝西泮、奥沙西泮等口服和肌内注射均吸收较慢。BZ虽与蛋白结合率较高，如地西泮血浆蛋白结合率可达99%，但因其具有较高的脂溶性，静脉注射后可迅速分布于脑组织，随后再分布蓄积于脂肪和肌组织，所以中枢抑制作用出现快且维持时间短。该类药物主要经肝药酶代谢，主要的活性代谢产物为去甲地西泮和奥沙西泮，其活性与母体相似，但$t_{1/2}$延长，如氟西泮$t_{1/2}$为40~100小时，其主要活性代谢产物去烷基氟西泮的$t_{1/2}$为85小时。BZ代谢产物最终与葡糖醛酸结合为无活性产物，由肾排出。如果长时间使用长效药物,要防止药物及代谢产物在体内蓄积而发生不良反应。

苯二氮䓬类药物的药动学特点及临床应用见表9-1。

表9-1　常用苯二氮䓬类药物分类和临床应用

分类	药物	$t_{1/2}$/h	代谢产物 $t_{1/2}$/h	临床应用
长效类 >24h	地西泮 diazepam	20~80	有活性(80)	抗焦虑、镇静催眠、抗癫痫、抗惊厥及肌肉松弛
	氟西泮 flurazepam	40~100	有活性(85)	镇静催眠
中效类 6~24h	氯硝西泮 clonazepam	24~48	弱活性	抗焦虑、抗癫痫、抗惊厥
	劳拉西泮 lorazepam	10~20	无活性	抗焦虑
	艾司唑仑 estazolam	10~24	无活性	抗焦虑、镇静催眠、抗癫痫
	阿普唑仑 alprazolam	12~15	无活性	抗焦虑、镇静催眠
短效类 <6h	咪达唑仑 midazolam	1.5~2.5	无活性	镇静催眠、外科手术前用
	三唑仑 triazolam	2~3	有活性(7)	镇静催眠

【作用机制】　苯二氮䓬类药物作用机制为增强 GABA 与 $GABA_A$ 受体的结合效应,增强 GABA 能神经的传递功能和突触抑制效应。

$GABA_A$ 受体是一个大分子复合体,为配体门控 Cl^- 通道。在 Cl^- 通道周围存在至少 5 个结合位点(GABA、苯二氮䓬、巴比妥、印防己毒素和神经甾体等),如图 9-2。$GABA_A$ 受体有 19 种不同亚单位,分为 8 个亚家族(α1-6、β1-3、γ1-3、δ、ε、θ、π 和 ρ1-3)。克隆 $GABA_A$ 受体研究显示 1 个 α- 亚单位、1 个 β- 亚单位和 1 个 γ- 亚单位是 BZ 结合位点的基本需要。

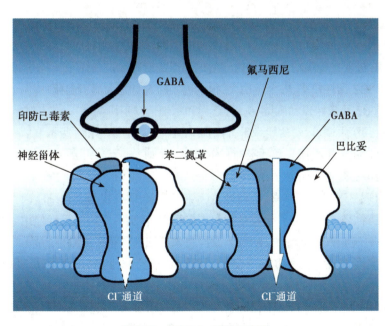

图 9-2　$GABA_A$ 受体示意图

BZ 在各脑区均能增强 GABA 能神经传递功能,包括脊髓、下丘脑、海马、黑质、小脑皮质和大脑皮质。BZ 与 $GABA_A$ 受体结合后,引发受体蛋白构象变化(易化 $GABA_A$ 受体),促进 GABA 与 $GABA_A$ 受体结合,使 Cl^- 通道开放的频率增加,细胞膜超极化,使 GABA 能神经的抑制功能增强。即 BZ 通过别构调节,加强 GABA 的作用,并没有直接激活 GABA 受体或开放 Cl^- 通道的功能。一般认为 BZ 抗焦虑作用部位主要是在边缘系统,低剂量地西泮即可抑制边缘系统中海马和杏仁核神经元电活动的发放和传递。镇静催眠作用则是作用于脑干核团内受体的结果。抗惊厥、抗癫痫作用与促进中枢多个脑区的抑制性递质 GABA 的功能有关。地西泮在小剂量时抑制脑干网状结构下行系统对脊髓运动神经元的易化作用,较大剂量时增强脊髓运动神经元的突触前抑制,抑制多突触反射,引起中枢性肌肉松弛。

此外,BZ 的作用机制还包括抑制腺苷的摄取,导致内源性神经抑制作用增强;抑制 GABA 非依赖性 Ca^{2+} 内流;抑制钙依赖性神经递质释放和河鲀毒素敏感性 Na^+ 通道。

【药理作用】

(1) 抗焦虑作用:焦虑症患者常表现紧张、忧虑、恐惧等。BZ 在小于镇静剂量时就显著改善上述症状。对持续性焦虑状态宜选用长效类药物,如地西泮(每次 2.5~5.0mg,每日 3 次)和氟西泮(每次 15~30mg,睡前服用)。对间歇性严重焦虑患者则宜选用中效类药物如硝西泮及短效类药物如三唑仑(每次 0.25mg,每日 3 次)等。

(2) 镇静和催眠作用:小剂量表现镇静作用,较大剂量产生催眠作用,明显缩短入睡时间,显著延长睡眠持续时间,减少觉醒次数。BZ 的催眠作用相较于巴比妥类药物,有以下优点:①对 REMS 影响小,停药后引起反跳性 REMS 延长的不良反应较巴比妥类药物轻,故减少噩梦发生;②治疗指数高,对呼吸影响小,不引起麻醉,安全范围大;③对肝药酶几乎无诱导作用,不影响其他药物的代谢;④依赖性、戒断症状轻。临床上用于失眠、麻醉前给药和心脏电击复律或内镜检查前给药,多用地西泮(10mg/ml)静脉注射。

(3) 抗惊厥和抗癫痫作用:BZ 均有抗惊厥作用,其中地西泮和三唑仑的作用比较明显,通过抑制病灶的放电向周围皮质及皮质下扩散,终止或减轻发作。临床上常用于子痫、破伤风、小儿高热等所致惊厥。地西泮(开始 10mg,隔 10~15 分钟酌情增加,可达到最大剂量)是目前治疗癫痫持续状态的首选药,其他类型的癫痫发作以硝西泮和氯硝西泮的疗效为好。

(4) 中枢性肌肉松弛作用:临床表现具有较强的肌松作用和降低肌张力作用,对大脑麻痹患者的肌肉强直有缓解作用,但大剂量对神经肌肉接头也有阻断作用,使用时应把握好剂量。

(5) 治疗癔病:极度兴奋躁动者,可肌内注射地西泮或氯丙嗪。

【不良反应】　BZ 毒性较小、安全范围大,很少因用药剂量过大而引起死亡。

(1) 催眠剂量 BZ 可致眩晕和困倦、头昏、乏力和精细运动不协调等。

(2) 大剂量致共济失调、运动功能障碍、言语含糊不清,甚至昏迷和呼吸抑制。

(3) 静脉注射过快产生心血管和呼吸抑制作用。

(4) 长期服用该类药物有耐受性、依赖性。

(5) 停药可出现失眠、焦虑、兴奋、心动过速、呕吐、震颤,偶有皮疹和白细胞减少等。但戒断症状发生比巴比妥类药物轻。三唑仑易导致激惹和攻击行为,在英国等国家已经停用。在海洛因滥用者中使用三唑仑的占 75%,2005 年 3 月 1 日起,我国将该药列入国家一类精神药品。

【禁忌证】　老年患者、肝肾功能不全者、驾驶员、高空作业者、青光眼患者及重症肌无力者慎用。

【药物相互作用】　本品对其他中枢抑制性药物的作用可出现相加或增强,易出现嗜睡、昏睡、呼吸抑制、昏迷,严重者可致死。临床同时使用时要减少剂量并密切关注病情。

苯二氮䓬受体拮抗药

氟马西尼(flumazenil)是咪唑并苯二氮䓬化合物,与 BZ 竞争结合位点,从而表现为拮抗苯二氮䓬受体的作用,但对巴比妥类药物和三环类药物过量引起的中枢抑制却无拮抗作用。氟马西尼可用于 BZ 过量的诊断和治疗,还用于改善酒精性肝硬化患者的记忆缺失等症状。对于有癫痫史的患者可能诱发癫痫,长期应用 BZ 者可诱发戒断症状。主要不良反应为恶心、呕吐、烦躁、焦虑等。

第三节　巴比妥类药物

巴比妥类(barbiturate)药物为巴比妥酸在 C_5 位上的 H 和 C_2 位的 O 被取代基取代而得到的一类中枢抑制药,如图 9-3。对其构效关系分析时发现 C_5 位取代基长而有分支或双键则作用强;而以苯环取代,表现为较强的抗癫痫作用;若 S 取代 C_2 位上 O 时,则其成为脂溶性高、起效快、维持时间短的短效类药物(表 9-2)。

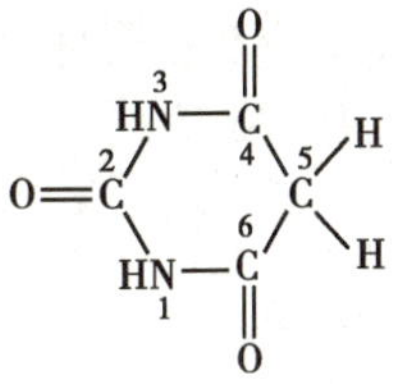

【药动学】　巴比妥类药物为弱酸性,无论是口服还是注射均易被吸收,快速分布于体内各组织及体液中,同时也易进入胎盘分布到胎儿体内。巴比妥类药物清除主要经肝微粒体酶代谢和肾排泄两种方式。苯巴比妥经肝脏部分代谢和肾部分排泄,在肾排泄时部分可被肾小管重吸收,故作用时间长。

图 9-3　巴比妥酸的化学结构

表 9-2　常用巴比妥类药物分类和临床应用

分类	药物	显效时间 /h	作用维持时间 /h	临床应用
长效类	苯巴比妥 phenobarbital	0.5~1.0	6.0~8.0	抗癫痫、治疗黄疸
中效类	异戊巴比妥 amobarbital	0.25~0.5	3.0~6.0	镇静催眠、抗惊厥
短效类	司可巴比妥 secobarbital	0.25	2.0~3.0	镇静催眠、抗惊厥
超短效类	硫喷妥钠 thiopental	约 0.05	0.25	麻醉前用药

【作用机制】　巴比妥类药物可激动 $GABA_A$ 受体,增加 Cl⁻ 内流的时间,通常在无 GABA 时,高浓度巴比妥类药物也能直接激活 Cl⁻ 通道,增加 Cl⁻ 内流。在作用机制方面巴比妥类药物与苯二氮䓬类药物有如下不同:

(1) 巴比妥类药物只需 α 和 β 亚单位而不需 γ 亚单位。

(2) 巴比妥类药物通过延长 Cl⁻ 通道开放时间而增强 Cl⁻ 内流,而苯二氮䓬类药物则通过增加 Cl⁻ 通道开放频率而增强 Cl⁻ 内流。

(3) 巴比妥类药物麻醉剂量时可抑制电压依赖性 Na^+ 和 K^+ 通道,从而抑制神经元高频放电。

另外,巴比妥类药物还可以减弱谷氨酸引起的兴奋性反应。

【药理作用】　随着剂量由小到大,巴比妥类药物的中枢抑制作用相继表现为逐渐加强,具有镇静、催眠、抗惊厥甚至是麻醉作用,过量会致死。此外,苯巴比妥还具有抗癫痫作用。

(1) 镇静和催眠:在较低剂量时即能产生镇静作用,随着剂量加大出现催眠作用。但是由于该类药物易产生耐受性和依赖性,并诱导肝药酶活性而促进其他药物的代谢,不良反应多见,故已不作为镇静催眠药常规使用。

(2) 抗惊厥:主要用于小儿高热、破伤风、子痫、脑膜炎、脑炎等引起的惊厥,经常采用肌内注射给药,对于比较危重患者采用起效快的异戊巴比妥钠盐。

(3) 抗癫痫:苯巴比妥比较常用,是治疗强直 - 阵挛性发作和局限性癫痫发作的重要药物。

(4) 治疗高胆红素血症和肝内胆汁淤积性黄疸:巴比妥类药物均能诱导肝药酶生成,其中苯巴比妥作用最强,它也能促进肝细胞葡糖醛酸转换酶的生成,增强葡糖醛酸结合血中胆红素的能力,偶尔用于防治新生儿黄疸。

【不良反应】　随剂量和用药时间而不同:

(1) 催眠剂量巴比妥类药物次晨可能出现困倦、头昏、嗜睡等后遗效应。

（2）中等剂量可轻度抑制呼吸中枢,对呼吸功能不全者(严重的肺气肿和哮喘)显著降低每分钟呼吸量和动脉血氧饱和量。大剂量明显抑制呼吸中枢,抑制程度和剂量呈正比。静脉注射速度过快,治疗量也可引起呼吸抑制。

（3）长期应用巴比妥类药物特别是苯巴比妥,可使肝脏药物代谢酶活性增高,加速巴比妥类药物代谢,可产生耐受性、依赖性。

（4）突然停药易出现"反跳"现象。产生依赖性后停药易出现明显戒断症状,表现为激动、失眠、焦虑,甚至惊厥。

第四节　新型非苯二氮䓬类药物

佐匹克隆 zopiclone

【药动学】　口服后吸收迅速,1.5~2 小时达 C_{max},可迅速分布于全身组织,经肝脏代谢成有活性的 N- 氧化物,最后由肾脏排出,$t_{1/2}$ 约 5 小时。

【药理作用】　佐匹克隆为环吡咯酮类催眠药,具有镇静催眠、抗焦虑、抗惊厥和肌肉松弛作用。佐匹克隆与 BZ 相比具有高效、低毒、成瘾性小的特点。该药通过与 BZ 结合位点结合,增强 GABA 的抑制作用,缩短入睡潜伏期,延长睡眠时间,提高睡眠质量,对记忆功能几乎无影响;催眠时能延长 NREMS 时相,对 REMS 时相无明显作用。

【临床应用】　适用于各种情况引起的失眠症。具有起效快、半衰期短、成瘾性小、毒性低的特点。成人常用量,睡前口服 7.5mg,重症可增至 15mg。中老年、体弱和肝功能不全者减半。

【不良反应】　有嗜睡、头昏、口苦、口干、肌肉无力、健忘等。长期应用后突然停药可出现戒断症状。

【禁忌证】　对本品过敏者、重症肌无力者、重症睡眠呼吸暂停综合征患者及呼吸功能不全者禁用。

唑吡坦 zolpidem

【药动学】　口服后吸收迅速,0.5~3 小时达 C_{max},大多数药物与血浆蛋白结合,经肝脏迅速代谢为失活产物,主要经胆汁从粪中排泄,少量经尿排泄,$t_{1/2}$ 为 1.4~3.8 小时。

【药理作用】　为咪唑吡啶类催眠药,该药可选择性地作用于苯二氮䓬结合位点的 BZ$_1$(ω1)亚型,增加 GABA 对 GABA$_A$ 受体的亲和性,导致 Cl$^-$ 通道开放,引起细胞膜超极化。该药只作用于 BZ$_1$ 亚型,对 BZ$_2$ 亚型亲和力很低。BZ$_1$、BZ$_2$ 亚型在中枢神经系统分布有特异性,小脑主要为 BZ$_1$ 亚型,大脑皮质两种亚型共存,而脊髓只有 BZ$_2$ 亚型,因此唑吡坦有较明显的镇静催眠作用,但抗焦虑、肌肉松弛和抗癫痫作用很弱。唑吡坦治疗失眠症作用快,能缩短入睡时间,延长睡眠时间,减少做梦和觉醒次数,不破坏睡眠周期,类似于生理状态。

【临床应用】　主要用于原发性失眠症和精神分裂症、躁狂或抑郁等引起的睡眠障碍。长期服用耐受性、依赖性和戒断症状较轻。

【不良反应】　有眩晕、嗜睡、恶心、头痛、记忆减退、夜寝不安、腹泻、易摔倒等。

【禁忌证】　驾驶员和机器操作者慎用,儿童、孕妇、哺乳期妇女必须在医生或药剂师的指导下用药。

扎来普隆 zaleplon

【药动学】　扎来普隆服用后能很快被吸收,达峰浓度时间大约为 1 小时,$t_{1/2}$ 大约为 1 小时,扎来普隆一天给药一次没有药物累积,而且在治疗范围内,其药动学特征与剂量成比例。

【药理作用】　类似于唑吡坦,具有镇静催眠作用。扎来普隆对BZ_1亚型的选择性强,与$GABA_A$受体的亲和力高,增加GABA的抑制作用,增加Cl^-通道开放频率,引起神经细胞膜超极化,使兴奋性下降,对BZ_2亚型作用弱。扎来普隆是一种速效的镇静催眠药,在维持正常睡眠的同时对快动眼睡眠无影响,不仅能缩短睡眠潜伏期,增加睡眠时间,提高睡眠质量,而且无明显"宿睡"反应,服药1小时左右会出现短期的记忆缺失,依赖性、撤药反应等均较BZ小。

【临床应用】　主要用于成年人及老年人失眠的短期治疗。

【不良反应】　表现为头痛、嗜睡、眩晕。其成瘾性比BZ弱,但仍然应予注意。

第五节　其他镇静催眠药

水合氯醛 chloral hydrate

【药动学】　消化道或直肠给药均能迅速吸收,1小时达高峰,维持4~8小时。脂溶性高,易通过血脑屏障,分布全身各组织,$t_{1/2}$为7~10小时。在肝脏迅速代谢成为具有活性的三氯乙醇。三氯乙醇的蛋白结合率为35%~40%,$t_{1/2}$约为4~6小时。口服水合氯醛30分钟内即能入睡,持续时间为4~8小时。三氯乙醇进一步与葡糖醛酸结合而失活,经肾脏排出,无滞后作用与蓄积性。本药可通过胎盘和分泌入乳汁。

【药理作用】　催眠剂量30分钟内即可诱导入睡,催眠作用温和,不缩短REMS时间。催眠机制可能与巴比妥类药物相似,引起近似生理性睡眠,无明显后遗作用。较大剂量有抗惊厥作用。大剂量可引起昏迷和麻醉,抑制延髓呼吸及血管运动中枢,导致死亡。

【临床应用】

(1)治疗失眠,适用于入睡困难的患者。作为催眠药,短期应用有效,连续服用超过两周则无效。催眠,口服或灌肠0.5~1.0g,睡前一次。

(2)麻醉前、手术前和睡眠脑电图检查前用药,可镇静和解除焦虑,使相应的处理过程比较安全和平稳。镇静:一次0.25g,一日3次,饭后服用。

(3)抗惊厥,用于癫痫持续状态的治疗,也可用于小儿高热、破伤风及子痫引起的惊厥。常用10%溶液20~30ml,稀释1~2倍后一次灌入,方可见效。最大限量一次2g。

【不良反应】　经常使用不良反应较多,对胃黏膜有刺激,易引起恶心、呕吐。大剂量能抑制心肌收缩力,缩短心肌不应期,并抑制延髓的呼吸及血管运动中枢。对肝、肾有损害作用。偶有发生过敏性皮疹、荨麻疹。长期服用,可产生依赖性及耐受性,突然停药可引起神经质、幻觉、烦躁、异常兴奋、谵妄、震颤等严重撤药综合征。

【禁忌证】　肝、肾、心脏功能严重障碍者和间歇性血卟啉病患者禁用。

丁螺环酮 buspirone

【药动学】　口服吸收好,首过效应明显,在肝脏中代谢,$t_{1/2}$为2~4小时。抗焦虑作用在服药后1~2周才能显效,4周达最大效应。

【药理作用】　非苯二氮䓬类药物,丁螺环酮为$5-HT_{1A}$受体的部分激动药,激动突触前$5-HT_{1A}$受体,反馈抑制5-HT释放,发挥抗焦虑作用。无镇静、肌肉松弛和抗惊厥作用。

【临床应用】　各种焦虑症。口服开始一次5mg,一日2~3次。第二周可加至一次10mg,一日2~3次。常用治疗剂量一日20~40mg。

【不良反应】　头晕、头痛、恶心、呕吐及胃肠功能紊乱。

【禁忌证】　青光眼、重症肌无力、白细胞减少及对本品过敏患者禁用。儿童、孕妇、哺乳期妇女禁用,老人适当减量。

本 章 小 结

药物类别及代表药物	药动学	作用机制	药理作用及临床应用	不良反应
苯二氮䓬类药物				
地西泮 氟西泮 氯氮䓬 阿普唑仑 艾司唑仑 硝西泮 氯硝西泮 劳拉西泮 奥沙西泮 三唑仑 咪达唑仑	口服吸收快而完全,硝西泮和奥沙西泮较慢,主要经肝脏代谢,部分代谢产物仍有活性,经肾排泄	与 $GABA_A$ 受体结合,促进 GABA 与 $GABA_A$ 受体结合,增加 Cl^- 通道开放频率,使细胞膜超极化	抗焦虑 镇静催眠 抗惊厥 抗癫痫 肌肉松弛 治疗癔症	眩晕、困倦、头昏,大剂量致共济失调、运动功能障碍,抑制呼吸,长期应用有耐受、依赖和戒断症状
巴比妥类药物				
苯巴比妥 异戊巴比妥 司可巴比妥	弱酸性,吸收快分布广,主要经肝脏代谢,经肾排泄	激动 $GABA_A$ 受体,延长 Cl^- 内流时间,无 GABA 时也能直接增加 Cl^- 内流	镇静催眠 抗惊厥 抗癫痫 治疗黄疸	困倦、头昏、嗜睡,中等剂量抑制呼吸,肝药酶诱导剂,长期应用有耐受、依赖和戒断症状
新型非苯二氮䓬类药物				
佐匹克隆 唑吡坦	经肾排泄 经胆汁排泄	与 BZ 位点结合,增强 GABA 抑制作用	各种失眠症 原发性失眠症及疾病致睡眠障碍	眩晕、嗜睡、记忆减退,依赖性、戒断症状较轻
扎来普隆	经肾排泄		成年人及老年人失眠	
其他药物				
水合氯醛 丁螺环酮	经肾排泄 经肾排泄	激动突触前 $5\text{-}HT_{1A}$ 受体,反馈抑制 5-HT 释放	麻醉前、抗惊厥 抗焦虑	头晕、头痛、恶心、呕吐及胃肠功能紊乱

第九章
临床用药案例

第九章
目标测试

（刘水冰）

第十章

抗癫痫药及抗惊厥药

学习要求：

1. **掌握** 苯妥英钠、丙戊酸钠、卡马西平和苯巴比妥的药理作用和临床应用。
2. **熟悉** 抗癫痫药的作用机制、分类及对应代表性药物的作用特点；硫酸镁的药理作用和临床应用。
3. **了解** 苯妥英钠药动学特点、不良反应及药物相互作用；硫酸镁的不良反应和中毒的抢救。

第十章
教学课件

第一节 抗癫痫药

有关癫痫（epilepsy）的记载最早见于公元前 2 000 多年的古巴比伦书籍中。古人认为癫痫发作是魔鬼缠身，人们用河马、海龟血驱鬼避邪，后来有的用灌肠导泻、饥饿疗法等试图治疗。公元前 4 世纪希腊医生希波克拉底提出癫痫是脑功能异常所致。从 19 世纪中叶开始，医生开始尝试用溴化物治疗癫痫，取得了一定的效果。1912 年出现了第一个用于治疗癫痫的药物苯巴比妥之后，癫痫的药物治疗迅速发展起来。

一、癫痫的定义及分类

癫痫是多种病因引起的常见中枢神经系统疾病，其全球患病率约为 0.7%，中国约有 900 万癫痫患者。癫痫发作时，大脑局部病灶区神经元过度兴奋，引起突发异常高频放电，并可向周围组织扩散，从而出现短暂的大脑功能障碍。其症状表现为突发性的短暂运动、感觉、意识或自主神经功能异常，并伴有脑电图改变。药物治疗是癫痫最重要、最基本的治疗策略，也通常是首选的治疗策略。患者往往需长期用药，以预防性地减少发作，但难以根治。

由于异常放电组织所在病灶部位和扩散范围的不同，癫痫在临床上表现为不同的运动、感觉、意识、行为和自主神经功能紊乱的症状。根据 2017 年国际抗癫痫联盟的最新分类，可将癫痫发作分为以下几类：

1. **局灶性发作（focal seizure）** 指癫痫发作起源于大脑的一侧半球，呈局限性致痫网络。按照发作时是否对自我和环境具有知觉，可进一步分为意识保留的局灶性发作（focal aware seizure，早期也称简单部分性发作）和意识受损的局灶性发作（focal impaired awareness seizure，早期也称复杂部分性发作）。此外，局灶性发作也可能进一步出现继发全面性发作（secondarily generalized seizure），称为局灶性进展为双侧强直-阵挛性发作（focal to bilateral tonic-clonic seizure）。

2. **全面性发作（generalized seizure）** 指癫痫发作同时起源于多个脑区，并快速波及双侧大脑半球的致痫网络。主要包括强直-阵挛性发作（tonic-clonic seizure，又称大发作，以全身骨骼肌强直阵挛性抽搐为特点）、阵挛性发作（clonic seizure）、强直性发作（tonic seizure）、失张力发作（atonic seizure）、失神发作（absence seizure，又称小发作，以非运动性的短暂意识丧失为特征）、肌阵挛性发作

(myoclonic seizure)等。

3. 未知起源发作(unknown seizure)　指无法确定起源的发作类型,可根据其症状特点进行分类。

局灶性发作是最主要的癫痫发作类型。然而,在许多发展中国家,占主导地位的发作类型是全面性强直 - 阵挛性发作。亦有部分患者可同时伴有两种类型的混合性发作。癫痫发作往往是自限性的,持续数分钟自行终止;若单次癫痫发作或反复多次发作持续大于 30 分钟,称为癫痫持续状态(status epilepticus)。

二、抗癫痫药的作用机制

癫痫的发病机制复杂,尚不完全明确,目前主要认为与中枢神经系统"兴奋 - 抑制"失衡有关。抗癫痫药可以抑制癫痫病灶神经元过度兴奋引起的反复高频放电,或作用于病灶周围的正常神经元,抑制异常放电的扩散。

中枢神经系统的"兴奋 - 抑制"平衡与离子通道、神经突触传递密切相关。抗癫痫药的作用机制可以分为如下三类:

1. 调控 Na^+、K^+、Ca^{2+} 等电压门控离子通道　如苯妥英钠、卡马西平、丙戊酸钠和拉莫三嗪可通过阻滞细胞膜电压依赖性 Na^+ 通道(voltage-dependent Na^+ channel),抑制 Na^+ 的内流而降低膜的兴奋性,属于钠通道阻滞药(sodium channel blocker)。乙琥胺和唑尼沙胺的抗癫痫作用与阻滞 T 型 Ca^{2+} 通道有关。目前,针对 K^+ 通道的开放作为新靶点的药物正在研发中。

2. 增强 GABA 介导的抑制作用　如苯二氮䓬类和苯巴比妥与 $GABA_A$ 受体结合,改变受体构象,促进 GABA 介导的 Cl^- 通道开放,从而降低细胞膜的兴奋性;噻加宾可抑制 GABA 的转运体,而氨己烯酸则抑制 GABA 的代谢酶 GABA 转氨酶,两者通过增加 GABA 递质在突触间隙的浓度而产生抗癫痫作用。

3. 减弱谷氨酸介导的兴奋作用　如左乙拉西坦可结合突触囊泡蛋白 SV2A 从而减少兴奋性神经递质谷氨酸的释放。吡仑帕奈和非氨酯的抗癫痫作用则分别与抑制突触后膜谷氨酸的 AMPA 和 NMDA 受体,从而降低兴奋性神经传递有关。托吡酯的抗癫痫作用部分是通过抑制谷氨酸的 KA 受体起效。

许多抗癫痫药存在多种抗癫痫作用机制,如丙戊酸钠既能抑制电压依赖性的 Na^+ 通道、T 型 Ca^{2+} 通道,也能增强 GABA 的抑制作用;托吡酯的抗癫痫机制包括抑制电压依赖性的 Na^+ 通道、抑制谷氨酸的 KA 受体以及增强 GABA 能传递等。主要抗癫痫药的作用总结见图 10-1。

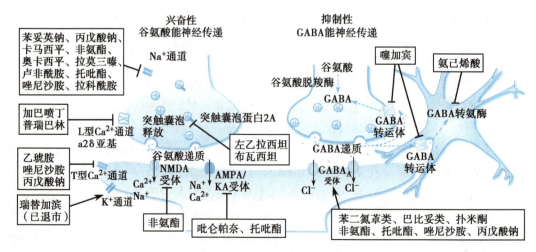

图 10-1　常见抗癫痫药及其作用

三、常用抗癫痫药

苯妥英钠 phenytoin sodium

【药动学】　苯妥英钠呈碱性,刺激性强,不宜作肌内注射,宜静脉注射。其口服吸收慢而不规则,个体差异较大。连续服用治疗量需经 6~10 天才能达到有效血药浓度(10~20μg/ml),苯妥英钠血药浓度 10μg/ml 可控制癫痫发作,20μg/ml 以上则开始出现轻度毒性反应。血浆蛋白结合率约为 90%,大部分经肝药酶代谢为无活性的羟基苯妥英,再与葡糖醛酸结合自肾排出。本药的消除速率与血药浓度密切相关,浓度低于 10μg/ml 时,按恒比消除,$t_{1/2}$ 约 20 小时;高于此浓度时,则按恒量消除,$t_{1/2}$ 可延长至 20~60 小时。此外,本药的治疗指数较低,血药浓度个体差异较大,临床用量应注意个体化。

【药理作用】　苯妥英钠对高频异常放电神经元的 Na^+ 通道具有显著的阻滞作用,降低细胞膜的兴奋性,从而抑制癫痫病灶神经元的高频异常放电及放电的扩散。此外,苯妥英钠还能阻滞神经元的各型 Ca^{2+} 通道,抑制 Ca^{2+} 的内流。高浓度的苯妥英钠可抑制 K^+ 的外流,延长动作电位时程和不应期,也能抑制神经末梢对 GABA 的再摄取,并诱导 GABA$_A$ 受体增多,从而增强 GABA 介导的突触后抑制作用。

【临床应用】

(1) 抗癫痫:苯妥英钠是常用的抗癫痫药,对癫痫全面性发作、局灶性发作疗效较好,但对失神发作无效甚至加重。目前因副作用,其抗癫痫临床应用逐渐退居二线。

(2) 治疗外周神经痛:苯妥英钠用于治疗三叉神经、舌咽神经和坐骨神经等神经性疼痛。其中对三叉神经痛疗效较好,使疼痛明显减轻,发作次数减少。

(3) 抗心律失常。

【不良反应】

(1) 局部刺激:本药碱性较强,对胃肠道有刺激性,口服可引起厌食、恶心、呕吐和腹痛等症状,故宜饭后服用。静脉注射可发生静脉炎。

(2) 齿龈增生:本药长期应用出现齿龈增生,多见于儿童和青少年,发生率约 20%,这与药物自唾液排出刺激胶原组织增生有关。一般停药 3~6 个月后可自行消退。

(3) 神经系统反应:药量过大引起中毒,表现为眼球震颤、复视、眩晕、共济失调等。严重者可出现语言障碍、精神错乱甚至昏迷等。

(4) 血液系统反应:由于本药可抑制叶酸的吸收并加速其代谢,并抑制二氢叶酸还原酶活性,长期用药可致巨幼细胞贫血,宜用甲酰四氢叶酸防治。

(5) 骨骼系统反应:本药能诱导肝药酶而加速维生素 D 的代谢,长期应用可致低钙血症、佝偻病样改变和骨软化症。必要时应用维生素 D 预防治疗。

(6) 过敏反应:用药可发生皮疹、血小板减少、粒细胞缺乏、再生障碍性贫血和肝坏死。长期用药者应定期检查血常规和肝功能,如有异常应及早停药。

(7) 其他反应:偶见男性乳房增大、女性多毛症、淋巴结肿大等。本药偶致畸胎,故孕妇慎用。久服骤停可使癫痫发作加剧,甚至诱发癫痫持续状态。

【药物相互作用】　保泰松、磺胺类和水杨酸类等可与苯妥英钠竞争血浆蛋白的结合部位,使后者游离型血药浓度增加。氯霉素、异烟肼等通过抑制肝药酶而提高苯妥英钠的血药浓度。苯巴比妥、卡马西平等可通过诱导肝药酶,加快苯妥英钠的代谢而降低其血药浓度和药效。此外,苯妥英钠自身可通过诱导肝药酶,加快多种其他药物如避孕药的代谢而降低其药效。

卡马西平 carbamazepine

主要阻滞 Na^+ 通道,抑制癫痫病灶的异常放电及其放电扩散。此外,其抗癫痫作用也可能与抑制 L 型 Ca^{2+} 通道、增强 GABA 突触后抑制功能有关。卡马西平是一种高效的广谱抗癫痫药,现已成为治疗癫痫局灶性发作的首选药物,还可用于全面性强直 - 阵挛性发作,对失神发作和肌阵挛性发作效果差或无效。此外,卡马西平还是治疗三叉神经痛和舌咽神经痛的主要药物,对躁狂症疗效比锂盐好且副作用少。其口服吸收慢,约有 80% 与血浆蛋白结合,有效血药浓度为 $4 \sim 10 \mu g/ml$。单次给药 $t_{1/2}$ 约 36 小时;因卡马西平能诱导肝药酶,加速自身代谢,故反复用药后 $t_{1/2}$ 可缩短,在联合用药时也需特别注意。常见的不良反应有眩晕、恶心、呕吐,部分患者可出现中性粒细胞减少以及低钠血症。

丙戊酸钠 valproate sodium

为一种传统的广谱抗癫痫药,临床用于治疗各型癫痫,目前是全面性发作的首选药物,也可以用于局灶性发作等其他发作形式。其对失神发作疗效优于乙琥胺,因具有肝毒性一般不作为首选。其抗癫痫机制涉及多种机制:①通过多途径增强脑内抑制性 GABA 能神经传递,包括抑制脑内 GABA 转氨酶而减慢 GABA 的代谢,易化 GABA 合成酶 - 谷氨酸脱羧酶的活性而使得 GABA 形成增加,抑制 GABA 的转运体而减少 GABA 的摄取从而使脑内 GABA 含量增高,提高突触后膜对于 GABA 的反应性等;②阻滞电压依赖性的 Na^+ 通道;③阻滞 T 型 Ca^{2+} 通道。口服吸收迅速完全,$1 \sim 2$ 小时达峰。血浆蛋白结合率约为 90%,大部分经肝代谢。常见不良反应有胃肠道不适、体重增加,部分患者还可出现震颤、脱发等情况。育龄期妇女和儿童使用丙戊酸钠需特别谨慎,因为其具有致畸作用,且能导致多囊卵巢综合征等其他内分泌方面的不良反应,儿童还可发生注意力缺陷。罕见但严重的不良反应包括肝功能衰竭、高血氨性脑病、血小板减少和急性坏死胰腺炎,可导致生命危险。此外,丙戊酸钠代谢容易受到肝药酶诱导药物的影响,其蛋白结合率高,且可以抑制其他药物的代谢,因此具有较多的药物相互作用。

乙琥胺 ethosuximide

临床为治疗失神发作的首选药物,对其他癫痫类型无效,这与其阻滞丘脑皮层神环路中 T 型 Ca^{2+} 通道有关。其口服吸收完全,3 小时血浆浓度达高峰。其有效血药浓度为 $40 \sim 100 \mu g/ml$,患者一般可耐受 $160 \mu g/ml$。儿童 $t_{1/2}$ 约 30 小时,成人 $t_{1/2}$ 约 60 小时。本药毒性低,常见不良反应为胃肠道反应如厌食、恶心、呕吐等,其次为中枢神经系统症状如头痛、头晕、嗜睡等,罕见但严重的不良反应包括造血功能异常如粒细胞缺乏症、再生障碍性贫血,以及皮肤症状如 Steven-Johnson 综合征,故用药期间应勤查血象。

拉莫三嗪 lamotrigine

在肠道内吸收迅速、完全,无明显首过效应,口服后约 $1 \sim 3$ 小时达血药峰浓度,有效血药浓度 $1 \sim 3 \mu g/ml$。拉莫三嗪的抗癫痫作用机制主要与其阻滞电压依赖性钠通道有关,其可在不影响正常神经元的电生理活动的同时,选择性抑制癫痫灶内神经元反复去极化和高频放电过程,从而阻止病灶异常放电。拉莫三嗪是一种广谱的新型抗癫痫药,可以用于除肌阵挛性发作以外所有类型的癫痫发作,包括局灶性和全面性发作,以及特发性和继发性癫痫综合征,如 Lennox-Gastaut 综合征。拉莫三嗪相对安全,不良反应轻微,主要为头晕、平衡失调、困倦、头痛、复视、恶心和呕吐等。但需注意,拉莫三嗪可加重青少年肌阵挛和 Dravet 综合征中的肌阵挛,且可以导致严重的超敏反应,包括皮疹甚至 Steven-Johnson 综合征和抗惊厥药超敏综合征(anticonvulsant hypersensitivity syndrome,AHS),因此在使用时应从小剂量开始,缓慢滴定。

苯巴比妥 phenobarbital

在低于镇静剂量时即可选择性抑制癫痫灶的异常高频放电,并防止其扩散。其作用机制主要是与突触后膜上的 GABA$_A$ 受体结合,改变受体构象(属于 GABA$_A$ 受体正向变构调节药,positive allosteric modulator of GABA$_A$ receptor),延长 Cl$^-$ 通道开放时间,使细胞膜超极化。苯巴比妥属于传统的广谱抗癫痫药。本药优点为效果好,价格便宜,起效快(口服 1~2 小时),可用于任何年龄段包括新生儿的局灶性发作和全面性发作。苯巴比妥的主要缺点为不良反应较多,其中最常见的为中枢神经系统反应,包括嗜睡、困倦、行为认知障碍、注意力不集中,儿童可出现运动过度。本药较大剂量下可导致嗜睡、精神萎靡、共济失调等,用药初期较明显,长期使用则产生依赖性。本药使用时需缓慢加量,撤药时也必须小剂量、缓慢减药。罕见但严重的不良反应包括肝炎、胆汁淤积、血小板减少、粒细胞减少和 Steven-Johnson 综合征。本品为肝药酶诱导剂,与其他药物联合应用时应注意药物相互作用。

扑米酮 primidone

扑米酮又称去氧苯比妥(desoxyphenobarbital),化学结构与苯巴比妥类似。口服后吸收迅速而完全,约 3 小时血药达峰浓度。本药对多种癫痫发作类型均有效,对其他药治疗无效者仍有效,与苯妥英钠合用效果更佳。本药对癫痫全面性发作疗效优于苯巴比妥,但对局灶性发作疗效不及苯妥英钠和卡马西平,对小发作无效。本药不宜与苯巴比妥合用。扑米酮可引起嗜睡、共济失调等,患者偶可出现巨幼细胞贫血、白细胞减少和血小板减少。

奥卡西平 oxcarbazepine

为新型抗癫痫药,是卡马西平的结构衍生物,作用机制和卡马西平相似。奥卡西平及其在体内的代谢产物羟基衍生物均具有抗癫痫活性,口服吸收完全,生物利用度为 96%。本品用于治疗局灶性及全身性发作,其抗癫痫作用弱于卡马西平,但其优点在于肝药酶诱导作用低,药动学相互作用极少,副作用较小。其不良反应主要包括头晕、乏力、头痛、恶心、嗜睡、共济失调和复视,严重的不良反应为超敏反应(出现率仍较卡马西平少)、低钠血症,有房室传导阻滞患者禁用奥卡西平。

左乙拉西坦 levetiracetam

一种吡咯烷酮衍生物,是新型抗癫痫药。左乙拉西坦抗癫痫作用的确切机制尚不清楚,可能与选择性结合突触囊泡蛋白 SV2A,通过影响囊泡功能调节兴奋性神经递质谷氨酸的释放有关。左乙拉西坦口服吸收迅速,绝对生物利用度接近 100%,给药 1~3 小时后血药浓度达峰。本品可单用或联合用于成人部分性癫痫发作,也可用于成人全身性发作,以及其他病理因素(如脑炎、脑缺氧)引起的肌痉挛。其结构衍生物布瓦西坦是一种最近批准的抗癫痫药,作用机制与左乙拉西坦类似,但其抗癫痫活性更强。左乙拉西坦的常见不良反应有嗜睡、无力、共济失调、头晕等,较严重的不良反应包括情绪和行为的改变(包括冲动行为、自杀倾向以及抑郁恶化),因此在使用前及过程中应注意评估精神行为方面的异常及变化。

苯二氮䓬类 benzodiazepine

本类药物为 GABA$_A$ 受体的正向变构调节药,可以提高 GABA$_A$ 受体中 Cl$^-$ 通道开放的频率,增强抑制性的 GABA 能神经传递,从而抑制病灶放电向周围扩散,但不能消除这种异常放电。其中氯硝西泮和氯巴占是预防癫痫发作的苯二氮䓬类药物中最有效的药物,氯硝西泮主要用于控制肌阵挛性发作,氯巴占主要用于局灶性发作;硝西泮是一种长效且镇静作用较强的苯二氮䓬类药物,作用较为局限,主要用于癫痫性脑病特别是 West 综合征的治疗;地西泮、劳拉西泮和咪达唑仑则主要用于癫痫持续状态的治疗。本类药物的主要不良反应包括镇静、嗜睡、疲乏、唾液过多、行为认知损害等。此外,长期使用苯二氮䓬类药物还需考虑耐药、药物依赖和撤药综合征的问题。

托吡酯 topiramate

为广谱抗癫痫药,对各类癫痫发作均有效。托吡酯的抗癫痫机制包括:①阻滞电压依赖性的 Na^+ 通道;②抑制谷氨酸的 KA 受体;③增强抑制性 GABA 能神经传递。托吡酯可迅速、完全地被吸收,口服生物利用度为 80%,健康受试者口服托吡酯 100mg 后,可在 2 小时达到平均血浆峰值浓度,从人体的血浆、尿和粪中分离、定性、鉴别得出 6 种经羟基化作用、水解作用和葡糖醛酸化作用形成的托吡酯的代谢产物。在人体中,原型托吡酯及其代谢产物主要经肾脏清除(至少为剂量的 81%),约有 66% 的 ^{14}C- 托吡酯在 4 天内以原型从尿中排泄。托吡酯对原发性及继发性全身强直 - 阵挛性发作及局灶性发作效果尤其明显,对肌阵挛、婴儿痉挛也有效。托吡酯也可以作为心理稳定剂用于治疗双相情感障碍(抑郁与躁狂交替)。本品常见的不良反应包括嗜睡、食欲不佳、疲劳,部分患者可出现肾结石、体重减轻等不良反应。严重且特殊的不良反应包括行为和认知异常(注意力受损、记忆力障碍、思维缓慢和找词困难)、代谢性酸中毒(特别是在有肾脏病、呼吸功能障碍、癫痫持续状态、腹泻等危险因素的患者中)、继发性闭角型青光眼以及体温过高。鉴于托吡酯对行为认知方面的潜在副作用,儿童应谨慎使用该药。

普瑞巴林 pregabalin

一种新型 L 型 Ca^{2+} 通道调节药,能阻滞电压依赖性 Ca^{2+} 通道,减少神经递质的释放。主要用于治疗外周神经痛以及局灶性癫痫发作的辅助治疗,但可能加重肌阵挛性发作;也可以用于治疗疼痛和焦虑,如带状疱疹后遗神经痛。嗜睡和头晕是最常见的不良反应,其他不良反应包括食欲增加、兴奋易怒等。

加巴喷丁 gabapentin

是 GABA 的衍生物,但无 GABA 受体激动效应。其作用机制与普瑞巴林类似,也作用于 L 型 Ca^{2+} 通道。加巴喷丁的适应证为难治的部分性发作,目前也广泛用于治疗神经病理性疼痛(包括带状疱疹后遗神经病、糖尿病神经病变、卒中后中枢性疼痛等)。加巴喷丁具有相对较好的耐受性。常见的不良反应包括嗜睡、头晕、共济失调、疲劳感、震颤、食欲和体重增加。另外,儿童还可能出现行为异常,表现为攻击性增加、易怒等。

唑尼沙胺 zonisamide

一种人工合成的磺胺类抗癫痫药,为 1,2- 苯异噁唑衍生物,在化学结构上与 5- 羟色胺相似,具有广泛的作用机制,包括阻滞电压依赖性 Na^+ 通道,减少电压依赖性 T 型 Ca^{2+} 电流等。本药主要用于成人局灶性癫痫发作的辅助治疗。本药使用时需从小剂量开始,缓慢加量。本品不良反应较多且严重,包括头晕、嗜睡、厌食、共济失调、疲劳、认知障碍、精神异常、无汗症、体温过高、肾结石、Steven-Johnson 综合征等。其在体内主要经 CYP3A4 代谢,联合用药时也与其他抗癫痫药(如苯妥英钠、卡马西平等)具有较多的相互作用。

拉科酰胺 lacosamide

属于新一类功能性氨基酸,结构为 (R)-2- 乙酰胺 -N- 苄基 -3- 甲氧基丙酰胺。拉科酰胺具有两亲性,这使其具有足够的亲水性以形成非肠道吸收物质,并具有一定的亲脂性以通过血脑屏障。口服生物利用度高,不受食物影响。本药用于 16 岁及以上癫痫患者的局灶性发作的辅助治疗,也用于神经病理性疼痛的治疗。其具有双重抗癫痫作用机制,可能与阻滞 Na$^+$ 通道和拮抗兴奋性谷氨酸 NMDA 受体有关。拉科酰胺药动学优良、药物相互作用小、安全性大,其在难治性癫痫中具有高保留率。本品不良反应相对较少,常见头晕、共济失调、复视和嗜睡等。严重但罕见的不良反应为 P-R 间期延长。

卢非酰胺 rufinamide

本品为新型抗癫痫药,属三唑类衍生物,抗癫痫作用的确切机制尚不完全清楚,可能与调节 Na$^+$ 通道的活性,特别是延长 Na$^+$ 通道的失活状态有关。目前被批准其用于 4 岁及以上儿童 Lennox-Gestaut 综合征的治疗,有临床研究表明本药对局灶性发作也具有较好的效果。常见的不良反应包括头痛、头晕、乏力、嗜睡、共济失调和步态异常。严重但少见的不良反应包括癫痫持续状态,超敏反应以及缩短心脏 Q-T 间期(禁用于家族性短 Q-T 综合征患者)。

吡仑帕奈 perampanel

本品为新一代的抗癫痫药,为首个非竞争性谷氨酸 AMPA 受体拮抗药。本药用于辅助治疗癫痫患者的局灶性发作及全面性发作。本药具有耐受性良好、半衰期长的特点。吡仑帕奈不良反应少,主要包括头晕、嗜睡、头痛、疲劳、易怒、恶心和跌倒。另外,研究发现本药可能存在情绪和行为改变等不良反应,会增加患者自杀的风险。

四、抗癫痫药用药原则

1. **对症选药**　针对单纯类型癫痫常选用一种有效药物即可。70% 左右新诊断的癫痫患者可以通过服用单一抗癫痫药使发作得以控制,初始治疗时选药正确可以增加治疗的成功率。各类型癫痫发作的药物选择,见表 10-1。

2. **剂量渐增**　由于个体差异大,用药量需从小剂量开始,以控制症状、制止发作又不产生严重副作用为度,然后维持治疗。

3. **先加后撤**　在治疗过程中,不宜随意更换药物,必须换用其他药时,应在原药的基础上加用新药,待发挥疗效后,渐撤原药。

4. **久用慢停**　癫痫需长期用药,癫痫患者如果持续无发作 2 年以上,即存在减停药的可能性。减停抗癫痫药需要先综合考虑患者的起病年龄、病因、发作类型、癫痫综合征、既往治疗反应、脑电检测等因素,再考虑是否逐渐减停抗癫痫药。一般情况下,单药减药时程不应少于 6 个月;多药治疗时每种抗癫痫药减停时间不少于 3 个月,一次只撤停一种药。

表 10-1　根据癫痫发作类型合理选择抗癫痫药

癫痫类型	主要症状	一线治疗药物
局灶性发作	• 意识保留的局灶性发作,早期也称简单部分性发作;发作表现与皮层部位有关,发作时不影响意识,单次发作持续 20~60 秒 • 意识受损的局灶性发作,早期也称复杂部分性发作或精神运动性发作;发作时意识障碍,常伴无意识活动。单次发作持续 30 秒 ~2 分钟 • 局灶性进展为双侧强直 - 阵挛性发作,由局灶性发作发展为意识丧失的强直 - 阵挛性发作。全身肌肉强直收缩,而后进入收缩 - 松弛状态,可持续 1~2 分钟	卡马西平、拉莫三嗪、奥卡西平、左乙拉西坦、丙戊酸钠
全面强直 - 阵挛性发作	又称大发作,突发意识丧失和全身惊厥,强直性痉挛后进入阵挛性抽搐,继之出现中枢功能全面抑制	丙戊酸钠、拉莫三嗪、卡马西平、奥卡西平、左乙拉西坦、苯巴比妥

续表

癫痫类型	主要症状	一线治疗药物
失神发作	又称小发作，突然短暂意识丧失，常伴对称的阵挛活动，脑电出现 3Hz 左右相称的同步化棘波。每次发作约 30 秒	乙琥胺、丙戊酸钠、拉莫三嗪
肌阵挛性发作	幼儿多见，表现为某肌肉/肌群的突然收缩，引起面、躯干或肢体快速抽动。脑电表现为不对称的非典型棘慢波，2~2.5 次/s	丙戊酸钠、左乙拉西坦、托吡酯
失张力发作	肌张力突然丧失，头或肢体下垂，甚至跌倒。可伴有短暂的意识丧失	丙戊酸钠
癫痫持续状态	大发作频繁，间歇期很短，反复多次发作或单次癫痫发作持续大于 30 分钟	地西泮、劳拉西泮、咪达唑仑

第二节　抗惊厥药

惊厥是中枢神经系统过度兴奋所致的全身骨骼肌不自主的强烈收缩；多见于小儿高热、子痫、破伤风、癫痫全面性发作及中枢兴奋药中毒等。常用镇静催眠药治疗，也可注射硫酸镁抗惊厥。

硫酸镁 magnesium sulfate

硫酸镁因给药途径不同而产生不同的药理效应。口服硫酸镁有泻下和利胆作用，注射给药具有抗惊厥和降血压作用。硫酸镁抗惊厥的主要机制是阻断神经肌肉接头的神经传递。因为 Mg^{2+} 与 Ca^{2+} 化学性质相似，它能与 Ca^{2+} 受点竞争性结合，抑制 Ca^{2+} 内流，从而使运动神经末梢 ACh 释放减少，产生肌肉松弛作用。当 Mg^{2+} 过量引起中毒时同理可用 Ca^{2+} 来解救。硫酸镁可引起血管扩张和血压下降。大剂量时由于中枢神经系统抑制，患者可出现感觉和意识障碍。

硫酸镁具有骨骼肌松弛、降压和中枢抑制作用，临床上主要用于治疗子痫、破伤风等引起的惊厥，也用于高血压危象的救治。常肌内注射、静脉注射或静脉滴注给药。

该药安全范围小，过量可抑制延髓生命中枢，引起呼吸抑制、血压剧降和心搏骤停。肌腱反射消失是中毒的先兆表现，因此在用药过程中应注意检查腱反射，且宜缓慢静脉注射给药。中毒时立即进行人工呼吸，并缓慢静脉注射氯化钙或葡萄糖酸钙抢救。

本 章 小 结

代表药物	药理作用	临床应用	不良反应
苯妥英钠	(1) 阻滞 Na^+ 通道 (2) 阻滞各型 Ca^{2+} 通道 (3) 高浓度可抑制 K^+ 的外流 (4) 高浓度增强 GABA 介导的突触后抑制作用	(1) 抗癫痫（对癫痫全面性发作、局灶性发作疗效较好，但对失神发作无效甚至加重） (2) 治疗外周神经痛 (3) 抗心律失常	(1) 局部刺激：厌食、恶心、呕吐等症状 (2) 齿龈增生：齿龈增生 (3) 神经系统反应：眼球震颤、复视、眩晕、共济失调等 (4) 血液系统反应：巨幼细胞贫血 (5) 骨骼系统反应：低钙血症、佝偻病样改变和骨软化症 (6) 过敏反应：皮疹、血小板减少、粒细胞缺乏、再生障碍性贫血等 (7) 其他反应：偶见男性乳房增大、女性多毛症、淋巴结肿大等

续表

代表药物	药理作用	临床应用	不良反应
丙戊酸钠	(1) 多途径增强 GABA 能神经传递 (2) 阻滞 Na^+ 通道 (3) 阻滞 T 型 Ca^{2+} 通道	广谱抗癫痫药(全面性发作的首选药物) 对失神发作疗效优于乙琥胺,因具有肝毒性一般不作为首选	常见有胃肠道不适、体重增加 在育龄期妇女和儿童中使用具有致畸作用,且能导致多囊卵巢综合征、儿童注意力缺陷 罕见但严重的不良反应包括肝功能衰竭、高血氨性脑病、血小板减少和急性坏死胰腺炎,可导致生命危险
卡马西平	(1) 阻滞 Na^+ 通道 (2) 阻滞 L 型 Ca^{2+} 通道	(1) 广谱抗癫痫药(局灶性发作的首选药物) (2) 治疗三叉神经痛和舌咽神经痛 (3) 对躁狂症疗效比锂盐好且副作用少	常见有眩晕、恶心、呕吐,部分患者可出现中性粒细胞减少以及低钠血症
乙琥胺	阻滞 T 型 Ca^{2+} 通道	治疗失神发作的首选药物(对其他癫痫类型无效)	常见有胃肠道反应、中枢神经系统症状 罕见但严重的不良反应包括造血功能异常
苯二氮䓬类药物	$GABA_A$ 受体激动药	(1) 预防癫痫发作 (2) 癫痫持续状态治疗	镇静、嗜睡、疲乏、唾液过多、行为认知损害等
硫酸镁	与 Ca^{2+} 受点竞争性结合,减少运动神经末梢 ACh 释放	(1) 治疗子痫、破伤风等引起的惊厥 (2) 高血压危象救治	过量抑制延髓生命中枢

第十章
临床用药案例

第十章
目标测试

（陈　忠）

第十一章

镇 痛 药

第十一章
教学课件

学习要求

1. **掌握** 阿片类镇痛药的药理作用、作用机制、体内过程、临床应用和不良反应。
2. **熟悉** 镇痛药的概念、镇痛药的分类、阿片受体的分类与功能、疼痛发生机制、疼痛的类型。
3. **了解** 疼痛的临床意义、镇痛药应用的基本原则以及阿片受体拮抗药的特点。

疼痛是机体受到伤害性刺激时的一种保护性反应,常伴有不愉快的情绪反应。疼痛严重影响患者生活质量,对于心肌梗死、晚期癌症及外伤时出现的剧烈疼痛,不及时镇痛还可引起生理功能严重紊乱甚至休克、死亡。此外,疼痛发生的部位、性质,疼痛发作时患者的体征和表现还是疾病诊断的重要依据,疾病确诊之前须慎用镇痛药,以免掩盖病情,贻误诊治。因此合理应用镇痛药具有重要的临床意义。

镇痛药(analgesic)是一类主要作用于中枢神经系统,选择性减轻或消除疼痛以及疼痛引起的精神紧张和烦躁不安等情绪反应,但不影响意识及其他感觉的药物。该类药物包括阿片类镇痛药(opioid analgesic)和其他镇痛药。其中阿片类镇痛药又包括阿片生物碱类镇痛药(如吗啡和可待因等)、人工合成镇痛药(如哌替啶、曲马多和芬太尼等)以及某些内源性阿片肽。与阿片类镇痛药发生特异性结合的受体称为阿片受体(opioid receptor)。多数阿片类镇痛药反复应用可成瘾,其被列入麻醉药品管理范围,称为麻醉性镇痛药(narcotic analgesic)或成瘾性镇痛药(addictive analgesic),在使用和保管上必须严格控制。

第一节 阿片类镇痛药

一、阿片生物碱类镇痛药

阿片(opium)为罂粟科植物罂粟(*Papaver somniferum*)未成熟蒴果浆汁的干燥物,含吗啡、蒂巴因、可待因等 20 余种生物碱,化学结构上属于菲类和异喹啉类。阿片中的主要成分是吗啡(morphine),约占 10%;可待因(codeine)约占 0.5%,均属于菲类,可激动阿片受体,产生镇痛作用。异喹啉类的罂粟碱(papaverine)约占 1%,具有松弛平滑肌作用。本类镇痛药包括天然和半合成药物,均具有吗啡的基本结构,属于吗啡的衍生物。

【阿片受体和阿片肽】 1962 年我国学者发现将微量吗啡注入兔脑室内或第三脑室周围灰质可消除疼痛反应,率先提出吗啡镇痛的作用部位在第三脑室周围灰质。1973 年 Snyder 等采用配体结合技术和放射自显影技术证实了阿片受体的存在及其与镇痛药作用的关系;20 世纪 90 年代阿片受体克隆成功。

阿片受体在丘脑内侧、脊髓胶质区、脑室及导水管周围灰质的分布密度较高,与疼痛刺激传入、痛觉信号的整合及感受有关。受体密度最高的边缘系统及蓝斑核与情绪及精神活动有关；延脑孤束核阿片受体与呼吸及咳嗽有关；脑干极后区及迷走神经背核等部位的阿片受体与胃肠活动有关。阿片受体也存在于初级感觉传入神经的伤害性感受器、肠道和输精管等外周组织。

阿片受体包括人源 μ、δ 和 κ 三种受体。人源 μ、δ 和 κ 受体分别由 400、372 和 380 个氨基酸残基组成，均属 G 蛋白偶联受体。每种受体又有不同的亚型，如 μ_1、μ_2、δ_1、δ_2、κ_1、κ_2、κ_3 亚型。阿片受体分类及其效应见表 11-1。此外，于 1995 年克隆得到新一类阿片样受体——孤啡肽受体（nociceptin-opioid receptor，NOR），其在结构上与 μ、δ 和 κ 受体具有高度同源性，但对这三类受体的配体亲和度很低，因而又被称为阿片受体样受体 1（opioid receptor like-1 receptor，ORL-1）。

表 11-1　阿片受体分类及其效应

受体分类	效应							配体的受体选择性			
	镇痛作用部位	呼吸抑制	缩瞳	抑制胃肠蠕动	欣快	镇静	躯体依赖	β 内啡肽	亮氨酸脑啡肽	强啡肽	吗啡
μ	脑、脊髓、外周	+++*	++	++	+++	++	+++	+++	++	+	+++
β	脊髓	++	−	++	−	−	−	++	+++	++	+
κ	外周、脊髓	+	+	+	−	++	+	+	+	+++	+

注：*+++/++/+：强/中等/弱激动效应；−：弱拮抗效应。

阿片受体的发现提示脑内可能存在相应的内源性阿片样活性物质。目前已经从脑内分离出约 20 种与阿片类镇痛药作用相似的肽，统称内源性阿片肽（endogenous opioid peptide）。1975 年首先分离得到甲硫氨酸脑啡肽（met-enkephalin）和亮氨酸脑啡肽（leu-enkephalin），总称脑啡肽；其在脑内的分布与阿片受体分布相似，可产生吗啡样作用，并被纳洛酮所拮抗。继之又分离出 α- 内啡肽（α-endorphin）、β- 内啡肽（β-endorphin）、强啡肽 A（dynorphin A）、强啡肽 B（dynorphin B）、内吗啡肽 -1（endomorphin-1）和内吗啡肽 -2（endomorphin-2）等。除中枢神经系统外，外周组织如胃、小肠、外分泌腺、肾上腺髓质及神经丛等也分布有内源性阿片肽。μ 受体的内源性配体为内吗啡肽，μ 受体主要介导镇痛、淡漠、欣快、缩瞳、心率减慢、呼吸抑制、肠蠕动抑制、僵住作用和成瘾等。吗啡是 μ 受体经典的激动药，纳洛酮是其拮抗药。脑啡肽是 δ 受体的内源性配体，激动 δ 受体产生一定的镇痛作用，δ 受体也介导吗啡的心肌保护作用。κ 受体的内源性配体是强啡肽，激动 κ 受体不仅具有较强的镇痛作用，尚具有明显的抗焦虑、抗抑郁和器官保护作用，强啡肽 A 亦可激活 NMDA 受体；κ 受体介导呼吸抑制和便秘的作用较弱。孤啡肽受体的内源性配体为痛敏肽或孤啡肽（nociceptin/orphanin FQ，N/OFQ），该配体是一种与强啡肽有高度同源性的 17 肽分子，对 NOR 具有极高的亲和力和选择性，N/OFQ 系统在中枢神经系统和外周神经系统中广泛表达，涉及多种生理和病理过程，包括促/抗疼痛作用、药物奖赏调节、学习记忆、情绪、焦虑、咳嗽反射以及帕金森病等。

【痛觉信号的传递】　伤害性刺激使人产生不愉悦和难以忍受的感觉，这种生理心理活动即疼痛。如图 11-1，当机体受到组织损伤，广泛分布于外周组织的伤害性感受器被激活，初级感觉传入神经元（背根神经节神经元）接收和传入伤害性刺激信号至脊髓背角。伤害性信号在脊髓背角传递至下一级神经元后，经内、外侧两条传导通路向上传递，组成痛觉信号上行传导通路（ascending pathways of pain transmission，图 11-1）。其中，主要经外侧丘脑投射至体感皮层的通路为外侧痛觉传导通路，参与伤害性刺激的痛觉辨别，其传递的信息表明疼痛产生的具体身体部位；内侧痛觉传导通路主要经丘脑内侧核或板内核投射至前扣带皮层和岛叶皮层，被认为参与伤害性刺激的情感信息处理，与主观痛苦体验有关。前扣带皮层是痛觉信息整合的脑区，不仅被动接收下游痛觉信号传入，也通过痛觉信号下行调制通路（descending modulatory pathways of pain transmission，图 11-2）对痛觉信号进行主动调制。该通路由前扣带皮质头端起始，经核心结构中脑导水管周围灰质，通过内源性痛觉控制系统导致脊髓背角神经对痛觉信号的抑制或易化，从而实现对痛觉信号的中枢调制，构成机体的抗伤害网络。

【镇痛作用机制】　阿片类药物镇痛机制复杂，目前大多数阿片类镇痛药主要作用于 μ 受体上，通过激动阿片受体发挥镇痛作用。此外，药物还可通过调节神经回路，影响内源性阿片类物质的释放。例如，吗啡直接作用于 μ 受体，除直接产生镇痛作用外，还引起内源性阿片类物质的释放，进而作用于 δ 和 κ 受体发挥作用。因此，即使药物的特异性强，其药理作用也涉及多个突触、递质和受体类型。根据阿片受体的分布特征和药物的临床应用，阿片类镇痛药的镇痛作用分为外周作用（包括减少外周致痛物质的分泌、堆积和增加外周内源镇痛物质的释放）、脊髓作用（spinal action，作用于脊髓背角感觉神经元，阻止疼痛传入脑内）和脊髓上作用（supraspinal action，作用于脊上的高位中枢，如中脑导水管周围灰质、延髓头端腹内侧部等）。例如，采用小剂量吗啡关节腔内注射，用于膝关节镜术后镇痛；采用小剂量吗啡硬膜外注射或鞘内注射，用于术后镇痛。小剂量吗啡的局部镇痛疗法可减少或避免吗啡全身用药的不良反应。因此，开发可供局部使用的制剂，成为阿片类药物治疗炎症性疼痛的发展方向。

　　全身给药时，阿片类药物的镇痛效应呈多位点（multiple sites）特征，药物不仅直接作用于外周伤害性感受器、脊髓背角神经元的阿片受体，尚可作用于痛觉传入通路中更高级的神经核团如丘脑尾侧腹核的阿片受体，

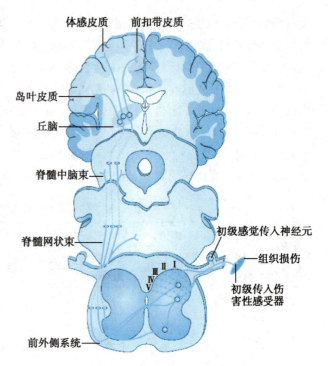

图 11-1　痛觉信号上行传导通路

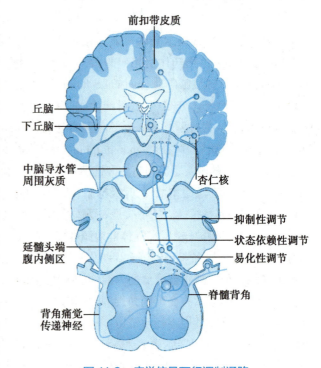

图 11-2　痛觉信号下行调制通路

直接抑制这些神经元，产生镇痛效应（图 11-1）。阿片类药物亦作用于痛觉信号下行调制通路，造成下行抑制性神经元激活，加强对痛觉信号的抑制，进一步增强整体镇痛效应。下行调制通路中的延髓头端腹内侧区、中脑导水管周围灰质以及脊髓背角的阿片受体均是阿片类药物的作用靶点（图 11-2）。

　　从细胞水平看，脊髓背角中含脑啡肽的神经元，其活动受痛觉信号下行调制通路控制，末梢释放脑啡肽。脑啡肽或外源性吗啡在初级感觉传入神经的突触前膜激动阿片受体，在突触前后膜分别介导镇痛作用。在突触前膜上，阿片受体激活引起突触前膜电压依赖性钙通道失活，导致初级感觉传入

神经递质释放减少。这种对突触前神经递质释放的抑制作用广泛存在,如脑内谷氨酸、乙酰胆碱、去甲肾上腺素、5-羟色胺和 P 物质的释放均受此影响。在突触后膜,阿片受体使得钾通道开放,细胞内 K^+ 外流,使突触后神经细胞膜超极化。上述作用最终可阻断外周伤害性刺激信号向中枢神经传递。在分子水平上,阿片受体被激动后,激活 $G_{i/0}$ 蛋白,进一步改变相关离子通道的活性、调节细胞内 Ca^{2+} 浓度或改变功能性蛋白的磷酸化水平(图 11-3)。

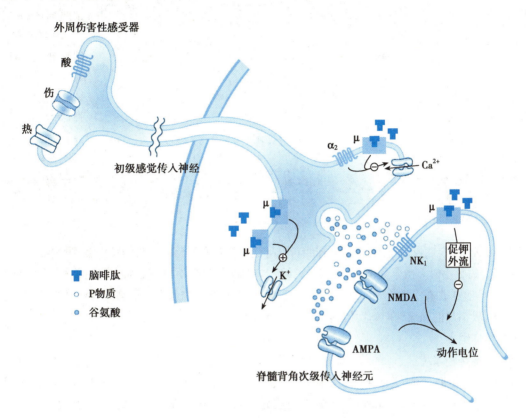

图 11-3　阿片受体对脊髓背角痛觉信号转导的调控

(一) 阿片受体激动药

吗啡 morphine

吗啡是阿片的主要药用成分,系氢化吡啶菲的稠环母核,3 位有酚羟基,6 位有醇羟基(图 11-4)。酚羟基上的氢被甲基取代合成可待因,被乙基取代可合成乙基吗啡(狄奥宁),中枢性镇痛作用减弱;醇羟基上的氢也被取代合成二乙酰吗啡(海洛因),其中枢作用增强;叔胺氮上的甲基被烯丙基取代合成烯丙吗啡或纳洛酮,分别为吗啡受体的部分激动药或拮抗药。构效特点见表 11-2。

图 11-4　吗啡的化学结构

【药动学】　口服吗啡在胃内的酸性环境中被电离(因吗啡为弱碱,pK_a=7.9),直至到达小肠的相对碱性环境才被吸收,由于肝脏的首过效应显著,口服生物利用度仅达 24%。常采用注射途径给药,皮下注射 30 分钟即吸收 60%,作用持续约 4 小时。与血浆蛋白结合的吗啡占 35%,游离型吗啡迅速分布于全身组织,少量通过血脑脊液屏障进入中枢发挥作用。60%~70% 的吗啡在肝脏与葡糖醛酸结合形成吗啡 -3- 葡糖醛酸酸苷(morphine-3-glucuronide,M3G),M3G 具有中枢兴奋毒性,高浓度蓄积可能引起痛觉过敏。10% 的吗啡代谢为吗啡 -6- 葡糖醛酸酸苷(morphine-6-glucuronide,M6G),其镇痛活性是吗啡的 4~6 倍,作用持续时间与吗

表 11-2　吗啡及其衍生物的构效特点

药物	3 位	6 位	17 位	阿片受体效应			作用特点
				μ	δ	κ	
吗啡	—OH	—OH	—CH₃	+++[1]	+	+	镇痛,易成瘾(激动药)
可待因	—OCH₃	—OH	—CH₃	+			镇痛和成瘾性减弱,镇咳(激动药)
乙基吗啡	—OC₂H₅	—OH	—CH₃	+			镇痛和成瘾性减弱,镇咳(激动药)
海洛因	—OCOCH₃	—OCOCH₃	—CH₃	+++	+		镇痛和成瘾性增强(激动药)
烯丙吗啡	—OH	—OH	—CH₂CH=CH₂	---		++	阿片受体拮抗药(部分激动药)
纳洛酮[2]	—OH	=O	—CH₂CH=CH₂	---	–	--	阿片受体拮抗药

注:[1]+++/++/+:强/中等/弱激动药;---/--/-:强/中等/弱拮抗。
  [2]7—8 位为单键,14 位有羟基。

啡相似,但 M6G 极性强,不易进入中枢神经。吗啡代谢物及原型药物主要经肾排泄,少量经胆汁和乳汁排泄,$t_{1/2}$ 约 2 小时。由于新生儿脑内药物转运体功能低,吗啡不易排出而在脑内蓄积,因此新生儿比成人对吗啡更敏感。在老年人中,因分布容积降低,血药浓度峰值水平更高。吗啡可通过胎盘进入胎儿体内,故临产前和哺乳期妇女禁用。

【药理作用】

(1)中枢神经系统

1)镇痛和镇静:吗啡主要通过 μ 受体发挥镇痛作用,δ 和 κ 受体在其镇痛作用中的参与程度仍不清楚。疼痛由体感(sensory)和情感(affective)成分组成。吗啡及其类似物的独特之处在于减少疼痛体验的两种成分,尤其是情感成分;而非甾体抗炎药如布洛芬,对疼痛的情感成分无显著影响。吗啡对慢性持续性钝痛尤其是内脏疼痛效果好,对急性间断性疼痛效果较差。吗啡的镇静作用常使患者意识模糊或嗜睡,改变睡眠结构,降低慢波睡眠比例,老年人更易受影响。临床常用镇痛剂量即可破坏正常的快速眼动睡眠(REMS)和非快速眼动睡眠(NREMS)模式。

2)呼吸抑制:吗啡通过降低延髓呼吸中枢对二氧化碳的敏感性以及直接抑制脑桥呼吸调节中枢两种机制抑制呼吸。治疗量吗啡即可使呼吸频率变慢,潮气量减少。疼痛等刺激因素可部分克服呼吸抑制,因此,当吗啡缓解强烈疼痛刺激后,患者的呼吸抑制可能突然加重,无呼吸障碍的患者尚可耐受,但伴有颅内压升高、哮喘、慢性阻塞性肺疾病或肺心病患者尤为危险。呼吸抑制是吗啡致死的主要原因,给重度疼痛的临床治疗带来挑战。

3)镇咳:抑制延髓咳嗽中枢,使咳嗽反射消失,可能与吗啡激动延髓孤束核阿片受体有关。但吗啡等阿片类药物镇咳可能导致分泌物积聚,造成气道阻塞和肺不张。

4)催吐:兴奋延髓催吐化学感受区(chemoreceptor trigger zone,CTZ),引起恶心、呕吐,可能因同时作用于前庭导致走动时催吐加重。连续用药时催吐作用可消失。

5)缩瞳:作用于中脑顶盖前核阿片受体,兴奋动眼神经缩瞳核,引起瞳孔缩小。缩瞳反应几乎不具有耐受性,因此针尖样瞳孔常作为吗啡过量的诊断依据之一。阿片受体拮抗药和阿托品均可阻断之。

6)调节体温:内源性阿片肽部分参与了体温的稳态调节。下丘脑前部注射吗啡激动 μ 受体,造成体温过高(hyperthermia);而注射 κ 受体激动药则产生体温过低(hypothermia)。

7)其他:静脉注射吗啡可使患者产生欣快感(euphoria),即一种愉悦和飘飘然的满足感,减轻焦虑和痛苦,但也可能产生烦躁不安的不适感。吗啡也可作用于下丘脑,抑制促性腺激素释放激素(gonadotropin releasing hormone,GnRH)和促肾上腺皮质激素释放激素(corticotropin releasing hormone,CRH)的释放,导致垂体的黄体生成素(luteinizing hormone,LH)、卵泡刺激素(follicle stimulating hormone,FSH)和促肾上腺皮质激素(adrenocorticotropic hormone,ACTH)释放减少,最终造成血中睾酮和皮质醇水平降低。促进催乳素和促生长激素释放,降低肾血流量而抑制肾功能,增强肾小管钠重吸收和促进抗利尿激素释放而产生抗利尿作用。吗啡还可引起皮肤潮红,有时伴瘙痒和荨麻疹,可能通过中枢作用于瘙痒性神经通路或促进外周组胺释放所致。

(2) 平滑肌

1) 胃肠道:胃肠道有高密度阿片受体分布。吗啡兴奋胃肠道平滑肌和括约肌,引起痉挛,使胃排空和推进性肠蠕动减弱。吗啡抑制消化液分泌,还抑制中枢而使便意迟钝,最终导致肠内容物推进受阻,水分吸收增多,引起便秘。便秘反应无耐受性。

2) 胆道:治疗量吗啡可引起胆道平滑肌收缩,胆道和胆囊内压增高,引起上腹部不适,严重者出现胆绞痛;也可引起 Oddi 括约肌收缩,导致胆汁和胰液反流,血淀粉酶和脂肪酶水平升高。胆绞痛患者不宜单独使用吗啡。

3) 其他平滑肌:临产时子宫对缩宫素呈高反应状态,吗啡降低子宫平滑肌的反应性,延长产程,影响分娩,故禁用于分娩止痛。吗啡增强膀胱逼尿肌和括约肌张力,可能导致尿潴留;增加输尿管平滑肌张力,可能加重肾结石引起的输尿管绞痛。对于支气管哮喘患者,治疗量吗啡可诱发哮喘,禁用。

(3) 心血管系统:吗啡可能引起低血压和轻度心动过缓。临床常用剂量的吗啡通过扩张阻力血管和容量血管以及抑制压力感受性反射,可能引起直立性低血压。其降压作用机制与吗啡促组胺释放而扩张血管部分相关,也与抑制血管运动中枢有关。低血容量者更易发生低血压。对冠脉疾病患者,8~15mg 的吗啡静脉注射使心肌耗氧量、左室舒张末期压和心脏功能降低。因此,吗啡对心绞痛发作或急性心肌梗死具有公认的疗效。吗啡抑制呼吸,造成二氧化碳潴留,继发性引起脑血管扩张和脑血流量增加,导致颅内压升高。颅外伤和颅内占位性病变者禁用。

(4) 免疫系统:阿片类药物对细胞免疫和体液免疫均有抑制作用,在停药戒断期最明显。吗啡作用于 μ 受体,抑制巨噬细胞的吞噬功能,抑制淋巴细胞增殖,抑制自然杀伤细胞的细胞溶解活性。吗啡依赖者的免疫功能均严重受损,导致人类免疫缺陷病毒的感染率以及肿瘤发病率明显升高。

【临床应用】

(1) 疼痛:吗啡对各种疼痛均有效。为防止反复应用成瘾,除癌症剧痛患者可以长期应用外,缓解其他镇痛药无效的急性锐痛时,如严重外伤、大手术、骨折和烧伤等,一般短期应用。对急性心肌梗死引起的剧烈疼痛,不仅能缓解疼痛,减轻患者焦虑情绪,还可通过扩张血管减轻心脏负担。对内脏平滑肌痉挛引起的绞痛,应与解痉药如阿托品合用。吗啡的镇痛效果因人而异,应根据患者对药物反应性的不同调整用量。

(2) 心源性哮喘:系指急性左心衰竭患者突发急性肺水肿,导致肺泡换气功能障碍,CO_2 潴留刺激呼吸中枢,引起浅而快的呼吸,称之为心源性哮喘。吗啡治疗心源性哮喘的作用机制包括:降低呼吸中枢对 CO_2 的敏感性,从而减慢呼吸频率,使浅而快的呼吸得到缓解;扩张外周血管,降低外周血管阻力,减轻心脏前、后负荷;吗啡的镇静作用还可以消除患者的焦虑和紧张情绪。除应用吗啡、吸氧外,还应该采用强心、利尿等综合治疗措施。心肌缺血伴有肺水肿和心绞痛时,效果尤佳。若患者同时伴有呼吸抑制时,禁用吗啡,防止加重呼吸抑制现象。

(3) 腹泻:对于急、慢性消耗性腹泻,可选用阿片酊或复方樟脑酊。若为细菌感染,应同时使用抗菌药。

【不良反应】

(1) 治疗量吗啡可引起恶心、呕吐、眩晕、不安、意识模糊、尿潴留、便秘、直立性低血压、胆道压力升高、皮肤瘙痒与红热、荨麻疹和呼吸抑制等。

（2）连续多次应用易产生耐受性和成瘾性，应按国家颁布的《麻醉药品管理办法》限制使用，一般连续用药不得超过 1 周。耐受性系指患者对吗啡的需求量增大及用药间隔时间缩短，可能与血脑屏障中 P- 糖蛋白表达增加，药物通过血脑屏障率降低，以及机体内产生了对抗物质孤啡肽有关。常规剂量连续应用吗啡 2~3 周即可产生耐受性。成瘾性即躯体依赖性，停药后出现与吗啡药理作用相反的戒断症状，主要表现为兴奋、失眠、肌肉疼痛、呕吐、腹泻、流涕、流泪、震颤、出汗、发热、瞳孔散大、焦虑，甚至虚脱和意识丧失。吗啡和海洛因停药后 6~10 小时即开始出现戒断症状，36~48 小时症状最严重。除了躯体依赖性，患者还可能出现精神依赖性，即药物作用于中枢神经系统产生的一种精神活动，迫使患者不断渴求药物的一种病态心理状态。成瘾者为追求欣快感，避免戒断症状带来的痛苦，常不择手段地获取药物，对社会造成极大危害。

蓝斑核是阿片类药物成瘾的重要调控部位。发生戒断反应时，蓝斑核高频放电，向蓝斑核内注射阿片受体拮抗药可诱发戒断症状，而毁损蓝斑核后可减轻戒断症状。蓝斑核去甲肾上腺素能神经元的变化与吗啡成瘾及戒断症状有直接联系。吗啡与蓝斑核 μ 受体结合后，通过激活钾通道和抑制钙通道，促进 K^+ 外流，抑制 Ca^{2+} 内流，导致突触前膜去甲肾上腺素释放量减少，突触后膜超极化，从而抑制蓝斑核去甲肾上腺素能神经元。吗啡戒断时受抑制的蓝斑核突然活跃，放电增强，伴随去甲肾上腺素释放增加，导致戒断反应发生。

（3）患者急性中毒时出现昏迷、深度呼吸抑制、严重缺氧、尿潴留、针尖样瞳孔、血压下降甚至休克。呼吸麻痹是其致死的主要原因。应及时采用人工呼吸、吸氧和应用阿片受体拮抗药纳洛酮等抢救措施。

【禁忌证】　吗啡不仅能抑制缩宫素，延长产程，还能通过胎盘或乳汁分泌进入胎儿体内，故禁用于分娩止痛以及哺乳期妇女止痛；吗啡能抑制呼吸、抑制咳嗽反射、收缩支气管平滑肌，故禁用于支气管哮喘、肺心病患者；此外，颅脑损伤致颅内压增高患者、肝功能严重受损患者、新生儿和婴儿也禁用吗啡。

羟考酮 oxycodone

羟考酮是生物碱蒂巴因（thebaine）的半合成衍生物，主要激动 μ 受体，其等效镇痛剂量是吗啡的45%，为阿片类强效镇痛药。羟考酮口服吸收良好，生物利用度高达 60%~87%，因此给药途径多。体内主要代谢为去甲羟考酮和羟氢吗啡酮，主要经肾脏排泄，只有约 10% 以原型药从尿液中排出。羟考酮缓释片临床应用广泛，主要用于中、重度疼痛，其镇痛效果与吗啡相当。在非癌症疼痛治疗中广泛应用，如术后、烧伤以及慢性疼痛。对于诊断明确的慢性疼痛，如骨关节疼痛、腰背痛、血管神经性疼痛、神经源性疼痛等，经非阿片类药物治疗无效时，可使用该药。新型羟考酮缓释片可有效防止非法滥用。

羟考酮的不良反应与吗啡相似，便秘最为常见，还包括恶心、呕吐、嗜睡、眩晕、瘙痒和头痛等。患者中毒时出现针尖样瞳孔、呼吸抑制和低血压，严重者可能发生嗜睡、昏迷。禁用于孕妇及哺乳期妇女，以免药物随母乳进入新生儿体内而抑制呼吸。2019 年起，含羟考酮复方制剂等品种列入精神药品管理。

（二）阿片受体部分激动药

丁丙诺啡 buprenorphine

丁丙诺啡是蒂巴因的半合成衍生物，是 μ 受体的部分激动药以及 δ 和 κ 受体的拮抗药。其镇痛作用强，肌内注射的等效镇痛剂量是吗啡的 3%，舌下含服 0.4mg 与肌内注射 0.2~0.3mg 等效，给药后30~60 分钟起效，$t_{1/2}$ 约 3 小时。由于药物与 μ 受体的解离速度较慢，镇痛时间长达 4~8 小时，纳洛酮难以逆转其作用。丁丙诺啡舌下片最常用于开始治疗前 1~2 天,其他丁丙诺啡制剂用于治疗中度至重度疼痛。丁丙诺啡可治疗癌症晚期、手术后、烧伤和心肌梗死所致的疼痛,透皮缓释贴剂的镇痛效果可维持一周。另外,丁丙诺啡可用于海洛因成瘾的脱毒治疗,疗效与美沙酮相近。亦能产生耐药性与成瘾性,戒断症状较轻。

可待因 codeine

亦称甲基吗啡,口服易吸收,生物利用度约 60%。经肝脏代谢,$t_{1/2}$ 为 2~4 小时。可待因与阿片受体的亲和力很低,部分(约 10%)经 CYP2D6 代谢为吗啡,从而发挥镇痛作用。与吗啡相比,可待因的镇痛、呼吸抑制作用较弱,成瘾性也低于吗啡。可待因具有明显的镇咳作用,除阿片受体外,其可能经由非阿片受体产生镇咳作用。

可待因主要用于无痰干咳及剧烈频繁的咳嗽,也用于中度以上疼痛的镇痛。常见不良反应为便秘、呼吸微弱或不规则、心理变态或幻想、心律失常等。有呼吸困难等相关疾病患者禁用可待因。

布托啡诺 butorphanol

布托啡诺口服生物利用度低,肌内注射后 10 分钟起效,$t_{1/2}$ 约 3 小时,主要在肝脏代谢。布托啡诺是 κ 受体的完全激动药,也是 μ 受体的部分激动药,其经中枢及外周的阿片受体发挥显著的镇痛及镇静作用。布托啡诺的镇痛作用强于吗啡,等效镇痛剂量是吗啡的 20%,其在女性患者中产生更强的镇痛作用。布托啡诺常用于术后、外伤、癌症的疼痛治疗,也用于肾绞痛或胆绞痛等。布托啡诺鼻喷剂对其他药物无效的剧烈头痛亦有效。布托啡诺能抑制呼吸中枢、兴奋呕吐中枢,还能改变心血管动力、支气管张力、胃肠道分泌、括约肌运动等,因此其不良作用较多,如低血压、厌食、便秘、焦虑、欣快感、呼吸困难等。对阿片类药物依赖的患者使用布托啡诺可诱发戒断症状。

二、人工合成镇痛药

阿片生物碱类镇痛药虽然具有很强的镇痛作用,但是天然产物结构复杂,合成难度大。此外,该类药物易产生毒性及成瘾性。因此,人们从简化吗啡结构入手,以活性高、毒副作用小为导向,发展了一系列合成镇痛药,如哌替啶、芬太尼、美沙酮等。这些药物虽不具有吗啡的基本结构,却仍然作用于阿片受体。

(一) 阿片受体激动药

哌替啶 pethidine

哌替啶(度冷丁,meperidine)为苯基哌啶衍生物,是第一个全合成镇痛药,研究人员在简化阿托品的结构时偶然发现哌替啶具有镇痛作用。哌替啶作用于阿片受体,镇痛作用较吗啡弱,是目前临床常用的镇痛药。哌替啶经血浆中的酯酶水解为无活性的哌替啶酸,在肝脏中则会被代谢为去甲基哌替啶,后者消除慢,且具有中枢兴奋作用,易累积引发癫痫或产生中枢毒性,因此不推荐哌替啶用于慢性疼痛的治疗。

【药动学】 哌替啶口服生物利用度仅为 52%,故临床常采用注射给药。哌替啶血浆蛋白结合率约 60%,$t_{1/2}$ 约 3~4 小时。在体内主要代谢产物为哌替啶酸、去甲哌替啶和去甲哌替啶酸,去甲哌替啶 $t_{1/2}$ 可长达 15~20 小时。

【药理作用】 哌替啶主要为 μ 受体激动药,作用性质与吗啡相似,但无吗啡镇咳作用。尚有显著的 M 受体拮抗作用,导致口干和心动过速。此外,哌替啶也是 α_2 受体的强激动药,其与 α_{2B} 受体的亲和力高。

(1) 中枢神经系统:镇痛作用持续 2~4 小时。治疗剂量具有镇静和呼吸抑制作用;可兴奋 CTZ,

引起恶心、呕吐;可产生欣快感和依赖性。

(2) 平滑肌:对胃肠道平滑肌和括约肌的兴奋作用与吗啡相似,但作用强度弱,持续时间短,故不引起便秘。对妊娠末期子宫平滑肌无明显影响,不对抗缩宫素对子宫的兴奋作用,不影响产程。

(3) 心血管系统:促组胺释放,抑制血管运动中枢,引起血管扩张;对心脏具有负性肌力作用;偶可引起直立性低血压。

【临床应用】

(1) 各种剧烈疼痛:哌替啶代替吗啡用于创伤性疼痛和手术后疼痛、麻醉前用药等。对内脏绞痛应与阿托品类药物配伍使用。由于哌替啶的排泄不涉及葡糖醛酸结合反应,其在新生儿体内的作用时程明显短于吗啡,适用于分娩止痛;但产前 4 小时内不能使用,以免抑制出生后新生儿的呼吸。每日使用剂量不应超过 600mg。连续用药不应超过 48 小时,故慢性钝痛不宜使用。

(2) 心源性哮喘:作用和作用机制同吗啡,有利于消除肺水肿。

(3) 人工冬眠:哌替啶与氯丙嗪、异丙嗪组成人工冬眠合剂。

(4) 术后寒战:哌替啶是阿片类药物中最强的抗寒战药物。

【不良反应】 患者在治疗剂量下可出现轻度头晕、出汗、口干、恶心、呕吐、心悸、直立性低血压等。长期连续用药易成瘾。哌替啶过量可抑制呼吸,偶见震颤、肌肉挛缩、反射亢进甚至惊厥等中枢兴奋症状。对出现中枢兴奋症状的中毒患者,除应用纳洛酮外,还应使用巴比妥类药物。

室上性心动过速、颅脑损伤、颅内占位性病变、慢性阻塞性肺疾病、支气管哮喘、严重肺功能不全者禁用。单胺氧化酶抑制剂可干扰去甲哌替啶的代谢而使之蓄积,导致中枢兴奋、高热、惊厥,严重者循环虚脱致死,故禁止合用。

盐酸二氢埃托啡 dihydroetorphine hydrochloride

【药动学】 本药口服无效,舌下给药吸收良好,10~15 分钟起效,维持 3~4 小时;肌内注射 10 分钟后起效,维持 3~4 小时。

【药理作用】 盐酸二氢埃托啡为高效麻醉性镇痛药,是阿片受体激动药,对 μ 受体亲和力尤高。镇痛相对效价约为吗啡的 1.2 万倍,但镇痛有效时间较短,具有镇静、解痉和呼吸抑制作用。

【临床应用】 用于镇痛,如创伤性疼痛、手术后疼痛,包括使用吗啡、哌替啶无效的剧痛。盐酸二氢埃托啡注射液可作为麻醉用药,包括麻醉诱导前用药、静脉复合麻醉、阻滞麻醉辅助用药等。

【不良反应】 对心血管系统影响较小。偶见呼吸抑制,常见不良反应有头晕、恶心、呕吐、乏力等,连续多次使用可产生耐受性及依赖性(较吗啡轻),止痛持续时间缩短。

芬太尼 fentanyl 及其同系物

芬太尼是目前临床最常用的合成类镇痛药物之一,常见药物有枸橼酸芬太尼注射液和芬太尼透皮贴剂。该类药物还包括舒芬太尼(sufentanil)、阿芬太尼(alfentanil)和瑞芬太尼(remifentanil)等。

【药理作用】 芬太尼是强效麻醉性镇痛药,属 μ 受体激动药,还可激动 δ 受体和 κ 受体,其等效镇痛剂量是吗啡的 1%。与吗啡和哌替啶相比,芬太尼起效快,持续时间短,不释放组胺,对心血管功能影响小。一次静脉注射芬太尼 5 分钟后,出现最大镇痛效应。舒芬太尼和阿芬太尼也属于 μ 受体激动药。舒芬太尼的麻醉镇痛效能是芬太尼的 5~7 倍,引起的心血管抑制较弱。阿芬太尼的效能远小于芬太尼,但起效更快、作用时间更短。

【临床应用】 芬太尼注射剂用于麻醉前给药及诱导麻醉,是目前复合全麻中的常用药物。还用于治疗手术前、中、后的多种剧烈疼痛。静脉注射芬太尼或舒芬太尼的术后镇痛效果良好,但是静脉给药易诱发骨骼肌僵直或肌阵挛反应,临床应用受限。本药贴剂治疗中至重度慢性疼痛。芬太尼与氟哌利多合用产生"神经松弛镇痛"效果,与氟哌啶醇配伍制成"安定镇痛剂",适用于某些小手术、医疗检查或大面积换药。舒芬太尼作为复合麻醉的镇痛用药,也可作为全身麻醉的麻醉诱导和维持用药。

【不良反应】 芬太尼呼吸抑制作用弱于吗啡,但静脉给药剂量过高或注射过快可出现呼吸抑制,如不及时治疗,可导致死亡。支气管哮喘、呼吸抑制、重症肌无力患者,对芬太尼类药物过敏者和 2 岁以下幼儿禁用。反复用药可产生依赖性。此外,芬太尼类药物不应与单胺氧化酶抑制药同时使用。

瑞芬太尼的药理作用以及不良反应与芬太尼相似。与其他芬太尼类药物不同,瑞芬太尼不依赖肝脏代谢和肾脏排泄,直接被组织和血液中的非特异性酯酶迅速水解,其作用迅速消失。瑞芬太尼给药后 1~15 分钟起效,$t_{1/2}$ 为 8~20 分钟。因此,瑞芬太尼应当静脉滴注给药,适用于手术过程短暂且需快速恢复的患者,但单独使用对术后镇痛效果不佳。

美沙酮 methadone

美沙酮是 μ 受体强效激动药,也是 NMDA 受体拮抗药和单胺类神经递质再摄取抑制药。其药理作用与吗啡相似,但作用持续时间明显长于吗啡,可能与其在周围组织的蓄积并缓慢释放入血有关。美沙酮左旋体的镇痛效能较右旋体强 8~50 倍,其消旋体药用镇痛效价与吗啡相同。

美沙酮可经口服、静脉、皮下注射、椎管内和直肠给药,其口服吸收良好,生物利用度远超吗啡,口服约 30 分钟起效,血浆蛋白结合率为 89%,药物主要在肝脏由 CYP3A4 和 CYP2B6 代谢并由肾脏排泄,$t_{1/2}$ 为 25~52 小时。

美沙酮耐受性和成瘾性发生缓慢,停药后的戒断症状轻,因此广泛用于吗啡或海洛因成瘾者的替代维持和脱毒治疗。应用美沙酮期间,注射吗啡不再产生欣快感,停用吗啡也不再出现明显戒断症状。

近年来,美沙酮作为强效镇痛药的应用价值备受重视。美沙酮能缓解某些难治性疼痛,特别是吗啡治疗失败的疼痛,被广泛应用于创伤、术后、癌症引起的重度疼痛的镇痛治疗。由于药物代谢的个体差异大且 $t_{1/2}$ 较长,用药初期应密切观察病情,避免药物过量引起呼吸抑制等不良反应。

常见不良反应包括乏力、眩晕、恶心、呕吐、出汗、嗜睡、便秘、直立性低血压等。因美沙酮呼吸抑制时间较长,禁用于分娩镇痛。肾衰竭患者或长期使用者均应注意其组织蓄积中毒。

曲马多 tramadol

曲马多为非阿片类中枢镇痛药,其药理作用几乎不依赖于 μ 受体。曲马多镇痛强度约为吗啡的 10%,镇咳效价为可待因的 50%。曲马多镇痛机制可能主要涉及其他环节,(+)-顺式曲马多和(–)-顺式曲马多分别主要抑制中枢神经系统 5-HT 和 NA 的再摄取,消旋体的镇痛作用强于任何一种光学异构体。曲马多与选择性 5-HT 再摄取抑制药同时使用容易引发血清素综合征。

曲马多口服吸收良好,生物利用度为 68%,1 小时后出现镇痛效果,2~3 小时出现最大镇痛效应。作用持续 4~6 小时,$t_{1/2}$ 约 6 小时。主要经肝脏代谢,由尿液排出。

曲马多广泛用于手术后、创伤、癌症晚期的镇痛,也用于剧烈的关节痛、神经痛、外科和产科手术等引起的各种急、慢性疼痛。治疗剂量下,至今未见呼吸抑制和心血管不良反应发生。静脉注射速度太快时,可出现心悸、出汗和面部潮红。曲马多可诱发癫痫,有癫痫病史者禁用,哺乳期妇女慎用。长期或大剂量服用可成瘾,戒断反应强烈,不亚于毒品。2008 年我国将曲马多列为第二类精神药品管理,成为国际上唯一管制曲马多临床用药的国家。曲马多对吗啡的戒断症状无效,不能作为阿片类药物的脱毒治疗。

布桂嗪 bucinnazine

布桂嗪(强痛定)为哌嗪类衍生物,1968 年由 Irikura 等首次合成,1971 年我国将其开发成镇痛药,被列入麻醉药品品种目录。该药为速效镇痛药,镇痛强度约为吗啡的 33%,为解热镇痛药氨基比林的 4~20 倍,属中等强度的镇痛药。镇痛机制可能与激动中枢阿片受体以及干扰中枢单胺能神经递质(NA、DA 和 5-HT)的代谢有关。此外,布桂嗪与吗啡类似,具有一定的镇咳、呼吸抑制、降血压及胃肠抑制等作用,但其对平滑肌痉挛的镇痛效果差。口服 10~30 分钟或皮下注射 10 分钟后出现镇痛效果,作用持续 3~6 小时。布桂嗪主要在肝脏代谢,代谢产物经尿与粪便排出,$t_{1/2}$ 约 6 小时。临床用于偏头痛、三叉神经痛、牙痛、炎症性及外伤性疼痛、神经痛、月经痛、关节痛等,也用于术后疼痛以及癌症疼痛(属二阶梯镇痛药)。少数患者可见恶心、眩晕或困倦、黄视、全身发麻感等,停药后可恢复。

(二)阿片受体部分激动药

喷他佐辛 pentazocine

喷他佐辛(镇痛新)为苯并吗啡烷类衍生物,主要激动 κ 受体,对 μ 受体表现为部分激动作用(或称轻度拮抗作用),是第一个临床应用的阿片受体激动/拮抗型镇痛药。其等效镇痛剂量是吗啡的 1/3,呼吸抑制强度是吗啡的 1/2;剂量超过 30mg 时,镇痛和呼吸抑制作用不再成比例增加。喷他佐辛激动 κ 受体,镇静作用弱,患者较高剂量时甚至出现噩梦、幻觉、烦躁不安等精神症状。喷他佐辛对肠道和子宫的作用与哌替啶相似,但对胆道括约肌的兴奋作用弱,胆道内压升高不明显。本品可兴奋心血管系统,可提高血浆中儿茶酚胺水平,大剂量可致心率加快、血压升高,该特点不同于前述镇痛药(哌替啶加快心率与拮抗 M 受体相关)。冠心病患者静脉注射该药,可提高左室舒张末期压力、平均主动脉压力,导致心脏做功量增加。

由于本药尚有一定的拮抗 μ 受体作用,成瘾性小,与吗啡同用时可部分对抗吗啡的药理作用,但不能拮抗吗啡的呼吸抑制作用,能减轻成瘾者的戒断症状,主要用于各种慢性剧痛及术后疼痛。本品可口服、注射,但口服首过效应明显且由于其刺激性应避免皮下注射。该药主要在肝脏代谢,代谢速率个体差异大,肌内注射 $t_{1/2}$ 约为 2 小时,口服 $t_{1/2}$ 可在 5 小时以上。不良反应常见恶心、呕吐、出汗、眩晕等。剂量过大引起呼吸抑制、血压升高、心率加快及心律失常。

第二节 其他镇痛药

除阿片受体外,疼痛的产生和镇痛作用机制还涉及多种受体,如 NMDA 受体、NK_1 受体、嘌呤与嘧啶受体、大麻受体、α_2 受体和电压门控钙离子通道等。

罗通定 rotundine 及四氢帕马丁 tetrahydropalmatine

消旋四氢帕马丁系由延胡索的块茎中提取分离得到的生物碱;其有效成分是左旋体——罗通定,现已人工合成,具有较强的镇痛作用,右旋体无效。罗通定口服吸收良好,10~30 分钟出现镇痛作用,维持 2~5 小时。镇痛机制可能与拮抗中枢多巴胺受体及促进脑啡肽和内啡肽释放有关。镇痛作用弱于哌替啶,但强于解热镇痛药,对慢性持续性钝痛效果较好。罗通定主要用于胃肠、肝胆等内科疾病引起的钝痛以及头痛和月经痛等;可用于分娩止痛,对产程及胎儿无不良影响。罗通定还有安定、镇静及催眠作用;用于失眠,作用持续 5~6 小时,且醒后无后遗效应。

罗通定安全性较高,久用不成瘾,但具有一定的耐受性。不良反应偶见眩晕、乏力、恶心和呼吸困难等,剂量过大可致嗜睡与锥体外系症状。

奈福泮 nefopam

奈福泮(甲苯噁唑辛)的化学结构来源于非镇静剂苯并噁唑嗪,是一种新型的非成瘾性强效镇痛药,其镇痛强度为吗啡的 1/3,镇痛持续时间较长。奈福泮不与阿片受体结合,也不抑制前列腺素的合成,其镇痛作用的主要机制包括抑制中枢神经系统中参与痛觉信号传递的神经再摄取 NA 或 DA,增加突触前膜间隙 5-HT 的浓度,形成突触前抑制;或调节钙通道和钠通道,导致突触后谷氨酸能受体(如 NMDA 受体)的激活减少,最终阻断神经递质 P 物质和谷氨酸的释放。奈福泮可增强静脉麻醉患者阿片受体的敏感性,从而减少术后阿片类药物的用量。除镇痛作用外,奈福泮尚具有轻度的解热作用和中枢性肌松作用。临床用于创伤、手术后、癌症晚期的镇痛,也可用于肌痛、牙痛及急性内脏平滑肌绞痛。奈福泮的耐受性相对较好,常见不良反应有出汗、恶心,偶致心动过速。有惊厥史、严重心血管疾病及心肌梗死者禁用,奈福泮不宜与单胺氧化酶抑制剂同时应用。

氟吡汀 flupirtine

氟吡汀是一种氨基吡啶,为作用于中枢的非阿片类镇痛药。最初用于急、慢性疼痛,长期应用未见成瘾性和耐药性。氟吡汀作为选择性神经元钾通道开放剂,选择性激活神经细胞的内向整流钾通道,还具有 NMDA 受体拮抗和 GABA$_A$ 受体调节特性,间接抑制 NMDA 受体激活,从而阻断痛觉信号转导。镇痛强度与喷他佐辛相等。氟吡汀口服易吸收,生物利用度为 90%,直肠给药的生物利用度为 70%,血浆蛋白结合率大于 80%,$t_{1/2}$ 约 6 小时。主要在肝脏代谢,有一定肝脏毒性;氟吡汀及其代谢产物主要经尿排泄,老年人和肾功能不全者 $t_{1/2}$ 增长。用药时间不能超过两周,用药期间宜每周监测肝功能。临床用于外伤、烧伤、术后、癌症晚期疼痛的治疗。

高乌甲素 lappaconitine

高乌甲素(拉巴乌头碱)是由高乌头的根中分离得到的乌头类生物碱,无成瘾性,属非麻醉性镇痛药,具体作用机制不明。可口服或注射给药,镇痛起效慢,但维持时间长,镇痛作用强度与哌替啶相似,维持时间长于哌替啶。高乌甲素尚具有解热、抗炎、局麻等作用。在癌症疼痛阶梯疗法中,作为轻度和中度疼痛的备选药物。偶见荨麻疹、心悸和头晕等不良反应。

第三节　镇痛药的应用原则与阿片受体拮抗药

(一) 非麻醉性镇痛药

非麻醉性镇痛药,俗称非成瘾性镇痛药,是一类成瘾性小,未列入麻醉药品品种目录的镇痛药物。其镇痛作用弱于成瘾性镇痛药却强于解热镇痛药。本章中涉及的非麻醉性镇痛药包括:喷他佐辛、曲马多、罗通定、四氢帕马丁、氟吡汀、奈福泮和高乌甲素等。

(二) 癌症患者止痛的阶梯疗法

癌症患者止痛的阶梯疗法为:①对轻度疼痛患者,使用阿司匹林、布洛芬、对乙酰氨基酚等解热镇痛药;②对中度疼痛患者,选用可待因、曲马多或可待因与解热镇痛药联用;③对剧烈疼痛患者,给予吗啡、哌替啶、芬太尼、美沙酮等。

(三) 毒品与戒毒

《中华人民共和国刑法》规定,毒品是指鸦片、海洛因、甲基苯丙胺(冰毒)、吗啡、大麻、可卡因,以及国家规定管制的其他能够使人形成瘾癖的精神药品(巴比妥类、苯二氮䓬类、苯丙胺类等)和麻醉药品。广义的毒品还包括毒品原植物和毒品直接前体物,如制造鸦片和海洛因的罂粟、提取可卡因的古柯或大麻植物、制造冰毒的麻黄碱等。

上述毒品的戒毒治疗必须在卫生行政部门批准的机构进行。戒毒包括脱毒、康复和后续照管三个阶段。对于阿片类药物成瘾的戒断症状,可采用可乐定、莨菪制剂或中药进行治疗;也可采用成瘾性较轻的美沙酮,实施逐步减量替代的脱毒疗法。成瘾者对阿片的极度渴求心理(心瘾)是戒毒治疗失败的主要原因。

（四）阿片受体拮抗药及应用

纳洛酮 naloxone

纳洛酮是阿片受体的完全拮抗药,对 μ、δ、κ 受体均具有竞争性拮抗作用,与 μ 受体亲和力相对较高。纳洛酮口服生物利用度低,需经注射或鼻腔喷雾给药,作用维持 1~2 小时。对正常机体无明显药理作用,几乎无毒副作用;对阿片类药物成瘾者,用药后立即出现戒断症状。能快速解除吗啡中毒所致呼吸抑制、颅内压升高、血压下降;使昏迷患者迅速复苏。临床用于解救阿片类镇痛药、乙醇的急性中毒。还可用于急性呼吸衰竭、老年性痴呆、慢性阻塞性肺疾病、阿片类药物引起的瘙痒等,用于感染性休克的辅助治疗。

纳曲酮 naltrexone

本品作用和临床应用与纳洛酮相似,但口服生物利用度较高,作用维持时间较长。临床用于治疗阿片类药物中毒、酒精依赖,可防止阿片类药物戒断后复吸。

本 章 小 结

药物类别及代表药物	药动学	药理作用	临床应用	不良反应
阿片受体激动药				
吗啡	首过效应显著,口服生物利用度低,代谢为有活性的 M6G	镇痛和镇静,呼吸抑制,镇咳,催吐,缩瞳,调节体温;兴奋胃肠道、胆道平滑肌,降低子宫平滑肌反应;可能引起低血压和心动过缓;抑制免疫	各种疼痛;心源性哮喘;腹泻	恶心、呕吐、意识模糊、尿潴留、便秘、直立性低血压、胆道压力升高、呼吸抑制;连续多次应用易产生耐受性和成瘾性;急性中毒者可见昏迷、呼吸麻痹、针尖样瞳孔、休克
哌替啶	口服生物利用度低	有镇静和呼吸抑制作用,可兴奋 CTZ,引起恶心、呕吐;胃肠道平滑肌和括约肌的兴奋作用较吗啡弱;血管扩张、负性肌力作用	各种剧烈疼痛,心源性哮喘,人工冬眠,术后寒战	轻度头晕、恶心、呕吐、心悸、直立性低血压,长期连续用药易成瘾
羟考酮	口服吸收良好	激动 μ 受体	用于中、重度疼痛,其镇痛效果与吗啡相当	便秘、恶心、呕吐、嗜睡、眩晕、瘙痒和头痛等
阿片受体部分激动药				
丁丙诺啡	镇痛时间长达 4~8 小时	μ 受体的部分激动药以及 δ 和 κ 受体的拮抗药	治疗癌症晚期、手术后、烧伤和心肌梗死所致的疼痛,还可用于海洛因成瘾的脱毒治疗	亦能产生耐药性与成瘾性,戒断症状较轻
可待因	部分经 CYP2D6 代谢为吗啡	与阿片受体的亲和力很低,镇痛、呼吸抑制作用、成瘾性较吗啡弱	主要用于无痰干咳及剧烈频繁的咳嗽,也用于中度以上疼痛的镇痛	便秘、呼吸微弱或不规则、心理变态或幻想、心律失常等

续表

药物类别及 代表药物	药动学	药理作用	临床应用	不良反应
布托啡诺	口服生物利用度低	κ受体的完全激动药,部分激动μ受体。经中枢及外周的阿片受体发挥显著的镇痛及镇静作用	常用于术后、外伤、癌症的疼痛治疗,也用于肾绞痛或胆绞痛等	不良作用较多,如低血压、厌食、便秘、焦虑、欣快感、呼吸困难等
阿片受体拮抗药				
纳洛酮 纳曲酮	纳洛酮口服生物利用度低;纳曲酮口服生物利用度较高,作用维持时间较长	阿片受体的完全拮抗药,对μ、δ、κ受体均具有竞争性拮抗作用,与μ受体亲和力相对较高	解救阿片类镇痛药、乙醇的急性中毒。还可用于急性呼吸衰竭、老年性痴呆等,用于感染性休克的辅助治疗,可防止阿片类药物戒断后复吸	几乎无毒副作用

第十一章
临床用药案例

第十一章
目标测试

（黄　卓）

第十二章

精神障碍治疗药物

第十二章
教学课件

精神障碍(mental disorder)是以情感活动障碍为特征的一类疾病,表现为知觉、思维、智能、情感、意志和行为等方面的异常,病因及发病机制复杂多样。精神障碍具有高患病率、高复发率、高致残率的特征,治疗效果不理想,在全球疾病负担中位居前列。根据中国精神障碍分类与诊断标准(Chinese Classification and Diagnostic Criteria of Mental Disorders,CCMD-3),精神障碍分为10大类,其中与精神药物治疗密切相关的精神障碍主要涉及精神分裂症(schizophrenia)、心境障碍(mood disorder)与神经症(neurosis)。心境障碍也称情感障碍性疾病(affective disorder),分为抑郁症(depression)、双相障碍(bipolar disorder)、躁狂症(mania)。神经症则包括恐惧症(phobia)、焦虑症(anxiety disorder)、强迫症(obsession)、躯体形式障碍(somatoform disorder)与神经衰弱(neurasthenia)等。其他精神障碍包括器质性精神障碍(如痴呆、癔症、多动症等)、药物性精神障碍、发育相关性精神障碍等,对这些精神障碍的治疗,可根据症状使用本章节内介绍的药物,部分药物也将在其他章节介绍。目前仍有多种精神障碍缺乏有效治疗药物。

第一节　抗精神分裂症药

精神分裂症是一种严重的精神疾病,多见于青壮年(18~40岁),在总人群中发病率为1%。大多数患者表现为慢性病程,有思维、情感和行为等方面的障碍,以精神活动和环境不协调为特征,病情迁移或反复发展导致明显的精神障碍,生活能力的衰退。其发病机制不明,目前认为是遗传因素(主要)与环境、疾病、社会、心理因素共同作用的结果。临床症状分为①阳性症状:如妄想、幻觉、情感混乱、联想散漫、怪诞表现、敌对性等。②阴性症状:情感淡漠、缺乏主动性、失语等。此外还常有认知功能降低等。

根据药物上市时间及作用机制的不同,通常把抗精神分裂症药(antipsychotic drug)分为两类:第一代抗精神病药(典型抗精神病药)和第二代抗精神病药(非典型抗精神病药)。第一代抗精神病药的作用机制基本相同,主要药物有氯丙嗪、舒必利、奋乃静、氟哌啶醇、癸氟奋乃静、五氟利多等。第二代抗精神病药的作用机制各有不同,常用药物有氯氮平、利培酮、喹硫平、阿立哌唑、齐拉西酮、奥氮平等。这两类药物均能改善患者症状、体征,提高生活质量,但第二代抗精神病药能控制阴性症状,不良反应较轻、发生率较低。这些药物也常用于治疗双相障碍等其他精神障碍性疾病。

一、第一代抗精神分裂症药

目前认为精神分裂症的不同症状源于不同神经环路的功能受损。从腹侧被盖区投射到杏仁核和

海马的中脑 - 边缘系统多巴胺能通路过度激活与精神分裂症阳性症状有关,从腹侧被盖区投射到前额叶皮质的中脑 - 皮质多巴胺能通路活性降低与阴性症状有关。

经典的精神分裂症发病机制的多巴胺学说由瑞典药理学家 Arvid Carlson(2000 年诺贝尔奖得主)提出。该学说认为精神分裂症的发生发展是与中枢一些部位的多巴胺能系统功能亢进有关。该学说的提出基于以下研究资料:①精神分裂症患者应用左旋多巴使病情恶化;②精神分裂症患者多巴胺 β-羟化酶活性较正常人低,使多巴胺转化为去甲肾上腺素减少,多巴胺含量增加;③苯丙胺等可促进多巴胺释放并抑制多巴胺再摄取,长期应用可引起精神症状;多巴胺 D_2 受体激动药溴隐亭加重精神分裂症患者症状;④精神分裂症患者脑组织多巴胺受体数目增加;⑤应用氯丙嗪等多巴胺受体拮抗药可缓解症状。另有研究显示,中枢 5- 羟色胺及 N- 甲基 -D- 天冬氨酸(N-methyl-D-aspartate,NMDA)受体功能异常也参与疾病发生。

20 世纪 50 年代初,法国人在研究抗休克药物时偶然发现氯丙嗪的抗精神病作用,后续研究发现该作用主要与阻断多巴胺 D_2 受体有关。随后发现一系列具有 D_2 受体阻断作用的典型抗精神病药,依据化学结构不同,第一代抗精神分裂症药分为吩噻嗪类(如氯丙嗪、奋乃静、癸氟奋乃静、三氟拉嗪、硫利达嗪)、硫杂蒽类(如氯普噻吨、氟哌噻吨)、丁酰苯类(如氟哌啶醇)以及其他类(如舒必利、五氟利多)。现以氯丙嗪作为代表药物进行叙述。

氯丙嗪 chlorpromazine

【药动学】　口服 2~4 小时后达 C_{max}。约 90% 与血浆蛋白结合。脂溶性高,分布于全身各组织,在肝、脑等组织含量较高,其中脑内浓度可达血浆浓度的 10 倍。主要经肝微粒体酶系代谢为多种产物,经肾排泄,首过效应明显。$t_{1/2}$ 约为 30 小时。不同个体口服相同剂量的氯丙嗪,血药浓度可相差 10 倍以上,故给药剂量应个体化。氯丙嗪在体内的消除和代谢随年龄而递减,故老年患者须减量。

【药理作用】　氯丙嗪的抗精神分裂症作用机制与其阻断中脑 - 边缘系统和中脑 - 皮质通路的 D_2 样受体有关。此外,氯丙嗪能拮抗 M 胆碱受体、肾上腺素 α_1 受体、组胺 H_1 受体和 5-HT_{2A} 受体。

1. 对中枢神经系统的作用

(1) 抗精神分裂症作用:患者用药后可迅速控制兴奋躁动状态,大剂量连续用药后幻觉、妄想、躁动及精神运动性兴奋逐渐消失,理智恢复,生活自理。正常人口服治疗量氯丙嗪后,出现安静、活动减少、感情淡漠和对周围环境不感兴趣,在安静环境下易入睡,但易唤醒。大剂量应用也不引起麻醉。

(2) 镇吐作用:小剂量选择性阻断延髓催吐化学感受区(chemoreceptor trigger zone,CTZ)的 D_2 受体,大剂量直接抑制呕吐中枢。

(3) 对体温调节的作用:氯丙嗪抑制下丘脑体温调节中枢,使体温调节失灵,不仅降低发热患者的体温,也可降低正常人体温。氯丙嗪的降温作用随外界环境温度而变化,但降温程度随环境温度升高而幅度变小。外界环境温度越低其降温作用越明显,若配合物理降温,可使体温降至正常以下。此外,降温作用与氯丙嗪扩张血管作用也有一定关系。

2. 对自主神经系统的作用
氯丙嗪阻断 α 受体可致血管扩张和血压下降,但由于连续用药产生耐受性,且副作用较多,故不宜用于高血压的治疗。氯丙嗪阻断 M 受体,引起口干、便秘、尿潴留和视力模糊等。

3. 对内分泌系统的影响
氯丙嗪阻断结节 - 漏斗多巴胺通路的 D_2 样受体,影响下丘脑多种激素分泌,如:减少催乳素释放抑制因子,使催乳素分泌增加;抑制卵泡刺激素和黄体生成素释放因子,使促性腺激素分泌减少;抑制乙酰胆碱释放,使糖皮质激素减少;抑制垂体生长激素的分泌。

【临床应用】

1. 精神分裂症
主要治疗精神分裂症阳性症状,但不能根治,需长期用药,甚至终身治疗。对阴性症状无效甚至加重病情。也可用于治疗双相障碍的躁狂症状及其他精神病伴有的兴奋躁动、紧张和妄想等症状。

2. 呕吐和顽固性呃逆　对多种药物(如洋地黄、吗啡、四环素等)和疾病(如尿毒症、恶性肿瘤等)引起的呕吐有效,但不能对抗前庭刺激引起的呕吐,对晕动症无效。对顽固性呃逆有效。现已逐渐被选择性 5-HT$_3$ 受体拮抗药昂丹司琼等取代。

3. 人工冬眠　与其他中枢抑制药(异丙嗪、哌替啶等)合用组成冬眠合剂,使患者处于深睡状态,体温、基础代谢和组织耗氧量均降低,提高患者对缺氧的耐受力,降低机体对伤害性刺激的反应,这种状态称为"人工冬眠"。多用于严重创伤、感染性休克、高热惊厥和甲状腺危象等病症的辅助治疗,为进行其他有效的对因治疗争取时间。

【不良反应】

(1) 一般不良反应:常见的有嗜睡、困倦、无力等中枢抑制作用;视力模糊、心动过速、口干、便秘等阿托品样作用;鼻塞、直立性低血压等 α 受体阻断症状。氯丙嗪刺激性较强,不宜皮下注射,可采用深部肌内注射。静脉注射可引起血栓性静脉炎。

(2) 锥体外系反应(extrapyramidal reaction):发生率与药物种类、剂量、个体敏感性及长期用药有关。其表现形式主要有以下几种。①药源性帕金森综合征:临床表现与帕金森病相似,表现为动作迟缓、肌张力增高、面容呆板、肌肉震颤和流涎等。一般在用药数周至数月发生。②静坐不能:表现为不可控制的烦躁不安,反复徘徊。③急性肌张力障碍:以舌、面、颈、唇及背部肌肉痉挛多见,表现为斜颈、伸舌、张口、呼吸运动障碍及吞咽困难。一般在用药后第 1~5 天产生。以上三种反应主要是因为氯丙嗪阻断黑质 - 纹状体通路 D$_2$ 样受体,使纹状体多巴胺功能减弱所致,减量或停药可减轻或消除,也可用中枢性抗胆碱药苯海索治疗。④迟发性运动障碍:由于长期(通常 1 年以上)和大剂量服药所致,表现为口 - 面部不自主的刻板运动,如吸吮、鼓腮、舔舌等口 - 舌 - 腮三联症,捻丸动作,广泛性舞蹈样手足徐动症,停药后仍长期不消失。其机制可能是因突触后膜多巴胺受体长期被阻断,多巴胺受体数目增加,即向上调节,从而使黑质 - 纹状体多巴胺功能相对增强。该反应难以治疗,用中枢性抗胆碱药反而加重症状,非典型抗精神病药氯氮平能减轻该反应。

(3) 心血管系统:直立性低血压较常见,发生率约 4%。静脉注射或肌内注射后应静卧,以防体位突然变化引起血压下降。一旦发生直立性低血压,可用去甲肾上腺素和间羟胺等药物治疗,但禁用肾上腺素,因氯丙嗪可拮抗 α$_1$ 受体,使肾上腺素的升压作用翻转为降压作用。此外,心动过速和心电图异常(ST-T 改变和 Q-T 间期延长)较多见。

(4) 内分泌系统:长期应用氯丙嗪会引起内分泌系统紊乱,如拮抗多巴胺受体介导的下丘脑催乳素释放抑制途径,引起高催乳素血症,导致乳腺增大、泌乳,此外可引起闭经、排卵延迟、儿童生长抑制等。

(5) 其他:少数患者服药后 1~2 个月产生阻塞性黄疸和肝功能障碍,与剂量无关,大部分可自行恢复。用药后 6~12 周内还可能出现白细胞减少。

【禁忌证】　有癫痫史、严重肝功能损害和肝性脑病患者禁用。伴心血管疾病老年患者慎用。

氟哌啶醇 haloperidol

是丁酰苯类的代表药物,其化学结构与氯丙嗪完全不同。口服易吸收,约 92% 与血浆蛋白结合,有效浓度为 4.2~20μg/ml。氟哌啶醇阻断 D$_2$ 样受体作用强于氯丙嗪,控制躁狂、幻觉、妄想作用显著,用于治疗双相障碍、精神分裂症、顽固性呃逆、呕吐等。其锥体外系反应明显,抗胆碱作用弱,降压作用较弱,几乎无镇静作用。

舒必利 sulpiride

属苯甲酰胺类,治疗量时选择性阻断中脑 - 边缘系统 D$_2$ 受体,主要用于治疗妄想型和紧张型精神分裂症,起效快、疗效高,有"药物电休克"之称。对慢性精神分裂症的孤僻、退缩、淡漠症状也有效,镇吐作用较强,但无镇静作用。因对中脑-边缘系统 D_2 受体有高度亲和力,对纹状体的亲和力较低,故锥体外系反应较轻。

该类药物还有硫必利、舒托必利、氨磺必利等,但目前均已少用。

二、第二代抗精神分裂症药

20 世纪 70 年代初,氯氮平开始用于治疗精神分裂症,不仅疗效好,且锥体外系反应少见。与经典抗精神病药不同,受体结合实验显示该药物除具有 D_2 受体拮抗特性外,对 5-HT$_{2A}$ 受体也有明显的阻断作用。在此基础上又陆续研发出奥氮平、喹硫平、阿立哌唑、利培酮、齐拉西酮等抗精神分裂症药物。这些药物低剂量对 5-HT$_{2A}$ 受体有高亲和力,除能够控制精神分裂症阳性症状外,大多对阴性症状也有良好效果,不良反应特别是锥体外系反应较少,被称为非典型抗精神病药或第二代抗精神病药。第二代抗精神病药具有不同的受体结合特性,如氯氮平选择性拮抗 D_4 受体,对其他多巴胺受体亚型几乎无亲和力;利培酮阻断 5-HT$_{2A}$ 受体的作用显著强于 D_2 受体;阿立哌唑对 D_2 受体起部分激动而非拮抗作用。

氯氮平 clozapine

抗精神分裂症作用和镇静作用强,对精神分裂症疗效与氯丙嗪相当,但起效快,对慢性患者及其他抗精神病药无效的精神分裂症阴性和阳性症状都有效,目前在我国许多地区已将其作为治疗精神分裂症的首选药。该药对 D_4 受体和 5-HT$_2$ 受体亲和力强,对 D_2 受体亲和力弱,协调 5- 羟色胺能与多巴胺能系统的相互作用和平衡。因此,氯氮平也被称为 5- 羟色胺 - 多巴胺受体拮抗药。氯氮平有抗胆碱、抗组胺、抗 α 肾上腺素能作用,几乎无锥体外系反应。少数患者可引起严重的粒细胞缺乏症,用药前和用药期间应进行白细胞计数检查。此外还有致畸的报道。

利培酮 risperidone

口服后 T_{max} 为 1~2 小时,食物不影响其吸收。首过效应明显,生物利用度约 60%,血浆蛋白结合率约 88%,其代谢产物 9- 羟基利培酮也有抗精神病作用。利培酮 $t_{1/2}$ 约 3 小时,吸收后约 70% 的药物经尿排泄,14% 的药物经粪排泄。利培酮与 5-HT$_{2A}$ 受体和 D_2 受体有很高的亲和力,但对前者的拮抗作用显著强于后者,也可与 α$_1$ 受体、组胺 H$_1$ 受体结合。适用于急性和慢性精神分裂症,对精神分裂症阳性和阴性症状均有效,也可减轻与精神分裂症有关的情感症状如抑郁、焦虑等。

常见不良反应有失眠、焦虑、头痛、头晕、口干。锥体外系反应轻,降低剂量或给予抗帕金森综合征药可消除。偶见嗜睡、疲劳、注意力下降、直立性低血压、反射性心动过速、皮疹等。老年人和肝、肾疾病患者剂量减半。孕妇、哺乳期妇女、儿童禁用。帕金森病、癫痫、心血管疾病患者慎用。治疗期间应避免驾驶等精密操作。该药治疗依从性优于其他抗精神病药,自 20 世纪 90 年代应用于临床以来,已成为治疗精神分裂症的一线药物。

喹硫平 quetiapine

与 D_1、D_2 和 5-HT$_2$ 受体结合。口服 2 小时后达 C_{max},$t_{1/2}$ 为 4~12 小时,达稳态浓度时间约 48 小时。喹硫平的血药浓度个体差异较大,治疗初期需从小剂量开始,对于精神分裂症阳性症状的控制较好,对阴性症状疗效稍差,对老年精神障碍、帕金森病和药物诱发的精神障碍疗效较好。耐受性良好,治疗早期可致一过性肝药酶升高、眩晕和直立性低血压,锥体外系反应少。

齐拉西酮 ziprasidone

对 D_2、5-HT$_2$ 和 α$_1$ 受体均有较高亲和力,能有效控制精神分裂症阳性和阴性症状,对急性或慢性、初发或复发精神分裂症均有很好疗效。患者的耐受性和顺应性好。该药延长 Q-T 间期的作用强于其他非典型抗精神病药,可引起心律失常,用药时应进行心电图监测。

阿立哌唑 aripiprazole

阿立哌唑对多巴胺能神经系统具有双向调节作用,是多巴胺递质稳定剂。与多巴胺 D_2 和 D_3 受体以及 $5-HT_{1A}$、$5-HT_{2A}$ 受体都有高亲和力,对 D_2 受体表现为部分激动特性。对精神分裂症阳性和阴性症状均有明显疗效,长期应用还可降低精神分裂症的复发率,改善情绪和认知功能障碍。

第二节　抗抑郁症药

抑郁症是一种常见的精神疾病,主要表现为情绪低落、快感缺失、社会行为减退,思维迟钝以及消极意识增加等,严重者可出现自杀倾向。其发病机制复杂,至今尚未完全阐明。20 世纪 60 年代提出的单胺神经递质学说认为:抑郁症源于中枢单胺类神经递质(5- 羟色胺和去甲肾上腺素)的功能不足,导致机体情感活动处于全面低下状态;躁狂症与抑郁症则相反,表现为中枢单胺类递质功能过强。这一学说得到一定的证据支持:抗抑郁症药通过不同方式使单胺类神经递质在突触间隙的含量增多而发挥抗抑郁作用;曾用于降血压的药物利血平通过耗竭单胺类递质而引起抑郁样症状。

单胺神经递质学说并不能完全解释抑郁症的病因,因为现有抗抑郁症药使用后体内递质水平迅速发生改变,而改善抑郁症状的起效时间却在用药后 2~4 周。随着研究深入,发现除单胺类神经递质外,脑源性神经营养因子、兴奋性氨基酸递质谷氨酸、下丘脑 - 垂体 - 肾上腺系统、遗传因素等均参与抑郁症的发病,给抑郁症的新药研发带来新的挑战和机遇。

自 20 世纪中叶发现丙米嗪治疗抑郁症以来,目前已上市的抗抑郁症药达 20 多种,但总体治疗效果并不理想,单一用药的有效率最高为 50%,仅 20% 的患者能够完全缓解,高达 30%~40% 的患者治疗无效。根据化学结构和作用机制的不同,目前临床使用的抗抑郁症药分为以下几类:

1. **三环类抗抑郁症药(tricyclic antidepressant,TCA)**　包括丙米嗪(imipramine)、阿米替林(amitriptyline)、氯米帕明(clomipramine)、多塞平(doxepin)等。这类药物因化学结构中含有 2 个苯环和 1 个杂环而得名。

2. **选择性 5- 羟色胺再摄取抑制药(selective serotonin reuptake inhibitor,SSRI)**　包括帕罗西汀(paroxetine)、氟西汀(fluoxetine)、氟伏沙明(fluvoxamine)、舍曲林(sertraline)、西酞普兰(citalopram)、艾司西酞普兰(escitalopram)等。这类药物目前在临床应用最为广泛。

3. **5- 羟色胺和去甲肾上腺素再摄取抑制药(serotonin/noradrenaline reuptake inhibitor,SNRI)**　包括文拉法辛(venlafaxine)、度洛西汀(duloxetine)、洛非帕明(lofepramine)等。这类药物与传统三环类抗抑郁症药相比选择性较高,文拉法辛应用较多。

4. **去甲肾上腺素再摄取抑制药(noradrenaline reuptake inhibitor)**　包括马普替林(maprotiline)、安非他酮(bupropion)、瑞波西汀(reboxetine)。这类药物主要用于以脑内去甲肾上腺素缺乏为主的抑郁症,尤其适用于尿检去甲肾上腺素代谢产物 3- 甲氧基 -4- 羟基苯乙二醇(3-methoxy-4-hydroxyphenylglycol,MHPG)显著减少的患者。

5. **单胺受体拮抗药(monoamine receptor antagonist)**　包括米氮平(mirtazapine)、曲唑酮(trazodone)、米安色林(mianserin)。这类药物阻断单胺受体的特性不同,对单胺再摄取的作用弱。

6. **单胺氧化酶抑制药(monoamine oxidase inhibitor,MAOI)**　包括吗氯贝胺(moclobemide)等。这类药物抑制单胺氧化酶 -A 和单胺氧化酶 -B,不良反应较多。

7. **其他**　噻奈普汀(tianeptine)等。

常用抗抑郁症药作用机制总结,如图 12-1 所示。

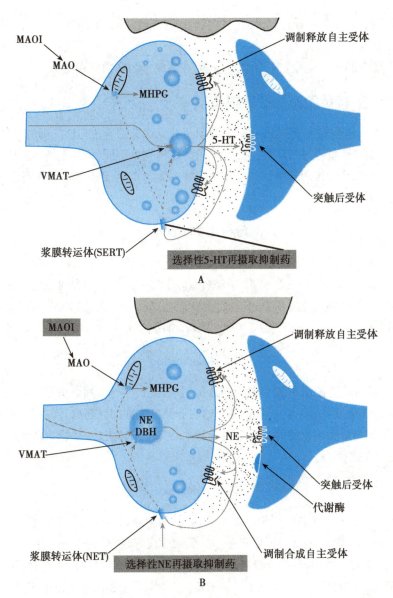

5-HT：5- 羟色胺；MHPG：3- 甲氧基 -4- 羟基苯乙二醇；MAOI：单胺氧化酶抑制
药；NE：去甲肾上腺素；VMAT：单胺囊泡转运蛋白；DBH：多巴胺 β- 羟化酶。

图 12-1　常用抗抑郁症药作用机制
A. 抗抑郁症药作用机制 1　　B. 抗抑郁症药作用机制 2

一、三环类抗抑郁症药

丙米嗪是最早应用的三环类抗抑郁症药，始于 20 世纪 50 年代末，目前临床较常用的是阿米替林。三环类抗抑郁症药从作用机制上属于非选择性单胺摄取抑制药，主要抑制去甲肾上腺素和 5- 羟色胺的再摄取，增加突触间隙中这两种递质的浓度。大多数三环类抗抑郁症药具有抗胆碱作用，引起视力模糊、口干、便秘、尿潴留等。此外，三环类抗抑郁症药还阻断肾上腺素 α_1 受体和组胺 H_1 受体引起过度镇静。

三环类抗抑郁症药用于各种原因所致的抑郁症。丙米嗪使正常人出现安静、嗜睡，注意力和思维能力下降，但抑郁症患者连续服药后出现精神振奋现象。对内源性抑郁症、更年期抑郁症效果较好，其次是反应性抑郁症，对精神病的抑郁症状效果较差；对焦虑症、恐惧症的效果与苯二氮䓬类药物相似；还可以用于儿童遗尿症。阿米替林的应用与丙米嗪相似，对伴有失眠的抑郁症患者疗效较好，也可以用于遗尿症和消化性溃疡等。氯米帕明对强迫症有较好疗效,但需维持治疗。多塞平对伴有焦虑的抑郁症效果最佳。

三环类抗抑郁症药由于选择性差,不良反应多,在临床上的应用逐渐减少。

二、选择性 5- 羟色胺再摄取抑制药

20 世纪 80 年代,选择性 5- 羟色胺再摄取抑制药的发现标志着抗抑郁症药进入快速发展期。选择性 5- 羟色胺再摄取抑制药与三环类抗抑郁症药的结构完全不同,但抑制 5- 羟色胺再摄取的选择性更强,对其他递质和受体作用甚微。与三环类抗抑郁症药相比,治疗抑郁症的疗效相似,但不良反应少,已成为一线抗抑郁症药。

氟西汀 fluoxetine

又名百忧解,是一种强效选择性 5- 羟色胺再摄取抑制药,对 5- 羟色胺受体的影响小。口服吸收良好,T_{max} 为 6~8 小时,血浆蛋白结合率 80%~95%,$t_{1/2}$ 为 48~72 小时,经肝脏代谢为去甲氟西汀,活性与母体相同。除用于抑郁症,还可用于强迫症、贪食症等。偶有消化道症状、头痛、头晕等,肝病患者服用后半衰期延长,应慎用。心血管疾病、糖尿病患者慎用。

舍曲林 sertraline

又名郁乐复,是一种选择性 5- 羟色胺再摄取抑制药,无抗胆碱作用。口服易吸收,但吸收慢。可用于治疗抑郁症和预防发作。不良反应较氯米帕明等经典抗抑郁症药少,偶见恶心、呕吐、射精困难和消化不良等,不宜与单胺氧化酶抑制药合用。对本品高度敏感者、肾功能不良者和孕妇、哺乳期妇女禁用。有癫痫病史者慎用。

帕罗西汀 paroxetine

又名赛洛特,属强效 5- 羟色胺再摄取抑制药,与其他神经递质受体亲和力极小,故镇静作用、抗胆碱作用比经典的阿米替林等抗抑郁症药轻。口服吸收良好,用药后 5 小时达 C_{max},$t_{1/2}$ 约 24 小时,个体差异较大。主要经肝代谢,当肝药酶饱和时,易出现蓄积现象。对抑郁症患者伴随的焦虑心境、躯体症状、社交回避等症状有较明显的改善。主要不良反应为口干、便秘、视力模糊、震颤、头痛及恶心等。

西酞普兰 citalopram

该药是外消旋体,其左旋对映体为艾司西酞普兰,是一种高选择性 5- 羟色胺再摄取抑制药。对其他神经递质受体的亲和力不明显,长期应用不出现耐受性。单次给药 T_{max} 为 4 小时,生物利用度为 80%,血浆蛋白结合率为 80%。主要经肝代谢,$t_{1/2}$ 约 35 小时,约 20% 经肾清除。不良反应轻微,主要有食欲减退、恶心、口干、腹泻等,常发生于用药后 1~2 周,持续用药不良反应可减轻或消失。

艾司西酞普兰 escitalopram

是西酞普兰的左旋对映体,在体内对 5- 羟色胺再摄取的抑制作用是外消旋体的 5~7 倍。口服吸收良好,生物利用度为 80%,血浆蛋白结合率为 56%,$t_{1/2}$ 为 27~32 小时。不良反应同西酞普兰。

三、5- 羟色胺和去甲肾上腺素再摄取抑制药

5- 羟色胺和去甲肾上腺素再摄取抑制药是 20 世纪 90 年代初发展起来的抗抑郁症药,代表药物有文拉法辛、度洛西汀、洛非帕明,作用机制为抑制 5- 羟色胺和去甲肾上腺素的再摄取。与传统三环类抗抑郁症药不同的是,5- 羟色胺和去甲肾上腺素再摄取抑制药的抑制作用具有选择性,对肾上腺素

受体、组胺受体和胆碱受体无亲和力,因此与三环类抗抑郁症药相比起效快、疗效相当且不良反应少。

文拉法辛 venlafaxine

主要通过阻断 5- 羟色胺和去甲肾上腺素的再摄取发挥作用,对 5- 羟色胺再摄取的抑制作用弱于选择性 5- 羟色胺再摄取抑制药,对去甲肾上腺素再摄取的抑制作用弱于氯米帕明和选择性去甲肾上腺素再摄取抑制药。此外,该药还可减少 cAMP 的释放,引起 β 受体的快速下调,与其快速起效有关。对各种抑郁症包括单相抑郁、伴焦虑症状的抑郁、双相抑郁、难治性抑郁均有较好疗效。常见的不良反应为胃肠道不适、眩晕、嗜睡、失眠、视觉异常和性功能异常等,偶见无力、气胀、震颤、激动、鼻炎等。不良反应多在治疗的初始阶段发生,随着治疗的进行,这些症状逐渐减轻。

四、去甲肾上腺素再摄取抑制药

主要药物有地昔帕明、马普替林、安非他酮、瑞波西汀等。这类药物的特点是起效快,镇静作用、抗胆碱作用和降压作用均比三环类抗抑郁症药弱。

马普替林 maprotiline

化学结构上属于四环类,为选择性去甲肾上腺素再摄取抑制药,几乎不影响 5- 羟色胺的再摄取。抗胆碱作用、镇静作用和对血压的影响与丙米嗪类似。口服吸收缓慢而完全,$t_{1/2}$ 约 40~50 小时。临床应用与丙米嗪类似,用于各型抑郁症。

五、单胺受体拮抗药

主要药物有曲唑酮、米安色林、米氮平等,通过阻断不同的单胺受体发挥疗效。

曲唑酮 trazodone

阻断 5-HT$_{2A}$、5-HT$_{2C}$ 及 H$_1$ 受体,疗效不及阿米替林。此外尚有 5- 羟色胺再摄取抑制作用。口服吸收快,具有镇静、催眠作用,对伴有焦虑和失眠的抑郁症较好。对心脏功能无影响,抗胆碱作用较弱。

米安色林 mianserin

阻断 α$_1$、α$_2$、5-HT$_{2A}$ 及 H$_1$ 受体,有镇静和抗焦虑作用。对伴有抑郁的焦虑症有效,无抗胆碱作用,无心脏毒性。少数老年人可能出现心电图 T 波改变和 ST 段降低。

六、单胺氧化酶抑制药

单胺氧化酶抑制药是第一代非三环类抗抑郁症药,但因有明显不良反应,很快被阿米替林、氯米帕明等抗抑郁症药取代。近年研制的新型单胺氧化酶抑制药又重新应用于临床。

此类药物主要抑制单胺氧化酶,使去甲肾上腺素、5- 羟色胺和多巴胺等胺类不被降解,故突触间隙的胺类升高。单胺氧化酶可分为单胺氧化酶 -A 和单胺氧化酶 -B,其中单胺氧化酶 -A 选择性使去甲肾上腺素、多巴胺和 5- 羟色胺脱胺,单胺氧化酶 -B 可使多巴胺和苯乙胺脱胺。异卡波肼等均为非选择性单胺氧化酶抑制药,用药后可出现头痛、头晕、直立性低血压、多汗、震颤、易激怒、无力、白天倦睡等不良反应。

吗氯贝胺(moclobemide)

为选择性单胺氧化酶 -A 抑制药,提高脑内去甲肾上腺素、多巴胺和 5- 羟色胺水平,产生抗抑郁作用。不良反应相对较少,偶见血压升高、失眠等。与增强 5- 羟色胺能神经系统活性的药物合用,会导致严重的 5- 羟色胺综合征。

七、其他抗抑郁症药

噻奈普汀 tianeptine

作用机制有别于上述抗抑郁症药,能改变兴奋性氨基酸 NMDA、AMPA 受体活性,释放脑源性神经营养因子(brain-derived neurotrophic factor,BDNF),增加神经元的可塑性。临床上不仅对抑郁症有效,对抑郁性神经症、慢性酒精中毒和戒酒后出现的抑郁症也有效,长期使用可预防复发。几乎无心血管系统的不良反应,对血液、肝、肾功能均无损害,亦无镇静作用。

第三节　抗躁狂症药

躁狂症以情绪高涨、烦躁不安、活动过度以及思维、语言不能自制为特征,抗躁狂症药主要用于此类病症。双相障碍以情感和行为异常为主要特征,主要包括抑郁发作、躁狂发作或轻躁狂发作。抗躁狂症药因可防止双相障碍的复发,即控制躁狂 - 抑郁循环发作,又称为情绪稳定药(mood stabilizer)。

抗躁狂症药包括锂盐、抗精神分裂症药(氯丙嗪、氟哌啶醇、氯氮平、利培酮等)、抗癫痫药(卡马西平、丙戊酸钠等)、钙通道阻滞药(维拉帕米)。其中碳酸锂是治疗躁狂症最常用的药物。

碳酸锂 lithium carbonate

口服后 1~2 小时达 C_{max},5~7 天达 C_{ss}。锂盐吸收虽快,但经血脑屏障进入脑组织和神经细胞需一定时间,故显效慢。碳酸锂主要经肾排出,80% 经肾小球滤过的锂在近曲小管与钠竞争重吸收,故增加钠摄入可促进其排泄,而缺钠和肾功能不良时可导致体内锂蓄积,引起中毒。锂也可通过胎盘组织和乳汁排泄。

碳酸锂抑制脑内去甲肾上腺素和多巴胺释放并增加神经元再摄取,使突触间隙去甲肾上腺素下降,进而抑制脑内腺苷酸环化酶的激活,使第二信使 cAMP 下降,产生抗躁狂作用。近来研究认为锂盐抑制肌醇磷酸酶,抑制三磷酸肌醇(inositol triphosphate,IP_3)脱磷酸化生成肌醇,使磷脂酰肌醇 4,5-双磷酸(phosphatidylinositol 4,5-bisphosphate,PIP2)含量减少,从而产生抗躁狂作用。

治疗量的锂盐可使患者言语行为恢复正常,对躁狂症患者有显著疗效,特别是急性躁狂和轻度躁狂患者。也可用于治疗双相障碍,长期用药可降低躁狂和抑郁的反复发作。此外,还可用于精神分裂症的兴奋躁动等。

用药初期有恶心、呕吐、腹泻、疲乏、肌肉无力、肢体震颤、口干、多尿,常在继续治疗 1~2 周内逐渐减轻或消失。此外,可引起甲状腺功能低下或甲状腺肿,一般无明显症状,停药后可恢复。锂盐安全范围较窄,最适浓度为 0.8~1.5mmol/L,超过 2mmol/L 即出现中毒症状。锂盐中毒主要表现为意识障碍、昏迷、肌张力增高、深反射亢进、共济失调、震颤。静脉注射生理盐水可促进锂的排泄。为防止严重不良反应发生,监测血药浓度尤为重要,当血锂高达 1.6mmol/L 时应立即减量或停药。

第四节　抗焦虑症药

焦虑是多种精神疾病的常见症状。焦虑症则是一种以急性焦虑反复发作为特征的神经症,并伴有自主神经功能紊乱,发作时患者多自觉恐惧、紧张、忧虑、心悸、出冷汗、震颤及睡眠障碍等。选择性 5- 羟色胺再摄取抑制药(如氟西汀、舍曲林、帕罗西汀)及 5- 羟色胺和去甲肾上腺素再摄取抑制药(如文拉法辛、度洛西汀)等抗抑郁症药可有效治疗焦虑症,此外,常用抗焦虑症药还有苯二氮䓬类镇静催眠药,如地西泮、氯硝西泮、劳拉西泮、艾司唑仑、阿普唑仑等。

　　丁螺环酮(buspirone)是 $5-HT_{1A}$ 受体部分激动药,该受体位于 5- 羟色胺能神经元的突触前膜,激动时可抑制 5- 羟色胺释放。抗焦虑时不产生显著的镇静、催眠等作用,不良反应少。

本 章 小 结

药物类别及代表药物	药理作用	临床应用	不良反应
第一代抗精神分裂症药			
● 氯丙嗪	阻断多巴胺 D_2 样受体、M 胆碱受体、肾上腺素 α_1 受体、组胺 H_1 受体和 $5-HT_{2A}$ 受体	精神分裂症、呕吐和顽固性呃逆、低温麻醉与人工冬眠	中枢抑制、锥体外系反应;阿托品样心血管反应、内分泌系统紊乱
● 氟哌啶醇	阻断 D_2 样受体最为突出,抗精神病作用强	以躁狂、幻觉、妄想为主的精神分裂症,顽固性呃逆	锥体外系反应强,α 受体阻断作用轻,几乎无镇静作用
● 舒必利	选择性阻断中脑 - 边缘系统 D_2 受体	妄想型和紧张型精神分裂症	锥体外系反应较轻
第二代抗精神分裂症药			
● 氯氮平	选择性阻断 D_4 受体、$5-HT_{2A}$ 受体,协调 5-HT 能和 DA 能系统相互作用	其他抗精神病药无效者,锥体外系反应过强者,长期应用氯丙嗪等药物引起迟发性运动障碍者	几乎无锥体外系反应,引起粒细胞减少,有 α_1 受体阻断作用,对心血管系统有影响
● 利培酮	阻断 $5-HT_{2A}$ 受体和 D_2 受体,对前者作用强于后者	精神分裂症的一线药物,适于治疗急性和慢性精神病患者	锥体外系反应轻,神经系统和心血管系统不良反应常见
● 喹硫平	与 D_1、D_2 和 $5-HT_2$ 受体结合	精神分裂症患者或有精神异常的老年患者	锥体外系反应少
● 齐拉西酮	对 D_2、$5-HT_2$ 和 α_1 受体亲和力强	精神分裂症阴性、阳性症状	心律失常
● 阿立哌唑	与 D_2、D_3 受体及 $5-HT_{1A}$、$5-HT_{2A}$ 受体有高亲和力,稳定多巴胺系统	精神分裂症阳性和阴性症状;长期应用可降低精神分裂症的复发率	较轻,体重增加、锥体外系反应等发生率低
三环类抗抑郁症药			
● 丙米嗪 ● 阿米替林 ● 氯米帕明 ● 多塞平	抑制 NA 和 5-HT 再摄取,增加突触间隙 NA 和 5-HT 浓度	各种原因引起的抑郁症	阻断 M 受体,引起阿托品样副作用;阻断肾上腺素 α_1 受体和组胺 H_1 受体,引起过度镇静
选择性 5-HT 再摄取抑制药			
● 帕罗西汀 ● 氟西汀 ● 氟伏沙明 ● 舍曲林 ● 西酞普兰 ● 艾司西酞普兰	选择性抑制 5-HT 再摄取,对其他神经递质受体影响小	一线抗抑郁症药物,氟西汀还可用于强迫症、贪食症等	少,主要为消化道症状
5-HT 和 NA 再摄取抑制药			
● 文拉法辛 ● 度洛西汀 ● 洛非帕明	选择性抑制 5-HT 和 NA 再摄取,对肾上腺素受体、组胺受体和胆碱受体无亲和力	各种抑郁症,比三环类抗抑郁症药起效快	少,有胃肠道不适、眩晕、嗜睡、失眠、视觉异常和性功能异常等

续表

药物类别及代表药物	药理作用	临床应用	不良反应
NA 再摄取抑制药 • 地昔帕明 • 马普替林 • 安非他酮 • 瑞波西汀	选择性抑制 NA 再摄取,对 5-HT 摄取几无影响	各型抑郁症,作用广谱、起效快	抗胆碱、镇静作用,对血压的影响与丙米嗪类似
单胺受体拮抗药 • 米氮平 • 曲唑酮 • 米安色林	米氮平阻断 α_2、$5\text{-}HT_{2C}$、$5\text{-}HT_3$ 受体;曲唑酮阻断 $5\text{-}HT_{2A}$、$5\text{-}HT_{2C}$ 及 H_1 受体;米安色林阻断 α_1、α_2、$5\text{-}HT_{2A}$ 及 H_1 受体	伴有焦虑和失眠的抑郁症	镇静,无抗胆碱作用,无心脏毒性
单胺氧化酶抑制药 • 吗氯贝胺	选择性抑制 MAO-A,提高脑内 NA、5-HT 和 DA 水平	抑郁症	血压升高、失眠
其他 • 噻奈普汀	改变兴奋性氨基酸 NMDA、AMPA 受体活性,释放 BDNF	抑郁症、抑郁性神经症、慢性酒精中毒和戒酒后抑郁症	几无镇静作用和心血管系统不良反应,对血液、肝、肾功能均无损害
抗躁狂症药 • 碳酸锂	抑制 NA 和 DA 释放并增加神经元再摄取,使突触间隙 NA 下降;抑制肌醇磷酸酶,使 PIP2 含量减少,产生抗躁狂作用	躁狂症、双相障碍、精神分裂症的兴奋躁动	安全范围较窄,不良反应多,可引起甲状腺功能低下或甲状腺肿
抗焦虑症药 • 丁螺环酮	$5\text{-}HT_{1A}$ 受体部分激动药,激动时可抑制 5-羟色胺释放。抗焦虑时不产生显著的镇静、催眠等作用	焦虑症	少

第十二章
临床用药案例

第十二章
目标测试

（王　芳）

第十三章

神经系统退行性疾病治疗药物

第十三章
教学课件

中枢神经系统退行性疾病(neurodegenerative disorder of the central nervous system)是由于中枢神经系统不同区域神经元慢性、退行性变性甚至缺失而产生一类疾病的总称。主要包括帕金森病(Parkinson's disease,PD)、阿尔茨海默病(Alzheimer's disease,AD)、亨廷顿病(Huntington disease,HD)、肌萎缩性脊髓侧索硬化症(amyotrophic lateral sclerosis,ALS)等。虽然神经系统退行性疾病的病因及病变的部位各不相同,但在病理上均可见脑和 / 或脊髓神经元退行性病变、凋亡、缺失。由于该类疾病确切病因和发病机制尚未完全阐明,故目前的药物治疗仍以代偿神经功能障碍为主,尚不能逆转神经元的丢失及疾病进程。除帕金森病患者通过合理用药可延长寿命和提高生活质量外,其他疾病的治疗效果均难令人满意。除帕金森病和阿尔茨海默病外,其他中枢神经系统退行性疾病的药物治疗尚未成系统,因此,本章仅介绍帕金森病和阿尔茨海默病治疗药物。

第一节 抗帕金森病药

帕金森病又称麻痹震颤(paralysis agitans),是一种慢性、进行性中枢神经系统退行性疾病,绝大多数发生于老年人。临床症状以进行性运动徐缓、静止性震颤、肌强直、姿势调节障碍的运动症状和嗅觉减退、便秘、睡眠行为异常和抑郁等非运动症状为特征,严重者伴有认知障碍等痴呆症状。此外,病毒性脑炎、一氧化碳中毒、脑外伤及某些抗精神病药等也可引起类似帕金森病的症状,统称为帕金森综合征(Parkinsonism)。

帕金森病的病因尚不十分清楚,一般认为,遗传因素与环境因素共同参与了帕金森病的发病。对于大多数散发性帕金森病,其发病可能是遗传易感性与一种或多种环境因素共同作用的结果。帕金森病的主要病理学特征是黑质致密带(substantia nigra pars compacta,SNc)多巴胺能神经元缺失、残存神经元胞质内路易小体(Lewy body)的出现及纹状体内神经末梢的退行性病变。黑质多巴胺能神经元发出上行纤维到达新纹状体,其末梢与尾核 - 壳核神经元形成突触,以多巴胺为神经递质,对纹状体 γ- 氨基丁酸能神经元发挥抑制作用。同时尾核中的胆碱能神经元与尾 - 壳核神经元所形成的突触以乙酰胆碱为神经递质,对纹状体 γ- 氨基丁酸能神经元发挥兴奋作用。正常时两种递质(多巴胺、乙酰胆碱)相互对抗,形成动态平衡,共同参与调节机体的运动功能。目前,黑质 - 纹状体通路多巴胺能神经 - 胆碱能神经功能失衡是帕金森病病因的主要学说。该学说认为,帕金森病患者由于黑质病变,多巴胺合成减少,使纹状体内多巴胺含量明显降低,造成黑质 - 纹状体通路多巴胺能神经功能减弱,而胆碱能神经功能相对占优势,使锥体外系功能失调。当纹状体内的多巴胺含量降低到正常水平的 20%~40% 就会出现肌张力增高等帕金森病症状(图 13-1)。此外,帕金森病的发病机制还与中枢神经

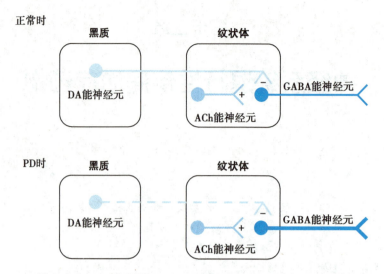

PD:帕金森病;DA:多巴胺;ACh:乙酰胆碱;GABA:γ- 氨基丁酸;–:表示抑制作用;+:表示促进作用。

图 13-1　黑质 - 纹状体神经模式图

系统氧化应激、线粒体损伤、炎症级联反应和细胞凋亡等相关。

目前临床使用的抗帕金森病药大多是根据黑质 - 纹状体通路多巴胺能神经 - 胆碱能神经功能失衡学说而设计的。根据作用机制将抗帕金森病药分为拟多巴胺类药和中枢胆碱受体拮抗药,两类药物合用时可增强疗效。

一、拟多巴胺类药

(一) 多巴胺前体药

左旋多巴 levodopa

左旋多巴的发现(药物研发案例)

【药动学】　口服后,1~2 小时达到 C_{max},$t_{1/2}$ 为 1~3 小时。多巴胺不能通过血脑屏障进入中枢,但左旋多巴作为一种前药,依赖芳香族氨基酸转运载体通过血脑屏障,经 L- 芳香族氨基酸脱羧酶(L-amino acid decarboxylase,AADC)脱羧成为多巴胺,从而发挥药理作用。口服左旋多巴后,只有 1% 左右的药物能入脑,而绝大多数左旋多巴在肝脏、肠黏膜以及其他外周组织被 L- 芳香族氨基酸脱羧酶代谢成为多巴胺。这不但降低了疗效,还是左旋多巴产生胃肠道、心血管不良反应的重要原因。应同时给予外周 L- 芳香族氨基酸脱羧酶抑制药,以减少外周多巴胺生成,提高疗效并减少不良反应。

【药理作用】　通过血脑屏障的左旋多巴,可在黑质 - 纹状体通路多巴胺能神经元内经 L- 芳香族氨基酸脱羧酶作用脱去羧基生成多巴胺,补充纹状体中多巴胺的不足,发挥治疗帕金森病作用。左旋多巴的作用特点是:①起效慢,一般需服药后 2~3 周才显效,1~6 个月后疗效达最大。②对运动困难和肌肉僵直的疗效好,对肌肉震颤的疗效较差,对吞咽困难及认知减退无效。③疗效与多巴胺能神经元丢失程度相关,轻症及年轻患者疗效好,重症和年老体弱者疗效较差。

【临床应用】　左旋多巴一直是治疗帕金森病的一线药物,特别对于晚发型或伴有认知功能减退的患者,一般首选复方左旋多巴治疗。服用左旋多巴可提高帕金森病患者生活质量,延长寿命。但是,随着用药时间的延长,左旋多巴的疗效逐渐下降,多数患者 3~5 年后的疗效明显降低,并且会出现异动症及症状波动等严重不良反应。此外,左旋多巴对于其他原因引起的帕金森综合征也有一定的疗效,但是,对于阻断多巴胺受体的抗精神病药(如噻嗪类)引起的锥体外系不良反应无效。

盐酸左旋多巴甲酯是左旋多巴的前体药物,经 L- 芳香族氨基酸脱羧酶转化成多巴胺而发挥药理作用。左旋多巴甲酯易溶于水,吸收快,口服 7~8 分钟血药浓度达峰值,比左旋多巴起效快,一天只需服用一次,能有效减少异动症的发生。

【不良反应】

(1) 早期反应:大部分患者在治疗开始时会出现胃肠道及心血管系统等不良反应,但在用药几周后逐渐消失。

1) 胃肠道反应:大约 80% 的患者会出现恶心、呕吐和食欲减退等现象,这与多巴胺兴奋延髓催吐化学感受器 D_2 受体有关。还出现腹胀、腹痛和腹泻等症状,可能与左旋多巴在外周生成多巴胺有关,外周多巴胺受体拮抗药多潘立酮可缓解上述不良反应。

2) 心血管反应:大约 30% 的患者会出现直立性低血压,可能与外周组织中多巴胺过多从而诱发血管扩张或者与去甲肾上腺素的释放减少有关。此外,多巴胺作用于心脏的 β 受体,可以引起心绞痛和心律失常等症状。

(2) 长期反应

1) 运动过多症:也称异动症或运动障碍,高龄患者会出现头颈前后左右不规则的扭动、皱眉和伸舌等不自主的运动;而年轻患者会出现舞蹈样异常的运动。服药两年以上的患者此症状发生率可高达 90%。

2) 症状波动:常见于初期疗效好且持续服药 1 年以上的患者。轻者症状波动,而严重患者出现"开 - 关"现象,"开"时活动正常或接近正常,而"关"时突然出现肌强直性运动不能等帕金森病症状。如正在行走时,会突然停止,感觉被固定于该处。这种现象持续数分钟或者数小时。此现象的发作可以 1 日数次或者数日 1 次。症状波动与左旋多巴血药浓度的波动有关,左旋多巴的半衰期较短,使用缓释剂型或合并使用儿茶酚 - 氧位 - 甲基转移酶抑制药恩他卡朋等,使患者的血浆多巴胺水平稳定地保持在左旋多巴治疗窗内,可以减少发作。

3) 精神症状:出现焦虑、失眠、幻觉、夜间谵妄以及精神错乱等。出现此类症状应及时减量,或使用非经典抗精神病药如氯氮平治疗,不能使用典型抗精神病药如氯丙嗪治疗,否则会加重帕金森病患者锥体外系运动功能障碍。

使用左旋多巴时不能突然停药,以免发生撤药恶性综合征。活动性消化性溃疡者慎用,闭角型青光眼、精神病患者禁用。

(二) 左旋多巴降解抑制药

卡比多巴 carbidopa

卡比多巴是较强的 L- 芳香族氨基酸脱羧酶抑制药,不能通过血脑屏障。它与左旋多巴合用时,仅抑制外周的左旋多巴脱羧代谢成多巴胺,使得血中更多的左旋多巴进入中枢,从而使左旋多巴用量减少 75%,可以明显减轻左旋多巴的不良反应。卡比多巴和左旋多巴所组成的复方制剂称为卡左双多巴(心宁美),两者的混合比例为 1∶4 或者 1∶10,现有卡左双多巴控释片。

苄丝肼 benserazide

属于 L- 芳香族氨基酸脱羧酶抑制药,其药理作用和临床应用与卡比多巴类似。苄丝肼与左旋多巴组成的复方制剂称为多巴丝肼(美多巴),两者的比例为 1∶4。

(三) 多巴胺受体激动药

多巴胺受体激动药主要作用于 D_2 受体,部分通过 D_1 或 D_3 受体起作用。该类药物包括麦角类和非麦角类,麦角类包括溴隐亭(bromocriptine)、α- 二氢麦角隐亭(dihydroergocryptine)、卡麦角林(cabergoline)和麦角乙脲(lisuride)等;非麦角类包括罗匹尼罗(ropinirole)、普拉克索(pramipexole)、吡贝地尔（piribedil）及罗替高汀（rotigotine）等。由于麦角类多巴胺受体激动药可导致心脏瓣膜病变和肺胸膜纤维化等，目前已不主张使用。而非麦角类半衰期长，能避免对纹状体突触后膜的多巴胺受体产生"脉冲"样刺激，从而预防或减少运动并发症的发生，故目前大多推荐使用非麦角类多巴胺受体激动药，尤其适用于早发型帕金森病患者的病程初期，以推迟左旋多巴的应用或与左旋多巴联合应用以减轻左旋多巴的运动并发症，也可用于左旋多巴治疗后产生"开 - 关"现象的患者或对左旋多巴出现耐受性的患者。不良反应与左旋多巴相似，不同之处是它的症状波动和异动症发生率低，而直立性低血压、脚踝水肿和精神异常（幻觉、食欲亢进、性欲亢进等）的发生率较高。

罗匹尼罗 ropinirole

罗匹尼罗为第一个用于临床的非麦角生物碱类 D_2 受体与 D_3 受体激动药，对早期帕金森病单独应用即可产生满意效果；与左旋多巴合用，可减少左旋多巴用量，延长症状波动患者"开"的时间，减少其动作困难，使左旋多巴疗效平稳。不良反应有恶心、头晕及嗜睡，但一般较轻，约占 5%，近 10% 患者出现呕吐、消化不良及腹痛，7% 患者出现直立性低血压，服药期间禁止从事驾驶和高警觉性工作。

普拉克索 pramipexole

普拉克索是非麦角衍生物类选择性 D_2 受体激动药，其中对 D_3 受体的亲和力明显地高于 D_2 与 D_4 受体；对于 D_1 受体家族几乎无效。普拉克索还可能通过抗氧化和保护线粒体，对帕金森病患者发挥神经保护作用，尚可改善抑郁症状。不良反应及应用注意事项与罗匹尼罗相似。

吡贝地尔 piribedil

吡贝地尔是一种非麦角类多巴胺受体激动药，直接兴奋黑质 - 纹状体神经元的 D_2 受体和中脑 - 皮层、中脑 - 边缘系统的 D_3 受体。该药单用或与左旋多巴合用可改善帕金森病的症状，对震颤的改善较为明显，对部分患者的抑郁症状也有改善作用，这可能与其 D_3 受体激动作用有关。不良反应及应用注意事项与罗匹尼罗相似。

（四）单胺氧化酶 -B 抑制药

多巴胺可被单胺氧化酶（monoamine oxidase，MAO）和儿茶酚 - 氧位 - 甲基转移酶（catechol-*O*-methyl transferase，COMT）降解。单胺氧化酶分为 A、B 两型，单胺氧化酶 -A 主要分布于肠道，其功能是对食物中、肠道内和血液循环中的单胺进行氧化脱氨而解毒；单胺氧化酶 -B 主要分布于黑质 - 纹状体，降解脑内的多巴胺，该代谢过程中产生大量氧自由基损伤神经元。因此，抑制单胺氧化酶 -B 的活性既能延长多巴胺在脑内的停留时间，增强疗效，减少左旋多巴的用量及其不良反应，又可能间接起到保护神经元的作用。

司来吉兰 selegiline

司来吉兰是一种选择性作用于单胺氧化酶 -B 的单胺氧化酶抑制药。治疗量时抑制黑质 - 纹状体中的单胺氧化酶 -B，而对外周的单胺氧化酶 -A 影响很小。在帕金森病早期治疗中，司来吉兰单药治疗，能减慢症状进展，推迟患者使用左旋多巴的时间。司来吉兰与左旋多巴联合使用，可降低后者的用量，改善患者的症状波动，较单用左旋多巴在改善症状和延长生命方面更加有效。司来吉兰还能抑制黑质 - 纹状体的超氧阴离子和羟自由基生成，延缓帕金森病患者的神经元变性。

司来吉兰的不良反应少且较轻，主要有兴奋、失眠、幻觉及肠胃道不适。由于本药代谢产物为苯丙胺及甲基苯丙胺，可致失眠、焦虑等精神症状，应避免晚间使用。慎与哌替啶、三环类抗抑郁症药或其他单胺氧化酶抑制药合用。

（五）儿茶酚 - 氧位 - 甲基转移酶抑制药

恩他卡朋 entacapone

恩他卡朋是一种选择性外周儿茶酚 - 氧位 - 甲基转移酶抑制药，不能通过血脑屏障，只抑制外周的儿茶酚 - 氧位 - 甲基转移酶。本药能延长左旋多巴半衰期，稳定血药浓度，使更多的左旋多巴进入脑组织。恩他卡朋单独使用无效，需与左旋多巴合用，使左旋多巴的疗效趋于平稳。尤其适用于症状波动的患者，延长"开 - 关"反应中"开"期的时间，明显缩短"关"期，提高患者生活质量。恩他卡朋与左旋多巴和卡比多巴的复方制剂为达灵复（stalevo）。长期应用的常见不良反应为运动障碍、恶心、腹泻及尿液颜色加深等。

托卡朋 tolcapone

为儿茶酚 - 氧位 - 甲基转移酶抑制药，其药理作用与临床应用均同恩他卡朋，但托卡朋能通过血脑屏障，同时抑制外周和中枢儿茶酚 - 氧位 - 甲基转移酶。由于偶可引起严重的肝脏损害，托卡朋已经撤出了欧洲市场，在我国和美国仍有使用，但需严密监测肝功能，尤其在用药的前 3 个月。

（六）其他

金刚烷胺 amantadine

金刚烷胺系合成抗病毒药物，后发现其对帕金森病有效，疗效不及左旋多巴和溴隐亭，但优于中枢 M 受体拮抗药，对肌肉僵硬、震颤及运动徐缓均有缓解作用。金刚烷胺可通过多种方式加强多巴胺功能，包括促进多巴胺释放，抑制多巴胺摄取，直接激动多巴胺受体等，与左旋多巴合用可减少后者用量。此外，其作用机制还与拮抗 NMDA 受体有关。

金刚烷胺不良反应较少，长期用药可见下肢皮肤网状青斑、精神不安、失眠及运动失调等。偶致惊厥，癫痫患者、孕妇禁用。

二、中枢 M 受体拮抗药

苯海索 trihexyphenidyl

本药通过抑制黑质 - 纹状体通路乙酰胆碱的作用，恢复纹状体多巴胺能神经与胆碱能神经之间的平衡。对震颤效果好，也能改善运动障碍和肌肉强直，但对运动迟缓无效。主要用于抗精神病药拮抗多巴胺受体引起的帕金森综合征、以震颤为主的帕金森病或不能接受左旋多巴或多巴胺受体激动药的帕金森病患者。

其外周抗胆碱作用约为阿托品的 1/10~1/3，故有与阿托品相似而较其轻的副作用。与阿托品不同，苯海索可引起帕金森病患者及精神分裂症患者记忆力、注意力及认知功能降低，停药可恢复。青光眼和前列腺肥大患者禁用。有报道苯海索长期使用可致依赖，应尽量避免预防用药及长期用药。

第二节　治疗阿尔茨海默病的药物

阿尔茨海默病是一种以进行性认知功能障碍和记忆损害为特征的神经退行性疾病。其临床表现为全面持久的智能减退，包括记忆力、计算力、抽象思维能力和语言功能的减退，情感和行为异常，丧失工作能力和独立生活能力。

阿尔茨海默病的病因尚不完全清楚，一般认为涉及遗传因素及环境因素。阿尔茨海默病患者尸检显示脑组织萎缩，特别是海马和前脑基底部神经元丢失。最具特征的两大病理学特征为细胞外衰老斑(senile plaque)沉积和神经元内的神经原纤维缠结(neurofibrillary tangle,NFT)形成。其病理生理学机制有多种假说:

(1) 胆碱能神经损伤假说:基底前脑的胆碱能神经元合成乙酰胆碱,投射至大脑皮质和海马,乙酰胆碱被认为与学习和记忆密切相关,而海马是学习记忆的重要脑区,阿尔茨海默病患者基底前脑的胆碱能神经元丢失,造成乙酰胆碱的合成、储存及释放减少,从而导致以记忆和识别功能障碍为主的多种临床表现。

(2) 兴奋性氨基酸毒性假说:脑组织锥体细胞接受胆碱能神经调节并以谷氨酸为传出递质,通过突触上的 NMDA 受体,使钙通道适度开放,参与神经元的兴奋性突触传递,调节多种形式的学习和记忆过程等。在阿尔茨海默病患者脑中,β- 淀粉样蛋白(β-amyloid protein,Aβ)可导致谷氨酸能神经系统过度激活,释放大量谷氨酸,也激活突触外的 NMDA 受体,引起细胞内钙超载,突触可塑性下降,甚至导致神经元死亡。目前,NMDA 受体非竞争性拮抗药已成为临床治疗阿尔茨海默病的有效药物。

(3) β- 淀粉样蛋白级联假说:β- 淀粉样蛋白是组成衰老斑的主要成分,由淀粉样前体蛋白(amyloid precursor protein,APP)经 β- 分泌酶(β-secretase)和 γ- 分泌酶(γ-secretase)水解而生成。β- 淀粉样蛋白通过多种机制引起广泛的神经元功能障碍,甚至死亡,进而与阿尔茨海默病的发生相关。但是,近年来,抑制 β- 淀粉样蛋白生成的化合物及清除 β- 淀粉样蛋白的疫苗或抗体大多在阿尔茨海默病临床试验中失败,β- 淀粉样蛋白与阿尔茨海默病发病的关联程度受到一定质疑。

(4) Tau 蛋白过度磷酸化假说:Tau 蛋白是主要在神经元表达的微管相关蛋白,适度的 Tau 蛋白磷酸化水平是维持其正常功能的重要前提。在阿尔茨海默病发病患者脑中,过度磷酸化的 Tau 蛋白水平显著高于年龄匹配的对照组,而过度磷酸化的 Tau 蛋白失去结合微管的能力,聚积并形成神经原纤维缠结,使轴突运输异常,神经细胞易于凋亡。

目前临床用于治疗阿尔茨海默病的药物主要是乙酰胆碱酯酶抑制药和非竞争性 NMDA 受体拮抗药,分别根据阿尔茨海默病的胆碱能神经损伤假说及兴奋性氨基酸毒性假说而研发。上述药物可以改善阿尔茨海默病患者的记忆和认知功能障碍等症状,但是不能阻止或逆转阿尔茨海默病的病程,临床疗效有限。临床尚无针对阿尔茨海默病病因的治疗药物。

一、乙酰胆碱酯酶抑制药

多奈哌齐 donepezil

【药动学】　口服吸收完全,生物利用度为 100%,3~4 小时达 C_{max},主要由肝药酶代谢,代谢产物中 6-O- 脱甲基衍生物在体外抑制乙酰胆碱酯酶的能力与多奈哌齐相同。代谢产物及少量原型药经肾脏排泄。$t_{1/2}$ 约 70 小时,故可每日服用一次。

【药理作用】　本品对中枢神经系统乙酰胆碱酯酶的选择性高,能提高中枢神经系统,特别是大脑皮质神经突触间隙中乙酰胆碱的浓度,从而改善认知功能。多奈哌齐改善实验性记忆障碍的作用可被 N 受体(烟碱受体)拮抗药美卡拉明所减弱,提示其记忆障碍改善作用与激动 N 受体有关。多奈哌齐还能减少脑内 β- 淀粉样蛋白的沉积,对 β- 淀粉样蛋白等多种原因导致的大脑皮质及海马神经元损伤具有保护作用,可能也与其抗阿尔茨海默病作用有关。

【临床应用】　临床主要用于轻、中度阿尔茨海默病的治疗。其中对轻度阿尔茨海默病作用更佳,能显著改善认知功能障碍,是目前临床治疗阿尔茨海默病最常用的药物。该药也用于治疗重度阿尔茨海默病、血管性痴呆、帕金森病、精神分裂症、脑震荡等疾病所致的认知功能障碍等。

【不良反应】　多数患者不良反应轻微,可见恶心、呕吐、腹泻、肌痛、肌肉痉挛、疲乏、失眠和头晕,少数患者出现血肌酸激酶轻微增高。

加兰他敏 galantamine

本品是中枢神经系统乙酰胆碱酯酶竞争性抑制药。口服吸收快,1 小时达 C_{max},生物利用度可达 90%。临床用于治疗轻、中度阿尔茨海默病,用药 6~8 周后疗效显著。还可用于重症肌无力、脊髓前角灰质炎的恢复期或后遗症、儿童脑性瘫痪、面神经麻痹、桡神经麻痹、多发神经炎等。治疗初期(2~3 周)有恶心、呕吐及腹泻等不良反应,连续用药可逐渐消失。心绞痛和心动过缓、严重哮喘或肺功能障碍、重度肝肾损害者及机械性肠梗阻患者禁用。

卡巴拉汀(利斯的明)rivastigmine

本品对大脑皮层和海马的乙酰胆碱酯酶具有选择性抑制作用,而对纹状体和心脏的乙酰胆碱酯酶无影响,尚可改善淀粉样前体蛋白的剪切,减少 β- 淀粉样蛋白产生。临床用于轻、中度阿尔茨海默病,可改善认知功能障碍,提高记忆力、注意力和方位感;对于血管性痴呆也有一定治疗效果。不良反应与多奈哌齐相似,该药的透皮贴片制剂可减少不良反应。

石杉碱甲 huperzine A

本品是由石杉科植物千层塔(Huperzia serrata)中提取的生物碱,为我国首创的可逆性高选择性乙酰胆碱酯酶抑制药,兼具抗氧化应激和抗神经细胞凋亡作用,保护神经细胞。口服吸收迅速,生物利用度为 96.9%。临床用于神经衰弱、脑血管疾病、阿尔茨海默病等所致的认知障碍及记忆功能减退,也用于治疗重症肌无力等疾病。

二、非竞争性 NMDA 受体拮抗药

美金刚 memantine

【药动学】　本品口服易吸收,绝对生物利用度约为 100%,3~8 小时达 C_{max},$t_{1/2}$ 为 60~100 小时。在体内,约 80% 以原型存在,只有很小部分被代谢,且代谢产物不具有 NMDA 受体拮抗活性,主要以原型经肾脏排泄,因此有轻中度肝功能障碍的患者,美金刚的药动学特性不会发生具有临床意义的改变。

【药理作用】　本品是第一个对阿尔茨海默病有显著疗效的非竞争性 NMDA 受体拮抗药,可以阻断谷氨酸浓度病理性升高导致的神经元损伤。美金刚与 NMDA 受体呈低、中度亲和力,因此,在阻断谷氨酸兴奋性毒性的同时,不妨碍谷氨酸参与正常的学习记忆等生理功能的调节。美金刚还可能通过减少海马 β- 淀粉样蛋白沉积,抑制 Tau 蛋白过度磷酸化,增加大脑皮层脑源性神经营养因子含量,提高血清超氧化物歧化酶含量,减轻氧化应激损伤,进而保护神经元,改善学习记忆障碍。

【临床应用】　临床用于治疗中、重度阿尔茨海默病及帕金森病所致痴呆。美金刚能有效改善阿尔茨海默病患者的认知功能及日常生活能力,但起效较慢,患者智能障碍的好转多在 8 周之后,需要坚持服用。

【不良反应】　可见轻微眩晕、头重、口干、不安等,饮酒可加重不良反应。严重肝功能不良、意识紊乱患者以及孕妇、哺乳期妇女禁用,肾功能不全时减量。

美金刚 - 多奈哌齐 memantine-donepezil

美金刚 - 多奈哌齐(商品名 namzaric)是盐酸多奈哌齐与盐酸美金刚的复方制剂,用于治疗中、重度阿尔茨海默病,两药合用的疗效优于单药,体现了阿尔茨海默病治疗的多靶点策略。

本 章 小 结

药物类别及代表药物	药动学	药理作用及机制	临床应用	不良反应
抗帕金森病药				
多巴胺前体药				
左旋多巴	不能通过血脑屏障	代谢为 DA,补充纹状体内 DA 不足	治疗 PD 一线药物,特别对于晚发型或伴有认知功能减退的患者,常与左旋多巴增效药合用	胃肠道反应,直立性低血压;异动症和症状波动,精神症状
左旋多巴降解抑制药				
卡比多巴	不能通过血脑屏障	抑制外周左旋多巴脱羧代谢成 DA,增加左旋多巴入脑,增加其药效,减少不良反应	与左旋多巴合用治疗 PD,单用无效	
多巴胺受体激动药				
罗匹尼罗		激动多巴胺 D_2 与 D_3 受体	单用即可治疗早期 PD,与左旋多巴合用改善其"开-关"效应	头晕、嗜睡,消化道症状,直立性低血压
单胺氧化酶-B 抑制药				
司来吉兰	代谢为苯丙胺及甲基苯丙胺	MAO-B 选择性抑制药,抑制 DA 的脑内降解	单用治疗早期 PD,与左旋多巴合用减少后者用量,改善症状波动	兴奋、失眠、焦虑等精神症状
儿茶酚-氧位-甲基转移酶抑制药				
恩他卡朋	不能通过血脑屏障	外周 COMT 抑制药,抑制 DA 降解	单用无效,与左旋多巴合用,延长其半衰期,尤适用于症状波动患者	运动障碍、恶心、腹泻
中枢 M 受体拮抗药				
苯海索		抑制黑质-纹状体通路 ACh 的作用,恢复纹状体 DA 能神经与胆碱能神经平衡	对震颤效果好,用于抗精神病药引起的帕金森综合征、以震颤为主的 PD 或不能接受左旋多巴或多巴胺受体激动药的 PD 患者	长期使用可致依赖
治疗阿尔茨海默病的药物				
乙酰胆碱酯酶抑制药				
多奈哌齐	口服吸收完全,生物利用度高	提高突触间隙中乙酰胆碱的浓度,激动 N 受体	用于轻、中度阿尔茨海默病的治疗,显著改善认知功能障碍	不良反应轻微
非竞争性 NMDA 受体拮抗药				
美金刚	口服易吸收,绝对生物利用度高,主要以原型经肾脏排泄	阻断谷氨酸导致的神经元损伤,减少海马 β-淀粉样蛋白沉积及 Tau 蛋白过度磷酸化	治疗中、重度阿尔茨海默病及帕金森病所致痴呆	轻微眩晕、头重、口干、不安等

第十三章
目标测试

（张翔南）

第十四章

全身麻醉药

第十四章
教学课件

学习要求

1. **掌握** 全身麻醉药分类及吸入麻醉药的药动学特点。
2. **熟悉** 常用全身麻醉药的药理作用、临床应用与不良反应。
3. **了解** 全身麻醉药作用机制与复合麻醉方法。

全身麻醉药（general anesthetic）简称全麻药，是一类抑制中枢神经系统，引起可逆性的意识丧失、感觉与反射消失、骨骼肌松弛的药物，用于外科手术与其他疼痛性操作前麻醉以消除疼痛。依据临床给药方式，全麻药分为吸入麻醉药（inhalational anesthetic）和静脉麻醉药（intravenous anesthetic）。

第一节 吸入麻醉药

吸入麻醉药是一类脂溶性的挥发性液体或气体，依靠药物的分压梯度从麻醉机进入呼吸道，经肺泡扩散吸收入血，通过血循环至脑部而产生全身麻醉作用，以满足手术或其他疼痛性操作的需要。吸入麻醉药的不良反应主要包括剂量依赖性气道反射抑制、呼吸抑制、心肌抑制、血管舒张与低血压；术后发生恶心伴呕吐副作用的风险大于静脉麻醉药；在易感人群中可能诱发恶性高热。但是，由于吸入麻醉药的麻醉效能强、苏醒快，麻醉深度可控性好，目前仍是临床常用的全麻药。1846 年最早应用的吸入麻醉药乙醚，由于易燃易爆且毒性大，临床已不使用。目前临床常用的吸入麻醉药包括氟烷类挥发性液体和氧化亚氮气体。

【药动学】

（1）吸收：吸入麻醉药经肺泡膜扩散而吸收入血。药物吸收速度受吸入气中药物浓度、肺通气量及肺血流量等因素影响。提高吸入气中药物分压（浓度）可缩短诱导期，而肺通气量和肺血流量与药物吸收速率呈正相关。血／气分配系数（blood/gas distribution coefficient）是指在体温条件下，吸入麻醉药在血液和肺泡间达到动态平衡时的浓度比值。每一种吸入麻醉药的血／气分配系数是一常数。血／气分配系数大，药物在血中溶解度大，故麻醉诱导缓慢。在一个大气压下，能使 50% 患者痛觉消失的肺泡气体中药物的浓度（v/v%）称为最小肺泡浓度（minimum alveolar concentration，MAC）。最小肺泡浓度越低，药物效价强度越大。依据最小肺泡浓度值制定吸入麻醉药的使用浓度，同时需考虑患者年龄和基础疾病对最小肺泡浓度值的潜在影响。

（2）分布：吸入麻醉药的脂溶性高，易通过血脑屏障进入脑组织发挥作用。脑／血分配系数（brain/blood distribution coefficient）指吸入麻醉药在脑内药物浓度与血药浓度达到动态平衡时的比值。脑／血分配系数大的药物，更易进入脑组织，故麻醉效能较强。

（3）代谢与排泄：吸入麻醉药极少被肝脏代谢或肾脏排泄，主要以原型经肺呼出而排泄。血／气分配系数和脑／血分配系数较低的吸入麻醉药较易消除，麻醉后苏醒快。氟烷类吸入麻醉药在体内有一定程度的代谢转化，其代谢产物可能具有肝肾毒副作用，临床使用时应根据患者基础疾病综合考虑、合理用药。

常用吸入麻醉药的药动学特点见表 14-1。

表 14-1　常用吸入麻醉药的药动学特点

药物	MAC/%	血 / 气分配系数	脑 / 血分配系数	代谢率 /%
异氟烷	1.15	1.40	2.60	0.2
地氟烷	6.00	0.45	1.30	0.02
七氟烷	2.05	0.65	1.70	3.0
氧化亚氮	104	0.47	1.06	0.004

【作用机制】　尽管吸入麻醉药用于临床已有 160 多年历史,但其作用机制尚未完全阐明。早期的脂溶性学说认为,吸入麻醉药的麻醉强度与其脂溶性呈正比,因为油 / 气或油 / 水分布系数高的药物容易与富含脂质成分的中枢神经系统细胞膜结合,引起细胞膜理化性质改变、膜蛋白功能障碍,从而抑制神经冲动传递,发挥全身麻醉作用。近年的蛋白质学说显示,多种配体门控离子通道是吸入麻醉药的重要作用靶点。生理条件下,细胞外 Cl^-、Ca^{2+} 和 Na^+ 浓度高,细胞内 K^+ 浓度高。γ- 氨基丁酸 A(γ-aminobutyric acid type A,$GABA_A$)受体和甘氨酸受体是中枢神经系统最重要的两种配体门控 Cl^- 通道,分别介导大脑和脊髓的抑制性突触传递。吸入麻醉药可激活 $GABA_A$ 受体与甘氨酸受体,促进 Cl^- 通道开放,增加 Cl^- 内流,引起细胞膜超极化,使抑制性突触传递增强而发挥麻醉作用。谷氨酸是中枢神经系统主要的兴奋性神经递质,其离子型受体 NMDA 受体是对 Ca^{2+} 高度通透的配体门控阳离子通道。吸入麻醉药可抑制突触前膜谷氨酸释放或阻断突触后膜 NMDA 受体,引起 Ca^{2+} 内流减少、Na^+ 和 K^+ 通透性降低、细胞膜去极化抑制,从而使兴奋性突触传递抑制而产生麻醉作用。此外,部分吸入麻醉药还可通过激动神经细胞膜 K^+ 通道,使 K^+ 外流增加、膜超极化而产生麻醉作用。

异氟烷 isoflurane

异氟烷是较为常用的吸入麻醉药。本品特点是麻醉起效快、苏醒迅速,麻醉深度易于调整,有一定肌肉松弛作用,不增加心肌对儿茶酚胺的敏感性,用于全身麻醉的诱导和维持。药物几乎全部以原型从肺呼出,因此肝毒性低。异氟烷有刺激性气味,可引发咳嗽、分泌物增加、喉头痉挛等呼吸道的刺激反应。

地氟烷 desflurane

地氟烷为异氟烷的氟代氯化合物,药物几乎完全从肺迅速排泄,对肝肾功能影响小。本品对循环和呼吸功能的抑制作用弱于异氟烷;最小肺泡浓度高于其他含氟吸入麻醉药,麻醉效应较弱,作用强度约为异氟烷的 1/5;血 / 气分配系数低于其他含氟吸入麻醉药,故麻醉诱导和苏醒均非常迅速,易于调节麻醉深度,适用于门诊手术的全麻诱导和维持。地氟烷具有刺激性气味,在 12 岁以下儿童麻醉诱导时可出现分泌物增多、咳嗽等呼吸道刺激反应,故不宜用于儿童的吸入麻醉诱导。

七氟烷 sevoflurane

七氟烷是目前临床最常用的吸入麻醉药,麻醉效能强,诱导期短、苏醒迅速,麻醉深度易于控制,安全性好,能增强和延长非去极化型肌松药的作用,常用于儿童及成人全身麻醉的诱导与维持。本品无刺激性气味,对呼吸道无刺激作用;对心脏和循环系统影响较小,尤其适用于心脏病患者的手术;但唐氏综合征患儿使用七氟烷后可能出现心动过缓,应注意相关不良反应的风险。

氧化亚氮 nitrous oxide

氧化亚氮是第一个吸入麻醉药,为无色、无刺激性、带有甜味的气体,不易燃易爆,性质稳定,价格便宜,在体内不代谢,对呼吸道无刺激性,高浓度时易产生缺氧。本品最小肺泡浓度大(104%)、效价较低,麻醉效能弱;血/气分配系数低(0.47),麻醉起效和苏醒快;骨骼肌松弛作用不完全。氧化亚氮可用于麻醉诱导;与其他全麻药和肌松药配伍,可用于手术麻醉。临床使用时需要准确监测氧化亚氮和氧的流量,注意潜在的缺氧风险。

第二节　静脉麻醉药

静脉麻醉药为非挥发性全身麻醉药,药物经静脉给药后至脑部而产生全身麻醉作用。静脉麻醉药与吸入麻醉药的作用机制存在交叉和重叠,多种配体门控离子通道也是静脉麻醉药的作用靶点。静脉麻醉药使用方便,对呼吸道无刺激性,且麻醉起效迅速,亚麻醉浓度的静脉麻醉药还具有镇静和催眠作用。但是大多数静脉麻醉药的麻醉作用不完全,镇痛作用不强(氯胺酮除外),肌肉松弛作用较弱,麻醉深度不易调控,体内消除需经肺外器官、消除较慢。临床上,为了满足手术中麻醉时间维持,以及随着外科刺激强度变化对麻醉深度的精确调控的需求,临床上常用微量注射泵或靶浓度控制输注(target-controlled infusion,TCI)给予静脉麻醉药,前者可准确调控药物的恒速输注速度,靶浓度控制输注则根据不同静脉麻醉药的药动学及药效学特点,通过计算机自动控制静脉麻醉药的输注时间及剂量,调节目标血药浓度以控制麻醉深度。

氯胺酮 ketamine 及艾司氯胺酮 esketamine

氯胺酮是苯环己哌啶衍生物,具有镇痛作用的静脉麻醉药,可产生分离麻醉(dissociative anesthesia),即给药后快速引起意识模糊、短时记忆缺失及深度镇痛,但患者可表现出睁眼、角膜反射、咳嗽反射、吞咽反射、肢体不自觉运动和自主呼吸。氯胺酮麻醉作用机制与阻断大脑皮层和边缘系统的 NMDA 受体有关;麻醉时对体表的镇痛作用明显,其镇痛作用机制与选择性阻断脊髓网状结构束对痛觉信号的传入有关,此外,与阿片受体结合也是本品产生镇痛的可能机制。本品主要在肝脏代谢为去甲氯胺酮,麻醉效能为氯胺酮的 1/5~1/3,但消除半衰期延长,因此,氯胺酮麻醉苏醒后仍有一定镇痛作用。氯胺酮麻醉作用起效快、维持时间短,可用于麻醉诱导、短时的体表小手术麻醉,尤其适用于阿片类药物耐受的患者,可避免或限制阿片类药物的用量。本品对呼吸功能影响轻微;可增加交感神经张力,引起血压、心率和心输出量增加,对血流动力学不稳定的患者有益,但可能对缺血性心脏病、高血压及颅内压升高的患者有害。此外,氯胺酮兴奋网状结构和大脑边缘系统,使患者在麻醉苏醒期间和苏醒后出现幻觉、怪梦或兴奋等拟精神病性效应的不良反应,被列入国家第一类精神药品管理。艾司氯胺酮是氯胺酮的右旋异构体,具有更强的麻醉镇痛作用、较少的神经系统不良反应等特点。近年来,氯胺酮与艾司氯胺酮对难治性抑郁症的临床治疗效果备受关注。

丙泊酚 propofol

烷基酚类化合物,是短效静脉麻醉药,适用于麻醉诱导;该药代谢产物无麻醉作用,故可连续静脉输注维持麻醉作用。丙泊酚麻醉作用机制可能包括两方面:间接调节 $GABA_A$ 受体对神经递质 γ-氨基丁酸的敏感性,或直接激活 $GABA_A$ 受体和甘氨酸受体,促进 Cl^- 通道开放,增加 Cl^- 内流,引起细胞膜超极化,使抑制性突触传递增强而发挥麻醉作用。丙泊酚可降低脑代谢率和颅内压,术后恶心、呕吐较少见;主要不良反应包括对心血管和呼吸系统的抑制,静脉注射过快可出现呼吸和心脏暂停、血压下降等。

硫喷妥钠 thiopental sodium

硫喷妥钠属超短效巴比妥类药物,脂溶性高,极易通过血脑屏障进入脑组织发挥麻醉作用,主要用于麻醉诱导,是全麻诱导中常用的静脉麻醉药。给药后30秒内起效,1分钟内达峰效应,麻醉持续时间5~10分钟。硫喷妥钠增强$GABA_A$受体功能,使抑制性突触传递增强而发挥麻醉作用;此外,硫喷妥钠的麻醉作用可能与抑制谷氨酸、乙酰胆碱等兴奋性神经递质的突触传递作用有关。硫喷妥钠镇痛作用和肌肉松弛作用弱。由于体内其他组织中的硫喷妥钠可再分布到脑,所以麻醉苏醒后仍有嗜睡现象。硫喷妥钠有剂量依赖性的呼吸和循环系统抑制作用和痛觉过敏,慢性阻塞性肺疾病患者、严重循环功能不全及休克患者禁用。硫喷妥钠最严重的不良反应是诱发卟啉症急性发作。

咪达唑仑 midazolam

咪达唑仑是含咪唑环的新型苯二氮䓬类药物,为短效的水溶性苯二氮䓬类药物。咪达唑仑与$GABA_A$受体结合的亲和力是地西泮的2~3倍,可增强GABA能神经的传递功能和突触抑制效应,具有苯二氮䓬类药物所共有的催眠、抗焦虑、抗惊厥和肌肉松弛等药理作用,但作用强度大于地西泮(见第九章镇静催眠药)。与其他苯二氮䓬类药物相比,该药起效快、维持时间短,是最常用的苯二氮䓬类静脉麻醉药,主要作为基础麻醉给药,用于镇静催眠和抗焦虑。咪达唑仑对循环系统影响较小,并能降低颅内压,适用于心血管手术和颅脑手术的全身麻醉,不良反应可见嗜睡、恶心、呕吐。

依托咪酯 etomidate

依托咪酯是快速、超短效催眠性静脉麻醉药,主要用于麻醉诱导。该药可增强$GABA_A$受体功能,其催眠作用约为硫喷妥钠的12倍,静脉注射后约20秒即产生麻醉,持续时间短约5分钟。本品主要特点是对心血管和呼吸系统影响小,适用于伴有心血管系统疾病的患者;可引起阵挛性肌收缩,故容易发生恶心、呕吐的患者不宜选用。

第三节　复　合　麻　醉

目前各种全麻药单独应用都不理想。临床上常采用复合麻醉(combined anesthesia 或 balanced anesthesia)方法,即通过使用两种或两种以上的全麻药和麻醉辅助药,以满足手术所需的麻醉状态,同时减少麻醉药用量、减少不良反应。复合麻醉中,全麻药联用方式包括静脉复合麻醉、静-吸复合麻醉和吸入复合麻醉,麻醉辅助药主要包括阿片类镇痛药和肌肉松弛药(肌松药)。具体见表14-2。

表14-2　复合麻醉方法及常用药物

复合麻醉方法	常用药物	用药目的
● 麻醉前给药	地西泮、阿托品	镇静、抑制唾液与呼吸道分泌物
● 基础麻醉	咪达唑仑等	进入睡眠状态、使后续麻醉平稳
● 诱导麻醉	硫喷妥钠、丙泊酚、依托咪酯、氯胺酮、艾司氯胺酮	缩短麻醉诱导期、减少不良反应
● 合用阿片类镇痛药	瑞芬太尼、芬太尼、舒芬太尼	术中镇痛
● 合用吸入麻醉药	七氟烷、地氟烷	维持麻醉深度
● 合用肌松药	氯化琥珀胆碱、维库溴铵、罗库溴铵	骨骼肌松弛
● 低温麻醉	氯丙嗪、物理降温	提高脏器对缺血缺氧的耐受、减少术后并发症
● 控制性降压	硝普钠、硝酸甘油等	减少术中出血

1. **麻醉前给药（preanesthetic medication）** 麻醉前，为减轻术前患者的精神负担、改善麻醉效果，手术前夜预先使用地西泮等镇静类药物，以消除患者的紧张情绪；给予阿托品抑制唾液及呼吸道分泌物，防止术后吸入性肺炎。

2. **基础麻醉（basal anesthesia）** 对于术前精神极度紧张而不能自控或不合作的小儿患者，进入手术室前，给予咪达唑仑等镇静催眠药，使患者进入睡眠状态，在此基础上进行麻醉，可减少麻醉药用量并使术中麻醉平稳。

3. **诱导麻醉（induction of anesthesia）** 常用诱导期短的硫喷妥钠、丙泊酚、依托咪酯、氯胺酮、艾司氯胺酮等静脉麻醉药，使患者迅速进入外科麻醉期，避免诱导期间可能发生的不良反应。

4. **合用阿片类镇痛药** 瑞芬太尼、芬太尼、舒芬太尼等阿片类镇痛药是复合麻醉中常用的麻醉辅助药，可增强麻醉效果，满足手术中对镇痛的要求。

5. **合用吸入麻醉药** 复合麻醉中常采用七氟烷或地氟烷等吸入麻醉药，维持手术或其他疼痛性操作过程的麻醉深度。

6. **合用肌松药** 在全身麻醉状态下给予去极化型肌松药（氯化琥珀胆碱）或非去极化型肌松药（维库溴铵、罗库溴铵），以满足手术中对肌肉松弛的要求。

7. **低温麻醉（hypothermic anesthesia）** 降低体温可以减缓机体代谢而减少全身耗氧量，增强心脑肾等重要器官对缺血缺氧的耐受，减少术后并发症。依据手术要求，可采用体表物理降温、合用氯丙嗪，以及在全身麻醉状态下体外循环等方法使体温降低到浅低温（30~34℃）或中低温（28~30℃）水平，用于心脑血管手术。但需注意，体温低于32℃时常见心律失常、心肌收缩力降低及血压下降，麻醉复苏中低温还可导致患者寒战，使全身耗氧量增加，诱发心脏等器官的缺血性损伤。

8. **控制性降压（controlled hypotension）** 常用短效血管扩张药硝普钠或硝酸甘油，将患者收缩压适度降低至80~90mmHg，而无组织器官的缺血性损伤，同时注意抬高手术部位。控制性降压常用于颅脑手术，可减少手术失血、改善手术视野的条件、缩短手术时间。

本 章 小 结

药物类别	代表药物	作用机制	作用特点
吸入麻醉药	七氟烷	增强 GABA$_A$ 和甘氨酸受体功能；拮抗 NMDA 受体	麻醉效能强，诱导与苏醒快；肌松作用明显
	氧化亚氮	拮抗 NMDA 受体	麻醉效能弱，诱导与苏醒快；肌松作用弱；缺氧不良反应
静脉麻醉药	硫喷妥钠	增强 GABA$_A$ 受体功能	短效、速效麻醉；麻醉苏醒后仍有嗜睡现象
	丙泊酚	增强 GABA$_A$ 和甘氨酸受体功能	速效、短效麻醉
	咪达唑仑	增强 GABA$_A$ 受体功能	短效麻醉；镇静催眠、抗焦虑作用；常用于基础麻醉
	氯胺酮	拮抗 NMDA 受体	麻醉与镇痛作用；分离麻醉；适用于阿片类药物耐受患者；精神药品管理；重度抑郁症治疗
	依托咪酯	增强 GABA$_A$ 受体功能	速效、超短效麻醉；阵挛性肌收缩

第十四章
目标测试

（杜俊蓉）

第十五章

其他具有中枢作用的药物

第十五章
教学课件

学习要求

1. **掌握** 主要作用于大脑皮质的药物哌甲酯和托莫西汀、主要兴奋延脑呼吸中枢的药物尼可刹米、洛贝林和多沙普仑,以及促进脑功能恢复的药物吡拉西坦、胞磷胆碱的药理作用、临床应用、不良反应及禁忌证;掌握脑缺血半暗带的概念,t-PA 的溶栓作用机制、临床应用、主要不良反应及禁忌证。
2. **熟悉** 其他主要兴奋延脑呼吸中枢的药物以及促进脑功能恢复的药物的药理作用、临床应用及不良反应。
3. **了解** 抗血小板药、他汀类药、改善脑循环药丁苯酞和神经保护药依达拉奉等治疗缺血性脑卒中的作用。

本章主要介绍三类具有中枢作用的药物:主要作用于大脑皮质和兴奋延脑呼吸中枢的药物、促进脑功能恢复的药物以及缺血性脑卒中的治疗药物。

主要作用于大脑皮质的药物主要包括哌甲酯和托莫西汀。哌甲酯在临床治疗剂量下能选择性兴奋大脑皮质,并提高其功能活动。临床用于颅脑外伤后昏迷、中枢抑制剂中毒等所致意识障碍。该类药物还有改善注意力、减少攻击行为等作用,故也常用于儿童精神迟钝、注意缺陷多动障碍(attention deficit hyperactivity disorder,ADHD)的治疗。托莫西汀是作用于前额叶皮层的去甲肾上腺素(NA)再摄取抑制药,其是临床治疗 ADHD 的常用药。主要兴奋延脑呼吸中枢的药物是在临床治疗剂量下主要兴奋呼吸中枢,用于解除或改善呼吸抑制状态的药物。这类药物中,有些药物不仅能兴奋呼吸中枢,而且还能兴奋中枢神经系统的其他部位,提高其功能活动,也常称为苏醒药。该类药物作用时间短,需要反复用药才能维持疗效。对于中枢性呼吸衰竭,临床主要采用人工呼吸机、吸氧等综合治疗措施以长时间维持患者的呼吸,呼吸中枢兴奋药只作为综合措施之一被使用。

促进脑功能恢复的药物大多作用靶点不明确,作用机制复杂,包括促进脑组织对氧、葡萄糖、氨基酸和磷脂的利用,增加蛋白质的合成,改善脑代谢,促进大脑皮层及海马乙酰胆碱释放,保护神经细胞膜,增加脑血流等,临床用于治疗多种急慢性脑功能障碍,如脑卒中、椎基底动脉供血不足、脑外伤、老年痴呆症、药物及乙醇中毒、儿童智力发育迟缓等。

人重组组织型纤溶酶原激活物(recombinant tissue-type plasminogen activator,rt-PA),即阿替普酶(alteplase)是 1996 年美国 FDA 批准的首个迄今唯一获批的用于治疗急性缺血性脑卒中的溶栓药物。该药与人天然组织型纤溶酶原激活物(tissue-type plasminogen activator,t-PA)无差别,其通过再通脑血管而降低急性缺血性脑卒中致死率和致残率的治疗作用得到国际公认。抗血小板药如阿司匹林和氯吡格雷等,以及调血脂药他汀类药物是缺血性脑卒中的治疗和预防复发的重要药物。改善脑循环药如丁苯酞和神经保护药如依达拉奉亦均被写入《中国急性缺血性脑卒中诊治指南(2018 年)》。

第一节　主要作用于大脑皮质和兴奋延脑呼吸中枢的药物

一、主要作用于大脑皮质的药物

哌甲酯 methylphenidate

【药动学】　哌甲酯是苯丙胺类药物,口服易吸收,2 小时达 C_{max},脑内药物浓度高于血药浓度。80% 酯解成利他酸,随尿液排出,$t_{1/2}$ 约 2 小时。一次服药作用持续 4 小时。

【药理作用】　哌甲酯对皮质和皮质下中枢有兴奋作用,可振奋精神,缓解抑郁状态,减轻疲乏感;可产生轻度欣快感和轻度食欲缺乏;较大剂量兴奋呼吸中枢,中毒剂量引起惊厥。作用机制与其促进 NA 和 DA 等脑内单胺类神经递质的释放,以及抑制这些递质的再摄取有关。

【临床应用】　哌甲酯是国内治疗儿童 ADHD 的主要药物,对大约 70%~80% 的 ADHD 患者有效。使注意力集中、学习能力提高;因药物兴奋大脑皮质,使患儿易被尿意唤醒,故也治疗小儿遗尿症;还用于治疗轻度抑郁症、发作性睡病和中枢抑制药过量中毒。

【不良反应】　治疗量时不良反应较少,偶有失眠、心悸等。大剂量时可使血压升高而致头痛、眩晕等。长期服用可抑制儿童生长发育,疗程越长身高增长减慢越明显,并可产生耐受性和依赖性,故哌甲酯属一类精神药品而受到特殊管制。高血压、癫痫、青光眼、严重焦虑、过度兴奋者以及 6 岁以下儿童禁用。

托莫西汀 atomoxetine

托莫西汀是选择性 NA 再摄取抑制药,早期用于治疗抑郁症,后发现对 ADHD 效果良好,托莫西汀是第一个获批用于治疗 ADHD 的非兴奋性的 NA 再摄取抑制药,亦是我国 ADHD 防治指南中的主要推荐药物。

【药动学】　口服吸收迅速,血药浓度达峰时间约 1~2 小时,血浆蛋白结合率为 95%,$t_{1/2}$ 为 5.2 小时。但有约 17% 的中国人为托莫西汀慢代谢型,其 $t_{1/2}$ 长达 21.6 小时,血药浓度峰值可达正常代谢型的 2~3 倍。多剂量用药可能会导致慢代谢型患者体内药物蓄积,临床应加注意。托莫西汀代谢产物 80% 以上从肾脏排出。

【药理作用】　托莫西汀可选择性地与前额叶皮层去甲肾上腺素能神经末梢突触前膜的 NA 的转运体结合,抑制 NA 的再摄取,从而提高突触间隙 NA 的浓度,发挥治疗 ADHD 的作用。

【临床应用】　主要用于治疗 7 岁以上儿童、青少年及成人 ADHD,可改善症状,间接促进认知功能,提高注意力,其疗效与哌甲酯相当。托莫西汀不改变皮质下区多巴胺水平,因而不诱发抽动或加重运动障碍,更适用于 ADHD 合并抽动障碍的患儿。也适用于 ADHD 合并抑郁或焦虑的患者。

【不良反应】　托莫西汀不良反应发生率与哌甲酯相似。服药初期出现食欲下降、恶心、头痛、头晕、疲倦等,多在服药后 1~2 周内消失。约 0.4% 的用药患儿可产生自杀念头,应引起注意。

二、主要兴奋延脑呼吸中枢的药物

尼可刹米 nikethamide

【药理作用】　尼可刹米系烟酰胺衍生物,可选择性地直接兴奋延髓呼吸中枢,提高呼吸中枢对 CO_2 的敏感性;也可刺激颈动脉体和主动脉体化学感受器,反射性兴奋呼吸中枢,使呼吸加深加快。

对大脑皮层、血管运动中枢及脊髓也有较弱的兴奋作用,剂量过大可引起惊厥。

【临床应用】 广泛用于中枢性呼吸抑制及各种原因所致呼吸衰竭。有文献报道尼可刹米用于治疗麻疹和呃逆也有显著的效果。

【不良反应】 常见的不良反应有恶心、烦躁不安、抽搐等。过量可引起血压上升、心动过速、咳嗽、出汗、呕吐、肌肉震颤和僵直等。

洛贝林 lobeline

【药理作用】 洛贝林对呼吸中枢并无直接兴奋作用,但可刺激颈动脉体和主动脉体化学感受器,反射性兴奋呼吸中枢而使呼吸加快;对迷走神经中枢和血管运动中枢也有反射性的兴奋作用。作用持续时间短(数分钟),安全范围大,很少引起惊厥。

【临床应用】 常用于新生儿窒息、小儿感染性疾病引起的呼吸衰竭以及一氧化碳、阿片中毒等各种原因引起的中枢性呼吸抑制。

【不良反应】 可见恶心、呕吐、呛咳、头痛、心悸等。大剂量兴奋迷走中枢引起心动过缓、传导阻滞;洛贝林有烟碱样作用,对自主神经节先兴奋后麻痹。过大剂量则可兴奋交感神经节导致心动过速、呼吸抑制甚至惊厥。其水溶液遇光、热易分解变色,应避光、阴凉处存放。

多沙普仑 doxapram

多沙普仑为非特异性呼吸兴奋药,可兴奋呼吸中枢及血管运动中枢,还可通过颈动脉化学感受器兴奋呼吸中枢,静脉注射后立即生效,持续 5~12 分钟,安全范围大,临床应用日益广泛。主要用于全身麻醉苏醒期因麻醉药残留,苏醒延迟的患者。作为全麻术后催醒药物,可很快改善患者的清醒度,咽反射恢复快,可缩短气管拔管时间;对全麻诱发的寒战,静脉滴注本品 10 分钟后可阻止 80% 的发作;也用于乙醇、镇静催眠药等急性中毒引起的中枢抑制。

不良反应可见头痛、乏力、恶心、呕吐、腹泻及尿潴留、胸痛、胸闷、血压升高、心律失常、用药局部发生血栓性静脉炎等;少见精神错乱、呛咳、眩晕、畏光、发热感、多汗等;过量表现为惊厥、不自主震颤和反射亢进。癫痫、惊厥、严重肺部疾病患者禁用。

二甲弗林 dimefline

二甲弗林直接兴奋呼吸中枢,作用比尼可刹米强 100 倍,亦强于贝美格。能显著改善呼吸功能,增加肺换气量,降低血 CO_2 分压,提高动脉血氧饱和度。作用机制可能与阻断中枢 GABA 受体有关。适用于麻醉药、催眠药过量等各种原因引起的中枢性呼吸抑制;对肺性脑病有较好的促醒作用。静脉给药迅速出现疗效,维持 2~4 小时。本品安全范围小,过量易引起肌肉震颤和惊厥。故吗啡中毒者慎用,因中毒量吗啡亦可兴奋脊髓诱发惊厥。不良反应可见恶心、呕吐、皮肤烧灼感等。肝肾功能不全者、孕妇及哺乳期妇女禁用。

贝美格 bemegride

贝美格直接兴奋呼吸中枢及血管运动中枢,使呼吸增强,血压微升。作用迅速,维持时间短(10~20分钟)。主要用于巴比妥类、水合氯醛等中枢抑制药过量中毒的解救;也用于减少硫喷妥钠麻醉的深度以加速恢复。本品选择性差,用量过大或注射速度太快可致惊厥,故应严格控制药物剂量和给药速度。

第二节　促进脑功能恢复的药物

吡拉西坦 piracetam

【药理作用】　本品口服易吸收,易通过血脑屏障,主要以原型由肾脏排泄,$t_{1/2}$ 为 5~6 小时。吡拉西坦是 GABA 的衍生物,具有激活、保护和修复脑细胞的作用。其作用机制可能涉及以下几方面:①促进脑组织对氧、葡萄糖、氨基酸和磷脂的利用,促进蛋白质合成,提高大脑中 ATP/ADP 比值,改善脑代谢;②作用于大脑前额叶皮质,通过受体的变构效应,抑制 α- 氨基 -3- 羟基 -4- 异噁唑(AMPA)受体的脱敏和失活,进而增强 AMPA 受体的功能;③促进中枢海马 ACh 释放,增加前额叶皮质 M 受体的密度;④增加脑血流量;⑤增强脑部左右两半球间神经信息的传递。

【临床应用】　本品广泛用于阿尔茨海默病、血管性痴呆(vascular dementia,VD)、脑动脉硬化症、脑血管意外、脑外伤等原因引起的思维与记忆功能减退以及轻、中度脑功能障碍;也可用于儿童智能发育迟缓;对巴比妥、氰化物、一氧化碳及乙醇中毒后的意识恢复有一定疗效。

【不良反应】　不良反应常见兴奋、易激动、头晕和失眠等;偶见轻度肝功能损伤(肝脏转氨酶 GOT 及 GPT 轻度升高)、体重增加、幻觉、共济失调、皮疹等。同类药物还有茴拉西坦(aniracetam)和奥拉西坦(oxiracetam)。与吡拉西坦相比,茴拉西坦具有作用强、起效快、毒性低的特点,常见不良反应为口干、嗜睡、全身皮疹。

胞磷胆碱 citicoline

【药理作用】　胞磷胆碱为人体的正常成分,分子中含胆碱和胞嘧啶,作为辅酶参与磷脂酰胆碱的合成,促进卵磷脂的合成,修复受损的神经细胞膜,利于神经细胞再生;并能提供胆碱,促进胆碱能神经合成 ACh,而增强学习记忆功能。具有兴奋网状结构上行激动系统、促进苏醒和大脑功能恢复、改变脑血管阻力,增加脑血流量而促进脑物质代谢等作用。

【临床应用】　临床广泛用于急性颅脑外伤和脑手术后的意识障碍,也适用于脑梗死、药物急性中毒、重症酒精中毒、严重感染等所致的意识障碍。用于轻、中度 AD 和 VD 的治疗,可改善患者的认知功能;对非创伤性脑出血患者的肌萎缩症具有改善作用;也可用于耳鸣及神经性耳聋等。

【不良反应】　偶有一过性血压下降、失眠及给药后发热等,停药可消失。

甲氯芬酯 meclofenoxate

甲氯芬酯主要兴奋大脑皮层,能在缺氧条件下,增加神经细胞对糖的利用,改善脑细胞能量代谢;增加大脑皮质、下丘脑、基底节等的脑血流量,改善脑缺氧状态。可增加脑组织内 ACh 的含量,提高 M 受体与 ACh 的亲和力,而提高大脑的学习记忆能力;清除自由基,减少脑细胞内的脂褐素沉积;促进膜卵磷脂合成,保护生物膜;激活脑干上行网状结构系统功能,产生促进苏醒作用。用于外伤性昏迷、AD、药物中毒或脑动脉硬化以及脑梗死引起的意识障碍、酒精中毒、小儿遗尿症等。由于本药作用出现缓慢,故需反复用药。为避免失眠,应上午服用。

乙酰谷酰胺 acetylglutamine

乙酰谷酰胺又名醋谷胺,为谷氨酸的乙酰化产物,能通过血脑屏障,改善神经细胞代谢,维持神经的兴奋性,并有降低血氨的作用。临床用于脑外伤昏迷、肝性脑病、偏瘫、小儿麻痹后遗症、神经性头痛、记忆力障碍及注意力不集中等症的治疗。醋谷胺可引起血压下降,应加以注意。

吡硫醇 pyritinol

吡硫醇系维生素 B_6 的类似物,能促进脑内葡萄糖及氨基酸代谢,增加脑血流量,改善脑功能。对边缘系统和网状结构亦有兴奋作用。适用于脑震荡综合征、脑外伤后遗症、脑膜炎后遗症等引起的头晕、头痛、失眠、注意力不集中、记忆力减退等症状的改善,也可用于脑动脉硬化、老年痴呆症等辅助治疗。不良反应可见皮疹、恶心等。动物实验有引起子代唇裂的倾向,故孕妇慎用。肝功能不全者慎用。

第三节　缺血性脑卒中治疗药物

脑组织代谢率高而能量储备低,充足的脑血流对脑部氧和营养物质的维持至关重要。脑卒中(stroke),又称中风、脑血管意外。广义上,脑卒中是由于供应局部脑组织的血流突然中断,引起的一组神经症状和体征,其具有高发病率、高病死率、高致残率、高复发率和高医疗费等特点,是非常严重的健康和社会问题。脑卒中是全球第三位致死原因以及主要致残原因,目前尚缺少有效治疗脑卒中的方法。

脑卒中可分为缺血性脑卒中(脑梗死)和出血性脑卒中两大类型,其中大多数为缺血性脑卒中。缺血性脑卒中依据发病机制的不同分为脑血栓形成、脑栓塞和腔隙性脑梗死等主要类型。其中脑血栓形成是缺血性脑卒中最常见的类型,约占全部脑梗死的 60%。脑血栓形成的病理基础主要是颅内动脉或支配脑组织血流的颅外动脉(如颈总动脉或颈内动脉)发生动脉粥样硬化,且常常伴有高血压、糖尿病、高脂血症等危险因素,其可导致动脉狭窄或闭塞性病变,脑血栓形成的好发部位为颈动脉的起始部和虹吸部、大脑中动脉起始部、椎动脉及基底动脉中下段等。脑动脉粥样硬化斑块引起脑梗死的方式主要包括:①脑动脉斑块造成管腔本身的明显狭窄或闭塞,引起灌注区域内的血液压力下降、血流速度减慢和血液黏度增加,进而产生局部组织供血减少或促进局部血栓形成,引起脑梗死;②在某些诱因作用下,血管内膜上的粥样硬化斑块破裂,继发血小板和纤维蛋白等血液中有形成分黏附、聚集和沉积,进而形成血栓,阻塞血管;③血栓脱落形成栓子可阻塞远端动脉亦导致脑梗死。

目前对于急性缺血性脑卒中(acute ischemic stroke, AIS)的药物治疗主要是在发病后 4.5 小时内使用静脉溶栓药。rt-PA 是目前唯一用于 AIS 的溶栓药,但由于 rt-PA 溶栓治疗时间窗窄、出血并发症的风险及血管再通率较低,使得这一疗法的总体有效性较低,受益患者有限。因此,研发有效的缺血性脑卒中治疗药物迫在眉睫。目前,国内外学者均在积极推进神经保护药的研发。

缺血性脑卒中发生时,阻塞血管所支配的脑组织区域(缺血核心区,ischemic core)中的神经元细胞快速死亡,而梗死周边区域的脑组织(缺血半暗带,ischemic penumbra)可能发生迟后梗死,由于侧支循环的存在,其中的神经元细胞可能在数小时后死亡(图 15-1)。因此,再通血管或改善侧支循环,以挽救缺血半暗带是临床治疗缺血性脑卒中的主要策略。缺血区神经细胞死亡的主要方式有坏死、程序性坏死、凋亡和自噬性细胞死亡等。缺血性脑卒中诱发一系列导致神经元细胞死亡的生物化学事件,主要包括:ATP 储存耗竭、离子泵失灵、细胞膜去极化

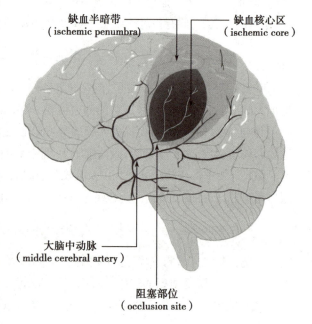

图 15-1　脑缺血核心区和缺血半暗带

和产生动作电位、兴奋性氨基酸释放增多、细胞内钙离子增加并激活一系列酶（如蛋白酶、脂酶、一氧化氮合酶和核酸内切酶等）、自由基产生增加，以及炎症因子生成和释放增多等，目前神经保护药的研发策略主要是通过抑制以上机制实现，如我国目前使用的依达拉奉，其主要通过清除自由基和抗氧化作用发挥神经保护作用。本节主要介绍缺血性脑卒中的治疗药物。

一、血栓溶解药

阿替普酶 alteplase

t-PA 是人体内生理性纤溶酶原激活物，主要由内皮细胞合成，并释放入血液循环，与其生理抑制剂纤溶酶原激活物抑制剂 -1（plasminogen activator inhibitor-1，PAI-1）以复合物的形式存在于血液循环（图 15-2）。t-PA 亦储存于神经内分泌细胞和肾上腺嗜铬细胞，凝血酶、组胺、类固醇激素和维生素 A 酸类均可刺激 t-PA 的合成和释放。现已用人工方法生产人重组组织型纤溶酶原激活物（recombinant tissue-type plasminogen activator，rt-PA），即阿替普酶（alteplase）。

【药理作用及机制】　在血管纤溶系统溶栓的过程中，最重要的步骤是纤溶酶将高分子纤维蛋白裂解成可溶性的低分子量产物。正常生理状态下，纤溶酶在循环血液中含量极低，但当纤溶酶原被纤溶酶原激活物活化后可在局部形成大量纤溶酶。t-PA 是血管纤溶系统中最重要的纤溶酶原激活物，其溶栓机制是 t-PA 结合到血栓后其活性显著增加，激活内源性纤溶酶原转变成纤溶酶。t-PA 选择性地结合在血栓表面纤维蛋白 - 纤溶酶原相结合的部位，以其赖氨酸残基与纤维蛋白结合，并水解纤溶酶原的 Arg561-Val562 肽键，使其激活转变为纤溶酶（图 15-2）。t-PA 对纤维蛋白具有特异性亲和力，当 t-PA 存在于血栓中时，t-PA 几乎只与血栓结合。其次，t-PA 在正常生理状态下对纤溶酶原的活化作用很弱，当血栓发生时，纤维蛋白及纤维蛋白相关的复合物可强有力地刺激该活化过程（图 15-2）。这种效应形成了 t-PA 特异性溶栓的基础，但仍可引起出血的并发症。

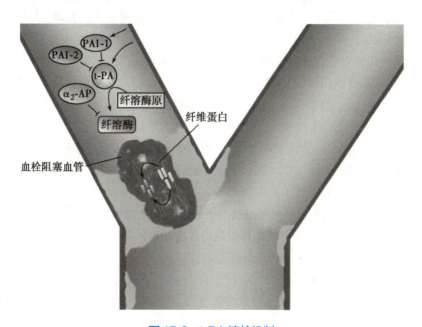

图 15-2　t-PA 溶栓机制

【临床应用】　t-PA 主要在肝脏中代谢清除，导致其体内半衰期非常短，$t_{1/2}$ 约 5 分钟。因此，临床用阿替普酶进行溶栓治疗时需要静脉输注。临床试验证明：治疗量阿替普酶 0.9mg/kg 可有效治疗缺血性脑卒中，但该剂量会增加颅内出血风险。如患者年龄不小于 18 岁，出现缺血性脑卒中导致的神经功能缺损症状，且无禁忌证的，原则上在症状出现 3 小时之内均可应用阿替普酶静脉溶栓。目前其治疗窗从过去的缺血性脑卒中发生后 3 小时延长至 4.5 小时。最近有临床试验研究发现使用 0.6mg/kg 阿替普酶有更低的颅内出血率,但并未能证实其疗效更具优势。

【不良反应】

(1) 颅内出血:是阿替普酶溶栓治疗最常见、最严重不良反应,为帮助发现颅内出血并发症,1995 年美国国立神经病学与卒中研究所(NINDS)临床试验建议静脉输注阿替普酶后 2 小时内每 15 分钟监测一次血压和进行一次神经功能评估,之后是 6 小时内每 30 分钟一次,接下来是 16 小时内每 60 分钟一次。美国心脏协会和卒中协会(AHA/ASA)在 2013 年及以后的治疗指南中支持该建议,且在 3~4.5 小时内阿替普酶治疗的患者遵循相同的血压和神经功能评估流程。

(2) 其他不良反应:发生概率较低,包括全身出血、过敏反应、口舌血管性水肿等。其中口舌血管性水肿短暂发生于患侧大脑对侧,症状通常轻微,1.3%~5.1% 接受阿替普酶溶栓治疗的患者可能会出现此反应,这通常与使用血管紧张素转换酶抑制药或大脑岛叶、额叶皮层梗死有关。

【禁忌证】

(1) 出血、出血倾向或凝血异常:包括颅内出血或既往颅内出血;近 3 个月有严重头颅外伤史或卒中史;颅内肿瘤、巨大颅内动脉瘤;近 3 个月有颅内或椎管内手术、近 2 周内有大型外科手术、近 3 周内有胃肠或泌尿系统出血、活动性出血、主动脉弓夹层、近 1 周有在不易压迫部位的动脉穿刺;急性出血倾向(血小板计数低于 $100×10^9$)、24 小时内接受过低分子量肝素治疗、口服抗凝血药且 INR 大于 1.7 或 PT 大于 15 秒、48 小时内使用凝血酶抑制剂或 Xa 因子抑制剂。

(2) 血压升高:收缩压≥180mmHg 或舒张压≥100mmHg;血糖 <2.8mmol/L 或 >22.22mmol/L。

(3) 头颅 CT 或 MRI 提示梗死面积大于 1/3 大脑中动脉供血区。

二、抗血小板药

抗血小板药可抑制血小板黏附、聚集和释放功能,阻止血栓形成。急性缺血性脑卒中发生时血小板被激活。抗血小板治疗可降低脑损伤,降低早期再发缺血性脑卒中的危险,从而降低死亡率、延长存活期,但需警惕出血风险。常用的治疗缺血性脑卒中的抗血小板药主要包括环氧合酶抑制药,如阿司匹林,以及二磷酸腺苷(ADP)受体拮抗药(P2Y$_{12}$ 受体拮抗药),如氯吡格雷、替格瑞洛等(见第三十三章作用于血液系统的药物)。小剂量阿司匹林使环氧合酶 -1(COX-1)活性中心的丝氨酸乙酰化失活,不可逆地抑制血小板环氧合酶,减少血小板中血栓素 A$_2$(TXA$_2$)的生成,进而抑制血小板聚集、抗血栓形成。氯吡格雷为第二代 P2Y$_{12}$ 受体拮抗药。在体内形成活性代谢产物发挥抗血小板作用,其能选择性及特异性抑制 ADP 介导的血小板活化,不可逆地抑制血小板聚集和黏附,抗血小板作用较强。

两类抗血小板药主要适用于:①对于不符合静脉溶栓或血管内取栓适应证且无禁忌证的缺血性脑卒中患者,应在发病后尽早给予口服阿司匹林治疗(150~300mg/d),急性期后可改为预防剂量(50~300mg/d)。②溶栓治疗者,阿司匹林等抗血小板药应在溶栓 24 小时后开始使用,如果患者存在其他特殊情况(如合并疾病),在评估获益大于风险后可以考虑在阿替普酶静脉溶栓 24 小时内使用抗血小板药。③对不能耐受阿司匹林者,可考虑选用氯吡格雷等抗血小板药治疗。④对于未接受静脉溶栓治疗的轻型卒中患者(NIHSS 评分≤3 分),在发病 24 小时内应尽早启动双重抗血小板(阿司匹林和氯吡格雷)治疗并维持 21 天,有益于降低发病 90 天内的卒中复发风险,但应密切观察出血风险。

三、抗凝血药

缺血性脑卒中急性期抗凝治疗虽已应用 50 多年,但一直存在争议。所用药物主要包括普通肝素、低分子量肝素、类肝素、口服抗凝血药和凝血酶抑制药等(详见第三十三章作用于血液系统的药物)。目前认为:①对大多数急性缺血性脑卒中患者,不推荐无选择性地早期进行抗凝治疗。②对少数特殊急性缺血性脑卒中患者(如放置心脏机械瓣膜)是否进行抗凝治疗,需综合评估,谨慎选择使用。③特殊情况下溶栓后还需抗凝治疗患者,应在 24 小时后使用抗凝血药。

四、他汀类药物

他汀类药物,如洛伐他汀、氟伐他汀、普伐他汀、辛伐他汀、阿托伐他汀和瑞舒伐他汀等是羟甲基戊二酸单酰辅酶 A(3-hydroxy-3-methylglutary CoA,HMG-CoA)还原酶抑制药。他汀类药物或其代谢产物竞争性抑制 HMG-CoA 还原酶,减少胆固醇的合成;并通过负反馈调节机制,降低血浆 LDL-C;同时略升高 HDL,而发挥调血脂作用(见第二十章调血脂药与抗动脉粥样硬化药)。

观察性研究显示他汀类药物可改善急性缺血性脑卒中患者预后。急性缺血性脑卒中发病前服用他汀类药物的患者,可继续使用他汀类药物治疗;发病后应尽早对动脉粥样硬化性脑梗死患者使用他汀类药物开展二级预防(二级预防是指对已患脑卒中的患者采用药物或其他措施以预防复发或病情加重),他汀类药物的种类及治疗强度需个体化确定。他汀类药物不良反应较少而轻,可引起无症状性转氨酶升高,罕见横纹肌溶解症。

五、其他药物

丁苯酞 butylphthalide

急性缺血性脑卒中的治疗目的除了恢复血管再通外,脑侧支循环代偿程度与急性缺血性脑卒中预后密切相关。因此,寻找有利于改善脑侧支循环的药物或方法亦是治疗缺血性脑卒中的重要策略之一。

丁苯酞是我国开发的 I 类化学新药,于 2004 年被批准用于治疗缺血性脑卒中。主要作用机制为改善脑缺血区微循环,促进缺血区血管新生,增加缺血区脑血流量。几项评价急性脑梗死患者的多中心随机、双盲、安慰剂对照试验显示:口服丁苯酞治疗组神经功能缺损和生活能力评分均较对照组显著改善。本品安全性好,无严重不良反应。

依达拉奉 edaravone

依达拉奉是一种抗氧化药和自由基清除药。国内外多个随机双盲安慰剂对照试验提示,依达拉奉能改善急性脑梗死的功能结局,还可改善接受阿替普酶静脉溶栓患者的早期神经功能。

依达拉奉安全性较好,主要不良反应为肝功能异常和黄疸,用药过程中需密切检测肝功能。其他严重不良反应包括急性肾衰竭、血小板减少和弥散性血管内凝血(disseminated intravascular coagulation,DIC)等。其他不良反应包括皮疹、潮红、肿胀、疱疹、瘙痒等过敏反应;血细胞异常(红细胞减少,白细胞增多或白细胞减少,血细胞比容减少,血红蛋白减少,血小板增多或血小板减少);肾功能异常(主要为血尿素氮升高、蛋白尿和血尿等)以及嗳气等消化系统症状。

本 章 小 结

药物类别及代表药物		药理作用	临床应用	不良反应
主要作用于大脑皮质和兴奋延脑呼吸中枢的药物	哌甲酯	兴奋皮质和皮质下中枢,可振奋精神,缓解抑郁状态,减轻疲乏感	儿童 ADHD,小儿遗尿症、轻度抑郁症、发作性睡病和中枢抑制药过量中毒	偶有失眠、心悸等。可产生耐受性和依赖性
	托莫西汀	选择性抑制前额叶皮层 NA 再摄取,提高突触间隙 NA 浓度	7 岁以上儿童、青少年及成人 ADHD,更适用于 ADHD 合并抽动障碍或抑郁患者	食欲下降、恶心、头痛、头晕、疲倦等,多在服药 1~2 周内消失

续表

药物类别及 代表药物		药理作用	临床应用	不良反应
主要作用于大脑皮质和兴奋延脑呼吸中枢的药物	尼可刹米	直接兴奋延髓呼吸中枢，也可刺激颈动脉体和主动脉体化学感受器，反射性兴奋呼吸中枢	中枢性呼吸抑制及各种原因所致呼吸衰竭，麻疹和呃逆	恶心、烦躁不安、抽搐等，过量可引起血压上升、心动过速、出汗等
	洛贝林	刺激颈动脉体和主动脉体化学感受器，反射性兴奋呼吸中枢	新生儿窒息、小儿感染性疾病引起的呼吸衰竭以及中枢性呼吸抑制	恶心、呛咳等，少致惊厥
	贝美格	直接兴奋呼吸中枢及血管运动中枢，使呼吸增强，血压微升	巴比妥类、水合氯醛等中枢抑制药过量中毒的解救	过量或注射太快可致惊厥
	多沙普仑	兴奋呼吸中枢及血管运动中枢，还可通过颈动脉化学感受器兴奋呼吸中枢	全麻术后催醒，乙醇、镇静催眠药等急性中毒的解救	可见头痛、乏力、恶心、尿潴留、血压升高等
促进脑功能恢复的药物	吡拉西坦	激活、保护和修复脑细胞	多种原因引起的思维与记忆功能减退、儿童智能发育迟缓等	兴奋、易激动、头晕、失眠等
	甲氯酚酯	改善脑细胞能量代谢；增加脑血流量，提高学习记忆能力；清除自由基，保护生物膜等	外伤性昏迷、AD、药物中毒或脑动脉硬化以及脑梗死引起的意识障碍、酒精中毒、小儿遗尿症等	失眠
	胞磷胆碱	促进卵磷脂合成，修复神经细胞膜，促进脑物质代谢	多种原因引起的意识障碍；轻、中度 AD 和 VD	偶有一过性血压下降、失眠及给药后发热等
	乙酰谷酰胺	改善神经细胞代谢，维持兴奋性，降血氨	脑外伤昏迷、肝性脑病、偏瘫、小儿麻痹后遗症等	血压下降
	吡硫醇	维生素 B_6 类似物，促进脑内葡萄糖及氨基酸代谢，增加脑血流量，兴奋边缘系统和网状结构	脑震荡综合征、脑外伤后遗症、脑膜炎后遗症，脑动脉硬化、老年痴呆症等辅助治疗	皮疹、恶心等
缺血性脑卒中治疗药物	阿替普酶	选择性地结合在血栓表面，水解纤溶酶原	发病后 4.5 小时内静脉输注治疗急性缺血性脑卒中	颅内出血；全身出血、过敏反应、口舌血管性水肿等
	阿司匹林	抑制血小板 COX-1，减少血小板中 TXA_2 生成，抑制血小板聚集、抗血栓形成	治疗急性缺血性脑卒中及作为二级预防药物	胃肠道反应、加重出血倾向、过敏、肾损伤等
	氯吡格雷	$P2Y_{12}$ 受体拮抗药，抑制 ADP 介导的血小板活化、聚集和黏附	治疗急性缺血性脑卒中及作为二级预防药物	不良反应少
	他汀类药物	竞争性抑制 HMG-CoA 还原酶，减少胆固醇的合成，降低血浆 LDL-C	治疗急性缺血性脑卒中及作为二级预防药物	可引起无症状性转氨酶升高，罕见横纹肌溶解症
	依达拉奉	抗氧化、清除自由基，保护神经	治疗急性缺血性脑卒中，可改善患者功能结局，改善阿替普酶静脉溶栓患者早期神经功能	
	丁苯酞	改善脑缺血区微循环，促进血管新生，增加脑血流量	治疗急性缺血性脑卒中，改善患者神经功能	无严重不良反应

第十五章
临床用药案例

第十五章
目标测试

（张慧灵）

第四篇

心血管系统药理学

第十六章

抗高血压药

第十六章
教学课件

高血压(hypertension)是严重危害人类健康的常见心血管疾病。《中国心血管健康与疾病报告2020》显示,2012—2015年我国成人高血压患病率达27.9%,与前5次全国范围内高血压抽样调查相比,患病率总体呈增高趋势,且随年龄增加而显著增高。据估计,我国≥18岁成人高血压患病人数已达2.45亿。《国家基层高血压防治管理指南》(2020版)规定未应用降压药的情况下,4周内非同日3次测量诊室血压,收缩压≥140mmHg和/或舒张压≥90mmHg即可诊断为高血压;首诊收缩压≥180mmHg和/或舒张压≥110mmHg无明显症状,排除其他可能诱因并安静休息后复测仍达此标准可诊断为高血压。高血压患者中,绝大多数原因未明,称为原发性高血压;继发性高血压仅占10%左右。高血压最大的危害是导致心、脑、肾等重要器官的严重病变。我国高血压人群的主要并发症是脑卒中,其他并发症还包括冠心病、心力衰竭、左心室肥厚、心房颤动、终末期肾病等。抗高血压药(antihypertensive drug)能有效地控制血压,防止或减少心、脑、肾等重要器官损伤,从而提高患者的生活质量,延长寿命。

高血压是不同原因或疾病所引起的临床表现,主要危险因素有遗传因素、年龄以及多种不良生活方式等,但其发病机制尚未完全明了。高血压病发生发展的病理生理过程涉及多种因素,包括神经体液功能紊乱、心血管自身调节功能减弱、激素或局部活性物质异常以及电解质失衡等。其中交感神经活动增强导致心输出量增加、阻力血管收缩增强、血管壁肥厚和管腔狭窄,在高血压的发生与维持中起重要作用。肾素-血管紧张素系统是维持血压稳定的重要体液机制,循环系统与组织的肾素-血管紧张素系统共同参与血压调节。血管紧张素Ⅱ具有收缩血管,增强心肌收缩力,促进醛固酮、去甲肾上腺素和内皮素分泌,诱发心血管重构等作用,促进高血压的发生发展。对辣椒素敏感的感觉神经在高血压的发生发展中也起重要调节作用。降钙素基因相关肽(calcitonin gene related peptide,CGRP)是感觉神经的主要递质之一,是目前已知最强的内源性舒血管物质。此外,多种舒缩血管的生物活性多肽及局部活性物质也参与血压变化的调节。综上所述,神经体液在血压的短期与长期调节中起重要作用,因此调整神经体液因素变化一直是寻找抗高血压药的主要途径。抗高血压新药研发向高效、长效、高选择性、多器官保护、副作用少的方向发展。

第一节　抗高血压药分类

血压形成的基本因素为心输出量和外周血管阻力。参与血压调节的器官主要为脑、心、血管、肾,涉及神经、体液等诸多因素。抗高血压药通过作用于上述器官,调整神经、体液紊乱,减少心输出量和/

或降低外周血管阻力而发挥作用(图 16-1)。

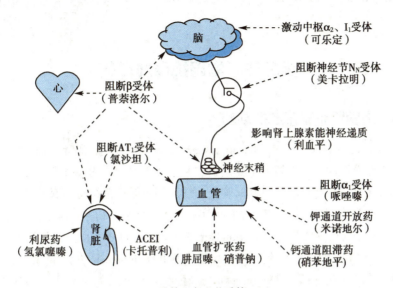

I_1 受体:咪唑啉受体。

图 16-1 各类抗高血压药作用部位示意图

根据抗高血压药的作用部位或机制,可将其分为以下几类:

1. 肾素-血管紧张素系统抑制药

(1) 血管紧张素转换酶抑制药:如卡托普利、依那普利、雷米普利等。

(2) 血管紧张素Ⅱ受体阻滞药:如氯沙坦、替米沙坦、缬沙坦等。

(3) 直接肾素抑制药:如阿利吉仑等。

2. 钙通道阻滞药 如氨氯地平、硝苯地平等。

3. 交感神经抑制药

(1) 中枢性降压药:如甲基多巴、可乐定等。

(2) 神经节阻滞药:如美卡拉明、樟磺咪芬等。

(3) 去甲肾上腺素能神经末梢阻滞药:如利血平等。

(4) 肾上腺素受体拮抗药

1) β受体拮抗药:如普萘洛尔、美托洛尔等。

2) α受体拮抗药:如哌唑嗪等。

3) α和β受体拮抗药:如拉贝洛尔、卡维地洛等。

4. 利尿药

(1) 噻嗪类利尿药:如氢氯噻嗪、氯噻酮等。

(2) 袢利尿药:如呋塞米、依他尼酸等。

(3) 保钾利尿药:如螺内酯、氨苯蝶啶等。

5. 血管扩张药

(1) 直接舒张血管平滑肌药:如肼屈嗪、硝普钠等。

(2) 钾通道开放药:如二氮嗪、米诺地尔等。

目前我国临床常用的抗高血压药包括血管紧张素转换酶抑制药(angiotensin converting enzyme inhibitor,ACEI)、血管紧张素Ⅱ受体阻滞药(angiotensin receptor blocker,ARB)、钙通道阻滞药(calcium channel blocker,CCB)、β受体拮抗药和利尿药等 5 类,以及由上述药物组成的固定配比复方制剂。此外,α受体拮抗药或其他种类抗高血压药(中枢性降压药和血管扩张药)有时亦可用于某些高血压人群。中枢性降压药和血管扩张药已较少单独应用,但在难治性高血压患者的联合用药和复方制剂中仍经常使用。

第二节　常用抗高血压药

一、肾素-血管紧张素系统抑制药

肾素-血管紧张素系统(renin angiotensin system,RAS)是由肾素、血管紧张素及其受体构成的重要体液系统,在心血管活动和水电解质平衡调节中起十分重要的作用。肾素-血管紧张素系统不仅存在于循环系统,而且还存在于心脏、肾脏、脑及血管局部。循环系统与局部肾素-血管紧张素系统活性变化与高血压、充血性心力衰竭等心血管疾病的发生发展密切相关。血管紧张素原在肾素(蛋白水解酶)的作用下转变为血管紧张素Ⅰ(angiotensin Ⅰ,Ang Ⅰ),后者在血管紧张素转换酶(angiotensin converting enzyme,ACE)的作用下转变为血管紧张素Ⅱ(angiotensin Ⅱ,Ang Ⅱ)。Ang Ⅱ生成除了ACE途径外,还可通过糜蛋白酶(chymotrypsin)途径生成(图16-2)。Ang Ⅱ可直接转化为Ang Ⅲ,Ang Ⅲ的生物学效应与Ang Ⅱ相似,其缩血管效应弱于Ang Ⅱ,但其促醛固酮分泌作用较强。此外,Ang Ⅰ可在内肽酶(如脑啡肽酶)的作用下转化为血管紧张素(1~7)。

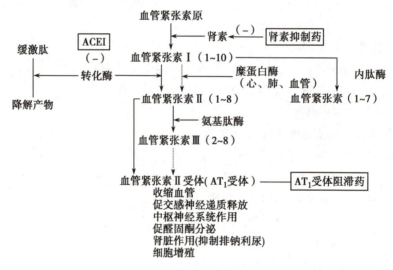

图中数字为肽类氨基酸的个数和位置。

图16-2　肾素-血管紧张素系统及其抑制药的作用环节示意图

Ang Ⅱ具有广泛的心血管作用:

1. **对血管的作用**　Ang Ⅱ直接与间接作用于血管,增加外周阻力。Ang Ⅱ直接激活血管平滑肌细胞的血管紧张素Ⅱ受体(AT₁受体),引起血管收缩。同时可通过促进外周交感神经末梢释放去甲肾上腺素和增加中枢交感神经放电活动,从而导致外周交感神经张力增高。Ang Ⅱ作为一种血管生长刺激因子能促进原癌基因(*c-fos*、*c-myc*、*c-jun*)的表达,增加血小板衍生生长因子、转化生长因子-β、碱性成纤维细胞生长因子的生成,促进细胞外基质蛋白合成,引起血管平滑肌的增殖和血管构型重建,血管重构在高血压的长期维持中起重要作用。

2. **对心脏的作用**　循环系统与局部的Ang Ⅱ可直接作用于心肌细胞和非心肌细胞,也可作用于心脏交感神经末梢突触前膜AT₁受体,促进去甲肾上腺素释放,表现为正性肌力和正性频率作用。

Ang Ⅱ收缩冠状动脉,并能促进内皮素分泌,后者具有正性肌力和正性频率作用,可激活酪氨酸激酶和丝裂原激活的蛋白激酶,促进成纤维细胞增殖与心肌细胞肥大,引起心脏构型重建。

3. 对肾脏的作用　Ang Ⅱ可直接收缩肾血管以及通过增加肾交感神经张力,降低肾血流量;减少肾髓质血流可减少 Na^+ 排泄;作用于肾上腺皮质的球状带促进醛固酮的合成与分泌,增加水钠潴留。此外,高浓度的 Ang Ⅱ可抑制远曲小管 Na^+ 转运,降低 Na^+ 排泄。

作用于肾素-血管紧张素系统的抗高血压药有血管紧张素转换酶抑制药、血管紧张素Ⅱ受体阻滞药和直接肾素抑制药。

(一) 血管紧张素转换酶抑制药

卡托普利(captopril)是第一个批准上市的 ACEI,口服有效。随后开发研制了高效、长效、不良反应少的一系列 ACEI。根据化学结构分为三类:含巯基(—SH)的如卡托普利、阿拉普利(alacepril);含羧基(—COOH)的如依那普利(enalapril)、赖诺普利(lisinopril)、喹那普利(quinapril)、培哚普利(perindopril)等;含次磷酸基(—POOR)的如福辛普利(fosinopril)。目前临床应用的 ACEI 有 20 余种,这类药物能有效地降低血压,对心功能不全及缺血性心脏病等也有效。

【药动学】　不同 ACEI 因化学结构不同,药物体内过程存在较大差异(表 16-1)。食物能影响卡托普利的吸收,宜在餐前 1 小时服用。依那普利、喹那普利、培哚普利等大多数 ACEI 为前药(prodrug),需在体内转化后才能发挥作用。除福辛普利和司派普利通过肝、肾清除外,ACEI 主要通过肾脏清除;肾功能显著降低时,大多数 ACEI 血浆清除率降低,应减少用量。

表 16-1　ACEI 的药动学

	卡托普利	依那普利	赖诺普利	喹那普利	培哚普利	雷米普利	福辛普利
前药	非	是	非	是	是	是	是
达峰时间 /h	1	1	2~4	2	1	1	1
血浆半衰期 /h	2.3	11	12~24	1	24	9~18	11.5
作用持续时间 /h	6~12	12~24	24~36	24	40	>24	>24
代谢器官	肝	肝	原型排出	肾	肾	肾	肝、肾
蛋白结合率 /%	30	50	少	97	30	36	95
绝对生物利用度 /%	70	40	25	10~12	65~70	50~60	36

【药理作用】　体外实验证明,ACEI 对 ACE 具有直接抑制作用。在体实验证明,该类药物显著降低血浆中 Ang Ⅱ浓度,并能抑制外源性 Ang Ⅰ的升压作用。ACEI 具有较强的降压作用,对肾性及原发性高血压均有效,不仅可治疗高肾素活性高血压,也能降低正常或低肾素活性高血压患者的血压。

ACEI 治疗老年性高血压、高血压合并脑或外周血管疾病以及高血压合并肾衰竭,具有其他抗高血压药所没有的优点。ACEI 与其他抗高血压药比较,具有以下特点:①降压时不伴有反射性心率加快,对心输出量无明显影响;②可预防和逆转心肌与血管构型重建;③增加肾血流量,保护肾脏;④能改善胰岛素抵抗,预防和逆转肾小球基底膜的糖化,不引起电解质紊乱和脂质代谢改变。

ACE 是一大分子含锌酸性糖蛋白,ACEI 与 Ang Ⅰ或缓激肽竞争 ACE。以卡托普利为例说明这类药物与 ACE 结合方式,卡托普利有三个基团能与 ACE 的活性部位相结合:①脯氨酸的末端羧基与酶的正电荷部位(精氨酸)呈离子键结合;②肽键的羰基与酶的供氢部位呈氢键结合;③巯基与酶中锌离子结合(图 16-3)。ACEI 与 ACE 结合后使其失去活性。

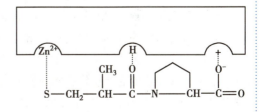

图 16-3　ACE 活性与卡托普利结合的示意图

【作用机制】 ACEI的降压机制是通过抑制ACE,降低循环系统与血管组织肾素-血管紧张素系统活性,减少Ang Ⅱ的生成和升高缓激肽水平而发挥作用。

(1)抑制血浆与组织中ACE,减少Ang Ⅱ的生成,降低循环系统与组织中Ang Ⅱ,减弱Ang Ⅱ的缩血管作用,降低外周阻力。

(2)减慢缓激肽降解,升高缓激肽水平,继而促进一氧化氮(nitric oxide,NO)、前列腺素I_2(prostaglandin I_2,PGI_2)、降钙素基因相关肽生成,产生舒血管效应。

(3)减弱Ang Ⅱ对交感神经末梢突触前膜AT_1受体的作用,减少去甲肾上腺素释放,并能抑制中枢肾素-血管紧张素系统,降低中枢交感神经活性,使外周交感神经活性降低,降低外周阻力。

(4)抑制心肌与血管组织ACE活性,阻止Ang Ⅱ促平滑肌细胞、成纤维细胞增殖与心肌细胞肥大。在心脏,ACEI预防与逆转心肌肥厚,对缺血的心肌具有保护作用,从而改善心脏的收缩与舒张功能;在血管,抑制血管肥厚,可降低血管僵硬度,改善动脉顺应性。

(5)减少肾脏组织中Ang Ⅱ,减弱Ang Ⅱ的抗利尿作用以及减少醛固酮分泌,促进水钠排泄,减轻水钠潴留。

(6)改善血管内皮功能,高血压常伴有血管内皮功能不全,而血管内皮功能不全是促进高血压发展和并发症发生的重要原因。

【临床应用】 适用于各型高血压,对肾性及原发性高血压均有效。轻、中度高血压患者单用ACEI常可以控制血压,与利尿药及β受体拮抗药合用能增强疗效,用于治疗重度或顽固性高血压。ACEI对缺血心肌与肾脏具有保护作用,可增加胰岛素抵抗患者的胰岛素敏感性,尤其适用于伴心力衰竭、心肌梗死后、糖尿病、慢性肾病的高血压患者,用于蛋白尿患者可降低尿蛋白,保护肾脏。

【不良反应】 最常见不良反应为干咳,主要的不良反应有高血钾、肾功能损害、低血压、皮疹等,偶见血管神经性水肿和味觉障碍。

(1)肾素-血管紧张素系统高度激活的患者,可能出现"首剂现象"而致低血压,宜从小剂量开始使用,并密切监测。

(2)肾功能正常者服用ACEI,一般较少见高血钾;肾功能受损时,或与留钾利尿药、非甾体抗炎药、β受体拮抗药合用易致高血钾。

(3)正常人应用ACEI可使肾灌注压降低,肾血流量增加,因此肾小球滤过率一般无明显影响。肾动脉狭窄、硬化或肾异体移植时,ACEI引起可逆性肾功能受损,其原因是Ang Ⅱ可通过收缩出球小动脉维持肾灌注压,ACEI舒张出球小动脉,降低肾灌注压,导致肾滤过率和肾功能降低。

(4)咳嗽为刺激性干咳,多见于用药开始几周内。咳嗽与支气管痉挛的原因可能是由于这类药物抑制缓激肽和P物质代谢,导致这些物质在肺血管床积蓄。依那普利与赖诺普利诱发咳嗽的发生率比卡托普利高,而福辛普利较低。

(5)血管神经性水肿多见于颜面。

(6)卡托普利可出现青霉胺样反应如皮疹、瘙痒、嗜酸性粒细胞增多、白细胞减少、淋巴结肿大、发热、胃痛、口腔溃疡、味觉减退、肝功能损害等,可能与含—SH有关。

(7)在妊娠早期,ACEI无致畸胎作用,但妊娠中、后期长期应用可引起胎儿畸形、胎儿发育不全甚至死胎,故孕妇禁用。亲脂性的ACEI如雷米普利与福辛普利在乳汁中分泌,故哺乳期妇女忌服。

(二)血管紧张素Ⅱ受体阻滞药

Ang Ⅱ与Ang Ⅱ受体(AT_1受体)相互作用产生药理效应。目前发现AT受体有四种亚型,即AT_1、AT_2、AT_3和AT_4受体。AT_1受体主要分布于心脏、血管和肾脏,Ang Ⅱ的心血管作用主要由AT_1受体介导。AT_2受体主要分布于肾上腺髓质和脑,可对抗AT_1受体的促心血管增殖与重构作用,其生理作用尚未完全清楚,可能与胎儿生长发育有关。

Ang Ⅱ的生成除通过ACE代谢途径外,大部分的Ang Ⅱ是通过非ACE途径(糜蛋白酶途径)形成。循环系统中肾素 - 血管紧张素系统以 ACE 途径为主,而组织中的肾素 - 血管紧张素系统则以糜蛋白酶途径为主,如在心脏左心室有 80%、血管有 70% 的 Ang Ⅱ 为糜蛋白酶催化形成。ACEI 不能抑制糜蛋白酶途径,而血管紧张素Ⅱ受体阻滞药(angiotensin Ⅱ receptor blocker,ARB)能特异性与 AT_1 受体结合,阻断不同代谢途径生成的 Ang Ⅱ 作用于 AT_1 受体,从而抑制 Ang Ⅱ 的心血管作用。此外,ACEI 可导致缓激肽、P 物质堆积,引起咳嗽等不良反应。ARB 无咳嗽的不良反应,血管神经性水肿罕见。

最初发现的 ARB 为沙拉新(saralasin),因其属肽类不能口服,且作用时间短以及部分激动效应,限制了其临床应用。非肽类 ARB 包括氯沙坦(losartan)、厄贝沙坦(irbesartan)、缬沙坦(valsartan)、坎地沙坦(candesartan)、替米沙坦(telmisartan)等,具有受体亲和力高、选择性强、口服有效、作用时间长、无激动效应等优点。这些药物的药理学机制相同,药动学参数有所不同。以下主要以氯沙坦为例进行介绍。

【药动学】 氯沙坦口服吸收迅速,首过效应明显,生物利用度约为 33%,$t_{1/2}$ 约 2 小时,血浆蛋白结合率 >98%。在肝脏由 CYP2C9 与 CYP3A4 代谢为活性更强的 E3174,E3174 的 $t_{1/2}$ 为 6~9 小时。大部分随胆汁排泄,部分随尿排出,动物实验发现可经乳汁排泄。每日服药 1 次,降压作用可维持 24 小时。不同血管紧张素Ⅱ受体阻滞药的体内过程存在一定差异(表 16-2)。

表 16-2 血管紧张素Ⅱ受体阻滞药的药动学

	氯沙坦	缬沙坦	替米沙坦	坎地沙坦	厄贝沙坦
生物利用度 /%	33	25	42~57	42	60~80
起效时间 /h	1	2	1	2~4	2
达峰时间 /h	6	4~6	3~9	6~8	3~6
作用持续时间 /h	24	24	≥24	≥24	24
蛋白结合率 /%	>98	96	99.5	99.6	96
分布容积 /L	34	17	53~96	10	500
清除 $t_{1/2}$/h	2	6~8	18~24	9~13	11~15
排泄 /(尿 / 粪 %)	35/60	13/83	1/97	33/67	20/80

【药理作用】 氯沙坦为第一个用于临床的 ARB,在体内转化为活性产物 E3174,后者与 AT_1 受体结合更牢固,阻断 AT_1 受体的作用强于母药 15~30 倍。氯沙坦的效应是它与其代谢产物 E3174 的共同作用,以后者为主。选择性地阻断 AT_1 受体后,Ang Ⅱ 的缩血管作用及增强交感神经活性作用受到抑制,导致血压降低。长期降压作用可能还与调节水、盐平衡,抑制心血管重构有关。ARB 抑制心血管重构与其阻止 Ang Ⅱ 的促心血管细胞增殖、肥大有关。此外,当 AT_1 受体被阻断后,反馈性增加肾素活性,导致 Ang Ⅱ 浓度升高,Ang Ⅱ 仅能激活 AT_2 受体,产生抗增殖作用。氯沙坦对肾功能具有保护作用,对患有高血压的肾病患者,该药降压的同时能保持正常肾小球滤过率,增加肾血流量与排钠,减少蛋白尿。大规模临床试验证明,氯沙坦能降低心血管疾病的病死率。

【临床应用】 本品用于轻、中度高血压,适用于不同年龄的高血压患者,尤其适用于伴有心力衰竭、心肌梗死后、糖尿病、慢性肾病的患者。与利尿药或钙通道阻滞药合用,可增强降压疗效。

【不良反应】 不良反应较血管紧张素转换酶抑制药少,不引起咳嗽,可引起低血压、肾功能障碍、高血钾等。肝功能不全或循环不足时,应减少初始剂量。

(三)直接肾素抑制药

血管紧张素原是肾素的唯一特异性底物。直接肾素抑制药(direct renin inhibitor,DRI)通过与肾素结合而抑制血管紧张素原向 Ang Ⅰ 的转化,这是一种酶促反应,也是生成 Ang Ⅱ 的限速步骤。阿利吉仑是被批准用于临床的口服 DRI。

阿利吉仑 aliskiren

【药动学】　阿利吉仑对肾素的亲和力（IC_{50} 约为 0.6nmol/L）比对其他天冬氨酸肽酶的亲和力高 10 000 倍；生物利用度较低，约 2.5%。口服后血浆 C_{max} 为 1~3 小时，$t_{1/2}$ 为 24~40 小时。达稳态血药浓度的时间为 7~8 天。阿利吉仑血浆蛋白结合率为 50%，且与浓度无关。

【药理作用】　阿利吉仑竞争性结合肾素的活性位点，阻止血管紧张素原转化为 Ang Ⅰ，从而减少 Ang Ⅱ 的生成。阿利吉仑能显著而持续地降低血浆肾素活性、Ang Ⅰ 和 Ang Ⅱ，且与剂量呈正相关。相对于 ACEI 和 ARB，直接肾素抑制药避免了负反馈调节和"逃逸现象"，因此对肾素 - 血管紧张素系统的阻断效果更优。

【临床应用】　常用于单纯性高血压、高血压肥胖、高血压伴糖尿病的治疗。阿利吉仑可以降低血浆和尿中的醛固酮水平，增强利尿作用，与氢氯噻嗪联用可产生明显的协同作用。伴糖尿病的高血压患者联用 ACEI 降压效果更好。

【不良反应】　阿利吉仑具有良好的耐受性，不良反应轻微，常见的不良反应有胃肠道反应、低血压、咳嗽（发生率低于 ACEI）、头痛等。罕见神经性水肿和癫痫发作。

二、钙通道阻滞药

钙通道阻滞药临床用于治疗心律失常、高血压、心绞痛、慢性心功能不全等疾病，适用范围广，尤其适用于老年单纯收缩期高血压患者，耐受性较好，无绝对禁忌证。钙通道阻滞药能选择性地阻断电压门控性钙通道，抑制细胞外 Ca^{2+} 内流，松弛血管平滑肌，降低外周血管阻力，使血压下降。二氢吡啶类（硝苯地平等）、苯烷胺类（维拉帕米等）和苯硫氮䓬类（地尔硫䓬）均具有一定的降压作用。各类钙通道阻滞药对心脏和血管的选择性不同，以苯烷胺类对心脏作用最强，二氢吡啶类（表 16-3）对血管作用较强，苯硫氮䓬类介于两者之间。

表 16-3　短、中、长效二氢吡啶类钙通道阻滞药的降压作用比较

分类	代表药物	$t_{1/2}$/h	作用特点	不良反应
短效	硝苯地平	3~4	快、短	眩晕、低血压、心悸、踝部水肿
中效	尼群地平	7~8	较温和持久，抑制醛固酮分泌	同上
长效	氨氯地平	40~50	起效慢，平稳而持久，减轻或逆转左室肥厚	少

硝苯地平 nifedipine

【药动学】　口服易吸收，经肝脏代谢后约 45%~68% 进入体循环，血药浓度达峰时间有较大个体差异，$t_{1/2}$ 为 3~4 小时，药物主要在肝脏代谢，少量以原型药经肾脏排出。

【药理作用】　对各型高血压均有降压作用，降压作用快而强，但对正常血压影响不明显。降压时能反射性引起心率加快，心输出量增加，血浆肾素活性增高，但较直接扩血管药作用弱，加用 β 受体拮抗药可避免这些作用并能增强降压效应。对糖、脂质代谢无不良影响。

【临床应用】　用于轻、中、重度高血压，尤其适用于老年高血压、单纯收缩期高血压、伴稳定型心绞痛、冠状动脉或颈动脉粥样硬化及周围血管病患者，可单用或与利尿药、β 受体拮抗药、ACEI 合用。普通制剂血药浓度波动大，且易引起交感神经反射性兴奋，已不常用；缓释与控释剂型使用方便，不良反应较少，适应于高血压长期治疗。

【不良反应】　常见不良反应有头痛、颜面潮红、眩晕、心悸、踝部水肿等。踝部水肿为小动脉血管

扩张而非水钠潴留所致。能引起交感神经反射性兴奋,故对伴有缺血性心脏病患者慎用,以免加剧缺血症状。

尼群地平 nitrendipine

药理作用与硝苯地平相似,但舒张血管与降压作用较硝苯地平强,维持时间较长,反射性心率加快等不良反应较少。适用于各型高血压。每日口服 2~3 次。不良反应与硝苯地平相似,肝功能不良者慎用或减量。与地高辛合用可增加地高辛血药浓度。

拉西地平 lacidipine

拉西地平对血管的选择性高,降压作用起效缓慢,维持时间较长,不易引起反射性心率加快和心输出量增加,用于轻、中度高血压。每日口服 1 次。不良反应有心悸、头痛、面红、水肿等。

氨氯地平 amlodipine

作用与硝苯地平相似,降压作用较硝苯地平温和,$t_{1/2}$ 长达 40~50 小时,作用维持时间长,不易引起交感神经反射性兴奋,这可能与药物也对 N- 型钙通道有作用,抑制交感神经活动有关。每日口服 1 次。不良反应有心悸、头痛、面红、水肿等。

三、肾上腺素受体拮抗药

肾上腺素受体(α 和 β 受体)广泛分布于中枢神经与心血管组织,在血压的调节中起重要作用。用于治疗高血压的肾上腺素受体拮抗药有 β 受体拮抗药、α 受体拮抗药及兼有 α 与 β 受体拮抗作用的药物。

(一) β 受体拮抗药

β 受体拮抗药最初用于治疗心绞痛,临床应用中偶然发现该类药物能使心绞痛合并高血压患者的血压降低,随后的研究证实普萘洛尔和其他 β 受体拮抗药均能有效地降低血压,现在是治疗高血压的常用药物。用于治疗高血压的 β 受体拮抗药有普萘洛尔、比索洛尔、美托洛尔、阿替洛尔等。

【药理作用】 β 受体拮抗药虽在脂溶性、$β_1$ 受体的选择性、内在拟交感活性以及膜稳定作用等方面差异很大,但均具有抗高血压作用。无内在拟交感活性的 β 受体拮抗药初用可致心输出量降低,引起外周阻力血管反射性增高,但持续用药使心输出量保持低水平,并降低总外周阻力,从而产生降压效应;有内在拟交感活性的药物对心率和心输出量影响较小,可激活骨骼肌血管 $β_2$ 受体,舒张血管,使外周阻力降低,血压即时下降。短期应用 β 受体拮抗药大多可致肾血流量减少,非选择性 β 受体拮抗药可致肾血流量和肾小球滤过率持续轻度降低,但长期用药很少引起肾功能受损。此外,对血脂的影响也存在差异,无内在拟交感活性的 β 受体拮抗药可升高血浆甘油三酯浓度,降低高密度脂蛋白胆固醇(high density lipoprotein cholesterol,HDL-C)浓度,而有内在拟交感活性的药物对血脂影响较少。该类药物起效较缓慢,连续用药数周后才出现显著疗效。

β 受体拮抗药的降压作用可能与下述机制有关:①拮抗心脏 $β_1$ 受体,降低心输出量。然而不少证据不支持此学说,如口服与静脉给予普萘洛尔均可降低心输出量,但仅口服给药方能降低血压;服用这类药物不论是否降压但患者心输出量降低程度是一致的;具有内在拟交感活性的 β 受体拮抗药不降低心输出量,仍能降低外周阻力和血压。②拮抗肾小球旁器的 $β_1$ 受体,减少肾素分泌,从而抑制肾素 - 血管紧张素系统活性。但具有较强内在拟交感活性的药物在降压时并不影响肾素分泌。③β 受体拮抗药能通过血脑屏障进入中枢,拮抗中枢 β 受体,使外周交感神经活性降低。但索他洛尔、阿替洛尔等难以通过血脑屏障却仍有确切降压作用。④拮抗外周去甲肾上腺素能神经末梢突触前膜 $β_2$ 受体,抑制正反馈调节作用,减少去甲肾上腺素的释放。⑤促进 PGI_2 的生成。

【临床应用】　β受体拮抗药是安全、有效、价廉的抗高血压药,可用于各型抗高血压药,尤其适用于心率偏快的患者,用于合并心肌梗死或心力衰竭的患者可改善预后,用于冠心病、劳力性心绞痛患者可减轻心绞痛症状,但急性心肌梗死后早期慎用,心力衰竭急性期忌用。β受体拮抗药每日用药2次均可维持满意的降压效应,但老年人一般效果较差。吸烟者服用普萘洛尔效果差,但不影响选择性β_1受体拮抗药美托洛尔的降压效果。一般不引起水钠潴留,与利尿药合用可加强降压作用。

目前我国β受体拮抗药的应用非常广泛,是《国家基层高血压防治管理指南》(2020版)推荐的证据明确、可改善预后的一线降压药物之一,特别是在高血压合并冠心病、心绞痛、心肌梗死以及心力衰竭的患者中,β受体拮抗药均具有重要的应用价值。但心肌梗死后或心力衰竭急性期不建议首用β受体拮抗药。

【不良反应】　普萘洛尔等非选择性β受体拮抗药可升高甘油三酯水平,降低HDL-C,其机制尚不十分清楚。非选择性β受体拮抗药能延缓用胰岛素后血糖水平的恢复,不稳定型糖尿病和经常低血糖反应患者使用β受体拮抗药应十分慎重。慢性阻塞性肺疾病患者、运动员、周围血管病或糖耐量异常者慎用。糖脂代谢异常时一般不首选β受体拮抗药,必要时也可慎重选用高选择性β受体拮抗药。禁用于严重心动过缓和支气管哮喘患者。长期应用该类药物突然停药,可加重冠心病症状,并可使血压反跳性升高超过治疗前水平,停药前10~14天宜逐步减量。

(二) α受体拮抗药

绝大多数高血压患者存在外周阻力增高,α受体拮抗药能拮抗儿茶酚胺对血管平滑肌的收缩作用,使收缩状态的小动脉舒张,产生降压效应。非选择性α受体拮抗药(如酚妥拉明)可反射性激活交感神经和肾素-血管紧张素系统,长期降压效果差,不良反应较多,除用于控制嗜铬细胞瘤患者的高血压危象外,不作为抗高血压药常规应用。选择性α_1受体拮抗药使用初期,因降低动脉阻力和静脉容量,使交感神经活性反射性增高,引起心率加快和血浆肾素活性增高;长期使用时,产生持久的扩血管作用,心输出量、心率和血浆肾素活性可能恢复正常。这可能是因为该类药物对α_2受体拮抗作用较弱,可避免负反馈减弱促神经递质释放作用,因而降低血压时不易引起反射性心率加快与血浆肾素活性增高。临床常用的选择性α_1受体拮抗药有哌唑嗪(prazosin)、特拉唑嗪(terazosin)、多沙唑嗪(doxazosin)等。

【药动学】　哌唑嗪口服易吸收,2小时血药浓度达峰值,生物利用度为60%,$t_{1/2}$为2.5~4小时,但降压作用可持续10小时,血浆蛋白结合率约90%,主要在肝脏代谢,10%的原型药经肾排泄。特拉唑嗪、多沙唑嗪的生物利用度分别为90%和65%,$t_{1/2}$分别为12小时和19~22小时。

【药理作用】　α_1受体拮抗药舒张小动脉和静脉,对立位和卧位血压均有降低作用。大规模临床试验证明α_1受体拮抗药治疗高血压安全有效。这类药物降压时不影响心率及肾素分泌,其原因除不拮抗α_2受体外,可能与其负性频率作用有关。α_1受体拮抗药对肾血流量及肾小球滤过率均无明显影响。长期治疗还可降低血浆甘油三酯、总胆固醇、低密度脂蛋白胆固醇(low-density lipoprotein cholesterol,LDL-C)的浓度,升高HDL-C浓度。

【临床应用】　适用于各型高血压,单用治疗轻、中度高血压,重度高血压合用利尿药和β受体拮抗药可增强降压效果。可拮抗膀胱颈、前列腺包膜和腺体、尿道等处α_1受体,改善前列腺肥大患者排尿困难症状,因此适宜用于高血压合并前列腺肥大者。临床试验研究发现,单用多沙唑嗪增加心力衰竭的发生率,因此不推荐α受体拮抗药作为一般高血压的首选药。

【不良反应】　哌唑嗪首次给药可致严重的直立性低血压、晕厥、心悸等,称"首剂效应",多见于首次用药90分钟内,发生率高达50%,尤其已用利尿药或β受体拮抗药者更易发生。其原因可能是拮抗交感神经的收缩血管效应,扩张容量血管,减少回心血量所致。将哌唑嗪首次剂量减为0.5mg,睡前服用,可避免发生首剂效应。长期用药可致水钠潴留,加服利尿药可维持其降压效果。特拉唑嗪首次应用时晕厥很少见。

（三）α和β受体拮抗药

拉贝洛尔（labetalol）能拮抗 α 和 β 受体,其拮抗 β 受体的作用比拮抗 $α_1$ 受体的作用强,对 $α_2$ 受体无作用。本药通过拮抗 $α_1$、β 受体,降低外周血管阻力而产生降压作用。降压作用温和,对心输出量与心率影响较小,适用于各型高血压,静脉注射可治疗高血压危象。无严重不良反应。

卡维地洛（carvedilol）能选择性拮抗 $α_1$ 受体和非选择性拮抗 β 受体,降低外周阻力。可舒张冠状动脉和肾血管,具有抗氧化和钙阻滞作用。此外,还可降低空腹血糖,升高胰岛素敏感性。用于治疗舒张期血压升高为主的轻中度高血压或伴有肾功能不全、糖尿病的高血压以及充血性心力衰竭。该药口服首过效应明显,生物利用度仅为 22%,但药效可维持 24 小时。大部分经肝脏代谢,肝功能损害患者血药浓度显著升高,故严重肝功能损伤的患者不宜使用。不良反应与普萘洛尔相似,但不影响血脂代谢。

四、利尿药

血液容量能显著影响心输出量与总外周阻力,在血压的长期调节中起重要作用。神经体液因素（肾素 - 血管紧张素系统、心房钠尿肽等）调节水盐的摄入与排出,保持正常的体液容量而维持循环稳定。限制 Na^+ 摄入能预防高血压。因此,利尿药可改变体内 Na^+ 平衡,是早期治疗高血压的措施之一。

各类利尿药单用即有降压作用,并可增强其他抗高血压药的作用。利尿药包括高效、中效和低效利尿药,临床治疗高血压以噻嗪类利尿药为主,其中氢氯噻嗪最为常用。

【药理作用】　噻嗪类利尿药降压作用温和、持久,对立位和卧位均有降压作用,长期用药无明显耐受性,大多数患者一般用药 2~4 周就可以达到最大疗效。大规模临床研究证明高血压患者长期应用小剂量噻嗪类利尿药能较好地控制血压,降低心、脑血管并发症的发生率和病死率,显著提高患者的生活质量。噻嗪类利尿药与扩血管药以及某些交感神经抑制药合用,产生协同或相加作用,并可对抗这些药物所致的水钠潴留。高效利尿药（如呋塞米）的排钠利尿作用显著,代偿性激活肾素 - 血管紧张素系统的作用也较强,因此该类药物虽能显著减少血容量和心输出量,但长期用药其降压作用并不明显。

噻嗪类利尿药降低动脉血压的确切机制尚不清楚。初期降压作用可能是通过排钠利尿,减少细胞外液和血容量,导致心输出量降低。长期应用噻嗪类利尿药,虽然血容量和心输出量可逐渐恢复至用药前水平,但外周血管阻力和血压仍持续降低。噻嗪类利尿药长期使用降低外周血管阻力并非直接作用,因为肾切除的患者及动物不产生降压作用,体外实验证明对血管平滑肌也无作用。其长期降压作用可能因排钠而降低血管平滑肌内 Na^+ 的浓度,进而通过 Na^+-Ca^{2+} 交换机制,使胞内 Ca^{2+} 减少,从而降低血管平滑肌细胞表面受体对血管收缩物质的亲和力与反应性,增强对舒张血管物质的敏感性;降低动脉血管壁钠、水含量,从而减轻因细胞内液过度积聚所致的管腔狭窄,也可诱导血管壁产生扩血管物质,如激肽、前列腺素。

【临床应用】　噻嗪类利尿药是治疗高血压的基础药物,安全、有效、价廉,可单用或与其他抗高血压药联合应用治疗各类高血压;单用适用于轻、中度高血压。尤其适用于老年高血压、单纯收缩期高血压或伴心力衰竭患者,也是难治性高血压的基础药物之一。

保钾利尿药作用温和,螺内酯适用于低血钾症、高尿酸血症患者或原发性醛固酮增多症;氨苯蝶啶与噻嗪类或袢利尿药合用,可增强疗效,并可对抗这些利尿药的排钾、排镁作用。

袢利尿药不作为轻、中度高血压的一线用药,而用于高血压危象及伴有慢性肾功能不全的高血压患者,因其增加肾血流量,并有较强的排钠利尿作用。

吲达帕胺属非噻嗪类利尿药,具有轻度利尿和钙阻滞作用,降压作用温和、疗效确切,且有心脏保护作用,可明显降低脑卒中再发危险;不良反应少,不引起血脂改变,对伴有高脂血症患者可用吲达帕胺替代噻嗪类利尿药。

【不良反应】　主要不良反应为低钾血症,与剂量密切相关,通常采用小剂量治疗。长期大剂量噻嗪类利尿药应用常致电解质、糖、脂质代谢改变,并可增高血浆肾素活性,患者适度限钠或与血管紧张素转换酶抑制药、血管紧张素Ⅱ受体阻滞药合用可避免或减轻低钾不良反应。

【禁忌证】　痛风患者一般禁用噻嗪类利尿药,肾功能不全或少尿者禁用留钾利尿药。

第三节　其他抗高血压药

一、中枢降压药

中枢降压药有甲基多巴、可乐定、利美尼定、莫索尼定等。其中甲基多巴通过激动孤束核(nucleus of the solitary tract,NTS)α$_2$受体产生降压作用;可乐定的降压作用除α$_2$受体介导以外,还与激动延髓头端腹外侧区(rostral ventrolateral medulla,RVLM)咪唑啉 I$_1$受体有关;利美尼定、莫索尼定主要作用于咪唑啉 I$_1$受体。

甲基多巴 methyldopa

甲基多巴进入中枢在 L- 芳香氨基酸脱羧酶催化下转变为 α- 甲基多巴胺,进一步在多巴胺 β 氧化酶催化下转变为 α- 甲基去甲肾上腺素,后者代替去甲肾上腺素储存在肾上腺素能神经末梢。α- 甲基去甲肾上腺素激动孤束核的 α$_2$ 肾上腺素受体,使交感神经传出冲动减少,降低外周阻力而降压。甲基多巴不良反应较重,现已少用。

可乐定 clonidine

【药动学】　口服易吸收,口服 30 分钟后起效,2~4 小时作用达高峰,持续约 6~8 小时。生物利用度约 75%,$t_{1/2}$ 为 7~13 小时。脂溶性高,易透过血脑屏障,也可经皮肤吸收。约 50% 在肝脏代谢,原型药和代谢产物主要经肾排泄。

【药理作用】　可乐定抑制交感神经活性,减少心输出量和降低外周阻力而降压,作用中等偏强。对肾血流量和肾小球滤过率无显著影响。可抑制肾素分泌,但其降压作用与血浆肾素活性无关。可乐定减弱交感反射,但不完全抑制,故较少引起直立性低血压。具有中枢镇静作用,还能抑制胃肠道的分泌和运动。对血脂代谢无明显影响。

动物实验证明,静脉给予可乐定先出现短暂的血压升高,随后产生持久的血压下降。微量可乐定注入椎动脉或小脑延髓池可产生显著降压作用,但等量静脉给药并无降压效应,这表明可乐定作用部位在中枢。分层切除脑组织发现,在脑桥下横断脑干后,可乐定仍产生降压作用,而在延髓下横断则不再引起降压。据此推测,可乐定降压作用部位在延髓。可乐定的降压作用可被 α$_2$ 受体拮抗药育亨宾所取消,而不被 α$_1$ 受体拮抗药哌唑嗪或破坏去甲肾上腺素能神经末梢突触前膜药物 6- 羟多巴胺所影响;体外实验证明,^{3}H- 可乐定能与中枢 α$_2$ 受体结合;在缺乏 α$_2$ 受体的基因工程小鼠,可乐定无降压作用。这些结果表明可乐定作用于血管运动中枢交感神经的 α$_2$ 受体。可乐定主要的降压机制是激动延髓孤束核次一级神经元(抑制性神经元)α$_{2A}$ 受体,减少血管运动中枢交感冲动,使外周交感神经活性降低。近年研究证明,可乐定作用与激动延髓头端腹外侧区咪唑啉 I$_1$ 受体有关。这两种核团的两种受体之间有协同作用,可乐定的降压效应是作用于两种受体的共同结果(图 16-4)。大剂量可乐定可激活外周血管平滑肌上的 α$_{2B}$ 受体,收缩血管,减弱降压效应。

【临床应用】　适用于中度高血压。本药不影响肾血流量和肾小球滤过率,能抑制胃肠道腺体分泌和平滑肌运动,故适用于肾性高血压或伴有消化性溃疡的高血压患者。可乐定与利尿药合用有协同作用。口服也可用于预防偏头痛或作为治疗吗啡类镇痛药成瘾者的戒毒药。可乐定滴眼液可用于

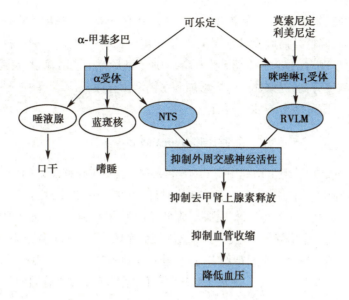

图 16-4 中枢降压药作用机制示意图

治疗开角型青光眼。

【不良反应】 该药激动蓝斑核和外周唾液腺 α_2 受体,可引起嗜睡、口干等副作用,发生率约为50%,绝大部分患者几周后可消失。其他不良反应有阳痿、恶心、眩晕、鼻黏膜干燥、腮腺痛等。长期应用可致水钠潴留,与利尿药合用能避免。突然停药可出现短时的交感神经亢进现象,表现为心悸、出汗、血压突然升高等。停药反应的发生可能是长期服用可乐定后,突触前膜 α_2 受体的敏感性下降,负反馈作用减弱,突然停药而引起去甲肾上腺素大量释放,导致血压升高。逐渐减量可以避免血压反跳。出现停药反应时可恢复应用可乐定或用 α 受体拮抗药酚妥拉明治疗。可乐定不宜用于高空作业或驾驶机动车辆的人员,以免因精神不集中、嗜睡而导致事故发生。

利美尼定 rilmenidine 与莫索尼定 moxonidine

咪唑啉 I_1 受体激动药利美尼定与莫索尼定为第二代中枢降压药,能选择性作用于延髓头端腹外侧区咪唑啉 I_1 受体,通过降低交感神经活性和增强迷走神经活性,降低外周血管阻力和心输出量,从而产生降压作用。咪唑啉受体分为咪唑啉 I_1 受体和咪唑啉 I_2 受体,咪唑啉 I_1 受体主要分布于延髓头端腹外侧区,也存在于海马、下丘脑和纹状体,属 G 蛋白偶联受体,三磷酸肌醇(inositol triphosphate,IP_3)和二酰甘油(diacylglycerol,DAG)可能是信号转导的第二信使,在血压的调节中起重要作用,不产生镇静。咪唑啉 I_2 受体分布于脑组织和外周组织细胞,如肝、肾、血小板、脂肪细胞等。

利美尼定对 I_1 受体的亲和力高于 α_2 受体。利美尼定单用降压作用与 β 受体拮抗药、ACEI 以及其他中枢降压药相当,与利尿药合用可增强降压作用。长期应用能减轻左室肥厚和改善动脉顺应性。利美尼定口服吸收完全,1~2 小时起效,$t_{1/2}$ 为 8 小时,作用维持 14~17 小时,60% 的药物以原型经肾脏排泄。不良反应有口干、嗜睡、便秘,约 2% 的患者出现性功能障碍。该药无停药反应。

莫索尼定降压作用机制及药理特性与利美尼定相似。临床研究证明,治疗轻、中度高血压的效应与 ACEI、钙通道阻滞药、β 受体拮抗药以及可乐定相当。该药口服吸收不受食物影响,生物利用度为88%,$t_{1/2}$ 为 2~3 小时,但降压作用可维持 24 小时。60% 的药物以原型经肾排泄。不良反应有口干、嗜睡、头晕等,无直立性低血压和停药反跳现象。

二、血管扩张药

血管扩张药包括直接舒张血管平滑肌药和钾通道开放药。根据对动、静脉选择性差异,分为主要扩张小动脉药(肼屈嗪、米诺地尔、二氮嗪等)和对动脉、静脉均有舒张作用药物(硝普钠)。本类药物通过松弛血管平滑肌,降低外周血管阻力,产生降压作用。长期应用,因反射性神经 - 体液变化而减弱其降压作用,主要表现为:①交感神经活性增高,增加心肌收缩力和心输出量;②增强肾素活性,使循环中血管紧张素浓度升高,导致外周阻力增加和水钠潴留。因此,不宜单独应用,常与利尿药和β受体拮抗药等合用,以提高疗效、减少不良反应。

肼屈嗪 hydralazine

【药动学】　口服吸收好,但生物利用度低(16%~35%),主要在肝脏代谢,生成无活性的乙酰化代谢产物,慢乙酰化者降压作用更明显。$t_{1/2}$ 为 1~2 小时,作用维持 6~12 小时。

【药理作用】　通过直接松弛小动脉平滑肌,降低外周阻力而降压。该药松弛血管平滑肌的分子机制尚不清楚。对静脉的作用较弱,一般不引起直立性低血压。降压同时能反射性地兴奋交感神经,增高血浆肾素活性。由于反射性交感神经兴奋而增加心肌耗氧量,以及扩张冠状动脉可能引起血液从缺血区流向非缺血区即血液"窃流"现象,对有严重冠脉功能不全或心脏储备能力差者则易诱发心绞痛。

【临床应用】　适用于中、重度高血压,常与其他抗高血压药合用。老年人或伴有冠心病的高血压患者慎用,以免诱发或加重心绞痛。

【不良反应】　常见不良反应有头痛、眩晕、恶心、颜面潮红、低血压、心悸等,与扩血管作用有关。长期大剂量应用可引起全身性红斑狼疮样综合征,多见于慢乙酰化的女性患者,停药后可自行痊愈,少数严重者也可致死。

硝普钠 nitroprusside sodium

【药理作用】　硝普钠扩张动脉和静脉,降低外周血管阻力和心输出量而降压。口服不吸收,需静脉滴注给药,30 秒内起效,2 分钟内可获最大降压效应,停药 3 分钟内血压回升。硝普钠属硝基扩血管药,作用机制与硝酸酯类相似,通过释放 NO,激活鸟苷酸环化酶,增加血管平滑肌细胞内 cGMP 水平而起作用。硝普钠释放 NO 的机制不同于硝酸甘油,这可解释两者在不同部位的血管表现出的差异效应,以及硝酸甘油可产生耐受性而硝普钠则无。

【临床应用】　主要用于高血压危象,伴有心力衰竭的高血压患者,也用于外科手术麻醉时控制性降压以及难治性慢性心功能不全。

【不良反应】　呕吐、出汗、头痛、心悸等不良反应,均为过度降压所引起。连续大剂量应用,可因血中的代谢产物硫氰酸盐过高而发生中毒。易引起甲状腺功能减退。

【禁忌证】　肝肾功能不全者禁用。

米诺地尔 minoxidil

为钾通道开放药,主要开放 ATP 敏感性 K^+ 通道,促进 K^+ 外流,使细胞膜超极化,电压依赖性钙通道难以激活,阻止 Ca^{2+} 内流,导致血管舒张而降压(图 16-5)。同类药物还有尼可地尔(nicorandil)、二氮嗪(diazoxide)等。

【药动学】　口服吸收好,生物利用度为 90%,给药 1 小时后血药浓度达峰值,但降压作用出现较晚,可能是由于活性代谢产物生成需要一定时间。在肝脏代谢,主要以代谢产物从尿中排泄,$t_{1/2}$ 为 4 小时。

【药理作用】　米诺地尔对离体血管平滑肌无松弛作用,需经肝脏磺基转移酶代谢为硫酸米诺地尔而活化。该药增加心输出量可能与其反射性兴奋交感神经、增强心肌收缩力以及增加静脉回心血流量有关。

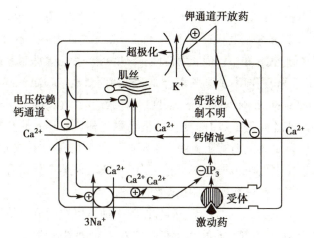

图 16-5　钾通道开放药作用机制示意图

【临床应用】　主要用于难治性的严重高血压,不宜单用,与利尿药和 β 受体拮抗药合用,可避免水钠潴留和交感神经反射性兴奋。

【不良反应】　主要不良反应有水钠潴留、心悸、多毛症。

二氮嗪 diazoxide

降压机制同米诺地尔,通过激活 ATP 敏感性 K^+ 通道,松弛小动脉平滑肌而降低血压。该药静脉注射降压作用强而快,30 秒内起效,3~5 分钟降压达峰值。主要用于高血压危象及高血压脑病。该药能抑制胰岛 β 细胞分泌胰岛素而引起高血糖。其他不良反应少见。

第四节　抗高血压药的研发历史和合理应用

一、抗高血压药的研发历史

高血压的药物治疗始于 20 世纪 40 年代,应用硫氰酸盐类治疗高血压,但降压作用短暂且不稳定。20 世纪 50 年代开始应用神经节阻滞药如六甲溴胺、樟磺咪芬、美卡拉明等,这类药物选择性拮抗神经节突触后膜上的 N_1 受体,拮抗交感神经活性而降低外周血管阻力,虽然降压作用强大,但同时阻断副交感神经节,不良反应较多,目前主要用于高血压危象、主动脉夹层动脉瘤和外科手术中的控制性降压。此时期发现另外几类重要的抗高血压药:肼屈嗪为血管扩张药,降压作用强大;噻嗪类药物排钠利尿,降低心输出量和外周血管阻力,单用或与其他抗高血压药联合应用,目前仍为治疗高血压的基础药物;胍乙啶(guanethidine)与利血平(reserpine)同属去甲肾上腺素能神经末梢阻滞药,其作用机制是通过影响去甲肾上腺素的储存和释放,导致去甲肾上腺素能神经末梢囊泡内递质耗竭而降压,但因神经系统与消化系统不良反应较多,很快被随后问世的不良反应较少的药物替代,目前主要作为研究交感神经活动的重要工具药。利血平作用较弱,不良反应多,目前已不单独应用,但作为复方制剂组分仍是抗高血压国家基本药物。20 世纪 60 年代研制的抗高血压药包括中枢降压药(甲基多巴、可乐定)、扩张血管药(二氮嗪)、β 受体拮抗药(普萘洛尔等)和钙通道阻滞药(硝苯地平等)。此后,选择性 α_1 受体拮抗药(哌唑嗪等)、钾通道开放药(米诺地尔等)以及选择性咪唑啉受体激动药(莫索尼定、利美尼定)相继问世,极大地丰富了抗高血压药的种类。20 世纪 80 年代,ACEI 与 ARB(氯沙坦等)的出现使高血压的药物治疗进入一个新时代,这类药物不仅能有效降低血压,且能防止和逆转高血压所致心血管构型重建。

除了以上抗高血压药外,近年又研发了许多新型抗高血压药。例如,中性内肽酶(neutral endopeptidase)和 ACE 的双重抑制药奥马曲拉(omapatrilat)、法西多曲(fasidotrilat)以及山帕曲拉(sampatrilat)等,能同时抑制 ACE 和中性内肽酶活性,降低肾素 - 血管紧张素系统活性,提高缓激肽和心房钠尿肽水平,从而产生降压作用;前列腺素合成促进药西氯他宁(cicletanine)能促进前列腺素的合成产生降压;5- 羟色胺(5-hydroxytryptamine,5-HT)受体激动药乌拉地尔(urapidil)激动中枢 $5-HT_{1A}$ 受体,降低外周交感神经活性而降压;5-HT 受体拮抗药酮色林(ketanserin)具有拮抗 $5-HT_{2A}$ 受体和轻度的 α_1 受体拮抗作用,降低外周血管阻力而产生降压作用;内皮素受体拮抗药波生坦(bosentan)、塞塔生坦(sitaxsentan)、恩拉生坦(enrasentan)等拮抗内皮素与内皮素受体结合表现出强效降压作用。这些药物对心脑管事件的影响尚待大规模临床试验的评估。

高血压疫苗是未来抗高血压药研发的新方向,作为一种治疗性疫苗,不能用来预防高血压的发生。其作用机制是刺激机体免疫系统生成血管紧张素抗体,抑制血管紧张素作用,从而产生降压作用。

随着对高血压发病机制的深入认识,许多新型抗高血压药正在研究中,如血管活性肽酶(vasopeptidase)抑制药、醛固酮合酶(aldosterone synthase)抑制药、可溶性环氧化物水解酶(soluble epoxide hydrolase)抑制药、利钠肽 A(natriuretic peptide A)激动药、血管活性肠肽 2 型受体(vasoactive intestinal peptide receptor 2)激动药以及盐皮质激素受体拮抗药(mineralocorticoid receptor antagonist)、氨基肽酶 A(aminopeptidase A)抑制药、多巴胺 β- 羟化酶(dopamine β-hydroxylase)抑制药、小肠 Na^+/H^+ 交换体 3(intestinal Na^+/H^+ exchanger 3)抑制药以及血管紧张素转换酶Ⅱ/ 血管紧张素(1-7)/Mas 受体轴组分激动药(agonist of component of the angiotensin-converting enzyme 2/angiotensin(1-7)/Mas receptor axis)、脑啡肽酶(neprilysin,NEP)抑制药、嘌呤 P2X3 受体(purinergic P2X3 receptor)抑制药等。

二、抗高血压药的合理应用

高血压病因未明,不能根治,需要终生治疗。抗高血压药治疗的目的不仅是降低血压,更重要的是改善靶器官的功能和形态,降低并发症的发生率和病死率。高血压人群如不经合理治疗平均寿命较正常人缩短 15~20 年。必须告知患者建立确切降压与终生治疗的概念。目前中国高血压指南将降压目标定为:一般高血压患者的血压降至 140/90mmHg 以下;合并糖尿病、冠心病、心力衰竭、慢性肾脏疾病伴有糖尿病患者,如可耐受,降至 130/80mmHg 以下;年龄在 65~79 岁的患者血压降至 150/90mmHg 以下,如可耐受,降至 140/90mmHg 以下;80 岁及以上患者降至 150/90mmHg 以下。但大型临床试验(SPRINT 研究)发现,50 岁以上的高血压患者血压降至 120mmHg 时卒中发生率比 140mmHg 组降低 30%,且死亡率降低 25%。因此,有必要下调高血压的降压目标。

抗高血压药种类繁多、各有特点,疗效存在很大个体差异,因此应根据病情并结合药物特点合理用药。

1. **根据高血压程度选用药物**　轻、中度高血压开始采用单药治疗,《国家基层高血压防治管理指南》(2020 版)推荐五大类一线降压药物是利尿药、β 受体拮抗药、ACEI、ARB、钙通道阻滞药。优先使用长效抗高血压药,以平稳控制 24 小时血压,更有效预防心脑血管并发症发生。对血压 ≥160/100mmHg、高于目标血压 20/10mmHg 的高危患者,或单药治疗效果未达标患者采用联合用药或单片复方制剂。

2. **根据病情特点选用药物**　①高血压合并心力衰竭患者,小剂量联用 β 受体拮抗药和 ACEI、ARB;②高血压合并糖尿病或慢性肾脏疾病者,首选 ACEI 或 ARB,未达标者可联合钙通道阻滞药或利尿剂;③高血压合并窦性心动过速,年龄在 50 岁以下者,宜用 β 受体拮抗药;④高血压合并心肌梗死,首选 β 受体拮抗药联合 ACEI 或 ARB,小剂量使用避免低血压;⑤高血压合并心绞痛,宜用 ACEI 或 ARB、钙通道阻滞药、β 受体拮抗药,三者可相互联用;⑥高血压危象及脑病时,初始静脉给药以迅速平稳血压,可选用硝普钠、二氮嗪,也可用高效利尿药如呋塞米等,再使用口服药物并将静脉用药逐渐减量至停用;⑦老年高血压,上述一线药物均可应用,避免使用能引起直立性低血压的药物(大剂量利尿药、α 受体拮抗药等)和影响认知能力的药物(如可乐定等);⑧舒张期高血压,可选用卡维地洛。另外,已患心血管疾病患者及具有某些危险因素的患者,应考虑给予阿司匹林及他汀类药物,降低心血管疾病复发及死亡风险。

3. 抗高血压药的联合应用 抗高血压药联合应用的目的是增加降压疗效,加强对靶器官的保护,减少不良反应。当一种抗高血压药无效时,可改用作用机制不同的另一种抗高血压药,不宜联合应用 ACEI 和 ARB。单一药物有较好反应,但降压未达到目标,可采用联合用药。联合用药应从小剂量开始,并应采用作用机制不同的药物,以提高疗效、减少不良反应,如 ACEI 或 ARB 加用小剂量噻嗪类利尿药,可拮抗噻嗪类利尿药长期应用所致的低血钾等不良反应,并且其协同作用有利于改善降压效果;又如 β 受体拮抗药与肼屈嗪合用,β 受体拮抗药减慢心率、抑制肾素分泌,可取消肼屈嗪加快心率与促进肾素分泌作用。联合用药一般采用二联用药,目前常用的四类药物(ACEI/ARB、二氢吡啶类钙通道阻滞药、β 受体拮抗药、利尿药)中,任何两类药物联用都是可行的,其中推荐应用的是二氢吡啶类和其他三种联用,以及噻嗪类利尿药与 ACEI 或 ARB 联用。二联用药无效,则三联用药,常用三联组合是二氢吡啶类、ACEI 或 ARB、噻嗪类利尿药。四联用药主要用于难治性高血压患者,在三药联合的基础上加入第四种药物 β 受体拮抗药、醛固酮受体拮抗药、氨苯蝶啶、可乐定等。

4. 平稳降压 药物一般宜从小剂量开始,逐步增量,达到满意效果后改维持量以巩固疗效,避免降压过快、剧烈,以免造成重要器官灌流不足等。血压不稳定可导致器官损伤。因此,必须在降低血压的同时使血压平稳,提倡使用长效抗高血压药以减小血压波动性,保证药物的降压谷/峰值大于 50%。此外,高血压治疗应需长期系统用药,不宜中途随意停药,更换药物时亦应逐步替代。

5. 个体化治疗 高血压治疗应个体化,主要根据患者的年龄、性别、种族、病情程度、并发症等情况制定治疗方案,维持和改善患者的生存质量,延长寿命。高血压的发生发展具有不同类型和个体特征,作用靶点(受体或酶)受遗传因素影响存在多态性,使得个体对药物的反应千差万别。因此,需要依赖疾病基因组和药物基因组分析,揭示不同人群(个体)的分子和表型特征,制定不同类型高血压患者的个体化选药方案。在选药个体化的同时,剂量的个体化也非常重要,因不同患者或同一患者在不同病程时期,所需剂量不同,或由于药物可能存在遗传代谢、转运多态性,不同患者病情相似,但所需剂量不同,宜根据"最好疗效、最少不良反应"的原则,对每一位患者选择最适宜剂量。

本 章 小 结

药物类别及 代表药物	药理作用	临床应用	不良反应
肾素-血管紧张素 系统抑制药			
血管紧张素转换 酶抑制药	抑制循环及局部组织中的 ACE,使 Ang Ⅱ 生成减少,缓激肽的降解减少,血管扩张而产生降压效应	各型高血压 肾性 原发性 各病程高血压 高血压伴有 心力衰竭 慢性肾病 糖尿病 心肌梗死后	刺激性干咳 血管神经性水肿 高钾血症 肾功能损害

续表

药物类别及代表药物	药理作用	临床应用	不良反应
血管紧张素Ⅱ受体阻滞药	阻断 Ang Ⅱ 与 AT_1 结合,阻滞 Ang Ⅱ 收缩血管作用,降低外周阻力,使血压下降	同血管紧张素转换酶抑制药	无干咳 其余同血管紧张素转换酶抑制药
直接肾素抑制药			
阿利吉仑	竞争性结合肾素活性位点,抑制血管紧张素原向 Ang Ⅰ 的转化	单纯性高血压 高血压肥胖 高血压伴糖尿病	不良反应轻微
钙通道阻滞药	阻滞 Ca^{2+} 通道,抑制细胞外 Ca^{2+} 内流,松弛血管平滑肌,降低外周阻力,使血压下降	各型高血压,尤其是低肾素性高血压	眩晕、低血压、心悸、踝部水肿
肾上腺素受体拮抗药			
β受体拮抗药	拮抗心脏 $β_1$ 受体,降低心输出量;拮抗肾小球旁器的 $β_1$ 受体,减少肾素分泌,从而抑制肾素-血管紧张素系统活性;拮抗中枢 β 受体,使外周交感神经活性降低;拮抗外周去甲肾上腺素能神经末梢突触前膜 $β_2$ 受体,抑制正反馈调节作用,减少去甲肾上腺素释放;促进 PGI_2 生成	青年性高血压(高肾素和高排出量) 　合并心律失常 　合并心绞痛、心肌梗死 　合并慢性心功能不全	抑制心功能 抑制心脏传导 诱发支气管哮喘 影响脂类和糖代谢 停药反应
$α_1$ 受体拮抗药	拮抗 $α_1$ 受体,扩张小动脉及静脉血管,使外周阻力降低,血压下降	各型高血压 　高肾素高血压 　合并前列腺肥大者 　合并肾功能不全 　合并慢性心力衰竭	首剂效应 直立性低血压 水钠潴留
α 和 β 受体拮抗药			
拉贝洛尔	拮抗 β 和 $α_1$ 受体,使外周阻力降低,血压下降	各型高血压 静脉注射治疗高血压危象	无严重不良反应
卡维地洛	拮抗 β 和 $α_1$ 受体,使外周阻力降低,血压下降 具有抗氧化和钙阻滞作用 降低空腹血糖,升高胰岛素敏感性	舒张期血压升高为主的轻中度高血压或伴有肾功能不全、糖尿病的高血压以及充血性心力衰竭	与普萘洛尔相似,但不影响血脂代谢
中枢降压药			
可乐定	激动延髓孤束核次一级神经元 $α_{2A}$ 受体和延髓头端腹外侧区咪唑啉 I_1 受体,减少血管运动中枢交感冲动,使外周交感神经活性降低,降低外周血管阻力和心输出量,从而产生降压作用	用于中度高血压 　肾性高血压 　合并溃疡病者	口干、嗜睡、停药反应(血压升高,心悸) 水钠潴留
利美尼定 莫索尼定	激动延髓头端腹外侧区咪唑啉 I_1 受体,减少血管运动中枢交感冲动,使外周交感神经活性降低,降低外周血管阻力和心输出量,从而产生降压作用	同可乐定	口干、嗜睡、头晕等,无直立性低血压和停药反跳现象

（张雪梅）

第十七章

抗心律失常药

学习要求

1. **掌握** 抗心律失常药的药物分类、作用机制、临床应用、主要不良反应和禁忌证。
2. **熟悉** 心律失常的发生机制及抗心律失常药的临床用药原则。
3. **了解** 心律失常的电生理学基础。

心律失常(arrhythmia)主要是心动节律和频率的异常。心律正常时心脏协调而有规律地收缩、舒张,顺利地完成泵血功能。心律失常时心脏泵血功能发生障碍,影响全身器官的供血。某些类型的心律失常如心室颤动,可危及生命,必须及时纠正。心律失常的治疗方式有药物治疗和非药物治疗(起搏器、电复律、导管消融和手术等)两类。药物治疗在抗心律失常方面发挥了重要作用,但抗心律失常药又存在致心律失常(proarrhythmia)的潜在毒副作用。掌握心脏电生理特征、心律失常的发生机制和药物作用机制是正确合理应用抗心律失常药的前提和基础。

(一) 正常心脏电生理特性

正常的心脏冲动起自窦房结,顺序经过心房、房室结、房室束及浦肯野纤维,最后到达心室肌,引起心脏的节律性收缩。心脏活动依赖于心肌正常电活动,而心肌细胞动作电位(action potential,AP)的整体协调平衡是心脏电活动正常的基础。单个心肌细胞动作电位特性又取决于各种跨膜电流的平衡状态。不同部位的心肌细胞其动作电位不完全一样(图 17-1)。按心肌细胞动作电位除极化速度的快慢及产生动作电位机制的不同,可将心肌细胞分为快反应细胞和慢反应细胞两大类。

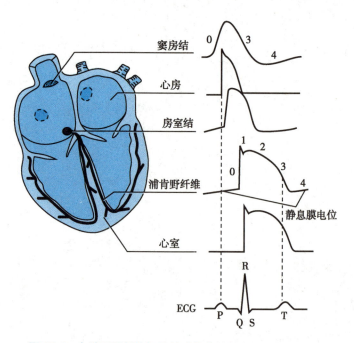

图 17-1 心脏不同部位细胞的动作电位特征与心电图关系

快反应细胞:快反应细胞包括心房肌细胞、心室肌细胞和浦肯野细胞。其动作电位 0 相除极由钠电流介导,除极速度快、振幅大。浦肯野细胞动作电位时程中的参与电流见图 17-2。

慢反应细胞:慢反应细胞包括窦房结和房室结细胞,其动作电位 0 相除极由 L 型钙电流($I_{Ca(L)}$)介导,除极速度慢、振幅小。慢反应细胞的动作电位是内向电流和外向电流相互消长的结果,静息膜电位不稳定,容易产生自动除极化,故自律性高。窦房结细胞动作电位时程中的参与电流见图 17-3。

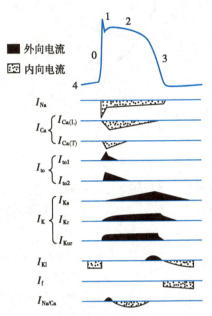

图 17-2　浦肯野细胞动作电位时程中的参与电流

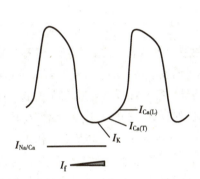

图 17-3　窦房结细胞动作电位时程中的参与电流

多种内向和外向电流参与心肌细胞的动作电位时程,任一通道电流发生变化均可引起动作电位特征改变,进而影响心脏的电生理特性——自律性、传导性和兴奋性。现有抗心律失常药影响的离子电流主要有钠电流(I_{Na})、L 型钙电流($I_{Ca(L)}$)、起搏电流(I_f)、快速激活的延迟整流钾电流(I_{Kr})、缓慢激活的延迟整流钾电流(I_{Ks})、超快速激活的延迟整流钾电流(I_{Kur})。

心脏的自律细胞主要有窦房结细胞、房室结细胞和希-浦细胞,可自动发生节律性兴奋。自律性的产生源于动作电位 4 相自动除极化,快反应自律细胞 4 相自动除极化主要由 I_f 决定(图 17-2),慢反应自律细胞 4 相自动除极化则由 I_K 逐渐减小,而 I_f、$I_{Ca(T)}$、$I_{Ca(L)}$ 逐渐增强所致(图 17-3)。影响自律性的因素主要有动作电位 4 相除极速率、动作电位阈值、静息膜电位绝对值和动作电位时程。兴奋可沿心肌细胞膜扩布并向周围心肌细胞传导。传导速度由动作电位 0 相除极速率和幅度决定,因此 I_{Na}、$I_{Ca(L)}$ 分别对快反应细胞和慢反应细胞的传导性起决定作用。

(二)心律失常的发生机制

冲动形成异常和/或冲动传导异常均可导致心律失常发生。心肌组织内形成折返、心肌细胞自律性增高和出现后除极是心律失常发生的主要机制。此外,长 Q-T 间期综合征也是临床常见的心律失常类型。

1. 折返(reentry)　是指冲动下传后,又沿另一环形通路折回,再次兴奋已兴奋过的心肌,是引发快速型心律失常的重要机制之一,其形成过程见图 17-4。心肌传导功能障碍是诱发折返的重要原因。折返环路中通常存在单向传导阻滞区,冲动不能正常通过该区域从近端下传,却可使周围正常心肌顺序除极化,当冲动到达单向传导阻滞区远端时可缓慢逆向通过该区到达其近端,此时相邻心肌已恢复其反应性并可在该冲动作用下再次兴奋,从而形成折返。发生于房室结或房室之间的折返表

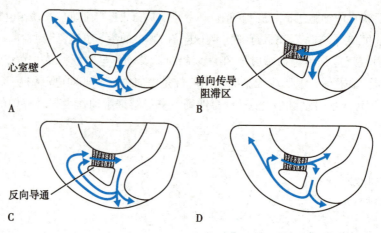

图 17-4　折返形成机制

A. 正常传导过程　B. 传导减慢并发生单向传导阻滞　C. 传导阻滞区反向导通　D. 折返形成

现为阵发性室上性心动过速;发生于心房内,则可表现为心房扑动或心房颤动;若心室中存在多个折返环路,则可诱发心室扑动或颤动。若心脏存在房室连接旁路,在心房、房室结和心室间形成折返,则可引起预激综合征(Wolff-Parkinson-White syndrome,WPW syndrome)。

2. 自律性升高　交感神经活性增高、低血钾、心肌细胞受到机械牵张均可使动作电位 4 相斜率增加,导致自律细胞自律性升高。而缺血、缺氧则可使非自律心肌细胞出现异常自律性,这种异常兴奋向周围组织扩布可引起心律失常。

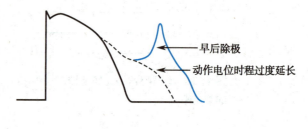

3. 后除极(after-depolarization)　某些情况下,心肌细胞在一个动作电位后产生一个提前的除极化(图 17-5),称为后除极,后除极的扩布可诱发心律失常。后除极有两种类型:

(1) 早后除极(early after-depolarization,EAD):是一种发生在完全复极之前的后除极,常发生于复极 2 期或 3 期,动作电位时程过度延长时

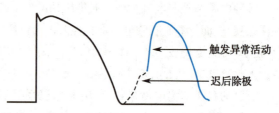

图 17-5　心肌细胞的早后除极和迟后除极

易于发生。延长动作电位时程的因素如药物、胞外低血钾等都可能诱发早后除极。早后除极所致心律失常以尖端扭转型室性心动过速(torsade de pointes)常见。

(2) 迟后除极(delayed after-depolarization,DAD):是细胞内钙超载情况下,发生在动作电位完全或接近完全复极时的一种短暂的振荡性除极。细胞内钙超载时,激活钠 - 钙交换电流(Na^+-Ca^{2+} exchanger),泵出 1 个 Ca^{2+},泵入 3 个 Na^+,表现为内向电流,引起膜除极化,当达到钠通道激活电位时,引起新的动作电位。诱发迟后除极的因素有强心苷中毒、心肌缺血、细胞外高钙等。

4. 长 Q-T 间期综合征(long Q-T syndrome,LQTS)　LQTS 表现为心电图 Q-T 间期延长,出现尖端扭转型室性心动过速并突发晕厥甚至猝死。LQTS 分为遗传性 LQTS(congenital LQTS)和获得性 LQTS(acquired LQTS)两类。遗传性 LQTS 是由基因缺陷引起的心肌复极异常疾病,获得性 LQTS 主要由某些药物的副作用或体内电解质失衡引起。临床上使用延长 Q-T 间期的药物可能致获得性 LQTS,其原因与药物直接或间接过度抑制 hERG 通道(I_{Kr})相关。其他非心血管系统的药物也可引起获得性 LQTS,如治疗急性早幼粒细胞白血病的有效药物三氧化二砷(As_2O_3),对 hERG 通道具有明显抑制作用,还可影响$I_{Ca(L)}$和内向整流钾电流(I_{K1}),从而使心肌复极减慢,Q-T间期延长,引起严重心律失常。

第一节　抗心律失常药的作用机制及分类

一、抗心律失常药的作用机制

心律失常发生的原因是冲动形成异常或冲动传导异常或两者兼有,因此,心律失常的治疗目的是减少异位起搏活动(异常自律性增高或后除极)、调节折返环路的传导性或有效不应期以消除折返。抗心律失常药通过直接或间接影响心脏的多种离子通道而发挥抗心律失常作用,同时,这些药物也具有潜在的致心律失常作用。当酸中毒、高血钾、心肌缺血或心动过速时,即使治疗浓度的抗心律失常药,也可诱发心律失常。

抗心律失常药的基本作用机制如下:

(一) 降低自律性

抗心律失常药可通过降低动作电位4相斜率、提高动作电位的发生阈值、增加静息膜电位绝对值(最大舒张电位)、延长动作电位时程等方式降低异常自律性(图17-6)。

1. 降低动作电位4相斜率　自律细胞4相除极斜率主要由I_f决定,细胞内cAMP水平升高可引起I_f增大,使自动除极速率加快。β受体拮抗药可降低细胞内cAMP水平而减小I_f,从而降低动作电位4相斜率。

2. 提高动作电位的发生阈值　钠通道阻滞药通过阻滞钠通道提高快反应细胞动作电位的发生阈值;钙通道阻滞药通过阻滞钙通道提高慢反应细胞动作电位的发生阈值。

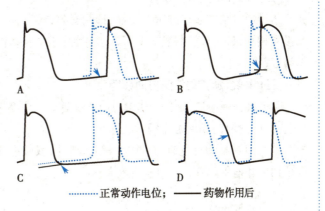

┈┈┈┈正常动作电位；──────药物作用后

图17-6　降低自律性的4种方式
A. 降低4相斜率　B. 提高阈电位　C. 增加静息膜电位绝对值　D. 延长动作电位时程

3. 增加静息膜电位绝对值　腺苷和乙酰胆碱分别通过G蛋白偶联的腺苷受体和乙酰胆碱受体,激活乙酰胆碱敏感性钾通道,促进钾离子外流,增加静息膜电位绝对值。

4. 延长动作电位时程　钾通道阻滞药通过阻滞钾外流而延长动作电位时程。

(二) 减少后除极

1. 减少早后除极　早后除极的发生与动作电位时程过度延长有关,缩短动作电位时程的药物可减少早后除极。

2. 减少迟后除极　迟后除极的发生与细胞内钙超载有关,钙通道阻滞药通过抑制细胞内钙超载而减少迟后除极,钠通道阻滞药可抑制迟后除极的0相去极化。

(三) 消除折返

1. 抑制传导　钙通道阻滞药和β受体拮抗药可减慢房室结传导,消除房室结折返所致的室上性心动过速。

2. 延长有效不应期　钠通道阻滞药和钾通道阻滞药可延长快反应细胞的有效不应期,钙通道阻滞药和钾通道阻滞药可延长慢反应细胞的有效不应期。

二、抗心律失常药的分类

根据药物的主要作用通道和电生理特点,Vaughan Williams 分类法将众多抗快速型心律失常药归纳成四大类:

(一) Ⅰ类:钠通道阻滞药

根据对钠通道阻滞强度和阻滞后通道的复活时间常数($\tau_{recovery}$)将其分为三个亚类,即 Ⅰa 类、Ⅰb 类、Ⅰc 类。

1. **Ⅰa 类**　$\tau_{recovery}$ 1~10 秒,适度阻滞钠通道,降低动作电位 0 期除极速率,不同程度地抑制心肌细胞钾及钙通道,延长复极过程,尤其显著延长有效不应期。如奎尼丁、普鲁卡因胺等。

2. **Ⅰb 类**　$\tau_{recovery}$<1 秒,轻度阻滞钠通道,轻度降低动作电位 0 期除极速率,降低自律性,缩短或不影响动作电位时程。如利多卡因、苯妥英钠、美西律等。

3. **Ⅰc 类**　$\tau_{recovery}$>10 秒,明显阻滞钠通道,显著降低动作电位 0 期除极速率及幅度,明显减慢传导。如普罗帕酮、氟卡尼等。

(二) Ⅱ类:β 受体拮抗药

药物通过拮抗心肌细胞 β 受体,抑制交感神经兴奋所致的起搏电流、钠电流和 L 型钙电流增加,减慢 4 相舒张期自动除极速率,降低自律性;还减慢动作电位 0 相除极速率,减慢传导速度。代表药物为普萘洛尔等。

(三) Ⅲ类:延长动作电位时程药

阻滞多种钾通道,延长动作电位时程和有效不应期。代表药物为胺碘酮、索他洛尔等。

(四) Ⅳ类:钙通道阻滞药

主要抑制 L 型钙电流,降低窦房结自律性,减慢房室结传导性,抑制细胞内钙超载。代表药物为维拉帕米和地尔硫䓬。

第二节　常用抗心律失常药

一、Ⅰ类——钠通道阻滞药

Ⅰa类

奎尼丁 quinidine

奎尼丁是从金鸡纳(*Cinchona ledgeriana*)树皮中分离出的一种生物碱,为奎宁的右旋体,是 Ⅰa 类代表药物。

【药动学】　本药口服后吸收快而完全,经 1~2 小时血药浓度达高峰,生物利用度为 70%~80%。血浆蛋白结合率约 80%,组织中药物浓度较血药浓度高 10~20 倍,心肌浓度尤高。体内表观分布容积为 2~3L/kg,$t_{1/2}$ 为 5~7 小时,有效血药浓度为 2~5μg/ml,超过 6μg/ml 易引起毒性反应。本药主要经过 CYP450 氧化代谢,其羟化代谢产物仍有药理活性。其代谢产物及原型均经肾排泄,其中原型占排泄量的 10%~25%。

【药理作用】　奎尼丁与心肌细胞膜钠通道蛋白结合并阻滞钠内流。低浓度即可阻滞 I_{Na}、I_{Kr},高浓度尚具有阻滞延迟外向整流钾电流(I_{Ks})、内向整流钾电流(I_{K1})、瞬时外向电流(I_{to})及 L 型钙电流($I_{Ca(L)}$)作用。该药对 I_{Kr} 的抑制作用有利于防止房颤发生。奎尼丁几乎可以抑制所有自律细胞的舒张期自动除极,因此,奎尼丁是一种广谱抗心律失常药。此外,该药还具有明显的抗胆碱作用和拮抗外周血管 α 受体作用。

（1）降低自律性：奎尼丁阻滞钠通道可提高兴奋阈值，降低浦肯野纤维的自律性及心肌工作细胞的异常自律性，对正常窦房结影响较小。对病窦综合征者则明显降低其自律性。

（2）减慢传导：奎尼丁能降低心房肌、心室肌、浦肯野纤维等的 0 相上升最大速率，因而减慢传导速度。此药的抗胆碱作用虽减慢心房肌的传导性，但却加快房室结的传导性。应用奎尼丁治疗心房扑动或心房颤动时，由于房室结的传导加快，可能出现心室率加快，所以在应用奎尼丁前先服用强心苷类药物，抑制房室结传导，以防止心室率过快。奎尼丁减慢传导的作用还能使单向传导阻滞变为双向传导阻滞，消除折返激动引起的心律失常。

（3）延长有效不应期：奎尼丁延长不应期主要是阻滞钾通道，减少 K$^+$ 外流，延长心房、心室、浦肯野纤维的动作电位时程（action potential duration，APD）和有效不应期（effective refractory period，ERP）。心电图显示 Q-T 间期延长。该药有负性频率作用，可使心率减慢，此作用尤为明显，这是该药致心律失常机制之一。心肌局部缺血时，由于浦肯野纤维的不应期缩短或不一致，造成邻近细胞复极不均一而形成折返，奎尼丁延长有效不应期并使其均一化，从而消除折返激动引起的心律失常。此外，该药还可减少 Ca^{2+} 内流，具有负性肌力作用。

【临床应用】　临床主要用于治疗多种快速型心律失常。适用于房颤、房扑、室上性和室性心动过速的转复和预防，以及频发室上性和室性期前收缩的治疗，是最重要的心律失常转复药物。

【不良反应】

（1）恶心、呕吐、腹泻等胃肠道反应是常见的不良反应。

（2）促心律失常是本药最严重的不良反应。

（3）奎尼丁心脏毒性较为严重，中毒浓度可致房室及室内传导阻滞，由于浦肯野纤维出现异常自律性造成室性心动过速或室颤。奎尼丁晕厥（quinidine syncope）或猝死是偶见的严重不良反应，发作时患者意识突然丧失，伴有惊厥，出现阵发性心动过速，甚至室颤而死。

（4）"金鸡纳反应"（cinchonic reaction），表现为头痛、头晕、耳鸣、腹泻、恶心、视力模糊等症状，是少见的不良反应。

（5）此外，奎尼丁拮抗 α 受体，能使血管扩张，减弱心肌收缩力，可引起低血压。每次服用本药前应检查血压和心率变化。

【禁忌证】　Ⅱ度以上的房室传导阻滞、病态窦房结综合征、Q-T 间期延长、低血压和严重的肝肾功能损害禁用此药。

【药物相互作用】

（1）本药与其他抗心律失常药合用可使作用相加。

（2）与地高辛合用，使后者肾清除率降低而增加其血药浓度。

（3）与双香豆素、华法林合用，竞争与血浆蛋白结合，使后者抗凝血作用增强。

（4）肝药酶诱导剂苯巴比妥能加速奎尼丁在肝中的代谢，缩短其血浆半衰期。

（5）奎尼丁减慢三环类抗抑郁药、可待因在肝脏的代谢；西咪替丁、钙通道阻滞药减慢奎尼丁在肝脏的代谢。

（6）能使尿液碱化的药物可增加肾小管对本药的重吸收。

普鲁卡因胺 procainamide

【药动学】　口服吸收迅速而完全，1 小时血药浓度达高峰。肌内注射 0.5~1 小时或静脉注射 4 分钟血药浓度即达峰值。生物利用度约 80%。约 20% 与血浆蛋白结合，体内分布广，但不易进入脑组织，表观分布容积为 2L/kg。$t_{1/2}$ 为 3~4 小时。本药在肝代谢为仍具活性的 N-乙酰普鲁卡因胺（N-acetylprocainamide，NAPA），NAPA 也具有抗心律失常作用，但与母药在电生理学上有不同的特性，它基本不阻滞钠通道，而延长动作电位时程的作用与普鲁卡因胺相当。

【药理作用】　该药对心肌的直接作用与奎尼丁相似,但无明显拮抗胆碱及 α 肾上腺素受体作用。该药抑制浦肯野纤维的自律性,治疗浓度能降低快反应细胞动作电位 0 相上升最大速率与振幅,因而减慢传导速度,使单向传导阻滞变为双向传导阻滞而取消折返激动。该药以抑制房室结以下传导为主,对房性心律失常作用较差。延长大部分心脏组织的动作电位时程和有效不应期。

【临床应用】　临床上主要用于治疗室性心动过速,作用比奎尼丁快,静脉注射或滴注用于抢救危急病例。对室上性心律失常也有效,但不作为首选药。

【不良反应】　口服可有胃肠道反应,静脉给药可引起低血压。大剂量有心脏抑制作用。过敏反应较常见,如皮疹、药热、白细胞减少、肌痛等。中枢不良反应为幻觉、精神失常等。长期应用,少数患者出现红斑狼疮综合征。

【注意事项】　用药时(口服或注射)要连续观察血压和心电图变化,肾功能不全时应减量。

Ⅰb 类

利多卡因 lidocaine

利多卡因是具有局部麻醉作用的抗心律失常药,主要用于治疗室性心律失常。

【药动学】　口服后吸收良好,但肝脏首过效应明显,故需经静脉注射给药,静脉注射给药作用迅速,仅维持 20 分钟左右。该药在血中有 70% 与血浆蛋白结合,体内分布广泛,表观分布容积为 1L/kg。该药主要在肝中代谢,$t_{1/2}$ 为 2 小时,经肾排泄,原型占总量的 10%。

【药理作用】　利多卡因抑制浦肯野纤维和心室肌细胞的 Na^+ 内流,促进 K^+ 外流。该药对 $I_{K(ATP)}$ 通道也有明显抑制作用。

(1)降低自律性:利多卡因减小动作电位 4 相除极斜率,提高兴奋阈值,降低心肌自律性。治疗剂量能降低浦肯野纤维的自律性,对窦房结没有影响,仅在其功能失常时才有抑制作用。

(2)传导性:利多卡因对传导速度的影响比较复杂,治疗浓度对希 - 浦系统的传导速度没有影响,但在细胞外 K^+ 浓度较高时则能减慢传导。在心肌梗死区缺血的浦肯野纤维,此药可抑制其 Na^+ 内流,减慢传导,防止折返激动发生。相反,如果细胞外低血钾或心肌组织损伤使心肌部分除极化时,利多卡因可促进 3 期 K^+ 外流,胞内电位负值增大,0 相除极速率和幅度增加而加速传导,可改善单相传导阻滞而中止折返激动。高浓度时,利多卡因明显抑制 0 相上升速率而减慢传导。

(3)动作电位时程和有效不应期:利多卡因缩短浦肯野纤维及心室肌的动作电位时程和有效不应期,且缩短动作电位时程更为显著,故相对延长有效不应期。

【临床应用】　临床上主要用于各种室性心律失常的治疗,如急性心肌梗死或强心苷中毒所致室性心动过速或室颤。亦可用于心肌梗死急性期,以预防心室颤动的发生。此药对室上性心律失常效果较差。

【不良反应】　不良反应主要表现为中枢神经系统症状,肝功能不全患者静脉注射过快,可出现头昏、嗜睡或激动不安、感觉异常等。剂量过大可引起心率减慢、房室传导阻滞和低血压。眼球震颤是利多卡因毒性反应的早期信号。不良反应的发生多与剂量有关,减量或停药可以避免毒性的进一步进展。

【禁忌证】　利多卡因可诱发癫痫发作,有癫痫病史者禁用。二、三度房室传导阻滞、显著心动过缓、严重的低血压和严重的充血性心力衰竭者禁用。

【药物相互作用】　与西咪替丁和普萘洛尔合用,可增加利多卡因的血药浓度;与奎尼丁合用可以引起窦性停搏;与普鲁卡因胺合用有拮抗作用,且易出现精神症状;与胺碘酮合用后可加重传导阻滞或引起窦性停搏。

苯妥英钠 phenytoin sodium

苯妥英钠为乙内酰脲类抗癫痫药,现已成为治疗强心苷中毒所致快速型心律失常的首选药。

【**药动学**】　口服吸收慢而不完全,8~12 小时达高峰。有效血药浓度为 5~20μg/ml。生物利用度为 60%~80%,血浆蛋白结合率约 80%,主要在肝脏水解灭活,经肾脏排泄。能透过胎盘,进入乳汁。

【**药理作用**】　对心肌电生理学作用类似利多卡因,仅对希 - 浦系统有影响。降低正常及部分除极的浦肯野纤维 4 相自发除极速率,降低其自律性。促进 K⁺ 外流,缩短动作电位时程和有效不应期,相对延长有效不应期。苯妥英钠对窦房结传导性无明显影响,但增加房室结 0 相除极速率,加快其传导,可对抗强心苷中毒所致房室传导阻滞。苯妥英钠还可加快强心苷中毒引起的浦肯野纤维 0 期除极减慢,改善其传导。苯妥英钠对心房、心室的异位节律点有抑制作用,提高房颤与室颤的阈值,且可直接抑制强心苷中毒所致的迟后除极。

【**临床应用**】　主要适用于强心苷所致的室性和室上性心律失常,特别对强心苷中毒引起的室性心律失常有效。对房扑、房颤和室上性心律失常也有效,但治疗房扑、房颤时须注意该药可改善房室结传导而加快心室率。苯妥英钠亦可用于心肌梗死、心脏手术、心导管术等所引发的室性心律失常。

【**不良反应**】　快速静脉注射容易引起低血压,高浓度可引起心动过缓。中枢症状常见有头昏、眩晕、震颤、共济失调等,严重者出现呼吸抑制。

【**禁忌证**】　在低血压或心肌抑制时慎用。二、三度房室传导阻滞、窦性心动过缓者禁用。有致畸作用,孕妇禁用。

【**药物相互作用**】　肝药酶抑制剂异烟肼、氯霉素、西咪替丁可抑制苯妥英钠代谢,提高其血药浓度。而肝药酶诱导剂抗癫痫药卡马西平可加快苯妥英钠的清除,导致治疗失败。

美西律 mexiletine

美西律电生理作用与利多卡因相似。口服吸收迅速、完全,口服后 3 小时血药浓度达峰值,作用维持 8 小时,生物利用度为 90%,$t_{1/2}$ 为 12 小时。用于治疗室性心律失常,特别是对心肌梗死后急性室性心律失常有效。不良反应与剂量相关,早期可见胃肠道不适,长期口服可致神经症状,如震颤、共济失调、复视、精神失常等。房室传导阻滞、窦房结功能不全、心室内传导阻滞、有癫痫史、低血压和肝病者慎用。

Ic 类

普罗帕酮 propafenone

【**药动学**】　口服吸收完全,首过效应强,生物利用度低并呈剂量依赖性,口服后 2~3 小时作用达高峰,持续 6~8 小时以上。肝功能下降时也能增加药物的生物利用度。该药与血浆蛋白结合率高达 95%~97%,主要在肝脏代谢,99% 以代谢产物形式经尿排出。

【**药理作用**】　普罗帕酮具有细胞膜稳定作用,主要通过抑制 Na⁺ 内流而发挥作用。该药抑制 0 期及舒张期 Na⁺ 内流作用强于奎尼丁,减慢心房、心室和浦肯野纤维传导。降低浦肯野纤维自律性,延长动作电位时程和有效不应期,但对复极过程影响弱于奎尼丁。该药还有较弱的肾上腺素受体拮抗作用和钙通道阻滞作用。

【**临床应用**】　适用于室上性和室性心律失常的治疗。此外,该药还有轻度的负性肌力作用,该作用与剂量呈正比。

【**不良反应**】　此类药物严重的不良反应是促心律失常作用。心血管系统常见房室传导阻滞,加重充血性心力衰竭,还可引起直立性低血压等。由于其减慢传导程度超过延长有效不应期程度,易致折返,引发心律失常。肝肾功能不全时应减量。心电图 QRS 延长超过 20% 或 Q-T 间期明显延长者,宜减量或停药。心外不良反应常有恶心、呕吐、味觉改变、视觉障碍等。

【**禁忌证**】　心肌缺血、心功能不全和室内传导障碍者慎用或禁用。

【药物相互作用】　本药一般不宜与其他抗心律失常药合用,以避免相互作用加强而致心脏抑制。与地高辛合用时地高辛清除率降低,血药浓度升高,作用增强。与负性频率、负性肌力药物合用可使药物药效叠加,导致严重的心脏传导阻滞、低血压等不良反应。

二、Ⅱ类——β 受体拮抗药

β受体拮抗药能拮抗去甲肾上腺素能神经对心肌的β受体效应,同时具有阻滞钠通道和缩短复极过程的作用。表现为减慢4相舒张期除极速率而降低自律性,降低动作电位0相上升速率而减慢传导。常用的β受体拮抗药有普萘洛尔、阿替洛尔和美托洛尔等。

普萘洛尔 propranolol

【药动学】　口服吸收完全。肝脏首过效应强,生物利用度为30%。口服后2小时血药浓度达峰值,但个体差异大。血浆蛋白结合率达93%。该药主要在肝脏代谢,$t_{1/2}$为3~4小时,肝功能受损时明显延长。90%以上经肾排泄,尿中原型药仅占不到1%。

【药理作用】　普萘洛尔为非选择性β受体拮抗药,产生抗心律失常作用主要通过两个机制:①竞争性拮抗β受体,能有效抑制肾上腺素能β受体激活所介导的心脏生理反应,如心率加快、心肌收缩力增强、房室传导速度加快等;②抑制 Na^+ 内流,具有膜稳定作用。

(1) 自律性:降低窦房结、心房传导纤维及浦肯野纤维的自律性。在运动及情绪激动时,作用明显。也能降低儿茶酚胺所致的迟后除极。

(2) 传导速度:拮抗β受体的浓度并不影响传导速度,超过此浓度使血药浓度达100ng/kg以上,则有膜稳定作用,能明显减慢房室结及浦肯野纤维的传导速度,对某些必须应用大剂量才能见效的病例,这种膜稳定作用是参与治疗的机制之一。

(3) 动作电位时程和有效不应期:对房室结有效不应期有明显的延长作用,与减慢传导作用共同构成普萘洛尔抗室上性心律失常的作用基础。

【临床应用】　临床上主要用于室上性心律失常。对于交感神经兴奋性过高、甲状腺功能亢进及嗜铬细胞瘤等引起的窦性心动过速效果良好。与强心苷或钙通道阻滞药地尔硫草合用,控制房扑、房颤及阵发性室上性心动过速时的室性频率过快效果较好。心肌梗死患者应用本药,可减少心律失常的发生,缩小心肌梗死范围,降低死亡率。普萘洛尔还可用于由于运动或情绪激动所引发的室性心律失常,减少肥厚型心肌病所致的心律失常。对缺血性心脏病患者的室性心律失常亦有改善作用。

【不良反应】　可致窦性心动过缓、房室传导阻滞,并可能诱发心力衰竭和哮喘。产生低血压、精神压抑、记忆力减退。本药长期应用对脂质代谢和糖代谢有不良影响。突然停药可产生反跳现象,使冠心病患者发生心绞痛加重或心肌梗死。

【禁忌证】　严重窦性心动过缓、窦房传导阻滞、高度的房室传导阻滞、心源性休克患者禁用。高脂血症、糖尿病患者应慎用。

【药物相互作用】　西咪替丁使普萘洛尔的清除率显著降低,易导致毒性反应。

美托洛尔 metoprolol

美托洛尔是一种心脏选择性$β_1$受体拮抗药,为脂溶性药物,无内在拟交感活性和膜稳定性。口服吸收迅速而完全,生物利用度为40%左右。在血浆中以游离的形式存在,仅12%与血浆蛋白结合。乳汁中的浓度高于血浆。肾功能不全患者无须调整剂量,因为该药在尿中的排泄率不受年龄、剂量和肾功能的影响。临床上主要用于治疗高血压及冠心病、心绞痛,尤其是伴有窦性心动过速者。对心律失常也有一定的疗效。因为美托洛尔能够有效地通过血脑屏障,进入神经中枢,并能抑制交感中枢,起到中枢性抗心律失常的药物作用。不良反应较少。

艾司洛尔 esmolol

艾司洛尔是短效 β_1 受体拮抗药,具有心脏选择性,抑制窦房结及房室结的自律性、传导性。主要治疗室上性心律失常,降低心房扑动、心房颤动时的心室率。本药静脉注射后数秒钟起效,$t_{1/2}$ 为 9 分钟。不良反应有低血压、心肌收缩力减弱等。

三、Ⅲ类——延长动作电位时程药

Ⅲ类抗心律失常药又称钾通道阻滞药,减少 K^+ 外流,选择性延长动作电位时程,主要是延长心房肌、心室肌和浦肯野细胞动作电位时程和有效不应期,对动作电位幅度和除极化速率影响很小。包括胺碘酮、索他洛尔等。

胺碘酮 amiodarone

胺碘酮药理作用广泛,结构与甲状腺素相似,其抗心律失常作用及毒性反应与其作用于细胞核甲状腺素受体有关。

【药动学】 口服、静脉注射给药均可。口服吸收缓慢,6~8 小时血药浓度达高峰,生物利用度约40%。静脉注射 10 分钟后药物迅速分布到各组织器官中,表观分布容积达 70L/kg。该药主要在肝脏中代谢,$t_{1/2}$ 长达数周。血浆蛋白结合率达 95%。停药后作用可持续 4~6 周。

【药理作用】 胺碘酮对多种心肌细胞膜钾通道有抑制作用,如 I_{Kr}、I_{Ks}、I_{to}、I_{K1}、$I_{K(ACh)}$ 等,明显延长动作电位时程和有效不应期。对 Na^+ 通道及 Ca^{2+} 通道亦有轻度抑制作用,降低窦房结和浦肯野纤维的自律性、传导性。此外,胺碘酮尚有非竞争性拮抗 α、β 受体作用和扩张血管平滑肌作用,扩张冠状动脉,增加冠脉流量,减少心肌耗氧量。

【临床应用】 胺碘酮是广谱抗心律失常药,临床治疗心房扑动、心房颤动和室上性心动过速效果好,对预激综合征效果更佳。适用于对传统药物治疗无效的室上性心律失常。对室性心动过速、室性期前收缩亦有效。

【不良反应与注意事项】 常见心血管不良反应如窦性心动过缓、房室传导阻滞及 Q-T 间期延长,偶见尖端扭转型室性心动过速。本药长期应用可见角膜褐色微粒沉着,不影响视力,停药后微粒可逐渐消失。胺碘酮抑制外周 T_4 向 T_3 转化,少数患者发生甲状腺功能亢进或减退及肝坏死。个别患者出现间质性肺炎或肺纤维化。长期应用必须监测肺功能、进行肺部 X 线检查和定期监测血清 T_3、T_4。

【禁忌证】 有房室传导阻滞及 Q-T 间期延长者禁用本药,尖端扭转型室上性心动过速者禁用此药。

【药物相互作用】 胺碘酮是肝药酶 CYP3A4 的代谢底物,西咪替丁抑制 CYP3A4,增加胺碘酮血药浓度;利福平诱导 CYP3A4,降低胺碘酮血药浓度。胺碘酮也抑制其他肝脏代谢酶,故能增加相应底物如地高辛、华法林等的血药浓度。避免与 β 受体拮抗药或钙通道阻滞药合用,以防止加重心动过缓或房室传导阻滞。与排钾利尿药合用时,可增加低血钾所致的心律失常。与 Ⅰa 类药合用可加重 Q-T 间期的延长。

决奈达隆 dronedarone

是新型抗心律失常药,主要用于心房颤动和心房扑动患者维持窦性节律。结构与胺碘酮类似,但不含碘,对甲状腺等器官的毒性明显降低。决奈达隆可能增加严重心力衰竭和左心收缩功能不全患者的死亡风险。

索他洛尔 sotalol

是非选择性β受体拮抗药,并能抑制延迟整流钾电流。拮抗β受体,可降低自律性、减慢房室传导;阻滞 I_K,可延长心房、心室及浦肯野纤维的动作电位时程和有效不应期。口服吸收快,无首过效应,生物利用度达 90%~100%。与血浆蛋白结合少,在心、肝、肾浓度高。在体内不被代谢,几乎全部以原型经肾排出, $t_{1/2}$ 为 12~15 小时,老年人、肾功能不全者 $t_{1/2}$ 明显延长。临床治疗各种严重室性心律失常,维持心房颤动患者的窦性心律。对小儿室上性和室性心律失常也有效。不良反应较少,少数 Q-T 间期延长者偶可出现尖端扭转型室性心动过速。

四、Ⅳ类——钙通道阻滞药

此类药物品种繁多,主要用于抗高血压等。用于抗心律失常的钙通道阻滞药主要是维拉帕米、地尔硫䓬。钙通道阻滞药通过阻滞 L-型钙通道,使钙电流减小。该类药物降低窦房结、房室结细胞的自律性,减慢房室结传导速度,延长房室结细胞膜钙通道复活时间,延长其有效不应期。

维拉帕米 verapamil

【药理作用】 维拉帕米阻滞心肌 Ca^{2+} 通道,抑制 Ca^{2+} 内流,对钙通道作用呈现频率依赖性,并推迟失活钙通道的复活。对 I_{Kr} 有抑制作用,对 I_{Ks} 和快钠通道无明显作用,无膜稳定作用。窦房结、房室结对此药敏感。

(1) 自律性:此药可降低窦房结舒张期自动除极斜率,增加最大舒张电位,降低其自律性。虽然正常心房肌、心室肌、浦肯野纤维对此药不敏感,但当心肌缺血时致膜电位降低而转变为慢反应细胞时,应用钙通道阻滞药有一定的疗效。此外,也减少或取消后除极所引发的触发活动。

(2) 传导性:窦房结、房室结 0 期除极由钙内流介导,维拉帕米减慢 0 期上升最大速率而减慢窦房结、房室结传导性。此作用除可终止房室结的折返激动外,尚能防止心房扑动、心房颤动引起的心室率加快。

(3) 不应期:抑制钙离子内流、延长房室结的有效不应期,大剂量维拉帕米能延长浦肯野纤维的动作电位时程和有效不应期,对心房和心室肌有效不应期略缩短。

【临床应用】 临床治疗室上性和房室结折返激动引起的心律失常效果好,可以用于治疗原发性高血压、心绞痛和肥厚型心肌病。

【不良反应】 口服安全,可出现便秘、腹胀、腹泻、头痛、瘙痒等不良反应。静脉给药可引起血压降低、暂时窦性停搏。

【禁忌证】 二、三度房室传导阻滞、心功能不全、心源性休克患者禁用此药。老年人、肾功能低下者慎用。

【药物相互作用】 该药可提高地高辛的血药浓度。与β受体拮抗药或奎尼丁合用,可增加心脏毒性。

地尔硫䓬 diltiazem

【药理作用】 本药可抑制心肌 Ca^{2+} 通道,抑制 Ca^{2+} 内流,使窦房结和房室结的自律性以及传导性降低。松弛血管平滑肌,降低血压;还可有效扩张心外膜和心内膜下的冠状动脉,缓解心绞痛;通过减慢心率和降低血压减少心肌耗氧量。

【禁忌证】 低血压、心源性休克、严重心肌病、严重心力衰竭、严重心动过缓以及窦房结传导阻滞患者禁用。

【药物相互作用】 本药和β受体拮抗药合用耐受性良好,但左心功能不全及传导功能障碍患者应慎用此药。

第三节　其他抗心律失常药

随着人们对心律失常发生机制理解的不断深入，临床用于治疗心律失常的药物发生了明显改变。2018 年是沃恩·威廉斯(Vaughan Williams，1918—2016 年)诞辰 100 周年，牛津大学华人学者雷鸣在 *Circulation* 杂志上发表文章，在 Vaughan Williams 旧的抗心律失常药分类方法基础上，提出了一个更加详细、系统的抗心律失常药分类，包括 8 大类 32 种药物。新的抗心律失常药分类方法保留但修改了 Vaughan Williams 的 I 类，增加了一个 I d 类，包括最近所报告的晚期 Na^+ 电流($I_{Na,L}$)部分。II 类保留了 β 受体拮抗药，同时关注自主神经(通常是 G 蛋白介导的)信号转导进展。III 类已囊括大量随后发现的能够决定 APD 和不应期的钾通道种类。IV 类包括最近已被证明的与 Ca^{2+} 稳态相关的分子靶点和细胞生理学机制。根据其他目标引入新类，包括超极化激活环核苷酸门控通道(hyperpolarization-activated cyclic nucleotide-gated channel，HCN)、机械敏感的离子通道、控制细胞耦合的连接蛋白，以及影响结构重塑的长期信号转导过程的以分子为靶标的药物，如表 17-1。

表 17-1　新旧抗心律失常药分类方法对比

新的抗心律失常药分类方法			旧的抗心律失常药分类方法		
类别	子类	代表药物	类别	子类	代表药物
0 类：HCN 通道阻滞药		伊伐布雷定			
I 类：电压门控型钠通道阻滞药	I a 类	奎尼丁、丙吡胺	I 类：钠通道阻滞药	I a 类	奎尼丁、丙吡胺
	I b 类	利多卡因、美西律		I b 类	利多卡因、美西律
	I c 类	普罗帕酮、氟卡尼		I c 类	普罗帕酮、氟卡尼
	I d 类	雷诺嗪			
II 类：自主神经拮抗药和激活药	II a 类	非选择性 β 受体拮抗药：普萘洛尔 选择性 $β_1$ 受体拮抗药：美托洛尔	II 类：β 受体拮抗药		卡维地洛 普萘洛尔 美托洛尔
	II b 类	异丙肾上腺素			
	II c 类	阿托品			
	II d 类	卡巴胆碱、毛果芸香碱、地高辛			
	II e 类	腺苷，ATP；氨茶碱			
III 类：钾通道阻滞药和开放药	III a 类电压依赖性 K^+ 通道阻滞药	非选择性钾通道阻滞药：胺碘酮、决奈达隆	III 类：延长动作电位时程药		胺碘酮、索他洛尔、决奈达隆、多非利特
		Kv11.1 通道介导的快速钾通道阻滞药：多非利特、伊布利特、索他洛尔			
		Kv7.1 通道介导的慢速钾通道阻滞药			
		Kv1.5 通道介导的超快速钾通道阻滞药：维那卡兰			
		Kv1.4 和 Kv4.2 通道介导的瞬时外向钾通道阻滞药：替地沙米			
	III b 类	尼可地尔、吡那地尔			
	III c 类	正在接受监管审查的治疗心房颤动的阻滞药：BMS 914392			

续表

新的抗心律失常药分类方法			旧的抗心律失常药分类方法		
类别	子类	代表药物	类别	子类	代表药物
IV类:Ca²⁺ 调节药	IVa 类	膜表面钙通道阻滞药(非特异性):苄普地尔	IV类:钙通道阻滞药		维拉帕米、地尔硫䓬
		Cav1.2 和 Cav1.3 通道介导的 L 型钙通道阻滞药:维拉帕米、地尔硫䓬			
		Cav3.1 通道介导的 T 型钙通道阻滞药			
	IVb 类	SR RyR₂- 钙通道阻滞药氟卡尼、普罗帕酮			
		IP₃R- 钙通道阻滞药			
	IVc 类	内质网钙泵激活药			
	IVd 类	Na⁺-Ca²⁺ 交换减少			
	IVe 类	提高或降低细胞内 Ca²⁺ 结合蛋白的磷酸化水平			
V 类: 机械门控离子通道阻滞药		正在研究的阻滞药:N-(对戊基肉桂酰)邻氨基苯甲酸			
VI 类: 间隙连接通道阻滞药		正在研究的阻滞药:甘珀酸钠			
VII 类: 上游靶点调节药		血管紧张素转换酶抑制药:卡托普利、依那普利等			
		血管紧张素受体 II 阻滞药:氯沙坦、缬沙坦等			
		脂肪酸 ω-3:二十碳五烯酸、二十二碳六烯酸、二十二碳五烯酸			
		他汀类药物:阿托伐他汀等			

腺苷 adenosine

腺苷是一种广泛存在于全身的内源性核苷,腺苷通过腺苷受体发挥作用,腺苷受体可分为 A_1、A_{2A}、A_{2B} 和 A_3 四种亚型。

【药动学】 静脉注射起效迅速,其血浆 $t_{1/2}$ 极短,约 10 秒。该药可被体内大多数组织细胞所摄取,并被腺苷脱氨酶灭活。使用时需静脉快速注射给药,否则在药物到达心脏前即被灭活。

【药理作用】 腺苷为内源性嘌呤核苷酸,腺苷通过与特异性 G 蛋白结合,作用于腺苷受体,激活乙酰胆碱敏感钾通道,缩短心房肌的动作电位时程,使膜电位超极化。抑制窦房结传导,降低正常自律性。腺苷还抑制房室传导,延长房室结不应期,以上作用与 K^+ 外流的激活及 Ca^{2+} 内流的减少有关。腺苷对室性心律失常无明显作用。此外,其还有扩血管作用。

【临床应用】 临床主要用于迅速终止折返性室上性心律失常,其机制是引起短暂的房室传导阻滞。静脉注射速度过快可致短暂心脏停搏。治疗剂量下,多数患者会出现胸闷、呼吸困难。可用于房扑和房颤的诊断,而不是用于治疗,因为腺苷能引起一过性房室传导阻滞。此外,腺苷还有助于宽

QRS 波心动过速的鉴别诊断。

【不良反应】　常见的不良反应是短暂的心动过缓和低血压。面红、头痛、出汗和眩晕也常见。

【禁忌证】　严重哮喘和严重慢性阻塞性肺疾病患者禁用。老年人应慎用。

【药物相互作用】　合用腺苷摄取抑制剂双嘧达莫的患者,腺苷疗效增强。茶碱和咖啡因能拮抗腺苷受体,合用需加大腺苷的用药剂量。

第四节　抗心律失常药的合理应用

一、用药原则

抗心律失常药治疗的一般用药原则是:①先单独用药,然后联合用药;②以最小剂量取得满意的临床效果;③先考虑降低危险性,再考虑缓解症状;④减少药物的不良反应及致心律失常作用。

二、抗心律失常药合理选择

1. 窦性心动过速　应针对病因治疗,药物治疗可采用 β 受体拮抗药或维拉帕米。心功能不全患者首选洋地黄制剂。

2. 房性期前收缩　一般不需要药物治疗,若频繁发生,并引起阵发性房性心动过速,可用 β 受体拮抗药、维拉帕米、地尔硫䓬或使用 I 类抗心律失常药。

3. 心房扑动、心房颤动　转律用奎尼丁(宜先给予强心苷类)、普鲁卡因胺、胺碘酮,减慢心室率用 β 受体拮抗药、维拉帕米、强心苷类。转律后用奎尼丁、丙吡胺防止复发。

4. 阵发性室上性心动过速　这类心律失常多由房室结折返引起,故常用具有延长房室结不应期的药物。急性发作时宜首选维拉帕米,亦可选用强心苷类、β 受体拮抗药、腺苷等。慢性或预防发作可选用强心苷类、奎尼丁、普鲁卡因胺等。

5. 室性期前收缩　首选普鲁卡因胺、丙吡胺、美西律或其他 I 类抗心律失常药以及胺碘酮。心肌梗死急性期通常静脉滴注利多卡因。强心苷中毒者用苯妥英钠解救。

6. 阵发性室性心动过速　转律用利多卡因、丙吡胺、普鲁卡因胺、美西律、胺碘酮、奎尼丁,维持用药与治疗室性期前收缩相同。

7. 心室颤动　转律可选用利多卡因、普鲁卡因胺和胺碘酮。

本 章 小 结

药物类别及代表药物	作用机制	药动学	药理作用	临床应用	不良反应
Ia 类					
奎尼丁	阻滞钠通道	口服后吸收快而完全,$t_{1/2}$ 为 5~7 小时	降低自律性,减慢传导,延长有效不应期	快速型心律失常,房颤、房扑、室上性和室性心动过速的转复和预防	胃肠道反应,促心律失常,奎尼丁晕厥,"金鸡纳反应"
Ib 类					
利多卡因	阻滞钠通道	静脉注射给药作用迅速,仅维持 20 分钟左右	降低自律性,减慢传导,相对延长有效不应期	室性心律失常,急性心肌梗死或强心苷中毒所致室性心动过速或室颤	中枢神经系统症状,眼球震颤

续表

药物类别及代表药物	作用机制	药动学	药理作用	临床应用	不良反应
Ic 类					
普罗帕酮	阻滞钠通道	口服吸收完全,持续 6~8 小时以上	细胞膜稳定作用,减慢传导,降低自律性,延长动作电位时程和有效不应期	室上性和室性心律失常	促心律失常,恶心、呕吐、味觉改变、视觉障碍等
II 类					
普萘洛尔	拮抗 β 肾上腺素受体	口服吸收完全,2 小时血药浓度达峰值	细胞膜稳定作用,减慢传导,降低自律性,延长有效不应期	室上性心律失常	窦性心动过缓、房室传导阻滞,并可能诱发心力衰竭和哮喘
III 类					
胺碘酮	延长动作电位时程	口服吸收缓慢,静脉注射 10 分钟后药物迅速分布到各组织器官中	抑制钾通道,延长动作电位时程和有效不应期,降低自律性、传导性	广谱,心房扑动、心房颤动、室上性心动过速和预激综合征	窦性心动过缓、房室传导阻滞及 Q-T 间期延长,甲状腺、肝脏及肺功能异常
IV 类					
维拉帕米	阻滞钙通道	口服吸收迅速而完全,生物利用度低	减慢传导,降低自律性,延长有效不应期	室上性和房室结折返激动引起的心律失常	口服可出现便秘、腹胀、腹泻、头痛、瘙痒,静脉给药可引起血压降低、暂时窦性停搏
其他类					
腺苷	激动腺苷受体,激活乙酰胆碱敏感钾通道	静脉注射起效迅速,其血浆 $t_{1/2}$ 极短,约 10 秒	缩短动作电位时程,减慢传导,降低自律性	折返性室上性心律失常,诊断房扑和房颤	短暂的心动过缓和低血压,面红、头痛、出汗和眩晕

第十七章
临床用药案例

第十七章
目标测试

（张　勇）

第十八章

抗心力衰竭药

第十八章
教学课件

心力衰竭(heart failure)简称心衰,是指由于心脏的收缩功能和/或舒张功能发生障碍,不能将静脉回心血量充分排出心脏,导致静脉系统血液淤积,动脉系统血液灌注不足,从而引起心脏循环障碍症候群。此种障碍症候群通常伴有体循环和/或肺循环的被动性充血,故又称充血性心力衰竭。心力衰竭并不是一个独立的疾病,而是心脏疾病发展的终末阶段。心力衰竭发病率高、病死率高,已成为 21 世纪最重要的心血管疾病之一。

(一) 心力衰竭类型

1. 根据发生部位 分为左心力衰竭、右心力衰竭和全心力衰竭。左心力衰竭由左心室代偿功能不全所致,以肺循环淤血为特征,临床上较为常见。单纯的右心力衰竭主要见于肺源性心脏病及某些先天性心脏病,以体循环淤血为主要表现。左心力衰竭后肺动脉压力增高,使右心负荷加重,右心力衰竭继之出现,即为全心力衰竭。

2. 根据发生的时间和速度 分为急性心力衰竭和慢性心力衰竭。多数急性心力衰竭患者经住院治疗后症状部分缓解,而转为慢性心力衰竭;慢性心力衰竭患者常因各种诱因急性加重而需住院治疗。

3. 根据左心室射血分数(left ventricular ejection fraction,LVEF) 分为射血分数降低性心力衰竭(HFrEF),LVEF<40%,即传统概念中的收缩性心力衰竭;射血分数保留性心力衰竭(HFpEF),LVEF≥50%,通常存在左室肥厚或左房增大等充盈压升高,舒张功能受损,以前称为舒张性心力衰竭;中间范围射血分数心力衰竭(HFmrEF),LVEF 40%~49%,通常以轻度收缩功能障碍为主,同时伴有舒张功能不全的特点。

4. 按照病变程度分类 美国纽约心脏病学会(New York Heart Association,NYHA)按照患者症状的严重程度,将心功能不全分为四级:Ⅰ级(日常活动量、无症状)、Ⅱ级(日常活动量、有症状)、Ⅲ级(低于日常活动量、有症状)和Ⅳ级(安静状态下、有症状)。

(二) 心力衰竭时的生理病理

心力衰竭的生理病理机制主要是血流动力学障碍和神经内分泌系统的异常激活。血流动力学障碍表现为心输出量减少和肺循环或体循环淤血,其严重程度常与心力衰竭的症状和体征相一致。而神经内分泌系统在早期心脏排血量不足时全面激活,从而维持心脏泵血功能、血流动力学稳态及重要器官的血流灌注,起着重要的代偿作用;但随着时间的推移,这些神经体液机制的异常激活,成为加重心肌损伤、促进心肌重构和心力衰竭不断进展恶化的关键环节。在神经 - 体液调节机制中,最为重要的是交感 - 肾上腺髓质系统和肾素 - 血管紧张素系统(renin angiotensin aldosterone system,RAS)的激活(图 18-1)。

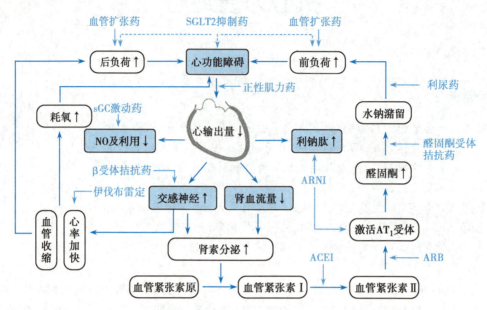

图 18-1　心力衰竭的生理病理机制和药物主要作用环节

1. 交感神经兴奋性增强　心功能不全时,心输出量减少可以激活颈动脉窦和主动脉弓的压力感受器,进而激活交感 - 肾上腺髓质系统,表现为交感神经活性升高,血浆儿茶酚胺浓度升高,作用于心肌 β 受体,增强心肌收缩力并提高心率,从而提高心输出量。但同时周围血管收缩,心脏后负荷增加及心率加快,均使心肌耗氧量增加。去甲肾上腺素还对心肌细胞有直接毒性作用,促使心肌细胞凋亡,参与心室重塑的病理过程。此外,交感神经兴奋还可使心肌应激性增强而有促心律失常作用。

2. RAS 激活　肾脏低灌流、交感神经系统兴奋和低钠血症等都可以激活 RAS,心肌收缩力增强,周围血管收缩维持血压,调节血液再分配,保证心、脑等重要脏器的血供,并促进醛固酮分泌,水钠潴留,增加体液量及心脏前负荷,起到代偿作用。但同时 RAS 激活促进心脏和血管重塑,加重心肌损伤和心功能恶化。

3. 利钠肽类增多　包括心钠肽(atrial natriuretic peptide,ANP)、脑钠肽(brain natriuretic peptide,BNP)和 C 型利钠肽(C-type natriuretic peptide,CNP)。ANP 主要由心房分泌,心房压力增高时释放;CNP 主要位于血管系统内,生理作用尚不明确;BNP 主要由心室肌细胞分泌,当心肌细胞受到刺激时,前体 pro-BNP 在活化酶的作用下裂解为无活性的 NT-proBNP 和活性 BNP,释放入血。心功能不全时,心肌细胞受牵拉后合成并释放 BNP/NT-proBNP,是心力衰竭的生物标记物。利钠肽类激素具有利钠排尿、扩张血管和抑制肾及醛固酮的作用。

另外,一氧化氮(nitric oxide,NO)、内皮素、缓激肽以及一些细胞因子、炎症介质等均参与慢性心力衰竭的病理生理过程。

(三) 心力衰竭的治疗原则和常用药物分类

1785 年,洋地黄开创了强心药治疗心力衰竭的先河;20 世纪 50 年代后,噻嗪类利尿药和袢利尿药开始用于临床,通过消除体液潴留来改善心力衰竭症状;60 年代末,血管扩张药短期应用可改善血流动力学;70 年代末,新型正性肌力药(主要是 β 受体激动药和磷酸二酯酶抑制药)应用于临床,但随后的随机对照临床试验发现它们虽然短期改善血流动力学,但长期不能改善预后,甚至增加死亡率。从 20 世纪 50 年代到 80 年代,心力衰竭常规治疗是强心、利尿、扩血管,这些措施虽能有效缓解症状,但既不能阻止病情发展,也不能有效降低死亡率。80 年代中期以来,神经 - 内分泌系统抑制药(血管紧张素转换酶抑制药 +β 受体拮抗药 + 醛固酮受体拮抗药)成为心力衰竭治疗的金三角。2014 年以来,里程碑式的随机对照试验(randomized controlled trial,RCT)研究支持多个新药陆续纳入治疗指南,心力衰竭治疗药物治疗迎来了新格局。急、慢性心力衰竭的治疗原则有所不同,急性心力衰竭需要尽快缓解症状,稳定血流动力学,降低死亡风险;而慢性心力衰竭则是长期的修复性策略,以抑制神经 - 体液系统的过度激活为主,延缓心室重塑,降低再入院率和病死率。目前主要的治疗策略和药物见图 18-1。

1. 神经 - 内分泌系统抑制药

(1) RAS 抑制药:①血管紧张素转换酶抑制药,如卡托普利、依那普利;②血管紧张素 Ⅱ 受体阻滞药,如缬沙坦;③血管紧张素受体 - 脑啡肽酶抑制药,如沙库巴曲缬沙坦;④醛固酮受体拮抗药,如螺内酯。

(2) β 受体拮抗药:如美托洛尔、卡维地洛。

2. 减轻心脏负荷药

(1) 利尿药:如氢氯噻嗪、呋塞米。

(2) 血管扩张药:如硝普钠、硝酸异山梨酯、肼屈嗪、哌唑嗪。

3. 正性肌力药

(1) 强心苷类:如地高辛。

(2) 其他正性肌力药:①β 受体激动药,如多巴胺、多巴酚丁胺;②磷酸二酯酶抑制药,如米力农;③钙增敏药,如左西孟旦。

4. 其他药物

(1) 钠 - 葡萄糖共转运蛋白 2 抑制药:如达格列净,恩格列净。

(2) 可溶性鸟苷酸环化酶激动药:如维立西呱。

(3) 抗心律失常药:如伊伐布雷定。

第一节　肾素 - 血管紧张素系统抑制药

阻断 RAS 的过度激活,是缓解心力衰竭症状、逆转心室重塑、改善心力衰竭预后,降低心力衰竭患者病死率的重要措施。推荐患者应用血管紧张素转换酶抑制药或血管紧张素 Ⅱ 受体阻滞药或血管紧张素受体 - 脑啡肽酶抑制药抑制 RAS,联合应用 β 受体拮抗药及在特定患者中应用醛固酮受体拮抗药的治疗策略,以降低心力衰竭的发病率和病死率。

一、血管紧张素转换酶抑制药

血管紧张素转换酶抑制药(angiotensin converting enzyme inhibitor,ACEI)是被证实能降低心力衰竭患者病死率的第一类药物,也是循证医学证据积累最多的药物,是公认的治疗心力衰竭的基石和首选药物。临床常用于治疗慢性心力衰竭的 ACEI 有卡托普利、依那普利、西拉普利、贝那普利、培哚普利、雷米普利及福辛普利等,它们的作用基本相似。在已完成的临床试验中,几种不同的 ACEI 并未显示对心力衰竭患者的存活率和症状改善有所不同。

【作用机制】

(1) 降低心脏后负荷:减弱了血管紧张素 Ⅱ(angiotensin Ⅱ,Ang Ⅱ)的收缩血管作用,降低外周阻力;抑制缓激肽的降解,缓激肽可促进 NO 和前列腺素 I_2(prostaglandin I_2,PGI_2)生成,发挥扩血管、降低心脏后负荷作用。

(2) 降低心脏前负荷:减少醛固酮生成,减轻水钠潴留,降低心脏前负荷。

(3) 逆转心肌重构:抑制 Ang Ⅱ刺激心肌细胞生长、心肌间质细胞增生的作用;抑制醛固酮诱导的心脏肥厚、间质及血管周围纤维化。

（4）改善血流动力学：降低全身血管阻力，增加心输出量，并能降低左室充盈压、左室舒张末压，降低室壁张力，改善心脏的舒张功能，降低肾血管阻力，增加肾血流量。

（5）预防压力负荷过重引起的心肌细胞凋亡。

（6）降低交感神经活性：通过减少 Ang Ⅱ 发挥其抗交感作用，恢复心力衰竭时下调的 β 受体数量，直接或间接降低血中儿茶酚胺和精氨酸加压素的含量，进一步改善心功能。

【临床应用】　射血分数降低的心力衰竭患者均应尽早使用 ACEI，除非存在禁忌证或不能耐受。由小剂量开始，逐渐递增，直至达到目标剂量。ACEI 和 β 受体拮抗药应尽早联合使用，切忌因不能达到 ACEI 的目标剂量而推迟 β 受体拮抗药的使用。

【不良反应】　包括肾功能恶化、首剂低血压、干咳、高血钾、血管神经性水肿等。

二、血管紧张素Ⅱ受体阻滞药

血管紧张素Ⅱ受体阻滞药（angiotensin receptor blocker，ARB）可阻断 Ang Ⅱ 的 Ⅰ 型受体（AT₁ 受体）与 Ang Ⅱ 结合，从而阻断或改善由 AT₁ 受体过度兴奋导致的诸多不良作用，如血管收缩、心肌肥厚、心肌纤维化等。由于 ARB 干扰 RAS 而不抑制缓激肽的降解，不易引起咳嗽、血管神经性水肿等，推荐用于不能耐受 ACEI 的 HFrEF 患者，在降低心力衰竭病死率和发病率方面的效果与 ACEI 相同，其中坎地沙坦、缬沙坦、氯沙坦的相关证据最为充分。

三、血管紧张素受体 - 脑啡肽酶抑制药

沙库巴曲缬沙坦（sacubitril valsartan）是全球首个已上市的血管紧张素受体 - 脑啡肽酶抑制药（angiotensin receptor-neprilysin inhibitor，ARNI），是由脑啡肽酶（neprilysin，NEP）抑制药沙库巴曲和 ARB 缬沙坦按摩尔比 1∶1 组成的新型单一共晶体，是首个在临床试验中疗效显著超越标准治疗药物依那普利的药物，而且表现出更高的安全性，使该药成为过去 10 多年来心脏病学领域最重要的进展之一。

【体内过程】　口服易吸收，沙库巴曲、沙库巴曲体内代谢产物沙库巴曲拉和缬沙坦分别在 0.5 小时、2.5 小时和 2 小时内迅速达到 C_{max}，$t_{1/2}$ 分别为 1.3 小时、12 小时和 21 小时。口服生物利用度≥60%，每天 2 次给药，3 天可达到血药稳定状态。51%~68% 的药物以沙库巴曲拉形式通过肾脏排出，其余的则以代谢产物形式经粪便排出。

【作用机制】　沙库巴曲缬沙坦成分中，沙库巴曲作为一种前体药物，进入人体后经过酯酶代谢为活性产物沙库巴曲拉（脑啡肽酶抑制药），使 ANP、BNP、CNP 及其他血管活性肽增加，起到舒张血管、改善心肌重构的作用；缬沙坦竞争性选择 AT₁ 受体，进而抑制 Ang Ⅱ 依赖性醛固酮的释放，抑制 RAS，最终达到防治心力衰竭的目的。

【临床应用】　《2018 中国心力衰竭诊断和治疗指南》中将 ARNI 作为心力衰竭药物治疗的 Ⅰ 类推荐。对于 NYHA 心功能 Ⅱ~Ⅲ 级、有症状的 HErEF 患者，若能够耐受 ACEI/ARB，推荐以 ARNI 替代 ACEI/ARB，以进一步减少心力衰竭的发病率及死亡率。患者由服用 ACEI/ARB 转为 ARNI 前血压需稳定，并停用 ACEI 36 小时，因为脑啡肽酶抑制药和 ACEI 联用会增加血管神经性水肿的风险。

近期，在 2021 美国心脏病学会（ACC）心力衰竭共识以及 2021 欧洲心脏病学会（ESC）心力衰竭指南中，ARNI 均获得了优先推荐。对于既往从未接受过 ACEI/ARB 治疗的 ARNI 适应证患者，可直接起始 ARNI 治疗，还推荐其用于 HFmrEF 患者的治疗。

【不良反应和禁忌证】　主要是低血压、肾功能恶化、高钾血症和血管神经性水肿，相关处理同 ACEI。此外，LBQ 657 作为一种内啡肽酶抑制药可以升高 β- 淀粉样蛋白的浓度，可能会导致记忆减退、痴呆等认知障碍，需进一步关注。

禁忌合用 ACEI,因为在抑制脑啡肽酶的同时应用 ACEI 可能会增加发生血管性水肿的风险;由于沙库巴曲缬沙坦含有 ARB 缬沙坦,应避免合用 ARB;在 2 型糖尿病患者中,忌合用阿利吉仑;禁用于中晚期妊娠患者;禁用于重度肝功能损害患者。

【药物相互作用】　沙库巴曲缬沙坦可能会增加 OATP1B1 和 OATP1B3 底物(如他汀类药物)全身暴露量,但临床未观察到有意义的相互作用。高血压患者在沙库巴曲缬沙坦达到血药浓度稳态时,加用西地那非可出现更明显的血压降低。在合用保钾利尿药、醛固酮受体拮抗药、钾补充剂时,可能会导致血钾和血肌酐升高。合用非甾体抗炎药时,可能加重肾功能损害风险。ACEI 或 ARB 合用锂剂期间,会升高血清锂,引发毒性。因此,沙库巴曲缬沙坦与锂剂合用期间应密切监测血清锂的水平。

四、醛固酮受体拮抗药

醛固酮对心肌重构的影响是独立和叠加于 Ang Ⅱ 的。研究证实在使用 ACEI、ARB、β 受体拮抗药的基础上加用醛固酮受体拮抗药,可使 NYHA 心功能Ⅱ~Ⅳ级的 HFrEF 患者获益,降低全因死亡、心血管死亡、猝死和心力衰竭住院风险。目前上市的醛固酮受体拮抗药只有螺内酯和依普利酮两种,而依普利酮目前在国内暂缺。

【临床应用】　LVEF≤35%、使用 ACEI/ARB/ARNI 和 β 受体拮抗药治疗后仍有症状的 HFrEF 患者;急性心肌梗死后且 LVEF≤40%,有心力衰竭症状或合并糖尿病者。该类药物可能导致肾功能恶化和高钾血症。

第二节　β 受体拮抗药

β 受体拮抗药曾被列为慢性心功能不全的禁忌药物。自 20 世纪 80 年代中期,β 受体拮抗药开始用于慢性心功能不全的治疗,目前已被医学界确认为治疗慢性心力衰竭的基本药物之一。

【药理作用】

(1) 对神经 - 内分泌的作用:在心力衰竭患者中,交感神经系统活性增高,过多释放儿茶酚胺使心肌 β 受体下调,心脏对正性肌力药反应性减弱。β 受体拮抗药可以阻断心脏 β 受体、拮抗交感神经,抑制 Ang Ⅱ 对心肌细胞增生,与 ACEI 有协同作用;防止过多释放的儿茶酚胺导致的 Ca^{2+} 内流,降低心肌耗氧量,减少乳酸生成,抑制细胞坏死;上调 β 受体,增加心肌对 β 受体激动药的敏感性。

(2) 对血流动力学的作用:β 受体拮抗药通过抑制 RAS 活性使血管扩张,减轻水钠潴留,减少心肌做功,减轻心脏前后负荷。

(3) 对心功能及预后的改善:β 受体拮抗药可通过改善心室功能,纠正由于交感神经支配不均造成的室壁局部异常运动。减慢心率,降低心肌耗氧量,延长舒张期充盈,延长冠状动脉舒张期灌注时间,从而增加心肌有效血流量,改善心室收缩及舒张功能等。改善心肌缺血,显著降低心律失常引起的病死率和猝死。应用 β 受体拮抗药的目的是抑制交感活性,因此具有内在拟交感活性的 β 受体拮抗药显然不适用于慢性心功能不全的治疗。理论上讲,抑制外周 β_2 受体使血管收缩不利于心力衰竭,心肌中也含有 β_2 受体,β_1 及 β_2 同时受到阻断,将使心肌收缩力在短期内下降更明显。α 和 β 受体拮抗药卡维地洛,因有较强的 α 受体阻断作用,即血管舒张作用,可在完全阻断去甲肾上腺素对心肌细胞的毒性作用同时,扩张外周血管,既减轻心脏负荷,有效改善重构,又抵消 β_1 体受体拮抗药对心脏的抑制作用。该类药物还具有抗氧化清除自由基等特性,增加了心肌细胞凋亡的抑制作用。

目前,临床用于慢性心功能不全的经过循证医学证实有效的药物有美托洛尔、比索洛尔及卡维地洛。普萘洛尔等因明显抑制心肌收缩力,增加心脏后负荷,不宜使用。

【临床应用】　病情相对稳定的 HFrEF 患者均应使用 β 受体拮抗药,除非有禁忌证或不能耐受者。推荐应用选择性 β_1 受体拮抗药琥珀酸美托洛尔、比索洛尔及非选择性 α_1、β_1、β_2 受体拮抗药卡维地洛。

因β受体拮抗药的负性肌力作用可能诱发和加重心力衰竭,治疗心力衰竭的生物学效应需持续用药 2~3 个月才逐渐产生,故起始剂量要小,每隔 2~4 周可使剂量加倍,逐渐达到指南推荐的目标剂量或最大可耐受剂量,并长期使用。

【不良反应】

(1)心力衰竭恶化:先增加利尿药剂量,如无效或病情严重,β受体拮抗药应减量;出现明显乏力时,如考虑与β受体拮抗药应用或加量相关,则应减量。

(2)心动过缓和房室传导阻滞:心率 <50 次 /min,或出现二度及以上房室传导阻滞时,β受体拮抗药应减量甚至停药。

(3)低血压:一般出现于首剂或加量的 24~48 小时内,处理同 ACEI,若伴有低灌注的症状,β受体拮抗药应减量或停用。

【注意事项】 使用β受体拮抗药后,不可骤然停药。该类药物持续长期使用,使β受体数目增加,敏感性增加,骤然停药,会出现"反跳现象",即病情恶化或心血管事件。特殊情况下,应缓慢逐渐减药至停药。对于严重心动过缓、严重左室功能减退、明显房室传导阻滞、低血压及支气管哮喘者慎用或禁用。

第三节 利 尿 药

对于有体液潴留的心力衰竭患者,利尿药是唯一能充分控制和有效消除体液潴留的药物,是心力衰竭标准治疗中必不可少的组成部分。应用利尿药促进体内潴留的水、钠排出,减少血容量和回心血量,减轻心脏前负荷;降低血管壁中的 Na^+ 含量,减少 Na^+-Ca^{2+} 交换,降低血管张力和收缩性,因而减轻心脏后负荷,改善心脏泵血功能。

目前推荐的利尿药使用方法为小剂量给药,同时合用强心苷类药物、ACEI、ARB 及β受体拮抗药。轻度心功能不全,可单独使用噻嗪类利尿药;中度患者,可口服袢利尿药或与噻嗪类和保钾利尿药合用;重度心功能不全、慢性心力衰竭急性发作、急性肺水肿或全身水肿者,噻嗪类利尿药一般无效,应静脉注射呋塞米。

恰当使用利尿药是其他治疗心力衰竭的药物取得成功的关键和基础。如利尿药用量不足,会降低对 ACEI 的反应,增加使用β受体拮抗药的风险。另外,过大剂量使用利尿药则会导致血容量不足,发生低血压、肾功能不全及电解质紊乱。临床上使用时应密切关注,及时纠正。

第四节 正性肌力药

心脏的收缩和舒张,依赖心肌细胞的兴奋 - 收缩耦联。心肌兴奋时,细胞外 Ca^{2+} 通过肌膜和横管膜上的 L 型钙通道流入胞质,结合肌质网上的雷诺丁受体 2(ryanodine receptor 2,RyR2),触发肌质网钙池大量释放贮存的 Ca^{2+},使胞质内 Ca^{2+} 浓度升高,Ca^{2+} 和细肌丝的肌钙蛋白的 TnC 亚基结合,TnI 亚基的活性抑制,原肌球蛋白构型改变,开放细肌丝肌动蛋白上的结合位点,触发粗肌丝(肌球蛋白)上的横桥(ATP 酶)和该位点结合并发生摆动,使心肌细胞收缩,形成一次兴奋 - 收缩耦联。心肌的舒张有赖于细胞内 Ca^{2+} 浓度的降低。心肌收缩结束时,肌质网膜上的钙泵(SERCA 2α)逆浓度差将胞质中的 Ca^{2+} 泵回肌质网,小部分由细胞膜 Na^+-Ca^{2+} 交换蛋白和细胞膜 Ca^{2+}-ATPase 转运至细胞外,使胞质 Ca^{2+} 浓度下降,心肌细胞舒张(图 18-2)。

正性肌力药是一类可以增加心肌收缩力,使心肌收缩的强度和频率增加的药物,以维持血流动力学等指标稳定,从而改善症状,降低住院率,为进一步治疗提供条件。正性肌力药主要作用于影响心肌细胞兴奋 - 收缩耦联的环节,发挥正性肌力作用。通常分为强心苷类正性肌力药和非强心苷类正性肌力药。强心苷类中的代表药物为地高辛和毛花苷C。非强心苷类包括β受体激动药(多巴胺、多巴酚丁胺)、磷酸二酯酶抑制药(氨力农、米力农)以及钙增敏药(左西孟旦)。主要药物的分类和作用机制见图18-2。

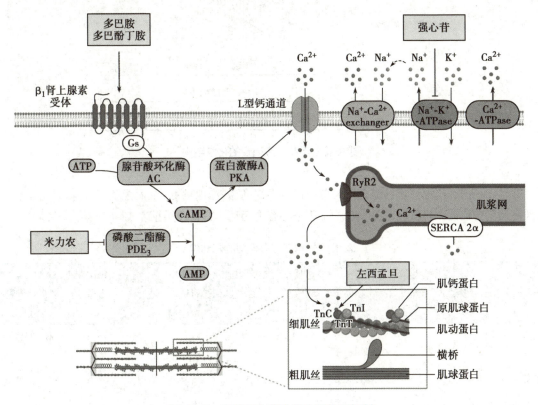

图18-2　正性肌力药物的主要作用机制

一、强心苷类

强心苷类药物又称为洋地黄类(digitalis)药物,作为正性肌力药物用于心力衰竭治疗已有两百余年的历史。其中,地高辛(digoxin)可显著减轻轻、中度心力衰竭患者的临床症状,改善生活质量,提高运动耐量,减少住院率,但对生存率无明显改变。

【**来源与化学结构**】　强心苷类药物多来源于植物,最常用的含有强心苷类药物的植物有紫花洋地黄和毛花洋地黄,故强心苷类药物又称为洋地黄类药物。其他植物还有康毗毒毛旋花、羊角拗、夹竹桃、铃兰、冰凉花等。动物药蟾酥中也含有强心苷类药物。强心苷类药物有一级苷、二级苷之分,天然存在于植物中的是一级苷,提取过程中经水解失去乙酰基和糖成为二级苷。常用的一级苷有毒毛花苷K(lanatoside K),二级苷有地高辛、洋地黄毒苷(digitoxin)。

强心苷类由苷元(配基)和糖结合而成,其中苷元由甾核和一个不饱和内酯环所构成,糖的部分由洋地黄毒糖、葡萄糖等组成。强心苷类的药理活性主要来源于苷元,其结构特征对活性的影响至关重要。如图18-3所示:C_3位上的β羟基是甾核与糖的结合部位,脱糖后C_3位羟基转为α型而失去活性;C_{14}位需有一个β构型的羟基,否则失活;C_{17}位连接β构型的不饱和内酯环,打开内酯环、饱和其双键或内酯环由β位转为α位则作用明显减弱甚至失活。强心苷类作用的长短、快慢与甾核上的羟基数目有关,羟基多者发挥作用快,持续时间短。糖的部分对苷元的活性有重要作用,如糖能增加苷元的水溶性,增强对心肌的亲和力,延长苷元的强心作用等(图18-3)。

【**药动学**】　各种强心苷类的药理作用相似,仅在作用的长短、快慢有所差异,这是因药物体内过程不同所致。而体内过程的不同与各药甾核上极性基团羟基的多少有关。甾核羟基少者极性低,脂

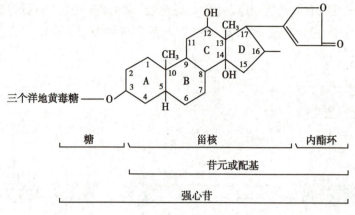

图 18-3   毛花一级丙苷的化学结构

溶性高,口服吸收好,血浆蛋白结合率和肝脏代谢率都高,如洋地黄毒苷。而羟基多者,如毒毛花苷 K,极性高而脂溶性低则口服吸收差。一些常用强心苷类药动学特征总结见表 18-1。

表 18-1   常用强心苷类的药动学

分类	强心苷类	消化道吸收率 /%	起效时间 /min	达峰时间 /h	血浆蛋白结合率 /%	肝肠循环 /%	半衰期 /h	作用持续时间 /d	消除途径
长效	洋地黄毒苷	90~100	i.v. 15~30 p.o. >120	6~12	90~97	25	140	20	肝,少量肾
中效	地高辛	50~90	i.v. 15~30 p.o. 60	2~5	25	5	40	6	肾,少量肝
短效	毒毛花苷 K	不良	i.v. 5~10	0.5~2	—		21	1	肾

(1) 吸收:各种强心苷类口服吸收率个体差异很大。其中,地高辛的生物利用度变动在 20%~80%。毒毛花苷 K 很少由胃肠吸收,故不宜口服。强心苷类口服吸收后,部分经胆道排泄入肠被再次吸收,形成肝肠循环。洋地黄毒苷约有 26%,地高辛约有 7% 进入肝肠循环。

(2) 分布:不同强心苷类在血液中与血浆蛋白的结合程度不同。强心苷类在心、肝、肾和骨骼肌中分布较多,在乳汁中也有分布。此外,地高辛易通过胎盘屏障,胎儿的血药浓度几乎与母体相同。

(3) 代谢:洋地黄毒苷在肝中代谢率较高,主要有 3 种代谢方式:①经 CYP450 氧化脱糖成苷元,并进一步转化为洋地黄毒苷元而失效。②第 12 位 C 被羟化成仍具活性的地高辛,此方式约占总代谢量的 8%。③代谢产物被结合成水溶性物质经肾排出。肝药酶诱导剂能促进洋地黄毒苷的代谢,合用时宜酌情增加洋地黄毒苷的剂量。地高辛在体内代谢转化较少,主要与葡糖醛酸结合而失效。毒毛花苷 K 在体内代谢最少,可能系脂溶性差,不易进入肝细胞之故。

(4) 排泄:洋地黄毒苷主要以代谢产物的形式经肾排出,一小部分经胆汁排出,约有 26% 进入肝肠循环,少量经粪排出。地高辛约 60%~90% 以原型经肾排出。老年人及肾功能不全者血药浓度升高,易致中毒。毒毛花苷 K 因极性大,水溶性高,几乎全部以原型经肾排出。

【药理作用】

(1) 正性肌力作用(positive inotropic effect):洋地黄类药物通过抑制 Na^+-K^+-ATP 酶发挥正性肌力作用。结合后,酶活性降低,使细胞内 Na^+ 增多,进而促进心肌细胞 Na^+-Ca^{2+} 交换,升高细胞内 Ca^{2+} 浓度而增强心肌收缩力。它的正性肌力作用特点如下:①加快心肌纤维缩短速度,使心肌收缩敏捷,因此舒张期相对延长,有利于静脉回流和增加每搏输出量(简称搏出量)。②加强衰竭心肌收缩力,增加心输出量的同时,并不增加心肌耗氧量,甚至使心肌耗氧量有所降低。

强心苷类在心功能不全患者和正常人心脏中都具正性肌力作用,但只增加前者的心输出量,而不增加后者的心输出量。心功能不全患者,因心肌收缩力减弱,心输出量降低,可致交感神经张力增强,外周阻力增高。当使用强心苷类后其增强心肌收缩力的作用,能反射性降低交感神经张力,使外周阻力下降,加上舒张期延长,回心血量增多,终致心输出量增加。但在正常人,强心苷类有收缩血管、提高外周阻力的作用,限制心输出量的增加,且没有更多的回心血量来增加其心输出量。

(2) 负性频率作用(negative chronotropic effect):治疗量的强心苷类对正常心率影响小,减慢心率的作用主要表现在心功能不全而频率加快的患者中。心功能不全时,心收缩性减弱,心搏出量减少,通过压力感受器反射性提高交感神经张力,引起心率加快,这是一种代偿性反应,以适应机体对血氧的需求。但心率加快超过一定限度时,则舒张期过短,回心血量减少,反而限制心输出量的增加。强心苷类加强心肌收缩力,增加心输出量,压力感受器的反射减弱或消失,而迷走神经张力增强,从而使心率减慢。此外,强心苷类还能直接增敏窦弓压力感受器和心内压力感受器,以及增强窦房结对乙酰胆碱的敏感性等作用机制也有利于心率减慢。强心苷类减慢心率是其治疗心功能不全的又一药效基础。因心率减慢可延长舒张期,增加静脉回流,有利于提高心输出量,也使得心脏更加充分休息并获得更多的冠脉供血。

(3) 对心肌电生理特性的影响:在治疗量下,强心苷类增强心肌收缩力作用,可反射性兴奋迷走神经,促进 K^+ 外流,抑制 Ca^{2+} 内流,使膜最大舒张电位负值加大,远离阈电位,从而降低窦房结自律性、减慢传导。中毒量强心苷类能直接抑制浦肯野纤维细胞膜 Na^+-K^+-ATP 酶,使细胞内失 K^+,减少最大舒张电位负值,接近阈电位,致自律性升高。此外,最大舒张电位负值的减少易使快钠通道失活而慢钙通道激活,Ca^{2+} 内流增多触发迟后除极,亦致自律性增高。中毒剂量下,强心苷类也可增强中枢交感活动。故强心苷类中毒时可出现各种心律失常,以室性期前收缩、室性心动过速多见。

迷走神经兴奋亦能抑制慢反应细胞 Ca^{2+} 内流,使膜反应性降低,0 相上升速率减慢,房室结传导减慢,此作用能被阿托品所取消。中毒量强心苷类能明显抑制 Na^+-K^+-ATP 酶,使细胞失钾,减少最大舒张电位负值,而减慢房室结传导,此作用不被阿托品所取消。

(4) 对心电图的影响:治疗量强心苷类对心肌电生理的影响反映在心电图上,表现为 T 波幅度变小,甚至倒置,S-T 段降低呈鱼钩状,这与动作电位 2 相缩短一致,可作为临床判断患者是否使用强心苷类的一个指标。随后出现 P-R 间期延长,反映房室传导的减慢;Q-T 间期缩短,反映浦肯野纤维和心室肌的 ERP 和 APD 缩短;P-P 间期延长则反映窦性心律减慢。中毒量强心苷类会引起各类心律失常,在心电图上也会有相应的改变。

(5) 对神经和内分泌系统的影响:心力衰竭患者交感神经张力增加,循环中儿茶酚胺水平提高,使 β 受体下调。强心苷类的正性肌力作用可通过兴奋迷走神经间接降低交感神经张力,还能直接抑制交感神经活性,降低儿茶酚胺水平。而中毒量强心苷类则通过中枢和外周作用升高交感神经活性,并引起中枢兴奋。强心苷类能降低血浆肾素活性,减少 Ang Ⅱ 的分泌,进而降低外周血管阻力和醛固酮分泌,其有利于降低心脏负荷。

(6) 对血管的作用:强心苷类能引起血管平滑肌收缩,使外周阻力升高。该作用不依赖交感神经及其递质。但在心力衰竭患者,强心苷类对交感神经的抑制超过其对血管的直接作用,外周阻力不变或稍降。

(7) 利尿作用:在心力衰竭患者,强心苷类具有明显利尿作用。该作用主要是因强心苷类的正性肌力作用使心功能改善,增加心输出量,继而使肾血流量和肾小球滤过率增多。此外,本药还可抑制肾小管细胞膜 Na^+-K^+-ATP 酶,减少肾小管对 Na^+ 的重吸收,而产生排钠利尿作用。

【临床应用】

(1) 心功能不全

①慢性心力衰竭:应用利尿药、ACEI、ARB、ARNI、β受体拮抗药和醛固酮受体拮抗药,仍持续有症状的 HFrEF 患者。伴有快速心房颤动 / 心房扑动的收缩性心力衰竭是应用洋地黄的最佳指征,包括扩张型心肌病、二尖瓣或主动脉瓣病变、陈旧性心肌梗死及高血压性心脏病所致慢性心力衰竭。

②急性心力衰竭:房颤伴快速心室率(>110 次 /min)的急性心力衰竭患者。

对继发于甲状腺功能亢进、重症贫血及维生素 B_1 缺乏等疾病的心功能不全,因心肌能量代谢障碍疗效较差;对肺源性心脏病、严重心肌损伤或活动性心肌炎等,疗效不佳,因此时心肌缺氧,能量产生障碍,且缺氧又使血中儿茶酚胺增多和细胞进一步缺钾,这些因素都易引起强心苷类中毒;对伴有机械性阻塞的心功能不全,如缩窄性心包炎、严重二尖瓣狭窄等疗效不佳或无效,因心室舒张和充盈受阻,药物难以使之改善。

(2)某些心律失常

①心房纤颤:房颤的主要危险在于心房过多的冲动传到心室,引起心室率过快,妨碍心室泵血功能。强心苷类减慢房室传导,阻止过多冲动传到心室,从而减慢心室率,改善心室泵血功能,但对多数患者并不能消除房颤。

②心房扑动:频率虽比房颤少,但较易传入心室,引起难以控制的心室率加快。强心苷类能缩短心房不应期,使扑动变为颤动。强心苷类在心房颤动者中较易控制心室率。部分患者在转为心房纤颤后停用强心苷类可恢复窦性节律,因为停用了强心苷类,相当于取消了缩短不应期的作用,即延长了不应期,从而终止折返,使房颤停止。

③阵发性室上性心动过速:强心苷类通过增强迷走神经兴奋性,降低心房自律细胞的自律性而终止室上性心动过速。但强心苷类本身引起的室上性心动过速当属禁忌。

【不良反应】　强心苷类的安全范围小,一般治疗量已接近中毒量的 60%,且对强心苷类的敏感性个体差异大,故易发生不同程度的毒性反应。特别是当低血钾、高血钙、低血镁、心肌缺氧、酸碱平衡失调、发热、心肌病理损害、肾功能不全、高龄及合并用药等因素存在时更易发生。中毒症状与心功能不全的症状易混淆,应监测血药浓度,做到剂量个体化。地高辛血药浓度超过 3ng/ml,洋地黄毒苷超过 45ng/ml,可确认为中毒。

(1)胃肠道反应:为较常见的早期反应,可表现为厌食、恶心、呕吐、腹泻。这是强心苷类兴奋延髓催吐化学感受区的结果,应注意与用药量不足、疾病未得到控制所致的反应相区别。剧烈呕吐可因失钾而加重中毒反应。

(2)中枢神经系统反应:可有眩晕、头痛、疲倦、失眠、谵妄等;还有视觉障碍,如黄视、绿视、视物模糊等,这可能与强心苷类在视网膜分布较多有关。视觉障碍为中毒的先兆表现。

(3)心脏反应:这是强心苷类最严重的毒性反应,临床所见的各种心律失常都有可能出现,常有以下几种类型。①快速型心律失常:可有室性期前收缩、二联律、三联律以及由异位节律点自律性增高所致的房性、房室结性或室性心动过速,甚至发展为室颤。其中室性期前收缩出现最早、最多,约占心脏毒性反应的 1/3。室性心动过速最为严重,应立即停药并抢救,以免发展为致死性的室颤。②房室传导阻滞:引起不同程度的传导阻滞,严重者可出现完全阻滞。③窦性心动过缓:可降低窦房结自律性,引起窦性心动过缓,但窦性停搏少见。心率降至 60 次 /min 以下,应作为停药指征之一。强心苷类引起的心脏毒性主要与 Na^+-K^+-ATP 酶的高度抑制和随之引起的细胞严重失钾有关。

【中毒解救】　①氯化钾:快速型心律失常,应及时补钾。K^+ 能与强心苷类竞争心肌细胞膜的 Na^+-K^+-ATP 酶,减少强心苷类与酶的结合,从而减轻或阻止中毒的发展。肾功能不全、高钾血症及严重房室传导阻滞者不宜用钾盐。②苯妥英钠:对强心苷类中毒引起的重症快速型心律失常,常用苯妥英钠救治。该药能使强心苷类从 Na^+-K^+-ATP 酶复合物中解离,恢复酶的活性。它对频发的室性期前收缩、室性心动过速等有明显疗效,并且不减慢房室传导。③利多卡因:可用来解救强心苷类引起的严重室性心动过速和心室纤颤。④阿托品:对强心苷类引起的房室传导阻滞、窦性心动过缓、窦性停搏等,可采用阿托品静脉注射治疗。⑤地高辛抗体:国外应用地高辛抗体治疗严重危及生命的地高辛中毒。地高辛抗体的 Fab 片段对强心苷类有高度选择性和强大亲和力,能使强心苷类自 Na^+-K^+-ATP 酶的结合中解离出来,对严重中毒有明显效果。

【药物相互作用】 奎尼丁、胺碘酮、钙通道阻滞药、普罗帕酮等能提高地高辛的血药浓度,合用时宜减少地高辛用量;苯妥英钠因能增加地高辛的清除而降低地高辛的血药浓度;拟肾上腺素药可提高心肌自律性,使心肌对强心苷类的敏感性增高;排钾利尿药可致低血钾,从而加重强心苷类的毒性。

二、其他正性肌力药

适用于低血压(收缩压 <90mmHg)和 / 或组织器官低灌注的患者。短期静脉应用正性肌力药可增加心输出量,升高血压,缓解组织低灌注,维持重要脏器的功能。

(一)儿茶酚胺类

多巴胺(dopamine)和多巴酚丁胺(dobutamine)是目前临床上应用最普遍的儿茶酚胺类正性肌力药,在慢性心力衰竭加重时可改善心脏泵血功能,但连续用药超过 72 小时可能出现耐药,长期使用将增加死亡率。

多巴胺是去甲肾上腺素前体,其药理作用和剂量有关。小剂量 <3μg/(kg·min)激动外周多巴胺受体,降低外周阻力,扩张肾血管、冠脉和脑血管;中等剂量 3~5μg/(kg·min)激动 $β_1$ 和 $β_2$ 受体,表现为心肌收缩力增强,血管扩张,特别是肾小动脉扩张,心率加快不明显,能显著改善心力衰竭的血流动力学异常;大剂量 5~10μg/(kg·min)则可兴奋 α 受体,出现缩血管作用,增加左心室后负荷,故有可能使心力衰竭恶化。多巴胺可用于伴有低血压的急性心力衰竭患者,小剂量可用于低血压、尿量减少的患者,可改善肾血流量及尿量;中等剂量有正性肌力作用,大剂量可用于急性心力衰竭伴低血压的患者;患者用药的个体差异大,一般从小剂量开始,逐渐增加剂量。注意避免心率增快和血压升高。

多巴酚丁胺是多巴胺的衍生物,主要作用于 $β_1$ 受体,而对 $β_2$ 和 α 受体的作用极小。它的扩血管作用和加快心率的效应比多巴胺小,血流动力学效应包括轻度降低全身血管阻力和肺毛细血管楔压,增加每搏输出量和心输出量,改善外周灌注,缓解心力衰竭症状。用法:起始剂量为 2.5μg/(kg·min),如果患者能够耐受且有需要,则可逐渐加量至 20μg/(kg·min)。对于重症心力衰竭患者,连续静脉应用会增加死亡风险。

(二)磷酸二酯酶抑制药

这类药物主要通过抑制磷酸二酯酶活性,使细胞内环磷酸腺苷(cyclic adenosine monophosphate,cAMP)浓度增加,促进 Ca^{2+} 内流,增加心肌收缩力,同时有舒张周围血管的作用,可以降低全身和肺血管阻力,改善左心室舒张顺应性,这些改变可增加心脏指数并降低左心室后负荷及充盈压。

由于慢性心力衰竭患者长期应用 β 受体拮抗药,急性失代偿期不适合使用多巴酚丁胺和多巴胺,而磷酸二酯酶抑制药的作用位点在 $β_1$ 受体的下游,不受 β 受体拮抗药的限制,从药理学的角度而言是一种合适的选择。其中主要药物是米力农和氨力农,不良反应为低血压和心律失常。对于存在肾功能不全、低血压或心律失常的患者,使用时需要调整剂量。

米力农 milrinone

首剂为 25μg/kg(药物稀释后,16~20 分钟静脉注射),继之 0.375~0.75μg/(kg·min)维持静脉滴注。对低充盈压患者可能会引起低血压,此时不宜大剂量推注,可直接采用静脉滴注。米力农通过肾脏代谢,肾衰竭时应减量。已有大规模前瞻性研究证明,长期应用米力农治疗重症慢性心力衰竭,死亡率增加,其他的相关研究也得出同样的结论。因此,仅对心脏术后急性收缩性心力衰竭、难治性心力衰竭及心脏移植前的终末期心力衰竭的患者短期应用。

(三) 钙增敏药

钙增敏药是一类新型强心药。该类药物通过增加心肌收缩蛋白对 Ca^{2+} 的敏感性来发挥强心作用,克服了传统强心药增加心肌耗氧量和引起细胞内钙超载等缺点,在治疗心力衰竭方面有良好的发展前景。左西孟旦(levosimendan)作为钙增敏药中第一个上市品种,临床上主要用于治疗各种急性心力衰竭。

【药动学】　左西孟旦的消除半衰期为 1~1.5 小时,其代谢产物 OR-1896 也有生物活性,且 OR-1896 的半衰期为 75~80 小时。输注左西孟旦 24 小时,停止用药后其心血管效应仍可持续长达 7~9 天。左西孟旦在严重肾功能不全或中度肝功能不全受试者中的药动学分布无改变,但其代谢产物的消除时间延长。本药可与其他治疗心力衰竭药物合用(如多巴胺、ACEI、β 受体拮抗药等)。

【药理作用】　本品为新型正性肌力药和血管扩张药,其作用机制是:①结合于心肌细胞上的cTnC 亚基,促进 Ca^{2+} 与 cTn 结合,发挥促进心肌细胞收缩的作用,改善心力衰竭患者的血流动力学指标,缓解症状。治疗剂量时不影响细胞内 Ca^{2+} 浓度,在增强心肌收缩力的同时,不影响心肌舒张功能,不增加心肌耗氧量,不激活交感神经系统;②大剂量时抑制心肌磷酸二酯酶,产生正性肌力作用。但剂量需远大于一般应用剂量,故这一作用极少显现;③激动血管平滑肌的钾通道,扩张冠脉和外周血管。

【临床应用】　适用于无显著低血压或低血压倾向的急性左心力衰竭患者。当收缩压 >100mmHg 时可给予负荷量 6~12μg/kg,10 分钟内静脉推注。以后维持量为 0.05~0.2μg/kg,根据血压调节剂量。建议的治疗时间为 24 小时,但血流动力学效应可维持数天。

左西孟旦用药后,心输出量增加,外周血管阻力降低,且不伴心率和心肌耗氧量的增加。它的正性肌力作用独立于肾上腺素能刺激,可用于正在接受 β 受体拮抗药治疗的患者。

【不良反应】　头痛、低血压是常见的不良反应,低血压常与全身的血管扩张有关。大剂量应用可能会出现室性快速型心律失常。

第五节　血管扩张药

心功能不全与心脏前、后负荷增高有密切关系,适当降低前、后负荷将有助于改善心功能。某些血管舒张药不仅能降低病死率,还能改善心力衰竭症状,提高患者的生命质量。本类药物包括硝酸酯类、肼屈嗪、哌唑嗪等。

【药理作用】　①对肺静脉压明显升高、肺淤血症状显著的患者,宜选择扩张静脉为主的硝酸酯类,可减少静脉回心血量,降低肺楔压(血流对肺动脉血管的侧压力)、左心室舒张末压(LVEDP)等,降低心脏前负荷。硝酸酯类对小动脉也有较弱的舒张作用,故也能轻度降低后负荷。②对外周阻力升高,心输出量明显减少的患者,宜选用扩张小动脉为主的肼屈嗪等。本类药物能明显降低外周阻力,减轻后负荷,增加心输出量,增加动脉供血,缓解组织缺血症状,并可弥补或抵消因小动脉扩张而可能发生的血压下降和冠状动脉供血不足等负面影响。③对肺静脉压和外周阻力均升高,心输出量明显降低者,宜选用对动、静脉均衡扩张的哌唑嗪、卡托普利等,或合用硝酸酯类与肼屈嗪。

【临床应用】　治疗心功能不全的辅助药物,主要用于对正性肌力药和利尿药治疗无效的难治病例;对于急性心力衰竭,收缩压是评估患者是否适宜应用此类药物的重要指标。收缩压 >90mmHg 的患者可使用,尤其适用于伴有高血压的急性心力衰竭患者;收缩压 <90mmHg 或症状性低血压患者,禁忌使用。

第六节 其他抗心力衰竭药

一、钠 - 葡萄糖共转运蛋白 2 抑制药

钠 - 葡萄糖共转运蛋白 2（sodium-glucose cotransporter 2，SGLT2）抑制药是一类不依赖于胰岛素的新型降血糖药，抑制肾近曲小管上 SGLT2 对葡萄糖和 Na^+ 的共转运，从而减少对尿中葡萄糖和 Na^+ 的重吸收，使过量的葡萄糖从尿液中排出，能显著降低 2 型糖尿病患者的血糖和糖化血红蛋白水平。近年多个临床研究显示，无论患者是否合并糖尿病，SGLT2 抑制药均能显著降低患者心血管死亡率及心力衰竭住院风险，且不良反应事件发生率低。2019 年 DAPA-HF 研究结果显示，达格列净显著降低心力衰竭患者心血管死亡或心力衰竭恶化风险达 26%，治疗效应在糖尿病和非糖尿病患者中保持一致。2020 年 EMPEROR-Reduced 研究显示恩格列净降低心力衰竭患者心血管死亡和心力衰竭住院风险达 25%。

基于上述研究，国内外指南相继更新。2019 年 9 月，欧洲心脏病学会（ESC）指南推荐 SGLT2 抑制药在心力衰竭患者中使用，可以降低患者再住院率；2020 年 5 月，美国 FDA 正式批准达格列净用于 HFrEF 成人患者（患有或不患有糖尿病）；2021 年 3 月，中国 NMPA 也正式批准达格列净用于 HFrEF 治疗。

【药理作用】

（1）对血流动力学的影响：SGLT2 抑制药通过近曲小管利水利钠排糖，伴随而来的渗透性利尿，降低心脏前后负荷，从而改善了血流动力学，有利于心室重塑。这种利尿作用不同于普通利尿药。

（2）对心肌能量代谢的影响：SGLT2 抑制药将机体的代谢供能由葡萄糖转移到脂肪，减少心肌呼吸利用，增加心肌耗氧。从这个角度讲，该作用对心肌产生不利影响，会加重糖尿病心肌的局部缺氧。但伴随游离脂肪酸和胰高血糖素的升高，SGLT2 抑制药可减少酮体经肾脏排泄，使体内酮体 β-OHB 水平升高，心肌便优先利用酮体氧化为心肌供能，增加能量利用率，并在线粒体层面发挥作用，降低线粒体酶高度乙酰化水平，减少氧化应激，激活线粒体以产生更多能量。

（3）对心肌的直接作用：SGLT2 抑制药是否直接作用心肌细胞的靶点目前缺乏令人信服的证据。已有的研究表明，SGLT2 抑制药可通过抑制心力衰竭患者心肌中 Na^+-H^+ 交换蛋白 1（sodium hydrogen exchanger 1，NHE1）活性，降低细胞质 Na^+ 和 Ca^{2+} 浓度，增加心肌细胞线粒体 Ca^{2+} 浓度，发挥直接的心脏保护作用。另外一种观点认为，SGLT2 抑制药对衰竭心脏的有益作用不是通过直接靶向抑制心肌 NHE1 来获得，而是通过降低心室肌细胞 Ca^{2+}/ 钙调素依赖性激酶 II（calmodulin-dependent kinase II，CaMK II）活性，导致肌浆钙外流显著减少，从而改善了心肌收缩力。也有学者发现恩格列净可抑制转化生长因子 -β_1（transforming growth factor-β_1，TGF-β_1）诱导的人心肌纤维母细胞激活，抑制细胞介导的细胞外基质重构，发挥抗心肌纤维化的作用。

（4）对神经内分泌调节的作用：尽管血压和血容量下降，但使用 SGLT2 抑制药后心率没有增加，这表明 SGLT2 抑制药抑制了心脏交感神经和 / 或增加副交感神经张力，从而抑制了炎症反应，延缓了心脏的不良重塑。也有学者认为 SGLT2 抑制药的抑制作用类似于神经激素拮抗药，基础研究发现，使用达格列净后，大鼠尿液中血管紧张素原和 Ang II 浓度以及组织中 Ang I 标志物均显著下降。

【不良反应】

（1）泌尿生殖道感染：SGLT2 抑制药治疗 2 型糖尿病，生殖道感染和尿路感染的发生率均高于安慰剂治疗组，尤其是对于女性患者。

（2）低血糖：SGLT2 抑制药引起的低血糖发生率较低。有研究表明达格列净联合格列美脲或胰岛素治疗时，轻微低血糖的发生率高于安慰剂组。

（3）脱水、低血容量或低血压：由于SGLT2抑制药增加钠盐从尿中的排泄，以及尿糖排出增多，尿量也会随之增加，容量减少包括脱水、低血容量和低血压是值得关注的。对于出现血容量减少的患者，建议暂时停用达格列净，直至血容量不足得到纠正。

达格列净 dapagliflozin

达格列净是一种高活性、高选择性的SGLT2抑制药，可与食物同服，具有C-葡萄糖苷的化学结构，在小肠中不被β-糖苷酶水解，因此口服稳定，半衰期和作用时间都相对较长。口服达格列净后能快速吸收，最大药物浓度出现在服药后1~2小时，血浆终末半衰期为12.9小时，生物利用度约为78%，口服一般情况下每日只需服用一次。口服后，药物主要在肝脏经尿苷二磷酸葡萄糖苷酸基转移酶1A9（UGT1A9）代谢为无活性的代谢产物，较小部分经CYP450酶代谢，对CYP450酶没有抑制或诱导作用。药物原型和相关代谢产物75%经尿排泄，21%经粪便排泄。肾功能对达格列净的药动学有较大影响，中度和重度肾功能不全者不推荐使用达格列净，重度肝功能不全患者需要减少使用剂量。常见的不良反应有低血糖、多尿、背部疼痛、生殖器感染、尿路感染、血脂异常和血细胞比容增加等。

恩格列净 empagliflozin

恩格列净对全身和肾脏血流动力学以及心脏代谢具有多重作用，可改善肾功能和心脏-肾脏生理学，对心力衰竭有益。能够减轻左心室前后负荷以及降低左心室壁应力，有助于血压降低，减少左室质量，抑制心脏Na^+-H^+交换，抑制心肌纤维化。

口服恩格列净后能快速吸收，最大药物浓度出现在服药后1.5小时，血浆终末半衰期为12.4小时，生物利用度约为78%，口服一般情况下每日只需服用一次。口服后，大约95.6%的药物相关的放射性物质随粪便（41.2%）或尿液（54.4%）消除。粪便中回收的绝大多数为母体药物原型，尿液排泄的大约一半为母体药物原型。除共性不良反应外，口服恩格列净还可能出现低血压、酮症酸中毒、低密度脂蛋白胆固醇升高、血细胞比容升高等不良反应。与利尿药联合给药可导致尿量增加和尿频，从而可能增加血容量不足的风险。

二、可溶性鸟苷酸环化酶激动药

生理状态下，内皮细胞在内皮源性NO合酶作用下生成NO。NO与可溶性鸟苷酸环化酶（soluble guanylyl cyclase，sGC）结合，促进GTP生成cGMP，这是内皮功能和心肌能量代谢的主要调节机制。在心力衰竭的病理生理状态下，内皮对NO的生物利用度降低，sGC减少，cGMP合成下调，导致血管和心脏的硬化、纤维化和肥大，血管张力失调，冠状动脉和肾微循环功能障碍，心肾功能衰退。NO-sGC-cGMP信号通路是慢性心力衰竭治疗的潜在靶点。

维利西呱 vericiguat

是目前全球唯一上市的sGC激动药。研究表明，当与其他心力衰竭药物联合使用时，维利西呱显著降低了HFrEF患者心力衰竭住院或心血管死亡复合终点的风险。

【药理作用】　维利西呱可不依赖内源性NO水平直接刺激sGC，同时与内源性NO协同作用。体外研究表明，维利西呱100μmol/L与NO供体100nmol/L，可使sGC活性增加341.6倍。刺激sGC后，使cGMP通路上调，最终起到抗心室重塑、抗纤维化、扩张血管、增加肾血流量、改善水钠潴留的药理作用。

【临床应用】　维立西呱已被写入2021版美国心脏病学会（American College of Cardiology，ACC）专家共识：HFrEF标准治疗加用sGC激动药，可降低患者的心血管死亡和心力衰竭住院风险。起始量：

每日饭后口服 2.5mg；每隔两周，剂量加倍，最终达到每日口服 10mg，维持剂量。

维利西呱具有多途径代谢和排泄的特征，个体变异性小，与其他药物相互作用的风险较低。现有研究表明维利西呱与治疗心力衰竭或合并症的药物不存在具有临床意义的药物相互作用，可以与标准心力衰竭治疗药物，如 ARNI、SGLT2 抑制药合用。

【不良反应】　常见不良反应是低血压和贫血。维利西呱具有胚胎毒性，可能对胎儿造成伤害，禁用于孕妇；禁用于使用其他 sGC 激动药的患者。

三、伊伐布雷定

伊伐布雷定（ivabradine）通过特异性抑制心脏窦房结起搏电流（I_f），减慢窦性心律，延长舒张期，改善左心室功能及生活质量，对心脏内传导、心肌收缩或心室复极化无影响，且无 β 受体拮抗药的不良反应或反跳现象。

研究显示伊伐布雷定使心血管死亡和心力衰竭恶化住院的相对风险降低 18%，患者左心室功能和生活质量均显著改善。联合伊伐布雷定平均治疗 15 个月，心血管死亡或心力衰竭住院复合终点的风险降低 44%。若 β 受体拮抗药已达到目标剂量或最大耐受剂量，心率 >70 次 /min，但对 β 受体拮抗药禁忌或不能耐受者，可考虑加用伊伐布雷定。

【禁忌证】　①病态窦房结综合征、窦房传导阻滞、二度及以上房室传导阻滞、治疗前静息心率 <60 次 /min；②血压 <90/50mmHg；③急性失代偿性心力衰竭；④重度肝功能不全；⑤房颤房扑；⑥依赖心房起搏。

对合用 β 受体拮抗药、地高辛、胺碘酮的患者应监测心率和 Q-T 间期，特别是长 Q-T 间期综合征患者。避免与强效 CYP3A4 抑制药（如唑类抗真菌药、大环内酯类抗生素）合用。最常见的不良反应为光幻症和心动过缓。如发生视觉功能恶化，应考虑停药。

本 章 小 结

药物类别及代表药物	药理作用	作用机制
正性肌力药		
强心苷类	<ul><li>正性肌力作用</li><li>减慢心率作用</li><li>降低窦房结自律性、减慢传导</li></ul>	抑制心肌细胞膜 Na^+-K^+-ATP 酶，使细胞内 Na^+ 增多，从而促进 Na^+-Ca^{2+} 交换，升高细胞内 Ca^{2+}
儿茶酚胺类	<ul><li>增强心肌收缩力</li><li>能降低外周阻力，减轻心脏后负荷</li></ul>	主要激动心脏的 $β_1$ 受体；以及血管的 $β_2$ 受体、外周多巴胺受体
磷酸二酯酶抑制药	<ul><li>增强心肌收缩力，同时舒张周围血管，降低血管阻力</li></ul>	抑制磷酸二酯酶活性，使细胞内 cAMP 增加，促进 Ca^{2+} 内流
钙增敏药	<ul><li>增强心肌收缩力，不增加心肌耗氧量，不激活交感</li></ul>	增加心肌收缩蛋白对 Ca^{2+} 的敏感性；激动血管平滑肌的钾通道，扩张血管；大剂量抑制磷酸二酯酶
神经 - 内分泌系统抑制药		
血管紧张素转换酶抑制药	<ul><li>降低外周阻力和心脏后负荷，同时可阻止和逆转心肌肥厚及纤维化的发生</li></ul>	抑制血管紧张素转换酶，减少 Ang Ⅱ 的生成和缓激肽的降解，导致血管扩张，血压下降
血管紧张素Ⅱ受体阻滞药	<ul><li>抑制 Ang Ⅱ 导致的缩血管、心肌肥厚、促生长和相关原癌基因表达的作用</li></ul>	ARB 能对 ACE 途径及非 ACE 途径产生的 Ang Ⅱ 均产生阻断作用

续表

药物类别及代表药物	药理作用	作用机制
血管紧张素受体-脑啡肽酶抑制药	• 增加血管活性肽,舒张血管、改善心肌重构 • 抑制 RAS 系统,改善心力衰竭	双靶点药物,其中脑啡肽酶抑制药增加血管活性肽,而 ARB 竞争性选择 AT_1 受体
醛固酮受体拮抗药	• 改善心肌重构,改善心功能	阻断醛固酮对心肌重构的影响
β 受体拮抗药	• 降低心肌耗氧量,增加心肌对 β 受体激动药的敏感性 • 减轻心脏前后负荷 • 减慢心率,延长舒张期充盈,延长冠状动脉舒张期灌注时间	β 受体拮抗药可阻断心脏 β 受体、拮抗交感神经作用;防止过多释放的儿茶酚胺导致的 Ca^{2+} 内流;上调 β 受体,增加心肌对激动药的敏感性
减轻心脏负荷药		
利尿药	• 利尿减少血容量,降低心脏前负荷;降低血管张力和收缩性,降低心脏后负荷	增加尿 Na^+ 排出;降低血管壁中的 Na^+ 含量,减少 Na^+-Ca^{2+} 交换
血管扩张药	• 明显降低外周阻力,降低心脏前后负荷 • 增加心输出量,增加动脉供血,缓解组织缺血症状,弥补或抵消因小动脉扩张而可能发生的血压下降和冠状动脉供血不足等负面影响	舒张血管平滑肌,扩张血管
其他类		
钠-葡萄糖共转运蛋白 2 抑制药	• 渗透性利尿,降低心脏前后负荷 • 改善心肌能量代谢 • 调节神经内分泌	抑制肾脏对葡萄糖的重吸收,降低血糖
可溶性鸟苷酸环化酶激动药	• 抗心室重塑、抗纤维化、扩张血管、增加肾血流量、改善水钠潴留	刺激 sGC,协同 NO,上调 cGMP 通路
伊伐布雷定	• 减慢窦性心律,延长舒张期,改善左心室功能	特异性抑制心脏窦房结起搏电流 (I_f)

第十八章
临床用药案例

第十八章
目标测试

（刘　霞）

第十九章

抗心绞痛药

学习要求

1. **掌握** 常用抗心绞痛药(硝酸酯类、β受体拮抗药及钙通道阻滞药)的药理作用、临床应用及不良反应。
2. **熟悉** 其他抗心绞痛药(尼可地尔、曲美他嗪、雷诺嗪及伊伐布雷定)的作用机制及临床应用。
3. **了解** 心绞痛的病理生理基础及临床分类。

心绞痛(angina pectoris)是缺血性心脏病的常见症状,发作时的临床典型症状为压迫性胸骨后疼痛或胸部不适,常放射至左侧的肩、颈、下颌及左上肢等部位,表现为由胸、颈神经反射通路参与的牵涉痛,也可能伴发心肌缺血的其他相关症状,如劳力性呼吸急促、恶心、出汗和乏力。

第一节 心绞痛概述

心绞痛是冠状动脉供血不足引起的心肌急剧而短暂的缺血缺氧综合征,如持续发作得不到及时治疗则可能发展为急性心肌梗死。心绞痛的病理生理机制复杂,尚未完全阐明。

一、心绞痛的病理生理基础

心绞痛的病理生理特征是心肌氧的供需关系失衡(图 19-1)。心肌缺血时,心肌细胞产生并释放大量缺氧代谢产物(腺苷、乳酸、5-羟色胺、组胺、缓激肽、前列腺素、K^+等),刺激心肌交感神经传入纤维末梢而引起疼痛。

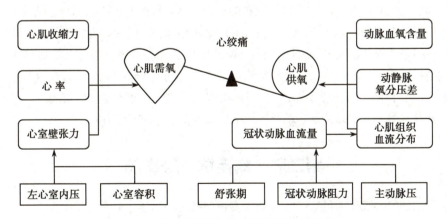

图 19-1 影响心肌需氧量与供氧量的主要因素

在生理条件下,心肌的需氧量和供氧量处于平衡状态。心肌需氧量的主要决定因素包括心肌收缩力、心率和心室壁张力。影响心室壁张力的因素较多,主要与心脏前、后负荷密切相关。按照Laplace定律,心室壁张力与心室腔内压力和心室容积呈正比。心室射血时心室壁张力增大,故每搏射血时间延长、心脏射血阻抗增加,心肌耗氧量也增加。临床上无法测量心肌收缩力和室壁应力,常用"心率×收缩压"2项乘积或"心率×收缩压×左心室射血时间"3项乘积来估算心肌耗氧量。

心肌供氧量的主要决定因素包括血液的携氧能力(氧分压和血红蛋白浓度)、氧从血红蛋白分离进入组织的程度(动静脉氧分压差)以及冠状动脉血流量。正常情况下,动脉血氧含量和心肌细胞摄氧率已处于较高水平,心肌供氧量主要受冠状动脉血流量的调节。影响冠状动脉血流量的主要因素包括:①冠状动脉阻力,主要由心肌代谢产物、传出神经和激素调节;②冠状动脉灌注时间,主要与舒张期长短有关;③冠状动脉灌注压,取决于从主动脉到冠状动脉的压力梯度(相当于主动脉舒张压),以及从心外膜至心内膜的压力梯度(即左心室舒张末期压)。心外膜冠状动脉垂直穿入心肌到心内膜下,大部冠脉血管分支深埋于心肌内。因此,心肌的节律性舒缩对冠脉血流影响很大;而心内膜血流量受心室内压力及心室壁张力的影响,更易发生缺血缺氧。生理条件下,冠状动脉血流储备正常,可通过冠状动脉扩张使其血流量增加数倍,以维持心肌需氧与供氧平衡。冠状动脉粥样硬化性心脏病(冠心病)是缺血性心脏病的主要类型,因血管狭窄或阻塞、冠状动脉血流量减少,加之血管内皮功能障碍、冠状动脉代偿性舒张功能减弱,易发生心肌缺血缺氧、诱发心绞痛。

二、心绞痛分类

任何引起心肌需氧量增加或心肌供氧量减少的因素都可诱发心绞痛发作。参照世界卫生组织《缺血性心脏病的命名及诊断标准》,临床将心绞痛分为以下三类。

1. **劳累性心绞痛**　由体力劳累、情绪激动或其他明显增加心肌需氧量的诱因所引发的心绞痛。根据疾病的病程、发作频率和转归,此类心绞痛包括:①稳定型心绞痛;②初发型心绞痛;③恶化型心绞痛。

2. **自发性心绞痛**　心绞痛发生与心肌需氧量变化无明显关系,包括:①变异型心绞痛(冠状动脉痉挛);②卧位型心绞痛(安静平卧位时发生);③急性冠状动脉功能不全;④梗死后心绞痛。

3. **混合性心绞痛**　在心肌耗氧量增加或无明显增加时都可能发生的心绞痛。

此外,临床上常将初发型心绞痛、恶化型心绞痛和各型自发性心绞痛统称为不稳定型心绞痛。

三、心绞痛治疗方法

降低心肌需氧量和/或增加心肌血流量,改善心肌氧的供需平衡,是心绞痛防治的重要原则。抗心绞痛药是减轻心绞痛症状或预防心绞痛发作的药物总称。传统的抗心绞痛药包括硝酸酯类、β受体拮抗药和钙通道阻滞药。近年来,尼可地尔、雷诺嗪、曲美他嗪、伊伐布雷定等其他新型抗心绞痛药的临床应用取得较大进展。此外,心绞痛是冠心病的典型症状之一,血小板聚集和血栓形成是心绞痛发作的重要诱因。根据患者病情联用他汀类调血脂药、抗血小板药和抗凝血药,有助于提高心绞痛治疗效果,改善预后,预防心肌梗死和死亡。对于药物治疗不能有效控制症状的心绞痛,可根据病情考虑选择经皮冠状动脉介入治疗或冠状动脉搭桥手术等血管重建的治疗方法。

第二节　常用抗心绞痛药

临床上常用的抗心绞痛药包括硝酸酯类、β受体拮抗药和钙通道阻滞药。

一、硝酸酯类

硝酸酯类(nitrate ester)是最常用的一氧化氮(nitric oxide,NO)供体药物,均有硝酸多元酯结构,—O—NO₂是其有效性的关键基团。临床常用的硝酸酯类具有相似的药理作用、作用机制及不良反应,但其生物利用度、起效时间和作用维持时间等药动学特点有较大差异(图 19-2)。

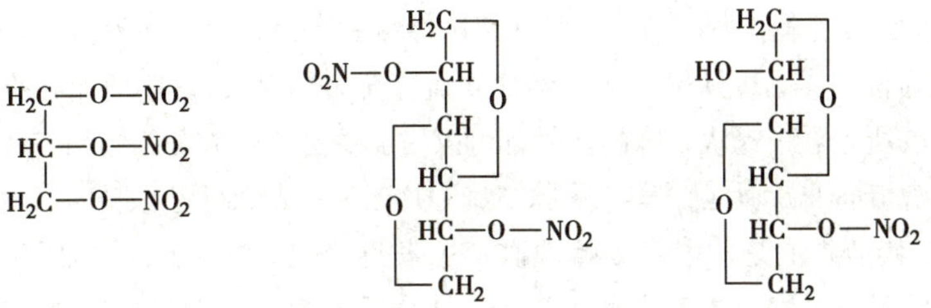

$$H_2C-O-NO_2$$
$$HC-O-NO_2$$
$$H_2C-O-NO_2$$

硝酸甘油　　　　　　　硝酸异山梨酯　　　　　　单硝酸异山梨酯

图 19-2　常用硝酸酯类的化学结构

（一）硝酸甘油

硝酸甘油（nitroglycerin）是第一个用于心绞痛治疗的药物,迄今已有 150 多年历史,因其起效快、疗效确切、使用方便、经济,目前仍是心绞痛防治的常用药物。

【药动学】　硝酸甘油脂溶性高,自胃肠道、口腔黏膜及皮肤吸收良好,但肝脏首过效应强,口服生物利用度极低(8%);舌下和颊部的口腔黏膜以及皮肤部位给药可避免首过效应,显著提高药物生物利用度。舌下含服经口腔黏膜吸收迅速完全,生物利用度高(80%),起效时间 1~2 分钟,$t_{1/2}$ 为 4 分钟,作用持续 20~30 分钟。硝酸甘油软膏或贴膜剂睡前涂抹于前臂或贴在胸部,药物持续缓慢透过皮肤吸收后发挥作用,作用时间显著延长。硝酸甘油在肝脏谷胱甘肽 - 有机硝酸酯还原酶系统催化下脱硝基代谢生成二硝酸代谢产物(1,2- 二硝酸甘油酯和 1,3- 二硝酸甘油酯)、少量单硝酸代谢产物(1- 单硝酸甘油酯和 2- 单硝酸甘油酯)、丙三醇以及无机亚硝酸盐,其中二硝酸代谢产物具有轻度的扩血管作用(约为原型药 10%),$t_{1/2}$ 为 40 分钟,是硝酸甘油长效制剂预防心绞痛的有效成分之一。硝酸甘油的代谢产物主要与葡糖醛酸结合后经肾排泄。

【药理作用】　硝酸甘油的基本药理作用是松弛平滑肌,其中对血管平滑肌具有相对选择性。小剂量硝酸甘油舒张全身静脉(容量血管);较大剂量舒张全身小动脉(阻力血管)和较大的心外膜冠状动脉、输送血管及侧支血管,尤其是在冠状动脉痉挛时舒张作用更为明显;对冠状小动脉(直径 <100μm 阻力血管)的舒张作用较弱。硝酸甘油通过扩张外周静脉、动脉与冠状动脉发挥抗心绞痛作用。

（1）降低心脏负荷,减少心肌耗氧量:①硝酸甘油舒张静脉,增加静脉容量、减少回心血量,降低心脏前负荷,使心室容积和心室舒张末期压下降,从而降低心室壁张力,减少心肌耗氧量;②硝酸甘油舒张动脉,降低心脏后负荷,使心脏射血阻抗降低,从而减少左心室做功和心肌耗氧量。

（2）改变心肌血液分布,增加缺血区血流量:硝酸甘油通过间接和直接两方面作用,增加心肌缺血区血流量(图 19-3)。①间接作用:硝酸甘油舒张静脉,降低心脏前负荷、心室舒张末期压,提高心外膜向心内膜的有效灌注压,增加心内膜下缺血区的血流量。②直接作用:心肌缺血区小动脉阻力血管因

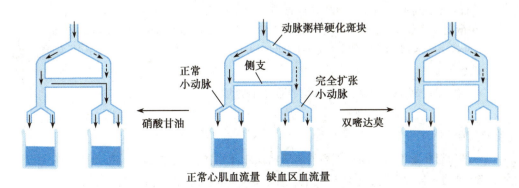

图 19-3　硝酸甘油对心肌缺血区血流量的影响

缺氧代谢产物刺激处于完全舒张状态。硝酸甘油选择性舒张较大的心外膜血管、输送血管及侧支血管，促使非缺血区血液顺压力差从输送血管经侧支血管流向缺血区，直接增加心肌缺血区的血流量。值得注意的是，并非所有舒张冠状动脉的药物都可以增加缺血区血流量。例如，双嘧达莫舒张冠状小动脉，使缺血区血液流向非缺血区，产生"冠脉窃流"现象，进一步加重心绞痛。

【作用机制】　硝酸甘油是非内皮依赖性血管扩张药（图 19-4）。硝酸甘油在血管平滑肌细胞内代谢释放出 NO，后者与可溶性 GC 的血红素 Fe^{2+} 结合后激活 GC，催化 GTP 生成第二信使 cGMP，激活 cGMP 依赖的蛋白激酶，减少 Ca^{2+} 内流与胞内 Ca^{2+} 释放，降低胞内游离 Ca^{2+} 浓度，导致肌球蛋白轻链去磷酸化而松弛血管平滑肌。硝酸甘油对不同节段血管舒张作用的量效关系不同，可能与其在局部血管中转化生成 NO 的效率差异有关。与内源性血管内皮衍生舒张因子（endothelium-derived relaxing factor, EDRF；即 NO）不同，硝酸甘油对冠心病内皮功能障碍的血管仍具有舒张作用。此外，硝酸甘油生成的 NO 激活血小板 GC，增加 cGMP，从而抑制血小板聚集和血栓形成，有利于冠心病和心绞痛的治疗。硝酸甘油生成的 NO 还可促进降钙素基因相关肽、前列腺素等内源性舒张血管物质的生成和释放，减轻心肌缺血性损伤。

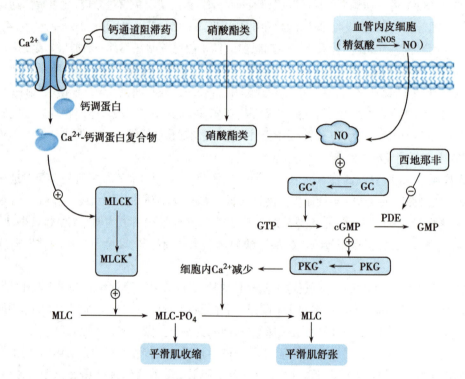

eNOS，内皮型一氧化氮合酶（endothelial nitric oxide synthase）；MLCK，肌球蛋白轻链激酶（myosin light chain kinase）。GC，鸟苷酸环化酶（guanylate cyclase）；GTP，三磷酸鸟苷（guanosine triphosphate）；cGMP，环磷酸鸟苷酸（cyclic guanosinc monophosphate）；PDE，磷酸二酯酶（phosphodiesterase）；PKG，cGMP 依赖性蛋白激酶（cGMP-dependent protein kinases）；MLC，肌球蛋白轻链（myosin light chain）。* 表示活化型，⊖表示抑制作用，⊕表示激动作用。

图 19-4　硝酸酯类和钙通道阻滞药舒张血管平滑肌的作用机制

【临床应用】

（1）心绞痛：与 β 受体拮抗药和钙通道阻滞药比较，硝酸甘油无诱发哮喘和抑制心脏、加重心功能不全的危险，可用于各种类型的心绞痛防治。舌下含片等短效制剂是治疗急性心绞痛的常用药物；也可用于心绞痛的急性预防，在运动前几分钟使用，预防心绞痛发作。软膏、皮肤贴片等长效制剂可预防心绞痛发作,适用于心绞痛的长期治疗(注意给药间隔期,避免耐受性)。大剂量硝酸甘油导致严重低血压,反射性兴奋交感神经,使心率加快、心肌收缩力增加,心肌耗氧量明显增加,加重心绞痛。因此,硝酸甘油与β受体拮抗药、伊伐布雷定联用产生协同抗心绞痛作用。

(2)急性心肌梗死:急性心肌梗死早期选用硝酸甘油静脉滴注给药,可降低患者心肌耗氧量、增加缺血区血流量,同时抑制血小板聚集和黏附,防止血栓形成,缩小心肌梗死范围。其优点是起效快,停药后作用消失快。但静脉滴注剂量应个体化,需监测患者的血压、心率等血流动力学指标确定所需用量,以免血压过度降低引起交感神经反射性兴奋,加重心肌缺血。

(3)充血性心力衰竭:硝酸甘油舒张静脉和动脉,使心脏前、后负荷减轻,可缓解充血性心力衰竭患者的肺充血、增加心输出量。

(4)血压控制:硝酸甘油作用迅速且半衰期短,可用于手术过程血压控制,减少术中出血。

【不良反应及注意事项】

(1)血管舒张作用相关的不良反应:硝酸甘油不良反应主要与剂量依赖性的血管舒张作用有关。治疗剂量下,常见面颊部血管扩张、颜面潮红;脑膜血管舒张引起搏动性头痛,也可增加颅内压,颅脑出血、颅外伤者禁用;眼内血管扩张升高眼压,青光眼患者慎用。较大剂量硝酸甘油扩张下肢血管,出现直立性低血压,严重时发生晕厥。

(2)高铁血红蛋白血症:超大剂量硝酸甘油导致高铁血红蛋白血症,出现口唇及指甲发绀并继发呼吸急促、眩晕、意识丧失,采用静脉注射亚甲蓝解救。

(3)药物相互作用:西地那非等磷酸二酯酶-5(phosphodiesterase-5,PDE-5)抑制药可干扰cGMP的代谢分解,而硝酸甘油促进cGMP生成,两药联用可协同提升cGMP水平,导致严重低血压(图19-4),因此严禁合用。硝酸甘油与抗高血压药或血管扩张药联用时应减少用量,避免发生直立性低血压。硝酸甘油可降低肝素的抗凝作用,联用时应增加肝素剂量。

(4)耐受性:经常反复或连续使用硝酸甘油,其药理效应减弱或消失产生耐受性,加大剂量也难以达到预期疗效。不同硝酸酯类有交叉耐受性。短暂停药后(8~12小时),硝酸甘油耐受性迅速消失。

1)发生机制:硝酸甘油耐受性发生机制尚未完全阐明,相关的主要学说如下。①巯基耗竭:硝酸甘油转化为NO的过程需要巯基参与,连续用药后巯基被耗竭,外源性NO生成减少。②神经激素激活:硝酸甘油的血管舒张效应引起神经内分泌改变,反射性交感兴奋和肾素-血管紧张素系统激活,使心率加快、心肌收缩力增强、血中缩血管物质(如儿茶酚胺、精氨酸加压素、血管紧张素Ⅱ等)升高,从而拮抗硝酸甘油的抗心绞痛作用。③自由基生成增加:硝酸甘油可增加超氧阴离子O^{2-}生成,后者与NO快速反应、加速NO失活。

2)防止措施:①避免大剂量给药,减少用药频次;②采用间歇给药法,无论采用何种给药途径和制剂,每天用药间歇期在8~12小时;③补充巯基供体(卡托普利、乙酰半胱氨酸等)和抗氧化剂(维生素E和维生素C),可能阻止或逆转耐受性;④与β受体拮抗药或血管紧张素转换酶抑制药联用,抑制反射性交感兴奋和肾素-血管紧张素系统;⑤合理膳食,因肉类、蛋白质含大量巯基,冠心病患者膳食控制可能导致巯基缺乏。

(二)硝酸异山梨酯

硝酸异山梨酯(isosorbide dinitrate)口服吸收完全,肝脏首过效应明显,口服生物利用度30%,需口服较大剂量才能达到有效血药浓度,$t_{1/2}$为45分钟。该药经肝脏代谢脱硝基生成2-和5-单硝酸异山梨酯,仍具有扩张血管与抗心绞痛作用。硝酸异山梨酯药理作用及机制与硝酸甘油相似,但起效较慢、作用时间较长(约4小时),适用于冠心病心绞痛、急性心肌梗死和充血性心力衰竭的治疗、预防与急救。

(三)单硝酸异山梨酯

单硝酸异山梨酯(isosorbide mononitrate)是硝酸异山梨酯的主要代谢产物(5-单硝酸异山梨酯),

口服吸收完全,无肝脏首过效应,生物利用度高;以原型药进入血循环,$t_{1/2}$ 为 4~5 小时;主要经肾脏排泄,少量以单硝酸异山梨酯 - 葡糖醛酸结合物通过胆汁排泄,在肠腔被水解后释放出原药经重吸收入血。单硝酸异山梨酯的药理作用及机制与硝酸甘油相似,但作用维持时间较长。单硝酸异山梨酯缓释片和胶囊是临床常用的长效硝酸酯类,适用于心绞痛的预防和治疗、心肌梗死后持续心绞痛以及慢性心力衰竭的治疗。

二、β 受体拮抗药

β受体拮抗药自 20 世纪 60 年代开始用于心绞痛治疗。不同类型的β受体拮抗药在β受体选择性、内在拟交感活性、α受体拮抗作用和药动学特点等方面的差异较大,应根据心绞痛患者基础疾病合理选用。临床常用美托洛尔、比索洛尔、阿替洛尔等 $β_1$ 受体拮抗药以及非选择性β受体拮抗药普萘洛尔。

【药理作用】 心绞痛发作时,心肌局部和血中儿茶酚胺含量增高,激动心脏 $β_1$ 受体,使心肌收缩力加强、心率加快,激动血管 α 受体,使血管收缩、心脏后负荷增加,从而增加心肌耗氧量;同时因心率加快,舒张期相对缩短,使冠脉血流量减少。β 受体拮抗药主要通过降低心肌耗氧量、增加心肌缺血区血流量发挥抗心绞痛作用。

(1) 降低心肌耗氧量:β 受体拮抗药拮抗心脏 $β_1$ 受体,使心率减慢、心肌收缩力减弱,同时通过降低血压,使心脏后负荷降低,从而降低心肌耗氧量。

(2) 增加心肌缺血区血流量:β 受体拮抗药降低心肌耗氧量,使非缺血区冠状动脉阻力增高,促使血液流向缺血区已代偿性扩张的血管。同时,β 受体拮抗药减慢心率,使舒张期相对延长、冠脉灌注时间延长,也有利于血液从心外膜流向易缺血的心内膜缺血区。虽然非选择性 β 受体拮抗药普萘洛尔等拮抗冠脉血管 $β_2$ 受体,可能增加冠脉阻力、减少冠脉流量,但在治疗剂量下药物净效应仍是改善心肌缺血区血流量。

(3) 其他作用:β 受体拮抗药可抑制脂肪分解代谢,减少游离脂肪酸含量及其氧化代谢的耗氧量,同时改善缺血区心肌对葡萄糖的摄取和利用,改善糖代谢,使心肌需氧量降低。此外,β 受体拮抗药可促进氧合血红蛋白的解离,可能增加全身组织(包括心脏)的供氧量。

【临床应用】

(1) β 受体拮抗药:常用于劳累性心绞痛,尤其是硝酸酯类不敏感的慢性稳定型心绞痛,对伴有高血压、心率偏快和室上性心动过速患者尤为适用。β 受体拮抗药是唯一证实可预防心肌梗死患者病情复发并改善生存率的抗心绞痛药,故适用于心肌梗死后心绞痛、心力衰竭患者的心绞痛防治,但因抑制心肌收缩力作用明显,宜从小剂量开始使用,逐渐加量。由于没有耐受现象,β 受体拮抗药可以连续使用,对心绞痛有良好的预防作用。β 受体拮抗药禁用于变异型心绞痛,因 α 受体活性不受药物拮抗,使内源性儿茶酚胺激动 α 受体,引起冠脉痉挛,可能加重心绞痛。

(2) β 受体拮抗药与硝酸甘油可协同降低心肌耗氧量:前者可对抗硝酸甘油引起的反射性心率加快、心肌收缩力增强;硝酸酯类可缩小 β 受体拮抗药抑制心脏所致的心室容积增大、射血时间延长。因此,两种药物联用可发挥协同抗心绞痛作用。需要注意的是,β 受体拮抗药与硝酸甘油均可降压,联用时应考虑药物减量,避免低血压导致的反射性交感兴奋,加重心绞痛。

【不良反应及注意事项】

(1) 神经系统和消化道系统:β 受体拮抗药常见疲倦、精神迟缓、眩晕、恶心、呕吐等一般不良反应。亲脂性弱的药物不易通过血脑屏障,故中枢神经系统不良反应相对减少。

(2) 心血管系统:本类药物拮抗心脏 $β_1$ 受体可引起窦性心动过缓、房室传导阻滞及心肌收缩力降低,无内在拟交感活性的药物慎用于伴有严重心动过缓、急性心力衰竭的患者。非选择性β受体拮抗药可使外周血管收缩,禁用于伴有末梢循环障碍的患者。

(3) 诱发或加重支气管哮喘:非选择性 β 受体拮抗药可致支气管痉挛,禁用于伴有支气管哮喘、慢性阻塞性肺疾病患者;选择性 β₁ 受体拮抗药相对安全,但仍应慎用。

（4）停药综合征:长期使用 β 受体拮抗药,机体代偿性上调 β 受体密度。如骤然停药,可引起 β 受体对内源性儿茶酚胺的超敏反应,发生"反跳"现象,加重心绞痛症状,甚至诱发心肌梗死。因此,β 受体拮抗药停药时应逐渐减量。

三、钙通道阻滞药

钙通道阻滞药自 20 世纪 70 年代开始用于心绞痛防治。这类药物的化学结构多样,常用药物包括苯烷基胺类维拉帕米、苯并硫氮杂䓬类地尔硫䓬,以及多种二氢吡啶类(硝苯地平、尼卡地平、非洛地平、氨氯地平)。不同钙通道阻滞药对心脏和血管的选择性以及药动学特性差异较大(表 19-1)。临床上需考虑患者的基础疾病及不同钙通道阻滞药的特点,合理应用。

表 19-1 常用钙通道阻滞药的特性

代表药物	选择性	阻滞钙通道	半衰期 /h	作用维持时间 /h
二氢吡啶类				
● 硝苯地平	血管 > 心脏	L- 型	4	6~7
● 氨氯地平	血管 > 心脏	L- 型和 N- 型	35~50	>24
非二氢吡啶类				
● 维拉帕米	血管 < 心脏	L- 型	6	5~6
● 地尔硫䓬	血管 ≥ 心脏	L- 型	3~4	6~8

【药理作用】 钙通道阻滞药主要通过阻滞电压依赖性钙通道,减少 Ca^{2+} 内流,降低胞内游离 Ca^{2+} 浓度而发挥抗心绞痛作用。

（1）降低心肌耗氧量:钙通道阻滞药抑制心肌收缩力,减慢心率,扩张外周血管,降低血压,从而降低心肌耗氧量。

（2）增加心肌缺血区血流量:钙通道阻滞药舒张冠状动脉和侧支血管,特别是对处于痉挛状态的血管有显著的舒张作用,从而增加冠脉血流量和缺血区血流量。

（3）其他作用:钙通道阻滞药减轻缺血心肌细胞钙超载,保护心肌细胞。此外,该类药物可阻滞血小板钙通道,降低血小板内 Ca^{2+} 浓度,从而抑制血小板聚集,防止血栓形成,改善冠脉循环。

【临床应用】

（1）钙通道阻滞药单独使用,适用于各型心绞痛治疗,其中二氢吡啶类对冠状动脉的舒张作用强,是治疗变异型心绞痛的首选药物。与 β 受体拮抗药相比,钙通道阻滞药抗心绞痛作用具有如下优点:①扩张外周血管,适用于伴外周血管痉挛性疾病的患者;②二氢吡啶类抑制心肌作用较弱,较少诱发心力衰竭,心功能不全患者的用药安全性较好;③松弛支气管平滑肌,适用于伴支气管哮喘的患者。

（2）硝苯地平和 β 受体拮抗药联用有协同抗心绞痛作用。β 受体拮抗药可抑制硝苯地平引起的反射性交感兴奋,而硝苯地平可拮抗 β 受体拮抗药所致的血管收缩,用药过程需注意观察血压变化和心脏反应。

【不良反应及注意事项】 钙通道阻滞药治疗剂量的不良反应较轻,常见下肢与脚踝部水肿、头痛、面部潮红及心悸等与舒张血管作用相关的不良反应。局部水肿形成原因与钙通道阻滞药引起的局部微循环障碍有关。钙通道阻滞药(主要是二氢吡啶类)舒张小动脉,使前毛细血管循环内静水压增高、组织间液增加,导致水肿;加用血管紧张素转换酶抑制药扩张静脉,可促进组织液回流入血而缓解局部水肿。

硝苯地平 nifedipine

硝苯地平是二氢吡啶类的短效钙通道阻滞药,对血管的选择性高,主要阻滞 L- 型钙通道,显著扩张冠状动脉和外周小动脉,增加冠脉血流量、降低血压。本品吸收迅速、起效较快,对处于痉挛状态血管的舒张作用更明显,故对变异型心绞痛更有效,也适用于伴有窦性心动过缓的慢性稳定型心绞痛和不稳定型心绞痛的防治。需要注意的是,硝苯地平快速而强效的降压作用可引起反射性心动过速,高血压患者使用该药可增加急性心肌梗死的发生率,心肌梗死后使用该药可增加死亡率。因此,硝苯地平与 β 受体拮抗药或伊伐布雷定联用可发挥协同作用。

氨氯地平 amlodipine

氨氯地平是二氢吡啶类的长效钙通道阻滞药。与硝苯地平不同,氨氯地平在生理条件下主要以正电荷形式存在,与带负电荷的细胞膜钙通道的结合与解离均缓慢,故起效慢、作用维持时间长,$t_{1/2}$ 长(表 19-1)。氨氯地平对血管的舒张作用缓和而持久,降压作用平稳,同时阻滞 L- 型和 N- 型钙通道,故不易引起反射性心动过速。本品适用于慢性稳定型心绞痛和变异型心绞痛,与 β 受体拮抗药或伊伐布雷定联用可发挥协同作用。氨氯地平是消旋体,其中左旋异构体对钙通道的阻滞作用是右旋体的 1 000 倍。采用手性拆分技术制备的左氨氯地平(levoamlodipine)是单一的左旋异构体,其抗心绞痛效能是消旋氨氯地平的两倍,用药剂量减半。

维拉帕米 verapamil

维拉帕米对心脏的选择性大于血管。本品抑制窦房结自律性和房室结传导,减慢心率,抑制心肌收缩力,使心肌耗氧量降低,可用于合并心房扑动、心房颤动或阵发性室上性心动过速的患者。维拉帕米扩张冠状动脉作用弱,不适用于变异型心绞痛治疗。维拉帕米对心脏的抑制作用强,禁用于伴有心力衰竭、窦房结功能低下或房室传导阻滞的心绞痛患者。

地尔硫䓬 diltiazem

地尔硫䓬对心脏和血管的选择性介于维拉帕米和二氢吡啶类之间。本品减慢心率、减慢传导、抑制心肌收缩力,使心肌耗氧量降低;舒张外周血管和冠状动脉,增加冠脉血流量,从而增加心肌血流量。地尔硫䓬适用于变异型心绞痛、劳累性心绞痛以及急性心肌梗死的防治。

第三节　其他抗心绞痛药

理想的抗心绞痛药可有效缓解心绞痛症状、预防心绞痛发作,并能显著改善患者的远期预后。心绞痛的病理生理机制复杂,传统抗心绞痛药难以完全实现上述治疗目标。近年来,心绞痛药物防治研究取得了较大进展,多种新型药物用于临床心绞痛的辅助治疗或作为传统药物不能耐受时的替代治疗(图 19-5)。

尼可地尔 nicorandil

尼可地尔为烟酰胺硝酸酯类的新型血管扩张药,是第一个上市的钾通道开放药,通过激活 ATP 敏感性钾通道(ATP-sensitive K^+ channel,K_{ATP}),增加细胞膜对 K^+ 通透性,促进 K^+ 外流,使细胞超极化,抑制 Ca^{2+} 内流。此外,尼可地尔具有类硝酸酯作用,通过释放 NO,增加 cGMP,减少胞内 Ca^{2+} 浓度。尼可地尔兼具钾通道开放剂和 NO 供体的作用,使冠状动脉扩张、冠脉血流量增加,减轻钙超载对心肌细胞的损伤,降低心肌耗氧量,发挥抗心绞痛作用。尼可地尔适用于心绞痛治疗;与 β 受体拮抗药、

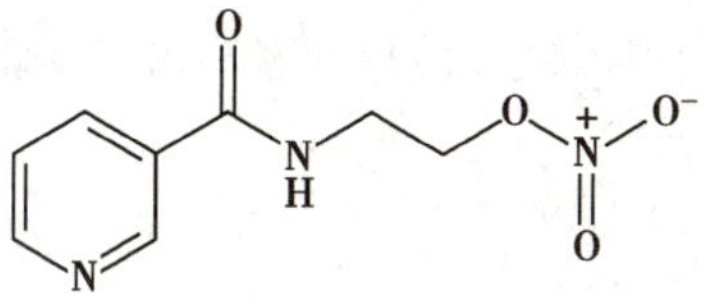

尼可地尔

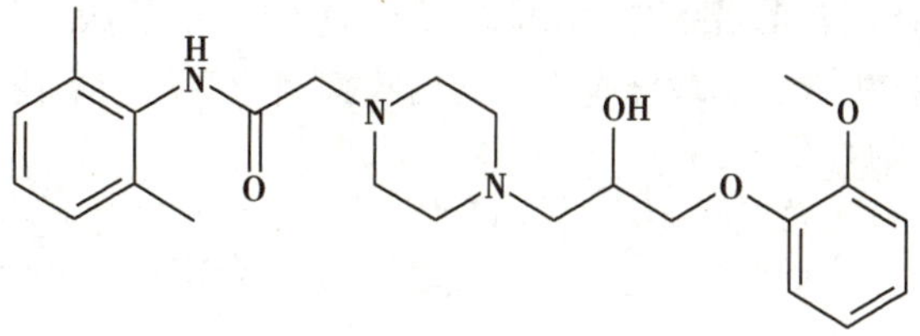

雷诺嗪

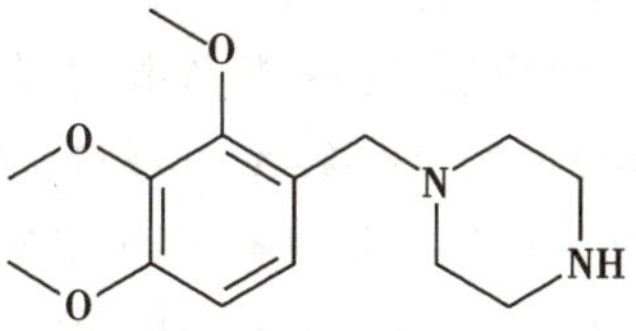

曲美他嗪

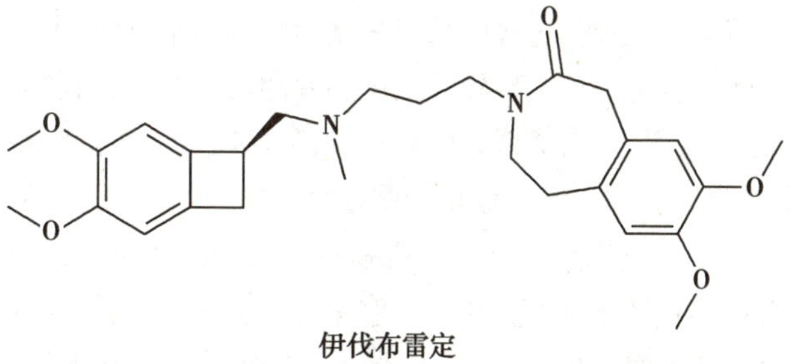

伊伐布雷定

图 19-5　其他抗心绞痛药的化学结构

伊伐布雷定联用对稳定型心绞痛治疗有协同作用。该药连续使用没有耐受性,与硝酸酯类无交叉耐受性,常见搏动性头痛、头晕、心悸、颜面潮红、低血压等血管舒张相关的不良反应,禁用于青光眼与严重肝、肾疾病患者。

曲美他嗪 trimetazidine

改善心肌能量代谢是缺血性心脏病防治的新策略。葡萄糖和脂肪酸都是心脏的能量来源。生理条件下,心肌脂肪酸氧化代谢产生每单位 ATP 所需的耗氧量高于葡萄糖氧化代谢途径。因此,通过调节心肌能源底物,由脂肪酸氧化转为葡萄糖氧化,可利用有限的氧产生更多 ATP,提高氧利用效率,改善心肌能量代谢。

脂肪酸氧化包括 β 氧化和特殊氧化两种方式。曲美他嗪是第一个上市的脂肪酸 β 氧化抑制药,又称为部分脂肪酸氧化(partial fatty acid oxidation,pFOX)抑制药。该药选择性抑制线粒体的长链 3-酮酰辅酶 A 硫解酶(long-chain 3-ketoacyl thiolase,LC-3KAT)活性,抑制脂肪酸 β 氧化,促进葡萄糖氧化及 ATP 合成,从而改善缺血状态下的心肌能量代谢,改善心脏功能;同时可显著减少缺血期心肌细胞内的酸中毒,减少钙超载,保护心肌细胞,发挥抗心绞痛作用。曲美他嗪不影响心率和血压,无明显的血流动力学效应;与传统抗心绞痛药联用,可有效改善患者的心功能,减少心绞痛发作频率。曲美他嗪可见恶心、呕吐、头晕、皮疹等不良反应;可引起运动功能障碍,故禁用于合并帕金森病等运动功能障碍的患者;也禁用于严重肾功能不全患者,以避免因原型药的肾脏排泄减慢而引起不良反应。

雷诺嗪 ranolazine

心肌缺血促进细胞动作电位复极期内向钠电流(I_{Na})增加,使细胞内 Na^+ 浓度增高,激活钠 - 钙交换蛋白(Na^+-Ca^{2+} exchanger),增加细胞内 Ca^{2+} 浓度,形成细胞内钙超载,从而导致心肌细胞损伤、心室肌松弛功能受损、舒张期心室内压升高。

雷诺嗪抗心绞痛作用的主要机制是抑制缺血心肌细胞动作电位内向钠电流增加,减少胞内游离 Ca^{2+} 浓度,减轻细胞内钙超载,从而改善缺血心脏的舒张功能;高剂量时也可抑制部分脂肪酸氧化,改善心肌的能量代谢。与曲美他嗪相似,该药无血流动力学效应,不影响心率和血压。雷诺嗪可显著减少慢性稳定型心绞痛的发作频率,常用于难治性心绞痛的辅助治疗,与 β 受体拮抗药或硝酸酯类联用有协同作用。雷诺嗪剂量依赖性延长 Q-T 间期,禁用于合并 Q-T 间期延长的患者,以及与Ⅰa 类或Ⅲ类抗心律失常药的联合应用。雷诺嗪抑制地高辛和辛伐他汀的代谢途径,故后两者与雷诺嗪联用时应减少剂量。

伊伐布雷定 ivabradine

生理条件下,窦房结自主节律性最快,决定着整个心脏的节律。静息电位时细胞处于超极化状态,窦房结起搏细胞产生缓慢的舒张期去极化,使膜电位达到阈电位而产生动作电位。窦房结起搏细胞的 I_f 电流是在超极化过程中被缓慢激活的内向钠、钾电流,是窦房结的主要起搏电流。

伊伐布雷定是首个特异性减慢心率的抗心绞痛药,通过选择性抑制窦房结的 I_f 起搏电流,降低窦房结节律,减慢心率,降低心肌耗氧量,从而减轻心绞痛症状、降低心绞痛的发作频率。该药对心内传导、心肌收缩力和心室复极化无明显影响,适用于不能耐受 β 受体拮抗药的心绞痛患者,可降低心肌梗死的风险。伊伐布雷定可与硝酸酯类、尼可地尔或二氢吡啶类联用,产生协同抗心绞痛作用;对葡萄糖或血脂代谢无明显影响;常见窦性心动过缓,光幻视、视物模糊(与药物抑制视网膜细胞 I_f 相关)等剂量依赖性的不良反应,心率持续 <50 次 /min 则必须停药。

本 章 小 结

药物类别及 代表药物	作用机制	药理作用	临床应用	不良反应
硝酸酯类				
● 硝酸甘油	产生 NO,激活 GC,增加 cGMP,减少胞内 Ca^{2+} 浓度	舒张血管,降低心肌耗氧量,增加心肌缺血区血流量	各型心绞痛;与 β 受体拮抗药联用有协同作用	头痛,直立性低血压,交叉耐受性
β 受体拮抗药				
● 美托洛尔	选择性拮抗心脏 $β_1$ 受体	降低心肌耗氧量,增加心肌缺血区血流量	劳累性心绞痛;常与硝酸酯类、硝苯地平联用	心动过缓,房室传导阻滞
● 普萘洛尔	拮抗心脏 $β_1$ 受体	降低心肌耗氧量,增加心肌缺血区血流量		诱发哮喘,心动过缓,房室传导阻滞
钙通道阻滞药				
● 硝苯地平	阻滞 L- 型钙通道	降低心肌耗氧量,增加冠脉血流量,保护心肌细胞	各型心绞痛;变异型心绞痛首选药;对其他心绞痛,与 β 受体拮抗药联用有协同作用	低血压,下肢及脚踝水肿,反射性心动过速
● 氨氯地平	阻滞 L- 型与 N- 型钙通道	降低心肌耗氧量,增加冠脉血流量,保护心肌细胞	慢性稳定型心绞痛和变异型心绞痛;对其他心绞痛,与 β 受体拮抗药联用有协同作用	低血压,下肢及脚踝水肿
其他药物				
● 尼可地尔	激活 K_{ATP} 通道;释放 NO	舒张冠脉,增加冠脉血流量;减轻钙超载,保护心肌细胞;降低心肌耗氧量	心绞痛治疗,可与 β 受体拮抗药、伊伐布雷定联用	头痛、心悸、低血压等
● 曲美他嗪	抑制脂肪酸 β 氧化	改善心肌能量代谢,改善心脏功能	心绞痛辅助治疗,可与传统抗心绞痛药联用	运动功能障碍

续表

药物类别及 代表药物	作用机制	药理作用	临床应用	不良反应
● 雷诺嗪	抑制动作电位晚期I_{Na}	减轻钙超载,改善心脏舒张功能	心绞痛辅助治疗;可与β受体拮抗药、硝酸酯类联用	Q-T间期延长
● 伊伐布雷定	抑制窦房结I_f起搏电流	减慢心率,降低心肌耗氧量	不能耐受β受体拮抗药的心绞痛;可与硝酸酯类、尼可地尔、硝苯地平联用	窦性心动过缓,光幻视、视物模糊

第十九章
临床用药案例

第十九章
目标测试

（杜俊蓉）

第二十章

调血脂药与抗动脉粥样硬化药

第二十章
教学课件

动脉粥样硬化(atherosclerosis)是冠状动脉粥样硬化性心脏病(冠心病)、缺血性脑血管病等的主要病因。其主要特点是受累的动脉血管平滑肌细胞、巨噬细胞和 T 淋巴细胞聚集,结缔组织中胶原、弹力纤维及蛋白多糖等基质增生,胆固醇等脂质积聚,导致动脉内膜散在的斑块形成,引起所支配器官发生缺血性病变。临床上可分为无症状期、缺血期、坏死期和纤维化期。

动脉粥样硬化的药物治疗是目前主要的临床治疗手段,常用药物包括他汀类、胆汁酸结合树脂、胆固醇吸收抑制药、PCSK9 抑制药、贝特类和烟酸类等调血脂药,以及普罗布考等抗氧化药和多烯脂肪酸等。

血浆中脂类物质甘油三酯(triglyceride,TG)、胆固醇(cholesterol,CH)、胆固醇酯(cholesteryl ester,CE)、游离脂肪酸(free fatty acid,FFA)和磷脂(phospholipid,PL)与血浆中载脂蛋白(apolipoprotein,Apo)结合成为脂蛋白复合物,是脂类在血液中存在、转运及代谢的形式(图 20-1)。脂蛋白依据密度大小分为乳糜微粒(chylomicron,CM)、极低密度脂蛋白(very low density lipoprotein,VLDL)、低密度脂蛋白(low density lipoprotein,LDL)、中间密度脂蛋白(intermediate density lipoprotein,IDL)和高密度脂蛋白(high density lipoprotein,HDL)及脂蛋白(a)[lipoprotein(a),LP(a)]。CM 主要含有外源性甘油三酯,是转运外源性甘油三酯和

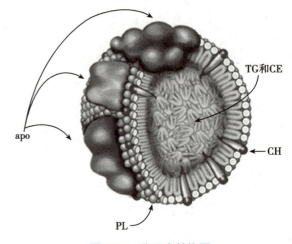

图 20-1 脂蛋白结构图

胆固醇到肝脏及外周组织的主要形式,而 VLDL、LDL、IDL 可将肝内合成的内源性脂质转运至肝外组织。VLDL 是转运肝脏合成的 TG 进入血液循环的主要形式。LDL 主要功能是将胆固醇运输到全身各处细胞。HDL 主要功能是将外周的胆固醇转给 LDL 或 IDL,而后被肝脏利用,将内源性胆固醇(以胆固醇酯为主)从组织至肝脏逆向转运。

动脉粥样硬化是多因素共同作用所引起,血脂异常是其首要危险因素。血脂异常按病因可以分为原发性血脂异常和继发性血脂异常两大类。原发性血脂异常指由于遗传因素或后天的饮食习惯、生活方式以及其他自然环境因素等引起的脂质代谢异常,根据升高的脂蛋白类型不同可分为 6 种类型(表 20-1)。继发性血脂异常多由于代谢紊乱性疾病或其他因素所致,如肾病综合征、糖尿病、甲状

腺功能低下、肝脏疾病和药物因素(如β受体拮抗药、噻嗪类利尿药等)。血脂代谢异常主要表现为易致动脉粥样硬化的脂蛋白胆固醇(如 LDL-C、IDL-C、VLDL-C)及其载脂蛋白(如 ApoB)含量过高,或抗动脉粥脉硬化的脂蛋白胆固醇(如 HDL-C)及其载脂蛋白(如 ApoA)含量过低,前者称为高脂血症或高脂蛋白胆固醇血症。

表 20-1　原发性血脂异常的类型

类型	升高的脂蛋白	TC	TG	致动脉粥样硬化风险
Ⅰ	CM	+	+++	—
Ⅱa	LDL	++	—	高度
Ⅱb	LDL、VLDL	++	++	高度
Ⅲ	IDL	++	++	中度
Ⅳ	VLDL	+	++	中度
Ⅴ	CM、VLDL	+	++	—

注:"+"代表轻度升高;"++"代表中度升高;"+++"代表重度升高;"—"代表无变化。

第一节　调 血 脂 药

一、他汀类

他汀类(statin)是 β- 羟基 -β- 甲戊二酸单酰辅酶 A(β-hydroxy-β-methylglutaryl CoA,HMG-CoA)还原酶竞争性抑制药,是目前临床调血脂最有效的药物。常用药物有辛伐他汀、阿托伐他汀和瑞舒伐他汀等。辛伐他汀和普伐他汀是洛伐他汀的衍生物,阿托伐他汀、瑞舒伐他汀和氟伐他汀则是化学合成物。

【药动学】　他汀类均可被肠道吸收,洛伐他汀和辛伐他汀是无活性的内酯环,口服后被代谢成具有活性的羟酸型。氟伐他汀和阿托伐他汀等为含氟的活性物质。口服后,氟伐他汀几乎被完全吸收,其余他汀类的吸收率介于 40%~75%。他汀类的肝脏首过效应均较高。多数药物在肝经 CYP3A4 代谢,经胆汁由肠道排出,约 5%~20% 由肾排出。抑制 CYP3A4 活性的药物将影响他汀类的效应及不良反应。

【药理作用及机制】

(1)调血脂作用:肝脏是合成内源性胆固醇的主要场所(约占总含量的 70%)。HMG-CoA 还原酶是胆固醇合成的限速酶,其在肝细胞中催化具有开环羟酸结构的 HMG-CoA 转化为甲羟戊酸(mevalonic acid,MVA),进一步生成鲨烯,最后合成胆固醇(图 20-2)。

他汀类本身或其代谢产物的结构与 HMG-CoA 相似,但他汀类对 HMG-CoA 还原酶亲和力较 HMG-CoA 高数千倍,可在胆固醇合成的早期阶段竞争性地抑制 HMG-CoA 还原酶活性,使甲羟戊酸形成障碍,阻碍肝脏内源性胆固醇的合成;他汀类代偿性地增加肝细胞膜上的 LDL 受体,使血浆中大量 LDL 被摄取,经 LDL 受体途径代谢为胆汁酸排出体外,降低血浆 LDL 水平。同时可降低血浆 VLDL 和 TG,增加 HDL。

(2)非调血脂作用:他汀类还有调节血管内皮功能、抑制血管平滑肌细胞增殖和迁移、抑制血小板聚集、抗血栓形成、降低血浆 C 反应蛋白、抑制单核巨噬细胞的黏附与分泌、抗氧化、减少动脉壁巨噬细胞和泡沫细胞形成及抗骨质疏松等多方面作用。

【临床应用】　适用于治疗杂合子家族性高胆固醇血症、原发性高胆固醇血症等,对糖尿病性和肾性高脂血症也有效。阿伐他汀对纯合子家族性高胆固醇血症有效。临床可用于预防心肌梗死等心脑

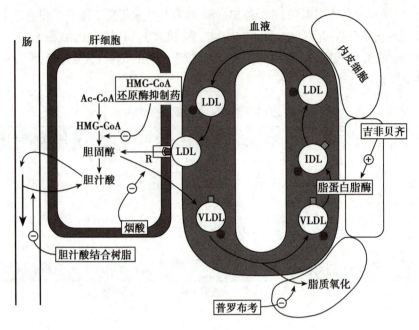

图 20-2　调血脂药作用机制模式图

血管事件的发生。

【不良反应】　不良反应较少且轻。大剂量应用时偶出现胃肠道反应、皮肤潮红、头痛、转氨酶升高等。严重不良反应包括横纹肌溶解症、肝炎及血管神经性水肿等。与苯氧酸类、烟酸、红霉素及环孢素合用可增加横纹肌溶解症的发生率或使其加重。肝功能异常者慎用,也不宜用于孕妇和哺乳期妇女。

洛伐他汀 lovastatin

洛伐他汀是从红曲霉中提取的霉菌代谢产物,是第一个应用于临床的 HMG-CoA 还原酶抑制药。洛伐他汀进入体内可很快水解为开环羟酸而具有药理活性。在胃肠道吸收率约为 30%,口服 2~4 小时血药浓度达峰值。调血脂作用稳定,有剂量依赖性,一般用药 2 周起效,4~6 周可达最佳治疗效果。

辛伐他汀 simvastatin

辛伐他汀为洛伐他汀的甲基衍生物。调血脂作用较洛伐他汀强。临床长期应用能有效降低胆固醇,同时能延缓动脉粥样硬化病变的进展,减少不稳定型心绞痛等的发生。

普伐他汀 pravastatin

普伐他汀为开环活性结构,口服吸收快,亲水性强。本药除稳定、安全的降脂作用外,还具有抗炎、抑制单核巨噬细胞向内皮的聚集和黏附等作用。对急性冠脉综合征患者,早期应用普伐他汀能迅速改善内皮功能,减少冠脉再狭窄及心血管事件的发生。

氟伐他汀 fluvastatin

氟伐他汀是第一个人工合成的、氟苯吲哚环的甲羟内酯衍生物,能同时阻断 HMG-CoA 和中间产物 MVA 生成胆固醇而发挥调血脂作用。口服吸收迅速而完全,首过效应明显。是他汀类中与其他药物相互作用最少、引起肌病最低的药物。

阿托伐他汀 atorvastatin

阿托伐他汀口服吸收快，1~2 小时血药浓度达高峰，经肝脏代谢，产生的活性代谢产物的作用占总作用的大部分。其作用与适应证同氟伐他汀，但降低 TG 的作用较强。

瑞舒伐他汀 rosuvastatin

瑞舒伐他汀口服 5 小时后血药浓度达到峰值，绝对生物利用度为 20%。瑞舒伐他汀被肝脏大量摄取，血浆蛋白结合率约为 90%。降低血总胆固醇、LDL-C 作用显著，同时能降低 TG。

二、胆汁酸结合树脂

代表药物考来烯胺（cholestyramine，消胆胺）和考来替泊（colestipol，降胆宁），均为碱性阴离子交换树脂。

【药理作用及机制】　本类药物不溶于水，进入肠道后不被吸收，与胆汁酸牢固结合，阻滞胆汁酸的肝肠循环和反复利用，减少胆固醇的吸收。可降低 TC 和 LDL-C，ApoB 也相应降低，但 HDL 几乎无变化。胆汁酸作为胆固醇在体内代谢的主要去路，一般 95% 可在空肠和回肠被重吸收。药物在肠道中螯合胆汁酸，阻止其重吸收而中断肝肠循环，减少外源性胆固醇的吸收，促进内源性胆固醇在肝脏代谢为胆汁酸。用药后可使胆固醇的排泄量显著增加。

胆固醇生成胆汁酸的过程由 7α 羟化酶催化，胆汁酸能反馈性抑制此酶活性。本类药物阻碍了胆汁酸的重吸收，促进其排出，解除了胆汁酸对 7α 羟化酶的抑制作用，加速胆固醇向胆汁酸的转化，降低血浆和肝脏中胆固醇的含量。外源性胆固醇吸收减少和内源性胆固醇代谢进入胆汁酸增加导致了肝细胞表面 LDL 受体增加或活性增强，从而使血浆中 TC 和 LDL-C 水平降低。但不影响血浆HDL-C，可能增加 TG 水平。该类药物因其反馈性地增强 HMG-CoA 还原酶活性，使胆固醇的合成增多，与他汀类合用可增强其调脂作用。

【临床应用】　主要用于治疗以 TC 和 LDL-C 升高为主的患者，且适用于 TG 水平正常不能使用他汀类的高胆固醇血症患者，如杂合子家族性Ⅱa 型高脂血症。但对纯合子家族性高脂血症无效。对Ⅱb 型高脂血症，应与降 TG 和 VLDL 的药物配合使用。

临床上主要与其他调血脂药联合应用，如与他汀类、贝特类合用可起到协同作用；考来烯胺与普罗布考合用，既有协同降脂作用，又可减少不良反应。

【不良反应】　不良反应较多，由于应用剂量较大，一些患者出现胃肠道不良反应如胃肠道不适、腹胀和便秘等。可增加血浆 TG 水平。偶可出现短时转氨酶升高等。长期应用，可能干扰脂溶性维生素及一些药物吸收，如干扰地高辛和华法林等吸收，应尽量避免合用；必要时在给予本类药物前 1 小时或 4~6 小时后再用上述药物。高剂量会发生脂肪痢等。考来烯胺因以氯化物形式应用，长期用药可引起高氯性酸中毒。

三、胆固醇吸收抑制药

依折麦布 ezetimibe

依折麦布是第一个上市的胆固醇吸收抑制药，主要通过降低胆固醇吸收而发挥调血脂作用。

【药动学】　口服吸收迅速，单剂量口服 10mg 依折麦布后，C_{max} 为 3.4~5.5μg/L，T_{max} 为 4~12 小时，$t_{1/2}$ 为 22 小时。吸收后大部分在小肠和肝脏经葡糖醛酸化快速代谢为酚羟基葡糖醛酸化合物，代谢产物和原型药经胆汁及肾脏排出。

【药理作用及机制】　依折麦布主要阻断胆固醇的外源性吸收途径。吸收后进入肝肠循环并被糖脂化,药物及其糖脂化代谢产物反复作用于胆固醇吸收部位小肠细胞刷状缘,通过抑制胆固醇吸收的关键蛋白 Niemann-Pick C1-like1(NPC1L1)转运蛋白的活性,抑制饮食和胆汁中的胆固醇跨小肠壁转运到肝脏中,持久地抑制胆固醇的吸收,从而降低胆固醇和相关植物甾醇的吸收,使肝脏胆固醇储存减少,导致肝脏 LDL 受体合成增加,LDL 代谢加快,使血浆中 LDL-C 水平降低。此外,可降低高脂血症患者的总胆固醇、ApoB 和 TC 水平,并增加 HDL-C 水平。

【临床应用】　依折麦布适用于原发性(杂合子家族性或非家族性)高胆固醇血症、纯合子家族性高胆固醇血症等;与他汀类联合应用可增强调脂疗效。

【不良反应】　不良反应少,口服后少数患者出现疼痛、痉挛和无力的肌肉失调症状、血清肌酸激酶升高、转氨酶升高、血小板减少等不良反应。孕妇或哺乳期妇女、中至重度肝功能损伤患者以及 10 岁以下儿童禁用此药。

四、PCSK9 抑制药

前蛋白转化酶枯草溶菌素 9(proprotein convertase subtilisin/kexin type 9,PCSK9)属于前蛋白转化酶(proprotein convertase)家族蛋白酶 K 亚家族,主要在人肝脏、小肠和肾脏表达。在肝细胞中表达产生的 PCSK9 酶原(apo-PCSK9)首先在内质网发生自催化裂解生成成熟的蛋白酶 PCSK9 并被分泌入血。血液中的 PCSK9 可与肝细胞表面的 LDL 受体发生特异性结合,通过囊泡转运至溶酶体降解,从而造成体内 LDL 堆积,使 LDL-C 水平升高(图 20-3)。多项研究表明,PCSK9 还可结合 LDL 受体其他家族成员,如 VLDL 受体、ApoE 受体 2 和 LDL 受体相关蛋白 -1(LDL receptor related protein1,LRP1)等。因此 PCSK9 对于维持体内胆固醇稳态发挥着关键的调节作用,抑制 PCSK9 可显著降低体内 LDL-C 水平。

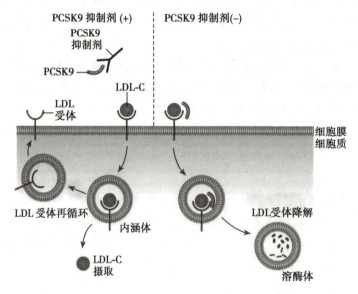

图 20-3　PCSK9 抑制药作用机制示意图

目前已经有多种 PCSK9 抑制药进入临床应用或处于临床试验阶段,包括单克隆抗体、反义寡核苷酸、干扰小核糖核酸、模拟抗体蛋白药和小分子抑制药等不同类型。多项大规模临床研究表明,PCSK9 抑制药可有效降低血浆 LDL-C 水平,他汀类治疗欠佳或不能耐受他汀类的高脂血症患者应用 PCSK9 抑制药治疗后 LDL-C 水平可显著降低。《2019 年欧洲心脏病学会 / 欧洲动脉粥样硬化学会血脂异常管理指南》推荐可选择 PCSK9 抑制药与他汀类联合应用以有效降低 LDL-C 水平。依洛尤单抗和阿利西尤单抗是批准上市的 PCSK9 抑制药。

依洛尤单抗 evolocumab

依洛尤单抗是针对人 PCSK9 的单克隆免疫球蛋白 G2（IgG2），采用皮下注射给药。临床用于已有动脉粥样硬化性心血管疾病的成人患者中，可降低心肌梗死、卒中等心脑血管事件的风险；可与他汀类联合用药，亦可在不能耐受他汀类或禁忌使用的患者中单独用药或与其他降脂疗法联合用药。临床可辅助用于成人原发性高胆固醇血症（杂合子家族性和非家族性）或混合型血脂异常患者的治疗；可与饮食疗法或他汀类、依折麦布等合用，治疗患有纯合子型家族性高胆固醇血症者。

不良反应发生率大于 5%，包括鼻咽炎、上呼吸道感染、流感、背痛、注射部位反应（包括红斑、疼痛和淤青）、胃肠炎和糖尿病等；亦可见咳嗽、尿路感染、鼻窦炎、头痛、肌痛、头晕、肌肉骨骼疼痛、高血压、腹泻、关节痛、恶心、乏力、肌肉痉挛和挫伤，以及过敏反应（血管性水肿）和类流感样疾病。

五、贝特类

贝特类（fibrate）又称苯氧酸类，20 世纪 60 年代上市的氯贝丁酯是第一个应用于临床的贝特类药物，但不良反应较多。后面上市的苯扎贝特、非诺贝特、环丙贝特、吉非罗齐等调脂作用较强。根据国际上对此类药物治疗后受益与风险的评价，认为除非患者有严重的高甘油三酯血症又禁用他汀类或不能耐受他汀类，否则贝特类不作为一线治疗药物。

【药动学】　贝特类口服吸收快且完全，血浆蛋白结合率 92%~96%，不易分布到外周组织，各药物 $t_{1/2}$ 不完全相同，吉非罗齐和苯扎贝特吸收后起效快，作用时间短，$t_{1/2}$ 为 1.5~2 小时；非诺贝特 $t_{1/2}$ 为 20 小时，环丙贝特 $t_{1/2}$ 为 17~42 小时。药物大部分在肝与葡糖醛酸结合，经尿排出。

【药理作用】

（1）调血脂作用：本类药物可引起明显的循环 VLDL 降低，因而降低 TG，适度（接近 10%）降低 LDL-C 和升高 HDL-C（约 10%）。

（2）非调血脂作用：本类药物还具有抗炎、降低纤维蛋白原及部分凝血因子水平、改善胰岛素敏感性、改善内皮细胞功能等作用，有益于动脉粥样硬化的防治。

【作用机制】　目前认为是通过激活过氧化物酶体增殖物激活受体 α（peroxisome proliferator activated receptor alpha，PPARα）而发挥作用。药物可增加脂蛋白脂酶（lipoprotein lipase，LPL）、ApoA-Ⅰ 和 ApoA-Ⅱ 表达，同时减少 ApoC-Ⅲ 表达。一个主要的作用是增加肝脏和横纹肌脂肪酸氧化分解；通过增强 LPL 活化加速 TG 的分解，降低 TG；减少脂肪组织细胞内分解。增加 VLDL 消除，也可减少其肝脏分泌。大部分患者体内 LDL 只是适度减少，而其他患者尤其是那些患有混合型高脂血症患者，LDL 水平通常增加而 TG 水平降低。HDL-C 的水平适度的增加，血清中 TG 水平降低伴随着 TG 转化为 HDL-C 的减少。

【临床应用】　用于以 VLDL 升高为主的高甘油三酯血症，对Ⅲ型高脂血症和混合型高脂血症有较好的疗效，也可用于低 HDL 和动脉粥样硬化疾病风险的患者（常见于 2 型糖尿病患者）。也可与其他调血脂药联合应用于严重药物抵抗的血脂障碍患者。

【不良反应】　一般耐受良好，常见的不良反应有胃肠道症状、瘙痒、皮疹、心律失常、低血钾、血液中转氨酶升高或者碱性磷酸酶升高以及肌炎等，肌炎不常见，一旦发生则很严重（横纹肌溶解症），会出现肌红蛋白尿和急性肾衰竭，尤其容易出现在肾功能损害的患者中，因此，肾功能损害的患者应该避免使用贝特类。此外，易患高甘油三酯血症的乙醇中毒患者，应用贝特类引起横纹肌溶解症的风险明显增加，亦应避免使用。

非诺贝特 fenofibrate

非诺贝特为第二代苯氧酸类化合物，口服吸收快，大部分被吸收，血浆蛋白结合率 99%，$t_{1/2}$ 约为

20 小时,约 60% 转化为葡萄糖苷酸随尿排泄,约 25% 随粪便排出。严重肾功能不全、肝功能不全、原发性胆汁性肝硬化、胆石症患者,以及儿童和孕妇禁用。除具有调血脂作用外,还可明显改善内皮功能、减少炎症反应、增加胰岛素敏感性及减少微量白蛋白尿,有助于减少糖尿病并发症,尤其适用于 2 型糖尿病及代谢综合征的患者。同时能明显降低血浆纤维蛋白原和血尿酸水平,降低血浆黏稠度,改善血流动力学。

吉非贝齐 gemfibrazil

吉非贝齐口服吸收迅速而完全,起效快,作用时间短,$t_{1/2}$ 为 1.5~2 小时,66% 经尿排出,6% 经肠道排出。孕妇慎用,肝肾功能不全者禁用。既可减少 VLDL 及 TG 的合成,又激活 LPL 而加速其在血中清除,对血浆 TG 明显增高伴有 HDL-C 降低或 LDL-C 升高类型的高脂血症疗效最好。长期应用可明显降低冠心病的死亡率。

苯扎贝特 benzafibrate

苯扎贝特口服易吸收,$t_{1/2}$ 为 1.5~2 小时,48 小时后 94.6% 经尿排出,3% 由肠道排出,孕妇及肾功能不全者禁用。促进 VLDL 分解代谢,使 TG 水平降低,除调血脂外还降低空腹血糖,用于伴有血脂升高的 2 型糖尿病。并降低血浆 FFA、纤维蛋白原和糖化血红蛋白,抑制血小板聚集。长期应用可使血浆 LP(a) 水平降低。

六、烟酸类

(一) 烟酸

烟酸(nicotinic acid)是一种维生素,是许多重要代谢过程的必需物质。

【药动学】 烟酸为水溶性维生素,口服吸收迅速而完全。约 30~60 分钟达到血药峰浓度,血浆 $t_{1/2}$ 为 60 分钟,血浆蛋白结合率低,迅速被肝、肾和脂肪组织摄取,代谢产物及原型药经肾排出。

【药理作用及机制】 大剂量烟酸可通过抑制肝 TG 的产生和 VLDL 分泌而降低 TG、LDL-C 和 LP(a) 水平,同时升高 HDL-C 水平。

烟酸衍生物作用机制可能为:①通过 HM74A 的 G 蛋白偶联的孤儿受体发挥脂解作用启动其效应;②通过降低细胞 cAMP 水平,抑制脂肪酶活性,从而抑制脂肪组织中 TG 的分解,减少肝合成 TG 的原料,减少 VLDL 的合成和释放,也使 LDL 来源减少;③增加 LPL 活性,促进 CM 和 VLDL 中 TG 的清除;④TG 浓度降低导致 HDL 分解代谢减少,从而使得 HDL 浓度升高,有利于胆固醇的逆行转运,阻滞动脉粥样硬化病变的发展。

【临床应用】 烟酸类为广谱降血脂药,除 I 型以外的各型高脂血症均可用,但主要作为他汀类和饮食治疗的辅助药物,用于血脂障碍,特别是低 HDL-C 和高 TG 患者,也可用于他汀类禁用的患者。与胆汁酸结合树脂或苯氧酸类合用,提高疗效。

【不良反应】 主要为潮红、心悸和胃肠道紊乱等,潮红与前列腺素的产生有关,若在用药前 30 分钟给予阿司匹林可使反应减轻。大剂量可引起肝功能失调、糖耐量异常,可使循环中尿酸增加而诱发痛风等,停药后可以恢复。痛风、肝功能异常、溃疡病、糖尿病患者及孕妇等禁用。

(二) 阿昔莫司

阿昔莫司(acipimox)为 1980 年发现的烟酸异构体。口服吸收快而完全,$t_{1/2}$ 约为 2 小时,原型药由尿排出,对本品过敏及消化性溃疡者、孕妇、哺乳期妇女、儿童禁用。除适用于 Ⅱb、Ⅲ 和 Ⅳ 型高脂血症外,也适用高 LP(a) 血症及 2 型糖尿病伴有高脂血症患者。此外与胆酸结合树脂配伍可加强其降 LDL-C 作用,作用强而持久,不良反应较少、较轻。

（三）维生素 E 烟酸酯

维生素 E 烟酸酯（vitamin E nicotinate）是由两种人体所必需的重要维生素（维生素 E 和烟酸）缩合而成的酯类化合物，用于高脂血症及动脉粥样硬化的防治，能有效降低 LP（a）。不良反应可有颈和面部感觉温热、皮肤发红、头痛等反应，亦可出现严重的皮肤潮红、瘙痒和胃肠道不适。

第二节　抗 氧 化 药

普罗布考 probucol

原为降血脂药用于临床，但因其降低 HDL-C 而未受重视。普罗布考有较强的抗氧化作用，对动脉粥样硬化有较好的防治效果。

【药动学】　口服吸收差，仅为 5% 左右，且不规则，进餐时同服可增加吸收。吸收后主要分布在脂肪组织和肾上腺，消除缓慢，$t_{1/2}$ 长，T_{max} 为 24 小时，服用 3~4 个月达稳态。血清中 95% 分布于脂蛋白的疏水核。主要经胆道途径排泄，仅有 2% 经尿排泄。肠道排出以原型药为主，肾脏排出以代谢产物为主。

【药理作用及机制】

（1）抗氧化作用：普罗布考抗氧化作用强，被摄入后分布于 LDL 并易于进入动脉内膜，本身被氧化成普罗布考自由基，降低血浆氧自由基浓度，阻断脂质过氧化，减少脂质过氧化物（lipid peroxidate，LPO）的产生及其引起的单核细胞黏附和迁移、内皮细胞损伤、清道夫受体摄取 ox-LDL 成泡沫细胞等，增加过氧化物酶体增殖物激活受体的表达和活性，清除自由基。

（2）调血脂作用：普罗布考能竞争性抑制 HMG-CoA 还原酶，使胆固醇合成减少，并可抑制脂质 ApoB 的合成，降低血浆 TC 和 LDL-C，而 HDL-C 及 ApoA-I 同时明显下降，对血浆 TG 和 VLDL 一般无影响。普罗布考亦可增加血浆胆固醇酯转移蛋白和 ApoE 的浓度，使 HDL 颗粒中胆固醇减少，HDL 颗粒变小，提高 HDL 数量和活性，增加 HDL 的转运效率，使胆固醇逆转运清除加快。与他汀类或胆汁酸结合树脂联用时，可增强调血脂作用。

【临床应用】　主要与其他调血脂药合用治疗高胆固醇血症。

【不良反应】　一般较轻微，以胃肠道反应为主，如恶心、呕吐、腹泻、腹痛等。部分患者有头痛、头晕、血管性神经水肿、血小板减少、肌病、感觉异常等。因该药使部分患者心电图 Q-T 间期延长，故服药期间需注意观察心电图的变化。儿童、孕妇和哺乳期妇女慎用。

第三节　其 他 药 物

多廿烷醇 policosanol

系从甘蔗蜡汁中提取的多种脂肪醇的混合物，通过降低胆固醇的生物合成，发挥降血脂作用。

【药动学】　口服后吸收迅速。健康受试者单剂量给药，绝大部分通过粪便排泄，只有大约 1% 通过尿液排出体外。

【药理作用及机制】　药物通过激活腺苷酸激酶，从而调节 HMG-CoA 还原酶的活性而抑制胆固醇的合成。此外，还可通过增加 LDL 与受体的结合和内化过程，促进 LDL-C 的分解代谢，从而降低血浆中 LDL-C 的水平。同时多廿烷醇还可以增加 HDL-C 的水平，降低 TG 和 VLDL 水平。还具有抗血小板聚集、减轻体重、提高性能力等作用。

【临床应用】　适用于原发性 IIa 和 IIb 型高脂血症患者。当调节饮食不足以控制血浆中总胆固醇及 LDL-C 的水平时,推荐使用多廿烷醇治疗。对Ⅱ型高胆固醇血症合并肝肾功能不全、非胰岛素依赖型糖尿病、高血压、冠心病高危、心力衰竭等疾病的患者,以及对他汀类耐受患者、绝经期妇女、胃肠不适患者均有较好疗效。

【不良反应】 安全且耐受性极好,在短期及长期双盲对照的临床研究中,用药剂量 5~20mg/d,只有 0.1%~0.2% 的患者有皮疹等轻微不良反应。

多烯脂肪酸 polyunsaturated fatty acid（PUFA）

n-6（或 ω-6）型多烯脂肪酸主要来源于植物油如大豆油、玉米油及葵花籽油等。常用的有月见草油（evening primrose oil）和亚油酸（linoleic acid）。

月见草油约含有 90% 的不饱和脂肪酸,其中含亚油酸约 70%,γ- 亚麻酸 7%~10%。制剂中亚油酸和 γ- 亚麻酸本身有较弱的调血脂作用。亚油酸与其他脂肪酸一起,以甘油酯的形式存在于动植物油脂中,进入体内后能转化成系列的 n-6 型多烯脂肪酸,软化血管,降低血脂,促进微循环,防止胆固醇在血管壁的沉积,发挥调血脂和抗动脉粥样硬化作用,常单用或与其他调血脂药和抗氧化药制成多种复方制剂应用。

黏多糖与多糖类

黏多糖与多糖类具有保护动脉内皮的作用,常用的药物有硫酸多糖（polysaccharide sulfate）,包括低分子量肝素（low molecular weight heparin）、天然类肝素（natural heparinoid）、硫酸软骨素 A（chondroitin A）和硫酸葡聚糖（dextran sulfate）等。这些硫酸多糖的分子表面带有大量负电荷,结合在血管内皮表面,防止白细胞、血小板及损伤因子的黏附,从而使血管内皮免受损伤,达到防治动脉粥样硬化斑块形成的目的。

本 章 小 结

药物类别		代表药物	作用机制	药理作用	临床应用	不良反应
调血脂药	他汀类	洛伐他汀	抑制 HMG-CoA 还原酶	抑制胆固醇合成,降低血浆 LDL-C 和 VLDL 等	高胆固醇血症	横纹肌溶解症、肝功减退
	胆汁酸结合树脂	考来烯胺	与胆汁酸结合抑制胆汁酸重吸收	抑制胆固醇吸收,降低血浆 TC 和 LDL-C	高胆固醇血症	胃肠道反应
	胆固醇吸收抑制药	依折麦布	抑制 NPC1L1 转运蛋白活性	抑制胆固醇吸收,降低血浆 TC 和 LDL-C	高胆固醇血症	肌肉失调症状
	PCSK9 抑制药	依洛尤单抗	抑制 PCSK9 与 LDL 受体结合	抑制 LDL 受体降解,降低血浆 LDL-C	高胆固醇血症	鼻咽炎、上呼吸道感染、流感、背痛、胃肠炎等
	贝特类	非诺贝特	激动 PPARα	降低血浆 TG、VLDL 等	高甘油三酯血症	横纹肌溶解症、肾功损害
	烟酸类	烟酸	作用于孤儿受体、抑制脂肪酶活性等	降低血浆 TG、VLDL、LDL-C 等	Ⅰ型以外的各型高脂血症	潮红、心悸和胃肠道紊乱
抗氧化药		普罗布考	阻断脂质过氧化;抑制 HMG-CoA 还原酶	抗氧化作用,降低血浆 TC、LDL -C	与其他调血脂药合用治疗高胆固醇血症	胃肠道反应
其他药物		多廿烷醇	激活腺苷酸激酶	抑制胆固醇合成,降低血浆 LDL-C	高胆固醇血症	轻微皮疹等

第二十章
临床用药案例

第二十章
药物研发案例

第二十章
目标测试

（陈　霞）

第二十一章

利 尿 药

第二十一章
教学课件

利尿药（diuretics）是促进水和电解质从肾脏排出，增加尿量及消除水肿的药物。根据其作用部位、效能、化学结构或作用机制，利尿药可分为六类。

1. **袢利尿药（loop diuretics）** 属高效能利尿药，作用于髓袢升支粗段，抑制顶质膜（管腔面）上 II 型 $Na^+-K^+-2Cl^-$ 同向转运体（$Na^+-K^+-2Cl^-$ cotransporter type 2，NKCC2）产生利尿效应，常用药物包括呋塞米（Furosemide）、依他尼酸（etacrynic acid）、布美他尼（bumetanide）、托拉塞米（torasemide）等。

2. **噻嗪类和类噻嗪类利尿药（thiazide and thiazide-like diuretics）** 属中效能利尿药，作用于远曲小管近端，抑制顶质膜 Na^+-Cl^- 同向转运体（Na^+-Cl^- cotransporter，NCC）产生利尿作用，常用药物包括氢氯噻嗪（hydrochlorothiazide）、吲达帕胺（indapamide）等。

3. **保钾利尿药（potassium sparing diuretics）** 属低效能利尿药。

（1）醛固酮受体拮抗药：与集合管上皮细胞胞质内的醛固酮竞争受体产生弱的利尿效应，常用药物包括螺内酯（spironolactone）及依普利酮（eplerenone）等。

（2）肾小管上皮细胞钠通道阻滞药：抑制远曲小管远端及集合管顶质膜钠通道，进而抑制 Na^+-K^+ 交换，产生弱的利尿效应，常用药物包括氨苯蝶啶（triamterene）、阿米洛利（amiloride）等。

4. **碳酸酐酶抑制药** 主要通过抑制近曲小管碳酸酐酶（carbonic anhydrase，CA）产生利尿效应，常用药物有乙酰唑胺（acetazolamide）。

5. **渗透性利尿药（osmotic diuretics）** 又称脱水药，作用于髓袢及肾小管其他部位，通过提高血浆渗透压，使组织脱水产生利尿作用，常用药物有甘露醇（mannitol）。

6. **抗利尿激素（antidiuretic hormone，ADH）V_2 受体拮抗药** 通过拮抗集合管上皮细胞基侧质膜的抗利尿激素 V_2 受体产生利尿作用，常用药物有托伐普坦（tolvaptan）。

第一节 利尿药作用的生理学基础

肾小球滤过、肾小管和集合管的重吸收及分泌形成尿液，利尿药通过作用于不同部位产生利尿作用（图 21-1）。

一、肾小球滤过

血液中除血细胞和大分子蛋白质外，其他成分均可经肾小球滤过形成原尿。正常人每日原尿量可达 180L，终尿仅为 1~2L，约 99% 原尿在肾小管被重吸收。由于肾脏存在球 - 管平衡的调节机制，增加原尿生成的药物如强心苷、多巴胺、氨茶碱等对终尿量影响并不明显，因此利尿作用很弱。

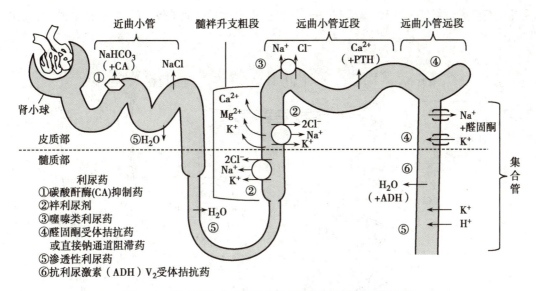

图 21-1 肾小管和集合管中物质转运及利尿药的作用部位

二、肾小管重吸收

(一) 近曲小管

原尿中约 85% $NaHCO_3$、40% $NaCl$、60%~70% H_2O、氨基酸、葡萄糖及其他可滤过的有机溶质在此段被重吸收,其中与利尿作用关系最密切的是 $NaHCO_3$ 及 $NaCl$ 重吸收。$NaHCO_3$ 重吸收通过近曲小管的顶质膜(管腔面)上 Na^+-H^+ 交换体,促进管腔内 Na^+ 进入管壁细胞,细胞内 H^+ 分泌到管腔。进入胞内的 Na^+ 经基侧质膜上 Na^+-K^+-ATP 酶泵入组织间液。分泌到管腔的 H^+ 与 HCO_3^- 生成 H_2CO_3,H_2CO_3 在碳酸酐酶(CA)的作用下,形成 CO_2 和 H_2O,CO_2 通过简单扩散进入细胞,与细胞内 H_2O 在 CA 作用下形成 H_2CO_3,然后分解为 H^+ 和 HCO_3^-,H^+ 继续用于 Na^+-H^+ 交换,HCO_3^- 经基侧质膜的特殊转运体吸收到组织间液,继而进入血液。碳酸酐酶抑制药如乙酰唑胺通过抑制 CA,减少 Na^+-H^+ 交换,产生弱的利尿效应。

在近曲小管远端,由于有机溶质和 HCO_3^- 被小管液带走,此段小管液中主要含 $NaCl$,Na^+ 继续通过 Na^+-H^+ 交换体重吸收,但分泌到管腔的 H^+ 不能再与 HCO_3^- 结合,H^+ 致管腔 pH 下降,激活 Cl^--碱交换体(Cl^--base),最终净吸收 $NaCl$,目前尚无影响此过程的利尿药。

近曲小管上皮细胞顶质膜存在水通道蛋白 1(aquaporin 1,AQP_1),是完成水重吸收的主要通道。因上皮细胞重吸收 Na^+、H^+、HCO_3^-、Cl^-、葡萄糖和氨基酸后,小管液渗透压降低,细胞间液渗透压升高,水在这一渗透压差的作用下,经 AQP_1 和细胞旁两条途径进入细胞间质液,再进入毛细血管。

(二) 髓袢

1. 髓袢降支细段 此段对溶质的通透性很低,但小管上皮细胞在顶质膜和基侧质膜存在大量 AQP_1,有利于促进水重吸收,水迅速进入组织液,小管液渗透压不断增加。

2. 髓袢升支粗段 原尿中约 35% $NaCl$ 依赖于管腔膜上 II 型 Na^+-K^+-2Cl^- 同向转运体在此段被重吸收;进入细胞内的 Na^+ 经基侧质膜的 Na^+-K^+-ATP 酶主动转入至细胞间质。在细胞内蓄积的 K^+,扩散返回管腔形成 K^+ 再循环,致管腔内正电位,驱动 Mg^{2+} 和 Ca^{2+} 的重吸收。因此,作用于此段的利尿药,不仅增加 $NaCl$ 的排出,也增加 Ca^{2+}、Mg^{2+} 的排出。该段对水无通透性,小管液在沿升支粗段流动时渗透压逐渐降低,尿液被稀释;同时,管外的渗透压由髓质部到皮质部逐渐升高。当尿液流经集合管时,在 ADH 调节下,大量的水经 AQP 被重吸收,使尿液浓缩。

袢利尿药抑制该段 II 型 Na^+-K^+-2Cl^- 同向转运体,减少 $NaCl$ 重吸收,降低肾脏的稀释功能,同时因为髓质高渗无法维持,也降低了肾脏的浓缩功能,排出大量近似于等渗的尿液,产生强大利尿作用(图21-2)。

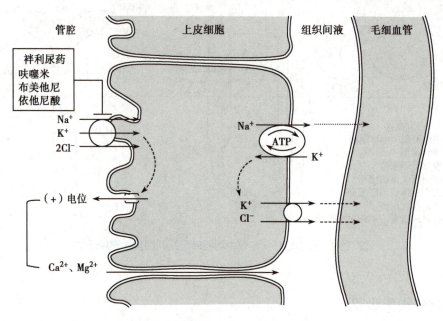

图21-2   髓袢升支粗段的物质重吸收及利尿药的作用靶点

(三) 远曲小管

原尿中约10% NaCl在此经 Na^+-Cl^- 同向转运体(NCC)主动重吸收。远曲小管近段(始段)对水不通透,随着NaCl重吸收,尿液进一步被稀释。此外,Ca^{2+} 通过顶质膜上钙通道和基侧质膜 Na^+-Ca^{2+} 被重吸收,此过程受甲状旁腺激素(parathyroid hormone,PTH)调节。噻嗪类利尿药抑制NCC,降低肾脏的稀释功能,产生中等强度的利尿作用(图21-3)。

(四) 集合管

集合管上皮细胞有主细胞和闰细胞两种类型,主细胞重吸收 Na^+、分泌 K^+,闰细胞主要分泌 H^+。原尿

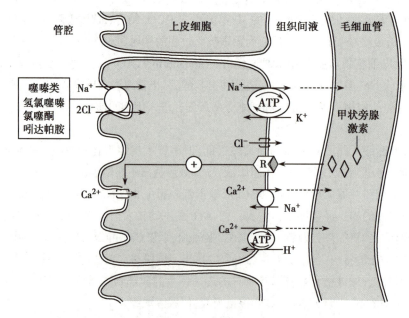

图21-3   远曲小管的物质重吸收及利尿药的作用靶点

中约 2%~5% NaCl 在此重吸收,Na^+ 通过主细胞顶质膜的钠通道转运进入细胞,再经基侧质膜的 Na^+-K^+-ATP 酶泵入组织间液,然后到达血液循环。由于 Na^+ 重吸收进到细胞的驱动力超过 K^+ 的分泌,导致管腔负电位,驱动 Cl^- 通过细胞旁途径被动转运。管腔负电位也成为 K^+ 从细胞内分泌入小管腔的动力。

醛固酮通过对基因转录的影响,增加顶质膜钠、钾通道以及基侧质膜 Na^+-K^+-ATP 酶的活性,促进 Na^+ 重吸收以及 K^+ 分泌。作用于此部位的药物醛固酮受体拮抗药如螺内酯及钠通道阻滞药如阿米洛利,抑制 Na^+ 的重吸收,减少 K^+ 的分泌,产生保 K^+ 排 Na^+ 利尿作用(图 21-4)。

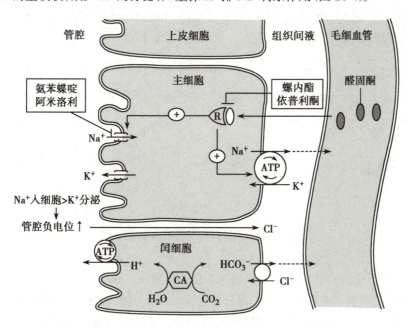

图 21-4　集合管的物质重吸收及利尿药的作用靶点

影响尿浓缩的最后关键是 ADH。集合管对水的重吸收取决于主细胞对水的通透性,ADH 通过激动抗利尿激素 V_2 受体,调控主细胞表达水通道 AQP_2 向细胞膜的转移过程,增加集合管对水的通透性;然后再经基侧质膜上的 AQP_3 和 AQP_4 通道将水重吸收入间质液。托伐普坦通过拮抗抗利尿激素 V_2 受体,减少水的重吸收,产生利尿作用(图 21-5)。

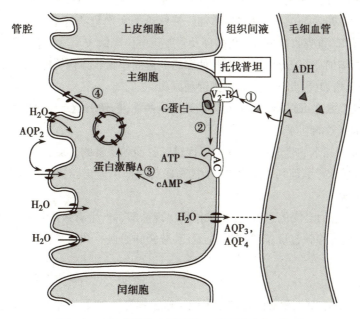

图 21-5　集合管的水重吸收及利尿药的作用靶点

第二节   常用利尿药

一、袢利尿药

该类药物主要包括呋塞米、依他尼酸、布美他尼、托拉塞米等。几种药物的化学结构不同(图 21-6),依他尼酸是苯氧基乙酸衍生物,呋塞米和布美他尼与碳酸酐酶抑制药均是磺胺的衍生物,托拉塞米也是它们的活性代谢产物,其 $t_{1/2}$ 比原型药长。

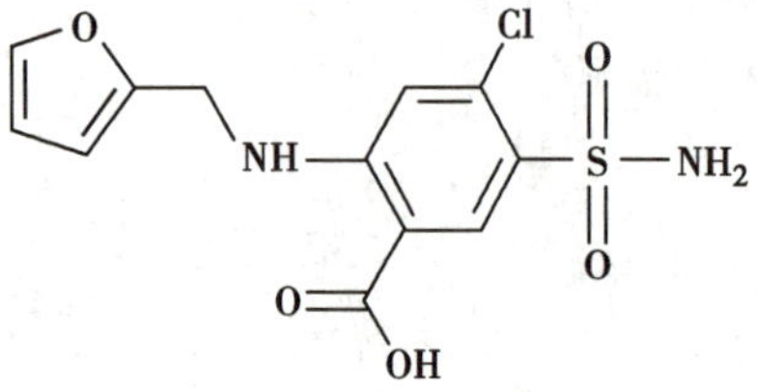

呋塞米 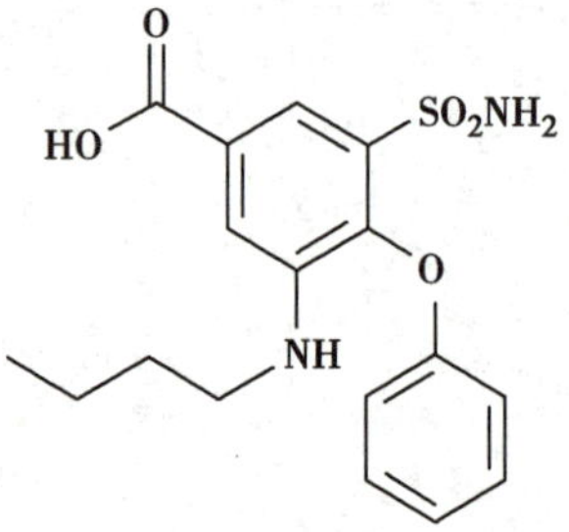   布美他尼 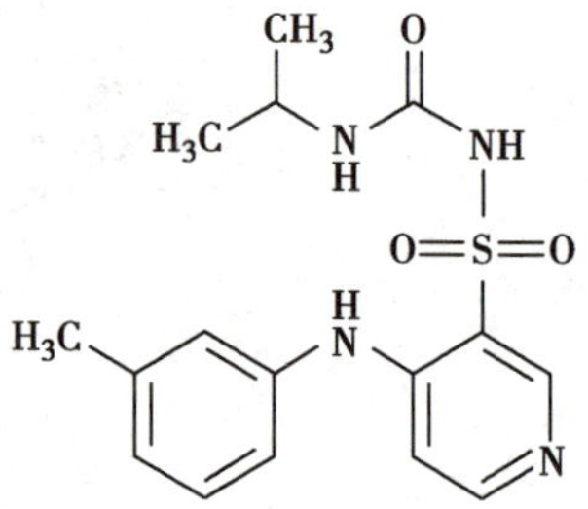   托拉塞米

图 21-6   三种袢利尿药的化学结构

【药动学】   本类药物口服容易吸收,呋塞米和依他尼酸在口服后 30 分种内起效,布美他尼和托拉塞米分别在 30~60 分钟和 1 小时后起效。静脉注射后均在数分钟内起效,呋塞米 5 分钟内即可起效。维持时间因药物种类及其给药途径不同而有所差异,一般口服在 4~8 小时,静脉注射在 2~4 小时。消除主要通过肾脏近曲小管有机酸分泌机制排泄或肾小球滤过,以原型经尿排出。$t_{1/2}$ 长短受肾功能影响,正常约为 1 小时,肾功能不全时可延长为 10 小时。吲哚美辛、丙磺舒可与袢利尿药相互竞争近曲小管有机酸分泌途径,同时应用会影响袢利尿药的排泄和作用。

【药理作用】

(1) 利尿:特异性抑制髓袢升支粗段顶质膜上Ⅱ型 Na^+-K^+-2Cl^- 同向转运体,减少 NaCl 重吸收,降低肾脏稀释与浓缩功能,排出大量接近于等渗的尿液。该类药物可使肾小管对 Na^+ 的重吸收由原来的 99.4% 下降为 70%~80%,尿量明显增加。持续给予大剂量呋塞米,可使成人 24 小时内排尿 50~60L。同时,由于 K^+ 重吸收减少、K^+ 再循环及管腔正电位降低,Ca^{2+} 和 Mg^{2+} 重吸收的驱动能力减弱,Ca^{2+}、Mg^{2+} 排泄增加(图 21-2)。该类药物使输送到远曲小管和集合管的 Na^+ 增加,增强此部位的 Na^+-K^+ 交换,K^+ 排泄增加,因此该类药属于排钾利尿药。

此外,大剂量呋塞米亦可以抑制近曲小管的碳酸酐酶活性,使 HCO_3^- 排出增加。本类药物不易导致酸中毒,是目前最强效的利尿药。

(2) 促进肾脏前列腺素的合成:袢利尿药可促进肾脏前列腺素的合成,非甾体抗炎药如吲哚美辛通过抑制环氧合酶减少肾脏前列腺素合成,干扰利尿药的作用,尤其对肾病综合征和肝硬化病的患者,干扰作用更为明显。

(3) 舒张血管:对心力衰竭的患者,在利尿作用出现前即可产生有效的扩血管效应。呋塞米和依他尼酸能迅速增加全身静脉容量,降低左室充盈压,减轻肺淤血。呋塞米还能增加肾血流量,改变肾皮质内血流分布。

【临床应用】

(1) 急性肺水肿和脑水肿:静脉给予呋塞米能迅速扩张容量血管,减少回心血量,在利尿作用出现之前即可迅速有效地缓解急性肺水肿。同时,由于利尿作用使血液浓缩,血浆渗透压增高,也有利于消除脑水肿,对脑水肿合并心力衰竭者尤为适用。

(2) 严重水肿:主要用于其他利尿药无效的心肝肾等疾病所致严重水肿患者。

(3) 急慢性肾衰竭:急性肾衰竭时,袢利尿药可增加尿量和 K^+ 排出,冲洗肾小管,减少肾小管的萎缩和坏死,但不延缓肾衰竭的进程。大剂量呋塞米可以治疗慢性肾衰竭,增加尿量,在其他药物无效时,仍然能产生作用。其扩张血管可增加肾血流量和肾小球滤过率,亦有益于肾衰竭患者。

(4) 高钙血症:本类药物可抑制 Ca^{2+} 重吸收,降低血钙。静脉滴注,可明显增加 Ca^{2+} 排泄,在一定程度上迅速控制高钙血症。

(5) 加速某些毒物的排泄:主要用于经肾排泄的药物中毒的抢救,如长效巴比妥类、水杨酸类、溴剂、氟化物、碘化物等。

【不良反应】

(1) 水与电解质紊乱:尿中 Na^+、K^+、Cl^-、Ca^{2+}、Mg^{2+} 排出增多,过度利尿可致低血容量、低血钾、低血钠、低氯性碱血症,长期应用还可引起明显的低血镁。但一般不引起低钙血症,因 Ca^{2+} 在远曲小管可被主动重吸收(图 21-3)。

低血钾可增加强心苷对心脏的毒性,对肝硬化的患者可能诱发肝昏迷。故应注意及时补充钾盐或加服保钾利尿药。低氯性碱血症是由于该类药物增加盐和水的排泄,使集合管 K^+ 和 H^+ 分泌增加(图 21-4)。当低血钾和低血镁同时存在时,如不纠正低血镁,即使补充 K^+ 也不易纠正低钾血症,因为 Na^+-K^+-ATP 酶的激活需要 Mg^{2+}。

(2) 耳毒性:可能与该类药物引起内耳淋巴液中电解质成分改变有关。临床表现为耳鸣、听力减退或暂时性耳聋,且呈剂量依赖性。肾功能不全或同时使用其他耳毒性药物,如合并应用氨基糖苷类抗生素时较易发生耳毒性。布美他尼耳毒性最低,只有呋塞米的 1/6,对听力有缺陷及急性肾衰竭患者宜选用布美他尼。依他尼酸最易发生耳毒性,且可能发生永久性耳聋。

(3) 高尿酸血症:高尿酸血症与利尿后血容量降低,细胞外液容积减少,尿酸经近曲小管重吸收增加有关。此外,亦与该类药物和尿酸竞争有机酸分泌途径有关。长期用药时多数患者可出现高尿酸血症,痛风患者慎用。

(4) 其他:可致恶心、呕吐等胃肠反应,大剂量时可出现胃肠出血。少数患者还会发生白细胞、血小板减少。具有磺胺结构的呋塞米、布美他尼和托拉塞米多见过敏反应,表现为皮疹、嗜酸性粒细胞增多,偶有间质性肾炎等,停药后可以迅速恢复。对磺胺过敏者可能出现交叉过敏。

二、噻嗪类及类噻嗪类

噻嗪类由杂环苯并噻二嗪与一个磺酰胺基组成。氢氯噻嗪是本类药物的原型药物,类噻嗪类如吲达帕胺、氯噻酮(chlorthalidone)、美托拉宗(metolazone)虽无噻嗪环但均具有磺胺结构,其利尿作用与噻嗪类相似(图 21-7,表 21-1)。

表 21-1　常用噻嗪类与类噻嗪类的药理特性比较

药物	药理特性(与氢氯噻嗪比较)
氢氯噻嗪	本类药物的原型药物
吲达帕胺	利尿强度相等,对碳酸酐酶抑制作用强
氯噻酮	利尿作用相等,作用持久,对 K^+ 影响小
美托拉宗	利尿作用强,作用持久

【药动学】　本类药物脂溶性较高,口服吸收迅速、完全,口服后 1~2 小时起效,4~6 小时血药浓度达高峰。噻嗪类均以有机酸的形式从肾小管主动分泌,易与尿酸分泌竞争,使尿酸的分泌速率降低。

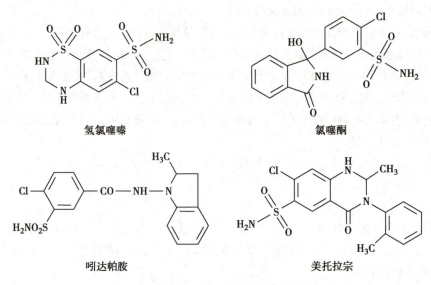

氢氯噻嗪

氯噻酮

吲达帕胺

美托拉宗

图 21-7   氢氯噻嗪及相关药物的化学结构

吲达帕胺主要经过胆汁排泄,但仍有足够的活性形式经过肾清除,发挥其在远曲小管的利尿作用。

【药理作用】

(1) 利尿作用:通过抑制远曲小管近段 Na^+-Cl^- 同向转运体,减少 NaCl 重吸收,降低肾脏的稀释功能(不影响肾脏的浓缩功能),产生较为温和持久的利尿作用。由于该类药物使转运到远曲小管和集合管的 Na^+ 增加,促使 Na^+-K^+ 交换,K^+ 排泄增加,长期服用可引起低血钾,因此该类药物亦属于排钾利尿药。

此外,亦有一定的抑制碳酸酐酶的作用,略增加 HCO_3^- 排泄。噻嗪类可促进远曲小管由 PTH 调节的 Ca^{2+} 重吸收,减少尿 Ca^{2+} 含量及其在管腔中的沉积。原因与重吸收到肾小管上皮细胞内 Na^+ 减少,促进基侧膜的 Na^+-Ca^{2+} 交换有关(图 21-4)。

噻嗪类的利尿作用亦依赖于前列腺素的产生,非甾体抗炎药可干扰其利尿效应。吲达帕胺可通过刺激 PGE_2 和 PGI_2 的合成产生利尿、扩张血管及抑制血小板聚集作用。吲达帕胺还可在利尿作用很弱的剂量时即可产生明显的降压作用,较高剂量时其附加的利尿作用才明显,即其在低剂量时降压作用强、利尿作用弱,呈现出抗高血压与排钠利尿作用的分离。

(2) 抗利尿作用:明显减少尿崩症患者的尿量及口渴症状,具体抗利尿作用机制不明。主要原因与其排 Na^+ 使血浆渗透压降低,减轻口渴感有关。

(3) 降压作用:是常用的降压药。用药早期通过利尿、血容量减少而降压;长期用药则因为利尿导致细胞内低 Na^+ 所致,原因详见第十六章抗高血压药。

【临床应用】

(1) 水肿:各种原因引起的水肿。对轻、中度心源性水肿疗效较好,是慢性心功能不全的主要治疗措施之一。对肾性水肿的疗效与肾功能损害程度有关,受损较轻者效果较好;在应用于肝性水肿时,要注意防止低血钾诱发肝性脑病。

(2) 高血压:是治疗高血压的基础用药之一,多与其他降压药合用。吲达帕胺在临床主要用于Ⅰ、Ⅱ期高血压。

(3) 其他:用于肾性尿崩症及加压素无效的垂体性尿崩症;高尿钙伴有肾结石者,抑制高尿钙引起的肾结石的形成。

【不良反应】

(1) 电解质紊乱:低血钾、低血钠、低血镁、低氯性碱血症等,合用保钾利尿药可防治。

（2）高尿酸血症：原因与其在近曲小管和尿酸竞争有机酸分泌途径有关。痛风患者慎用。

（3）影响代谢：可致糖尿病及糖耐量中度异常的患者血糖升高，可能与其抑制胰岛素分泌以及减少组织对葡萄糖的利用有关，纠正低血钾后可部分翻转高血糖效应。该类药物还可使血清胆固醇升高 5%~15%，并升高血清低密度脂蛋白含量。糖尿病、高血脂患者慎用。

（4）过敏反应：本类药物与磺胺类药物有交叉过敏反应。可见皮疹、皮炎（包括光敏性皮炎）等，偶见严重的过敏反应如溶血性贫血、血小板减少、坏死性胰腺炎等。

三、保钾利尿药

（一）醛固酮受体拮抗药

从肾上腺皮质分泌的醛固酮与胞质内特异性盐皮质激素受体结合，形成醛固酮 - 受体复合物，进入胞核诱导特异 DNA 转录、翻译，产生醛固酮诱导蛋白，调控 Na^+-K^+ 交换转运，发挥保钠排钾作用。螺内酯（spironolactone）是人工合成的甾体化合物，其化学结构（图 21-8）与醛固酮相似，可与醛固酮竞争受体产生利尿作用。同类药物还包括依普利酮（eplerenone）、坎利酮（canrenone）和坎利酸钾（potassium canrenoate）。

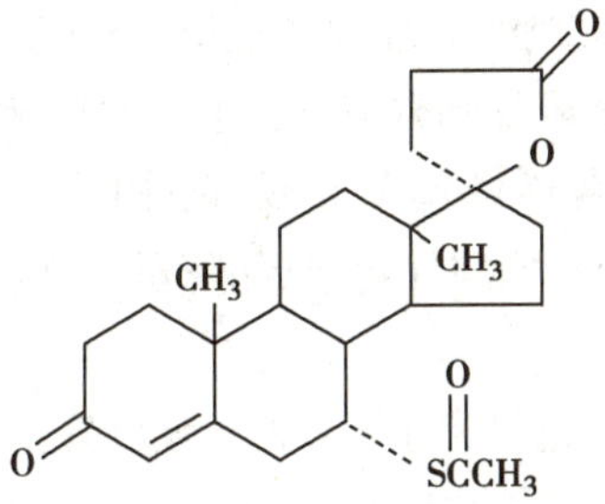

螺内酯 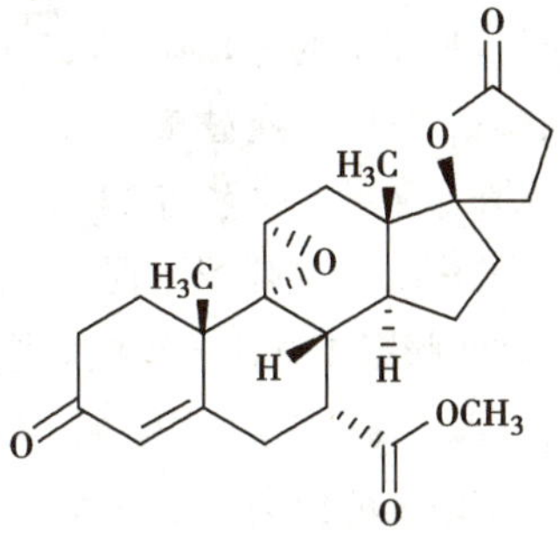　　　　　　　　　　依普利酮

图 21-8　醛固酮受体拮抗药的化学结构

【药理作用】　竞争性拮抗醛固酮与盐皮质激素受体结合，阻止醛固酮 - 受体复合物的形成及其核转位，抑制 Na^+-K^+ 交换，减少 Na^+ 重吸收及 K^+ 的分泌，产生保钾排钠的利尿作用。

螺内酯还可干扰细胞内醛固酮活性代谢产物的形成，影响醛固酮作用的充分发挥。依普利酮是高度选择性醛固酮受体拮抗药，对糖皮质激素、黄体酮及雄激素受体的亲和力较低，其活性是螺内酯的 2 倍，而且克服了螺内酯性激素样副作用。

生理情况下，由于此段重吸收 Na^+ 较少，该类药物利尿作用弱，起效缓慢而持久。

【临床应用】

（1）醛固酮升高的顽固性水肿：对肝硬化和肾病综合征水肿患者较为有效。

（2）充血性心力衰竭：醛固酮在心力衰竭的发生发展中起重要作用。该类药物不仅可通过排钠利尿治疗心力衰竭，还与其抑制心肌纤维化及其对抗恶性心律失常有关。

【不良反应】　高钾血症最为常见。长期大量服用螺内酯可引起头痛、困倦与精神紊乱等。此外，螺内酯还有性激素样副作用，男子乳房女性化和性功能障碍，妇女多毛症、月经失调等。

（二）肾小管上皮细胞钠通道阻滞药

【药理作用】　钠通道阻滞药主要通过抑制远曲小管远端和集合管顶质膜上钠通道，减少 Na^+ 重吸收。Na^+ 重吸收减少导致管腔的负电位降低，驱动 K^+ 分泌的动力降低，K^+ 分泌减少，产生保钾排钠的利尿作用。代表药物阿米洛利在高浓度时，亦可抑制 Na^+-H^+ 和 Na^+-Ca^{2+} 反向转运体，抑制 H^+ 和 Ca^{2+} 的排泄。

【临床应用】 临床常与排钾利尿药合用治疗顽固性水肿。

【不良反应】 长期服用可致高钾血症。偶见嗜睡、恶心、呕吐、腹泻等消化道症状。严重肝、肾功能不全者及有高钾血症倾向者禁用。与吲哚美辛合用可引起急性肾衰竭。

四、碳酸酐酶抑制药

乙酰唑胺 acetazolamide

乙酰唑胺又称醋唑磺胺(diamox),是磺胺的衍生物,其化学结构中的磺胺基是其活性必需基团。

【药理作用】 乙酰唑胺抑制碳酸酐酶,使 HCO_3^- 重吸收减少。治疗量乙酰唑胺抑制近曲小管约 85% HCO_3^- 重吸收。由于 Na^+ 在近曲小管可与 HCO_3^- 结合排出,集合管 Na^+ 重吸收会明显增加,导致 K^+ 的分泌相应增多(Na^+-K^+ 交换增多)。由于碳酸酐酶还参与集合管酸的分泌,因此集合管也是这类药物利尿作用的另一个次要作用部位。

乙酰唑胺还可抑制肾脏以外部位碳酸酐酶依赖的 HCO_3^- 的转运,如眼睫状体向房水中分泌 HCO_3^-、脉络丛向脑脊液分泌 HCO_3^-,因此,乙酰唑胺可减少房水和脑脊液的生成量及降低 pH。

【临床应用】

(1) 青光眼:对多种类型的青光眼有效,青光眼是乙酰唑胺的主要适应证。

(2) 急性高山病:乙酰唑胺通过减少脑脊液的生成和降低脑脊液及脑组织 pH,减轻急速登山者出现的肺水肿或脑水肿等症状。攀登前 24 小时口服乙酰唑胺可起到较好预防作用。

(3) 碱化尿液:乙酰唑胺碱化尿液促进尿酸、胱氨酸和弱酸性物质(如阿司匹林)的排泄。但只在使用初期有效,长时间服用注意补充碳酸氢盐。

(4) 纠正代谢性碱中毒:主要适用于心力衰竭患者因过量利尿导致的代谢性碱中毒。还可用于快速纠正呼吸性酸中毒继发的代谢性碱中毒。不宜用于持续性代谢性碱中毒。

(5) 其他:癫痫的辅助治疗、伴有低钾血症的周期性瘫痪、严重高磷酸盐血症等。

【不良反应】

(1) 过敏反应:骨髓抑制、皮肤毒性、磺胺样肾损害等,与磺胺类药物有交叉过敏现象。

(2) 代谢性酸中毒及钾丢失:长期用药后,体内贮存的 HCO_3^- 减少可致高氯性酸中毒。

(3) 肾结石:乙酰唑胺降低 HCO_3^- 的作用会导致磷酸盐尿和高钙尿症。长期用药也会引起肾脏排泄可溶性物质(如枸橼酸盐)的能力下降,而且钙盐在碱性 pH 条件下相对难溶,易形成肾结石。

(4) 其他:较大剂量常引起嗜睡和感觉异常;肾衰竭患者使用该类药物可引起蓄积效应造成中枢神经系统毒性。

五、渗透性利尿药

本类药物静脉注射后,可以提高血浆渗透压,产生组织脱水,故称为渗透性利尿药或脱水药。该类药物一般具备如下特点:①静脉注射后不易透过毛细血管进入组织,大多不被代谢;②易经肾小球滤过;③不易被肾小管再吸收或者超过肾小管再吸收的阈值。常用药物包括甘露醇、山梨醇、高渗葡萄糖等。

甘露醇 mannitol

甘露醇是从褐藻细胞中提取的一种脱水剂,为己六醇结构。临床主要用 20% 的高渗溶液静脉注射或静脉滴注。

【药理作用】

(1) 脱水作用:静脉注射后,迅速提高血浆渗透压,使组织中的水分进入血液,从而减轻组织的水肿。

(2) 利尿作用:静脉注射甘露醇后,通过稀释血液而增加循环血容量及肾小球滤过率;甘露醇从肾小球滤过时,在肾小管中不易被重吸收,使水在近曲小管的重吸收减少而起到利尿的作用。此外,由于排尿速率增加,减少了尿液与肾小管上皮细胞接触的时间,使电解质的重吸收也减少。

【临床应用】

(1) 脑水肿:是治疗脑水肿降低颅内压安全有效的首选药物,可用于各种原因引起的脑水肿,降低颅内压,防止脑疝。

(2) 青光眼患者的急性发作和术前准备。

(3) 预防各种原因引起的急性肾衰竭:急性肾衰竭的少尿期,及时应用甘露醇,通过脱水作用可减轻肾间质水肿。同时渗透性利尿效应可维持足够的尿量,稀释肾小管内有害物质,保护肾小管免于坏死;此外,还可改善急性肾衰竭早期的血流动力学变化,对肾衰竭伴低血压患者效果较好。

(4) 其他:对肾病综合征、肝硬化腹水,尤其是伴有低蛋白血症时效果较好。

【不良反应】　注射过快可引起一过性头痛、眩晕、畏寒和视物模糊。因可增加循环血量而增加心脏负荷,慢性心功能不全者禁用。此外,活动性颅内出血者禁用。持续大剂量应用甘露醇还可引起高渗性肾病,可出现浮肿、高渗性昏迷等症状。亦可出现水和血电解质紊乱及过敏反应。

六、抗利尿激素 V_2 受体拮抗药

抗利尿激素(antidiuretic hormone,ADH)又称血管加压素,是调节机体水平衡的重要激素之一。ADH 通过与集合管上皮细胞 ADH 受体结合调节水的重吸收。ADH 受体属 G 蛋白偶联受体,已知有 V_{1A}、V_{1B} 和 V_2 三种亚型。生理情况下,ADH 与 V_2 受体结合通过 Gs-cAMP-PKA 信号通路,促使胞质中水 AQP_2 转运到上皮细胞的顶质膜,形成水通道,增加上皮细胞对水的通透性,促进对水的重吸收,浓缩尿液及减少尿量,产生抗利尿效应(图 21-5)。

托伐普坦 tolvaptan

【药理作用】　托伐普坦是全球范围内首个使用的一种新型非肽类抗利尿激素 V_2 受体拮抗药,抑制 ADH 与肾脏集合管 V_2 受体结合,其与 V_2 受体的亲和力是天然 ADH 的 1.8 倍,因此可明显拮抗 ADH 的作用,抑制集合管对水的重吸收,发挥利尿作用(图 21-5)。此外,托伐普坦不引起明显的电解质丢失,还可升高低钠血症患者的血钠水平,而对血钾影响不大。

【临床应用】　多种原因所致低钠血症(血钠浓度 <125mmol/L),尤其适用于心力衰竭合并低钠血症水肿的患者。对袢利尿药治疗效果不理想的心力衰竭所致体液潴留亦可应用。

【不良反应】　不良反应轻,口服托伐普坦可见口干、渴感、晕眩、恶心、低血压等。也可出现高钠血症及肝损伤,包括危及生命的肝衰竭。因此,托伐普坦必须在血钠浓度密切监控的医院里服用,避免高血钠导致严重的渗透性脱髓鞘综合征。有基础肝脏疾病患者慎用。

本 章 小 结

药物类别及代表药物	药理作用	临床应用	不良反应
袢利尿药			
即高效能利尿药			
呋塞米 布美他尼	作用于髓袢升支粗段,抑制Ⅱ型 Na^+-K^+-$2Cl^-$ 同向转运体从而利尿,促进肾脏前列腺素合成,舒张血管	急性肺水肿和脑水肿,严重水肿,急慢性肾衰竭,高钙血症,加速某些毒物排泄	水与电解质紊乱,耳毒性,高尿酸血症等

续表

药物类别及代表药物	药理作用	临床应用	不良反应
噻嗪类和类噻嗪类即中效能利尿药 氢氯噻嗪 吲达帕胺	作用于远曲小管近段,抑制 Na^+-Cl^- 同向转运体从而利尿,降血压,抗利尿作用	水肿,高血压,肾性尿崩症及加压素无效的垂体性尿崩症	电解质紊乱,高尿酸血症,高血糖和高血脂
醛固酮受体拮抗药 螺内酯 依普利酮	作用于远曲小管远段及集合管,拮抗醛固酮受体从而利尿,抑制心肌纤维化	醛固酮升高的顽固性水肿,充血性心力衰竭	高钾血症
钠通道阻滞药 氨苯蝶啶 阿米洛利	作用于远曲小管远段及集合管,直接阻滞钠通道从而利尿	顽固性水肿	高钾血症
碳酸酐酶抑制药 乙酰唑胺	作用于近曲小管,抑制碳酸酐酶从而利尿,减少房水和脑脊液生成,降低 pH	青光眼,急性高山病,碱化尿液,纠正代谢性碱中毒	过敏反应,代谢性酸中毒,钾丢失
渗透性利尿药 甘露醇	提高血浆渗透压,脱水,利尿	脑水肿,青光眼患者的急性发作和术前准备,预防各种原因引起的急性肾衰竭等	一过性头痛、眩晕、畏寒和视物模糊等
抗利尿激素 V_2 受体拮抗药 托伐普坦	作用于集合管,拮抗 ADH 受体从而利尿	多种原因所致低钠血症	轻

第二十一章
临床用药案例

第二十一章
目标测试

（秦大莲）

第五篇

抗炎免疫、自体活性物质药理学

第二十二章

解热镇痛抗炎药、抗风湿药与抗痛风药

第二十二章
教学课件

学习要求

1. **掌握** 解热镇痛抗炎药共同的药理作用、作用机制和不良反应;药物分类、代表药物及其特点;阿司匹林的药理作用、临床应用及不良反应。
2. **熟悉** 抗风湿药的药物分类及药物特点;抗痛风药的药物分类及药物特点。
3. **了解** 抗风湿药和抗痛风药的临床应用。

第一节 解热镇痛抗炎药

解热镇痛抗炎药(antipyretic-analgesic and anti-inflammatory drug)亦称非甾体抗炎药(nonsteroidal anti-inflammatory drug,NSAID),是一类具有解热、镇痛作用,绝大多数还兼有抗炎和抗风湿作用的药物。此外,糖皮质激素(甾体抗炎药)也具有很强的抗炎作用,其他具有抗炎作用的药物还包括组胺 H_1 受体拮抗药、部分抗风湿药和抗痛风药。按照化学结构不同,NSAID 分为水杨酸类、苯胺类、吡唑酮类、吲哚乙酸类、邻氨基苯甲酸类和芳基烷酸类。其中,苯胺类基本不具有抗炎和抗风湿作用。环氧合酶(cyclooxygenase,COX)又称前列腺素内氧化酶还原酶,是花生四烯酸代谢过程中的限速酶,具有环氧合酶和过氧化氢酶活性,催化花生四烯酸转化为前列腺素(prostaglandin,PG)。抑制 COX 活性,使 PG 合成减少,是 NSAID 解热、镇痛、抗炎的共同作用机制(图 22-1)。

COX 包括固有型 COX(COX-1)和诱生型 COX(COX-2)。COX-1 表达于血管、胃、肾和血小板等绝大多数组织,在整个细胞周期中维持稳定的表达水平,参与血小板聚集、血管舒缩、胃黏膜血流以及肾血流的调节,以维持细胞、组织和器官生理功能的稳定。COX-2 在大多数哺乳动物组织中无法检测到,但在炎症损伤刺激的单核细胞、巨噬细胞、成纤维细胞、血管平滑肌细胞或内皮细胞等,COX-2 可被快速诱导生成,是触发后续炎症反应的关键环节。目前认为,COX-1 和 COX-2 在功能上有重叠和互补性,共同发挥对机体的保护作用。近年来发现还存在其他 COX 亚型,如 COX-3(一种 COX-1 的变异体)。有关 COX-1 和 COX-2 的功能总结于表 22-1。

【药理作用及机制】

虽有不同的化学结构特点,NSAID 均具有三类主要的药理作用:

1. 解热作用 人体体温调节中枢位于下丘脑,调控产热和散热过程,使体温维持在 37℃ 左右。病理条件下,病原微生物、非微生物抗原、炎症灶渗出物、致热性类固醇等,刺激血液单核细胞和组织巨噬细胞,产生并释放内生性致热原(白介素 -1β、白介素 -6、干扰素、肿瘤坏死因子等)。内生性致热原在下丘脑引起前列腺素 E_2(PGE$_2$)合成和释放增加,使体温调定点升高、增加产热,引起体温升高。抑制下丘脑 COX,阻断 PGE$_2$ 合成,使体温调节中枢的体温调定点恢复正常。NSAID 仅对内源性致热原所致发热有效,也只能使发热者的体温恢复正常,对正常人的体温无影响。研究显示,PGE$_2$ 并非引起发热的唯一介质,NSAID 可能还有其他的解热作用机制。

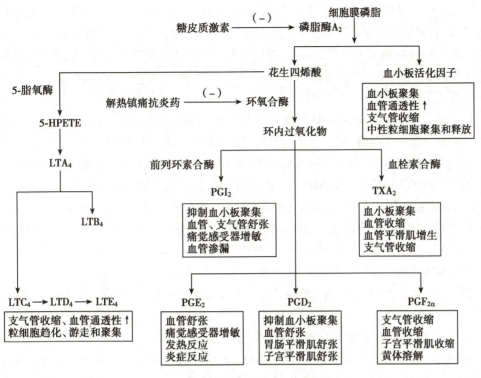

图 22-1　花生四烯酸的代谢过程

表 22-1　环氧合酶的生理学和病理学意义以及药物分类

分类	COX-1	COX-2
来源	绝大多数组织	炎症反应细胞为主
生成条件	自然存在为主	刺激后诱导生成为主
主要生理学功能	保护胃黏膜	肾脏发育
	调节血小板功能	调节肾血流、肾排钠和肾素分泌
	调节外周血管阻力	神经系统功能
	调节肾血流量和肾功能	生殖功能
病理学	损伤早期的疼痛、风湿病	炎症反应、促进癌变和转移
NSAID 分类（根据药物 COX-2 的 IC_{50}/COX-1 的 IC_{50} 的比值进行分类）		
非选择性 COX 抑制药	萘普生(0.6)、氟比洛芬(1.3)、双氯芬酸(0.7)、萘丁美酮(1.4)	
低选择性 COX-1 抑制药	布洛芬(15)、对乙酰氨基酚(7.5)	
高选择性 COX-1 抑制药	阿司匹林(166)、吲哚美辛(60)、舒林酸(100)、托美丁(175)	
选择性 COX-2 抑制药	塞来昔布(0.05)、尼美舒利(<0.07)	

　　2. 镇痛作用　NSAID 主要用于组织损伤或炎症引起的疼痛,如关节痛、肌肉痛、头痛、痛经和癌症疼痛等,具有中等程度的镇痛作用,对慢痛有效,对快痛、严重创伤的剧痛、平滑肌绞痛无效。组织损伤或炎症过程涉及致痛物质缓激肽、PG 的产生和释放增多。此外,前列腺素 I_2(PGI$_2$)和 PGE$_2$ 亦可提高痛觉感受器对致痛物质的敏感性,加重疼痛。NSAID 通过抑制外周病变部位的 COX,使 PG 合成减少而减轻疼痛。长期应用不产生成瘾性。

　　3. 抗炎作用　尽管 NSAID 均具有解热、镇痛作用,但是它们的抗炎作用强度相差很大。多数药物具有较好的抗炎作用,而苯胺类药物几乎不具有抗炎作用。急性炎症局部产生大量 PGE$_2$,导致血管强效扩张,与组胺、缓激肽和白三烯(leukotriene,LT)等发生协同作用,加重血管渗漏、水肿等炎症反应(见图 22-1)。NSAID 抑制炎症部位 COX-2,减少 PG 合成,从而抑制参与炎症反应的中性粒细胞游走、聚集、向血管内皮黏附和内皮下间隙转移;NSAID 尚可抑制自由基、超氧化物和白介素生成,稳定溶酶体膜并抑制溶酶体酶释放,影响 T 淋巴细胞产生淋巴因子,降低血管对缓激肽和组胺的敏感性等。

【不良反应】

1. **胃肠道反应**　是使用 NSAID 最常见的不良反应,常见上腹不适、恶心、呕吐等不良反应,约 10%~25% 的病人发生消化性溃疡,严重者出现出血或穿孔。NSAID 阻断 COX-1,而经由 COX-1 生成的 PG 对于抑制胃酸分泌、保护胃黏膜有重要的作用。口服 PG 类似物可减轻此类不良反应。

2. **心血管系统不良反应**　NSAID 长期使用易导致水肿、血压升高、心律不齐、心悸、充血性心力衰竭等。临床研究证明,选择性 COX-2 抑制药可能使心肌梗死、脑卒中、血栓形成等心血管事件的风险增高,罗非昔布和伐地昔布因此于 2004 年和 2005 年相继撤市。考虑到心血管风险可能是 NSAID 的共有问题,NSAID(不包括小剂量阿司匹林)的药品说明书中加入黑框警告。

3. **血液系统反应**　偶见血小板减少性紫癜、中性粒细胞减少症、再生障碍性贫血。

4. **肾损伤**　由于 NSAID 抑制了对维持肾脏血流有重要作用的 PGE_2 和 PGI_2 的生成,长期使用 NSAID 增加肾脏疾病发生的风险,可出现蛋白尿、管型尿,尿中可见红细胞、白细胞等,严重者可引起肾衰竭,导致电解质和体液异常,如高钾血症、低钠血症和水肿等。

5. **肝损伤**　血清转氨酶水平升高常与 NSAID 的应用有关,在治疗剂量下,约 10% 的患者出现肝脏轻度受损。肾功能损害、老龄患者、长期大剂量服用 NSAID 可增加肝损害。

6. **其他**　NSAID 引起无菌性脑膜炎、精神病性症状和认知功能障碍以及皮肤反应,如荨麻疹、麻疹样皮疹。临床上有关于 NSAID 引起全身过敏反应的报道,推测是由 IgE 介导的免疫反应所致。

一、非选择性环氧合酶抑制药

阿司匹林是最早应用于临床的非选择性 NSAID,迄今已有 100 余年。目前,非选择性 NSAID 已发展成结构不同、种类繁多的一大类药物,均具有解热、镇痛作用,抗炎作用却不尽相同,其中阿司匹林和吲哚美辛抗炎作用较强,苯胺类几乎无抗炎作用。

1. **水杨酸类**　水杨酸类药物包括阿司匹林和水杨酸钠。

阿司匹林 aspirin

阿司匹林又名乙酰水杨酸(acetylsalicylic acid),是水杨酸的衍生物,于 1899 年上市。

【药动学】　口服后易从胃和小肠上部吸收,被胃肠黏膜、血浆、红细胞和肝脏的酯酶迅速水解,产生水杨酸,$t_{1/2}$ 仅有 15 分钟左右。代谢产物水杨酸以盐的形式存在,具有药理活性。水杨酸与血浆蛋白结合率为 80%~90%,游离型可分布于全身组织,也能进入关节腔、脑脊液、乳汁和胎盘。体内水杨酸盐约 25% 被氧化代谢,约 25% 以原型由肾脏排泄,其余与甘氨酸和葡糖醛酸结合后随尿液排出。

阿司匹林用量直接影响其代谢产物水杨酸的含量及 $t_{1/2}$。口服小剂量阿司匹林用量(小于 1g),水解产生的水杨酸较少,按照一级动力学消除,$t_{1/2}$ 为 2~3 小时;用量大于 1g 时,水杨酸产生明显增加,机体消除能力达饱和状态,按零级动力学消除,$t_{1/2}$ 可延长至 15~30 小时,当血中水杨酸盐浓度下降到一定水平时,又转为一级动力学消除。水杨酸盐是弱酸性药物,过量中毒时用碳酸氢钠碱化尿液增加其解离,减少肾脏对水杨酸盐重吸收,加速其排泄。

【药理作用与临床应用】　阿司匹林是不可逆性 COX 抑制药,通过共价修饰使 COX-1 第 530 位丝氨酸(Ser530)或 COX-2 第 516 位丝氨酸(Ser516)乙酰化,导致 COX 失活;而其他 NSAID 均属 COX 可逆性、竞争性抑制药。阿司匹林及其代谢产物水杨酸对 COX-1 和 COX-2 的抑制作用基本相当。

（1）解热镇痛与抗炎抗风湿：用于感冒发热、肌肉痛、关节痛、痛经、神经痛和癌症患者的轻、中度疼痛。能减轻红、肿、热、痛等症状，大剂量阿司匹林能使风湿热症状在用药后 24~48 小时明显好转，最大耐受量（每日口服 3~5g，分 4 次饭后服用）迅速缓解风湿性关节炎的症状。

（2）抗血栓形成：血栓素 A_2（thromboxane，TXA_2）是诱发血小板聚集和血栓形成的重要内源性物质。小剂量阿司匹林不可逆性抑制血小板的 COX，减少血小板 TXA_2 生成。大剂量阿司匹林直接抑制血管内皮细胞合成 PGI_2，PGI_2 是 TXA_2 拮抗药，它的合成减少促进血小板聚集和血栓形成。血小板中 COX 对阿司匹林的敏感性远远高于血管壁 COX，故常采用小剂量阿司匹林（75~100mg/d）治疗缺血性心脏病和心肌梗死、心绞痛、心房颤动、有脑血栓倾向的一过性脑缺血、血管或心脏瓣膜形成术后的血栓形成。

（3）用于儿童黏膜皮肤淋巴结综合征（又称川崎病）。

【不良反应】　阿司匹林用于解热镇痛时剂量较小，短期应用不良反应轻微，长期大量用于抗风湿治疗则不良反应多且重。

（1）胃肠道反应：最常见。表现为上腹部不适、恶心、呕吐，与抑制胃黏膜 PGI_2 和 PGE_2 合成、破坏其胃黏膜保护作用有关。血药浓度高时则直接刺激延髓催吐中枢，导致恶心、呕吐。较大剂量口服可引起胃溃疡、胃出血，或使原有溃疡加重。应餐后服用，或同服抗酸药。通常服用阿司匹林肠溶片来减少胃肠道不良反应。

（2）出血：小剂量阿司匹林抑制血小板聚集，造成出血时间延长。长期或大剂量使用该药还可抑制凝血酶原生成，从而导致出血时间和凝血时间延长，易引起出血，使用维生素 K 可以预防。肝功能不全、凝血酶原合成功能低下者、孕产妇禁用。手术前一周应停用阿司匹林。

（3）水杨酸反应：属于水杨酸类中毒，阿司匹林剂量过大（5g/d）时出现头痛、眩晕、恶心、呕吐、耳鸣、视力及听力减退，严重者可出现过度呼吸、高热、脱水、酸碱平衡失调及精神错乱，应立即停药，静脉滴注碳酸氢钠溶液以碱化尿液，促进水杨酸盐自尿中排出。

（4）过敏反应：偶见皮疹、荨麻疹、血管神经性水肿和过敏性休克。某些哮喘患者服用阿司匹林或其他 NSAID 后可诱发哮喘，被称为"阿司匹林哮喘"。由于阿司匹林抑制了 COX，使 PG 合成受阻，通过脂加氧酶途径生成的白三烯增多，引起支气管痉挛，即诱发哮喘。可用抗组胺药和糖皮质激素治疗。哮喘、鼻息肉及慢性荨麻疹患者禁用阿司匹林。

（5）瑞氏综合征（Reye's syndrome）：以脑病合并内脏脂肪病为特点的综合征，在儿童病毒感染伴急性发热并服用阿司匹林时出现，以肝衰竭合并脑病为突出表现。虽少见但预后恶劣，因此病毒感染患儿不宜用阿司匹林，可用对乙酰氨基酚代替。

双水杨酯 salsalate

又称水杨酰水杨酸。口服后不溶于胃酸，溶于小肠液中，并在肠道中分解出水杨酸发挥药效，抗炎镇痛作用类似于阿司匹林，可用于急慢性风湿性关节炎、风湿热及头痛、压痛、腰痛及神经痛等中等疼痛。对痛风也有较好疗效。不具有抑制血小板聚集的作用。不良反应较阿司匹林轻。

2. 苯胺类

对乙酰氨基酚 acetaminophen

对乙酰氨基酚旧称扑热息痛，是非那西丁的活性代谢产物，化学结构为苯胺类。

【药动学】　口服易吸收，0.5~1 小时达最大血药浓度。常用临床剂量下，绝大部分药物在肝脏与葡糖醛酸和硫酸结合为无活性代谢产物，$t_{1/2}$ 为 2~4 小时。较高剂量使用时，上述结合反应达饱和后，少量药物经肝微粒体混合功能氧化酶代谢为有肝毒性的对乙酰苯醌亚胺（N-acetyl-p-benzoquinone imine）；治疗剂量时，肝脏谷胱甘肽与之结合而解毒（图 22-2）。长期用药或过量中毒导致体内谷胱甘

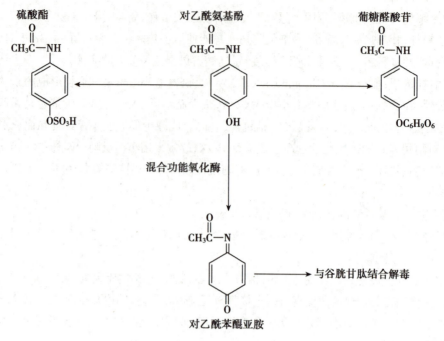

图 22-2   对乙酰氨基酚的体内代谢

肽被耗竭时,此毒性产物以共价键形式与肝、肾中重要的酶和蛋白质不可逆性结合,引起肝细胞、肾小管细胞损伤。

【药理作用】 解热、镇痛作用与阿司匹林相当,但几乎不具有抗炎和抗风湿作用,对血小板功能、凝血时间和尿酸水平亦无明显影响,通常认为以上药理作用源于对乙酰氨基酚与中枢 COX 有更高的亲和力,而对外周组织中的 COX 无明显作用。

【临床应用】 临床用于感冒发热、关节痛、头痛、神经痛和肌肉痛等。阿司匹林过敏、消化性溃疡、阿司匹林诱发哮喘的患者可选用对乙酰氨基酚代替。因其不诱发溃疡和瑞氏综合征,儿童因病毒感染引起发热、头痛,需使用 NSAID 时,应首选对乙酰氨基酚。本药不能单独用于抗炎或抗风湿治疗。

【不良反应】 治疗剂量且疗程较短时,较少产生不良反应。

3. 吲哚类

吲哚美辛 indomethacin

为人工合成的吲哚衍生物。

【药动学】 口服吸收迅速完全,1~4 小时血药浓度达峰值。吸收后约 90% 与血浆蛋白结合,主要经肝脏代谢为去甲基产物和去氯苯甲酰基产物,又可水解为吲哚美辛重新吸收再循环。代谢产物从尿、胆汁、粪便排泄,10%~20% 以原型由尿排出,$t_{1/2}$ 为 2~3 小时。

【药理作用】 吲哚美辛是最强的 COX 抑制药之一,对 COX-1 和 COX-2 均有强大的抑制作用,亦可抑制磷脂酶 A 和磷脂酶 C,减少中性粒细胞迁移以及 T 淋巴细胞和 B 淋巴细胞增殖,其抗炎作用比阿司匹林强 40 倍。缓解炎性疼痛作用明显。

【临床应用】 临床主要用于急性风湿性关节炎及类风湿关节炎。对骨关节炎、强直性脊柱炎、癌症发热及其他不易控制的发热也有效。但不良反应多,仅用于其他药物疗效不显著或不耐受的患者。

【不良反应】 多见,发生率 30%~50%,约 20% 的患者须停药。

(1)胃肠道反应:恶心、呕吐、腹泻,诱发或加重溃疡,严重者发生出血或穿孔,还可引起急性胰腺炎。饭后服用,可减少胃肠道反应。

(2)中枢神经系统:20%~50% 患者可发生头痛、眩晕,偶见精神异常等。若症状持续不减,应停药。

（3）造血系统：引起粒细胞减少、血小板减少，偶有再生障碍性贫血等。

（4）过敏反应：常见皮疹，严重者诱发哮喘、休克等。与阿司匹林有交叉过敏性，对后者过敏者忌用本品。

4. 芳基乙酸类

双氯芬酸 diclofenac

双氯芬酸属邻氨基苯甲酸衍生物，是欧洲最常用的非选择性 NSAID。

【药动学】　双氯芬酸口服吸收迅速，首过效应显著，生物利用度为 50%，蛋白结合率高于 99%。双氯芬酸 $t_{1/2}$ 短，为 1~2 小时。由于药物可在关节腔滑液中蓄积，其关节镇痛作用时间长于 $t_{1/2}$。主要在肝脏代谢，代谢产物羟双氯芬酸与葡糖醛酸和硫酸结合，随尿液（65%）和胆汁（35%）排泄。

【药理作用】　双氯芬酸具有显著的解热、镇痛、抗炎和抗风湿作用。其抑制 COX 作用比吲哚美辛强 2~2.5 倍，比阿司匹林强 26~50 倍。此外，还可抑制脂肪酸进入白细胞，减少细胞中花生四烯酸的生成。

【临床应用】　临床用于风湿性关节炎及类风湿关节炎、强直性脊椎炎、骨关节病，以及各种炎症所致的发热等。适用于各种中等疼痛，也用于急性痛风及癌症、软组织损伤、手术后疼痛。

【不良反应】　不良反应轻微，偶见肝功能异常及白细胞减少。

5. 芳基丙酸类

布洛芬 ibuprofen

布洛芬是第一个用于临床的丙酸类 NSAID。口服吸收迅速、完全，1~2 小时达稳态血药浓度峰值，血浆蛋白结合率大于 99%，可缓慢进入关节腔滑液。$t_{1/2}$ 为 2 小时，易透过胎盘屏障，主要经肝脏代谢，代谢产物由尿液排出。该药解热、镇痛和抗炎作用强，临床主要用于风湿性关节炎、骨关节炎、强直性关节炎、急性肌腱炎等，也可用于痛经的治疗。由于布洛芬 $t_{1/2}$ 短，临床常使用其控释剂型。布洛芬的胃肠道不良反应发生率在 5%~15%，表现为上腹部疼痛、恶心及饱胀感。少数患者出现过敏、血小板减少和视物模糊，一旦出现视力障碍应立即停药。禁用于孕妇及哺乳期妇女。

萘普生 naproxen

萘普生口服吸收迅速且完全。食物、氢氧化铝或氧化镁减少其吸收，碳酸氢钠促进其吸收。血浆蛋白结合率大于 99%，$t_{1/2}$ 为 14 小时。主要通过 CYP2C9 代谢，以原型及代谢产物自尿中排出。该药的解热和镇痛活性分别是阿司匹林的 22 倍和 7 倍，还可抑制血小板聚集，使患者的心肌梗死风险下降 10%。主要用于风湿性关节炎和类风湿关节炎、骨关节炎、强直性脊柱炎和各种类型的风湿性肌腱炎。对各种疾病引起的疼痛和发热也有有良好的缓解作用。其显著特点是毒性低，胃肠道和神经系统的不良反应明显少于阿司匹林和吲哚美辛，但仍多于布洛芬。

6. 烯醇酸类（昔康类）

本类药物包括吡罗昔康及其衍生物氯诺昔康和美洛昔康等。

吡罗昔康 piroxicam

吡罗昔康口服吸收完全，2~4 小时达血药浓度峰值。血浆蛋白结合率高，$t_{1/2}$ 长约 50 小时，大部分药物在肝脏代谢，代谢产物及少量原型药物自尿和粪便中排泄。每日给药 1 次，作用持久而迅速。除了抑制前列腺素合成，吡罗昔康还能抑制白细胞以及软骨中的胶原酶活性，减轻炎症反应及软骨损伤。临床用于风湿性关节炎及类风湿关节炎，对腰肌劳损、肩周炎、原发性痛经和急性痛风也有一定疗效，其疗效与阿司匹林、吲哚美辛及萘普生相似。不良反应可见头晕、胃部不适、耳鸣、头痛、皮疹等，停药后可消失。长期服用可引起胃溃疡及大出血。如长期服药需注意血象、肝肾功能，并关注大便色泽的改变。

氯诺昔康 lornoxicam

氯诺昔康口服吸收迅速、完全，25 小时内达峰值。血浆蛋白结合率 99%，起效迅速，$t_{1/2}$ 为 3~5 小时。氯诺昔康在治疗剂量可刺激软骨组织中蛋白多糖合成，进而促进软骨生成，减轻骨和关节的破坏。氯诺昔康镇痛作用强大，可激活内源性阿片肽系统，诱导体内强啡肽与 β- 内啡肽的产生，疗效与吗啡、曲马多相当，且不产生镇静、呼吸抑制和依赖性。临床用于轻中度疼痛、手术中或手术后疼痛、骨关节炎以及类风湿关节炎。

美洛昔康 meloxicam

美洛昔康对 COX-2 的选择性约为 COX-1 的 10 倍。口服吸收较慢，$t_{1/2}$ 约 20 小时，每日给药 1 次。美洛昔康适应证同吡罗昔康。胃肠道不良反应发生率低于吡罗昔康、双氯芬酸和萘普生。

7. 吡唑酮类

保泰松 phenylbutazone

保泰松口服吸收完全、迅速，2 小时达稳态血药浓度峰值，蛋白结合率 90% 以上，$t_{1/2}$ 为 50~65 小时，主要经肝脏代谢、肾脏排泄。其活性代谢产物为羟化物，血浆 $t_{1/2}$ 长达几天，故长期服用易产生毒性。具有很强的抗炎、抗风湿作用，但解热、镇痛作用较弱。临床主要用于治疗风湿性关节炎及类风湿关节炎、强直性脊柱炎，但是不良反应较多，目前较少使用。

二、选择性环氧合酶抑制药

传统的 NSAID 无选择性地抑制了 COX-1 和 COX-2，因此在发挥解热、镇痛和抗炎作用的同时，对消化道和肾功能也产生了不同程度的损害。NSAID 对 COX-2 的抑制是其发挥药效的基础，而对 COX-1 的抑制则导致了不良反应。为此，选择性 COX-2 抑制药相继问世。但是多项临床证据提示选择性 COX-2 抑制药可能会诱发心血管不良事件。2004 年 9 月，一项为期 3 年的前瞻性临床研究显示，服用罗非昔布（一种选择性 COX-2 抑制药）的患者发生脑卒中等中等心血管事件的相对危险性增加，罗非昔布在全球撤市。2005 年 4 月，美国 FDA 要求伐地昔布（一种选择性 COX-2 抑制药）从市场撤回。由此引发了人们对 NSAID，特别是选择性 COX-2 抑制药安全性的质疑与关注。目前，对于选择性 COX-2 抑制药临床应用的利弊问题仍然争论不休，COX-2 抑制药的效果和实际安全性还有待进一步确定。在决定使用选择性 COX-2 抑制药前，应评估患者的整体风险。

塞来昔布 celecoxib

塞来昔布是全球首款选择性 COX-2 抑制药，对 COX-2 的选择性高于 COX-1 约 20 倍，治疗剂量下对 COX-1 无明显影响，成功解决了传统 NSAID 存在的胃肠道不良反应，被喻为"里程碑式的突破"。塞来昔布口服吸收良好，吸收受食物影响。血浆蛋白结合率约 97%，主要经肝脏 CYP2C9 代谢，代谢产物由粪便排泄，$t_{1/2}$ 为 10~12 小时。尽管该药不是 CYP2D6 的底物，但可抑制该酶的活性。因此可使通过此酶代谢的 β 受体拮抗药、抗抑郁药及抗精神病药的血药浓度升高。临床用于骨关节炎、风湿性关节炎、类风湿关节炎、强直性脊柱炎、急性疼痛和原发性痛经。其主要特点是消化性溃疡发生率显著低于传统的 NSAID。与非选择性 NSAID 相同，塞来昔布也抑制肾脏 PG 合成，可诱发高血压和水肿。塞来昔布对血小板 TXA_2 合成无影响，对于有心血管或脑血管疾病倾向的患者，应避免使用选择性 COX-2 抑制药（包括塞来昔布），以免诱发血栓、高血压等心血管疾病。临床使用昔布类药物时,应遵循最小有效量和最短疗程的原则,一般不推荐作为 NSAID 的首选药物。常见不良反应为上腹疼痛、腹泻与消化不良。对阿司匹林等其他 NSAID 以及磺胺类药物过敏者禁用。

帕瑞昔布 parecoxib

帕瑞昔布是伐地昔布(valdecoxib)的水溶性前体药物,是选择性 COX-2 抑制药唯一的注射剂。肌内或静脉注射后,在体内快速并几乎完全地转化为伐地昔布和丙酸。伐地昔布的消除在肝脏内通过多种途径进行,包括 CYP3A4 与 CYP2C9 代谢以及磺胺葡萄糖醛化(约 20%),$t_{1/2}$ 约 8 小时。临床主要用于中度或重度术后急性疼痛的治疗。建议临床连续使用不超过 3 天。用药期间一旦出现皮疹、黏膜损伤,或其他超敏征兆,应停止帕瑞昔布治疗。有高血压和 / 或心力衰竭(如体液潴留和水肿)病史的患者应慎用。

尼美舒利 nimesulide

尼美舒利口服吸收迅速、完全,生物利用度达 90% 以上,且不受食物影响,$t_{1/2}$ 为 2~4.7 小时。尼美舒利具有解热、镇痛和抗炎作用,对 COX-2 的选择性较强,相比于布洛芬、对乙酰氨基酚,其抗炎作用更强、副作用更小。临床用于类风湿关节炎、骨关节炎、手术和急性创伤后的疼痛、痛经的治疗。尼美舒利耐受性良好,胃肠道不良反应发生率低,不良反应偶见胃灼热、恶心和胃痛、出汗、脸部潮红、兴奋过度、皮疹、红斑和失眠。罕见头痛、眩晕。曾有肝损害的报道。儿童发热慎用尼美舒利,12 岁以下儿童禁用其口服制剂。

第二节　抗　风　湿　药

类风湿关节炎(rheumatoid arthritis,RA)是一种病因未明的慢性全身性自身免疫性疾病,以对称性、侵蚀性滑膜炎为特征,导致关节软骨和骨侵蚀,出现关节畸形和功能丧失,是致残的主要原因之一。现有类风湿关节炎治疗药物包括 NSAID、改善病情抗风湿药(disease modifying anti-rheumatic drug,DMARD)、糖皮质激素和植物药等。

DMARD 分为非生物类和生物类 DMARD。非生物类 DMARD 又称慢作用抗风湿药,起效慢,有一定蓄积作用,故停药后药效仍可持续一段时间,患者一经确诊,应尽早开始 DMARD 治疗。常用的药物包括甲氨蝶呤(methotrexate,MTX)、来氟米特(leflunomide,LFM)、柳氮磺吡啶(sulfasalazine,SASP)、硫酸羟氯喹、环孢素、青霉胺、金制剂等。《2018 中国类风湿关节炎诊疗指南》推荐类风湿关节炎首选甲氨蝶呤单药治疗。存在甲氨蝶呤禁忌时,考虑单用来氟米特或柳氮磺吡啶。此类药物副作用各不相同,但可能包括肝损伤、骨髓抑制和严重的肺部感染。生物类 DMARD 针对细胞因子和细胞表面分子进行治疗,作用直接、针对性强,可有效延缓关节损害的进展。常用的生物制剂包括:肿瘤坏死因子(tumor necrosis factor,TNF)拮抗药、白介素 -6(interleukin-6,IL-6)拮抗药、协同刺激因子抑制药、白介素 -1(interleukin-1,IL-1)拮抗药以及抗 CD20 单克隆抗体。

一、非生物类 DMARD

甲氨蝶呤 methotrexate

甲氨蝶呤(methotrexate,MTX)是类风湿关节炎早期治疗的首选,主要通过抑制二氢叶酸还原酶,催化胸腺嘧啶合成酶合成,抑制嘌呤合成,从而抑制细胞增殖,发挥细胞毒性作用。同时,甲氨蝶呤在阻断叶酸代谢过程中产生大量腺苷,作为强效的抗炎分子,腺苷可直接发挥抗风湿的作用。甲氨蝶呤还能抑制白细胞趋化及炎性细胞因子的释放,发挥直接的抗炎作用。甲氨蝶呤通常口服给药,也可静脉或关节腔以及皮下注射。胃肠道吸收迅速,吸收后 1 小时达峰值,除脑组织外的全身均可良好分布,主要经过肾脏排泄。临床主要用于类风湿关节炎、银屑病、各型急性白血病以及肺癌、头颈部癌等。甲氨蝶呤安全性和耐受性均较好,最严重的不良反应是血液系统和肝脏的损害,但是这种不良反应是可逆的。另外可加服四氢叶酸来减轻甲氨蝶呤的不良反应。

来氟米特 leflunomide

来氟米特(leflunomide,LFM)是一种具有抗炎及免疫作用的异噁唑类化合物,口服吸收迅速,在胃肠黏膜和肝脏中迅速转变为活性代谢产物 A771726,口服后 6~12 小时 A771726 达峰值,$t_{1/2}$ 约 10 天。来氟米特的主要作用机制是抑制二氢乳清酸脱氢酶的活性,通过抑制嘧啶的全程生物合成,从而直接抑制淋巴细胞和 B 细胞的增殖。此外,还能抑制酪氨酸激酶的活性,抑制核因子 κB 的活化和基因的表达,抑制细胞因子的产生而发挥抗炎作用。临床用于类风湿关节炎,与其他药物联合用于银屑病、狼疮性肾炎、原发性肾病综合征等自身免疫性疾病,以及器官移植。来氟米特不良反应主要有胃肠道症状、皮疹、过敏反应、体重减轻、可逆性肝功能异常、脱发等。由于其致畸作用,严禁孕妇使用。

二、生物类 DMARD

(一) TNF 拮抗药

TNF 拮抗药通过拮抗 TNF 与受体结合,在类风湿关节炎中发挥快速治疗作用,包括英夫利西单抗、阿达木单抗、赛妥珠单抗、戈利木单抗和依那西普。

英夫利西单抗 infliximab

英夫利西单抗为嵌合人 - 小鼠 IgG 单克隆抗体,是批准用于人治疗的第一个单克隆 TNF 抗体。英夫利西单抗可以迅速与人可溶性或膜形式的 TNF 形成稳定的复合物,并终止 TNF 的生物活性以及信号,从而触发对表达 TNF 的细胞的抗体依赖性细胞毒反应和补体依赖性细胞毒反应,达到抗炎及缓解类风湿关节炎症状的作用。用于风湿性关节炎、强直性脊柱炎、银屑病、克罗恩病、溃疡性结肠炎、幼年型特发性关节炎的治疗。

阿达木单抗 adalimumab

阿达木单抗是重组人 IgG1 型抗 TNF 单克隆抗体,通过与 TNF 结合,阻断 TNF 与 p55 和 p75 细胞表面 TNF 受体的相互作用。一般单独或者与甲氨蝶呤合并使用,治疗类风湿关节炎、强直性脊柱炎。

(二) IL-6 拮抗药

IL-6 是类风湿关节炎发病中的又一核心炎症因子,抑制 IL-6 可以有效控制类风湿关节炎进展。托珠单抗(tocilizumab)是重组人源化抗人 IL-6 受体单克隆抗体,静脉滴注给药,可以单独应用或与甲氨蝶呤联合使用,治疗类风湿关节炎和幼年型特发性关节炎。sarilumab 是人 IgG1 抗 IL-6 受体 α(IL-6Rα)单克隆抗体,可与 IL-6Rα 以高亲和力结合,抑制 IL-6/IL-6Rα 复合物的形成,进而中断细胞因子介导的炎症信号级联。sarilumab 每 2 周进行一次皮下注射,可作为单药治疗,也可与甲氨蝶呤或其他传统的 DMARD 联合用药,治疗对其他类风湿药无效的成人中度至重度活动性类风湿关节炎。

(三) 阿巴西普

阿巴西普(abatacept)是一种可溶性的、完全人源化的重组融合蛋白,由细胞毒性 T 淋巴细胞相关抗原 4(cytotoxic T lymphocyte-associated antigen-4,CTLA-4)的胞外区和人 IgG1 修饰的 Fc 部分组成,通过与共刺激分子 CD80 和 CD86 结合抑制了胸腺依赖淋巴细胞(简称 T 细胞)激活。适用于经一种或多种 DMARD,如甲氨蝶呤、TNF 拮抗药治疗但应答不足的中、重度活动性类风湿关节炎成年患者。

(四) 利妥昔单抗

利妥昔单抗(rituximab)是针对 B 淋巴细胞表面 CD20 分子的人 / 鼠嵌合单克隆抗体,特异性结合 B 淋巴细胞表面 CD20,通过细胞介导的细胞毒作用以及补体介导的细胞毒作用,促使 B 淋巴细胞凋亡,抑制炎症反应。临床主要用于对 TNF 拮抗药反应欠佳的活动性类风湿关节炎。

三、其他药物

(一) JAK 抑制药

Janus 激酶(Janus kinase,JAK)家族将细胞因子信号从膜受体传递到细胞核,在多种细胞因子、生长因子和激素的信号通路中发挥重要作用。抑制 JAK 可干扰下游细胞因子的产生,从而阻止类风湿关节炎的发展。与生物类 DMARD 仅影响单一细胞因子不同,JAK 抑制药可影响某一通路中的多个细胞因子,因此 JAK 抑制药的作用范围更为广泛。同时,JAK 抑制药为口服用药,可常温储存,患者用药更加便捷。目前的药物有托法替布、巴瑞替尼、upadacitinib、filgotinib 等。

托法替布 tofacitinib

可有效抑制 JAK1 和 JAK3 的活性,由此减弱 IL-2、IL-4、IL-6、IL-7、IL-15 和 IL-21 以及干扰素的信号转导,调节免疫和炎症反应。适用于甲氨蝶呤疗效不足或对其无法耐受的中度至重度活动性类风湿关节炎成年患者,可与甲氨蝶呤或其他非生物类 DMARD 联合使用。最常见的不良反应是带状疱疹病毒感染。

巴瑞替尼 baricitinib

选择性 JAK1 和 JAK2 抑制药。适用于对一种或多种 DMARD 疗效不佳或不耐受的中、重度活动性类风湿关节炎成年患者,可以与甲氨蝶呤或其他非生物类 DMARD 联合使用。最常见的不良反应是上呼吸道感染、头痛、腹泻以及鼻腔和咽上部的炎症反应。

(二) 植物药

雷公藤多苷、白芍总苷、青藤碱等对缓解关节症状有较好作用,长期控制病情的作用尚待进一步研究证实。其中,雷公藤多苷最为常用,应注意其性腺抑制、骨髓抑制、肝损伤等副作用。

第三节　抗痛风药

痛风(gout)由于嘌呤生物合成代谢增加、尿酸产生过多或因尿酸排泄不良而致血中尿酸升高,过饱和状态的尿酸钠微小结晶析出,沉积于关节、滑膜、肌腱、肾及结缔组织等组织或器官(中枢神经系统除外),形成痛风结石,引发急、慢性炎症和组织损伤,出现关节炎、尿路结石及肾脏疾病等多系统损害。有 5%~12% 的高尿酸血症者最终发展为痛风。抗痛风药主要包括抑制尿酸合成的药物,如别嘌醇;促进尿酸排泄的药物,如丙磺舒、苯溴马隆等;抑制炎症反应的药物,如 NSAID、秋水仙碱等。

秋水仙碱 colchicine

秋水仙碱与中性粒细胞的微管蛋白结合,从而阻止微管蛋白聚合形成微管,导致中性粒细胞的迁移、趋化和吞噬功能降低,抑制急性发作局部的粒细胞浸润。此外还抑制白三烯的合成与释放。是急性痛风性关节炎发作的一线用药,用药后可在 12 小时内缓解关节的红、肿、热、痛,对一般性疼痛及其他类型关节炎无效。对血中尿酸浓度及尿酸排泄无影响,故对慢性痛风无效。不良反应较多,常见消化道反应。中毒时出现水样腹泻、血便、脱水和休克,对肾及骨髓也有一定的损害。

丙磺舒 probenecid

丙磺舒口服吸收完全。大部分药物经肾近曲小管中段分泌入原尿,少量游离型药物经肾小球滤过。丙磺舒竞争性抑制尿酸的重吸收,增加尿酸盐排泄而降低血中尿酸盐水平,临床上用于治疗慢性痛风。因没有镇痛及抗炎作用,急性痛风期禁用。患者对黄嘌呤氧化酶抑制药有禁忌或不耐受时,丙磺舒可作为促尿酸排泄的一线药物。治疗初期,由于尿酸盐由关节析出,可能会加重痛风发作,因此,在用药期间应摄入充足的水分(2 500ml/d),并维持尿液呈微碱性,保证尿液 pH≥6.5,以减少尿酸结晶和痛风结石及肾内尿酸沉积的危险。不宜与阿司匹林和水杨酸盐联合服用,阿司匹林可抑制丙磺舒的尿酸排出作用,丙磺舒也可抑制阿司匹林经肾小管排泄,使阿司匹林的毒性增加。与磺胺类药物有交叉过敏反应。

别嘌醇 allopurinol

别嘌醇系次黄嘌呤异构体,可抑制黄嘌呤氧化酶,使次黄嘌呤及黄嘌呤不能转化为尿酸,即尿酸合成减少,进而降低血中尿酸浓度,并能使组织中的尿酸结晶重新溶解,缓解痛风症状,多用于慢性痛风(图 22-3)。痛风急性期禁用,因其不仅无抗炎、镇痛作用,而且会使组织中的尿酸结晶减少和血尿酸下降过快,促使关节内痛风石表面溶解,形成不溶性结晶而加重炎症反应,引起痛风性关节炎急性发作。应用初期可发生尿酸转移性痛风发作,故于初始 4~8 周内与小剂量秋水仙碱联合服用。2021 年版《痛风基层合理用药指南》仅推荐别嘌醇为痛风患者降尿酸治疗的一线用药。口服易吸收,约 70% 经肝脏代谢为有活性的别黄嘌呤,$t_{1/2}$ 为 18~30 小时。该药的耐受性较好,不良反应发生率为 3%~5%,可见皮疹、胃肠道反应和转氨酶升高,罕见粒细胞减少、白内障。用药过程中应警惕别嘌醇重症药疹的发生。与丙磺舒联合应用时需酌情增加别嘌醇的剂量,因丙磺舒可加速别嘌醇的排泄而别嘌醇可延长丙磺舒的血浆 $t_{1/2}$。

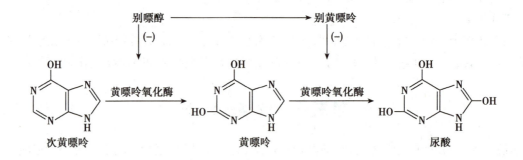

图 22-3   别嘌醇对黄嘌呤氧化酶的抑制

苯溴马隆 benzbromarone

苯溴马隆口服易吸收,主要在肝脏代谢,去溴离子后以游离型从胆汁排出,代谢产物也有一定的活性。苯溴马隆主要通过抑制肾近曲小管对尿酸的重吸收,促进尿酸排泄,降低血中尿酸水平。临床用于慢性痛风、原发性或继发性高尿酸血症。因其不会干扰嘌呤核苷酸代谢,适用于长期治疗高尿酸血症及痛风病。痛风急性发作者不宜服用,以防发生转移性痛风。不良反应较少,少数患者出现粒细胞减少,用药期间应定期检查血常规。

本 章 小 结

药物类别及 代表药物	药理作用	临床应用	不良反应
水杨酸类 阿司匹林	不可逆地抑制COX,低剂量选择性抑制COX-1,解热、镇痛、抗炎、抗血小板聚集	解热、镇痛、抗血栓、抗风湿、川崎病	胃肠道反应、凝血障碍、水杨酸反应、阿司匹林哮喘、瑞氏综合征
苯胺类 对乙酰氨基酚	中枢COX可能与该药有更高的亲和力,几乎无抗炎和抗风湿作用,对血小板功能无影响	感冒发热、轻中度疼痛,阿司匹林过敏替代用药	治疗剂量且疗程较短时,较少产生不良反应
吲哚类 吲哚美辛	最强的COX抑制药之一,亦可抑制磷脂酶A和磷脂酶C,解热、镇痛、抗炎	急性风湿性关节炎及类风湿关节炎	多见,与阿司匹林有交叉过敏
芳基乙酸类 双氯芬酸	抑制COX,降低中性粒细胞内游离花生四烯酸水平。具有显著的解热、镇痛、抗炎和抗风湿作用	风湿性关节炎及类风湿关节炎,各种中等疼痛	轻微,偶见肝功能异常及白细胞减少
芳基丙酸类 布洛芬	非选择性COX抑制药。解热、镇痛和抗炎作用强	风湿性关节炎、骨关节炎等,解热,镇痛	胃肠道不良反应,少数患者出现过敏、血小板减少和视物模糊
烯醇酸类 吡罗昔康	抑制COX,抑制中性粒细胞激活。解热、镇痛、抗炎作用,减轻软骨损伤	风湿性关节炎及类风湿关节炎	长期服用可引起胃溃疡及大出血
氯诺昔康	抑制COX,激活内源性阿片肽系统发挥中枢镇痛作用。解热、镇痛、抗炎作用,促进软骨生成	轻中度疼痛、手术中或手术后疼痛、骨关节炎以及类风湿关节炎	头晕、头痛、恶心、呕吐、胃痛、腹泻
吡唑酮类 保泰松	抑制COX,具有很强的抗炎、抗风湿作用,但解热、镇痛作用较弱	风湿性关节炎及类风湿关节炎、强直性脊柱炎	不良反应较多
选择性COX-2抑制药 塞来昔布	对COX-2的选择性作用高于COX-1,治疗量对COX-1无明显作用。解热、镇痛、抗炎作用。对血小板TXA_2合成无影响	骨关节炎、风湿性关节炎、类风湿关节炎、强直性脊柱炎、急性疼痛和原发性痛经	上腹疼痛、腹泻与消化不良
帕瑞昔布	选择性抑制COX-2,镇痛	中度或重度术后急性疼痛	导致新发高血压或使已有的高血压加重
尼美舒利	对COX-2的选择性作用高于COX-1,解热、镇痛和抗炎作用	类风湿关节炎、骨关节炎、手术和急性创伤后的疼痛、痛经	胃肠道不良反应发生率低

第二十二章
临床用药案例

第二十二章
药物研发案例

第二十二章
目标测试

（李晓辉）

第二十三章

影响免疫功能的药物

学习要求

1. **掌握** 常用免疫抑制药的药理作用和主要临床应用。
2. **熟悉** 常用免疫调节药的药理作用和主要临床应用。

第二十三章
教学课件

影响免疫功能的药物是一类通过影响免疫应答和免疫病理反应,进而防治机体免疫功能异常所致疾病的药物。在恶性肿瘤、自身免疫性疾病、免疫缺陷、器官移植排斥、慢性感染性疾病的治疗中具有重要意义。影响免疫功能的药物主要有两大类:用于治疗器官移植排斥反应和自身免疫病的免疫抑制药(immunosuppressive drug)及用于治疗感染或癌症所致的免疫功能低下的免疫调节药(immunomodulating drug)。

第一节 免 疫 反 应

一、免疫应答

免疫系统的主要生理功能是识别、破坏和清除异物,以维持机体的内环境稳定。广义的免疫反应指机体对抗原产生免疫应答的全过程,包括抗原对机体的免疫诱导、免疫细胞间相互作用以及免疫效应物质(致敏淋巴细胞、抗体)介导的效应反应。狭义的免疫反应指免疫应答的效应阶段,即免疫应答过程中所产生抗体和致敏淋巴细胞与相应抗原特异性结合所发生的一系列反应。免疫反应可分为特异性免疫和非特异性免疫。非特异性免疫为先天具有,由吞噬细胞、补体、干扰素等组成,参与吞噬、清除异物,介导和参与特异性免疫的杀伤反应。特异性免疫包括细胞免疫和体液免疫,分别由胸腺依赖淋巴细胞(以下简称 T 细胞)和骨髓依赖淋巴细胞(简称 B 细胞)介导,并有多种与免疫系统功能有关的细胞因子参与。

机体免疫系统在抗原刺激下所发生的一系列变化称为免疫应答,可分为三期:

1. **感应期** 巨噬细胞和免疫活性细胞处理与识别抗原的阶段。
2. **增殖分化期** 免疫活性细胞被抗原激活后分化增殖并产生免疫活性物质的阶段。
3. **效应期** 致敏淋巴细胞或抗体与相应靶细胞或抗原接触产生细胞免疫(cellular immunity)和体液免疫(humoral immunity)阶段。

二、免疫病理反应

免疫系统对抗原的适当应答是机体执行免疫防御、自我稳定及免疫监视功能所不可缺少的。但免疫系统中任何环节的功能障碍都会导致免疫病理反应。

超敏反应(hypersensitivity):是指免疫应答异常引起异常增高的免疫反应,可导致机体生理功能障碍和组织损伤,又称变态反应。

自身免疫性疾病(autoimmune disease,AD):是指机体对自身组织成分产生抗体或致敏淋巴细胞,造成自身组织的损伤,如系统性红斑狼疮、1 型糖尿病、类风湿关节炎等。

免疫增殖病(immunoproliferative disease):是指由于产生免疫球蛋白的细胞异常增殖,导致免疫球蛋白异常增多所致的一类疾病,如多发性骨髓瘤和巨球蛋白血症等。

免疫缺陷病(immunodeficiency disease):是由于机体免疫系统结构或功能障碍,对"非己"抗原产生过弱或负应答而引起的疾病,包括先天性和获得性免疫缺陷病,主要表现为免疫功能低下,前者如免疫系统遗传基因异常,后者如人类免疫缺陷病毒(human immunodeficiency virus,HIV)感染引起的获得性免疫缺陷综合征(acquired immunodeficiency syndrome,AIDS),免疫功能低下者容易患实体瘤、血液肿瘤或感染性疾病。

对移植器官的排斥反应(graft rejection):是由免疫系统介导的器官移植的重要障碍。

影响免疫功能的药物主要通过影响免疫反应的一个或多个环节而发挥免疫抑制、免疫增强或诱导免疫耐受作用,从而防治免疫功能异常所致疾病。

第二节　免疫抑制药

免疫抑制药是对机体的免疫反应具有抑制作用的药物,能抑制免疫细胞(T细胞、B细胞和巨噬细胞等)的增殖和功能,或影响抗体形成,从而抑制免疫反应(图23-1)。主要用于器官移植抗排斥反应、自身免疫性疾病如类风湿关节炎、系统性红斑狼疮、炎性肠病和1型糖尿病等的治疗。

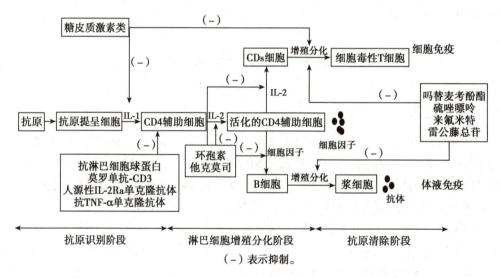

图23-1　免疫抑制药的作用机制

一、免疫抑制药的分类

临床常用的免疫抑制药可分为六大类:

1. 糖皮质激素类药物,如泼尼松、甲泼尼龙等。

2. 钙调磷酸酶抑制药(也可称为神经钙蛋白抑制药),如环孢素、他克莫司等。

3. 抗增殖与抗代谢药,如吗替麦考酚酯、硫唑嘌呤、来氟米特等。

4. 哺乳类雷帕霉素靶分子抑制药,如西罗莫司等。

5. 抗体制剂,如抗淋巴细胞球蛋白、达克珠单抗等。

6. 其他类,如雷公藤多苷等。

二、常用免疫抑制药

(一) 糖皮质激素类药物　详见第二十五章肾上腺皮质激素类药物。

【药理作用及机制】　对多个免疫环节均有抑制作用。可抑制免疫应答感应期巨噬细胞吞噬和处理抗原的能力；在增殖期抑制 T 细胞增殖及 T 细胞依赖性免疫功能；在效应期抑制多种细胞因子生成，减轻效应期的免疫炎症反应。本类药物主要通过抑制白介素 -2（interleukin-2，IL-2）基因的转录，使 T 细胞的增殖受到抑制，从而发挥免疫抑制的作用。

【临床应用】　用于对抗器官移植的排斥反应和自身免疫性疾病。

（二）钙调磷酸酶抑制药

钙调磷酸酶抑制药（calcineurin inhibitor）也可称为神经钙蛋白（neurocalcin）抑制药，代表药物有环孢素和他克莫司。

环孢素 cyclosporin

也叫环孢素 A（cyclosporin A，CsA），是真菌 *Beauveria nivea* 代谢产物中分离出的中性环多肽（图 23-2）。1972 年发现其有免疫抑制作用，用于防治排斥反应获得满意疗效。1980 年化学全合成成功，是目前最受重视的免疫抑制药之一。

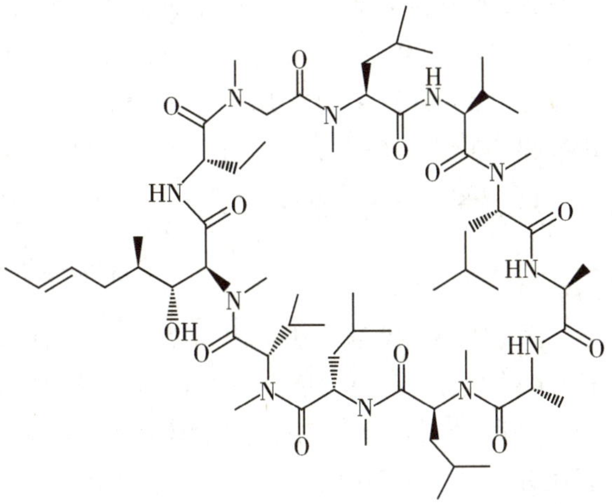

【药动学】　可静脉或口服给药。口服吸收缓慢且不完全，生物利用度介于 20%~50%。微乳剂配方的生物利用度较稳定和较高。通常口服后 1~2 小时达 C_{max}。该药分布广泛。在肝内被 CYP3A 代谢，主要经胆汁排泄。肝功能不良时，需调整剂量。

【药理作用及机制】　环孢素与环孢素受体结合形成复合物，抑制钙调磷酸酶对活化 T 细

图 23-2　环孢素结构

胞核因子（nuclear factor of activated T，NFAT）去磷酸化的催化作用，并抑制 NFAT 进入细胞核，阻止其诱导的基因转录过程。环孢素可抑制辅助性 T 细胞（helper T cell，Th 细胞），阻断淋巴细胞在抗原或丝裂原刺激下的增殖、分化和成熟，而促进抑制性 T 细胞（suppressor T cell，Ts 细胞）的增殖，因此，可降低 Th/Ts 的比值，同时也能抑制 T 细胞和自然杀伤细胞（natural killer cell，NK 细胞）的细胞毒作用。该药不影响吞噬细胞的功能，不产生明显的骨髓抑制作用。

【临床应用】　器官移植后排斥反应和自身免疫性疾病的首选药物。主要用于肾、肝、心、肺、角膜和骨髓等组织器官的移植手术，以防止排斥反应，常单独应用。可用于治疗系统性红斑狼疮、类风湿关节炎、肾病综合征等自身免疫性疾病，该药也为再生障碍性贫血的一线治疗药物。

【不良反应】　严重程度与用药剂量、用药时间、药物浓度有关，但具有可逆性。肾毒性为最常见的不良反应，这可能是该药抑制了肾内舒血管物质，而增加血管收缩物质，使肾单位皮质血流重新分布所致，但减量后可恢复。肝损害多见于用药早期，继发性感染较为常见，多为病毒感染；继发肿瘤的发生率高达一般人的 30 倍，以淋巴瘤和皮肤癌多见。

他克莫司 tacrolimus6，FK506

他克莫司为 1984 年由日本学者从筑波山土壤链霉菌属分离而得，化学结构属二十三元大环内酯类。

【药理作用及机制】　作用机制与环孢素相似。在体内与 T 细胞胞质内的 FK506 结合蛋白形成复合物，抑制 IL-2、干扰素 -γ（interferon-γ，INF-γ）等多种基因转录，产生强大的免疫抑制作用。

【临床应用】　抗移植排斥反应，可降低急性排斥反应的发生率和再移植率，减少糖皮质激素类药

物的用量。对于自身免疫性疾病有一定疗效,可用于风湿免疫性疾病、系统性红斑狼疮等的治疗。

【不良反应】 不良反应与环孢素相似,会诱发肾毒性和神经毒性等。对胰岛细胞的毒性可导致高血糖等代谢异常。

(三)抗增殖与抗代谢药

吗替麦考酚酯 mycophenolate mofetil,MMF

又称霉酚酸酯,是霉酚酸(mycophenolic acid,MPA)的 2- 乙基酯类衍生物,具有独特的免疫抑制作用和较高的安全性。

吗替麦考酚酯是前药,口服后在体内迅速水解为活性代谢产物霉酚酸,而发挥免疫抑制作用。可高效、选择性、可逆性地抑制机体细胞合成嘌呤核苷酸的从头合成途径中的限速酶肌苷 - 磷酸脱氢酶 II 型的活性,从而抑制 T 细胞和 B 细胞的增殖反应。治疗量可快速抑制单核巨噬细胞的增殖,减轻炎症反应,且抑制作用完全可逆。此外,具有抑制血管平滑肌细胞和系膜细胞增殖的作用,这对缓解肾小球疾病有治疗意义。主要用于肾脏移植和其他器官移植,能显著减少排斥反应的发生。其与环孢素、硫唑嘌呤等相比,较少发生骨髓抑制、肝毒性、肾毒性。其常见不良反应是胃肠道反应、血液系统的损害、机会感染和诱发肿瘤。

硫唑嘌呤 azathioprine

系嘌呤类抗代谢药,在体内分解为巯嘌呤而起作用。它通过干扰嘌呤代谢的所有环节,抑制嘌呤核苷酸合成,进而抑制细胞 DNA、RNA 及蛋白质的合成,发挥抑制 T 细胞、B 细胞及 NK 细胞增殖作用。因此,能同时抑制细胞免疫和体液免疫反应,T 细胞对该类药物更为敏感,但不同 T 细胞亚群敏感性有区别。不抑制巨噬细胞的吞噬功能。主要用于肾移植时排斥反应,多与糖皮质激素类药物合用,或加用抗淋巴细胞球蛋白,疗效较好。也用于治疗类风湿关节炎、系统性红斑狼疮、自身免疫性溶血性贫血等自身免疫性疾病。通常在单用糖皮质激素类药物不能控制时采用。最主要的不良反应为骨髓抑制,还可导致中毒性肝炎,肝功能损害者不能用。

来氟米特 leflunomide

是人工合成的异噁唑类免疫抑制药。口服吸收后,在肠道和肝脏内迅速转化为活性代谢产物 A771726,通过 A771726 抑制二氢乳清酸脱氢酶(DHODH)的活性,阻断嘧啶的从头合成途径。来氟米特影响细胞内 DNA 和 RNA 的合成,使活化的淋巴细胞处于 G_1/S 交界处或 S 期休眠,从而使淋巴细胞增殖停止;具有选择性抑制活化 T 细胞的功能。此外,尚可阻断活化的 B 细胞增殖,减少抗体生成;不仅有免疫抑制作用,还有明显的抗炎作用;半衰期较长,可引起机体蓄积毒性。主要用于治疗类风湿关节炎、抗移植排斥反应及其他自身免疫性疾病。不良反应少,主要有腹泻、瘙痒、可逆性肝转氨酶(GPT 和 GOT)活性升高、脱发、皮疹等。

(四)哺乳类雷帕霉素靶分子抑制药

西罗莫司 sirolimus

西罗莫司,也称为雷帕霉素(rapamycin)。西罗莫司为大环内酯类免疫抑制药,结构与他克莫司相似,分子式为 $C_{51}H_{79}NO_{13}$,但作用机制不同。

【药理作用及机制】 西罗莫司与循环血中的免疫亲和(immunophilin)FK- 结合蛋白 12 结合,形成复合物,阻止哺乳类雷帕霉素靶蛋白(mammalian target of rapamycin,mTOR)的作用,导致白介素驱动的 T 细胞增殖受抑制。动物实验显示:西罗莫司不仅可抑制器官移植排斥反应,防治多种自身免疫性疾病,而且停药几个月后作用可持续存在,提示该药可诱导免疫耐受(图 23-3)。用于肾脏移植

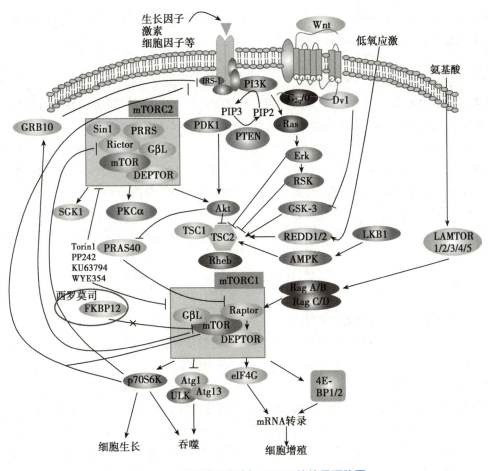

图 23-3　西罗莫司抑制 mTOR 的信号通路图

的患者,预防移植器官排斥反应。不良反应主要为骨髓抑制、肝毒性、腹泻、高甘油三酯血症、肺炎、头痛等。

(五) 抗体制剂

抗淋巴细胞球蛋白 antilymphocyte globulin,ALG

采用人的胸腺细胞、胸导管淋巴细胞、外周血淋巴细胞或培养的淋巴母细胞免疫动物(马、羊、兔等)获得抗淋巴细胞血清,经提纯得到抗淋巴细胞球蛋白,其中用人的胸腺细胞免疫动物得到制品,又称抗胸腺细胞球蛋白(antithymocyte globulin,ATG)。

【药理作用及机制】　ALG 是强免疫抑制药,能使外周淋巴细胞减少,也能使淋巴结及脾内胸腺依赖区的淋巴细胞减少。其淋巴细胞减少与免疫抑制呈正相关。它主要作用于 T 细胞,对细胞免疫有较强的抑制作用。ALG 可抑制经抗原识别后的淋巴细胞激活过程,特异性地破坏淋巴细胞。其破坏淋巴细胞作用主要是直接淋巴细胞毒性以及在补体协助下对淋巴细胞产生溶解作用。ALG 对骨髓没有毒性作用。

【临床应用】　用于抑制器官移植排斥反应,特别是肾脏移植,主要对急性排斥期有效,对体液免疫所致的超急性排斥反应无效。与硫唑嘌呤、泼尼松合用可提高脏器移植的成功率。骨髓移植时,供者和受者在手术前均给予 ALG,有防治移植物抗宿主反应的作用。可用于肾小球肾炎、红斑狼疮、类风湿关节炎、重症肌无力等自身免疫性疾病。与环孢素合用为再生障碍性贫血的标准一线免疫抑制治疗方法。

【不良反应】　静脉滴注可见短期高热、寒战,偶伴关节痛、低血压、心率增快、呼吸困难等。注射局部疼痛及末梢血栓性静脉炎。ALG 可致过敏,故过敏体质的患者禁用。此外,长期应用 ALG 导致机体的免疫监视功能降低,可能导致癌症发生。

达克珠单抗 daclizumab

是人源性 $IL-2R_\alpha$ 单克隆抗体,采用基因重组技术制备。达克珠单抗是分子调控的人 IgG_1,可与鼠单克隆 $IL-2R_\alpha$ 抗体的抗原结合区结合,90% 为人 IgG_1 和 10% 为鼠源性。

【药理作用及机制】 IL-2 与抗原激活的 T 细胞受体结合,促进 T 细胞的分化增殖。该受体至少由 3 个亚单位组成(α、β 和 γ),其中,只有 α 亚单位对 IL-2 有特异性。人源性 $IL-2R_\alpha$ 单克隆抗体与 IL-2 受体的 α 亚单位高度亲和,拮抗 IL-2 介导的 T 细胞增殖,发挥免疫抑制作用。

【临床应用】 临床上多用于防止肾移植后急性排斥反应,且治疗效果较好。

【不良反应】 因所具有的人源性特点,过敏反应和首剂反应极少发生,偶见淋巴细胞增殖障碍。

(六) 其他类

雷公藤多苷 tripterygium wilfordii multiglucoside

雷公藤多苷是一种新型的免疫抑制药。

【药理作用及机制】 免疫作用多样,而且独特,其能够诱导活化的淋巴细胞凋亡,抑制淋巴细胞增殖,抑制 IL-2 和核因子 κB(nuclear factor kappa-B,NF-κB)等。

【临床应用】 可单独或与激素及其他免疫抑制药联合应用于肾小球肾炎、类风湿关节炎、紫癜性及狼疮性肾炎、红斑狼疮、亚急性及慢性重症肝炎、慢性活动性肝炎;亦可用于过敏性皮肤脉管炎、皮炎和湿疹,以及银屑病关节炎、麻风反应、白塞综合征、复发性口疮、强直性脊柱炎等。

【不良反应】 较多,停药后多可恢复。20% 出现胃肠道反应,约 6% 出现白细胞减少,偶见血小板减少,也可致月经紊乱及精子活力降低、数量减少等。

第三节　免疫调节药

免疫调节药(immunomodulating drug)主要用于增强机体的抗肿瘤作用、抗感染能力,纠正免疫缺陷。此类药物能激活一种或多种免疫活性细胞,增强机体特异性和非特异性免疫功能,使低下的免疫功能恢复正常;或具有佐剂作用,增强与之合用的抗原的免疫原性,加速诱导免疫应答;或替代体内缺乏的免疫活性成分,产生免疫代替作用;或对机体的免疫功能产生双向调节作用,使过高或过低的免疫功能趋于正常。

一、免疫调节药的分类

临床上常用的药物依其来源分为四类:

1. 微生物来源的药物,如卡介苗。
2. 人或动物免疫系统产物,如单克隆抗体、胸腺素、转移因子、干扰素等。
3. 化学合成药物,如左旋咪唑、聚肌胞等。
4. 中药及其他,如人参、黄芪等中药有效成分等。

二、常用免疫调节药

卡介苗 bacillus calmette-guerin vaccine,BCG

又称结核菌苗,是牛型结核分枝杆菌的减毒活菌苗。

【药理作用及机制】　该药为非特异性免疫增强剂,具有免疫佐剂作用,能增强抗原的免疫原性,加速诱导免疫应答,提高细胞和体液免疫功能。增强巨噬细胞的吞噬活性、趋化性,增强溶菌酶的活力。

【临床应用】　除用于预防结核外,主要用于多种肿瘤的辅助治疗,如急性白血病、黑色素瘤和肺癌等,尤其是膀胱内注射 BCG 治疗浅表性膀胱癌有肯定的疗效。

【不良反应】　不良反应较多,注射局部可见红斑、硬结和溃疡,亦可出现寒战、高热、全身不适等。剂量大可降低免疫功能,甚至促进肿瘤的生长。

左旋咪唑 levamisole

原是一种广谱驱虫药,1971 年发现其具有免疫调节作用。左旋咪唑也成为第一个化学结构明确的免疫调节药,结构中的咪唑环与含硫部分为主要的活性基团。

【药理作用及机制】　无佐剂作用,对抗体生成有双向调节作用,对免疫功能正常机体的抗体形成无影响,但当机体免疫功能低下时,则能使之恢复。其可使被抑制的细胞免疫功能恢复正常,增强植物凝集素(phytohemagglutinin,PHA)诱导淋巴细胞的增殖反应。其还可增加巨噬细胞和中性粒细胞的趋化与吞噬功能,增强杀菌作用。左旋咪唑还可使机体产生一种血清因子,在体外促进 T 细胞分化,诱导 IL-2 的产生,发挥免疫增强作用。

【临床应用】　可降低免疫缺陷患者感染的发病率,对反复细菌感染如麻风感染及布鲁氏菌感染亦有效;作为化疗药物的辅助用药治疗多种肿瘤,可延长缓解期,降低复发率,延长寿命。对鳞状上皮癌的疗效较好,并减轻抗癌药物所致的骨髓抑制、出血、感染。

【不良反应】　不良反应发生率低,主要有消化道反应、神经系统反应和过敏反应。长期用药,可出现粒细胞减少症,偶见肝功能异常。

白介素 -2 interleukin-2,IL-2

旧称 T 细胞生长因子,系辅助性 T 细胞(helper T cell,Th)产生的细胞因子,现已能应用基因工程生产,称重组人白介素 -2。

【药理作用及机制】　与反应细胞的 IL-2 受体结合后,诱导辅助性 T 细胞、细胞毒性 T 细胞[cytotoxic T lymphocyte,CTL,又称杀伤性 T 细胞(killer T cell)]增殖;激活 B 细胞产生抗体,活化巨噬细胞;增强自然杀伤细胞和淋巴因子激活的杀伤细胞(lymphokine-activated killer,LAK)的活性,诱导干扰素的产生。

【临床应用】　主要用于治疗恶性黑色素瘤、肾细胞癌、霍奇金淋巴瘤等。本品尚可与抗 HIV 药物合用治疗艾滋病,使患者的卡波西肉瘤缩小,并暂时增加辅助性 T 细胞的绝对数。

【不良反应】　较常见发热、寒战、厌食、恶心、呕吐等。皮肤出现弥漫性红斑,此外尚有心、肺、肾脏及神经系统症状等。

依那西普 etanercept

是由肿瘤坏死因子(tumor necrosis factor,TNF)受体的 P75 蛋白的膜外区与人 IgG 的 Fc 段融合构成的二聚体。依那西普与血清中可溶性 TNF-α 和 TNF-β 有较高的亲和力,可结合 TNF-α 和 TNF-β,并由此拮抗两者与细胞表面的 TNF 受体的结合,抑制由 TNF 受体介导的异常免疫反应及炎症过程。主要用于治疗类风湿关节炎。不良反应主要是局部注射的刺激反应。

转移因子 transfer factor

是从健康人白细胞中提取的一种多核苷酸和低分子量多肽,无抗原性。可以将供体的细胞免疫信息转移给未致敏受体,使之获得供体样本的特异性和非特异的细胞免疫功能,其作用可持续 6 个月。本品可起佐剂作用,但不转移体液免疫的信息,不产生抗体。临床用于先天性和获得性细胞免疫缺陷病,如胸腺发育不全、免疫性血小板减少性紫癜,某些抗生素难以控制的病毒和真菌感染,对恶性肿瘤可作为辅助治疗。其不良反应较少,少数患者可出现皮疹,注射部位产生疼痛。

胸腺素 thymosin

是从胸腺分离的一组活性多肽,现已成功采用基因工程生物合成。可诱导 T 细胞分化成熟,还可调节成熟 T 细胞多种功能,从而调节胸腺依赖性免疫应答。用于治疗胸腺依赖性免疫缺陷病(包括艾滋病)、肿瘤及某些自身免疫性疾病和病毒感染。少数出现过敏反应。

异丙肌苷 isoprinosine

为肌苷与乙酰基苯甲酸和二甲氨基异丙醇酯以 1:3:3 组成的复合物。具有免疫增强作用,可诱导 T 细胞分化成熟,并增强其功能;增强单核巨噬细胞和自然杀伤细胞的活性,促进 IL-1、IL-2 和干扰素的产生,恢复低下的免疫功能;对 B 细胞无直接作用,但可增加 T 细胞依赖性抗原的抗体产生。兼有抗病毒作用。临床用于急性病毒性脑炎和带状疱疹等病毒感染及某些自身免疫性疾病,还可用于肿瘤的辅助治疗、改善艾滋病患者的免疫功能。不良反应少,安全范围较大。

本 章 小 结

药物类别及代表药物	药理作用	临床应用	不良反应
免疫抑制药			
糖皮质激素	影响免疫反应多个环节,抑制细胞免疫和体液免疫	自身免疫性疾病,排斥反应	药源性皮质功能亢进,诱发或加重感染
环孢素	选择性抑制 T 细胞活化	防止器官或组织移植后排斥反应,自身免疫性疾病	肝、肾损害
他克莫司	类似环孢素,但作用强 10~100 倍	防止器官移植排斥反应,对肝移植效果优于环孢素	肾、神经毒性
硫唑嘌呤	同时抑制细胞免疫和体液免疫	主要用于肾移植时排斥反应	骨髓抑制,中毒性肝炎
抗淋巴细胞球蛋白	直接对抗淋巴细胞的抗体,使淋巴细胞裂解,特异性高,作用强	器官移植的排斥反应,对急性排斥期效果好	可见短期高热、寒战,偶伴关节痛、低血压、心率增快、呼吸困难等
免疫调节药			
卡介苗	对各种抗原免疫性均有增强作用,但以细胞免疫为主	结核病的预防接种,肿瘤辅助治疗	过敏反应,免疫功能低下者禁用
左旋咪唑	使低下的或受抑制的细胞免疫功能增强,可间接作用于 B 细胞,提高抗体水平	感染,恶性肿瘤辅助治疗	消化道反应,神经系统反应及粒细胞减少
异丙肌苷	促进细胞免疫和体液免疫,增强巨噬细胞功能	急性病毒性脑炎,病毒感染及肿瘤辅助治疗	不良反应轻
白介素 -2	促进细胞免疫和体液免疫	抗肿瘤	过敏反应
胸腺素	提高细胞免疫功能	感染性疾病,肿瘤辅助	过敏反应和肝功损害

续表

药物类别及代表药物	药理作用	临床应用	不良反应
依那西普	拮抗 TNF 受体,抑制由 TNF 受体介导的异常免疫反应及炎症过程	类风湿关节炎	注射局部刺激反应
转移因子	对细胞免疫有增强和抑制双向调节作用,对体液免疫无影响,促进干扰素的释放	先天性和获得性细胞免疫缺陷病,难治性病毒和真菌感染	不良反应少,皮疹,注射部位疼痛

第二十三章
目标测试

（李琳琳）

影响其他自体活性物质的药物

第二十四章
教学课件

学习要求

1. **掌握** 组胺、5- 羟色胺、内皮素等自体活性物质的生物学功能及相关药物的药理作用、临床应用和不良反应。
2. **熟悉** 激肽类、利尿钠肽、一氧化氮的生物学功能及相关药物的应用。
3. **了解** 组胺与变态反应的关系。

自体活性物质(autacoid),又称局部激素(local hormone),是具有广泛生物活性的内源性物质,分布在体内多种组织中,作用于邻近靶器官或靶细胞,产生特定生理或病理作用。自体活性物质主要包括组胺、5- 羟色胺、前列腺素、白三烯、一氧化氮、腺苷、激肽类、内皮素、P 物质、利尿钠肽、血管紧张素、血管活性肠肽、神经肽 Y 等。这些自体活性物质具有不同的结构和药理学活性,其中部分自体活性物质兼具一定的递质、调质、激素等功能。

第一节 组胺受体拮抗药

组胺(histamine)即 β- 咪唑乙胺,是广泛存在于人体各组织中的一种自体活性物质,由组氨酸(histidine)在组氨酸脱羧酶的催化下脱羧而成(图 24-1)。外周组胺在合成后以无活性的复合物形式贮存在组织肥大细胞、血液嗜碱性粒细胞和肠嗜铬样细胞(enterochromaffin-like cell,ECL)的分泌颗粒中。在 IgE 介导的 I 型变态反应中,肥大细胞脱颗粒释放出组胺,后者在变应性鼻炎、荨麻疹和血管神经性水肿等过敏性疾病中发挥重要的病理生理学作用。ECL 兴奋后释放出的组胺是引起胃酸分泌的主要生理刺激物。中枢组胺主要由特定的神经元(组胺能神经元)分泌,作为神经递质或影响递质释放的调质存在。组胺还可促进免疫细胞的趋化作用并参与机体的免疫功能。

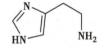

图 24-1 组胺的化学结构

组胺通过特异地激动位于靶细胞膜表面的组胺受体而发挥其生物学功能。迄今为止所确定的四个不同亚型的组胺受体被分别命名为 H_1、H_2、H_3 和 H_4 受体(表 24-1)。

表 24-1 组胺受体分布及其主要生理效应

	H_1	H_2	H_3	H_4
大小(氨基酸)	487	359	221~453	390
偶联 G 蛋白	G_q	G_s	G_i	G_i
分布	平滑肌、内皮细胞、中枢神经系统	胃壁细胞、心肌肥大细胞、中枢神经系统	中枢神经系统	肥大细胞、嗜酸性粒细胞、中性粒细胞、CD_4^+ T 细胞
效应	支气管、胃肠道平滑肌收缩血管扩张,通透性增高,渗出增加水肿、觉醒反应	胃酸分泌,血管扩张心脏兴奋抑制肥大细胞释放组胺	负反馈性调节抑制组胺释放	趋化反应分泌细胞因子

续表

	H₁	H₂	H₃	H₄
激动药	2-甲基组胺	amthamine	(R)-α-甲基组胺	4-甲基组胺
拮抗药	苯海拉明、异丙嗪	西咪替丁、雷尼替丁、法莫替丁	替洛利生	JNJ7777120

【药理作用】

1. 心血管系统　组胺激动血管平滑肌细胞 H_1、H_2 受体,使小血管扩张。H_1 受体激动引起 Ca^{2+} 依赖的内皮一氧化氮合酶激活,促进血管内皮细胞释放 NO,升高血管平滑肌细胞中的 cGMP,产生快速而短暂的血管扩张作用。而 H_2 受体激动通过 cAMP-蛋白激酶 A(PKA)途径产生缓慢而持久的扩张作用。血管扩张使外周阻力降低、回心血量减少,血压下降,并伴有潮红、头痛等症状。组胺可增加毛细血管的通透性,使渗出增加,引起水肿,严重时可导致循环血量减少,引起休克。该作用主要由微循环中血管内皮细胞上的 H_1 受体介导。H_1 受体激动引起血管内皮细胞内肌动蛋白与肌球蛋白收缩,使相邻的内皮细胞相互分离,细胞间隙扩大,血管通透性增强。

组胺对心脏的直接作用包括增强心肌收缩力、加快心率和减慢房室传导。除减慢房室传导主要由 H_1 受体介导外,其心脏兴奋作用主要与 H_2 受体兴奋有关。但在静脉注射组胺时,所见到的心脏兴奋主要是继发于血压降低的反射效应。

2. 平滑肌　组胺通过 H_1 受体兴奋支气管平滑肌,使支气管收缩。但正常人应用常规剂量的组胺并不引起气道阻力明显增加,而哮喘患者对组胺比正常人敏感 100~1 000 倍,组胺可引起支气管痉挛导致呼吸困难。组胺还可兴奋胃肠平滑肌和子宫平滑肌,引起痉挛性腹痛。

3. 腺体　组胺可刺激胃黏膜壁细胞的 H_2 受体,是胃酸分泌的一个强烈刺激物。组胺也可刺激胃主细胞使胃蛋白酶分泌增加。常规剂量的组胺对其他腺体的分泌无明显影响,大剂量时可引起肾上腺髓质释放。组胺促进胃酸分泌的作用可用于诊断真、假性胃酸缺乏症。注射组胺后无胃酸分泌者为真性胃酸缺乏症,常见于胃癌及恶性贫血。

4. 神经末梢　组胺对感觉神经末梢有强烈的刺激作用,尤其对调节痛和痒的神经,该效应由 H_1 受体所调节。

三联反应(triple response):皮下注射小量组胺首先于注射部位因毛细血管扩张而出现红斑,随后因毛细血管通透性增加而在红斑位置形成丘疹,继而组胺刺激神经末梢引起的冲动,通过轴索反射引起小动脉舒张而出现范围较广的红晕,即所谓三联反应。对于局部神经受损者,如麻风病患者皮内注射组胺不产生三联反应,可作为麻风病的辅助诊断。

5. 中枢　中枢组胺参与睡眠与觉醒的调节,具有维持觉醒的作用,该作用主要由 H_1 受体所调节。

组胺在临床上曾用于麻风病的辅助诊断的药物,但因不良反应明显现已少用。

凡与组胺竞争同一受体,拮抗组胺作用的药物叫组胺受体拮抗药(histamine receptor antagonist)。根据其对组胺受体亚型选择性的不同,分为 H_1、H_2、H_3 和 H_4 受体拮抗药。

一、H₁ 受体拮抗药

H_1 受体拮抗药多属乙基胺类,乙基胺与组胺侧链相似,与组胺共同竞争 H_1 受体而拮抗组胺的作用(图 24-2)。第一代 H_1 受体拮抗药(如苯海拉明、异丙嗪等)易透过血脑屏障,具有明显的中枢镇静作用,不仅对 H_1 受体具有高度的选择性,还能不同程度地阻断胆碱能受体、α受体、多巴胺受体和 5-羟色胺受体,成为抗变态反应治疗时的主要副

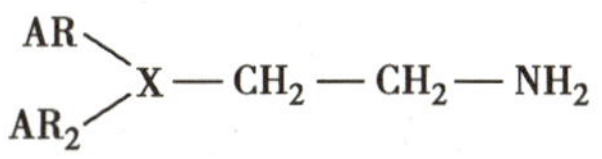

$$AR_1 \diagdown X—CH_2—CH_2—NH_2$$
$$AR_2 \diagup$$

图 24-2　H_1 受体拮抗药的化学结构

作用。第二代 H_1 受体拮抗药(如氯雷他定、西替利嗪等)因难以透过血脑屏障,中枢镇静作用弱(表 24-2)。

表 24-2　常用 H_1 受体拮抗药

药物	作用特点				维持时间 /h	口服剂量 / (mg/ 次)
	H_1 拮抗	镇静催眠	抗晕止吐	抗胆碱		
苯海拉明 diphenhydramine	++	+++	++	+++	4~6	25~50
异丙嗪 promethazine	+++	+++	++	+++	4~6	12.5~25
曲吡那敏 tripelennamine	++	++			4~6	25~50
氯苯那敏 chlorphenamine	+++	+	+	++	4~6	1~4
赛庚啶 cyproheptadine	+++	++	+	++	6~8	2
氯马斯汀 clemastine	++++	+	−	−	12	2
氮䓬斯汀 *azelastine	++++ (哮喘有效)	±	−	+	12	2
非索非那定 *fexofenadine	+++	−	−	−	24	60
氯雷他定 *loratadine	+++	−	−	−	24	10
西替利嗪 *cetirizine	+++	−	−	−	12~24	5~10

注:* 第二代 H_1 受体拮抗药。

【药动学】　多数 H_1 受体拮抗药口服吸收完全,15~30 分钟生效,2~3 小时达 C_{max}。第一代 H_1 受体拮抗药效应维持时间一般为 4~6 小时,而第二代 H_1 受体拮抗药的作用可长达 12~24 小时(见表 24-2)。第一代 H_1 受体拮抗药在体内分布广泛,能透过血脑屏障,主要在肝脏代谢灭活。第二代 H_1 受体拮抗药不易透过血脑屏障,氯雷他定在体内可代谢成活性代谢产物去羧乙氧基氯雷他定,使作用维持时间延长。西替利嗪主要以原型经肾脏排泄。H_1 受体拮抗药及其代谢产物的 $t_{1/2}$ 可由几个小时到十几日不等。H_1 受体拮抗药在儿童中消除较快,其 $t_{1/2}$ 短于成人,严重肝脏疾病患者 $t_{1/2}$ 延长。本类药物具有肝药酶诱导作用,可加速自身代谢。

【药理作用及机制】

1. H_1 受体拮抗作用　H_1 受体拮抗药对组胺引起的胃肠道、支气管和子宫平滑肌的痉挛性收缩均有拮抗作用。对组胺引起的血管扩张、血压下降、毛细血管通透性增加、局限性水肿有一定的对抗作用(因 H_2 受体也参与心血管功能调节)。对 H_2 受体兴奋所致胃酸分泌无影响。其作用机制为:组胺激动平滑肌细胞 H_1 受体,激活 H_1 受体下游 G 蛋白与磷脂酶 C(PLC),后者使膜磷脂分解成三磷酸肌醇(IP_3)和二酰基甘油(DG)。IP_3 引起内质网 Ca^{2+} 快速释放,DG 和 Ca^{2+} 激活蛋白激酶 C(PKC),进而磷酸化特定蛋白质,最终引起胃肠及支气管平滑肌收缩。Ca^{2+} 同时激活靶细胞内的磷脂酶 A_2(PLA_2),促进 PGI_2 和血管内皮细胞 NO 的释放,引起小血管扩张、毛细血管通透性增加。H_1 受体拮抗药可在受体水平拮抗这些效应。

2. 中枢作用　多数第一代 H_1 受体拮抗药因拮抗中枢的 H_1 受体,拮抗组胺的促觉醒作用,产生镇静催眠效应,其作用强度因患者对药物的敏感性和药物品种而异,以异丙嗪、苯海拉明作用最强,曲吡那敏次之,氯苯那敏较弱。第二代 H_1 受体拮抗药因较难透过血脑屏障,中枢镇静作用弱。

3. 抗胆碱作用　第一代 H_1 受体拮抗药受体特异性较差,具有抗胆碱作用。中枢抗胆碱作用表现为镇静、镇吐。镇吐作用与抑制延髓化学催吐感受区有关。抗晕动病作用可能与其减少前庭兴奋和抑制迷路冲动有关。外周性抗胆碱作用可引起阿托品样副作用。第二代 H_1 受体拮抗药的抗胆碱作用很弱或没有该作用。

4. 其他　本类药物尚有微弱的 α 受体拮抗作用和局麻作用。

【临床应用】

1. 变态反应性疾病　用于防治因组胺释放所致的荨麻疹、变应性鼻炎,可减轻鼻痒、喷嚏、流涕、流泪等症状,对鼻阻塞影响较弱。对昆虫咬伤、药物性和接触性皮炎及其他疾病所致的瘙痒、水肿也有较强的抑制作用。在过敏性休克的治疗中,应以肾上腺素为主,本类药物仅能起到辅助性治疗作用。人类的支气管哮喘发作有多种炎性介质参与,H_1 受体拮抗药作用有限,不作为单独治疗药物。第二代 H_1 受体拮抗药氮草斯汀除抗组胺作用外,还能阻止白三烯、5-HT、血小板活化因子等炎性介质释放,故对过敏性哮喘有效。

2. 晕动病和呕吐　用于晕动病、放射病及药物所致的恶心、呕吐,其中以苯海拉明、异丙嗪镇吐作用较强。

3. 镇静、催眠　中枢抑制作用较强的异丙嗪、苯海拉明可用于治疗失眠。

【不良反应】　常见不良反应有头晕、嗜睡、乏力,驾驶员和高空作业者工作时间不宜使用。还可引起视物模糊、便秘、尿潴留等。其他还有胃肠道反应、恶心、呕吐、腹泻等。局部外敷可致接触性皮炎。偶见兴奋失眠、烦躁不安。孕妇忌用。

早期研制的第二代 H_1 受体拮抗药特非那定和阿司咪唑在高浓度时可阻滞心肌细胞钾通道,使心脏复极化过程延缓,Q-Tc 间期延长,引起致死性的尖端扭转型室性心动过速(torsade de pointes)。两药均在肝脏经 CYP3A4 酶催化,转化成活性代谢产物而发挥 H_1 受体拮抗作用。因此当药物转化受阻,如肝脏疾病或与 CYP3A4 抑制药合用时,会诱发严重的心律失常。这一潜在风险限制了它们的临床应用,其中特非那定已由其活性代谢产物非索非那定(fexofenadine)取代。非索非那定、氯雷他定、西替利嗪及氮草斯汀没有延迟心脏复极化的作用。

二、H_2 受体拮抗药

H_2 受体拮抗药能特异性拮抗胃壁细胞 H_2 受体,拮抗组胺或组胺受体激动药所致的胃酸分泌。该类药物的化学结构特点是以甲硫乙胺的侧链取代 H_1 受体拮抗药的乙基胺链。常用的药物有雷尼替丁(ranitidine)、法莫替丁(famotidine)、尼扎替丁(nizatidine)、罗沙替丁(roxatidine)。本类药物中首个上市的西咪替丁(cimetidine)因不良反应多、易发生药物相互作用现已少用。

【药动学】　本类药物大多口服吸收良好,部分药物有首关效应,在体内代谢成 S-氧化物、N-氧化物等,大部分以原型经肾排出。肝功能不良者,雷尼替丁的 $t_{1/2}$ 延长。

【药理作用及机制】　组胺与胃壁细胞的 H_2 受体结合,进而激活 H_2 受体下游的腺苷酸环化酶,使胞内 cAMP 增加,并激活 cAMP 依赖性钙通道,后者进一步激活胃壁细胞的 H^+-K^+-ATP 酶,促进胃酸分泌(见第三十二章作用于消化系统的药物)。H_2 受体拮抗药通过拮抗 H_2 受体而抑制胃酸分泌。对五肽胃泌素、胆碱受体激动药及迷走神经兴奋所致胃酸分泌也有明显的抑制作用,用药数周后胃酸和胃蛋白酶下降。

【临床应用】　主要用于胃和十二指肠溃疡、病理性胃酸分泌增多症。连续用药 8 周以上,溃疡愈合率明显增加,显效后给予维持量可减少复发。本药亦用于胃泌素瘤[又称佐林格-埃利森综合征(Zollinger-Ellison syndrome)]的高分泌状态,但用量较大,也用于胃食管反流病、应激性溃疡等引起的胃酸分泌增多。

【不良反应】　偶致便秘、腹泻、腹胀、皮疹、头痛、头晕等症。西咪替丁副作用较多,长期应用可致男性勃起功能障碍、乳房肿大,可能是其与雄性激素受体结合,竞争性抑制二氢睾酮(dihydrotestosterone,DHT),使 DHT 血浆浓度下降及增加血液雌二醇的浓度有关。西咪替丁可抑制肝药酶,能延缓华法林、苯妥英钠、茶碱、苯巴比妥、地西泮、普萘洛尔等药物的代谢,合用时应适当调整剂量。小儿及肝、肾功能不全者慎用西咪替丁和雷尼替丁,孕妇忌服。

三、H₃ 受体拮抗药

H₃ 受体主要在中枢神经系统中表达,外周神经系统中亦有少量分布。H₃ 受体可分布于组胺能神经元的突触前膜,负反馈调节组胺的合成与释放,也可分布于其他类型神经元的突触前膜,调节其他神经递质(如谷氨酸、乙酰胆碱等)的释放。H₃ 受体在突触后膜亦有分布。作为 H₃ 受体的内源性配体,组胺与 H₃ 受体的亲和力强于 H₁ 及 H₂ 受体。因此,H₃ 受体拮抗药的研发思路在于模拟组胺的结构。早期 H₃ 受体拮抗药保留了组胺的咪唑环,而乙胺侧链被取代为哌啶环。硫丙咪胺(thioperamide)是较早发现的选择性 H₃ 受体拮抗药,但在临床研究中发现其具有较强的肝毒性。进一步研究发现:咪唑环并非 H₃ 受体拮抗药的必需结构,可被其他含氮杂环取代,减少与 CYP450 的相互作用,提高血脑屏障透过率。替洛利生(pitolisant)是首个用于临床的选择性 H₃ 受体拮抗药,可促进脑内组胺释放,提高患者的清醒度和警觉性。替洛利生于 2016 年 3 月和 2019 年 8 月在欧盟和美国获批上市,用于治疗伴或不伴猝倒的发作性睡病,并于 2020 年被美国 FDA 认定为发作性睡病的突破性治疗药物。主要不良反应为失眠、呕吐及焦虑等,我国尚未应用。

第二节 5- 羟色胺受体激动药与拮抗药

5- 羟色胺(5-hydroxytryptamine,5-HT)又名血清素(serotonin),由色氨酸羟化、脱羧而来,可被单胺氧化酶分解。约 90% 的 5-HT 合成并分布于肠嗜铬样细胞,通常与 ATP 等物质共储存于细胞颗粒内。在刺激因素作用下从颗粒内释放、弥散到血液,并被血小板摄取和储存。在中枢神经系统和肠道神经丛,5-HT 作为抑制性神经递质,作用于 5-HT 受体后参与多种生理功能的调节。在外周组织,5-HT 有强的缩血管作用和平滑肌收缩刺激作用。主要经单胺氧化酶代谢成 5- 羟色醛和 5- 羟吲哚乙酸随尿液排出体外。

目前已知共有 7 个 5-HT 受体亚型,分别是 5-HT₁~5-HT₇,除 5-HT₃ 受体亚型为阳离子通道受体外,其余受体亚型均为 G 蛋白偶联受体。其介导的药理作用主要包括:

1. **心血管系统** 5-HT 对心血管系统的作用复杂。静脉注射 5-HT 后,血压呈三相反应,首先通过化学感受器上的 5-HT₃ 受体使心率减慢,心输出量减少,血压短暂下降;其后,5-HT 激动 5-HT₂ 受体,引起肾、肺等组织血管收缩,出现持续数分钟的血压升高;最后,由于 5-HT₇ 激动,血管平滑肌舒张,血压呈长时间下降。此外,激动 5-HT₂ 受体,可引起血小板聚集。

2. **平滑肌** 激动胃肠道平滑肌 5-HT₂ 受体和肠神经系统神经节细胞的 5-HT₄ 受体,收缩胃肠道平滑肌,增加胃肠道张力,加快肠蠕动。直接作用于支气管平滑肌促进乙酰胆碱(ACh)释放,使平滑肌张力增加。

3. **神经系统** 虫咬和植物刺伤可刺激局部 5-HT 释放,作用于感觉神经末梢,引起疼痛、瘙痒。激动胃肠道和延髓呕吐中枢 5-HT₃ 受体,参与呕吐反射调节。脑内 5-HT 能神经元集中分布于脑干的中缝核群和低位脑干网质区。松果体内的 5-HT 为褪黑素和促黑色素细胞因子的前体。在中枢神经系统,5-HT 激动受体后参与睡眠、食欲、体温、痛觉和血压等多种生理功能的调节,并可能与焦虑、抑郁、偏头痛等多种疾病有关。

一、5- 羟色胺受体激动药

1. **5-HT₁B 和 5-HT₁D 受体激动药** 常用药物舒马普坦(sumatriptan)为 5-HT 衍生物,收缩脑基底动脉、硬脑膜血管、软脑膜血管等,主要用于成人有先兆或无先兆偏头痛的急性发作。主要不良反应包括感觉异常、冠脉痉挛性胸闷和不适,禁用于缺血性心脏病、缺血性脑血管病及缺血性外周血管病患者。

2. 5-HT$_{1A}$ 受体激动药　丁螺环酮（buspirone）等选择性激动 5-HT$_{1A}$ 受体，为有效的非苯二氮草类抗焦虑药，常见的不良反应有恶心、头晕、兴奋、失眠、呕吐、口干、食欲缺乏等。

3. 5-HT$_{2C}$ 受体激动药　芬氟拉明（fenfluramine）和右芬氟拉明（dexfenfluramine）选择性激动 5-HT$_{2C}$ 受体，具有较强的抑制食欲作用，用于控制体重和治疗肥胖症。右芬氟拉明是消旋体芬氟拉明作用的 2 倍。此类药物可致严重的肺动脉高压，于 2009 年撤出我国市场。

4. 5-HT$_4$ 受体激动药　西沙必利（cisapride）与莫沙必利（mosapride）可选择性激动肠壁神经节丛神经细胞的 5-HT$_4$ 受体，促进神经末梢释放 ACh，增强胃肠动力，用于治疗胃食管反流症等胃肠动力失调疾病。莫沙必利的主要不良反应有腹泻、腹痛、口干、呕吐等。西沙必利可引起 Q-T 间期延长、晕厥、室性心律不齐等严重不良反应，我国于 2000 年将其由非处方药调整为处方药，并在使用时密切监测不良反应的发生情况，现已少用。

5. 选择性 5-HT 再摄取抑制药　氟西汀（fluoxetine）、西酞普兰（citalopram）、舍曲林（sertraline）、帕罗西汀（paroxetine）和氟伏沙明（fluvoxamine）等选择性抑制 5-HT 再摄取，间接激动 5-HT 受体。用于抑郁症治疗（见第十二章精神障碍治疗药物相关内容）。

6. 麦角生物碱　麦角生物碱（ergot alkaloid）的结构母核与 5-HT、去甲肾上腺素及 DA 类似，因此可激动或拮抗 5-HT、α 肾上腺素受体和 DA 受体功能。按化学结构，麦角生物碱可进一步分为胺生物碱和肽生物碱两类。麦角新碱（ergometrine）属于胺生物碱，可激动子宫平滑肌上的 5-HT$_2$ 受体与 α 肾上腺素受体，引起强而持久的子宫收缩，用于产后出血及产后子宫复旧。麦角新碱可引起子宫强直性收缩，导致胎儿宫内缺氧，故禁用于催产和引产，过量可导致中毒。

二、5- 羟色胺受体拮抗药

1. 赛庚啶（cyproheptadine）和苯噻啶（pizotifen）　拮抗 5-HT$_2$ 受体，兼具 H$_1$ 受体拮抗作用和较弱的抗胆碱作用。用于治疗荨麻疹、湿疹、接触性皮炎、皮肤瘙痒和变应性鼻炎等。也用于预防偏头痛发作，作用机制尚不清楚。不良反应相似，可致口干、恶心、乏力、嗜睡。由于兴奋下丘脑摄食中枢，使食欲增加，体重增加。青光眼、前列腺肥大及尿闭症患者忌用。驾驶员及高空作业者慎用。

2. 昂丹司琼（ondansetron）　选择性拮抗 5-HT$_3$ 受体，镇吐作用强，用于手术和癌症患者化疗伴发的严重恶心、呕吐，主要不良反应有头痛、头晕、便秘、乏力或腹痛、腹泻等。同类药物还有格拉司琼（granisetron）、托烷司琼（tropisetron）、阿扎司琼（azasetron）、多拉司琼（dolasetron）等。

第三节　多肽类药物

多肽类药物是一类生物活性多肽，大多分布于神经组织，在自主神经系统和中枢神经系统发挥重要作用。有些多肽可作用于血管平滑肌，产生血管收缩作用，如血管紧张素Ⅱ、抗利尿激素、内皮素、神经肽 Y（neuropeptide Y）和尾紧张肽（urotensin），有些产生血管舒张作用，如激肽类（kinin）、利尿钠肽（natriuretic peptide）、血管活性肠肽（vasoactive intestinal peptide）、P 物质（substance P）、神经降压肽（neurotensin）、降钙素基因相关肽（calcitonin gene-related peptide）和肾上腺髓质素（adrenomedullin，ADM）等。

一、激肽类

（一）生物合成和代谢

激肽类是一类强的扩血管肽，包括缓激肽（bradykinin）、胰激肽（kallidin）和甲二磺酰赖氨酰缓激肽（methionyl-lysyl-bradykinin）。缓激肽由血浆中高分子量激肽原经血浆激肽释放酶（kallikrein）催化裂解而成，是血中激肽的主要形式；低分子量的激肽原透过毛细血管壁成为组织中激肽原，经组织中腺体的激肽释放酶催化生成胰激肽,而经胃蛋白酶或胃蛋白酶样物质催化生成甲二磺酰赖氨酰缓激肽。胰激肽可以在氨肽酶的作用下转变为缓激肽。胰激肽是尿中激肽的主要形式(图24-3)。

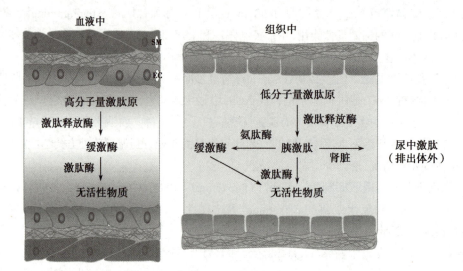

图 24-3   激肽系统

激肽被激肽酶水解而失活。激肽酶包括激肽酶Ⅰ和激肽酶Ⅱ,前者只存在于血液,后者又名血管紧张素转换酶(ACE),存在于血液和组织。除水解激肽外,ACE 还可将血管紧张素Ⅰ(AngⅠ)转化成AngⅡ。

(二)药理作用及机制

激肽通过作用于激肽受体发挥作用,激肽受体有 B_1 和 B_2 亚型。B_1 受体可能参与了炎症反应过程;B_2 受体组织分布广泛,与钙动员、氯离子转运、NO 产生以及磷脂酶 C(PLC)、PLA_2 和腺苷酸环化酶的激活有关。

1. **对血管的作用**   激肽可扩张心、肾、肠、骨骼肌和肝内动脉血管,增加毛细血管通透性,作用强度是组胺的 10 倍;可收缩静脉血管,其机制与直接刺激静脉血管平滑肌,或促进 $PGF_{2\alpha}$ 释放有关。

2. **对平滑肌的作用**   激肽可收缩呼吸道平滑肌诱发哮喘;也可收缩子宫和胃肠等内脏平滑肌。

3. **炎症和疼痛**   组织损伤可在局部迅速产生激肽,导致炎症反应的红、肿、热、痛症状。作为致痛物质作用于皮肤和内脏感觉传入神经末梢,引起剧烈疼痛。

(三)影响激肽释放酶-激肽系统的药物

1. **抑肽酶(aprotinin)**   自牛肺提取的由 58 个氨基酸组成的激肽释放酶抑制药,抑制激肽原裂解成激肽;也能抑制胰蛋白酶、糜蛋白酶等蛋白水解酶。用于治疗急性胰腺炎、中毒性休克等血浆激肽过高症。少数患者可出现变态反应,应立即停药。

2. **血管紧张素转换酶抑制药(激肽酶Ⅱ抑制药)**   如卡托普利等,可抑制激肽酶Ⅱ,减少缓激肽的降解,增强缓激肽的作用(见第十六章抗高血压药)。

3. **作用于激肽受体的药物**   艾替班特(icatibant)是选择性 B_2 受体拮抗药,作用强,口服有效,用于遗传性血管性水肿的治疗。

二、内皮素

内皮素(endothelin,ET)是由 21 个氨基酸组成的多肽,分子中含 2 个二硫键(图 24-4)。前内皮素原(prepro-ET,ppET)在内肽酶作用下生成大内皮素,然后在内皮素转化酶(endothelin converting enzyme,ECE)作用下生成 ET。ET 是迄今发现的最强的血管收缩物质之一,可调节心血管、胃肠道、泌尿生殖器、内分泌等功能。ET 有 3 种,即 ET-1、ET-2 和 ET-3,它们的氨基酸序列略有差异(图 24-4)。

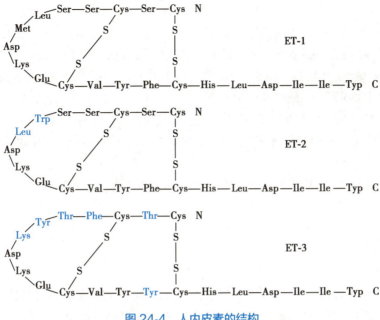

图24-4　人内皮素的结构

ET-1主要由血管内皮细胞产生,神经元、星形胶质细胞、子宫内膜、肾小球系膜、乳腺内皮细胞等也可生成;ET-2主要由肾脏和小肠产生;ET-3在脑内呈高浓度,也产生于胃肠道、肺和肾。ET主要被中性内肽酶降解清除。

目前已克隆的ET受体存在两种亚型,ET_A和ET_B。ET_A对ET-1特别敏感,ET_B对3种ET敏感性相近。ET_A和ET_B主要分布于平滑肌细胞,介导血管收缩;ET_B还分布于血管内皮细胞,介导PGI_2和NO的释放。两者在中枢亦有分布,但具体功能仍不明确。

(一) ET的生理作用

1. **血管和血压**　静脉注射ET_1先出现血压短暂下降,之后血压持久升高。前者与促PGI_2和NO的释放有关,后者是血管平滑肌收缩所致。

2. **心脏**　增强心肌收缩力,作用强而持久,增加心肌耗氧量;收缩冠状动脉,可加重心肌缺血。

3. **肾脏**　收缩肾小球血管,滤过率下降,尿量减少。

4. **呼吸系统**　对气管、支气管平滑肌有很强的收缩作用。

5. **细胞**　促进血管平滑肌、心肌和肾小球系膜细胞增殖。

(二) 内皮素抑制药

ET参与高血压、心肌肥厚、心力衰竭、冠心病、心肌梗死、呼吸系统疾病如哮喘、肺动脉高压,以及肾衰竭等多种心血管疾病的病理过程,故内皮素抑制药可能存在良好的临床价值。

1. **内皮素转化酶抑制药(ECE inhibitor,ECEI)**　具有良好开发前景,磷酸阿米酮(phosphoramidone)为第一个ECEI,但特异性较低,无临床应用价值。一些选择性高的药物正在研究中。

2. **内皮素受体拮抗药**　波生坦(bosentan)为非选择性ET_A和ET_B受体拮抗药,主要用于治疗肺动脉高压,长期用药可致肝损害。选择性ET_A受体拮抗药安立生坦(ambrisentan)用于常规治疗无效的WHO分级为Ⅱ级或Ⅲ级症状的特发性(原发性)肺动脉高压和肺动脉高压并发结缔组织病患者的治疗。

三、利尿钠肽

利尿钠肽主要包括心房钠尿肽(atrial natriuretic peptide,ANP)、脑钠肽(brain natriuretic peptide,BNP)、C型利尿钠肽(C-type natriuretic peptide,CNP)和尿舒张肽(urodilatin,Uro)。ANP主要在心房

合成,其次是心室、神经元和肺;BNP 主要在心脏合成;CNP 主要在中枢神经系统合成,其次是血管内皮细胞、肾和小肠。血液循环中的利尿钠肽主要为 ANP,BNP 浓度很低,几乎无 CNP。Uro 为肾远曲小管分泌的仅存在于尿液的利尿钠肽。利尿钠肽受体有 ANPA、ANPB、ANP$_C$ 三种亚型,ANP$_A$ 和 ANP$_B$ 受体有鸟苷酸环化酶活性。ANP、BNP 和 Uro 为 ANP$_A$ 的内源性配体,CNP 为 ANP$_B$ 的内源性配体。利尿钠肽主要被肝、肾和肺的中性内肽酶分解,也可与 ANP$_C$ 受体结合后被酶解。

ANP 激活 ANP 受体后,可增加肾小球滤过率,减少近曲小管 Na$^+$ 重吸收,具有很强的利钠、利尿、舒张血管和降压作用;BNP 和 Uro 的作用与 ANP 相似,Uro 的利尿作用更强;CNP 利钠、利尿作用弱,扩血管作用强。

奈西立肽(nesiritide)为重组人 BNP,持续静脉给药用于严重心力衰竭的治疗,但可引起致命性肾脏损害。

四、其他药物

(一) P 物质

P 物质(substance P,SP)是最早发现的神经肽,由 11 个氨基酸组成,为速激肽家族成员。SP 作为神经递质主要分布于中枢神经系统,分布在胃肠道的 SP 发挥神经递质和局部激素的多种作用。

SP 的生理功能主要包括参与痛觉的传递与调制,调节锥体外系功能,调节神经内分泌,参与学习记忆过程,参与调节情感行为和应激反应;在外周的作用包括参与免疫反应、炎症反应、哮喘的发生以及肠肌反射等。通过作用于血管内皮细胞释放 NO,产生血管舒张作用和降压作用;也能引起静脉血管、胃肠道、子宫和支气管平滑肌的强烈收缩;刺激唾液分泌、排钠利尿等。

SP 主要通过激动神经激肽 1(neurokinin-1,NK$_1$)受体发挥作用。目前正研究可口服、易通过血脑屏障的 NK$_1$ 受体拮抗药,用于抑郁症、化疗药物引起的呕吐。阿瑞匹坦(aprepitant)是第一个批准用于治疗化疗药物所致呕吐的 NK$_1$ 受体拮抗药。该药可剂量依赖性地抑制 CYP3A4 活性,因此不应与匹莫齐特、阿司咪唑、西沙必利等药物同时使用。

(二) 血管紧张素

RAS 与循环系统功能的调节密切相关,可导致血管收缩、血压升高、心脏和血管重构。ACEI 和 AT$_1$ 受体拮抗药主要用于高血压、充血性心力衰竭的治疗,对糖尿病肾病等也有改善作用,具体介绍见第十六章抗高血压药和第十八章抗心力衰竭药等章节。

第四节　一氧化氮供体与抑制药

一氧化氮(nitric oxide,NO)广泛存在于机体组织器官,由血管内皮细胞产生并释放,其化学性质活泼,半衰期短,作为神经调质参与机体多种生理和病理过程。

一、一氧化氮的合成与生物学效应

(一) 一氧化氮的合成

在体内 L- 精氨酸经一氧化氮合酶(NO synthase,NOS)催化转变成 L- 瓜氨酸,并释放出 NO。NOS 有三种亚型:神经元型 NOS(nNOS),主要表达于神经元和骨骼肌,为结构型 NOS;内皮细胞型 NOS(eNOS),主要表达于内皮细胞和神经元,为结构型 NOS;诱导型 NOS(iNOS),主要表达于巨噬细胞和平滑肌细胞,为诱导型 NOS。在 nNOS 和 eNOS 的调节通路中,NO 的合成受到药物和胞质 Ca^{2+} 浓度的调控,胞质 Ca^{2+} 与钙调蛋白形成复合物,然后激活 nNOS 和 eNOS。iNOS 不受 Ca^{2+} 调节,而炎症介质可诱导 iNOS 基因的转录激活,导致 iNOS 的堆积和 NO 的大量产生。NO 生成后很快被氧化而失去生物学活性,还可与亚铁血红素及蛋白质的巯基结合后失活。

(二) 一氧化氮的生物学效应

NO与鸟苷酸环化酶(guanylate cyclase,GC)的血红素部位结合并激活GC,催化GTP生成cGMP,cGMP激活蛋白激酶G(PKG),进一步激活磷蛋白产生生物学效应。

1. **血管和血液**　NO增加细胞内cGMP含量,舒张血管平滑肌;抑制血小板黏附于内皮细胞;抑制单核细胞、中性粒细胞黏附,降低氧化型低密度脂蛋白的形成,抑制动脉粥样硬化的发生发展。

2. **呼吸系统**　NO吸入能扩张肺血管,降低肺动脉和静脉的张力;改善肺通气/换气功能障碍患者肺的氧合能力。

3. **中枢神经系统**　NO为中枢神经系统的神经递质,突触后释放的NO扩散至突触前膜,作为逆向信使增加神经递质的释放,调节突触可塑性,参与脑发育和学习记忆过程。

4. **胃肠道和生殖系统**　NO为非胆碱能/非去甲肾上腺素能神经元的调质,舒张阴茎海绵体血管平滑肌,引起阴茎勃起。

5. **炎症**　NO激活COX-2,刺激炎症性前列腺素的产生,扩张血管,增加血管通透性,促进水肿等急性炎症反应;NO对慢性炎症过程也有明显影响。无论在急性炎症还是慢性炎症,持久、过量的NO产生均加重组织损伤。

二、常用一氧化氮供体与抑制药

1. **NO吸入**　吸入NO可用于肺动脉高压、急性缺氧和心肺复苏。

2. **NO供体**　某些药物可作为NO供体,如硝普钠、硝酸甘油、呋喃唑酮,可释放出NO,扩张血管,可用于高血压、心绞痛、神经退行性疾病和勃起功能障碍等疾病的治疗。

3. **NOS抑制药**　由于NO参与急、慢性炎症反应,选择性iNOS抑制药对关节炎可能有治疗作用。

本 章 小 结

药物类别及 代表药物	药动学	药理作用及机制	临床应用	不良反应
第一代 H₁ 受体拮抗药				
苯海拉明 异丙嗪 曲吡那敏 氯苯那敏 赛庚啶 氯马斯汀	多数口服吸收完全,效应维持时间较短,易透过血脑屏障,主要经肝代谢	H₁ 受体拮抗作用,中枢镇静作用,抗胆碱作用	变态反应性疾病,晕动病和呕吐,镇静、催眠	头晕、嗜睡、乏力,视物模糊、便秘、尿潴留
第二代 H₁ 受体拮抗药				
氮䓬斯汀 非索非那定 氯雷他定 西替利嗪	多数口服吸收完全,效应维持时间长,不易透过血脑屏障,主要经肝代谢,西替利嗪经肾代谢	H₁ 受体拮抗作用	变态反应性疾病	较少
H₂ 受体拮抗药				
雷尼替丁 法莫替丁 尼扎替丁 罗沙替丁	大多口服吸收良好,部分药物有首关效应,经肾排出	拮抗 H₂ 受体,抑制胃酸分泌	胃和十二指肠溃疡、病理性胃酸分泌增多症,胃泌素瘤高分泌状态	便秘、腹泻、腹胀、皮疹、头痛、头晕,长期应用西咪替丁致男性勃起功能障碍、乳房肿大

续表

药物类别及 代表药物	药动学	药理作用及机制	临床应用	不良反应
5-羟色胺受体激动药				
舒马普坦	经肾代谢	激动 5-HT$_{1B}$ 和 5-HT$_{1D}$ 受体	偏头痛	感觉异常、冠脉痉挛性胸闷和不适
丁螺环酮	经肝代谢	激动 5-HT$_{1A}$ 受体	抗焦虑	恶心、头晕、兴奋、失眠、呕吐、口干、食欲缺乏等
莫沙必利	经肝代谢	激动 5-HT$_4$ 受体	胃食管反流症等胃肠动力失调疾病	腹泻、腹痛、口干、呕吐等
麦角新碱	经肝代谢	激动 5-HT$_4$ 受体与 α 肾上腺素受体	产后出血及产后子宫复旧	禁用于催产和引产，过量可导致中毒
选择性 5-羟色胺再摄取抑制药				
氟西汀	经肝代谢	选择性抑制 5-HT 再摄取，间接激动 5-HT 受体	抑郁症	胃肠道功能紊乱、睡眠异常、精神状态异常等
5-羟色胺受体拮抗药				
赛庚啶 苯噻啶	经肝代谢	拮抗 5-HT$_2$ 受体，兼具 H$_1$ 受体拮抗作用和较弱的抗胆碱作用	治疗荨麻疹、湿疹、接触性皮炎、皮肤瘙痒和变应性鼻炎等，也用于预防偏头痛发作	口干、恶心、乏力、嗜睡、食欲增加、体重增加
昂丹司琼	经肝代谢	选择性拮抗 5-HT$_3$ 受体	用于手术和癌症患者化疗伴发的严重恶心、呕吐	头痛、头晕、便秘、乏力或腹痛、腹泻
激肽释放酶抑制药				
抑肽酶	经肾代谢	抑制激肽原裂解成激肽	急性胰腺炎、中毒性休克等血浆激肽过高症	少数患者可出现变态反应
激肽受体拮抗药				
艾替班特	确切代谢途径尚未确定	选择性拮抗 B$_2$ 受体	遗传性血管性水肿	较少
内皮素受体拮抗药				
波生坦	经肝代谢	非选择性拮抗 ET$_A$ 和 ET$_B$ 受体	肺动脉高压	肝功能损害
安立生坦	经肝代谢	选择性拮抗 ET$_A$ 受体	肺动脉高压	肝功能损害
神经激肽受体拮抗药				
阿瑞匹坦	经肝代谢	选择性拮抗 NK$_1$ 受体	化疗药物所致呕吐	慎与经 CYP3A4 代谢的药物合用
一氧化氮供体药				
硝普钠	经肝代谢	释放出 NO，扩张血管	高血压、心绞痛、神经退行性疾病、勃起功能障碍等	过量导致中毒

第二十四章
临床用药案例

第二十四章
目标测试

（阮叶萍）

第六篇

内分泌、生殖与代谢药理学

第二十五章

肾上腺皮质激素类药物

第二十五章
教学课件

肾上腺皮质激素(adrenocortical hormone)简称皮质激素,是肾上腺皮质所合成分泌的激素总称,属甾体类化合物,通常不包括性激素。肾上腺皮质最外层球状带缺乏 17α- 羟化酶,只能合成醛固酮(aldosterone)、11- 去氧皮质酮(11-deoxycorticosterone)等盐皮质激素(mineralocorticoid);中层束状带主要合成氢化可的松(hydrocortisone;皮质醇,cortisol)和少量可的松(cortisone)等糖质激素(glucocorticoid);内层网状带主要合成微量的性激素(sex hormone)。肾上腺皮质激素合成与分泌受下丘脑 - 垂体前叶 - 肾上腺皮质轴的调节(图 25-1),通过短反馈和长反馈的调节,使得机体内促肾上腺皮质激素释放激素(corticotropin releasing hormone,CRH)、促肾上腺皮质激素(adrenocorticotropic hormone,ACTH)和肾上腺皮质激素的水平维持相对恒定。肾上腺皮质激素的分泌呈现昼夜节律性(circadian rhythm)。临床常用的皮质激素类药物主要是糖皮质激素类药物。皮质激素类药物大多是以薯蓣皂苷元(diosgenin)为原料进行半合成的,人工合成品具有比天然激素抗炎作用强、对水盐代谢影响小等优点。

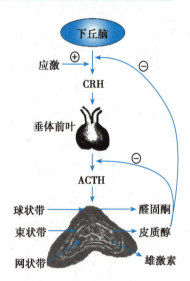

图 25-1 肾上腺皮质激素分泌的调节

【构效关系】 皮质激素为甾体(steroid)类化合物,其共同结构特点为 C_4 与 C_5 之间有一双键,C_3 上有酮羰基,C_{17} 上有二碳侧链(即 C_{20} 上羰基和 C_{21} 上羟基),为其生理活性保持所必需的(表 25-1)。

由于皮质激素作用广泛,不良反应多,为寻找高选择性化合物,曾对该类药物结构进行改造,人工合成了一系列皮质激素类药物(表 25-1),其构效关系概述如下。

(1) C_1 和 C_2 间双键的引入:如将 C_1 和 C_2 之间改成不饱和双键,则糖代谢作用和抗炎作用增强,水盐代谢作用稍减弱,如可的松变为泼尼松(prednisone,强的松)和氢化可的松变为泼尼松龙(prednisolone)。

(2) 甲基的引入:若在 C_6 上引入甲基,则抗炎作用增强,水盐代谢作用减弱,如泼尼松龙变为甲泼尼龙(methylprednisolone)。如将曲安西龙(triamcinolone)、曲安奈德(triamcinolone acetate)C_{16} 以 α-CH_3 或 β-CH_3 取代,分别变为地塞米松(dexamethasone)和倍他米松(betamethasone),则抗炎作用大大增强,几乎无水盐代谢作用,作用持续时间延长。

(3) 氟的引入:如泼尼松龙 C_9 加氟,C_{16} 加 α- 羟基,则成为曲安西龙,抗炎作用增强,水盐代

表 25-1　常用皮质激素类药物的构效关系

药物		取代基及其位置						水盐代谢（比值）	糖代谢（比值）	抗炎作用（比值）	抗炎等效剂量 /mg
		$C_{1,2}$	6α	9α	11β	18	16	17α			

类别	药物	$C_{1,2}$	6α	9α	11β	18	16	17α	水盐代谢（比值）	糖代谢（比值）	抗炎作用（比值）	抗炎等效剂量 /mg
盐皮质激素类	醛固酮	—			O-CHOH				500	0.3	0	
	去氧皮质酮	—			H	CH_3			25	0.006	0	
	皮质酮	—			OH	CH_3			15	0.35	0.3	
糖皮质激素类	氢化可的松	—			OH	CH_3		OH	1.0	1.0	1.0	20
	可的松	—			O	CH_3		OH	0.8	0.8	0.8	25
	泼尼松	=			O	CH_3		OH	0.8	4	3.5	5
	泼尼松龙	=			OH	CH_3		OH	0.8	4	4	5
	甲泼尼龙	=	CH_3		OH	CH_3		OH	0.5	5	5	4
	曲安西龙	=		F	OH	CH_3	αOH	OH	0	5	5	4
	地塞米松	=		F	OH	CH_3	$αCH_3$	OH	0	20	30	0.75
	倍他米松	=		F	OH	CH_3	$βCH_3$	OH	0	20	30	0.6
外用	氟氢可的松	—		F	OH	CH_3		OH	150	10	15	
	氟轻松	=	F	F	OH	CH_3	O—C(CH₃)₂—O（缩丙酮）					

谢更弱。如泼尼松龙 C_9 加氟，而 C_6 上再加一个氟，同时在 C_{16} 和 C_{17} 上接以缩丙酮，变为氟轻松（fluocinonide），抗炎作用增强，但水盐代谢作用亦很强，主要外用治疗皮肤病。

第一节　糖皮质激素类药物

糖皮质激素类药物（glucocorticoid，GC）作用广泛复杂，且随剂量不同而变化。生理状态下机体所分泌的糖皮质激素主要影响物质代谢，缺乏时可引起代谢失调乃至死亡；应激状态时，糖皮质激素大量分泌，使机体能适应内外环境变化所产生的强烈刺激。药理剂量（超生理剂量）时，糖皮质激素除影响物质代谢外，尚有抗炎、免疫抑制和抗休克等药理作用。

【药动学】　注射、口服均可吸收。氢化可的松入血后约 90% 与血浆蛋白结合，其中 80% 与皮质类固醇结合球蛋白（corticosteroid-binding globulin，CBG）特异性结合，少量与白蛋白结合。CBG 在血浆中含量虽少，但氢化可的松与之亲和力大。合成品亦能与 CBG 结合，但结合率低于天然激素氢化可的松。CBG 在肝中合成，雌激素对其合成具有促进作用，因而妊娠期或雌激素治疗时，血浆 CBG 水平增高而使游离型糖皮质激素类药物浓度降低；肝疾病（如肝硬化）时 CBG 减少，血中游离型药物则增多。糖皮质激素类药物吸收后在肝中分布最多，血浆次之，脑脊液再次之。

本类药物主要在肝中代谢，首先是 C_4 与 C_5 之间双键被加氢还原，随后 C_3 上酮羰基被羟基取代，代谢产物与葡糖醛酸或硫酸结合后由肾脏排出。可的松、泼尼松的 C_{11} 上酮基，在肝中转化为羟基，分别生成氢化可的松、泼尼松龙才有生物活性,故严重肝功能不全的患者只宜应用氢化可的松或泼尼松龙。氢化可的松血浆 $t_{1/2}$ 约为 1.5 小时,但其生物学 $t_{1/2}$ 可长达 8 小时以上。根据一次给药作用持续时间,本类药物可分为短效类如氢化可的松、可的松,作用持续 8~12 小时;中效类如泼尼松、泼尼松龙、甲泼尼龙、曲安西龙,作用持续 12~36 小时;长效类如地塞米松、倍他米松,作用持续 36~54 小时。

【作用机制】 糖皮质激素类药物作用的靶细胞广泛分布于肝、肺、脑、骨、胃肠平滑肌、骨骼肌、淋巴组织、胸腺等,因而作用广泛而复杂。本类药物大部分效应系糖皮质激素受体(glucocorticoid receptor,GR)介导的基因效应,即与细胞内 GR 结合,通过启动基因转录或抑制基因转录,促进合成某些特异性蛋白质,或抑制某些特异性蛋白质合成,从而产生药理生理效应。这种 GR 属于核受体超家族,约由 800 个氨基酸构成,存在 GRα 和 GRβ 两种高度同源性亚型。GRα 活化后产生经典的糖皮质激素效应(基因效应),而 GRβ 不具备与糖皮质激素结合的能力,作为 GRα 生理性拮抗物而起作用。对糖皮质激素不敏感的哮喘患者可见 GRβ 表达增强。存在于细胞质的 GR 在与糖皮质激素等配体结合前是未活化型的,未活化的 GRα 在胞质内与热激蛋白(heat shock protein,HSP;HSP90、HSP70 等)等结合形成一种大的复合物,阻碍 GRα 对 DNA 产生作用。本类药物易于透过细胞膜进入细胞质,与 GRα 结合,GRα 构象发生变化,HSP 等成分与 GRα 分离,随之这种激活的类固醇 - 受体复合体易位进入细胞核,在细胞核内与特异性 DNA 位点即靶基因启动子序列的糖皮质激素反应元件(glucocorticoid response element,GRE)相结合,包括正性 GRE 和负性 GRE,可诱导基因转录或抑制基因转录,进而诱导或抑制活性蛋白质的合成,从而发挥其抗炎、免疫抑制等效应(图 25-2)。

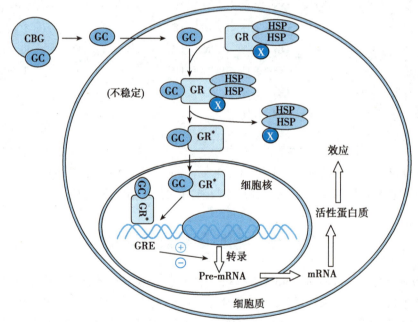

CBG:皮质类固醇结合球蛋白;GC:糖皮质激素类药物;GR:糖皮质激素受体;
HSP:热激蛋白;GRE:糖皮质激素反应元件。

图 25-2 糖皮质激素类药物作用于细胞内糖皮质激素受体产生基因效应的示意图

非基因快速效应是糖皮质激素发挥作用的另一重要方式,其特点为起效迅速、对转录和蛋白质合成抑制药不敏感。非基因快速效应的机制涉及:①通过细胞膜上糖皮质激素受体介导,除糖皮质激素核受体外,尚存在细胞膜糖皮质激素受体,该受体主要结构已基本清楚,已成功克隆;②对细胞能量代谢的直接影响;③细胞质受体的受体外成分介导的信号通路。

【药理作用】

1. 抗炎作用 本类药物具有强大的抗炎作用,对感染性、化学性、物理性、免疫性或缺血性组织损伤等原因引起的炎症,包括炎症病理发展过程的不同阶段都有显著的非特异性抑制作用。在炎症的急性阶段,本类药物可增加血管紧张性,降低毛细血管通透性,减轻渗出和水肿;同时减少各种炎症因子的释放,抑制白细胞浸润和吞噬反应,从而改善和消除红、肿、热、痛等症状。在炎症后期,能抑制毛细血管和成纤维细胞的增生,延缓胶原蛋白、黏多糖的合成以及抑制肉芽组织的增生,从而防止组织粘连和瘢痕形成,减轻后遗症。但须注意,炎症反应是机体的一种防御性反应,炎症后期的反应更是组织修复的重要过程。因此,本类药物若使用不当,可致感染扩散、创面愈合延缓。

本类药物抗炎作用的主要机制是基因效应,激动细胞内 GR,产生相应的基因效应变化,发挥抗炎作用,具体表现主要为:

(1) 对炎症抑制蛋白及某些靶酶的影响:①增加炎症抑制膜联蛋白(annexin)的生成,继之抑制磷脂酶 A_2,影响花生四烯酸代谢的连锁反应,使具有扩血管作用的前列腺素(PGE_2、PGI_2 等)和有趋化作用的白三烯类(LTA_4、LTB_4、LTC_4 和 LTD_4)等炎症介质减少;②抑制一氧化氮合酶和 COX-2 等的表达,从而阻断 NO、PGE_2 等相关介质的产生;③诱导血管紧张素转换酶的生成,以降解可引起血管舒张和致痛作用的缓激肽。

(2) 对细胞因子及黏附分子的影响:本类药物不仅抑制多种致炎细胞因子(如 TNF-α、IL-1、IL-2、IL-6 等)的产生,而且可在转录水平上直接抑制某些黏附分子(如 E- 选择素)及细胞间黏附分子 1(intercellular adhesion molecule 1, ICAM-1)的表达;此外可影响细胞因子及黏附分子生物学效应的发挥。另外,本类药物还可增加多种抗炎介质如 NF-κB 抑制蛋白 1(inhibitory kappa B1, IκB1)、IL-10、IL-12、IL-1 受体拮抗药的表达。

(3) 对炎细胞凋亡的影响:参与炎症反应的单核细胞、多型核粒细胞、巨噬细胞及血小板等,称为炎细胞。本类药物能诱导炎细胞凋亡,系由 GR 介导基因转录变化,激活胱天蛋白酶(caspase)和特异性核酸内切酶所致。诱导炎细胞凋亡是本类药物抗炎作用的重要分子机制。

2. 免疫抑制与抗过敏作用

(1) 免疫抑制作用:本类药物对免疫反应的多个环节具有抑制作用,包括抑制巨噬细胞吞噬和处理抗原;阻碍淋巴母细胞转化,破坏淋巴细胞;干扰淋巴组织在抗原作用下的分裂和增殖,阻断致敏 T 细胞诱发的单核细胞和巨噬细胞的募集等,抑制淋巴因子所引起的炎症反应,故可抑制皮肤IV型超敏反应和异体组织脏器移植的排斥反应。小剂量主要抑制细胞免疫;大剂量可抑制 B 细胞转化成浆细胞,减少抗体生成,抑制体液免疫。对于自身免疫性疾病也能发挥一定的近期疗效。

(2) 抗过敏作用:在免疫过程中,抗原 - 抗体反应导致肥大细胞脱颗粒而释放组胺、5- 羟色胺、过敏性慢反应物质、缓激肽等,从而产生一系列过敏性反应症状。本类药物可减少上述过敏介质的产生,抑制过敏反应所发生的病理变化,因而能解除或减轻过敏性反应症状。

3. 抗休克作用

大剂量糖皮质激素类药物已广泛用于治疗中毒性、心源性和过敏性休克,特别是感染中毒性休克的治疗,其抗休克作用与下列因素有关:①抑制某些炎症因子的产生,减轻全身炎症反应综合征及组织损伤;②增强心肌收缩力,扩张痉挛收缩的血管,并能降低血管对某些缩血管活性物质的敏感性,使微循环血流动力学恢复正常,改善休克状态;③稳定溶酶体膜,阻止蛋白水解酶释放,减少心肌抑制因子的形成;④提高机体对细菌内毒素的耐受力,但对外毒素则无防御作用。

4. 对物质代谢的影响

(1) 糖代谢:本类药物能促进糖异生,减少外周组织对葡萄糖的摄取和利用,从而使血糖升高。同时可使肝糖原、肌糖原合成增加。

(2) 蛋白质代谢:本类药物能使胸腺、淋巴结、肌肉、皮肤、骨等肝外组织内蛋白质分解代谢加强,血清中氨基酸含量和尿中氮排泄量增加,造成负氮平衡;大剂量还能抑制蛋白质合成。因此长期大量使用可致患者生长减慢、肌肉消瘦、皮肤变薄、胸腺及淋巴组织萎缩、骨质疏松和伤口愈合延缓等。

(3) 脂肪代谢:短期应用本类药物对脂肪代谢无明显影响。长期大剂量应用可增高血浆胆固醇,激活四肢皮下的脂酶,促进皮下脂肪分解而重新分布在脸、上胸、颈背、腹及臀部,形成诸如水牛背、满月脸之类的向心性肥胖。

(4)水和电解质代谢:糖皮质激素类药物也有较弱的盐皮质激素样作用,长期大量应用通过作用于盐皮质激素受体,造成水钠潴留和钾分泌增加。一些合成品如地塞米松、倍他米松等,此作用极弱。然而,在继发性醛固酮增多症时,糖皮质激素类药物具有抗醛固酮和拮抗血管升压素(又称抗利尿激素)的作用,显示排钠利尿的功效。本类药物对钙的肠道吸收和在肾小管内重吸收,皆有抑制作用,使尿钙排出增加,血钙降低,长期使用会造成骨质疏松。

5. 其他作用

(1)允许作用:糖皮质激素类药物对某些组织细胞虽无直接作用,但可给其他激素发挥作用创造有利条件,称为允许作用(permissive action)。例如,糖皮质激素类药物可增强儿茶酚胺的收缩血管作用和胰高血糖素的升高血糖作用等。

(2)血液与造血系统:糖皮质激素类药物能降低外周血单核细胞、淋巴细胞、嗜酸性和嗜碱性粒细胞数,单次给予氢化可的松可在4~6小时内发挥作用,持续24小时。这是由血细胞从外周血向淋巴组织的重分布所致。相反,糖皮质激素类药物能刺激骨髓造血功能,使红细胞和血红蛋白含量增加。大剂量可使血小板和纤维蛋白原增加,缩短凝血酶原时间;刺激骨髓的中性粒细胞释放入血而使中性粒细胞数增多,但却降低其游走、吞噬、消化及糖酵解功能,减弱对炎症区的浸润与吞噬活动。

(3)骨骼和骨骼肌:长期大量应用本类药物可致骨质疏松。糖皮质激素类药物对维持肌肉的正常功能是必须的,缺乏时表现为软弱、疲劳等,过量则可致皮质类固醇肌病。

(4)消化系统:本类药物能使胃蛋白酶和胃酸分泌增多,增加食欲,促进消化,但可降低胃肠黏膜对胃酸的抵抗力,大剂量应用可诱发或加重胃及十二指肠溃疡。

(5)糖皮质激素类药物尚有退热和增强应激能力等作用。

(6)中枢神经系统:本类药物能提高中枢神经系统兴奋性,出现欣快、激动、失眠等,偶可诱发精神失常,大剂量有时可致儿童惊厥或癫痫样发作。

【临床应用】

1. 严重感染或预防炎症后遗症

(1)严重急性感染:主要用于治疗中毒性感染或同时伴有休克,如中毒性菌痢、暴发型流行性脑膜脊髓炎、重症伤寒、中毒性肺炎、猩红热及脓毒症等,一般感染不用。在同时应用足量有效的抗菌药物控制感染前提下,可用本类药物作辅助治疗。因本类药物能增强机体对有害刺激的耐受力,减轻中毒,可迅速缓解严重症状,使机体度过危险期,这有利于争取时间,进行抢救。

在有效抗结核药物的作用下,本类药物的治疗并不引起结核病灶恶化,相反具有相当的疗效。对于多种结核病的急性期,特别是渗出为主的结核病,在早期应用抗结核药物的同时辅以本类短效类药物,可迅速退热,减轻炎症渗出,消退积液,减少愈合过程中发生纤维增生及粘连。但剂量宜小,一般为常规剂量的1/2~2/3。

目前缺乏有效的抗病毒药物,对病毒感染一般不宜应用,因用后可减弱机体防御功能,有促使病毒感染扩散的危险;但在一些重症的病毒性传染病曾谨慎使用,如严重急性呼吸综合征(severe acute respiratory syndrome,SARS)、新型冠状病毒肺炎(corona virus disease-2019,COVID-19)。本类药物恰当应用于SARS患者,可在一定程度上减少肺组织的渗出,缓解呼吸窘迫,减轻后期肺纤维化的程度,但由于大剂量的应用,少数患者后期出现一定程度的股骨头坏死。糖皮质激素类药物在COVID-19患者中的使用更为谨慎,仅在病情危重、氧合指标进行性恶化、呼吸困难且肺部影像学进展迅速、机体炎症反应过度激活状态等情况下,酌情短期内(3~5天)使用,剂量不超过相当于甲泼尼龙1~2mg/(kg·d)。

(2)防止某些炎症的后遗症:如果症状发生在人体重要器官,由于炎症损害或恢复时产生粘连和瘢痕,将引起严重的功能障碍。应用本类药物可以减少炎性渗出,减轻愈合过程中纤维组织过度增生,抑制粘连及瘢痕的形成,防止后遗症的发生。如脑膜炎、心包炎、损伤性关节炎、风湿性心瓣膜炎、睾丸炎以及烧伤后瘢痕挛缩等,早期应用可防止后遗症的发生。眼科疾病如角膜炎、虹膜炎、视网膜炎和视神经炎等,应用本类药物后也可迅速消炎止痛,防止角膜浑浊和瘢痕粘连的发生,但有角膜溃疡者禁用。此外,糖皮质激素类药物也用于急性脊髓损伤、脑损伤,脑出血、蛛网膜下腔出血等的治疗。

2. 自身免疫性疾病、风湿性疾病、过敏性疾病和器官移植排斥反应

(1) 自身免疫性疾病及风湿性疾病:如对严重风湿热、风湿性心肌炎、风湿性及类风湿关节炎、重症全身性红斑狼疮、硬皮病、肾病综合征、自身免疫性溶血性贫血、重症肌无力、多发性皮肌炎等,应用本类药物可缓解症状但不能根治。对多发性皮肌炎、重症全身性红斑狼疮,本类药物为首选药物。长期应用易产生不良反应,一般采用综合疗法,不宜单用。

(2) 过敏性疾病:如支气管哮喘、过敏性休克、荨麻疹和血管神经性水肿等。一般在应用其他抗过敏药物无效时或严重病例,才选用本类药物作辅助治疗。吸入型糖皮质激素类药物已作为防治支气管哮喘的首选药物,效果较好且安全可靠,不良反应少,但需要长期规范吸入1~3年才能完全控制哮喘。

(3) 器官移植排斥反应:本类药物可抑制异体皮肤或脏器移植后的排斥反应,常与其他免疫抑制剂联合应用。

3. 抗休克治疗　对于成人严重感染性休克(又称脓毒症休克)患者,在给予充分液体复苏和血管活性药物治疗后如果血流动力学仍不稳定,建议视情况静脉给予糖皮质激素类药物治疗。对过敏性休克,本类药物为次选药,可与首选药物肾上腺素合用。孕妇分娩或产后大出血致失血性休克伴希恩综合征需用本类药物治疗。

4. 替代疗法　用于急性或慢性肾上腺皮质功能减退症,脑垂体功能减退症和肾上腺次全切除术后。

5. 局部应用　本类药物对常见的皮肤病,如接触性皮炎、肛门瘙痒、湿疹、银屑病、神经性皮炎等均有效,宜选用氢化可的松或氟轻松等软膏、栓剂或洗剂局部用药。但对天疱疮、剥脱性皮炎等严重病例仍需全身用药。鼻腔局部应用本类药物可治疗变应性鼻炎、鼻息肉以及伴发鼻息肉的鼻窦炎,疗效优于抗组胺药,副作用轻微。应用呼吸道吸入制剂或滴眼剂,可分别主要作用于呼吸道、眼部。

6. 血液病　可用于急性淋巴细胞白血病、淋巴瘤、再生障碍性贫血、粒细胞减少症、血小板减少症和过敏性紫癜等的治疗,但疗效不一,且短暂缓解,停药后易复发。

本类药物的用法宜因人因病而定,并根据病情随时调整。小剂量替代疗法主要用于垂体前叶功能减退和慢性肾上腺皮质功能不全者,可给予生理需要量。大剂量冲击疗法适用于危重患者的抢救,如严重中毒性感染和各种休克,病情稳定后务必逐渐减量停药,疗程3~5天。一般剂量长期疗法适用于反复发作、病变范围广泛的慢性病,如类风湿关节炎、肾病综合征等。如一般开始用泼尼松口服10~30mg,3次/d,病情控制后逐渐减量,每3~5天减量1次,每次按20%左右递减,直至最小维持量。维持量有两种给法:①每日晨给药法,早晨7~8时1次给予可的松或氢化可的松等短时效作用的糖皮质激素类药物。②隔晨给药法,每隔一天早晨7~8时给予泼尼松和泼尼松龙等中效作用的糖皮质激素类药物。早晨7~8时给药的理论依据是肾上腺皮质分泌氢化可的松具有昼夜节律性,午夜1~4时分泌最低,上午8~10时最高,清晨一次给药,可使外源性糖皮质激素类药物与内源性糖皮质激素对下丘脑-垂体-肾上腺轴负反馈抑制作用时间一致,减弱药物对ACTH分泌的抑制以及对肾上腺皮质功能的抑制。

【不良反应】　单剂量一般不产生不良反应;应用数天,除非剂量大,一般也不产生不良反应。长期大剂量应用,易产生各种不良反应。

1. 长期大剂量应用引起的不良反应

(1) 诱发或加重感染:系本类药物降低机体防御功能的缘故。长期应用可诱发感染或使体内潜在病灶扩散,如真菌、结核病灶扩散恶化,特别是在原有疾病已使机体抵抗力降低时更易发生。在治疗严重感染性疾病时,必须给予有效、足量、敏感的抗菌药物。可使原来静止的结核病灶扩散、恶化,因而肺结核、脑膜结核、淋巴结核、腹膜结核等患者使用本类药物应合用抗结核药物。

(2) 消化系统并发症:消化性溃疡是本类药物常见的不良反应,与剂量有关。本类药物可刺激胃酸或胃蛋白酶的分泌,降低胃肠黏膜对胃酸的抵抗力,诱发或加剧胃、十二指肠溃疡,甚至发生消化道出血和穿孔。溃疡的特点是表浅、多发,易在幽门前窦部发生,症状少,呈隐匿性,出血或穿孔率较高,有"甾体激素溃疡"之称。本类药物可使水杨酸盐的消除加快,降低其疗效,两药合用可加大发生消化性溃疡的危险性。对少数患者可诱发胰腺炎或脂肪肝。

(3) 皮质醇增多症:又称库欣综合征(Cushing syndrome),系过量用药导致脂肪代谢和水盐代谢紊乱的结果。表现为肌无力与肌萎缩、皮肤变薄、向心性肥胖、满月脸、水牛背、痤疮、多毛、水肿、高血压、高血脂、低血钾、糖尿病、骨质疏松等,停药后一般可自行恢复正常。

(4) 骨质疏松、肌肉萎缩、伤口愈合迟缓等:与本类药物对机体物质代谢的影响有关。骨质疏松多见于儿童、绝经期妇女和老人,严重者可发生自发性骨折,可补充蛋白质、维生素 D 和钙盐。由于抑制生长激素的分泌和造成负氮平衡,还可影响儿童生长发育。

(5) 心血管系统并发症:长期应用本类药物,由于水钠潴留和血脂升高,可引发高血压和动脉粥样硬化,还可引发脑卒中、高血压性心脏病等。

(6) 糖尿病:长期应用超生理剂量将引起糖代谢的紊乱,约半数患者出现糖耐量受损或糖尿病,称为类固醇性糖尿病。此外,对降血糖药敏感性较差。如出现可减少本类药物用量,最好停用;如不能停用,应酌情给予降血糖药或胰岛素治疗。

(7) 对妊娠的影响:孕妇妊娠头三个月使用本类药物偶可引起胎儿畸形。妊娠后期大量应用,尚可抑制胎儿下丘脑 - 垂体轴,引起胎儿肾上腺皮质萎缩,其出生后出现肾上腺皮质功能不全。药理剂量的糖皮质激素可增加胎盘功能不全、新生儿体重减轻或死胎的发生率。

(8) 其他:可导致糖皮质激素性青光眼。可导致白内障,儿童更易发生,停药后可能不会完全恢复,甚至继续加重,故长期应用时应定期进行眼科检查。尚能诱发精神病或癫痫。

2. 停药反应

(1) 医源性肾上腺皮质功能不全:系长期大剂量使用本类药物,反馈性抑制下丘脑 - 垂体前叶 - 肾上腺皮质轴,引起肾上腺皮质萎缩的缘故。肾上腺皮质功能恢复时间与剂量、用药时间以及个体差异等有关。停药后,垂体分泌 ACTH 功能一般需 3~5 个月才恢复,肾上腺皮质对 ACTH 起反应功能的恢复需 6~9 个月,甚至长达 1~2 年。长期应用特别是连日给药的患者,减量过快或突然停药,尤其是遇到感染、创伤、手术等严重应激情况时,可引起肾上腺皮质功能不全或危象,需要及时抢救。防治措施:停药时必须逐步减量,不可骤然停药;停药后可连续应用适量 ACTH;停药后 1 年内如遇应激情况时,应及时给予足量的糖皮质激素。

(2) 停药反应(withdrawal reaction):因长期应用某些药物,机体对其已产生适应性改变,导致突然停药后原有疾病加剧的现象。原因可能是患者对激素产生了依赖性或症状尚未被充分控制。常需加大剂量再行治疗,待症状缓解后再缓慢减量、停药。

(3) 糖皮质激素抵抗:大剂量糖皮质激素治疗疗效很差或无效,称为糖皮质激素抵抗。

【禁忌证】 活动性消化性溃疡、新近胃肠吻合术、活动性结核病、肾上腺皮质功能亢进症、严重高血压、糖尿病、孕妇、骨折或创伤修复期、角膜溃疡以及药物不能控制的病毒、真菌感染等禁用。严重的精神病(曾患或现患)、癫痫等禁用或慎用。

第二节　盐皮质激素类药物

以醛固酮(aldosterone)为主的盐皮质激素对维持机体正常的水、电解质代谢发挥重要作用,其合成和分泌主要受血浆电解质组成和 RAS 的调节。盐皮质激素类药物有脱氧皮质酮(deoxycorticosterone)

等,可促进肾远曲小管和集合管对 Na^+ 的主动重吸收,伴有 Cl^- 和水的重吸收,同时使 K^+ 和 H^+ 排出增加,其中保钠作用为原发。本类药物保钠排钾机制与其基因效应有关,可能通过生成醛固酮诱导蛋白(aldosterone induced protein,AIP),使肾小管上皮细胞上皮钠通道(epithelial sodium channel,ENaC)活性增强,从而促进肾小管细胞膜对 Na^+ 的主动重吸收。主要用于治疗慢性肾上腺皮质功能减退症,补充因皮质功能减退而引起的盐皮质激素分泌不足,故是一种替代疗法。过量或长期使用易引起水钠潴留、高血压、心脏扩大和低钾血症等。

第三节　促肾上腺皮质激素及皮质激素抑制药

一、促肾上腺皮质激素

促肾上腺皮质激素(adrenocorticotropic hormone,ACTH)由垂体前叶合成分泌,为 39 个氨基酸组成的多肽,其生理活性主要依赖于前 24 个氨基酸残基,氨基酸残基 25~39 则主要与其免疫原性有关。人工合成的 ACTH 仅有 24 个氨基酸,免疫原性显著减弱,因而过敏反应显著减少。ACTH 口服在胃内被胃蛋白酶降解失效,只能注射用药,血浆 $t_{1/2}$ 约为 10 分钟。主要作用为促进糖皮质激素分泌,且只在皮质功能完好时才能发挥作用,一般在给药后 2 小时,肾上腺皮质才开始分泌可的松。临床用于诊断脑垂体前叶-肾上腺皮质功能状态及检测长期使用糖皮质激素类药物停药前后的皮质功能水平。

二、皮质激素抑制药

抗醛固酮药物中的螺内酯(见第二十一章利尿药),属于皮质激素抑制药。本类药物临床上常用的还有氨鲁米特以及美替拉酮(metyrapone)、米托坦(mitotane)和酮康唑(ketoconazole)等。

氨鲁米特 aminoglutethimide

氨鲁米特能阻断胆固醇转变成孕烯醇酮(pregnenolone),抑制所有具有激素活性类固醇的合成,包括可的松和醛固酮的合成。本药还能加速某些类固醇的消除,如可加速地塞米松的代谢,使其血浆 $t_{1/2}$ 降至 2 小时。本药能有效减少肾上腺肿瘤和 ACTH 过度分泌时氢化可的松的升高,具有治疗价值。与美替拉酮合用可用于治疗 ACTH 过度分泌诱发的皮质醇增多症。主要不良反应有嗜睡、乏力、头晕等中枢神经抑制症状。

本 章 小 结

药物类别及代表药物	药动学	作用机制	药理作用	临床应用	不良反应
糖皮质激素类 ● 氢化可的松 ● 地塞米松 ● 可的松 ● 泼尼松 ● 倍他米松 ● 甲泼尼龙 ● 泼尼松龙 ● 曲安西龙	注射、口服均可吸收。与皮质类固醇结合球蛋白结合;在肝中代谢	激动糖皮质激素受体介导的基因效应	抗炎作用;免疫抑制与抗过敏作用;抗休克作用;对物质代谢的影响;其他作用	严重感染或预防炎症后遗症;自身免疫性疾病、风湿性疾病过敏性疾病、器官移植排斥反应;感染性休克等;替代疗法;其他应用	诱发或加重感染;诱发或加剧胃或十二指肠溃疡;皮质醇增多症;引发高血压和动脉粥样硬化以及糖尿病、骨质疏松、肌肉萎缩等;停药反应等

续表

药物类别及 代表药物	药动学	作用机制	药理作用	临床应用	不良反应
盐皮质激素类 ● 去氧皮质酮 ● 醛固酮		可能通过生成AIP，使 ENaC 活性增强，促进肾小管细胞膜对 Na^+ 的主动重吸收	保钠排钾	慢性肾上腺皮质功能减退症	水钠潴留、高血压、心脏扩大和低钾血症等
皮质激素抑制药 ● 氨鲁米特		抑制所有具有激素活性类固醇的合成，加速某些类固醇的消除	减少肾上腺肿瘤和 ACTH 过度分泌时氢化可的松的增多	与美替拉酮等合用治疗 ACTH 过度分泌诱发的皮质醇增多症	嗜睡、乏力、头晕等中枢神经抑制症状

第二十五章
目标测试

（俞昌喜）

第二十六章

胰岛素及降血糖药

学习要求

1. **掌握** 胰岛素的药理作用、作用机制、临床应用和不良反应。格列本脲、格列美脲、格列齐特等磺酰脲类药物的降血糖作用与机制、临床应用和不良反应;二甲双胍的药理作用与机制、临床应用和不良反应;吡格列酮、罗格列酮等噻唑烷二酮类的药理作用特点、临床应用和不良反应。
2. **熟悉** 瑞格列奈和那格列奈、葡萄糖苷酶抑制药、二肽基肽酶-4 抑制药、胰高血糖素样肽-1 受体激动药、钠 - 葡萄糖共转运蛋白 2 抑制药的药理作用特点及临床应用。
3. **了解** 其他降血糖药的药理作用。

  糖尿病是一种在遗传和环境因素长期共同作用下,由于胰岛素分泌绝对不足或相对不足,引起渐进性糖、脂肪、蛋白质、水和电解质代谢紊乱的疾病,以高血糖为主要标志。糖尿病主要有 2 种类型:①1 型糖尿病(胰岛素依赖型,insulin-dependent diabetes mellitus,IDDM),胰岛 β 细胞受损,胰岛素分泌绝对不足,需要外源性给予胰岛素治疗,口服降血糖药无效。②2 型糖尿病(非胰岛素依赖型,noninsulin-dependent diabetes mellitus,NIDDM),β 细胞功能低下,胰岛素相对缺乏,存在胰岛素抵抗,占糖尿病患者总数的 90% 以上。

  糖尿病的发病率呈逐年上升趋势,已成为最常见的慢性病之一。合理控制血糖,有效预防和治疗糖尿病及其并发症是目前治疗糖尿病的基本原则。1 型糖尿病的常规治疗为定期给予胰岛素。2 型糖尿病通常采用口服降血糖药治疗,但仍有 20%~30% 患者需用胰岛素治疗。根据药物的作用与作用机制不同,降血糖药大致可分为胰岛素、促胰岛素分泌药、双胍类、胰岛素增敏药、其他等五类。

第一节 胰 岛 素

  胰岛素(insulin)是一种小分子酸性蛋白质,由 51 个氨基酸残基排列成 A、B 两条肽链,中间由二硫键连接组成。人胰岛素分子量为 5 808Da,由前胰岛素原(preproinsulin)裂解 C 肽而来(图 26-1)。药用品多由猪、羊、牛等胰腺提取获得,还有基因工程重组的人胰岛素用于临床,后者所占比例渐增。此外,人胰岛素亦可由半合成法制得,即用酶或微生物法,选择性地使猪胰岛素 B 链第 30 位上丙氨酸被苏氨酸取代。我国于 1965 年世界首次人工全合成结晶牛胰岛素,是中国科学界的骄傲。目前胰岛素给药方式仍以皮下注射为主。吸入性胰岛素已于 2006 年由美国 FDA 批准上市,开辟了胰岛素给药新途径。

  【药动学】 口服无效,一般注射给药。皮下注射吸收迅速,但作用快慢与持续时间长短存在个体差异。给药后 0.25~1 小时起效,2~4 小时作用达峰,有效作用持续 5~8 小时,但血浆 $t_{1/2}$ 仅为 10 分钟。血浆蛋白结合率为 1%~10%。主要在肝脏、肾脏灭活,经谷胱甘肽胰岛素转氢酶还原二硫键成巯基,使 A、B 二链分开而灭活,进而被蛋白酶水解,也可被肾胰岛素酶直接水解,10% 以原型自尿液排出。

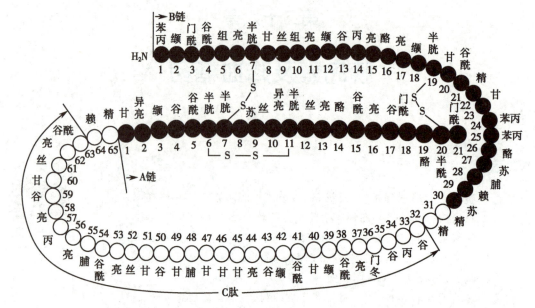

实心圆为胰岛素分子；空心圆为C肽；氨基酸31、32、64、65为裂解部位，在胰岛素原转变为胰岛素时分离成游离的氨基酸。

图 26-1　人胰岛素原的氨基酸排列

因此，严重肝肾功能不全可影响其灭活。

【**药理作用**】　胰岛素调节体内葡萄糖稳态水平的主要靶器官是肝脏、骨骼肌、脂肪组织，对其他组织器官也有一定的作用。有些作用发生于数秒或数分钟内，如离子转运系统的激活、酶的磷酸化或去磷酸化；有些作用发生于数小时内，如基因转录与蛋白质合成等；有些作用发生于数天中，如细胞增殖、分化，发挥长时程作用。胰岛素药理作用主要表现为：

（1）糖代谢：胰岛素可增加葡萄糖转运体（glucose transporter，GLUT）的合成并提高其活性，还可使 GLUT 从胞内重新分布到胞膜（如 GLUT4），从而加速葡萄糖转运，加速全身组织（脑除外）对葡萄糖的摄取和利用，降低血糖。促进糖原的合成和储存，加速葡萄糖氧化和酵解，并抑制糖原分解和糖异生，也可降低血糖。

（2）脂肪代谢：抑制脂肪酶以及肾上腺素、生长激素和胰高血糖素的脂肪分解作用，使脂肪分解减慢；促进脂肪酸进入细胞，促进肝脏等部位脂肪合成；增加脂肪酸转运，使其利用增加。

（3）蛋白质代谢：增加氨基酸转运，促进蛋白质合成；抑制蛋白质分解。

（4）其他：促进钾离子进入细胞，降低血钾浓度。可加速心率，加强心肌收缩力。尚可减少肾血流量。

【**作用机制**】　胰岛素属多肽类激素，一般认为其不易进入靶细胞而只作用于膜受体来发挥作用。胰岛素受体（insulin receptor，Ins-R）为跨膜糖蛋白复合物（约 400kDa），由 2 个 α 亚单位和 2 个 β 亚单位经二硫键连接组成，存在于机体所有组织细胞膜上，数目从每个细胞表面 40 个（红细胞）到 30 万个（肝、脂肪细胞）不等。α 亚单位完全裸露在细胞膜外，携带一个胰岛素识别结合部位。β 亚单位是带有酪氨酸蛋白激酶（tyrosine protein kinase，TPK）活性的跨膜蛋白。胰岛素与 Ins-R 的 α 亚单位结合后迅速引起 β 亚基自身磷酸化，进而激活 β 亚基上的 TPK，并对其他靶蛋白——胰岛素受体底物（insulin receptor substrate）起作用，由此导致细胞内其他活性蛋白的一系列磷酸化，最终产生降血糖等生物学效应。Ins-R 介导的信号转导机制较为复杂，涉及多个信号转导途径。

【**临床应用**】

（1）糖尿病：胰岛素可用于治疗各型糖尿病，尤其是 1 型糖尿病，是其最重要的治疗药物。主要用于以下情况:①1型糖尿病;②2型糖尿病需迅速降低血糖至正常水平者的初始治疗;③经饮食控制或口服降血糖药未能控制的2型糖尿病;④发生各种急性或严重并发症(如酮症酸中毒、非酮症性高渗性昏迷)的糖尿病;⑤合并重度感染、高热、妊娠、分娩及大手术等糖尿病。

(2) 其他:将胰岛素加入葡萄糖液内静脉滴注治疗高钾血症。合用葡萄糖、胰岛素和氯化钾液(GIK极化液)静脉滴注,促进K^+进入细胞,用于心肌梗死的早期治疗,可防治心肌病变时的心律失常,降低死亡率。

【制剂】 胰岛素含酸性氨基酸多,等电点为pH 5.3~5.8,在体液偏碱性条件下,易吸收。若与碱性蛋白(精蛋白或珠蛋白)结合后,等电点与体液的pH相近,在皮下注射部位易形成沉淀,使作用时间延长。此外,加入微量锌可使其稳定。根据起效快慢、达峰时间和作用持续时间长短,可将胰岛素制剂分为速效胰岛素和短效、中效、长效胰岛素,常用制剂特点见表26-1。

目前临床使用的胰岛素剂型有注射剂、胰岛素泵、胰岛素吸入剂等。胰岛素吸入剂是将重组胰岛素与适宜辅料制备的溶液经喷雾干燥获得。患者使用专用吸入器,将雾化的胰岛素经口吸入送达肺部。胰岛素吸入剂极大提高患者用药的依从性和生活质量,但其生物利用度仅10%左右,可损伤肺功能,且有可能增加吸烟患者肺癌发生率,尚未能替代传统的皮下注射给药。

表 26-1　胰岛素制剂的特点

类别	制剂	注射途径	作用时间 /h		
			起效	达峰	维持
速效	赖脯胰岛素 insulin lispro	皮下注射	15 分钟	1~1.5	4~5
	门冬胰岛素 insulin aspart	皮下注射	5~15 分钟	1~2	4~6
短效	常规胰岛素 regular insulin	静脉注射 皮下注射	立即 0.25~1	0.5 2~4	2 5~8
中效	珠蛋白锌胰岛素 globin zinc insulin	皮下注射	1~2	6~12	18~24
	低精蛋白锌胰岛素 isophane insulin suspension	皮下注射	3~4	8~12	18~24
长效	精蛋白锌胰岛素 protamine zinc insulin	皮下注射	4~6	14~20	24~36
	甘精胰岛素 insulin glargine	皮下注射	1~2	6~24	>24
混合	预混人胰岛素(30R,70/30)	皮下注射	0.5	2~12	14~24
	预混人胰岛素(50R)	皮下注射	0.5	2~3	10~24

【不良反应】

(1) 低血糖反应:为胰岛素过量所致,是最常见也是最严重的不良反应。早期表现为饥饿、虚弱、出汗、心悸、苍白、头痛、震颤、情绪不稳定等症状。严重时可出现低血糖休克,大脑皮质功能明显失调,表现为惊厥、昏迷甚至死亡。轻者可饮糖水或进食,重者需立即静脉注射高渗葡萄糖。临床应用时须注意将低血糖昏迷与糖尿病酮症酸中毒性昏迷及糖尿病非酮症高渗性昏迷相鉴别。

(2) 过敏反应:较多见,一般反应轻微,如出现皮肤瘙痒、红斑、丘疹等,偶可出现全身性荨麻疹,甚至过敏性休克,系胰岛素及其制剂的抗原性所致。可改用其他种属动物的胰岛素,或用高纯度制剂,或用人胰岛素。可应用抗组胺药处理。

（3）胰岛素抵抗：正常或高于正常浓度的胰岛素只发挥低于正常的生物效应，称为胰岛素抵抗（insulin resistance）。胰岛素抵抗是糖尿病，特别是 2 型糖尿病发病的重要环节。用胰岛素治疗糖尿病过程中也能发生胰岛素抵抗现象（有文献称之为"胰岛素耐受性"），可分为急性型和慢性型。

1）急性型：并发感染、手术、创伤、情绪激动等所致应激状态时，血中拮抗胰岛素作用物质增多；酮症酸中毒时，血中大量游离脂肪酸和酮体妨碍了葡萄糖的摄取和利用；pH 的降低减少了胰岛素与受体的结合等诱发因素使得胰岛素的效应下降。需要及时发现和处理诱因，调节酸碱平衡及水、电解质平衡，加大胰岛素剂量，短期内需增加胰岛素剂量达数百乃至数千单位。诱因消除后该抵抗作用可自行消失，即可恢复正常治疗。

2）慢性型：无并发症的糖尿病，临床每日需用胰岛素 200U 以上的，可认为出现慢性胰岛素抵抗现象。慢性抵抗的原因涉及多个方面，包括体内产生了胰岛素抗体、胰岛素受体数目减少以及受体与胰岛素亲和力降低、靶细胞膜上葡萄糖转运系统失常等。

（4）其他：皮下注射局部可出现红肿、硬结和皮下脂肪萎缩等，注射部位应有计划地顺序变换。此外，尚可出现体重增加、屈光不正等不良反应。

第二节　口服降血糖药

根据药物的基本作用方式和化学结构，常用的口服降血糖药可分为促胰岛素分泌药、双胍类、胰岛素增敏药、葡萄糖苷酶抑制药等。

一、促胰岛素分泌药

（一）磺酰脲类

磺酰脲类（sulfonylurea）药物具有磺酰脲结构，是最早被广泛应用的口服降血糖药。它们的药理作用及毒性基本相似，但作用强度、起效和持续时间不同。目前临床常用的有格列本脲（glibenclamide）、格列吡嗪（glipizide）、格列美脲（glimepiride）、格列喹酮（gliquidone）和格列齐特（gliclazide）等。

【药动学】　本类药物口服易吸收，食物和高血糖可抑制其吸收。与血浆蛋白结合率高。主要在肝内代谢，代谢物迅速由肾脏排泄。肝肾功能不良患者慎用。磺酰脲类可通过胎盘，刺激胎儿胰岛 β 细胞释放胰岛素，引发出生时发生严重的低血糖反应，故妊娠糖尿病不宜使用。

【药理作用及机制】　本类药物对正常人与胰岛功能尚存的糖尿病患者均具有降血糖作用，但对 1 型糖尿病患者及切除胰腺动物则无此作用。最主要的降血糖作用机制为刺激胰岛 β 细胞释放胰岛素。胰岛 β 细胞膜分布有磺酰脲受体和与之相偶联的 ATP 敏感钾通道以及电压依赖性钙通道。磺酰脲类与胰岛 β 细胞膜上磺酰脲受体结合，引起 ATP 敏感钾通道关闭，抑制细胞内 K^+ 外流，使细胞膜去极化，进而引起电压依赖性钙通道开放，Ca^{2+} 内流，触发胰岛素的释放。本类药物降血糖作用机制可能还与之增强胰岛素与靶组织及受体的结合能力，增加靶细胞膜上胰岛素受体的数目和亲和力等有关。

【临床应用】　主要用于单用饮食控制无效的胰岛功能尚存的 2 型糖尿病。亦可利用其与胰岛素有相加作用，用于对胰岛素有耐受性的患者，可减少胰岛素的用量。

【不良反应】　常见不良反应为胃肠道反应、过敏性皮疹、嗜睡、神经痛以及体重增加等。少数患者可出现黄疸及肝损害、粒细胞减少、溶血性贫血等，故应注意定期检查肝功能和血象。较为严重的不良反应为持久性的低血糖反应，老年人及肾功能不良者易发生，故老年人和肾功能不全者忌用。

【药物相互作用】　磺酰脲类血浆蛋白结合率高，表观分布容积小，因此合用其他药物如水杨酸类、双香豆素类、青霉素等可与之竞争结合血浆蛋白，使之游离型药物浓度上升而引起低血糖反应。

消耗性疾病患者血浆蛋白水平低，黄疸患者血浆胆红素水平高，也可与之竞争结合血浆蛋白，这些患者使用本类药物更易发生低血糖反应。肝药酶诱导药利福平可加速本类药物在肝脏中的代谢。此外，氯丙嗪、糖皮质激素类、噻嗪类利尿药以及口服避孕药均可降低本类药物的降血糖作用。

（二）氯茴苯酸类

瑞格列奈 repaglinide

化学结构不同于磺酰脲类，但降血糖作用机制与磺酰脲类相似，主要通过与胰岛 β 细胞膜上 ATP- 依赖性钾通道上的 36kD 蛋白特异性结合，阻滞钾通道，抑制细胞内 K^+ 外流，使细胞膜去极化，进而引起钙通道开放，Ca^{2+} 内流，促进胰岛素分泌而起作用。口服吸收迅速，1 小时内血浆药物浓度达峰值，血浆半衰期约为 1 小时，这个特点允许多次餐前用药。临床用于 2 型糖尿病的治疗，其突出的优点是可以模拟胰岛素的生理性分泌，有效控制餐后高血糖。因可有效改善餐后高血糖，被称为"餐时血糖调节药"。主要不良反应为低血糖反应，但较磺酰脲类少见。那格列奈（nateglinide）为 D-苯丙氨酸衍生物，作用方式类似于瑞格列奈，但作用更为迅速而短暂。

二、双胍类

目前临床上使用的双胍类（biguanide）药物主要为二甲双胍（metformin）。1958 年，二甲双胍在英国上市，现为临床广泛应用的经典口服降血糖药。本品主要在小肠吸收，不与血浆蛋白结合，主要以原型药物从肾脏排泄，作用时间较短。2000 年，二甲双胍缓释制剂上市。

【药理作用及机制】　二甲双胍对不论有无胰岛 β 细胞功能的糖尿病患者均有降血糖作用，而对正常人则无作用。其作用机制可能是作为 AMP 活化蛋白激酶（AMP-activated protein kinase，AMPK）激活药起作用，表现出的药理作用为抑制肠壁细胞葡萄糖的吸收、促进脂肪等组织对葡萄糖的摄取、抑制肝糖原异生、增强胰岛素的敏感性、抑制胰高血糖素的释放等，从而发挥降血糖的效应。二甲双胍还具有心血管保护作用，减少肥胖性 2 型糖尿病患者的心血管事件和死亡风险。此外，近年来发现了二甲双胍某些新功效，其临床价值有待确证。

【临床应用】　本品不增加患者体重，且能够显著降低糖尿病相关血管并发症的危险，是治疗 2 型糖尿病的一线首选药物和药物联合中的基本用药，尤其是肥胖性 2 型糖尿病。

【不良反应】　主要不良反应为胃肠道反应，从小剂量开始逐渐加量可更好地耐受。长期服用可引起维生素 B_{12} 水平下降。禁用于肾功能不全患者。本品的应用与乳酸性酸中毒发生风险间的关系尚不确定。

三、胰岛素增敏药

胰岛素抵抗和胰岛 β 细胞功能缺陷是导致 2 型糖尿病的主要病理生理机制，改善其胰岛素抵抗状态具有重要的治疗意义。2 型糖尿病患者的胰岛素抵抗是遗传性的，需给予提高人体胰岛素敏感性的药物进行治疗。胰岛素增敏药为新型糖尿病治疗药物，让人们对 2 型糖尿病治疗思路从单纯增加胰岛素数量拓展到增强胰岛素的敏感性。噻唑烷二酮类（thiazolidinedione，TZD）化合物为胰岛素增敏药的重要一类，目前临床应用的有吡格列酮（pioglitazone）、罗格列酮（rosiglitazone）等。吡格列酮、罗格列酮低血糖反应发生率低。然而，临床回顾性研究发现吡格列酮、罗格列酮仍然存在某些突出的安全性风险，因而临床应用受限。

TZD 药物改善胰岛素抵抗以及降血糖作用的机制与其竞争性激活核内过氧化物酶体增殖物激活受体 γ（peroxisomal proliferator-activated receptor γ，PPARγ），调节胰岛素反应性基因转录有关。PPARγ 激活后可通过多个途径增强靶组织对胰岛素的敏感性，减轻胰岛素的抵抗，其作用的发挥需要胰岛素的存在。主要药理作用表现为：改善胰岛素抵抗；降低高血糖；改善脂肪代谢紊乱；防治 2 型糖尿病血管并发症;改善胰岛 β 细胞功能等作用。主要用于治疗胰岛素抵抗和 2 型糖尿病。本类药物低血糖反应发生率低,主要副作用为嗜睡、肌肉和骨骼疼痛、头痛、消化道反应等,体重增加和水肿较为常见,但是近年来发现存在某些突出的不良反应,限制其临床应用。罗格列酮由于引发充血性心力衰竭风险增加,2010 年和 2011 年先后在欧盟和美国下架。仍在使用的国家严格限制其使用范围,如我国要求只能在无法使用其他降血糖药或使用其他降血糖药无法控制血糖的情况下,方可考虑使用罗格列酮及其复方制剂。研究发现,吡格列酮可能增加骨折、膀胱癌的潜在风险,但除法国、德国外大部分国家尚未对其临床使用进行限制。

四、葡萄糖苷酶抑制药

葡萄糖苷酶抑制药(glucosidase inhibitor)可在小肠上皮刷状缘竞争性抑制 α- 葡萄糖苷酶,从而抑制寡糖分解为单糖,减少淀粉、糊精和双糖在小肠中吸收,控制餐后血糖的升高。临床应用于以碳水化合物为主要食物成分的餐后血糖升高患者,可与双胍类、磺酰脲类、TZD 或胰岛素联合应用,尤其适合老年糖尿病患者。由于本类药物阻碍碳水化合物在肠道分解和吸收,使之滞留时间延长,因而导致细菌酵解产气增加,可出现肠道多气、腹痛、腹泻等不良反应。单独服用本类药物通常不会发生低血糖反应。临床应用的本类药物主要有阿卡波糖(acarbose)、伏格列波糖(voglibose)、米格列醇(miglitol)等。

第三节　其他降血糖药

随着糖尿病及其治疗的深入研究,人们不断发现抗糖尿病新的药物作用靶标,研发大量的新型降血糖候选药物。2005 年以来上市的新型降血糖药,其作用的靶点不同于以往的药物,为糖尿病的治疗提供了新的用药选择。

一、胰高血糖素样肽 -1 受体激动药和二肽基肽酶 -4 抑制药

胰高血糖素样肽 -1(glucagon-like peptide 1,GLP-1)是由人胰高血糖素基因编码,并由肠道 L 细胞分泌的一种肠促胰岛素,能够以葡萄糖依赖方式作用于胰岛 β 细胞,促进胰岛素基因的转录,增加胰岛素的合成和分泌;刺激 β 细胞的增殖和分泌,抑制 β 细胞凋亡,从而增加胰岛 β 细胞的数量;抑制胰高血糖素的分泌;抑制食欲;延缓胃排空等方面作用。这些作用均有利于降低餐后血糖并使血糖维持在稳定水平。此外,GLP-1 不易引起严重的低血糖反应。然而,GLP-1 在体内可迅速被二肽基肽酶 -4(dipeptidyl peptidase 4,DPP-4)降解而失去生物活性,$t_{1/2}$ 短于 2 分钟,限制其临床应用。

(一) GLP-1 受体激动药

目前在我国上市的主要有艾塞那肽(exenatide)、利拉鲁肽(liraglutide)以及度拉糖肽(dulaglutide)、贝那鲁肽(benaglutide)、利司那肽(lixisenatide)和洛塞那肽(loxenatide)等。本类药物可结合并激动GLP-1 受体,具有与 GLP-1 相似的生物学作用,可有效降低血糖,部分恢复胰岛 β 细胞功能,降低体重,改善血脂谱及降低血压等。用于治疗 2 型糖尿病,采用注射给药,尤其适合伴有动脉粥样硬化性心血管疾病或高危心血管病风险的 2 型糖尿病患者。

(二) DPP-4 抑制药

目前在国内上市的 DPP-4 抑制药主要有西格列汀(sitagliptin)、利格列汀(linagliptin)以及沙格列汀(saxagliptin)、维格列汀(vildagliptin)和阿格列汀(alogliptin)等。本类药物口服给药能显著抑制DPP-4 活性,减少 GLP-1 的降解,从而发挥降血糖效应。用于治疗 2 型糖尿病,耐受性良好,低血糖反应发生率低于格列吡嗪并且使体重减轻。因 DPP-4 是一种多效酶,其抑制药可能延长生长激素释放激素、神经肽 Y 和 P 物质等的作用,产生神经炎症、血压升高、促发免疫反应、急性胰腺炎等不良反应。

二、胰岛淀粉素类似物

胰岛淀粉素（amylin）又称胰岛淀粉多肽（islet amyloid polypeptide），是一种由 37 个氨基酸残基构成的多肽激素，在餐后由胰腺 β 细胞分泌，具有减慢葡萄糖的吸收，抑制胰高血糖素的分泌，减少肝糖原生成和释放等作用。然而，天然胰岛淀粉素具有易水解、黏度大、易凝聚等缺点，不适合用于治疗。普兰林肽（pramlintide）是人工合成的胰岛淀粉素类似物，将胰岛淀粉素 25 位丙氨酸、28 位和 29 位丝氨酸用脯氨酸代替，是稳定的水溶性物质。普兰林肽作用与胰岛淀粉素相似，具有显著的降血糖作用，可用作 1 型和 2 型糖尿病的辅助治疗药物。

三、钠 - 葡萄糖共转运蛋白 2 抑制药

钠 - 葡萄糖共转运蛋白 2（sodium-glucose CO transporter，SGLT2）在肾小管位于近端小管 S1 和 S2 段，以钠：葡萄糖（1：1）转运葡萄糖，利用 Na^+ 的电化学梯度势能逆浓度梯度转运葡萄糖重吸收入血，尿液中 90% 葡萄糖重吸收通过 SGLT2 完成。糖尿病动物模型和患者均存在 SGLT2 蛋白表达升高、活性增强和葡萄糖重吸收增多等特点。以 SGLT2 为靶点的新型降血糖药应运而生，新近在我国上市的 SGLT2 抑制药有达格列净（dapagliflozin）、恩格列净（empagliflozin）和卡格列净（canagliflozin）等。

本类药物均为口服制剂，服用不受食物影响，蛋白结合率高，达峰时间短，血浆半衰期较长，主要通过肝脏葡醛酸化代谢，多数通过肾脏和粪便排泄。本类药物作用于肾小管 SGLT2 抑制葡萄糖重吸收，促进尿糖排泄，从而降低血糖。该作用不受胰岛功能和胰岛素抵抗影响，具有非胰岛素依赖性作用特征。此外，有研究资料表明，本类药物还可以改善心血管事件（如心力衰竭），延缓肾脏疾病进展，可能是一种多效性的新型降血糖药。临床上，本类药物可单用或联合其他降血糖药治疗成人 2 型糖尿病，目前在 1 型糖尿病、青少年及儿童无适应证。常见不良反应为泌尿生殖系统感染及与血容量不足相关的不良反应，少见不良反应包括糖尿病酮症酸中毒等。用药过程还应警惕急性肾损伤。

本 章 小 结

药物类别及 代表药物	药理作用及机制	临床应用	不良反应
胰 岛 素			
● 赖脯胰岛素 ● 常规胰岛素 ● 珠蛋白锌胰岛素 ● 甘精胰岛素	激动胰岛素受体，多角度降低血糖；抑制脂肪分解，促进脂肪合成；促进蛋白质合成，抑制其分解等	1 型糖尿病最重要的治疗药物，口服降血糖药不能控制的 2 型糖尿病	低血糖反应、过敏反应、胰岛素抵抗及注射局部易致脂肪萎缩等
口服降血糖药			
促胰岛素分泌药 **磺酰脲类** ● 格列本脲 ● 格列吡嗪 ● 格列齐特 ● 格列美脲 ● 格列喹酮	对正常人与胰岛功能尚存的糖尿病患者均具有降血糖作用。其作用机制为激动胰岛 β 细胞膜上磺酰脲受体，引起 ATP 敏感的钾通道关闭，触发胰岛素的释放	2 型糖尿病；与胰岛素配伍，治疗胰岛素耐受	低血糖反应、胃肠道反应、过敏性皮疹、神经痛以及体重增加等
氯茴苯酸类 ● 瑞格列奈 ● 那格列奈	降血糖作用机制与磺酰脲类相似，通过促进胰岛素分泌起作用，作用迅速而短暂	控制 2 型糖尿病的餐后高血糖	低血糖反应

续表

药物类别及代表药物	药理作用及机制	临床应用	不良反应
双胍类 ● 二甲双胍	可能作为 AMPK 激动药起作用,表现为抑制葡萄糖吸收、增加组织对葡萄糖的摄取和利用、抑制肝糖原异生、增强胰岛素的敏感性、抑制胰高血糖素的释放等,发挥降低血糖的效应	2 型糖尿病的一线首选药物和药物联合的基本用药	胃肠道反应,长期服用可引起维生素 B_{12} 水平下降等
胰岛素增敏药 噻唑烷二酮类 ● 吡格列酮	竞争性激活核内 PPARγ,调节胰岛素反应性基因转录,改善胰岛素抵抗,降低高血糖,改善脂肪代谢紊乱,改善胰岛 β 细胞功能等	胰岛素抵抗和 2 型糖尿病	常见体重增加和水肿。吡格列酮可能增加骨折、膀胱癌的潜在风险
葡萄糖苷酶抑制药 ● 阿卡波糖	可在小肠上皮刷状缘竞争性抑制 α- 葡萄糖苷酶,控制餐后血糖的升高	与其他降血糖药合用治疗糖尿病	肠道多气、腹痛、腹泻等

其他降血糖药

GLP-1 受体激动药 ● 艾塞那肽 ● 利拉鲁肽	结合并激活 GLP-1 受体,降低血糖	治疗 2 型糖尿病,注射给药	
DPP-4 抑制药 ● 西格列汀 ● 利格列汀	抑制 DPP-4 活性,减少 GLP-1 的降解,从而发挥降血糖效应	治疗 2 型糖尿病,口服给药	神经炎症、血压升高、促发免疫反应、急性胰腺炎
SGLT2 抑制药 ● 达格列净	作用于肾小管 SGLT2,抑制葡萄糖重吸收,促进尿糖排泄,从而降低血糖	单用或联合其他降血糖药治疗成人 2 型糖尿病	泌尿生殖系统感染及与血容量不足相关的不良反应,少见不良反应包括糖尿病酮症酸中毒等;警惕急性肾损伤

第二十六章
临床用药案例

第二十六章
药物研发案例

第二十六章
目标测试

（俞昌喜）

甲状腺激素与抗甲状腺药

第二十七章
教学课件

甲状腺激素(thyroid hormone,TH)是指由甲状腺所分泌的、维持机体正常代谢和生长发育所必需的激素。甲状腺激素的生理作用广泛,参与了机体的生长发育、物质和能量代谢、神经系统以及心血管系统的功能。甲状腺激素合成、分泌减少引起甲状腺功能减退(简称甲减);甲状腺激素合成、分泌过多则会引起甲状腺功能亢进(简称甲亢)。治疗甲亢的药物称为抗甲状腺药,临床上常用药物以硫脲类化合物为主。其他治疗药物还包括碘化物、放射性碘以及β受体拮抗药等。

第一节　甲状腺激素

【甲状腺激素合成、储存、分泌与调节】

甲状腺激素为碘化酪氨酸的衍生物,包括甲状腺素(thyroxine,T_4)和三碘甲腺原氨酸(或三碘甲腺氨酸,triiodothyronine,T_3)。甲状腺激素的合成、储存、分泌与调节的主要步骤有:

1. **合成** 甲状腺腺泡细胞通过碘泵主动摄取血液中的碘和碘离子(I^-)。I^-在过氧化物酶的作用下被氧化成活化状态的碘(I^+)。活化状态的碘与甲状腺球蛋白(thyroglobulin,TG)上的酪氨酸残基结合,生成一碘酪氨酸(monoiodotyrosine,MIT)和二碘酪氨酸(diiodotyrosine,DIT)。在过氧化物酶作用下,一分子 MIT 和一分子 DIT 偶联生成 T_3,两分子 DIT 偶联成 T_4。

2. **储存与分泌** 合成的 T_3、T_4 结合在 TG 上,储存在甲状腺泡腔内的胶质中。在垂体分泌的促甲状腺激素(thyroid stimulating hormone,TSH)刺激下,甲状腺腺泡细胞将 TG 吞入细胞内,在蛋白水解酶的作用下,TG 分解并释放 T_3、T_4 进入血液。其中,T_4 占分泌总量的90%以上。在脱碘酶的作用下,T_4 可以转化为 T_3,T_3 的生物活性比 T_4 强5倍。

3. **调节** 甲状腺激素的合成与分泌受下丘脑 - 垂体 - 甲状腺轴的调节。下丘脑分泌的促甲状腺激素释放激素(thyrotropin releasing hormone,TRH)促使垂体分泌 TSH,TSH 调控甲状腺激素合成和分泌的全过程。当血液中游离的 T_3、T_4 浓度过高时,又可对下丘脑 TRH 和垂体 TSH 的合成和释放产生负反馈调节作用。

【药动学】 口服易吸收,T_4 与 T_3 生物利用度分别为50%~75%及90%~95%,血浆蛋白结合率均高达99%以上。但 T_3 与蛋白的亲和力低于 T_4,其游离量可为 T_4 的10倍。T_3 作用快而强,维持时间短,而 T_4 则作用慢而弱,维持时间长。T_4 的 $t_{1/2}$ 为5天,T_3 的 $t_{1/2}$ 为2天。主要在肝、肾线粒体内脱碘,并与葡糖醛酸或硫酸结合而经肾排泄。甲状腺激素可以通过胎盘,也能进入乳汁,因此孕妇和哺乳期女应慎用。

【药理作用】

1. **对生长与发育的影响** 甲状腺激素是机体正常生长、发育和成熟所必需的激素,对儿童期脑和骨骼的生长发育尤为重要。甲状腺激素通过促进某些生长因子的合成,促进神经元分裂,促进轴突、树突的形成,以及髓鞘及胶质细胞的生长;还可以刺激骨化中心发育、软骨骨化、促进长骨的生长。因此,发育期的甲状腺功能减弱会影响大脑发育和骨骼成熟,出现小儿智力低下、身材矮小,可致地方性克汀病(endemic cretinism,简称地克病)。

2. 对代谢的影响 甲状腺激素促进物质氧化,使耗氧量增加,基础代谢率升高,产热量增多。在糖代谢中,甲状腺激素可促进葡萄糖吸收,增加糖原分解和糖异生;在脂肪代谢中,甲状腺激素可加速机体脂肪的氧化分解作用;在蛋白质代谢中,甲状腺激素加速肌肉、骨骼、肝、肾等组织中蛋白质的合成,有利于幼年时期机体的生长发育。但甲状腺激素分泌过多又会加速组织蛋白质分解,特别是骨骼肌蛋白质分解,导致甲亢患者出现肌肉消瘦乏力、生长发育停滞。甲状腺激素分泌不足时,蛋白质合成减少,甲状腺功能减退者 Na^+、Cl^- 潴留,细胞间液增加,大量黏蛋白沉积于皮下组织,引起黏液性水肿。

3. 心血管效应 甲状腺激素能提高机体对儿茶酚胺类的敏感性。甲状腺功能亢进患者可出现心动过速、心肌肥大、脉压变大等表现;甲状腺功能减退,可出现心动过缓、外周血管阻力升高、心输出量降低、脉压变小等症状。

4. 对神经系统的影响 甲状腺激素对成人的中枢神经系统有兴奋作用。在甲状腺功能亢进的患者常出现易激动、烦躁不安、注意力不集中等表现;甲状腺功能减退时,则表现出表情淡漠、嗜睡、语言和行动迟缓、记忆力减退等。

【作用机制】 甲状腺激素通过结合甲状腺激素受体(thyroid hormone receptor,TR)发挥作用,在细胞内形成激素 - 受体复合物,调控靶基因的转录和表达,使多种酶和蛋白活性加强,从而产生效应。TR 属于类固醇激素 /TH 受体超级家族,能够识别特异 DNA 顺序,有核内的作用部位,能调节基因的转录。TR 由两个基因编码,即 TRα 和 TRβ,TRα 与 TRβ 有数种亚型,在垂体、心、肝、肾、骨骼肌、肺和肠组织的细胞都有表达。T_3 可直接与 TR 结合发挥效应,T_4 则要在组织脱碘成为 T_3 才能与 TR 结合。这一途径是甲状腺激素经典的核行为模式。

此外,甲状腺激素还可以不依赖 TR,而通过核外非基因组途径发挥作用,研究发现,甲状腺激素能够激活磷脂酰肌醇 3 激酶(PI3K)信号通路,通过胞质中磷酸化级联传递信号,影响各种生理和病理进程。甲状腺激素通过作用于细胞膜上 Na^+-K^+-ATP 酶,促进线粒体呼吸,增加氧耗及产热,进而调节细胞的能量和物质代谢。

【临床应用】 甲状腺激素主要用于甲状腺功能减退的替代治疗。

1. 地方性克汀病 功能减退始于胎儿或新生儿,若尽早诊治,则发育仍可正常。若治疗过晚,则智力仍然低下。从小剂量开始,逐渐增加剂量,并根据临床表现,调整剂量。

2. 黏液性水肿 一般服用甲状腺片,从小剂量开始,逐渐增大至足量。垂体功能低下的患者因易发生急性肾上腺皮质功能不全,宜先用皮质激素,再给予甲状腺激素。

3. 单纯性甲状腺肿 其治疗取决于病因,由于缺碘所致者应补碘,临床上无明显原因发现可给予适量甲状腺激素,以补充内源性激素的不足,并可抑制 TSH 过多分泌,以缓解甲状腺组织代偿性增生肥大。

4. T_3 抑制试验 对摄碘率高的患者作鉴别诊断用。给药前先测定摄碘率作为对照,然后患者服用 T_3,T_3 可明显抑制摄碘率。抑制值大于对照值 50% 者为单纯性甲状腺肿,小于对照值 50% 者为甲亢。

【不良反应】

1. 常见不良反应 过量服用可引起甲亢的临床症状,导致快速型心律失常、腹泻、恶心、呕吐,并出现震颤、烦躁不安等神经和精神症状。一旦发生应立即停药,必要时用 β 受体拮抗药对抗。

2. 严重不良反应 大脑假性肿瘤。

【禁忌证】　糖尿病、冠心病、快速型心律失常患者禁用。

第二节　抗甲状腺药

甲状腺功能亢进(hyperthyroidism,简称甲亢)的治疗方法主要包括手术治疗和抗甲状腺药(antithyroid drug)治疗。常用的治疗甲亢的药物有硫脲类、碘和碘化物、β受体拮抗药及放射性碘。

一、硫脲类

硫脲类(thiourea)是最常见的抗甲状腺药,可分为2类。①硫氧嘧啶类(thiouracil):包括甲硫氧嘧啶(methylthiouracil)、丙硫氧嘧啶(propylthiouracil);②咪唑类(imidazole):包括甲巯咪唑(thiamazole)和卡比马唑(carbimazole)。

【药动学】　硫氧嘧啶类口服后20~30分钟迅速吸收入血,2小时达峰浓度。生物利用度约为80%,血浆蛋白结合率约为75%。在体内分布较广,但较多富集于甲状腺,易进入乳汁和通过胎盘。主要在肝脏代谢,约60%被破坏,部分结合葡糖醛酸后排出,$t_{1/2}$为2小时。甲巯咪唑的血浆$t_{1/2}$为6~13小时,在甲状腺中药物浓度可维持16~24小时。卡比马唑是甲巯咪唑的衍生物,在体内转化成甲巯咪唑而发挥作用。

【药理作用及机制】

1. 抑制甲状腺激素的合成　硫脲类可通过抑制甲状腺过氧化物酶介导的酪氨酸碘化及偶联,从而抑制甲状腺激素的生物合成;因其不影响机体碘的摄取,也不影响已合成的激素释放和发挥作用,需待体内储存的甲状腺激素消耗后才能完全生效,故起效较缓慢。

2. 抑制T_4转化为T_3　丙硫氧嘧啶还能抑制外周组织的T_4转化为T_3,迅速降低血清中生物活性较强的T_3水平,故在重症甲亢、甲状腺危象时首选该药。

3. 免疫抑制作用　硫氧嘧啶类尚可抑制血液循环中促甲状腺免疫球蛋白(thyroid stimulating immunoglobulin,TSI)合成,促使血促甲状腺激素受体抗体(TRAb)消失,因此对甲亢患者除能控制高代谢症状外,也有一定的对因治疗作用。

【临床应用】

1. 甲亢的内科治疗　适用于轻、中度病情和不宜手术或不宜放射性碘治疗者,如青少年、术后复发及中重度活动的甲亢突眼患者并年老体弱或兼有心、肝、肾、出血性疾病等患者。开始治疗给予大剂量以对甲状腺激素合成产生最大抑制作用,一般用药3~4周大部分甲亢症状明显减轻,当血清TSH接近正常水平时,药量即可递减,直至维持量,疗程1~2年。

2. 甲亢手术治疗的术前准备　为减少甲状腺次全切除手术患者在麻醉和手术后的并发症,在手术前应先服用硫脲类,使血清甲状腺激素水平显著下降。血清甲状腺激素降低可以反馈性增加TSH分泌而引起腺体代偿性增生,腺体增大、组织脆而充血,因此在术前两周左右应加服大剂量碘剂,使腺体坚实,减少充血,以利手术进行。

3. 甲状腺危象的辅助治疗　甲状腺危象是指因感染、外伤、手术、情绪等诱因,致大量甲状腺激素突然释放入血,使患者产生高热、心力衰竭、肺水肿、电解质紊乱等,严重时可致患者死亡。对此,除须对症治疗外,主要应给予大剂量碘剂以抑制甲状腺激素释放,并同时应用丙硫氧嘧啶阻止甲状腺激素合成,用量约为一般治疗量的2倍,疗程一般不超过1周。若与β受体拮抗药合用则疗效更好。

【不良反应】

1. 过敏反应　最为常见,多为瘙痒、药疹等,少数伴有发热,发生此类反应应密切观察,多数情况下无须停药症状也可消失。

2. 胃肠道反应　有畏食、呕吐、腹痛、腹泻等。

3. 急性粒细胞缺乏症　多发生于老年患者或大剂量药物使用者。若用药后出现发热、咽痛或口腔溃疡等现象,应立即停药并进行白细胞计数等相关检查。

4. 肝功能损害　丙硫氧嘧啶在体内形成的活性代谢物具有肝细胞毒性,能引起不同程度的肝细胞坏死,主要表现为转氨酶升高。甲巯咪唑所致肝脏损害主要表现为黄疸,胆红素明显升高,在停用药物后,可出现完全但缓慢的恢复。

5. 甲状腺肿及甲状腺功能减退　长期应用本类药物后,可使血清中甲状腺激素水平显著下降,反馈性增加 TSH 分泌,导致甲状腺腺体代偿性增生、充血,严重者可产生压迫症状,还会导致甲状腺功能减退,及时发现并停药可恢复。

【禁忌证】　因该类药物易进入乳汁和通过胎盘,孕妇慎用或不用,哺乳期妇女禁用。丙硫氧嘧啶甚少发生胎儿皮肤发育不全等致畸作用,故为孕妇推荐抗甲状腺药;结节性甲状腺肿合并甲亢及甲状腺癌患者禁用。

二、碘和碘化物

碘(iodine)和碘化物(iodide)是治疗甲状腺病最古老的药物。常用的有碘化钾、碘化钠和复方碘溶液等,从胃肠道吸收后以无机碘离子形式存在于血液中,除被甲状腺摄取外也可见于胆汁、唾液、汗液、泪液及乳汁中。

【药理作用及机制】　不同剂量的碘化物对甲状腺功能可产生不同的作用。

1. 小剂量碘剂促进甲状腺激素合成　碘是合成甲状腺激素的原料,小剂量碘剂可用于治疗单纯性甲状腺肿。

2. 大剂量碘剂(>6mg/d)产生抗甲状腺作用　大剂量碘剂能抑制谷胱甘肽还原酶对甲状腺球蛋白水解时二硫键的还原,从而使甲状腺球蛋白对蛋白水解酶不敏感,抑制甲状腺激素的释放;大剂量碘剂还能拮抗 TSH 促进甲状腺激素释放的作用。此外,大剂量碘剂也能抑制提纯的甲状腺过氧化物酶,进而抑制酪氨酸碘化和 T_3、T_4 合成。大剂量碘剂的抗甲状腺作用快而强,用药 1~2 天起效,10~15 天达最大效应。此时若继续用药,反使碘的摄取受抑制,胞内碘离子浓度下降,因此失去抑制激素合成的效应,导致甲亢的症状复发。这就是碘化物不能单独用于甲亢内科治疗的原因。

【临床应用】

1. 单纯性甲状腺肿　小剂量碘剂可用于治疗单纯性甲状腺肿,在食盐中加入碘化钾或碘化钠可有效防止发病。碘化钾或复方碘溶液对早期患者疗效好,对晚期患者疗效差。如腺体太大或已有压迫症状者应考虑手术治疗。

2. 大剂量碘剂的应用　①甲亢的术前准备:一般在术前两周给予复方碘溶液(鲁氏碘液,Lugol's solution,含碘 5%、碘化钾 10%),使甲状腺组织缩小,血管减少,利于手术进行及减少出血。②甲状腺危象的治疗可将碘化物加到 10% 葡萄糖溶液中静脉滴注,也可服用复方碘溶液;应在两周内逐渐停药,同时配合给予硫脲类药物。

【不良反应】

1. 一般反应　咽喉不适、口内金属味、呼吸道刺激、鼻窦炎和结膜炎及唾液分泌增多、唾液腺肿大等,停药后可消退。

2. 过敏反应　可于用药后立即或几小时后发生,表现为发热、皮疹、皮炎、血管神经性水肿、上呼吸道水肿及严重喉头水肿。一般停药可消退,加服食盐和增加饮水量可促进碘排泄。必要时采取抗过敏措施。

3. 诱发甲状腺功能紊乱　长期服用碘化物可诱发甲亢;已用硫脲类控制症状的甲亢患者,也可因服用少量碘剂而复发。碘化物也可诱发甲状腺功能减退和甲状腺肿大。

4. 碘还可进入乳汁并通过胎盘引起新生儿甲状腺肿,故孕妇及哺乳期妇女慎用。

三、β受体拮抗药

普萘洛尔、美托洛尔、阿替洛尔等无内在拟交感活性的β受体拮抗药是甲亢及甲状腺危象时的辅助治疗药物,主要通过其拮抗β受体的作用而改善甲亢所致的心率加快、心肌收缩力增加等交感神经活性增强的症状,也能适当减少甲状腺激素的分泌。此外,还能抑制外周T_4脱碘成为T_3。

β受体拮抗药适用于不宜用抗甲状腺药、不宜手术及^{131}I治疗的甲亢患者。应用大剂量β受体拮抗药做甲状腺术前准备,不会导致腺体增大变脆,2周后即可进行手术,与硫脲类联合作术前准备。也可用在多数甲亢患者的治疗初期直到硫脲类或放射性碘起效。伴有心力衰竭和哮喘的患者应慎用。

四、放射性碘

临床所用的碘放射性核素是^{131}I(常用其钠盐),甲状腺内有效$t_{1/2}$为7.6天,用药后1个月可消除其放射能的90%,56天可消除99%以上。

【药理作用及机制】 ^{131}I可被甲状腺主动摄取。^{131}I放射出β射线(占99%)和少量γ射线(占1%)。β射线在组织内射程仅约2mm,它们可被组织吸收并产生强大的细胞毒性作用,这种作用只限于甲状腺滤泡细胞,导致甲状腺组织的明显损坏,可以起到类似手术切除部分甲状腺的作用。γ射线可穿透组织而不引起损伤,可在体外测得,用于甲状腺摄碘功能测定。

【临床应用】

1. 甲亢治疗 ^{131}I适用于不宜手术或手术后复发及硫脲类无效或过敏者。^{131}I作用缓慢,一般用药1个月见效,3~4个月后甲状腺功能恢复正常,见效前需加用其他抗甲状腺药控制症状。^{131}I的剂量主要根据最高摄碘率、有效$t_{1/2}$和甲状腺重量三个参数来计算,但个体差异较大。

2. 甲状腺摄碘功能检查 口服小剂量^{131}I后分别于1小时、3小时及24小时(或2小时、4小时及24小时)测定甲状腺放射性,计算摄碘率。甲亢时3小时摄碘率超过30%~50%,24小时超过45%~50%,摄碘高峰时间前移;甲状腺功能减退时相反,最高不超过15%,摄碘率低,摄碘高峰时间后延。

【不良反应】 剂量过大易致甲状腺功能减退,故应严格掌握剂量和密切观察有无不良反应,一旦发生甲状腺功能减退可补充甲状腺激素对抗。由于儿童甲状腺组织处于生长期,对辐射效应较敏感;卵巢可浓集放射性碘,可能对遗传产生影响。

20岁以下患者、孕妇、哺乳期妇女、严重肾功能不全者不宜使用。

本 章 小 结

药物类别及代表药物	药动学	药理作用	作用机制	临床应用	不良反应
甲状腺激素					
• T_3 • T_4	T_3作用快而强,维持时间短,T_4作用慢而弱,维持时间长。可通过胎盘、乳汁,孕妇和哺乳期妇女慎用	促进生长因子的合成,促进神经元分裂,促进轴突、树突的形成,以及髓鞘及胶质细胞的生长;刺激骨化中心发育、软骨骨化、促进长骨的生长	T_3可直接与TR结合发挥效应,T_4需在组织脱碘成为T_3与TR结合发挥效应	地方性克汀病、黏液性水肿、单纯性甲状腺肿、T_3抑制试验	过量服用可引起甲亢的临床症状,严重不良反应为大脑假性肿瘤

续表

药物类别及代表药物	药动学	药理作用	作用机制	临床应用	不良反应
硫脲类 硫氧嘧啶类 ● 甲硫氧嘧啶咪唑类 ● 甲巯咪唑	口服后经胃肠道迅速吸收,较多富集于甲状腺。血浆 $t_{1/2}$ 为 6~13 小时,在甲状腺中药物浓度可维持 16~24 小时	抑制甲状腺激素的合成	抑制甲状腺过氧化物酶介导的酪氨酸碘化及偶联;抑制外周组织 T_4 转化为 T_3;抑制血液循环中 TSI 合成,从而发挥免疫抑制作用	轻症和不宜手术或不宜放射性碘治疗者;甲亢手术治疗的术前准备,减少甲状腺次全切除手术患者在麻醉和手术后的并发症	过敏反应;胃肠道反应;急性粒细胞缺乏症;肝功能损害;甲状腺肿及甲状腺功能减退
碘和碘化物 ● 碘化钾	大剂量碘剂的抗甲状腺作用快而强	小剂量碘剂促进甲状腺激素合成;大剂量碘剂(>6mg/d)产生抗甲状腺作用	碘是合成甲状腺激素的原料;抑制甲状腺激素的释放、抑制 TSH 作用、抑制 T_3、T_4 合成	小剂量碘剂用于单纯性甲状腺肿;大剂量碘剂用于甲亢手术治疗的术前准备、甲状腺危象的治疗	咽喉不适、口内金属味;过敏反应;诱发甲状腺功能紊乱;进入乳汁并通过胎盘引起新生儿甲状腺肿
β 受体拮抗药 ● 普萘洛尔	口服吸收迅速,经肝脏代谢,肾脏排泄	改善甲亢所致的心率加快、心肌收缩力增加等交感神经活性增强的症状;适当减少甲状腺激素的分泌;抑制外周 T_4 脱碘成为 T_3	拮抗 β 受体的作用	不宜用抗甲状腺药、不宜手术及 ^{131}I 治疗的甲亢患者;大剂量做甲状腺术前准备	伴有心力衰竭和哮喘的患者应慎用
放射性碘 ● ^{131}I	甲状腺内有效 $t_{1/2}$ 为 7.6 天,1 个月可消除 90%,56 天消除 99% 以上	损伤甲状腺组织,起到类似手术切除部分甲状腺的作用	β 射线被组织吸收并对甲状腺滤泡细胞产生强大的细胞毒性作用	适用于不宜手术或术后复发及硫脲类无效或过敏者;用于甲状腺摄碘功能检查	剂量过大易致甲状腺功能减退;20 岁以下患者、孕妇、哺乳期妇女、严重肾功能不全者不宜使用

第二十七章
目标测试

（余建强）

第二十八章
垂体激素与下丘脑释放激素

第二十八章
教学课件

下丘脑是内分泌系统的最高中枢,它通过分泌神经激素,即各种释放因子或释放抑制因子来支配垂体的激素分泌,垂体又通过释放促激素控制甲状腺、肾上腺皮质、性腺、胰岛等的激素分泌。内分泌系统不仅有上下级之间控制与反馈的关系,在同一层次间往往是多种激素相互关联地发挥调节作用。激素之间的相互作用,有协同,也有拮抗。对某一生理过程实施正反调控的两类激素,保持着某种平衡,一旦平衡被打破,将导致内分泌疾病。

第一节　垂　体　激　素

垂体激素(hypophyseal hormone)是脊椎动物垂体(或脑下垂体)分泌的多种微量蛋白质和肽类激素的总称。它们的作用各异,分别调节动物的生长、发育、生殖、代谢,或控制各外周内分泌腺体以及器官的活动。

垂　体　结　构

垂体前叶和中叶总称腺垂体,分泌一系列蛋白质和多肽激素,如促甲状腺激素(TSH)、促肾上腺皮质激素(ACTH)、促黄体素(LH)、卵泡刺激素(FSH)、催乳素(PRL)、生长激素(GH)、促黑素(MSH)、促脂解素(LPH)、内啡肽等。这些从腺体分泌出的微量激素进入血液循环,分别起到刺激相应靶腺产生和分泌特异的激素以及调节机体和组织的生长等功能。下丘脑、垂体与靶腺之间,层层控制,相互制约,组成一个闭环的反馈系统,其中垂体激素起到承上启下的作用(图 28-1)。垂体后叶是神经垂体的主要部分,分泌缩宫素与血管升压素。

一、垂体前叶激素

已确定功能并阐明结构的垂体前叶激素(anterior pituitary hormone)主要包括:

促甲状腺激素 thyroid stimulating hormone, TSH

促进甲状腺增生,促进该腺体合成和分泌甲状腺激素。体内甲状腺激素分泌不足时,解除其对垂体前叶的负反馈作用,则 TSH 分泌增强,导致甲状腺肥大。

促肾上腺皮质激素 adrenocorticotropic hormone, ACTH

促进肾上腺皮质的增生和肾上腺皮质激素的生成及分泌。ACTH 是 α- 促黑素的前体,临床上可

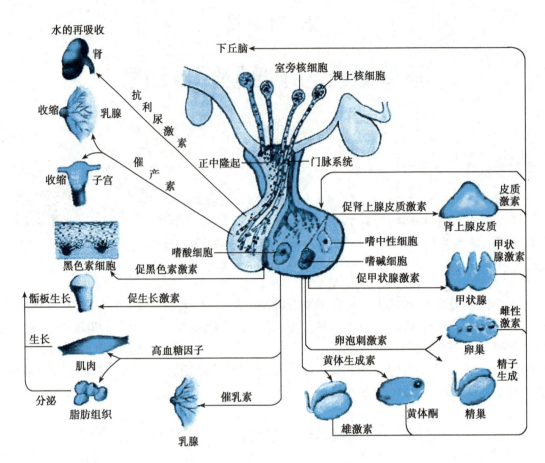

图 28-1   垂体激素对靶器官的作用和反馈调节示意图

用于治疗某些胶原病、痛风、支气管哮喘等。

促性腺激素

包括促黄体素（luteinizing hormone, LH）与卵泡刺激素（follicle-stimulating hormone, FSH）。两者协调作用，促进性腺的正常发育与性激素的合成和分泌。LH 对雌性可促使排卵，促进黄体生成并分泌黄体酮；对雄性则促使间质细胞发育，刺激睾丸分泌雄激素。FSH 刺激卵巢或睾丸中卵子或精子的生成。

生长激素 growth hormone, GH

增加葡萄糖的通透性和氧化作用；促进糖原异生，使血糖升高；促进脂肪分解作用，使血浆游离脂肪升高；促进脱氧核糖核酸、核糖核酸及蛋白质的合成；刺激软骨、骨骼、肌肉和淋巴细胞的增殖，并加强垂体其他激素的作用。幼年期如 GH 分泌减退，则妨碍生长发育，引起身材异常矮小的生长激素缺乏性侏儒症；若 GH 分泌过盛会引起巨人症，成年人则引起肢端肥大。目前，临床上使用的生长激素多为注射用重组人生长激素（recombinant human growth hormone, rhGH）。重组人生长激素是通过基因重组大肠埃希菌分泌型表达技术生产的，具有与人体内源性生长激素同等的作用。

【药动学】   皮下注射 8U 后，有 80% 被吸收，约 5.3 小时血药浓度达峰值 0.053U/L，半衰期约为 4 小时；静脉注射后，半衰期约为 30 分钟，约 90% 在肝脏中代谢，仅约 0.1% 以原型经过胆道及肾排泄。

【药理作用】

（1）刺激骨骺端软骨细胞分化、增殖，刺激软骨基质细胞增长，刺激成骨细胞分化、增殖，引起线形生长加速及骨骼变宽。

（2）促进全身蛋白质合成。

（3）刺激免疫球蛋白合成，刺激淋巴样组织、巨噬细胞和淋巴细胞的增殖，增强抗感染能力。

（4）刺激烧伤创面及手术切口胶原体细胞合成纤维细胞以及巨噬细胞分裂增殖。

（5）促进心肌蛋白合成，增强心肌收缩力，降低心肌耗氧量，调节脂肪代谢，降低血清胆固醇、低密度脂蛋白的水平。

（6）补充生长激素不足或缺乏，调节成人的脂肪代谢、骨代谢、心肾功能。

【临床应用】

（1）用于各种原因引起的人生长激素缺乏性身材矮小，包括垂体病变和/或下丘脑病变所致者，或者因内源性生长激素缺乏所造成的儿童生长缓慢。

（2）纠正手术等创伤后的负氮平衡状态，纠正重度感染及肝硬化等所致的低蛋白血症，增强抗感染能力，加速伤口愈合。

（3）用于内源性生长激素缺乏的扩张型心肌病和缺血性心脏病且伴有糖尿病的患者。

【不良反应】　同一部位长期注射，会致局部脂肪萎缩，皮肤色素沉着。用药过量会致血钾降低，部分患者可出现高血糖。

【禁忌证】　对本品过敏者；恶性肿瘤患者或有肿瘤进展症状者；糖尿病患者；颅内进行性病损者；孕妇；哺乳期妇女；严重全身性感染等危重患者在急性休克期内禁用。

【药物相互作用】　与糖皮质激素合用，其促进生长的作用可被抑制。如以氢化可的松计，在生长激素治疗中，糖皮质激素用量通常不得超过 10~15mg/m^2；蛋白同化激素、雄激素、雌激素与本品合用时，可加速骨骼提前闭合。

催乳素 prolactin，PRL

促进乳腺生长与发育，还能刺激卵巢黄体分泌黄体酮。怀孕期间 PRL 的分泌增多，引起乳腺增生；哺乳期间，促进乳汁的生成和分泌。

β- 促脂解素 β-lipotropic hormone，β-LPH

为 β- 促黑素与内啡肽的前体。能微弱促进脂肪水解，具有吗啡样镇痛效应及影响情绪与运动的活性。

二、垂体后叶激素

包括缩宫素与血管升压素，均为含一个二硫键的 9 肽酰胺。

缩宫素 oxytocin

又称催产素（pitocin），为垂体后叶激素的主要成分之一。目前，临床应用的缩宫素为人工合成品，或从牛、猪垂体后叶中提取分离的制剂，其提取的制剂中主要含有缩宫素，也有血管升压素，每单位相当于 2μg 缩宫素。

【药动学】　缩宫素对蛋白水解酶敏感，故口服无效，须肠外给药。喷雾剂鼻腔应用和锭剂口腔黏膜给药较易吸收；肌内注射 3~5 分钟开始起效，疗效维持 20~30 分钟；静脉注射作用快，维持时间短。可透过胎盘。大部分经肝及肾代谢失活，少部分以结合形式由尿排出。妊娠期间血浆中出现缩宫素酶能使缩宫素失活。缩宫素半衰期较短，为 5~12 分钟。

【药理作用】

（1）收缩子宫：缩宫素能直接兴奋子宫平滑肌，使子宫收缩力增强、收缩频率加快。其收缩强度取决于所用的剂量及子宫的生理状态。

（2）排乳：缩宫素在排乳中具有重要作用。乳腺小叶分支被平滑肌和肌上皮细胞所包绕，这些组织细胞收缩可使乳汁从乳腺小叶进入较大的窦中，使其易被婴儿吮吸。其中，肌上皮细胞对缩宫素高度敏感。缩宫素能收缩乳腺小叶周围的肌上皮细胞，促进排乳。

（3）舒张血管平滑肌：大剂量缩宫素可引起短暂而显著的血管平滑肌舒张，使收缩压、舒张压均下降，以后者更为明显。一般不引起血压明显下降，但大剂量时可使动脉压明显下降，尤其是在麻醉状态下。

（4）其他作用：缩宫素在结构上类似于血管升压素，从而具有抗利尿作用，特别是在大剂量使用时。亦具有抑制促肾上腺皮质激素（ACTH）的作用。

【作用机制】 缩宫素的收缩子宫作用是通过与缩宫素受体结合所致。人体子宫平滑肌细胞膜存在特异性缩宫素受体，该受体与 G 蛋白（G_9、G_{11}）相偶联，活化时，通过 G 蛋白介导激活磷脂酶 C（PLC），生成 1,4,5- 三磷酸肌醇（IP_3），促进细胞内钙池释放 Ca^{2+}；也可通过细胞膜去极化，激活电压门控钙通道，增加胞质中 Ca^{2+} 浓度，从而增加子宫平滑肌的收缩。子宫平滑肌对缩宫素敏感性的增加与该受体数量增加相平行。不同妊娠期其受体密度不同，在妊娠 13~17 周时受体增加 6 倍，末期达 80 倍，分娩时进一步增加，故对缩宫素敏感性大大增加。

【临床应用】

（1）催产和引产：对于无产道障碍而宫缩无力的难产患者，可用小剂量缩宫素加强子宫的收缩性能，促进分娩。对于死胎、过期妊娠或患有心脏病、肺结核等的孕妇需提前终止妊娠者，可用其引产。用药期间必须密切观察子宫收缩和胎心情况，以调整药物用量。

（2）产后止血：可用于防治产后出血。较大剂量（5~10U）缩宫素皮下或肌内注射，可迅速引起子宫强直性收缩，压迫子宫内肌层血管而止血。由于缩宫素作用时间较短，常需加用麦角生物碱制剂维持疗效，也可辅助给予缩宫素滴鼻剂。麦角新碱 500μg 和缩宫素 5U 肌内注射能迅速止血（2 分钟），且具有延长效应。

【不良反应】 缩宫素的人工合成品不良反应较少。缩宫素大剂量使用或在对缩宫素高度敏感的产妇可造成子宫强烈收缩，乃至子宫破裂及广泛性软组织撕裂。亦可引起胎儿心率减慢、心律失常、窒息，甚至胎儿或产妇死亡。静脉内较长时间给药后，可导致水潴留、水中毒、肺水肿、惊厥、昏迷，甚至死亡。

【禁忌证】 产道异常、胎位不正、头盆不称、前置胎盘、三次妊娠以上的经产妇或有剖宫产史者禁用。

血管升压素 vasopressin

又称抗利尿激素（antidiuretic hormone，ADH），也称加压素。血管升压素的主要作用是促进肾小管对水分的重吸收。血管升压素分泌多时，肾小管对水分的重吸收就增加，尿量减少。反之，尿量就增多。此外，血管升压素能使全身小动脉收缩，血压上升，可用于某些出血的治疗。目前临床上使用的血管升压素多为去氨加压素注射液。

去氨加压素 desmopressin

【药动学】 按每千克体重 0.3μg 给药后，血浆峰浓度约为 600pg/ml，血浆半衰期为 3~4 小时。皮下注射的生物利用度约为静脉注射的 85%。本品静脉给药 2~4μg，抗利尿作用可达 5~20 小时。

【药理作用】 去氨加压素为天然精氨盐加压素的结构类似物，作用与加压素相似，但抗利尿作用显著增强，对血管平滑肌的作用却很弱，因而避免升压的不良反应。

【临床应用】

（1）适用于先天性或药物诱发的血小板功能障碍、尿毒症、肝硬化及不明原因引起的出血时间延长的患者,在介入性治疗或诊断手术前使用,能使延长的出血时间缩短或恢复正常。

(2) 对去氨加压素试验剂量呈阳性反应的轻度 A 型血友病及血管性血友病患者,可用于控制及预防小型手术时的出血。

(3) 治疗中枢性尿崩症。给药后可增加尿渗透压,降低血浆渗透压,从而减少尿液排出,减少排尿次数和夜尿。

(4) 可用作测试肾尿液浓缩功能,有助于对肾功能的诊断。

【不良反应】　头痛、眩晕、恶心和胃部不适。一过性血压降低,伴有反射性心动过速及面部潮红。

【禁忌证】　习惯性及精神性烦渴症患者、不稳定型心绞痛患者、代偿失调的心功能不全患者、ⅡB型血管性血友病患者、需要用利尿药的其他疾病患者禁用。

【药物相互作用】　一些可引起血管升压素释放的药物,如三环类抗抑郁药、氯丙嗪、卡马西平等,可增加抗利尿作用和增加水潴留的危险。吲哚美辛会加强患者对去氨加压素的反应,但不会影响其药效的持续时间。

第二节　下丘脑释放激素

下丘脑释放激素(hypothalamic releasing hormone)是下丘脑不同类型的神经核团细胞所产生的一系列肽类激素的总称。它们能有效地调节垂体前叶各种激素的合成和分泌,由此调控全身主要内分泌腺的活动(图 28-2)。目前已阐明结构并人工合成的下丘脑释放激素有促甲状腺激素释放激素(TRH)、促性腺激素释放激素(GnRH)、促肾上腺皮质激素释放激素(CRH)、生长激素释放激素(GHRH)等。

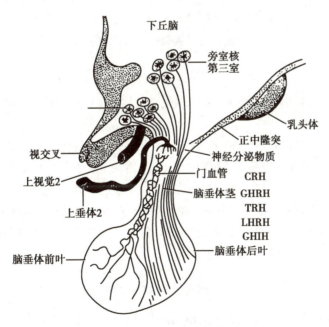

CRH:促肾上腺皮质激素释放激素;GHRH:生长激素释放激素;TRH:促甲状腺激素释放激素;LHRH:促黄体素释放激素;GHIH:生长激素释放抑制激素。

图 28-2　下丘脑和垂体的神经束和血液输给示意图

促性腺激素释放激素 gonadotropin releasing hormone,GnRH

哺乳动物的促性腺激素释放激素组成:焦谷-组-色-酪-甘-亮-精-脯-甘。促性腺激素释放激素与生殖密切相关,能刺激垂体前叶生成和分泌两种促性腺激素——促黄体素(LH)与卵泡刺激素(FSH),对前者的效应尤为显著。目前所使用人工合成的药物有曲普瑞林、亮丙瑞林、戈那瑞林等。

曲普瑞林 triptorelin

【药动学】 口服无效,皮下注射可以迅速被机体吸收。血浆半衰期因患者个体差异有所不同,平均为 11.7 小时。在体内的代谢机制尚未阐明。

【药理作用】 曲普瑞林是人工合成的促性腺激素释放激素(GnRH)的类似物。其结构的改良是用右旋色氨酸取代天然分子结构中的第六个左旋甘氨酸(图 28-3)。曲普瑞林与 GnRH 作用相同,但其血浆半衰期延长,且对 GnRH 受体的亲和力更强,因此曲普瑞林为 GnRH 受体的强力激动药。

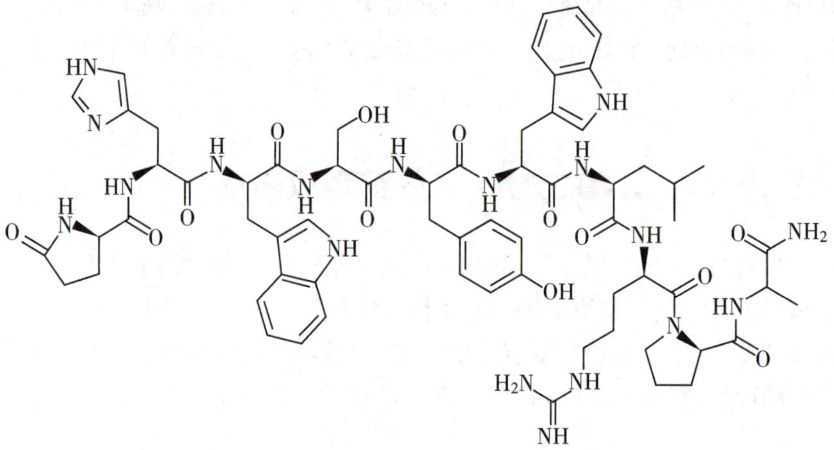

Pyr-His-Trp-Ser-Tyr-D-Trp-Leu-Arg-Pro-Gly-NH$_2$

图 28-3　曲普瑞林化学结构

【临床应用】
(1) 前列腺癌:治疗转移性前列腺癌,对未接受过其他激素治疗的患者疗效更明显;性早熟(女孩 8 岁以前,男孩 10 岁以前)。
(2) 生殖器内外的子宫内膜异位症(I ~ Ⅳ 期):一个疗程,并限制在 6 个月内。
(3) 女性不孕症:在体外受精胚胎移植程序中,与促性腺激素联合使用,诱导排卵。

【不良反应】 男性患者出现热潮红、勃起功能障碍及性欲减退;女性患者出现热潮红、阴道干涸、交媾困难、出血斑及轻微骨基质流失。但一般在治疗停止后 6~9 个月均可完全恢复正常。

【禁忌证】 非激素依赖性的前列腺癌、前列腺切除手术后的患者、对本品任何成分过敏的患者禁用;在治疗期间,若患者发现已怀孕,应停止使用。

亮丙瑞林 leuprorelin

【药动学】 亮丙瑞林口服无效,皮下或肌内注射吸收好。皮下注射醋酸亮丙瑞林,1~2 天达血药浓度峰值。醋酸亮丙瑞林在体内遇水分解,产生 4 种降解产物,通过肾脏排泄。

【药理作用】 首次给药后立即产生一过性的垂体 - 性腺系统兴奋作用,然后抑制垂体促性腺激素的生成和释放。进一步会抑制卵巢和睾丸对促性腺激素的反应,从而降低雌二醇和睾酮的生成。

【临床应用】 子宫内膜异位症;伴有月经量过多、下腹痛、腰痛及贫血等的子宫肌瘤;绝经前乳腺癌,且雌激素受体阳性患者;前列腺癌;中枢性性早熟症。

【不良反应】 出现发热、颜面潮红、发汗、性欲减退、勃起功能障碍、男子女性化乳房、睾丸萎缩、会阴不适等现象。

【禁忌证】　对本药以及其他 GnRH 衍生物有过敏史者、孕妇或有可能怀孕的妇女、哺乳期妇女、有不明原因阴道出血者禁用。

戈那瑞林 gonadorelin

【药动学】　口服极少吸收，静脉注射 3 分钟后血药浓度达峰值，血浆半衰期仅数分钟，在血浆中水解成无活性的代谢产物，由尿中迅速排泄。

【药理作用】　本品能刺激垂体促性腺激素（FSH 和 LH）的合成和释放，后者则刺激性腺释放性激素。单剂使用时能增加循环中的性激素，连续使用可致腺垂体中促性腺激素释放激素受体下调，从而减少性激素的分泌。

【临床应用】　戈那瑞林与人绒毛膜促性腺激素（hCG）具有相似的排卵率与妊娠率，应用 GnRH 制剂代替人绒毛膜促性腺激素排卵，成为促排卵治疗的一种新方法，还可用于多囊卵巢综合征患者起促排卵作用。

【不良反应】　恶心、腹部不适、头痛、月经过多、阴道干燥、面部潮红和性欲丧失，注射部位出现疼痛、皮疹、血栓性静脉炎、肿胀和瘙痒等。有发生过敏反应的报道，包括支气管痉挛和过敏症。

人绒毛膜促性腺激素 human chorionic gonadotrophin，hCG

为促性腺激素药，对女性能起到促进和维持黄体功能的作用，使黄体合成孕激素；可促进卵泡生成和成熟而促发排卵，可用于垂体促性腺激素功能不足所致的女性无排卵性不孕症。对男性能使垂体功能不足者的睾丸产生雄性激素，促使睾丸下降和男性第二性征的发育，可用于青春期前隐睾症、垂体功能低下所致男性不育。部分患者可发生过敏反应，长期应用可抑制垂体功能以及产生抗体。

人绝经期促性腺激素 human menopausal gonadotropin，hMG

由 75 单位卵泡刺激素（FSH）与 75 单位促黄体素（LH）组成。卵泡刺激素可以刺激卵泡生长与成熟，促黄体素可引起排卵并刺激黄体发育，但 hMG 中所含的促黄体素量不足以使黄体发育，故其主要作用是促卵泡发育。临床用于治疗垂体功能低下所致无排卵患者，与人绒毛膜促性腺激素合用，可促使排卵功能恢复与妊娠，但对原发性卵巢衰竭无效。

促肾上腺皮质激素释放激素 corticotrophin releasing hormone，CRH

CRH 为 41 肽酰胺，在不同哺乳类动物中其结构基本相同，能刺激垂体释放促肾上腺皮质激素（ACTH）与内啡肽（一种具有吗啡样镇痛效应的内源性 31 肽）。在应激情况下，CRH 的作用更为明显，是协调全身作出神经、内分泌以及警觉行为等反应的化学信号。

促肾上腺皮质激素 adrenocorticotropic hormone，ACTH

刺激肾上腺皮质增生、重量增加，肾上腺皮质激素的合成和分泌增多，主要为糖皮质激素（氢化可的松）。盐皮质激素（醛固酮）在用药初期有所增加，继续用药则不再增加。肾上腺雄激素的合成和分泌也增多。促肾上腺皮质激素临床用于活动性风湿病、类风湿关节炎、红斑狼疮等胶原病；亦用于严重的支气管哮喘、严重皮炎等过敏性疾病及急性白血病、霍奇金病等。糖尿病患者使用时可增加降血糖药用量。

促甲状腺激素释放激素 thyrotropin releasing hormone，TRH

促进垂体前叶生成和释放促甲状腺激素，此外，尚有刺激垂体分泌催乳素的效应。其半衰期约为 2 分钟。人工合成的 TRH 临床应用于甲状腺疾患的诊断，作为鉴别下丘脑性或垂体性功能障碍的参考指标。

生长激素释放激素 growth hormone releasing hormone，GHRH

可刺激垂体前叶释放生长激素。同时还可促进促黑素释放素（MRH）、催乳素释放因子（PRF）及催乳素释放抑制因子（PIF）等的释放。

生长抑素 somatostatin

1973 年，首先从牛的下丘脑中分离，因抑制垂体生长激素的释放而得名。分布较广，既存在于中枢神经系统，也存在于胃肠道、胰腺等组织。人工合成的生长抑素与天然生长抑素在化学结构和作用机制上完全相同，通过静脉注射可抑制生长激素、促甲状腺激素、胰岛素和胰高血糖素的分泌，并抑制胃泌素、胃酸及胃蛋白酶的分泌。生长抑素可预防和治疗胰腺外科手术后并发症、治疗糖尿病酮症酸中毒及上消化道出血。对生长抑素过敏者，孕妇、产妇和哺乳期妇女禁用本品。

本 章 小 结

药物类别及代表药物	药动学	药理作用	临床应用	不良反应
垂体前叶激素				
● 重组人生长激素	皮下注射 8U 后 80% 被吸收；静脉注射后，半衰期约为 30 分钟，约 90% 在肝脏代谢，仅约 0.1% 以原型经胆道及肾排泄	补充生长激素不足或缺乏，调节成人的脂肪代谢、骨代谢、心肾功能，增强抗感染能力，促进全身蛋白质合成	各种原因生长激素分泌不足所致生长障碍	同一部位长期注射，会致局部脂肪萎缩，皮肤色素沉着。用药过量会致血钾降低，部分患者可出现高血糖
垂体后叶激素				
● 缩宫素	口服无效，肠外给药有效，常肌内注射和静脉注射。喷雾剂鼻腔应用和锭剂口腔黏膜给药较易吸收。大部分经肝及肾代谢失活，少部分以结合形式由尿排出	兴奋子宫平滑肌；收缩乳腺小叶周围的肌上皮细胞；大剂量降低收缩压与舒张压；小剂量加强子宫收缩；压迫子宫内肌层血管；抗利尿作用	收缩子宫；排乳；舒张血管平滑肌；催产和引产；产后止血；结构上类似于血管升压素，从而具有抗利尿作用，特别是在大剂量使用时	大剂量使用或对缩宫素高度敏感的产妇造成子宫强烈收缩，乃至子宫破裂及广泛性软组织撕裂。产道异常、胎位不正、头盆不称、前置胎盘、三次妊娠以上的经产妇或有剖宫产史者禁用
● 去氨加压素	血浆半衰期为 3~4 小时，皮下注射生物利用度约为静脉注射生物利用度的 85%。静脉给药 2~4μg，抗利尿作用可达 5~20 小时	使延长的出血时间缩短或恢复正常；控制及预防小型手术时的出血；增加尿渗透压，降低血浆渗透压，从而减少尿液排出	先天性或药物诱发的血小板功能障碍、尿毒症、肝硬化及不明原因而引起的出血时间延长；中枢性尿崩症；肾尿液浓缩功能测试	习惯性及精神性烦渴症患者、不稳定型心绞痛患者、代偿失调的心功能不全患者、ⅡB 型血管性血友病患者、需要用利尿药的其他疾病患者禁用

续表

药物类别及代表药物	药动学	药理作用	临床应用	不良反应
下丘脑释放激素				
● 曲普瑞林	皮下注射可迅速被机体吸收,血浆半衰期因人而异,平均为11.7小时	GnRH受体的强激动药,可逆性地刺激垂体分泌促性腺激素	用于转移性前列腺癌、子宫内膜异位症(一个疗程限制在6个月内)、女性不孕症	男性患者出现热潮红、勃起功能障碍及性欲减退;女性患者出现热潮红、阴道干涩、交媾困难、出血斑及轻微骨基质流失
● 亮丙瑞林	口服无效,皮下注射,1~2天达血药浓度峰值。在体内产生4种降解产物,通过肾脏排泄	抑制垂体促性腺激素的生成和释放,抑制卵巢和睾丸对促性腺激素的反应,降低雌二醇和睾酮的生成	子宫内膜异位症;绝经前乳腺癌,且雌激素受体阳性患者;前列腺癌;中枢性性早熟症	发热、颜面潮红、发汗、性欲减退、勃起功能障碍等
● 戈那瑞林	口服极少吸收,静脉注射3分钟后血药浓度达峰值,血浆半衰期仅数分钟,由尿中排泄	刺激垂体合成和释放促性腺激素,从而刺激性腺释放性激素	代替人绒毛膜促性腺激素,具有相似的排卵率与妊娠率	有恶心、月经过多、皮疹、血栓性静脉炎等
● 人绒毛膜促性腺激素		对女性能促进和维持黄体功能,使黄体合成孕激素;对男性能使垂体功能不足者的睾丸产生雄性激素	垂体功能不足所致的女性无排卵性不孕症;青春期前隐睾症;垂体功能低下所致男性不育	部分患者可发生过敏反应;长期应用可抑制垂体功能以及产生抗体
● 促肾上腺皮质激素	静脉滴注时遇碱性溶液配伍可发生浑浊、失效	刺激肾上腺皮质增生、肾上腺皮质激素的合成和分泌增多	用于活动性风湿病、类风湿关节炎、红斑狼疮等胶原病;亦用于严重的支气管哮喘、严重皮炎等过敏性疾病及急性白血病、霍奇金病等	糖尿病患者使用时可增加降血糖药用量
● 生长抑素	半衰期很短,仅为数分钟	抑制生长激素、促甲状腺激素、胰岛素和胰高血糖素的分泌,并抑制胃泌素、胃酸及胃蛋白酶的分泌	预防和治疗胰腺外科手术后并发症、治疗糖尿病酮症酸中毒及上消化道出血	对生长抑素过敏者,孕妇、产妇和哺乳期妇女禁用

第二十八章
目标测试

(蒋丽萍)

第二十九章

性激素类药物及避孕药

第二十九章
教学课件

性激素(sex hormone)是性腺分泌的一类甾体激素,包括雌激素、孕激素和雄激素三大类,临床使用的性激素主要是人工合成品及其衍生物,多数也属于甾体化合物。性激素除可用于治疗某些疾病外,主要用作避孕药(contraceptive),目前常用的避孕药大多数为雌激素和孕激素的复合制剂。

【作用机制】 性激素受体位于细胞核内,是一类可溶性的 DNA 结合蛋白。性激素通过与其受体特异性结合形成复合物并作用于 DNA,最终通过影响靶基因 mRNA 转录和蛋白质合成来产生生物学效应。

【分泌及调节】 性激素的产生和分泌受下丘脑 - 垂体前叶 - 性腺轴调控。下丘脑分泌促性腺激素释放激素(GnRH),促进垂体前叶分泌卵泡刺激素(FSH)和黄体生成素(LH)。在女性体内,FSH 可以刺激卵巢中的卵泡发育与成熟,并使其分泌雌激素;LH 则可促进卵巢黄体生成,并促使卵巢黄体分泌孕激素。在男性体内,FSH 可促进睾丸曲细精管的成熟和睾丸中精子的生成,对生精过程有启动作用;LH 则促进睾丸间质细胞分泌雄激素,加速睾酮的合成,维持生精过程。

反过来,性激素对下丘脑及垂体前叶的分泌有正、负反馈调节作用,从而能够维持体内性激素水平的稳定和正常的生殖功能。这种反馈调节主要通过三种途径来完成,以女性为例:长反馈是性激素对下丘脑及腺垂体的反馈作用。例如,在排卵前期,雌激素水平较高,可直接或间接通过下丘脑促进垂体前叶分泌 LH,引发排卵,这一反馈过程是正反馈调节;而在黄体期(月经周期的分泌期),雌、孕激素水平都较高,可使下丘脑 GnRH 的分泌减少,从而抑制排卵,这一反馈过程是负反馈调节,绝大多数常用甾体避孕药就是根据这一负反馈而设计的。短反馈是指腺垂体分泌的 FSH、LH 通过负反馈作用使下丘脑的 GnRH 释放减少。超短反馈是腺体内的自行正反馈调节,例如,下丘脑分泌 GnRH 作用于自身,促进 GnRH 分泌,从而实现自行调节;雌激素可局部刺激成熟的卵泡,增加卵泡促性腺激素的敏感性,从而促进雌激素的合成(图 29-1)。

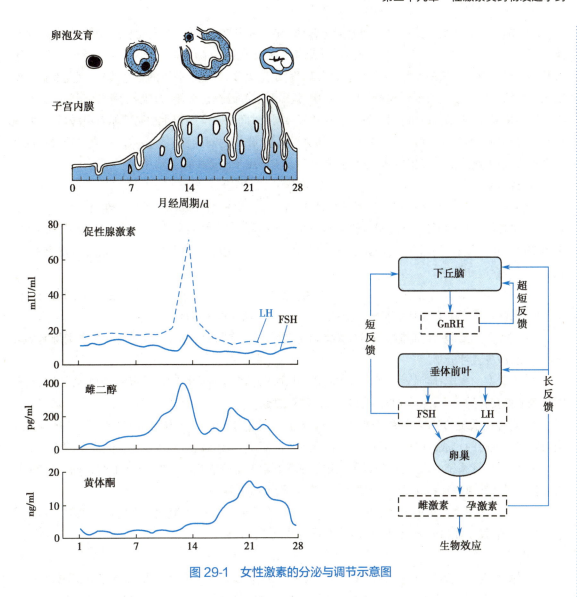

图 29-1　女性激素的分泌与调节示意图

第一节　雌激素类药物及抗雌激素类药物

一、雌激素类药物

雌激素（estrogen）的生物学活性非常广泛,在心血管系统、中枢神经系统、骨骼系统、生殖系统等的生长、发育与功能调节方面均发挥了重要作用。人体内主要有三种内源性雌激素:雌二醇（estradiol,E_2）、雌酮（estrone,E_1）和雌三醇（estriol,E_3）。卵巢和睾丸分泌的天然雌激素主要是雌二醇,作用最强,从孕妇尿中提取的雌酮、雌三醇等多为雌二醇的肝脏代谢产物。

临床常用的雌激素类药物多系雌二醇的人工合成衍生物,主要有口服强效雌激素类药物炔雌醇（ethinylestradiol）、口服长效雌激素类药物炔雌醚（quinestrol）、肌内注射一次之后药效可持续数周的戊酸雌二醇（estradiol valerate）等。尼尔雌醇（nilestriol）是雌三醇的衍生物,是一种长效的雌激素。此外,还人工合成了一些结构简单、具有雌激素样作用的非甾体类同型物,如己烯雌酚（diethylstilbestrol）等。近年来,结合雌激素（conjugated estrogen）如妊马雌酮（雌酮硫酸盐和马烯雌酮硫酸盐的混合物）因可口服、高效、长效及不良反应较少等优点而被广泛应用。

【药动学】　天然雌激素口服后经胃肠道吸收,在肝脏内被迅速代谢,生物利用度低,故需注射给药。其代谢产物雌酮和雌三醇大部分会形成葡糖醛酸或硫酸酯,随尿排出;小部分可经胆汁入肠,形成肝肠循环。雌二醇透皮贴剂可通过皮肤缓慢而稳定地吸收,避免了肝脏的首过效应,因此其血药浓度比口服给药更稳定。人工合成的乙炔衍生物(炔雌醇、炔雌醚、己烯雌酚)吸收后储存于脂肪组织中再逐渐缓慢释放,不易被肝脏代谢,故口服疗效好,维持时间长。酯类衍生物制剂如苯甲酸雌二醇、戊酸雌二醇和环戊丙酸雌二醇,在肌内注射局部缓慢吸收,作用时间延长。大多数雌激素可通过皮肤和黏膜吸收,故可制成贴片经皮给药,也可制成霜剂或栓剂用于阴道发挥局部作用。

【药理作用】

(1) 对生殖系统的影响:对未成年女性,促进女性性器官的发育和成熟,维持女性第二性征。对成熟女性,除保持女性性征外,促进子宫肌层和内膜增殖变厚,并在孕激素的协同作用下,使子宫内膜产生周期性变化,形成月经周期;可增强子宫平滑肌对缩宫素的敏感性;促进子宫颈管腺体分泌黏液,有利于精子的穿透和存活。

(2) 对排卵的影响:小剂量雌激素,可促进性腺激素分泌,促进排卵;大剂量雌激素,则通过负反馈调节机制,减少下丘脑 GnRH 的释放及 FSH 和 LH 分泌,从而抑制排卵。

(3) 对乳腺的影响:小剂量雌激素能刺激乳腺导管及腺泡的生长发育;大剂量雌激素则抑制催乳素的作用,减少乳汁分泌。

(4) 对代谢的影响:雌激素可促进水钠潴留,使血压升高;增加骨骼的钙盐沉积,加速骨骺闭合;预防绝经期妇女骨质丢失;降低 LDL、升高 HDL;降低糖耐量。

(5) 对神经系统的影响:雌激素能促进神经细胞的生长、分化、存活与再生,并且促进神经胶质细胞的发育及突触的形成;此外,雌激素还可以促进乙酰胆碱、多巴胺、5- 羟色胺等神经递质的合成。

(6) 对心血管系统的影响:雌激素可以增加一氧化氮和前列腺素的合成,舒张血管,抑制血管平滑肌细胞的异常增殖和迁移,减轻心肌缺血 - 再灌注损伤从而保护心脏。

(7) 其他:雌激素尚可增加凝血因子Ⅱ、Ⅶ、Ⅸ、Ⅹ的活性,促进血液凝固。在应用较大剂量的雌激素避孕药时有发生血栓的风险;此外,雌激素具有抗雄激素作用。

【临床应用】

(1) 围绝经期综合征:又称更年期综合征,更年期妇女由于卵巢功能降低,雌激素分泌减少,而下丘脑 GnRH 分泌增加,产生内分泌失调所致的一系列症状,如面颊红热、出汗、恶心、失眠、肥胖和情绪不安等。采用雌激素替代疗法可反馈抑制 GnRH 分泌,减轻上述症状。对绝经后和老年性骨质疏松症,适量补充雌激素,可减少骨质丢失,预防骨折发生。对因雌激素缺乏引起的老年性阴道炎和阴道干燥,局部用药有效。

(2) 卵巢功能不全及闭经:原发性或继发性卵巢功能低下者,用雌激素替代治疗,可促进子宫、外生殖器及第二性征发育。与孕激素联用,可产生人工月经周期。

(3) 功能性子宫出血:由于体内雌激素水平低,子宫内膜创面修复不良,可引起阴道持续少量出血。雌激素能促进子宫内膜增生,修复出血创面,使不规则出血停止。

(4) 乳房胀痛及退乳:部分妇女停止哺乳后,乳汁继续分泌而引起乳房胀痛,大剂量雌激素抑制催乳素的作用,使乳汁分泌减少而退乳消痛。

(5) 绝经后晚期乳腺癌:乳腺癌的发生可能与内源性雌酮有关。绝经期妇女卵巢雌二醇的分泌减少,肾上腺皮质分泌的雄烯二酮可转化为雌酮,后者对乳腺的持续作用,可能是导致乳腺癌的重要原因。大剂量雌激素能抑制垂体分泌促性腺激素,减少雌酮的产生,可用于绝经后 5 年以上晚期乳腺癌,缓解率达 40%。但绝经前及绝经期 5 年以内的乳腺癌患者禁用。

(6) 前列腺癌:大剂量雌激素可抑制垂体促性腺激素的分泌,使睾丸萎缩及雄激素分泌减少,且雌激素本身又有抗雄激素作用,因而可用于治疗前列腺癌。

(7) 避孕:雌激素与孕激素合用可避孕。

(8) 痤疮:青春期痤疮(粉刺)常因雄激素分泌过多,刺激皮脂腺大量分泌,引起局部腺管堵塞及继发感染所致。雌激素能抑制雄激素分泌,且有抗雄激素作用,可用于青春期痤疮的治疗。

(9) 骨质疏松症:雌激素能阻止绝经早期的骨丢失,在绝经前 5~10 年开始应用激素疗法对预防骨质疏松症效果佳。对绝经后和老年女性骨质疏松症的患者,应用雌激素可减少骨质吸收,防止骨折的发生。

【不良反应】

(1) 常见厌食、恶心、呕吐及头晕等,宜减少剂量或从小剂量开始逐渐增加到达治疗剂量可减轻这些症状。

(2) 长期大剂量使用雌激素可引起子宫内膜过度增生,从而引起子宫出血,故子宫内膜炎患者慎用;大剂量使用雌激素还可导致水钠潴留,引起高血压、水肿及加重心力衰竭。

(3) 雌激素可增加子宫癌的发生率。绝经期妇女应用雌激素可使子宫癌发生率增加 5~7 倍,且与剂量和时间有关,故在治疗更年期综合征时,应使用最低有效剂量,并尽量缩短疗程。

(4) 雌激素可加重偏头痛和诱发抑郁症。

(5) 妊娠期间不应使用雌激素,以免引起胎儿的发育异常;本药主要在肝脏代谢,肝功能不良者可引起胆汁淤积性黄疸,故慎用。

二、抗雌激素类药物

本类药物能竞争性拮抗雌激素受体,从而抑制或减弱雌激素作用。临床常用的有他莫昔芬(tamoxifen,三苯氧胺)、氯米芬(clomifene)、雷洛昔芬(raloxifene)等,统称为抗雌激素类药物或选择性雌激素受体调节药(selective estrogen receptor modulator,SERM)。上述药物的显著特点是对生殖系统表现为雌激素拮抗作用,而对骨骼系统及心血管系统则表现为雌激素样作用,这对于雌激素的替代治疗具有重要意义。

他莫昔芬为雌二醇受体竞争性拮抗药,能与乳腺癌细胞的雌激素受体结合,不刺激转录或作用极微弱,却能抑制依赖雌激素才能持续生长的肿瘤细胞。本药为乳腺癌激素治疗的一线药物,用于治疗绝经期后呈进行性发展的乳腺癌。

氯米芬为三苯乙烯衍生物,其化学结构与己烯雌酚相似,有较弱的雌激素活性和中等程度的抗雌激素作用。可竞争性与雌激素受体结合,阻止雌二醇的正常负反馈调节,促进 GnRH 和垂体前叶促性腺激素分泌,刺激卵巢分泌雌激素,诱发排卵。临床可用于功能性不孕、功能性子宫出血、月经不调、绝经后晚期乳腺癌及长期使用避孕药后发生的闭经等。

雷洛昔芬为选择性雌激素受体调节药的第二代产品,能够特异性拮抗骨组织的雌激素受体来发挥作用。临床上主要用于治疗骨质疏松症。

第二节　孕激素类药物及抗孕激素类药物

一、孕激素类药物

天然孕激素(natural progestogen)主要指由卵巢黄体分泌的孕酮(progesterone,又称黄体酮),睾丸和肾上腺皮质也能少量分泌。天然孕激素体内含量极低,且口服无效。临床应用的孕激素多是人工合成品及其衍生物,按化学结构可分为两类:

1. 17α- 羟孕酮类　由孕酮衍生而来,活性与孕酮相似,如醋酸甲羟孕酮(medroxyprogesterone acetate,又称安宫黄体酮、甲羟孕酮)、甲地孕酮(megestrol)、氯地孕酮(chlormadinone)、地屈孕酮

(dydrogesterone)等。在此类孕激素的17位加上长的酯链则使其治疗作用持续时间延长。

2. 19- 去甲睾酮类　其结构与睾酮相似,由炔孕酮(ethisterone)衍生而来,如炔诺酮(norethisterone)、炔诺孕酮(norgestrel)、左炔诺酮(levonorgestrel)等。这类药物除有孕激素作用外,都还具有轻微雄激素样作用。

【药动学】　孕酮口服后,在胃肠道和肝脏被迅速代谢,首过效应明显,生物利用度低,故需注射或舌下给药。血浆蛋白结合率高,游离型仅为3%,主要在肝脏代谢,其代谢产物多与葡糖醛酸结合,从肾脏排出。

【药理作用】

(1) 生殖系统:主要为助孕、安胎作用。在月经后期,孕激素在雌激素作用的基础上,促进子宫内膜继续增厚、充血、腺体增生并产生分支,由增殖期转为分泌期,有利于受精卵的着床和胚胎发育;在妊娠期,能降低子宫对缩宫素的敏感性,抑制子宫平滑肌的收缩,起到保胎作用。

(2) 乳腺:孕酮可与雌激素共同促进乳腺腺泡的发育,为哺乳做准备。

(3) 体温:影响下丘脑体温调节中枢,可轻度升高体温。在月经周期中期时,排卵时基础体温较平时约高 0.5℃,持续到月经来临,此作用与孕激素密切相关。

(4) 代谢:孕酮为肝药酶诱导药,可促进药物代谢;其结构与醛固酮结构相似,竞争性对抗醛固酮的作用,促进 Na^+ 和 Cl^- 的排泄,从而产生利尿作用;促进蛋白质的分解代谢,增加尿素氮的排泄;增加血中 LDL,对 HDL 无或仅有轻微的影响。

【临床应用】　主要用于激素替代治疗和避孕。

(1) 功能性子宫出血:由于黄体功能不足,引起子宫内膜不规则成熟与脱落,导致子宫持续性出血,或因雌激素持续刺激子宫内膜,导致子宫内膜增生过度而引起子宫出血。在月经前应用孕激素类药物替代治疗,可使子宫内膜同步转为分泌期,在行经期有助于子宫内膜全部脱落。

(2) 痛经和子宫内膜异位症:常使用雌、孕激素复合避孕药抑制子宫痉挛性收缩而止痛,治疗痛经。长期大剂量使用孕激素如炔诺酮片可使异位的子宫内膜萎缩退化,治疗子宫内膜异位症。

(3) 子宫内膜腺癌、前列腺肥大和前列腺癌:大剂量孕激素可使子宫内膜癌细胞分泌耗竭而致瘤体萎缩退化,部分患者的病情得到缓解;可反馈性抑制垂体前叶分泌促黄体素,减少睾酮分泌,从而促进前列腺细胞的萎缩退化,可用于治疗前列腺肥大和前列腺癌。

(4) 先兆性及习惯性流产:对黄体功能不足所致的先兆性流产,可用大剂量孕激素安胎;而对习惯性流产的效果不确切。

(5) 闭经的诊断与治疗:雌激素和孕激素合用可用于诊断和治疗闭经。闭经妇女应用孕激素 5~7 天后,如果子宫内膜对内源性雌激素有反应,则发生撤退性出血。

【不良反应】　偶见恶心、呕吐、头痛或乳房胀痛。长期应用可引起子宫内膜萎缩、月经量减少甚至停经,并诱发阴道真菌感染。19- 去甲睾酮类激素因其具有雄激素样作用,大剂量使用可致肝功能障碍和女性胎儿男性化。

二、抗孕激素类药物

抗孕激素类药物可干扰孕酮的合成与代谢,主要包括米非司酮(mifepristone)、曲洛司坦(trilostane)、孕三烯酮(gestrinone)、环氧司坦(epostane)等。

米非司酮是炔诺酮的衍生物,为孕激素受体拮抗药,不仅具有抗孕激素受体和抗皮质激素的活性,而且还具有较弱的雄激素样活性。口服有效,生物利用度高,血浆半衰期长,可以有效延长至下一个月经周期,故不宜持续给药。由于米非司酮可对抗孕酮对子宫内膜的作用,具有明显的抗着床作用,故可用作房事后避孕的有效措施;具有抗早孕作用,可用于终止早期妊娠。

第三节　子宫平滑肌兴奋药与松弛药

一、子宫平滑肌兴奋药

子宫平滑肌兴奋药是一类选择性兴奋子宫平滑肌,使子宫产生节律性或强直性收缩的药物。前者主要用于催生、引产,后者主要用于产后止血或促进子宫复原等。其作用强弱与药物剂量或子宫功能状态有关。该类药物主要包括缩宫素、麦角生物碱和前列腺素。

缩宫素 oxytocin

见第二十八章垂体激素与下丘脑释放激素。

麦角生物碱 ergot alkaloid

麦角(ergot)是寄生在黑麦或其他禾本科植物上的一种麦角菌的干燥菌核,因在麦穗上突出如角而得名。现已用人工培养方法生产。麦角生物碱以麦角新碱(ergometrine)为代表,易溶于水,口服、皮下或肌内注射均吸收快且完全,代谢和排泄较快,对子宫的兴奋作用强,但药效维持时间短暂。麦角生物碱除了激动或阻断 5-HT 受体外,还可作用于 α 肾上腺素受体和多巴胺(DA)受体。

【药理作用】

(1) 兴奋子宫:选择性兴奋子宫平滑肌,作用强而迅速。作用较缩宫素强而持久。妊娠较未孕子宫对麦角碱类更敏感,临产时最敏感,剂量稍大即可引起子宫强直性收缩。由于对子宫体和子宫颈的作用无显著差异,故不适用于催产和引产。

(2) 收缩血管:能直接收缩末梢血管,剂量过大时还能损伤血管内皮细胞,长期使用可导致肢端干性坏疽。这类药物也能收缩脑血管,减少脑动脉搏动幅度,从而减轻偏头痛。

【临床应用】

(1) 子宫出血:因麦角新碱可使子宫平滑肌产生持久的强直性收缩,能机械性压迫子宫肌纤维间的血管而止血,临床主要用于产后、刮宫或其他原因引起的子宫出血。

(2) 产后子宫复原:产后子宫复原缓慢者,易引起出血或感染,应用麦角制剂可促进子宫收缩,加快子宫复原。

(3) 偏头痛:麦角胺与咖啡因均能收缩脑血管,减少搏动幅度,治疗偏头痛。咖啡因可促进麦角胺吸收,可克服麦角胺单用时吸收不良且不规则的缺点,两药合用可增强疗效。

(4) 中枢抑制作用:麦角毒的氢化物具有中枢抑制和血管舒张作用,与异丙嗪、哌替啶合用,组成冬眠合剂。

【不良反应】　注射麦角新碱可引起恶心、呕吐、血压升高,伴有妊娠毒血症(又称为先兆子痫)的产妇应慎用。偶可见过敏反应,严重者出现呼吸困难。长期使用可损害血管内皮细胞,特别对患有肝脏或外周血管疾病者更为敏感。

【禁忌证】　禁用于催产、引产及胎盘未娩出前。高血压、动脉粥样硬化及冠心病患者忌用。

前列腺素 prostaglandin, PG

前列腺素为体内的自身活性物质之一,具有广泛的生理和药理作用。作为子宫兴奋药的前列腺素主要有卡前列素氨丁三醇(安列克)、米索前列醇、地诺前列酮、地诺前列素、卡前列甲酯等。它们对子宫平滑肌有显著的兴奋作用,特点是其作用不受激素水平的影响,各期妊娠子宫对其均较敏感,分娩前敏感性最高。PGE_2、$PGF_{2\alpha}$ 在增强子宫平滑肌节律性收缩的同时,尚能松弛子宫颈,因此 PG 既可用于足月引产,也可用于妊娠中期引产。不良反应主要为恶心、呕吐、腹痛等胃肠兴奋现象。不宜用于支气管哮喘和青光眼患者。

二、子宫平滑肌松弛药

子宫平滑肌松弛药又称抗分娩药(tocolytic drug),可抑制子宫收缩,减弱子宫收缩力,具有保胎作用。临床用于早产、流产及痛经。本类药物主要有β₂受体激动药(如沙丁胺醇、利托君等)和硫酸镁等。近年来发现钙通道阻滞药硝苯地平、缩宫素受体拮抗药阿托西班以及前列腺素合成酶抑制药吲哚美辛均有抑制子宫平滑肌收缩的作用,具有防治流产和安胎作用。

第四节   雄激素类药物和抗雄激素类药物

一、雄激素类药物

天然雄激素(natural androgen)主要是由睾丸间质细胞合成和分泌的睾酮(testosterone,睾丸素),也可由肾上腺皮质、卵巢和胎盘少量分泌。天然雄激素以睾酮的活性最强。临床多用人工合成的睾酮衍生物,也称同化激素,如甲睾酮(methyltestosterone,甲基睾酮)、丙酸睾酮(testosterone propionate,丙酸睾丸素)、十一酸睾酮(testosterone undecanoate)、氟甲睾酮(fluoxymesterone)、司坦唑醇(stanozolol)、达那唑(danazol)等。

【药动学】 睾酮口服后极易被肝脏代谢,生物利用度极低。临床多用其油溶液作肌内注射或植入皮下给药。其酯化衍生物吸收缓慢,作用强,维持时间长,如丙酸睾酮、十一酸睾酮等。睾酮的代谢产物与葡糖醛酸结合后随尿排出。甲睾酮不易被肝脏破坏,可口服或舌下给药。

【药理作用】

(1) 生殖系统:促进青春期男性生殖器官发育成熟,形成并维持男性的第二性征,促进精子的生成与成熟。大剂量睾酮可反馈性抑制垂体前叶分泌促性腺激素,对于女性可减少卵巢雌激素的分泌,且有直接对抗雌激素的作用。

(2) 同化作用:睾酮能明显促进蛋白质合成(同化作用),同时减少蛋白质分解(异化作用),形成正氮平衡,从而促进生长发育,使肌肉发达,体重增加,减少尿氮的排泄,并伴有水、钠、钙、磷潴留,促进骨质形成。

(3) 提高骨髓造血功能:骨髓造血功能低下时,较大剂量的雄激素可刺激肾脏分泌促红细胞生成素,也可直接刺激骨髓造血功能,使红细胞的生成增加。

(4) 免疫增强作用:睾酮可促进免疫球蛋白的合成,增强机体免疫功能和巨噬细胞的吞噬功能,具有一定的抗感染能力。尚有糖皮质激素样抗炎作用。

(5) 心血管系统调节作用:通过激活雄激素受体和偶联钾通道,对心血管系统进行良好的调节,主要表现为降低胆固醇;调节凝血和纤溶过程;还可舒张血管平滑肌,降低血管平滑肌张力等。

【临床应用】

(1) 替代疗法:对无睾症(先天或后天两侧睾丸缺损)或类无睾症(睾丸功能不足)和男性性功能低下者,可用睾酮作替代疗法。

(2) 围绝经期综合征和功能性子宫出血:主要通过抗雌激素作用,使子宫平滑肌及血管收缩,逐渐使子宫内膜萎缩而止血,尤为适合更年期患者。对严重出血病例,临床应用三合激素(己烯雌酚、孕酮和丙酸睾酮三种激素的混合物)注射,可达到止血的目的,停药时应逐渐减少药量,因突然停药后易出现撤药性出血。

(3) 晚期乳腺癌:对晚期乳腺癌或乳腺癌转移者,雄激素能够缓解部分患者的病情,这可能与其抗雌激素作用有关;也可能与其反馈性抑制垂体前叶分泌促性腺激素的作用有关;还能对抗催乳素对癌组织的刺激作用,其治疗效果与癌细胞中雌激素受体的含量呈正相关。

(4)再生障碍性贫血及其他贫血:丙酸睾酮或甲睾酮可显著改善骨髓造血功能,故可用于再生障碍性贫血及其他贫血性疾病,但起效较慢。

(5)虚弱:治疗各种消耗性疾病、术后恢复期、肌萎缩、生长延缓、放疗、老年性骨质疏松症等,使患者食欲增加,体质恢复加快。

【不良反应】

(1)女性患者长期使用后,可引起痤疮、多毛、声音变粗、乳腺退化、闭经、性欲改变等男性化现象。男性患者则可能出现性欲亢进,但长期用药的负反馈作用可致睾丸萎缩,精子生成减少。

(2)17α位由烷基取代的睾酮类药物可干扰肝内毛细胆管的排泄功能,引起胆汁淤积性黄疸,用药中若发现黄疸或肝功能异常,应立即停药。

【禁忌证】 孕妇及前列腺癌患者禁用。因有水钠潴留作用,故肾炎、肾病综合征、高血压及心力衰竭患者慎用。

二、抗雄激素类药物

抗雄激素类药物指能够对抗雄激素生理效应的药物,包括雄激素合成抑制药和雄激素受体拮抗药等。

环丙孕酮(cyproterone)是17α-羟孕酮类化合物,具有较强的孕激素样作用,可反馈抑制下丘脑-垂体系统,降低血浆中的LH、FSH水平,从而降低睾酮的水平。另外,环丙孕酮还可拮抗雄激素受体,从而抑制内源性雄激素的药理作用,抑制男性严重性功能亢进。因本药抑制性功能和性发育,故禁用于未成年人。因其可影响肝功能、糖代谢、血象和肾上腺皮质的功能,故用药期间需严密观察。

第五节 抗前列腺增生药

前列腺增生症,即良性前列腺增生(benign prostatic hyperplasia,BPH),亦称前列腺肥大(prostatic hypertrophy,PH),是老年男性的常见疾病,通常在50岁左右发病。BPH的病因尚未被阐明,目前认为与年龄增长及雄激素睾酮有关。研究表明,睾酮需在5α-还原酶(5-alpha-reductase)的作用下转化为双氢睾酮(dihydrotestosterone,DHT),DHT与雄激素受体结合后刺激前列腺增生。此外,遗传、吸烟、饮酒、肥胖、性生活、高血压和糖尿病等与前列腺增生有关。目前临床常用治疗药物有5α-还原酶抑制药、雄激素受体拮抗药和α₁肾上腺素受体拮抗药等。

1. **5α-还原酶抑制药** 抑制5α-还原酶活性,阻断睾酮转化为DHT,从而消除DHT诱发的前列腺增生。代表药物有非那雄胺(finasteride)。非那雄胺是竞争性5α-还原酶抑制药,而爱普列特(epristeride)为非竞争性5α-还原酶抑制药,也能使增生的前列腺萎缩,从而改善前列腺增生的相关症状。因起效缓慢,故建议开始时与α₁受体拮抗药联合应用。常见不良反应有性欲下降及射精量减少等。

2. **雄激素受体拮抗药** 与雄激素竞争雄激素受体,并与雄激素受体结合成复合物,进入细胞核,与核蛋白结合,拮抗雄激素对前列腺的促增生作用。代表药物有氟他胺(flutamide)和普适泰(prostat)。该类药物选择性不高,故不良反应多。目前正在开发选择性更高的雄激素受体拮抗药。

3. **α₁受体拮抗药** 通过拮抗α₁受体,使膀胱颈括约肌、前列腺及包膜平滑肌松弛,降低尿道阻力及膀胱阻力,促进尿液排出;同时也扩张容量血管和阻力血管,降低外周血管阻力。适用于轻、中度原发性高血压及BPH。代表药物有特拉唑嗪(terazosin)、阿夫唑嗪(alfuzosin)和坦索罗辛(tamsulosin)等。特拉唑嗪对症状较轻、前列腺体积增生较小的患者有良好的疗效;阿夫唑嗪对良性前列腺增生,尤其是梗阻症状较为明显者疗效好。坦索罗辛为新型选择性的α₁受体拮抗药,选择性拮抗前列腺包膜与膀胱颈部平滑肌的 α_1 受体,却很少影响血管平滑肌的 α_1 受体,因此临床常用于治疗 BPH。其他作用见第六章肾上腺素受体激动药与拮抗药。

第六节　避　孕　药

避孕药(contraceptive)是指阻碍受孕或防止妊娠的一类药物。生殖是一个复杂的生理过程,主要包括精子和卵子的形成、成熟、排放、受精、着床以及胚胎发育等多个环节。阻断其中任何一个环节都可以达到避孕或终止妊娠的目的。使用避孕药是一种安全、方便且行之有效的避孕方式。现有的避孕药多为抑制排卵的避孕药,男用避孕药较少。

一、主要抑制排卵的避孕药

包括短效口服避孕药、长效口服避孕药、长效注射避孕药、探亲避孕药、缓释剂、多相片剂等不同类型。

【药理作用】

(1) 抑制排卵:外源性雌激素通过负反馈机制抑制下丘脑分泌 GnRH,减少垂体前叶 FSH 和 LH 的分泌。FSH 的缺乏可使卵泡的发育和成熟过程受到抑制,同时孕激素分泌减少,两者协同抑制排卵的发生。

(2) 增加宫颈黏液的黏稠度:避孕药可使宫颈黏液的分泌显著减少,黏稠度增加,不利于精子进入宫腔。

(3) 抗着床作用:避孕药主要通过抑制子宫内膜的正常增殖,使内膜变薄、促使其逐渐萎缩退化,不利于受精卵着床而发挥避孕效果。

(4) 改变输卵管的正常功能:雌激素有增强输卵管节律性收缩的作用,孕激素则相反。避孕药可改变正常月经周期内的雌激素和孕激素水平,从而影响输卵管的正常收缩和受精卵的运行速度,使其不能按时到达子宫而干扰受精卵的着床。

本类药物在排卵前、排卵期及排卵后服用,均可影响孕卵着床。按规定服药,避孕成功率可高达 99% 以上,停药后生殖能力很快恢复。

【不良反应】

(1) 类早孕反应:少数妇女在用药初期可出现头晕、恶心、呕吐、食欲减退、白带增多等轻微的类早孕反应。坚持服药 2~3 个月该症状可减轻或逐渐消失。轻者不需处理,症状严重者可考虑更换制剂。

(2) 子宫不规则出血:多因漏服、迟服、服药方法错误等所致,按时服药可防止其发生。如未漏服仍有发生者,可加服炔雌醇。部分患者长期使用可出现月经量减少,经期偏短。如出现连续两个月闭经,应停药。

(3) 凝血功能异常:有报道指出,甾体避孕药可引发血栓性静脉炎和血管栓塞。吸烟可增加其发生率,使用过程中应注意。

(4) 乳汁分泌减少:哺乳期妇女服用后可使乳汁分泌减少,还可通过乳汁影响胎儿,故哺乳期妇女不宜使用。

(5) 其他:用药后可能出现痤疮、皮肤色素沉着、血压升高等反应。

(6) 严重心血管疾病患者、急慢性肝炎或肾炎患者、糖尿病患者、血液病或血栓性疾病患者、严重高血压患者、恶性肿瘤患者、哺乳期妇女、子宫或乳房肿块患者均不宜服用。

【药物相互作用】　肝药酶诱导药,如苯巴比妥、苯妥英钠等,可加速本类避孕药在肝内的代谢,影响避孕效果,甚至导致突发性出血。

二、其他避孕药

1. 抗早期及中期妊娠药　避孕失败可用刮宫、电吸等手段进行人工流产,亦可用流产药(abortion pill)终止妊娠。流产药主要有米非司酮、前列腺素类等。

米非司酮(mifepristone)　米非司酮在体内为强竞争性孕酮受体和糖皮质激素受体拮抗药,还有弱抗雄激素活性。临床上用于抗早孕、房事后紧急避孕,也可以用于诱导分娩。少数用药者可能发生严重出血,应当在医生指导下使用。

前列腺素类　前列腺素类有强力的收缩子宫平滑肌和扩宫颈作用,因此临床可用于抗早孕、扩宫颈和中期引产等。常用的有卡前列甲酯(carboprost methylate)、米索前列醇(misoprostol)等。

2. 男用避孕药

棉酚(gossypol)　棉酚是从棉花的根、茎和种子中提取的一种黄色酚类物质。临床应用的制剂主要有乙酸棉酚、普通棉酚和甲酸棉酚等。每天服用20mg,连服2个月可达节育标准,避孕有效率高达99%以上。但因棉酚可引起不可逆性精子生成障碍,因此限制了其作为常规避孕药的使用。

孕激素-雄激素复合药　孕激素和雄激素在较大剂量时可反馈性抑制垂体促性腺激素的分泌,从而抑制精子的发生。两者合用的优点在于具有协同作用,并可减少各药剂量,降低副作用。

孕激素类　如炔雌醇环丙孕酮(cyproterone acetate)。炔雌醇环丙孕酮是一种人工合成的强效孕激素,为抗雄激素类药物。大剂量时可抑制促性腺激素的分泌,减少睾丸内雄激素结合蛋白的产生,抑制精子的生成,干扰精子的成熟过程。

3. 外用避孕药　目前常用的外用避孕药多是一些具有较强杀精功能的药物如壬苯醇醚及苯扎氯铵等,可以被制成胶浆或栓剂等剂型。将此类药物放入阴道后,药物可自行溶解并同时分散在子宫颈表面和阴道壁,发挥杀精作用。

本 章 小 结

药物类别及代表药物	药动学	药理作用	临床应用	不良反应
雌激素类 ● 炔雌醇 ● 炔雌醚 ● 戊酸雌二醇 ● 结合雌激素 ● 尼尔雌醇	口服吸收好,维持时间长	激动雌激素受体,影响靶基因 mRNA 转录和蛋白质翻译,促女性性器官发育成熟,维持第二性征;形成月经周期;小剂量促进排卵,大剂量抑制排卵;小剂量刺激乳腺发育,大剂量则抑制乳汁分泌;促水钠潴留和钙盐沉积,降 LDL 和升 HDL;促凝和抗雄激素作用	围绝经期综合征;卵巢功能不全及闭经;功能性子宫出血;乳房胀痛及退乳;乳腺癌和前列腺癌;避孕等	恶心、呕吐及头晕等;长期大量应用可引起子宫出血,增加子宫癌的发生率;引起高血压、水肿及加重心力衰竭
抗雌激素类 ● 他莫昔芬 ● 氯米芬 ● 雷洛昔芬	口服吸收好,维持时间长	竞争性拮抗雌激素受体或受体调节药(雷洛昔芬),抑制或减弱雌激素的作用	功能性不孕、功能性子宫出血、月经不调、绝经后晚期乳腺癌及长期使用避孕药后发生的闭经、抗骨质疏松	连续大剂量服用可引起卵巢肥大

续表

药物类别及代表药物	药动学	药理作用	临床应用	不良反应
孕激素类 ● 甲羟孕酮 ● 甲地孕酮 ● 氯地孕酮 ● 炔诺酮 ● 炔诺孕酮 ● 醋炔诺酮 ● 双醋炔诺醇	口服有效，代谢较慢；其代谢产物主要是孕二醇，从肾脏排出	激动孕激素受体，助孕、安胎；促进乳腺腺泡发育；抑制卵巢的排卵	功能性子宫出血；痛经和子宫内膜异位症；子宫内膜腺癌、前列腺肥大和前列腺癌；先兆性及习惯性流产；闭经的诊断与治疗	偶见恶心、呕吐、头痛或乳房胀痛；大剂量使用可致肝功能障碍和女性胎儿男性化
抗孕激素类 ● 米非司酮	口服有效，生物利用度高，血浆半衰期长	具有抗孕激素受体和抗皮质激素的活性，干扰孕酮的合成与代谢，抗着床作用、抗早孕作用	房事后避孕、终止早期妊娠	可能出现阴道出血等
子宫平滑肌兴奋药 ● 缩宫素 ● 垂体后叶素 ● 麦角生物碱 ● 地诺前列酮 ● 地诺前列素 ● 卡前列甲酯	缩宫素口服无效，应肌内注射、静脉注射或鼻黏膜给药。肌内注射吸收良好，$t_{1/2}$为 5~12 分钟	缩宫素激动其受体，直接兴奋子宫平滑肌；垂体后叶素激动缩宫素和加压素受体；麦角类选择性兴奋子宫平滑肌，均能兴奋子宫平滑肌；麦角生物碱还能直接收缩末梢血管，拮抗 α 受体	催生和引产；产后止血；麦角生物碱尚可治疗偏头痛；前列腺素类可用于引产	缩宫素有导致胎儿窒息或子宫破裂的危险；注射麦角新碱可引起恶心、呕吐、血压升高等
子宫平滑肌松弛药 **β₂ 受体激动药** ● 沙丁胺醇 ● 利托君 **硫酸镁**	酯化衍生物吸收缓慢，作用强，维持时间长	沙丁胺醇兴奋子宫平滑肌细胞膜 $β_2$ 受体；硫酸镁拮抗 Ca^{2+} 作用，均能松弛子宫平滑肌，具有保胎作用	早产、流产及痛经；硫酸镁还可防治妊娠高血压	心悸、头痛等
雄激素类 ● 甲睾酮 ● 丙酸睾酮 ● 十一酸睾酮 ● 氟甲睾酮 ● 司坦唑醇	口服易吸收	激动雄激素受体，促进青春期男性生殖器官发育和副性征的出现；促进蛋白质合成；刺激骨髓造血功能	替代疗法；功能性子宫出血；晚期乳腺癌；贫血	痤疮、多毛、乳腺退化、性欲改变等男性化现象
抗雄激素类 ● 环丙孕酮	几乎完全与血浆白蛋白结合	反馈性抑制下丘脑 - 垂体系统、阻断雄激素受体，降低血浆中的 LH、FSH 水平，降低睾酮的分泌水平，抑制内源性雄激素的药理作用	前列腺癌、女性严重痤疮和特发性多毛症	可影响肝功能、糖代谢、血象和肾上腺皮质的功能
抗前列腺增生药 **5α- 还原酶抑制药** ● 非那雄胺	口服吸收迅速，$t_{1/2}$ 为 7.5 小时	竞争性抑制 5α- 还原酶，缓解良性前列腺增生	良性前列腺增生	性欲下降、射精量减少等

续表

药物类别及代表药物	药动学	药理作用	临床应用	不良反应
雄激素受体拮抗药				
● 氟他胺		与雄激素竞争雄激素受体,拮抗雄激素对前列腺的促增生作用	良性前列腺增生	肝功能损害、精子数减少
α₁ 受体拮抗药				
● 特拉唑嗪 ● 阿夫唑嗪 ● 坦索罗辛	$t_{1/2}$ 为 6 小时,生物利用度为 30%	拮抗 α₁ 受体,缓解良性前列腺增生	良性前列腺增生、高血压	直立性低血压
避孕药 **主要抑制排卵的避孕药**				
● 雌激素和孕激素配伍组成的复方		激动雌激素和孕激素受体,抑制排卵;改变宫颈黏液的黏稠度;抗着床作用;改变输卵管的正常功能	避孕	类早孕反应和子宫不规则出血
其他避孕药 抗早期及中期妊娠药				
● 米非司酮 ● 前列腺素类(卡前列甲酯、米索前列醇)		米非司酮为强竞争性孕酮受体和糖皮质激素受体拮抗药,破坏子宫蜕膜,胚泡脱落,还可软化和扩张子宫颈	抗早孕和房事后紧急避孕	出血
男用避孕药				
● 棉酚 ● 孕激素-雄激素复合药 ● 孕激素类		抑制精子的发生和成熟	避孕	
外用避孕药				
● 壬苯醇醚 ● 苯扎氯铵		杀死阴道内精子	避孕	

第二十九章
目标测试

（蒋丽萍）

第三十章

影响其他代谢的药物

> **学习要求**
>
> 1. **掌握** 双膦酸盐类、雌激素、降钙素和甲状旁腺激素对骨吸收、骨形成的药理作用、作用机制和临床应用。
> 2. **熟悉** 钙剂、维生素 D 制剂的药理作用和临床应用。
> 3. **了解** 抗肥胖症药的作用机制和临床应用。

第一节 抗骨质疏松药

骨质疏松症（osteoporosis，OP）是一种以低骨量和骨组织细微结构损坏导致骨骼脆性增加，易发生骨折为特征的全身性疾病。

骨质疏松症分为原发性骨质疏松症和继发性骨质疏松症两大类，可发于任何年龄。原发性骨质疏松症包括绝经妇女骨质疏松症（Ⅰ型）、老年性骨质疏松症（Ⅱ型）和特发性骨质疏松症（包括青少年型）。绝经妇女骨质疏松症一般发生在女性绝经后 5~10 年内；老年性骨质疏松症一般指 70 岁以后发生的骨质疏松；特发性骨质疏松症主要发生在青少年，病因未明。继发性骨质疏松症指由任何影响骨代谢的疾病和 / 或药物及其他明确病因导致的骨质疏松。

人的骨骼在不断地进行着骨代谢，在代谢过程中骨吸收与骨形成的动态平衡紊乱，骨吸收大于骨形成，导致骨量丢失，就会引起骨质疏松。参与骨重建的主要有破骨细胞和成骨细胞，两种细胞在骨表面同一位置相继进行活动，与骨细胞一起构成重建的基本多细胞单位，经过骨吸收、类骨质分泌、骨矿化 3 个阶段，最终形成新骨。

抗骨质疏松药根据主要作用机制，分为 3 大类：骨吸收抑制药、骨形成促进药和骨矿化促进药。

一、骨吸收抑制药

（一）双膦酸盐类

双膦酸盐类（diphosphonate）是人工合成的焦磷酸盐的稳定类似物，是焦磷酸盐中的 P-O-P 结构被 P-C-P 取代而成，这种变化使双膦酸盐类可抵抗生物酶的水解作用，增强了稳定性，是目前临床上应用最为广泛的抗骨质疏松药。双膦酸盐与骨骼羟磷灰石的亲和力高，能特异性结合到骨重建活跃的骨表面，抑制破骨细胞功能，从而抑制骨吸收，减少骨质流失，达到预防和治疗骨质疏松症的作用。

第一代药物有依替膦酸二钠，药物活性和结合力相对较弱，用药后有抑制骨钙化、干扰骨形成、导致骨软化或诱发骨折的可能，且胃肠不良反应大。

第二代药物有阿仑膦酸钠、帕米膦酸二钠，效价约是第一代的 100 倍，对骨的钙化干扰小，选择性强。

第三代药物有利塞膦酸钠、唑来膦酸、伊班膦酸等，效价约为第一代的 10 000 倍，使用方便，临床疗效更强，适应证更加广泛。

双膦酸盐类广泛用于原发性骨质疏松症、继发性骨质疏松症（如糖皮质激素引起的骨质疏松症）

以及骨质疏松性骨折的预防和治疗,也用于恶性肿瘤及其骨转移引起的高钙血症和骨质溶解破坏。

阿仑膦酸钠 alendronate sodium

阿仑膦酸钠为双膦酸盐类骨吸收抑制药。能显著增加骨密度,降低骨折发生率,作用持久,具有良好的治疗效果和较高的安全性,是目前国际临床评价较高的骨质疏松防治药物,也是首个获得美国FDA批准的双膦酸盐。阿仑膦酸钠可能对上消化道黏膜产生局部刺激,因此,为尽快将本品送至胃部,从而降低对食管的刺激,应指导患者用一满杯水吞服药物,并且在服药后至少30分钟内及在当天第一次进食之前不要躺卧。

【药动学】　口服后主要在小肠内吸收,但吸收差,生物利用度约为0.6%,且食物和矿物质等可显著减少其吸收。血浆结合率约78%,血清半衰期短,吸收后的药物20%~60%被骨组织迅速摄取,骨浓度达峰时间约为用药后2小时,其余部分能迅速以原型经肾排出。服药后24小时内99%以上的体内存留药物集中于骨,在骨内的半衰期为10年以上。

【药理作用及机制】　阿仑膦酸钠为氨基双膦酸盐,进入骨基质羟磷灰石晶体中后,当破骨细胞溶解晶体时药物被释放,能抑制破骨细胞活性,并通过对成骨细胞的作用间接起抑制骨吸收作用。抗骨吸收活性强,无骨矿化抑制作用。能够增加骨质疏松症患者的腰椎和髋部骨密度,降低发生椎体及髋部等部位骨折的风险。

【临床应用】　适用于治疗绝经妇女骨质疏松症,以预防髋部和脊柱骨折(椎骨压缩性骨折)。也适用于治疗男性骨质疏松症以增加骨量。

【不良反应】　耐受性良好,少数患者可见恶心、呕吐、食管炎、食管糜烂、食管溃疡,罕见食管狭窄或穿孔、口咽溃疡,罕见胃和十二指肠溃疡等胃肠道反应。过敏反应,包括荨麻疹和罕见的血管性水肿。在存在诱因条件时,会发生罕见的低钙血症、外周性水肿。有颌骨坏死、股骨的非典型骨折、诱发食管癌和慢性肾功能不全的风险。慎用于轻、中度肾功能减退者。静脉注射过快或剂量过大可引起发热。如果同时服用钙补充制剂、抗酸药物和其他口服药物可能会干扰本品吸收。因此,患者在服用本品以后,必须等待至少半小时后,才可服用其他药物。

利塞膦酸钠 risedronate sodium

属于第三代双膦酸盐药物,与阿仑膦酸钠疗效相当但利塞膦酸钠胃肠道不良反应小于阿仑膦酸钠,需餐前30分钟直立位服用。可用于不能耐受阿仑膦酸钠治疗的患者。

伊班膦酸 ibandronate

用于预防或治疗绝经妇女骨质疏松症;也用于治疗恶性肿瘤溶骨性骨转移引起的骨痛和伴有或不伴有骨转移的恶性肿瘤引起的高钙血症。常见的主要不良反应为低血钙症、发热、骨痛。

唑来膦酸 zoledronic

唑来膦酸是长效双膦酸盐药物,一年注射1次即可降低绝经妇女骨质疏松症。也可治疗成年男性的骨质疏松症以增加骨量、佩吉特病(Paget disease,又称为畸形性骨炎)。低钙血症患者、肌酐清除率小于<35ml/min的严重肾功能损害患者禁用此药。

(二)雌激素类与抗雌激素类

1.　雌激素(estrogen)　雌激素对成年女性的骨代谢有重要的调节作用,停经后妇女体内雌激素水平下降,骨骼失去雌激素保护成为其骨质疏松症的重要原因之一。补充雌激素能有效地抑制绝经期后骨高转换的激活速率,通过调整每个重建周期的吸收与形成之间的平衡来快速提高骨量,特别是脊椎的骨量,显著减少骨丢失。目前常用的有尼尔雌醇、炔雌醇、替勃龙等。

【**药理作用及机制**】　雌激素能有效地预防绝经后骨丢失,增加骨质,保持骨量,减缓骨质疏松的进程,对骨的各个部位有保护作用,减少骨折发生率。其防治绝经妇女骨质疏松症的机制包括:①通过钙代谢激素调节系统,增加血中 1,25-$(OH)_2D_3$ 水平,促进降钙素的分泌,从而增加肠钙的吸收,抑制骨钙到血液中的转移;②抑制甲状旁腺激素(parathyroid hormone,PTH)调节的骨吸收作用;③作用于成骨细胞和破骨细胞的雌激素受体,并能促进破骨细胞凋亡,从而直接影响骨重建,有效地防止骨质的丢失。

【**临床应用**】　雌激素替代疗法(estrogen-replacement therapy,ERT)为防治绝经妇女骨质疏松症的主要有效措施之一。用于 50 岁以前存在原发性卵巢功能衰竭、在绝经期出现骨质稀少或骨质疏松的妇女,以及有骨质疏松症家族史和心血管疾病家族史的患者。也用于预防或延缓未到自然绝经期而切除卵巢的妇女发生骨质疏松症。与孕激素合用对骨质疏松的防治作用增强,用药半年可使骨密度增加 8%~10%。

【**不良反应**】　大剂量服用可引起子宫内膜增生,长期使用增加乳腺癌、子宫内膜癌、深静脉血栓形成及肺栓塞的发生率。需注意应用适宜的剂量和疗程。雌激素依赖性肿瘤、雌激素可能促进生长的肿瘤(肾、肝肿瘤,黑色素瘤)、孕妇以及有异常阴道出血、严重肝肾功能障碍、凝血异常等患者禁用。

尼尔雌醇 nilestriol

尼尔雌醇是我国自行研制的雌激素类药物,具有强效、长效、服用方便和副作用小等优点。尼尔雌醇为雌三醇的衍生物。雌三醇是雌二醇的代谢产物,但作用较后者稍弱,且对子宫体和子宫内膜影响较小。本品口服吸收良好,在体内通过酶的代谢分解成乙炔雌三醇和雌三醇,最后从尿排出,$t_{1/2}$ 为20 小时。该药每月服用 1 次即可,是绝经期、更年期妇女雌激素替代疗法的首选药物。尼尔雌醇的主要不良反应包括胃肠道反应、乳房胀痛等,偶发肝损伤、突破性出血等,长期应用可能增加罹患乳腺癌、子宫内膜癌、深静脉血栓的危险性,因此,可使用最低有效剂量并辅以适量的孕激素。

替勃龙 tibolone

本身缺乏活性,口服后迅速代谢成 3 种具有雌激素、孕激素和雄激素样作用的代谢产物。其中代谢产物 3α-OH 替勃龙和 3β-OH 替勃龙具有雌激素活性,Δ4- 异构体具有孕激素样和雄激素样作用。替勃龙具有明显的组织特异性作用,在骨、大脑的体温中枢(潮热)和阴道表现为雌激素作用;在乳房组织表现为明显的孕激素和抗雌激素作用;在子宫内膜表现为温和雄激素和孕激素作用。对绝经期症状,特别是血管舒缩症状,如潮热、多汗等均有明显缓解。主要用于自然绝经和手术绝经引起的各种症状及骨质疏松症的防治。

替勃龙不良反应较轻,偶有体重变化、眩晕、阴道出血和肝功能异常等,伴有肾功能障碍、偏头痛和癫痫病患者可引起体液潴留。禁用于妊娠、已确诊或怀疑雌激素依赖性肿瘤、血栓性静脉炎、不明原因的阴道出血和严重肝病患者。

2. 抗雌激素类药物　抗雌激素类(antiestrogen)药物是一些类似雌激素的化合物,它们在心血管和骨骼系统具有雌激素前体活性,属于激动药,而在乳腺和子宫具有抗雌激素作用。其机制可能是因为人体内有两种雌激素受体(estrogen receptor,ER)亚型,即 $ER_α$ 受体和 $ER_β$ 受体,在不同组织中两种受体密度不同,$ER_α$ 在乳腺和子宫中表达丰富,$ER_β$ 在骨组织中表达丰富。抗雌激素类药物对两种受体有选择性作用,常用药物是雷洛昔芬。

雷洛昔芬 raloxifene

雷洛昔芬是抗雌激素类药物,用于预防和治疗绝经妇女骨质疏松症,能显著地降低椎体骨折发生率。雷洛昔芬对骨骼和胆固醇代谢（降低总胆固醇和 LDL- 胆固醇）起激动作用,但对下丘脑、子宫和乳腺组织无此激动作用。雷洛昔芬的不良反应主要是轻度增加静脉血栓形成,可增加脑卒中及深静脉血栓的风险,禁用于有静脉栓塞病史、有血栓倾向及长期卧床的患者。与雌激素不同的是,它不能缓解绝经期常见的血管舒缩症状,有较高的潮热发生率和下肢麻痹感。

3. 植物雌激素（phytoestrogen） 植物雌激素是一类从植物中分离得到且能与机体雌激素受体结合,产生雌激素样作用的非甾体类化合物。植物雌激素主要分布于豆科植物中,根据其化学结构可分为异黄酮类（isoflavone）、香豆素类（coumarine）和木脂素类（lignan）。天然的异黄酮类物质具有雌激素样作用,能够抑制骨吸收,促进骨形成,维持骨代谢的动态平衡。目前临床上已经应用的依普黄酮即属于该类药物。

依普黄酮 ipriflavone

依普黄酮是人工合成的异黄酮衍生物,其化学成分为 7- 异丙氧基异黄酮,属非甾体植物雌激素类药物。依普黄酮的结构与雌激素相似,但无雌激素活性,进入人体却可增加雌激素的活性,具有雌激素样的抗骨质疏松作用。其作用机制主要是促进成骨细胞的增殖,促进骨胶原合成和骨基质的矿化,增加骨量;减少破骨细胞前体细胞的增殖和分化,抑制破骨细胞的活性,降低骨吸收;通过雌激素样作用增加降钙素的分泌,间接产生抗骨吸收作用。临床多用于治疗女性老年骨质疏松引起的骨痛、绝经妇女骨质疏松症等,可提高骨量减少者的骨密度。对人和动物的生殖系统无明显影响,仅有轻微的胃肠道反应。但重度食管炎、胃炎、消化性溃疡、胃肠功能紊乱、中重度肝肾功能不全和高龄患者慎用。

（三）降钙素类

降钙素 calcitonin

降钙素是甲状腺 C 细胞分泌的一种肽类激素,由 32 个氨基酸单链组成,可来自鲑鱼、鳗鱼或人工合成,主要有鲑降钙素（salmon calcitonin）和依降钙素（elcatonin）。

【药动学】 临床多用注射剂和鼻腔喷剂,鲑降钙素肌内注射或皮下注射后,绝对生物利用度约70%,1 小时内达到血浆浓度峰值,消除半衰期为 70~90 分钟。鲑降钙素及其代谢产物 95% 经肾脏排泄,2% 以药物原型排泄。鼻腔喷剂型可通过鼻黏膜迅速吸收,多剂给药无累积效应。

【药理作用及机制】

（1）降低血钙:降钙素通过激动降钙素受体,作用于骨骼、肾脏和肠道使血钙降低。①直接抑制破骨细胞的骨吸收,使骨骼释放钙减少;促进骨骼吸收血浆中的钙;对抗甲状旁腺激素促进骨吸收的作用。②抑制肾小管近端对钙的重吸收,增加尿钙排泄。③抑制肠道对钙的转运等。

（2）其他作用:能抑制前列腺素合成和增强 β- 内啡肽作用,具有镇痛作用,能缓解或减轻骨痛、腰背和四肢疼痛。也可抑制胃壁细胞分泌胃酸。

【临床应用】

（1）用于其他药物治疗无效的早期和晚期绝经妇女骨质疏松症以及老年性骨质疏松症。能有效抑制骨质疏松症的骨吸收亢进,减轻骨的不断丢失,维持骨矿化含量,降低骨折发生率,并能缓解骨痛,缩短卧床时间,减少并发症。

（2）继发于乳腺癌、肺癌或肾癌、骨髓瘤和其他恶性肿瘤骨转移所致的高钙血症。

（3）用于佩吉特病,可缓解骨痛,改善骨畸形。

（4）甲状旁腺功能亢进症、缺乏活动或维生素 D 中毒所致高钙血症（包括急性或慢性中毒）。

（5）痛性神经营养不良症或创伤后骨萎缩。

【不良反应】 可引起恶心、呕吐、腹泻、面部潮红和手部麻刺感,继续用药或减小用量可减轻。大剂量可出现继发性甲状腺功能减退。过敏体质和支气管哮喘病史者慎用。

二、骨形成促进药

（一）甲状旁腺激素

甲状旁腺激素（parathyroid hormone，PTH）是 84 个氨基酸组成的单链多肽，由甲状旁腺主细胞分泌，可以在 cAMP 介导下发挥升高血钙、降低血磷、促进骨转换的作用。重组人甲状旁腺激素 1~34 片段特立帕肽（teriparatide）具有 PTH 相似的作用，在全球 64 个国家被批准用于治疗骨质疏松，2011 年已在中国上市。

【药理作用及机制】　PTH 通过两种 G 蛋白偶联受体 PTH-1 和 PTH-2，作用于骨骼、肾脏和胃肠道等靶器官，使血钙浓度增加，磷酸盐浓度降低。

（1）对骨骼的作用：能高效、选择性地增加成骨细胞的活性及数量，刺激成骨细胞形成新骨，不仅可预防雌激素水平下降而导致的骨量丢失，且能逆转骨量丢失，增加骨密度，显著降低绝经后妇女发生骨折的危险。但 PTH 对骨重建具有双重作用，小剂量时促进骨形成，而大剂量时则抑制成骨细胞，同时动员骨钙入血，提高血钙浓度。

（2）对肾脏的作用：促进远曲小管对钙的重吸收；抑制近曲小管对磷酸盐的重吸收并加速其排泄；促进肾脏近曲小管 1,25-$(OH)_2D_3$ 的合成，增加肠道钙吸收，血钙浓度提高。

【临床应用】　适用于男性骨质疏松症和绝经妇女骨质疏松症，可显著增加椎体骨小梁的体积、骨矿密度、骨松质的骨量，使整个骨骼的强度和质量提高，减少骨折的危险。也可用于假性和原发性甲状旁腺功能减退症的鉴别诊断，若静脉注射后患者尿磷增多，血钙升高，血中 1,25-$(OH)_2D_3$ 生成增多，可初步诊断为甲状旁腺功能减退。

【不良反应】　有增加骨肉瘤的风险。大剂量可引起骨溶解，增加骨质疏松性骨折的危险。过量导致血钙浓度过高，引起肾脏和血管骨化，心肾疾病患者应慎用。也可引起过敏反应，用药前应做皮试。用药期间应测定血钙浓度。

（二）雄激素及同化激素类

主要有苯丙酸诺龙（nandrolone phenylpropionate）、司坦唑醇（stanozolol）、甲睾酮、丙酸睾酮、达那唑、普拉睾酮和十一酸睾酮。这类药物能通过促进成骨细胞的增殖、分化，促进骨基质蛋白的合成，刺激骨形成。临床适用于由于衰老、运动减少、服用糖皮质激素导致的骨质疏松。主要不良反应是肝脏毒性、男性化和血清脂蛋白异常等，限制了这类药物的长期应用。

（三）氟制剂

氟化物（fluoride）对骨有高度亲和性，其可取代羟磷灰石形成氟磷灰石，而氟磷灰石不易被破骨细胞溶解吸收，从而增加骨强度。氟化物对骨的作用与剂量有关。小剂量对骨量有益，降低骨折的发生率；大剂量可使骨形成异常，反而增加骨脆性，特别是增加皮质骨折。氟化物由于快速形成大量的新骨，会降低骨的质量，出现明显的钙缺乏，需补充足量的钙和适量的活性维生素 D。氟化物也具有促进骨形成的作用，但长期使用氟化物可导致新生小梁骨的不良连接，形成皮质骨空洞，引起非脊柱骨折增加，限制了其应用。氟化物与抑制骨吸收剂联合应用的疗效比单独应用好。长期使用会有胃肠道反应，也可产生外周疼痛综合征。

三、骨矿化促进药

（一）钙剂

钙是骨质矿化的主要原料，有了足够的钙才能有效地发挥维生素 D_3 的催化效果，达到增强骨质正常钙化的作用。服用钙剂对于绝经后的妇女，尤其是钙摄入低者，有防止骨丢失和骨折的作用。钙剂是治疗骨质疏松症的基础药物，也可用于佝偻病、骨软化病等的治疗。但单纯补钙往往达不到理想的效果,常与维生素 D 等药物联合应用,以增强疗效。

临床应用的钙制剂可分为两类:①无机钙,包括碳酸钙(calcium bicarbonate)、磷酸钙(calcium phosphate);②有机酸钙,如葡萄糖酸钙(calcium gluconate)和乳酸钙(calcium lactate)等。主要不良反应是引起便秘、结石,可影响铁吸收;钙剂过量可引起高钙血症、高钙尿症,用药期间应定期监测血清钙和尿钙变化。

(二) 维生素 D 及其活性代谢物

包括天然维生素 D,即维生素 D_2(calciferol)和维生素 D_3(cholecalciferol);维生素 D 活性代谢产物,包括骨化三醇(calcitriol)和阿法骨化醇(alfacalcidol)。

【药动学】　天然维生素 D 无生理活性,需经肝细胞微粒体的 25-羟化酶催化转为 25-羟维生素 D_3(又称为 25-羟胆钙化醇 25-hydroxycholecalciferol、骨化二醇 calcifediol、钙二醇 calcidiol),再经肾小管上皮细胞线粒体内 1α-羟化酶催化,生成具有活性的骨化三醇[calcitriol,1,25-$(OH)_2D_3$,即活性维生素 D_3]。

【药理作用及机制】　作用于维生素 D 受体,作用有:①促进小肠和肾小管对钙磷的吸收;②抑制甲状旁腺激素过度分泌造成的骨吸收增强及促进破骨细胞增殖的作用;③提高成骨细胞的功能,促进钙磷沉积于骨组织中,使骨钙化,并促进牙齿健全;④在甲状旁腺激素协同作用下,促进骨钙入血,维持血浆钙磷平衡;⑤控制细胞的分化和生长等。可有效地预防骨质疏松症,缓解骨质疏松症患者的疼痛,并降低骨折发生率。

【临床应用】　适用于原发性骨质疏松症及糖皮质激素诱发的继发性骨质疏松症,尤其适用于老年患者,是治疗骨质疏松症的基础药物。也用于佝偻病、骨软化病等的治疗。常与钙剂合用以加速小肠对钙的转运,提高疗效。

【不良反应】　天然维生素 D 的主要不良反应有食欲减退、恶心、呕吐、胃痛和腹泻等消化道反应。活性维生素 D 过量或合用钙剂时易发生高钙血症、高钙尿症及肾结石,需定期检测血钙和尿钙。大量注射或使用维生素 D 可发生中毒,早期症状为厌食、恶心、倦怠、烦躁不安、低热、呕吐、顽固性便秘和体重下降。严重时出现惊厥、血压升高、心律失常、烦渴、尿频和脱水酸中毒等,甚至出现慢性肾衰竭。一旦出现中毒症状,应立即停用维生素 D。如血钙过高可静脉注射呋塞米以加速钙的排泄,或每日口服泼尼松抑制肠道钙吸收,一般 1~2 周后血钙可降至正常。重症可口服氢氧化铝或依地酸钙钠以减少肠钙吸收,亦可皮下或肌内注射降钙素,并需保持水、电解质平衡。

(三) 其他药物

雷奈酸锶 strontium ranelate

雷奈酸锶是近年来上市的新型抗骨质疏松药。体外研究发现,雷奈酸锶在骨组织培养中增加骨生成,在骨细胞培养中提高成骨细胞前体的复制和胶原的合成;通过减少破骨细胞的分化和吸收活性来减少骨重吸收,从而恢复骨转换的平衡,有利于新骨生成。用来治疗绝经妇女骨质疏松症,降低椎体和髋部骨折的风险。食物、牛奶和牛奶衍生物能够降低雷奈酸锶的吸收,应当在两餐之间服用。常见的不良反应是胃肠道反应,包括恶心和腹泻,一般发生在治疗开始时。研究发现,雷奈酸锶有致血栓潜在风险,可能导致静脉血栓栓塞、心肌梗死。

维生素 K vitamin K

维生素 K 是谷氨酸 γ 羧化酶的辅酶,参与骨钙素中谷氨酸的 γ 位羧基化,促进骨矿盐沉积。维生素 K_1 与维生素 K_2 均能促进骨骼矿化,但维生素 K_2 的作用更强。有研究显示,在维生素 K 水平低下的人群中血清未羧基化骨钙素的比例升高,血清羧基化骨钙素水平降低,抑制骨矿化,不能有效诱导破骨细胞凋亡。维生素 K_2 亦能调节成骨细胞和细胞外基质相关基因的转录,从而促进胶原合成,而胶原纤维的数量和质量会影响骨强度。

第二节　抗　肥　胖　药

肥胖症（obesity）是指机体脂肪总含量过多和 / 或局部含量增多及分布异常，是由遗传和环境等因素共同作用而导致的慢性代谢性疾病。肥胖的特征包括 3 个方面：脂肪细胞的数量增多、体脂分布的失调以及局部脂肪沉积。肥胖可促进高血压、糖尿病、动脉粥样硬化、高脂血症和某些癌症的发生发展，控制体重对人类健康具有重要意义。

治疗的两个主要环节是减少热量摄取及增加热量消耗。强调以行为、饮食、运动为主的综合治疗，必要时辅以药物或手术治疗。继发性肥胖症应针对病因进行治疗。根据作用机制可分为中枢性食欲抑制药、代谢增强药和抑制胃肠道脂肪吸收药。

一、中枢性食欲抑制药

下丘脑是重要的能量平衡及代谢平衡调节中枢。中枢性食欲抑制药的作用机制主要是通过影响中枢神经递质或受体，增强饱食感，从而达到控制能量摄入的目的。此类药物一般仅降低原体重的 5%~10%，有较大个体差异。儿童肥胖症患者不宜应用食欲抑制剂，以免影响生长发育。氯卡色林（lorcaserin）是 1999 年美国 FDA 批准的首个减肥药物。通过选择性激动下丘脑 5-HT$_{2C}$ 受体，抑制食欲、增加饱腹感，从而降低体重，但因其可能增加癌症风险，2020 年 FDA 要求其从美国撤市。

二、代谢增强药

β$_3$ 受体激动药可增强生热作用、增加能量消耗，其效应仍在研究和评价中；甲状腺激素和生长激素已不主张应用于肥胖症。

三、抑制胃肠道脂肪吸收药

体内过多储藏的脂肪主要来源于饮食，减少脂肪从胃肠道的吸收有利于降低体重。饮食中甘油三酯的消化和吸收有赖于胰酶的作用，其将甘油三酯分解为脂肪酸被吸收。药物对肠道胰酶的抑制作用，能降低食物中甘油三酯的消化吸收。

奥利司他 orlistat

奥利司他（120mg）1999 年被美国 FDA 批准为减肥的处方药物；2007 年又批准奥利司他（60mg）为非处方药物。本品口服几乎不吸收，在肠道内发挥作用并代谢失活。作用机制是通过与胃肠道内胃脂肪酶、胰脂肪酶活性丝氨酸部位形成共价键，使脂肪酶失活。失活的脂肪酶不能将食物脂肪中的甘油三酯水解为可吸收的游离脂肪酸和单酰基甘油，从而发挥抑制食物脂肪吸收、减轻体重的作用。在常用剂量下，脂肪的吸收可被抑制 30%。适用于饮食控制和运动未能减轻或未能控制体重的肥胖症治疗，也可用于并发 2 型糖尿病、冠心病的肥胖症和高脂血症的治疗。不良反应主要为胃肠道副作用，常见恶心、呕吐、腹痛、软便或稀便、脂肪便、排便增加、大便失禁等。也可减少脂溶性维生素E 和维生素 A 的吸收。奥利司他可能发生罕见的超敏反应，主要临床表现为瘙痒、皮疹、荨麻疹、血管神经性水肿、支气管痉挛和过敏性反应，出现大疱性皮疹十分罕见。罕见肝转氨酶升高、碱性磷酸酶升高。

本 章 小 结

药物类别及代表药物	药动学	药理作用及机制	临床应用	不良反应
抗骨质疏松药				
骨吸收抑制药				
双膦酸盐类 ● 阿仑膦酸钠	口服后主要在小肠内吸收,但吸收差,在骨内的半衰期为10年以上	抑制破骨细胞活性,抑制骨吸收,增加骨质疏松症患者的腰椎和髋部骨密度	绝经妇女骨质疏松症	胃肠道反应、过敏反应、罕见的低钙血症、外周性水肿
雌激素类药物 ● 雌激素	溶于水,经胃肠道吸收,分布、代谢与内源性雌激素相同	增加血中 $1,25\text{-}(OH)_2D_3$ 水平,促进降钙素的分泌,增加肠钙的吸收,抑制骨钙到血液中的转移;抑制甲状旁腺激素调节的骨吸收作用;作用于成骨细胞和破骨细胞的雌激素受体,促进破骨细胞凋亡	雌激素替代疗法,预防绝经后骨丢失,减缓骨质疏松的进程,对骨的各个部位有保护作用,减少骨折发生率	大剂量服用可引起子宫内膜增生,长期使用增加乳腺癌、子宫内膜癌、深静脉血栓形成及肺栓塞的发生率
降钙素类 ● 鲑降钙素	多用注射剂和鼻腔喷剂,鼻腔喷剂通过鼻黏膜迅速吸收,多剂给药无累积效应	通过激动降钙素受体,使血钙降低;镇痛作用	绝经妇女骨质疏松症以及老年性骨质疏松症;继发于恶性肿瘤骨转移所致的高钙血症	可引起恶心、呕吐、腹泻等;大剂量可出现继发性甲状腺功能减退
骨形成促进药 ● 特立帕肽	外周代谢主要在肝脏和肾脏中进行	通过 PTH-1 和 PTH-2 作用于骨骼、肾脏和胃肠道等靶器官,增加成骨细胞的活性及数量,刺激成骨细胞形成新骨;促进远曲小管对钙的重吸收、抑制近曲小管对磷酸盐的重吸收并加速其排泄,增加肠道钙吸收,提高血钙浓度	男性骨质疏松症和绝经妇女骨质疏松症	有增加骨肉瘤的风险;大剂量可引起骨溶解;过量导致血钙浓度过高;过敏反应
骨矿化促进药 ● 维生素 D	天然维生素 D 无生理活性,需经体内转化生成具有活性的骨化三醇发挥作用	促进小肠和肾小管对钙磷的吸收;抑制骨吸收和破骨细胞增殖;提高成骨细胞的功能,促进钙磷沉积于骨组织中,使骨钙化,并促进牙齿健全;在甲状旁腺激素协同作用下,促进骨钙入血,维持血浆钙磷平衡;控制细胞的分化和生长等	原发性骨质疏松症及糖皮质激素诱发的继发性骨质疏松症,尤其适用于老年患者	消化道反应;高钙血症、高钙尿症及肾结石;大剂量可发生中毒

续表

药物类别及 代表药物	药动学	药理作用及机制	临床应用	不良反应
抗肥胖药				
中枢性食欲抑制药 ● 氯卡色林	可分布于中枢神经系统和脑脊液,经肝脏代谢,经肾脏排泄	选择性激动下丘脑 $5-HT_{2C}$ 受体,抑制食欲、增加饱腹感,从而降低体重	肥胖症,或 BMI≥27 的成年人	头痛、抑郁和眩晕,可能增加癌症风险
抑制胃肠道脂肪吸收药 ● 奥利司他	口服几乎不吸收,在肠道内发挥作用并代谢失活	与胃肠道内胃脂肪酶、胰脂肪酶活性丝氨酸部位形成共价键,使脂肪酶失活,减少食物中甘油三酯的吸收,减轻体重	饮食控制和运动未能减轻或未能控制体重的肥胖症,并发 2 型糖尿病、冠心病的肥胖症和高脂血症	胃肠道副作用、罕见的超敏反应

第三十章
目标测试

（余建强）

第七篇

影响其他系统药物药理学

作用于呼吸系统的药物

第三十一章
教学课件

> **学习要求**
>
> 1. **掌握** 平喘药的分类和相应作用机制,各类平喘药的不同临床应用及主要不良反应。
> 2. **熟悉** 中枢性镇咳药的镇咳作用特点及临床应用,支气管扩张药和磷酸二酯酶抑制药在慢性阻塞性肺疾病治疗中的临床应用。
> 3. **了解** 外周性镇咳药、祛痰药的药理作用特点及临床应用。

呼吸系统疾病是临床常见病和多发病,常见咳嗽、咳痰和喘息等共同症状。本章介绍的呼吸系统药物,为对抗这些症状的平喘药、镇咳药、祛痰药,以及用于慢性阻塞性肺疾病治疗的药物。这些药物的应用,是重要的对症治疗措施,可有效地改善临床症状和患者的通气功能状态,预防并发症的发生。

第一节 平 喘 药

哮喘(asthma)是由免疫性和非免疫性多种因素共同参与、以气道炎症和支气管高反应性并存为特征的可逆性气道阻塞性疾病。平喘药是一类能缓解或消除哮喘及喘息症状的药物。根据药物作用机制和作用部位不同可分为三类:①支气管扩张药,常用 β₂ 受体激动药、茶碱类和 M 受体拮抗药,可快速缓解支气管平滑肌痉挛及哮喘症状;②抗炎平喘药,主要为糖皮质激素类药物,用于防治慢性支气管炎症,最终消除哮喘症状;③抗过敏平喘药,色甘酸钠等能抑制过敏介质释放,用于预防哮喘发作。药物控制哮喘的主要作用机制见图 31-1。

一、支气管扩张药

(一) β 受体激动药

分为非选择性 β 受体激动药和 β₂ 受体激动药。

1. 非选择性 β 受体激动药 异丙肾上腺素(isoprenaline)、肾上腺素(adrenaline)和麻黄碱(ephedrine)曾是治疗哮喘的重要药物。但因对 β₁ 和 β₂ 受体的激动作用缺乏选择性,易发生兴奋心脏的不良反应,已较少应用。

2. β₂ 受体激动药 由于对儿茶酚环基团的修饰替代,该类药物对支气管平滑肌 β₂ 受体选择性较强,对心脏 β₁ 受体作用弱,对 α 受体几乎无作用,从而具有选择性强、低剂量下较少发生心血管系统不良反应的优点,已基本取代非选择性 β 受体激动药,成为哮喘对症治疗的首选药物之一。自 20 世纪 60 年代以来,短效 β₂ 受体激动药如沙丁胺醇(salbutamol)、特布他林(terbutaline)逐渐用于临床;进入 80 年代后期,长效 β₂ 受体激动药沙美特罗(salmeterol)、福莫特罗(formoterol)等相继出现,使每日用药次数从 4~6 次减少为 1~2 次,进一步方便了 β₂ 受体激动药的使用。同时,口服、吸入等不同给药方式也增加了 β₂ 受体激动药临床应用的灵活性。

【**药动学**】 β₂ 受体激动药分为短效 β₂ 受体激动药(short-acting β₂-adrenoreceptor agonist,SABA)和长效 β₂ 受体激动药(long-acting β₂-adrenoreceptor agonist,LABA)两类,常用药物的主要药动学特

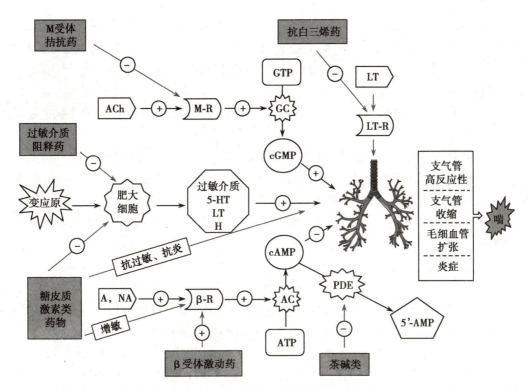

Ach,乙酰胆碱(acetylcholine);M-R,M胆碱受体;GC,鸟苷酸环化酶(guanylate cyclase);GTP,三磷酸鸟苷(guanosine triphosphate);cGMP,环磷酸鸟苷(cyclic guanosine monophosphate);LT,白三烯(leukotriene);LT-R,白三烯受体;5-HT,5-羟色胺(5-hydroxytryptamine);H,组胺(histamine);A,肾上腺素(adrenaline);NA,去甲肾上腺素(norepinephrine);β-R,β肾上腺素受体;AC,腺苷酸环化酶(adenylate cyclase);ATP,三磷酸腺苷(adenosine triphosphate);cAMP,环磷酸腺苷(cyclic adenosine monophosphate);5'-AMP,5'-磷酸腺苷(adenosine 5'-phosphate);PDE,磷酸二酯酶(phosphodiesterase)。

图 31-1　平喘药的主要作用机制

点见表 31-1。

表 31-1　常用 β₂ 受体激动药的药动学特点

药物	分类	给药途径	起效时间 /min	维持时间 /h
沙丁胺醇 salbutamol	SABA	吸入	1~5	3~4
		口服	15~30	4~6
特布他林 terbutaline	SABA	吸入	5~15	4~5
		口服	30	4~7
		皮下	5~15	1.5~5
福莫特罗 formoterol	LABA	吸入	2~5	8~12
		口服	30	20
沙美特罗 salmeterol	LABA	吸入	5~15	8~12
班布特罗 bambuterol	LABA	每晚睡前口服	前药,口服吸收后缓慢代谢为特布他林起效	24
丙卡特罗 procaterol	LABA	口服	60	5~12

【药理作用】

(1) 平喘作用:①主要来自对支气管平滑肌 β₂ 受体的激动,通过受体偶联的兴奋性 G 蛋白(Gs),活化腺苷酸环化酶(adenylate cyclase,AC),使 ATP 转化为 cAMP,引起细胞内 cAMP 水平升高,从而激活蛋白激酶 A（protein kinase A，PKA），通过多种途径降低胞内钙离子水平，最终使平滑肌松弛，支气管扩张。②激动肺组织肥大细胞 β_2 受体，稳定肥大细胞膜，抑制组胺、白三烯等炎症介质释放，解除支气管痉挛。③激动纤毛上皮细胞 β_2 受体，促进黏液分泌和纤毛运动，增强黏液 - 纤毛系统的气道清除功能。

（2）其他作用：特布他林可激动子宫平滑肌 β_2 受体，抑制子宫收缩。丙卡特罗具有抗过敏和镇咳作用。

【临床应用】　主要用于支气管哮喘和喘息性支气管炎，也可用于肺气肿、慢性阻塞性肺疾病及其他呼吸系统疾病所致的支气管痉挛。气雾剂吸入或静脉注射给药起效迅速，适用于控制哮喘的急性发作和哮喘持续状态。口服给药一般用于预防哮喘发作和轻症治疗。沙丁胺醇的缓释、控释制剂和长效 β_2 受体激动药福莫特罗、沙美特罗、丙卡特罗等，特别适用于哮喘夜间发作的预防和慢性阻塞性肺疾病的治疗。

【不良反应】

（1）骨骼肌震颤：最常见的不良反应。用药早期出现四肢和面颈部骨骼肌震颤，轻者感到不适，重者影响生活，继续用药可减轻或消失。这是由于激动了骨骼肌慢收缩纤维的 β_2 受体，使其收缩加快，影响了快慢收缩纤维间的协调所致。口服给药发生率约 30%，气雾剂吸入时少见。

（2）心脏反应：可引起心动过速和心律失常。表现为心悸，可伴有头痛、头晕和恶心，多在大剂量或注射给药时发生，尤其是原有心血管疾病患者。与药物舒张外周血管反射性兴奋心脏以及大剂量时激动心脏 β_1 受体有关。应优先选择吸入给药，同时避免长期大剂量单独使用，对严重病例应交替使用不同类型的平喘药。

（3）代谢异常：①血中乳酸和丙酮酸升高，与激动 β_2 受体增加肌糖原分解有关，糖尿病患者慎用；②低钾血症，多在过量应用或合用糖皮质激素时发生，必要时补充钾盐。

（4）加重气道炎症：长期规律使用短效 β_2 受体激动药治疗慢性哮喘时，可能导致哮喘患者的支气管反应性进一步增高，从而加重炎症，使哮喘病情恶化。

（二）茶碱类

茶碱类（theophylline）是一类古老、经典的平喘药物，属于天然甲基黄嘌呤类。因其有效血浆浓度范围窄、治疗指数低、不良反应较多，扩张支气管作用不如 β_2 受体激动药，抗炎作用不如糖皮质激素，许多国家较少选用。但其具有价格低廉的优势。近年来，随着茶碱血浆浓度快速检测的实现和缓控释制剂的问世，茶碱类的应用有所回升。各种茶碱制剂口服吸收较好，T_{max} 为 2~3 小时，成人 $t_{1/2}$ 为 8~9 小时，儿童为 3.5 小时。茶碱类的生物利用度及体内消除速率个体差异大，临床用药应注意剂量个体化。

【药理作用】

（1）平喘作用：茶碱类对气道平滑肌有较强的舒张作用，并可对抗气道炎症。其作用机制涉及多个环节：①茶碱类为非特异性磷酸二酯酶（phosphodiesterase，PDE）抑制药，使细胞内 cAMP 水平升高，这是松弛支气管平滑肌的主要机制；②促进内源性肾上腺素释放，间接发挥松弛支气管平滑肌的作用；③拮抗腺苷受体，拮抗腺苷诱发的气道平滑肌痉挛；④茶碱类在较低血药浓度时具有免疫调节与抗炎作用；⑤增强膈肌收缩力，减轻膈肌疲劳，有利于改善呼吸肌功能。

（2）其他作用：①强心，直接作用于心脏，增强心肌收缩力，增加心输出量；②利尿，能增加肾血流量和肾小球滤过率，并抑制肾小管对 Na^+、Cl^- 的重吸收；③松弛胆道平滑肌，解除胆管痉挛。

【临床应用】

（1）支气管哮喘：茶碱类松弛气道平滑肌作用不如 β_2 受体激动药强，起效较慢，口服主要用于慢性哮喘的维持治疗及预防急性发作。静脉滴注或注射给药，主要用于哮喘持续状态和 β_2 受体激动药不能控制的严重哮喘。

（2）慢性阻塞性肺疾病（chronic obstructive pulmonary disease,COPD）：通过对气道和呼吸肌的综合作用,明显改善患者的气促症状。

（3）其他：心源性哮喘的辅助治疗；缓解胆绞痛,宜与镇痛药合用。

【不良反应】　茶碱安全范围较窄,不良反应发生率与血药浓度密切相关。血药浓度超过 20mg/L时易发生。常见恶心、呕吐等胃肠道不适症状和失眠、激动等中枢兴奋症状。剂量过大或静脉注射太快可致心悸和严重心律失常,甚至死亡。还可引起癫痫发作、多尿,偶见横纹肌溶解导致的急性肾衰竭和死亡。

茶碱类制剂：氨茶碱（aminophylline）为茶碱与乙二胺的复盐,最为常用；二羟丙茶碱（diprophylline）对胃肠道刺激性较小,平喘疗效不及氨茶碱,但心脏兴奋作用较弱,主要用于伴有心动过速或不能耐受氨茶碱的哮喘患者；多索茶碱（doxofylline）松弛气道平滑肌作用强,为氨茶碱的 10~15 倍,且具有镇咳作用,但大剂量可引起血压下降。茶碱缓释剂具有血药浓度稳定、有效血药浓度维持时间延长、给药次数减少等特点,适用于慢性哮喘,尤其夜间频繁发作的患者。

（三）M 受体拮抗药

迷走神经对于维持呼吸道平滑肌张力具有重要作用。位于气道平滑肌、气管黏膜下腺体及血管内皮细胞的 M_3 受体被激动,可使气道平滑肌收缩,黏液分泌增加和血管扩张,气道口径缩窄。哮喘患者的气道 M_3 受体功能偏于亢进,可导致喘息发作。阿托品等非选择性 M 受体拮抗药对支气管平滑肌选择性低,不良反应多（尤其是抑制支气管腺体分泌,使痰液变黏不易咳出）,不用于哮喘治疗。用于哮喘治疗的 M 受体拮抗药为阿托品衍生物,对于支气管平滑肌 M_3 受体具有一定的选择性。

异丙托溴铵 ipratropium bromide

短效 M 受体拮抗药（short-acting muscarinic antagonist,SAMA）,对 M_1、M_2、M_3 受体亚型无选择性,但对气道平滑肌有较高的选择性,对呼吸道腺体分泌和心血管系统无明显影响。对迷走神经功能亢进诱发的哮喘有较好疗效,尤其适用于因使用 β_2 受体激动药产生肌震颤、心动过速而不能耐受者；但对其他类型哮喘的急性发作疗效不如 β_2 受体激动药。也可与 β_2 受体激动药合用治疗慢性阻塞性肺疾病。吸入给药约 5 分钟起效,维持 6~8 小时。

噻托溴铵 tiotropium bromide

长效 M 受体拮抗药（long-acting muscarinic antagonist,LAMA）,与 M 受体的亲和力是异丙托溴铵的 10 倍,并提高了对 M_1、M_3 亚型的选择性以及作用时间,松弛气道平滑肌作用更强。每日吸入给药 1 次,药效维持时间超过 24 小时。临床应用同异丙托溴铵。连续应用多年本品药效不减,患者病情控制好,死亡率下降。

二、抗炎平喘药

糖皮质激素（glucocorticoid）是目前治疗哮喘最有效的抗炎平喘药物,早期使用可以改善气道重构和肺功能,达到长期防止哮喘发作的效果,已成为治疗哮喘的一线药物。

糖皮质激素不能直接抑制支气管平滑肌收缩,但可通过多环节对抗气道炎症,从而产生平喘作用：①抗炎,这是发挥平喘作用最重要的机制,可抑制气道黏膜中各种炎症细胞的趋化、聚集、活化及多种炎症介质、致炎细胞因子的生成及释放,促进嗜酸性粒细胞凋亡,减少渗出,减轻气道黏膜的充血水肿和局部炎症反应,抑制黏液腺分泌,使破坏的支气管上皮愈合,控制支气管的高反应性而改善肺功能；②抗过敏,抑制过敏介质释放；③阻止 β 受体下调,增强气道平滑肌 β_2 受体的反应性。

糖皮质激素给药方式分为全身用药和气雾吸入给药。①全身用药抗炎作用强大,平喘效果显著,但不良反应多而严重,仅适用于哮喘持续状态或其他药物难以控制的严重哮喘,常用甲泼尼龙琥珀酸钠静脉注射或静脉滴注。②气雾吸入给药可避免全身不良反应,为治疗中重度慢性哮喘的首选药物。吸入几个小时即可快速抑制气道高反应性,降低炎症介导的痰液变稠,但需要几周或数月才能达到抑制支气管高反应性的最大效应。早期应与 β₂ 受体激动药合用,症状控制后缓慢减量至最低。对于病情严重或吸烟的哮喘患者,可能会出现糖皮质激素抵抗影响疗效,这与其抗炎作用降低有关。长期吸入可能引起口腔、咽部等出现白念珠菌感染。喷药后及时漱口,减少药液在咽部的残留,可明显降低真菌感染的发生率。

丙酸氟替卡松 fluticasone propionate

高脂溶性是本品最主要的特点(脂溶性为布地奈德的 300 倍),加之吸入后在气道停留时间长,对糖皮质激素受体亲和力高,成为目前气道抗炎强度最大的吸入性糖皮质激素。同时生物利用度小于1%(仅为二丙酸倍氯米松的 1/20,布地奈德的 1/10),明显减少了吸入给药时吞咽吸收所带来的全身副作用。对于激素抵抗外的所有中重度慢性哮喘,均为首选药物;对于轻度持续性哮喘患者,也应低剂量吸入进行早期抗炎治疗。但处于哮喘持续状态的患者因不能吸入足够的气雾量,吸入剂不能发挥作用,故不宜应用。

同类药物还有布地奈德(budesonide)、倍氯米松(beclomethasone)、糠酸莫米松(mometasone furoate)和曲安奈德(triamcinolone)。

三、抗过敏平喘药

变态反应是哮喘的重要病因之一,抗过敏平喘药可有效抑制过敏介质的释放或拮抗过敏介质的作用。因起效较慢,主要用于预防哮喘的发作,对急性发作无效。总体疗效未超过 β₂ 受体激动药和糖皮质激素。

(一)过敏介质阻释药

主要作用是稳定肥大细胞膜,代表药物是色甘酸钠及其类似物酮替芬、曲尼司特。

色甘酸钠 disodium cromoglycate

选择性稳定肥大细胞膜,减少细胞外 Ca^{2+} 向细胞内转运,从而阻止肥大细胞脱颗粒释放组胺、白三烯等过敏介质。用于各种支气管哮喘的预防性治疗,能防止变态反应或运动引起的速发和迟发性哮喘,须在接触哮喘诱因前 1~2 周用药。对于慢性哮喘患者,吸入用药持续时间不应少于 4~6 周。全球范围内的长期临床实践表明色甘酸钠毒性低,少有副作用。但随着吸入性糖皮质激素的发展,本品的使用显著减少。

酮替芬 ketotifen

除具有类似色甘酸钠的作用外,还有强大的组胺 H_1 受体拮抗作用,也能拮抗 5- 羟色胺和白三烯的作用,疗效优于色甘酸钠。用于各型支气管哮喘的预防和过敏性哮喘的慢性治疗,对儿童哮喘的疗效尤为显著。对糖皮质激素依赖型哮喘患者,可减少糖皮质激素的用量。用药第 1 周可出现嗜睡、乏力、头晕、口干等副作用,继续用药常缓解或消失。

(二)抗白三烯药

主要为半胱氨酰白三烯(cysteinyl leukotriene,cysteinyl-LT)受体拮抗药,如孟鲁司特、扎鲁司特。

孟鲁司特 montelukast

长效抗白三烯药物,每日口服 1 次,用于慢性轻中度哮喘的预防和长期治疗。对阿司匹林敏感的哮喘患者,可减少发作次数和对糖皮质激素的依赖。

第二节 镇 咳 药

咳嗽是呼吸道受刺激时产生的一种保护性反射活动,有利于排出呼吸道内的分泌物或异物,保持呼吸道清洁和畅通。咳嗽最常见的原因为上呼吸道感染,不适当的镇咳会抑制这种保护性反射而加重病情;但剧烈或频繁的咳嗽不仅给患者带来痛苦,而且可进一步引起肺泡壁弹性组织损伤或引起并发症,应在结合对因治疗的同时谨慎应用镇咳药。

镇咳药是作用于咳嗽反射弧的不同环节、抑制咳嗽反射的药物。根据药物作用部位不同,分为中枢性镇咳药和外周性镇咳药两类。除下述药物外,中成药复方甘草在临床有广泛应用,被收录进入2018年版《国家药物基本目录》。

一、中枢性镇咳药

主要通过直接抑制咳嗽中枢发挥镇咳作用。根据是否具有成瘾性和麻醉作用,分为依赖性和非依赖性两类。前者主要是吗啡类生物碱及其衍生物,如可待因;后者多为人工合成的镇咳药,如右美沙芬和喷托维林,临床应用十分广泛。

可待因 codeine

有中枢性镇咳和中度镇痛作用。适用于各种原因引起的剧烈干咳和刺激性咳嗽,对胸膜炎干咳伴有胸痛者尤为适用。对于肺癌引起的难治性咳嗽,疗效不如吗啡和美沙酮。因可抑制支气管腺体分泌,使痰液黏稠度增高不易咳出,多痰者禁用。具有成瘾性。

右美沙芬 dextromethorphan

中枢性镇咳作用与可待因相似或略强,无镇痛作用。适用于无痰干咳及频繁剧烈的咳嗽,但对儿童急性夜间咳嗽疗效差。偶有头晕、幻觉、轻度嗜睡、口干和便秘等不良反应,无成瘾性。

喷托维林 pentoxyverine

兼有中枢和外周镇咳作用。①可直接抑制咳嗽中枢,镇咳强度为可待因的1/3;②有局部麻醉作用,可抑制气道感受器,有助于止咳;③有轻度阿托品样作用,有利于缓解支气管平滑肌痉挛。适用于上呼吸道炎症引起的干咳。偶见轻度头晕、恶心、口干和便秘等不良反应,无成瘾性。

二、外周性镇咳药

通过抑制咳嗽反射弧中的感受器、传入神经或传出神经的传导而起镇咳作用,如那可汀(noscapine)、二氧丙嗪(dioxopromethazine)、苯丙哌林(benproperine)等,其中苯丙哌林兼具外周和中枢效应,镇咳作用强于可待因。

第三节 祛 痰 药

痰液刺激气管黏膜引起咳嗽,若排出不畅积于气道内可致气道狭窄而引发喘息。祛痰药是能使痰液变稀或黏稠度降低而易于咳出的药物。经典的分类方法将祛痰药分为恶心性祛痰药和黏痰溶解药。前者可刺激胃黏膜的神经末梢,反射性兴奋延脑呕吐中枢,引起轻微恶心,促进支气管腺体分泌增加,使痰液变稀而易于咳出,如愈创甘油醚;后者可使痰液中的黏性成分分解或者调节黏痰分泌,降低其黏度,使痰易于咳出,如乙酰半胱氨酸、羧甲司坦、溴己新、桉柠蒎。

乙酰半胱氨酸 acetylcysteine

本品中的巯基能使黏痰中黏蛋白肽链的二硫键断裂,使痰液黏度降低;也能裂解脓性痰液中的DNA,引起脓性痰液液化而利于咳出。常雾化吸入,用于治疗黏痰阻塞气道且咳出困难者;紧急时可气管内滴入,须配合吸引排痰;也用于慢性阻塞性肺疾病的治疗。对呼吸道有刺激性,可致呛咳、支气管痉挛、恶心和呕吐。不宜与青霉素类、头孢菌素类和四环素类抗生素混合使用,避免降低抗菌活性。

羧甲司坦 carbocisteine

主要调节支气管腺体分泌,增加低黏度的唾液黏蛋白分泌,减少高黏度的岩藻黏蛋白产生,使痰液黏滞性降低,易于咳出。用药后约 4 小时出现明显疗效。适用于各种呼吸道疾病引起的痰液黏稠、咳出困难者,亦可用于手术后咳痰困难者。不良反应有轻度头晕、恶心、胃部不适、腹泻、胃肠出血及皮疹。消化性溃疡患者禁用。

溴己新 bromhexine

直接作用于支气管腺体,促使黏液分泌细胞的溶酶体酶释出,裂解黏痰中的黏多糖;也能激动呼吸道胆碱受体,使呼吸道腺体分泌增加,稀释痰液。用于慢性支气管炎、哮喘和支气管扩张症黏痰不易咳出者。偶见恶心、胃部不适、血清转氨酶升高等不良反应。本类药物还有溴己新的体内活性代谢产物氨溴索(ambroxol),作用强于溴己新,毒性小。

第四节　慢性阻塞性肺疾病治疗药物

慢性阻塞性肺疾病(chronic obstructive pulmonary disease,COPD)是一种以气道炎症、气道重塑以及明显的通气功能受阻为病理特点的慢性呼吸道疾病。吸烟是主要病因,也可由感染或其他理化刺激引起。症状包括呼吸困难、慢性咳嗽以及痰液过多,一次加重可持续长达数周,导致肺功能下降、死亡危险增加,并有可能伴随严重焦虑。临床常由慢性支气管炎、肺气肿转化,并可进一步发展为肺心病和呼吸衰竭。虽然抗炎治疗是 COPD 的首选方案,但单独使用糖皮质激素对本类疾病的疗效不佳。现有的治疗主要是通过支气管扩张药(β_2 受体激动药和 M 受体拮抗药)缓解症状,可合并磷酸二酯酶 -4(phosphodiesterase-4,PDE-4)特异性抑制药进行抗炎治疗。

一、支气管扩张药

吸入给药的支气管扩张药是治疗 COPD 一线药物,直接作用于气道以减少全身副作用。包括本章第一节介绍的短效和长效 β_2 受体激动药(SABA 和 LABA),短效和长效 M 受体拮抗药(SAMA 和 LAMA)。目前批准用于治疗 COPD 的支气管扩张药见表 31-2。在 COPD 的长期治疗中,LABA/

表 31-2　批准用于治疗慢性阻塞性肺疾病(COPD)的支气管扩张药

类别	药物
SABA	沙丁胺醇(salbutamol)、左旋沙丁胺醇(L-salbutamol)、吡布特罗(pirbuterol)
LABA	沙美特罗(salmeterol)、福莫特罗(formoterol)、阿福特罗(arformoterol)、茚达特罗(indacaterol)、奥达特罗(olodaterol)
SAMA	异丙托溴铵(ipratropium bromide)
LAMA	噻托溴铵(tiotropium bromide)、阿地溴铵(aclidinium bromide)、格隆溴铵(glycopyrronium bromide)、乌美溴铵(umeclidinium bromide)

LAMA 联合使用有助于减少副作用并增加疗效,如奥达特罗 / 噻托溴铵、福莫特罗 / 阿地溴铵复方制剂。重度及反复出现急性加重的 COPD 患者应同时合并吸入糖皮质激素,LABA/LAMA/ICS 三联吸入治疗可能更利于改善肺功能,减少急性发作的频率,防止病情加重。

茚达特罗 indacaterol

新型超长效 β_2 受体激动药,适用于成人 COPD 患者的维持治疗。每日吸入给药 1 次,5 分钟起效,支气管舒张效果持久,能明显改善患者的肺功能和喘息症状,疗效优于沙美特罗、噻托溴铵。安全性和耐受性好。

格隆溴铵 glycopyrronium bromide

选择性 M_3 受体拮抗药,能产生更持久的支气管保护和支气管扩张作用,起效迅速,支气管扩张作用持续 24 小时以上。与噻托溴铵相比,起效更快,疗效更强。

阿地溴铵 aclidinium bromide

对胆碱 M_3 受体有高效选择性,较格隆溴铵作用更强,能显著改善中、重度 COPD 患者的呼吸功能。起效时间约为用药后 15 分钟,达峰时间为 2~3 小时,阿地溴铵吸入后在血浆中快速水解,因此不良反应少,耐受性好。

此外,茶碱在我国治疗 COPD 历史悠久,虽是一种弱效的支气管扩张药,在相对低的血浆浓度时还有抑制炎症和免疫调节作用。单独口服缓释茶碱,或与吸入药物合用有助于减轻呼吸困难的症状,应注意与合用药物的相互作用。

二、磷酸二酯酶 -4 抑制药

特异性 PDE-4 抑制药具有广泛的抗炎作用,在 COPD 的治疗中有重要意义。罗氟司特(roflumilast)是第一个批准用于治疗 COPD 的口服药物,也是第一个用于临床的 PDE-4 抑制药。数个临床试验结果显示,罗氟司特在药物疗效方面比较理想,但在药物的安全性和耐受性方面报道不一。

【药理作用】

(1) 减轻气道炎症:PDE-4 是炎症和免疫细胞中一种主要的 cAMP 代谢酶。选择性 PDE-4 抑制药能增加细胞内 cAMP 水平,减少肥大细胞、嗜酸性粒细胞、中性粒细胞、单核细胞及淋巴细胞释放炎症介质,从而达到减轻气道炎症、抑制免疫和炎症细胞活性的作用。

(2) 扩张气道平滑肌:罗氟司特具有轻度的扩张气道平滑肌的作用。

(3) 缓解气道重塑:罗氟司特能减少上皮细胞基底的胶原沉着和气道平滑肌细胞增厚,抑制杯状细胞增生和黏蛋白分泌。

【临床应用】　罗氟司特为每日 1 次用药的口服片剂,被批准用于治疗反复发作并加重的成人重度 COPD 的咳嗽及黏液过多症状。需与长效支气管扩张药联合应用,进一步缓解症状,减少急性发作。由于 COPD 急性发作将会加快疾病进展,增加死亡率,因此,罗氟司特减少疾病发作的这一疗效非常重要。虽然哮喘不是罗氟司特的适应证,但临床试验表明其对轻、中度哮喘有效,但不能用于突发性呼吸问题(急性支气管痉挛)的治疗。也不推荐应用于 <18 岁人群。

【不良反应】　最常见不良反应有腹泻、恶心、头痛、失眠、背痛、食欲下降、头晕以及不明原因的体重减轻。上述不良反应均较为轻微,持续时间短暂(用药后第一周),多无须停药、减药,通常患者能耐受继续治疗。罗氟司特存在对精神健康方面的潜在危险,包括情绪变化、思维变化、行为变化。

本 章 小 结

药物类别及代表药物	药理作用	临床应用	不良反应
平喘药			
支气管扩张药			
β₂ 受体激动药			
沙丁胺醇 特布他林 福莫特罗 沙美特罗	选择性激动 β₂ 受体,松弛支气管平滑肌	控制哮喘的急性发作和哮喘持续状态,预防夜间发作	骨骼肌震颤、心脏反应、代谢异常
茶碱类			
茶碱 氨茶碱 多索茶碱	非特异性抑制 PDE,松弛支气管平滑肌,对抗气道炎症	支气管哮喘、慢性阻塞性肺疾病、心源性哮喘	胃肠道不适、中枢兴奋、心律失常
M 受体拮抗药			
异丙托溴铵 噻托溴铵	阻断支气管平滑肌 M 受体,松弛支气管平滑肌	支气管哮喘,迷走神经功能亢进或不能耐受 β₂ 受体激动药患者	口干、干咳
抗炎平喘药			
丙酸氟替卡松 布地奈德 倍氯米松	与肾上腺皮质激素受体结合,发挥强大的抗炎、抗过敏作用	中重度慢性哮喘	全身用药不良反应多;长期吸入可引起念珠菌性口腔炎和咽喉炎
抗过敏平喘药			
色甘酸钠 酮替芬	稳定肥大细胞膜 拮抗 H₁ 受体	酮替芬用于各型支气管哮喘的预防性治疗,对儿童哮喘疗效好	少有副作用 嗜睡、乏力、头晕、口干
孟鲁司特 扎鲁司特	拮抗 cysteinyl-LT 受体	慢性轻中度哮喘的预防和长期治疗	长期治疗胃肠道反应、肝功能异常
镇咳药			
中枢性镇咳药			
可待因 右美沙芬 喷托维林	直接抑制咳嗽中枢镇咳,喷托维林还可抑制气道感受器及轻度阿托品样作用	无痰干咳	可待因具有成瘾性
外周性镇咳药			
二氧丙嗪 那可汀	抑制气道感受器和肺牵张感受器	咳嗽	困倦乏力
祛痰药			
恶心性祛痰药			
愈创甘油醚	刺激胃黏膜,引起轻微恶心	多痰咳嗽	胃肠道反应
黏痰溶解药			
乙酰半胱氨酸 羧甲司坦 溴己新	使痰液中的黏性成分分解或者调节黏痰分泌,降低其黏度	黏痰咳出困难者	胃肠道反应

续表

药物类别及代表药物	药理作用	临床应用	不良反应
COPD 治疗药物			
支气管扩张药			
β₂ 受体激动药			
茚达特罗	长效激动 β₂ 受体,扩张支气管	成人 COPD 患者的维持治疗	安全性和耐受性好
M 受体拮抗药			
格隆溴铵 阿地溴铵	长效选择性阻断 M₃ 受体,扩张支气管	中、重度 COPD	不良反应少
PDE-4 抑制药			
罗氟司特	选择性抑制 PDE-4,减轻气道炎症	与长效支气管扩张药联合应用于成人重度 COPD	轻微的胃肠道反应、体重减轻、潜在的精神健康风险

第三十一章
临床用药案例

第三十一章
目标测试

（罗春霞）

第三十二章

作用于消化系统的药物

第三十二章
教学课件

> **学习要求**
>
> 1. **掌握** 治疗消化性溃疡药物的类别、作用机制及代表药物。
> 2. **熟悉** 助消化药、胃肠促动药及止吐药的作用及用途。
> 3. **了解** 泻药及止泻药和肝胆疾病辅助用药的药理作用与临床应用。

第一节 治疗消化性溃疡与胃食管反流病的药物

消化性溃疡(peptic ulcer)泛指胃肠道黏膜在各种复杂致病因子的作用下被胃消化液所消化而造成的溃疡,主要发生于胃和十二指肠,是一种常见病,其发病率约为10%。目前认为,胃肠黏膜的防御因子(黏液、HCO_3^-、前列腺素、黏膜血流等)和攻击因子(胃酸、胃蛋白酶等)间的力量失衡是其发病的直接原因,而机体神经内分泌紊乱及某些遗传因素会干扰两者的平衡。在病因学研究中最重要的进展是发现了幽门螺杆菌(*Helicobacter pyroli*)作为攻击因子在消化性溃疡发病中的关键作用(其发现者 J. Robin Warren 和 Barry J. Marshall 因此获得了 2005 年诺贝尔生理学或医学奖),有 80%~90% 的消化性溃疡与其感染有关。幽门螺杆菌根除治疗可以使多数消化性溃疡得到彻底治愈。另外,长期使用非选择性非甾体抗炎药(nonsteroidal anti-inflammatory drug,NSAID)也是消化性溃疡发病的重要诱因之一。主要原因是其对胃肠黏膜上皮环氧合酶 -1(cyclooxygenase-1,COX-1)的抑制作用会导致防御因子前列腺素合成减少,进而使黏膜的保护屏障受损,诱发溃疡形成。临床上用于抗消化性溃疡的药物很多,主要包括胃酸分泌抑制药、抗酸药、黏膜保护药和抗幽门螺杆菌药,治疗的基本原则是抑制攻击因子和增强防御因子(图 32-1)。

胃食管反流病(gastroesophageal reflux disease,GERD)是由于胃内容物反流引起不适症状和并发症的一种疾病,胃灼热和反流是其典型症状。与消化性溃疡相似,胃反流物中的胃酸、胃蛋白酶对食管黏膜的侵蚀是引发不适症状的主要原因。不同的是,根除幽门螺杆菌对缓解胃食管反流病症状没有帮助,而胃酸分泌抑制药、黏膜保护药及胃肠促动药可有效缓解症状。

一、胃酸分泌抑制药

胃酸由壁细胞分泌,并受到神经、旁分泌和内分泌等体内多种因素的共同调节(图 32-1)。其中,促进胃酸分泌的因素包括胆碱能神经释放的乙酰胆碱(acetylcholine,ACh)、肠嗜铬样细胞(enterochromaffin-like cell,ECL 细胞)以旁分泌的形式释放的组胺,以及内分泌细胞(胃窦 G 细胞)释放的胃泌素,它们分别作用于壁细胞基底膜上的 M 胆碱受体(muscarinic receptor)、组胺 H_2 受体(histamine H_2 receptor)和胃泌素受体(也称缩胆囊素 2 受体,gastrin/cholecystokinin-2 receptor,CCK_2 receptor),通过激活细胞内 Ca^{2+} 依赖性或 cAMP 依赖性信号通路,最终活化壁细胞顶端分泌小管膜上的 H^+-K^+-ATP 酶,催化 ATP 水解供能,驱动跨膜 H^+-K^+ 交换,从而将胞质中的 H^+"泵入"分泌小管腔中,降低胃液 pH。因此,针对以上胃酸分泌的关键环节,胃酸分泌抑制药包括质子泵抑制剂(proton

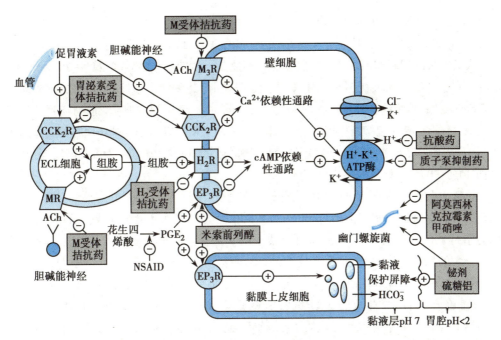

ACh,乙酰胆碱;CCK₂R,缩胆囊素2受体;ECL细胞,肠嗜铬样细胞;EP₃R,前列腺素EP₃受体;H₂R,H₂受体;MR,M胆碱受体;M₃R,M₃胆碱受体;NSAID,非甾体抗炎药;PGE₂,前列腺素E₂;⊕表示激动或增强作用,⊖表示拮抗或抑制作用。

图 32-1　胃酸分泌的调节与药物的作用环节

pump inhibitor,PPI)、H₂受体拮抗药、M受体拮抗药和胃泌素受体拮抗药。值得注意的是,在邻近壁细胞的肠嗜铬样细胞上也有M胆碱受体和胃泌素受体分布,乙酰胆碱和胃泌素除直接兴奋壁细胞外,更通过促进肠嗜铬样细胞释放组胺间接刺激胃酸分泌。这可部分解释为什么H₂受体拮抗药也可以部分对抗乙酰胆碱和胃泌素引起的胃酸分泌,抑制胃酸分泌效果优于M受体拮抗药和胃泌素受体拮抗药。而质子泵抑制剂作用于胃酸分泌的最终环节,可完全对抗所有刺激物引起的胃酸分泌,是目前最有效的一类胃酸分泌抑制药。

(一)质子泵抑制剂

奥美拉唑 omeprazole

奥美拉唑是首个上市的质子泵抑制剂,是一种取代的苯并咪唑化合物(图32-2)。

奥美拉唑的发现(药物研发案例)

奥美拉唑　　　　　　　　　　　　　兰索拉唑

图 32-2　奥美拉唑与兰索拉唑的结构式

【药动学】　奥美拉唑对胃酸不稳定,采用肠溶制剂口服或静脉注射给药。口服吸收迅速,单次用药生物利用度约为35%,T_{max}为0.5~3.5小时,血浆蛋白结合率为95%,肝、肾、胃及十二指肠含量较高,不易透过血脑屏障,$t_{1/2}$约1小时。本药大部分在肝内经CYP2C19途径代谢,少部分经CYP3A4途径代谢。80%代谢产物经肾排出,其余随粪便排出。奥美拉唑既是CYP2C19的底物,也能抑制其活性,因此反复用药,其生物利用度可增高达60%。CYP2C19活性在人群中存在明显的遗传多态性,这是造成奥美拉唑药效个体差异的主要原因。

【药理作用及机制】　奥美拉唑对基础胃酸分泌和由进食、组胺、胃泌素等各种刺激引起的胃酸分泌均有强大而持久的抑制作用。一次口服 20mg，可使 24 小时胃酸分泌减少 60%~70%，作用持续 20 小时左右。在连续给药的最初 3~5 日，抑酸作用逐渐增强，达到稳态后停药，作用仍可持续 2~3 日。静脉给药起效更快，持续滴注可维持胃内无酸状态。同时，本药还能增加胃黏膜血流量，对胃液总量和胃蛋白酶的分泌也有一定抑制作用。此外，体内外实验证明本药对幽门螺杆菌有抑制作用，其机制可能涉及：①抑制细菌 ATP 酶活性而抑制细菌生长；②通过降低胃内酸度，为抗菌药发挥作用创造条件（某些抗菌药在酸性环境易失活）。

奥美拉唑为弱碱性药物，吸收入血后，能迅速扩散进入壁细胞，并在其酸性的分泌小管腔中蓄积。现有的质子泵抑制剂都为前药（prodrug），其活化需要在酸性环境中完成。活性产物为带有四环结构的阳离子化合物次磺酰胺，后者可与质子泵 α 亚基中的半胱氨酸残基形成二硫键，不可逆地抑制质子泵的活性，进而持久且几乎完全的抑制胃酸分泌（图 32-3）。由于一般只有壁细胞的分泌小管才具有使质子泵抑制剂活化的强酸环境，质子泵抑制剂对壁细胞的质子泵有高度的选择性。另外，在壁细胞分泌小管中生成的次磺酰胺，因离子障（ion trapping）不能跨膜扩散返回壁细胞内，故只能抑制壁细胞分泌小管上的活化质子泵，而不会影响位于胞质中的静止质子泵。质子泵抑制剂首剂抑制胃酸时间仅有数小时，胃内酸度随着胞质中的静止泵进入分泌小管膜很快恢复。连续用药后，静止泵被消耗，需合成新的质子泵才能恢复泌酸（该过程约需 18 小时），因而作用时间也相应延长。

【临床应用】　临床上奥美拉唑广泛用于各种酸相关性疾病的治疗。

（1）消化性溃疡：可用于各种原因引起的消化性溃疡，如幽门螺杆菌感染，长期服用非选择性非甾体抗炎药，胃泌素瘤（gastrinoma，又称为佐林格 - 埃利森综合征，Zollinger-Ellison syndrome）等。能迅速缓解疼痛，促进溃疡愈合。对于幽门螺杆菌相关的消化性溃疡，需与抗生素联合应用，根除幽门螺杆菌。

（2）胃食管反流病：抑制胃酸分泌是目前治疗胃食管反流病的主要措施。质子泵抑制剂使胃液 pH 升高，从而减轻胃酸对食管黏膜的刺激，快速缓解症状，促进破损的食管黏膜愈合。

（3）上消化道出血：胃内的强酸环境会阻碍止血反应。静脉给予质子泵抑制剂能迅速提升并维持胃内 pH 至 6.0 以上，因而可促进血小板聚集和血凝块的稳固。用于各种原因所致的上消化道出血的治疗或预防内镜止血后的再出血。急性期过后可改口服维持。

【不良反应】　主要有恶心、腹胀、腹泻等胃肠道症状和头痛、头晕、嗜睡等神经系统症状。胃酸有助于食物中维生素 B_{12} 和钙的吸收，抑制胃内细菌增殖，长期使用质子泵抑制剂可降低体内维生素 B_{12} 水平，升高骨质疏松患者骨折的风险，增加胃肠道感染风险，甚至诱发肺炎或腹膜炎等。此外，由于胃酸是胃窦 G 细胞分泌胃泌素的生理调节剂，该药减少胃酸分泌会导致血清胃泌素水平增高，进而促进胃黏膜增生，长期服用者，应定期检查胃黏膜有无肿瘤样增生。

【药物相互作用】　本品对 CYP2C19 有抑制作用，可延长地西泮、苯妥英钠、华法林等药物的清除。因抑制氯吡格雷活化（CYP2C19 参与），可能减弱其抗血小板作用而升高血栓形成的风险。

由于质子泵抑制剂对质子泵呈现不可逆性抑制，不同质子泵抑制剂在适当剂量下均可达到相同的最大抑酸效应，将 24 小时胃酸分泌量减少 90%~98%。不同的差异主要体现在药动学上，进而影响药物起效快慢和作用维持时间、药物反应的个体差异及药物相互作用（表 32-1）。随着重复给药，壁细胞中静息质子泵被消耗，不同质子泵抑制剂的这种差异会进一步减小。

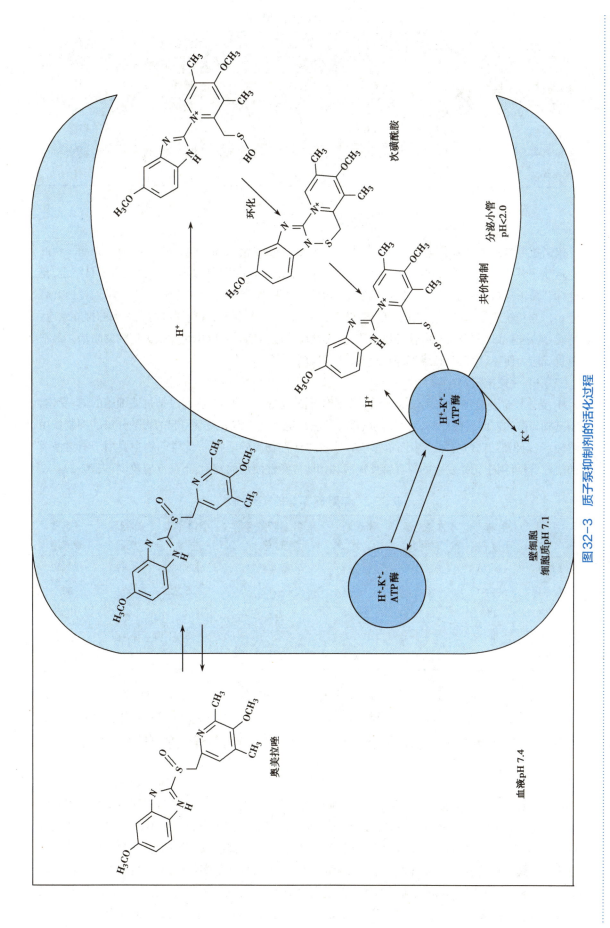

图32-3 质子泵抑制剂的活化过程

表 32-1　常用质子泵抑制剂

药物	pK_a	生物利用度 /%	半衰期 /h	血浆蛋白结合率 /%	是否依赖 CYP450 代谢	对 CYP450 影响
奥美拉唑	4	35~60	0.7	95	依赖	明显
兰索拉唑	4	80	1.3	97	依赖	有
泮托拉唑	3.9	77	1.0	98	依赖	轻微
雷贝拉唑	5	52	1.0	96	80% 经非酶途径代谢	轻微
埃索美拉唑	4	64~90	1.25	97	依赖	有

伏诺拉生 vonoprazan

伏诺拉生为一种钾离子竞争性酸阻滞药(potassium-competitive acid blocker,P-CAB),是新一代的可逆性质子泵抑制剂。该药在酸性环境下,可立刻离子化,通过离子形式与壁细胞上质子泵结合,竞争性抑制质子泵与钾离子的结合,抑制胞质中的 H^+ 与分泌小管中的 K^+ 间的相互交换,从而迅速升高胃液 pH。与传统质子泵抑制剂相比,伏诺拉生起效更快,半衰期更长,首剂即可达到最大的抑酸效应,并持续 24 小时;口服给药,在酸性环境下稳定,无须制成肠溶剂。临床用于酸相关疾病的防治。最常见不良反应为便秘、腹泻及腹胀等,但较轻微,患者容易耐受。

(二)H_2 受体拮抗药

H_2 受体拮抗药是抑酸作用仅次于质子泵抑制剂的胃酸分泌抑制药,通过拮抗壁细胞的 H_2 受体,抑制基础胃酸和夜间胃酸分泌,对因进食、胃泌素和迷走神经兴奋等刺激引起的胃酸分泌的抑制作用虽然较弱,但仍然有效(见第二十四章影响其他自体活性物质的药物)。此类药物主要用于消化性溃疡的治疗,也可用于无并发症的胃食管反流病和预防应激性溃疡的发生,不良反应较少(表 32-2)。

表 32-2　常用 H_2 受体拮抗药比较

药物	生物利用度 /%	血浓达峰时间 /h	半衰期 /h	有效血药浓度维持时间 /h	相对抑酸强度	抑制肝药酶	抗雄激素作用
西咪替丁	60~70	0.7~1.5	2	4	1	+	明显
雷尼替丁	50~60	1~2	2~3	8~12	5	±	弱
法莫替丁	43	1~3.5	2.5~4	12	40	－	几无
尼扎替丁	90	1~3	2	8	5	－	几无
罗沙替丁	85	1~3	4	8~12	6	－	几无

此外,丙谷胺(proglumide)结构与胃泌素相似,可竞争性拮抗胃泌素受体,减少胃酸分泌。哌仑西平(pirenzepine)能选择性拮抗 M_1 胆碱受体,抑制因胆碱能神经兴奋引起的胃酸分泌。两药均曾在临床用于消化性溃疡的治疗,但因疗效不及质子泵抑制剂和 H_2 受体拮抗药,故现已少用。

二、抗酸药

抗酸药(antacid)能直接中和胃酸,但不能抑制胃酸分泌。本类药物多属口服不易吸收的弱碱性镁盐或铝盐,口服后在胃内直接中和胃酸,升高胃液 pH 使胃蛋白酶活性降低,从而可解除胃酸和胃蛋白酶对胃、十二指肠黏膜的侵蚀和刺激,促进溃疡愈合和缓解疼痛。同时,因胃内酸度降低,还可促进血小板聚集而加速凝血,有利于止血和预防再出血。部分抗酸药如氢氧化铝、三硅酸镁等可在胃内形成胶状保护层,覆盖于溃疡面,从而对溃疡面起到保护作用,有利于溃疡的愈合。主要用于胃、十二指肠溃疡及胃酸过多症的辅助治疗。常用的抗酸药包括氢氧化铝、三硅酸镁、铝碳酸镁等。

铝碳酸镁 hydrotalcite

铝碳酸镁抗酸作用迅速而持久,还能与胃蛋白酶、胆酸结合,防止其对胃黏膜的损伤;增加黏液中的 HCO_3^- 贮存,增强黏膜的抗酸缓冲能力。主要用于胃及十二指肠溃疡、反流性食管炎、胆汁反流等。镁离子可引起轻泻,而铝离子可引起便秘,由于该药同时含有这两种金属离子,相互抵消了便秘和腹泻的副作用,但个别患者仍可能出现腹泻。可干扰四环素类药物的吸收。

三、胃黏膜保护药

胃肠黏膜的自身防御 / 修复因素主要包括:黏液 HCO_3^- 屏障,前列腺素,黏膜血流量及黏膜上皮细胞的再生与修复。黏膜保护药可通过增强上述保护因素发挥抗消化性溃疡的作用。有些药物还兼有一定的抗幽门螺杆菌和抗酸作用。

米索前列醇 misoprostol

为合成前列腺素 E_1 的衍生物。口服吸收迅速,活性代谢产物米索前列酸仍具有与其等效的抑酸作用。在体内能发挥类似内源性前列腺素的作用。与胃壁细胞基底侧的前列腺素受体结合,抑制基础胃酸、组胺、胃泌素、食物刺激所致的胃酸和胃蛋白酶分泌;激动胃黏膜浅表上皮基底侧的前列腺素受体,可增加胃黏液和 HCO_3^- 的分泌,促进胃黏膜受损上皮细胞的重建和增殖,增强黏膜的屏障功能。此外,还可增加胃黏膜血流量。多方面的机制使其具有良好的胃黏膜保护作用。主要用于胃、十二指肠溃疡及急性胃炎引起消化道出血,特别是非甾体抗炎药引起的慢性胃出血。最常见不良反应有腹部不适和腹泻,与抗酸药(特别是含镁离子的抗酸药)合用会加重此不良反应。因能引起子宫收缩,孕妇禁用。

硫糖铝 sucralfate

硫糖铝是蔗糖硫酸酯的碱式铝盐。口服后在酸性胃液中解离为氢氧化铝和带负电荷的硫酸蔗糖复合物。前者有抗酸作用,后者为黏稠多聚体:①与黏膜表面带正电荷蛋白质结合形成大分子复合物,覆盖于溃疡表面,形成一层保护屏障,阻止胃酸、胃蛋白酶和胆汁酸对溃疡面的渗透、侵蚀;②吸附胃蛋白酶和胆汁酸,抑制其活性;③促进胃、十二指肠黏膜合成前列腺素,从而增强黏液 HCO_3^- 屏障的保护作用;④在溃疡区沉积能诱导表皮生长因子、碱性成纤维细胞生长因子的积聚,加速组织修复;⑤抑制幽门螺杆菌的增殖,使黏膜中的幽门螺杆菌密度降低,阻止幽门螺杆菌产生的蛋白酶、脂酶对黏膜的破坏。临床主要用于消化性溃疡、胃食管反流病,还用于防治上消化道出血。长期用药可致便秘,偶有恶心、胃部不适、腹泻、皮疹、瘙痒及头晕。习惯性便秘者、肾功能不全者,不宜长服。

枸橼酸铋钾 bismuth potassium citrate

本药能与溃疡基底膜的坏死组织中的蛋白或氨基酸结合,形成蛋白质 - 铋复合物,覆盖于溃疡表面起到黏膜保护作用。同时还有促进前列腺素、黏液、 HCO_3^- 释放,改善胃黏膜血流及抗幽门螺杆菌的作用。还能与胃蛋白酶发生螯合而使其灭活。主要用于胃和十二指肠溃疡、糜烂性胃炎等,与抗菌药合用根除幽门螺杆菌。服药期间舌、粪可被染黑,偶见恶心、皮疹、轻微头痛。肾功能不全者及孕妇禁用。

其他具有胃、十二指肠黏膜保护作用的药物还有替普瑞酮(teprenone)、麦滋林 -S(marzulene-S)、吉法酯(gefarnate)等。

四、抗幽门螺杆菌药

幽门螺杆菌为革兰氏阴性杆菌,存在于胃上皮和腺体内的黏液层,可分泌尿素酶,同时释放白三烯和多种细胞毒素,破坏胃黏膜。幽门螺杆菌感染已被公认是消化性溃疡、慢性胃炎及胃癌发生发展中的一个重要致病因子,也是消化性溃疡容易复发的主要原因。因此,根除幽门螺杆菌,对提高消化性溃疡治愈率、降低复发率及预防胃癌具有重要意义。目前,临床上常用的抗幽门螺杆菌药分为抗菌药(如阿莫西林、克拉霉素、甲硝唑、呋喃唑酮、四环素、左氧氟沙星等)和非抗菌药(如质子泵抑制剂、铋剂、硫糖铝等)两大类。实践表明,上述任一药物单用,疗效差,且幽门螺杆菌易产生耐药性,故难以达到根除幽门螺杆菌的效果。临床上常用疗程为 14 天的三联疗法或四联疗法,以提高幽门螺杆菌的根除率,减少耐药性的产生,抑制溃疡及降低溃疡复发率。临床常用的三联疗法多以质子泵抑制剂为基础,如:质子泵抑制剂 + 阿莫西林 + 克拉霉素 / 甲硝唑 / 呋喃唑酮 / 四环素 / 左氧氟沙星,质子泵抑制剂 + 四环素 + 甲硝唑 / 呋喃唑酮;四联疗法是在三联疗法的基础上再加上铋剂或另一种抗菌药。

第二节　消化道功能调节药

一、助消化药

助消化药(digestant)多为消化液中成分或是促进消化液分泌的药物,主要用于消化道分泌功能减弱或消化不良等,促进食物的消化。有些药物能阻止肠道的过度发酵,也用于消化不良的治疗。常用的助消化药见表 32-3。

表 32-3　常用的助消化药

药物	来源	作用	用途	备注
稀盐酸 (dilute hydrochloric acid)	10% HCl 溶液	增加胃液酸度,提高胃蛋白酶活性	胃酸缺乏症,如慢性萎缩性胃炎	常有腹胀、嗳气等,与胃蛋白酶合用效果较好
胃蛋白酶 (pepsin)	动物胃黏膜	分解蛋白质,亦能水解多肽	胃蛋白酶缺乏症及消化功能减退	遇碱失活,常与稀盐酸合用
胰酶 (pancreatin)	动物胰	含胰脂肪酶、胰蛋白酶及胰淀粉酶。能消化脂肪、蛋白质及淀粉等	消化不良、食欲减退及胰液分泌不足、胰腺炎等引起的消化障碍	酸性中易失活,故用肠溶片制剂。能消化口腔黏膜,故不能嚼碎
干酵母 (dried yeast)	麦酒酵母的干燥菌体	含有 B 族维生素;可促进消化液的分泌	食欲减退、消化不良及维生素 B 缺乏症疾病的辅助治疗	宜嚼碎吞服,剂量过大可引起腹泻
乳酶生 (lactasin)	活乳杆菌的干燥制剂	肠内分解糖类产生乳酸,降低 pH,抑制腐败菌的繁殖,减少肠产气量	消化不良、腹胀及小儿消化不良性腹泻	不宜与抗菌药或吸附药同时服用,以免影响疗效

二、泻药和止泻药

(一) 泻药

泻药(laxatives)是一类能增加肠内水分、软化粪便或润滑肠道、促进肠蠕动、加速排便的药物。本类药物分为容积性、接触性和润滑性泻药。

1. 容积性泻药　口服后肠道很少吸收,增加肠内容积而促进肠道推进性蠕动,产生导泻作用。

硫酸镁(magnesium sulfate)和硫酸钠(sodium sulfate)

又称盐类泻药。大量口服后 SO_4^{2-}、Mg^{2+} 在肠道难被吸收,引起肠腔内形成高渗而减少水分吸收,肠内容积增大,刺激肠道蠕动,引起泻下。口服亦可产生利胆作用。

主要用于外科术前或结肠镜检查前排空肠内容物、辅助排除肠内寄生虫或毒物,还可用于阻塞性黄疸、慢性胆囊炎等。硫酸镁、硫酸钠泻下作用较剧烈,可反射性引起盆腔充血和脱水,月经期、妊娠期妇女及老人慎用。镁离子约 20% 可吸收,经肾排泄,故肾功能不全者应慎用,且硫酸镁抑制中枢神经系统,不宜用于中枢抑制性药物中毒的抢救或有中枢抑制症状的患者。

临床应用的容积性泻药还有乳果糖(lactulose)、山梨醇(sorbitol)、甘露醇(mannitol)及纤维素类(cellulose)等。

2. 接触性泻药　又称刺激性泻药。本类药物或其代谢产物刺激肠壁,使肠道蠕动加强;同时,降低电解质和水的净吸收。

酚酞 phenolphthalein

口服后在肠道与碱性肠液形成可溶性钠盐,刺激结肠蠕动并抑制肠内水分吸收。服药后 6~8 小时排出软便,作用温和,适用于慢性便秘。偶有过敏性反应、肠炎、皮炎及出血倾向等。

蓖麻油 castor oil

在小肠上部被脂肪酶水解释放出有刺激性的蓖麻油酸引起肠蠕动增加,服药后 2~3 小时排出流质粪便。常伴有腹痛,多用于检查前清洁肠道。

3. 润滑性泻药　通过润滑肠壁、软化粪便而发挥泻下作用。

液状石蜡 liquid paraffin

为矿物油,肠道不吸收,产生润滑肠壁和软化粪便的作用,使粪便易于排出。适用于老人和儿童便秘,久用妨碍钙、磷吸收。

甘油 glycerin

以 50% 浓度的液体灌肠,由于高渗透压刺激肠壁引起排便反应,并有局部润滑作用,数分钟内引起排便。适用于儿童及老人。

(二) 止泻药

腹泻是多种疾病的一种症状,可引起疼痛,对毒物的排出有一定的保护性作用。但剧烈而持久的腹泻,可引起脱水和电解质紊乱。因此,在对因治疗的同时,可适当给予止泻药(antidiarrheal drug)。

地芬诺酯 diphenoxylate

为人工合成的哌替啶衍生物。通过激动肠道平滑肌上的 μ 阿片受体,提高肠平滑肌张力,抑制肠蠕动,利于肠内水分的吸收。用于急、慢性腹泻。不良反应少,大剂量长期服用可产生成瘾性。

洛哌丁胺 loperamide

化学结构与地芬诺酯相似。除通过激动 μ 阿片受体产生止泻作用外,尚可抑制乙酰胆碱和前列腺素的释放,也能抑制多种钙依赖酶的活性,从而抑制肠蠕动和分泌。用于急、慢性腹泻,尤其是其他止泻药效果不佳的慢性腹泻。

药用炭 medicinal activated charcoal

能吸附肠内细菌及气体,防止毒物吸收,减轻肠内容物对肠壁的刺激,使蠕动减少而止泻。用于腹泻、胃肠气胀及食物中毒等。

蒙脱石 dioctahedral smectite

主要成分为双八面体蒙脱石[$Si_8Al_4O_{20}(OH)_4$]粉末,口服后可均匀覆盖于整个肠腔表面,维持 6 小时,产生吸附、屏障作用。用于急、慢性腹泻。

三、止吐药及胃肠促动药

呕吐是机体的一种重要反射活动,受延髓呕吐中心调控。后者可接受来自延髓化学催吐感受区(chemoreceptor trigger zone,CTZ)的传入冲动触发恶心、呕吐。延髓化学催吐感受区具有多巴胺 D_2 受体(dopamine D_2 receptor)、组胺 H_1 受体、M_1 胆碱受体和 5-HT$_3$ 受体,止吐药可通过拮抗上述受体产生止吐作用。本部分仅讨论用于止吐的多巴胺受体拮抗药和 5-HT$_3$ 受体拮抗药。一些多巴胺受体拮抗药、5-HT$_3$ 受体拮抗药和 5-HT$_4$ 受体激动药能增加胃肠推进性蠕动,协调胃肠运动,这样的药物称为胃肠促动药(gastro-kinetic agent)。

(一)多巴胺受体拮抗药

甲氧氯普胺 metoclopramide

甲氧氯普胺(图 32-4)能拮抗延髓化学催吐感受区的 D_2 受体,产生强大的中枢性止吐作用。该药也能拮抗胃肠道 D_2 受体,同时激动肠道 5-HT$_4$ 受体,拮抗 5-HT$_3$ 受体,最终促进肠神经元释放乙酰胆碱,增强平滑肌收缩,增加食管下端括约肌张力,加速胃排空和肠内容物向回盲部推进。其效应主要限于上消化道而对结肠活动无显著影响。

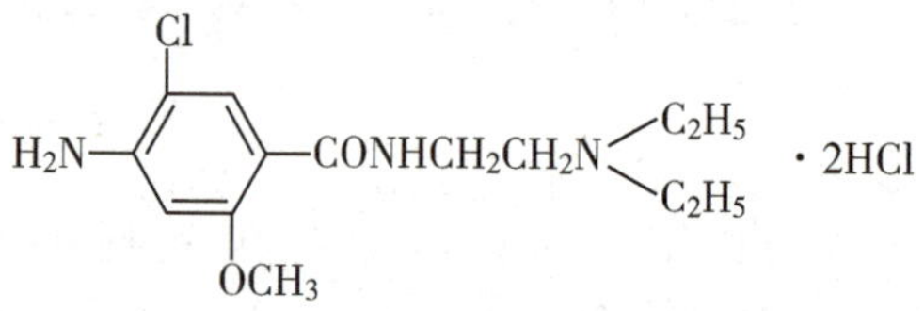

图 32-4　甲氧氯普胺结构式

主要用于胃肠功能失调所致的呕吐,对放疗、手术后及药物(如化疗药物、阿扑吗啡)引起的呕吐也有效,对前庭功能紊乱所致的呕吐无效,还用于胃排空弛缓症、胃食管反流病等。不良反应有头晕、腹泻、困倦,长期用药可致锥体外系反应、溢乳及月经紊乱,对胎儿有影响,孕妇忌服。

多潘立酮 domperidone

多潘立酮主要拮抗 D_2 受体。该药不易透过血脑屏障,因而无锥体外系反应,但仍可在一些血脑屏障较薄弱的中枢部位产生效应,如延髓化学催吐感受区(止吐作用)、垂体前叶(释放催乳素)。该药通过拮抗胃肠道多巴胺 D_2 受体,促进乙酰胆碱释放而加强胃肠蠕动,增加食管下端括约肌张力,防止食物反流。

临床用于偏头痛、颅外伤以及抗帕金森病药(如左旋多巴、溴隐亭)和放射治疗引起的恶心、呕吐。对胃肠道动力障碍性疾病有效,如功能性消化不良、胃食管反流病、胃炎、胃轻瘫等。口服不良反应较轻,可有轻度腹痛、腹泻、口干、皮疹、乳房胀痛、溢乳以及倦怠乏力等。

多巴胺 D_2 受体拮抗药一般兼具止吐和胃肠促动力作用,单纯的 5-HT$_4$ 受体激动药只有胃肠促动力作用。表 32-4 列出了常用的胃肠促动药。

表 32-4 常用胃肠促动药

药物	作用机制	作用部位	血药浓度达峰时间 /h	半衰期 /h	止吐作用	主要不良反应
甲氧氯普胺	拮抗 D_2 受体, 激动 5-HT_4 受体, 拮抗 5-HT_3 受体	上消化道为主	0.5~1.0	2~4	有	锥体外系反应
多潘立酮	拮抗 D_2 受体	上消化道为主	0.5	7~8	有	催乳素作用
西沙必利	激动 5-HT_4 受体	全消化道	1~2	7~10	无	室性心律失常
莫沙必利	激动 5-HT_4 受体	上消化道为主	0.8	2	无	胃肠道反应
伊托必利	拮抗 D_2 受体, 抑制胆碱酯酶	上消化道为主	0.5	6	有	胃肠道反应

(二) 5-HT_3 受体拮抗药

昂丹司琼 ondansetron

昂丹司琼能选择性拮抗中枢及迷走神经传入纤维的 5-HT_3 受体, 产生强大止吐作用。对抗顺铂、环磷酰胺、多柔比星等化疗药物及放疗引起的呕吐作用迅速、强大、持久, 疗效明显优于甲氧氯普胺。但对晕动病及多巴胺受体激动药阿扑吗啡引起的呕吐无效。不良反应较轻, 可有头痛、疲倦、便秘、腹泻。

同类药物还有托烷司琼 (tropisetron)、格拉司琼 (granisetron)、帕洛诺司琼 (palonosetron) 等。

第三节 用于胆道、肝脏疾病的药物

一、胆石溶解药和利胆药

胆汁中的胆固醇、胆汁酸及磷脂按一定的比例组成水溶性胶质微粒。当胆固醇过高, 或比例不当时, 从胆汁中析出而形成结石。胆石溶解药能促进结石溶解, 而利胆药能促进胆汁排出和胆囊排空。

熊去氧胆酸 ursodeoxycholic acid

熊去氧胆酸 (图 32-5) 能抑制胆固醇合成酶, 减少胆固醇的生成, 使胆石逐渐溶解, 但速度较慢。主要适用于胆囊功能正常的胆固醇结石或以胆固醇为主的混合型胆石症患者。不良反应主要为腹泻, 孕妇及严重肝病患者禁用。

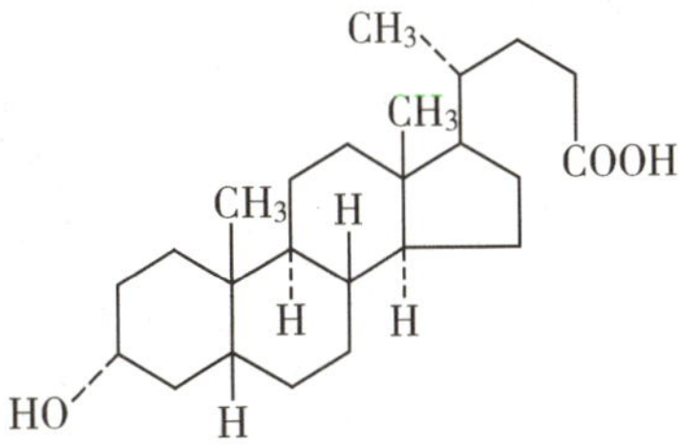

苯丙醇 phenylpropanol

苯丙醇具有促进胆汁分泌、排出小结石作用, 所排结石为泥沙样, 但无溶石作用; 对胆道平滑肌有轻微的解痉作用, 松弛奥迪括约肌 (Oddi sphincter), 故有利胆作用。服药后 10 分钟胆汁分泌增加, 1~2 小时达高峰, 持续 3~5 小时。主要用于胆石症、胆囊炎、胆道炎、胆道运动障碍等。偶有胃部不适, 但减量或停药后即可消失。胆道完全阻塞者禁用。

图 32-5 熊去氧胆酸结构式

二、治疗肝性脑病药

肝性脑病 (肝昏迷) 的发病机制复杂, 多数患者可见血氨升高, 但血氨水平与肝性脑病的严重程度并不平行。目前, 对肝性脑病患者在综合治疗的基础上, 多用降血氨药物治疗, 但疗效并不十分理想。

左旋多巴 levodopa, L-DOPA

口服后能通过血脑屏障,进入脑细胞后对改善患者的昏迷有一定效果,部分患者可苏醒,但机制不清。多数人认为,正常情况下,体内代谢所产生的胺类如苯乙胺和酪胺在肝内分解而被清除,肝性脑病患者肝脏对其分解作用甚弱,大部分经循环进入中枢,并在 β- 羟化酶的作用下,形成了结构与去甲肾上腺素或多巴胺相似的苯乙醇胺或羟苯乙醇胺,它们以伪递质出现,干扰了正常的神经冲动传递,从而造成精神障碍和昏迷。左旋多巴进入中枢转化成多巴胺及去甲肾上腺素,后者拮抗伪递质的作用,恢复脑功能而易于苏醒,但对肝功能无改善作用。

谷氨酸 glutamic acid

能与血氨结合成无毒的谷氨酰胺,再经肾小管细胞将氨分泌于尿中而排出体外,使血氨降低。此外,谷氨酸可能还参与脑中蛋白质及糖类的代谢,促进氧化过程,改善中枢神经系统功能。临床用于肝性脑病和肝性脑病前期。谷氨酸钠静脉滴注过速可引起流涎、潮红、呕吐,过量有发生低钾血症、碱中毒的危险。

精氨酸 arginine

参与鸟氨酸循环,使体内氨转变为无毒的尿素由肾排出,从而降低血氨。无谷氨酸钠的钠潴留作用,故适用于忌钠的肝性脑病患者。

乳果糖 lactulose

口服到达结肠后,被细菌分解为乳酸和醋酸,使肠道呈酸性,释出 H^+ 与 NH_3 结合成 NH_4^+,后者从肠道排出,使血氨降低。另外,乳果糖在小肠内形成高渗,引起渗透性泻下,利于氨的排泄。主要用于血氨升高的肝性脑病,亦用于导泻。不良反应有腹痛、腹泻、恶心、呕吐等。

本 章 小 结

药物类别及代表药物	药理作用及机制	临床应用	不良反应
胃酸分泌抑制药			
质子泵抑制剂			
奥美拉唑	不可逆性抑制质子泵活性,抑制胃酸分泌,作用强而持久;减少胃蛋白酶分泌;抑制幽门螺杆菌	消化性溃疡,胃食管反流病和上消化道出血等	胃肠道症状和神经系统症状、促进胃黏膜增生等
伏诺拉生	可逆性质子泵抑制剂,竞争性抑制质子泵与钾离子的结合,抑制胃酸分泌;比传统质子泵抑制剂起效更快,半衰期更长	同上	胃肠道症状等
H_2 受体拮抗药			
西咪替丁 　雷尼替丁 　法莫替丁	拮抗 H_2 受体,主要抑制基础胃酸和夜间胃酸分泌	消化性溃疡,无并发症的胃食管反流病和预防应激性溃疡	较少,西咪替丁有抗雄激素作用,是肝药酶抑制药

续表

药物类别及代表药物	药理作用及机制	临床应用	不良反应
抗酸药			
铝碳酸镁	中和胃酸,与胃蛋白酶、胆酸结合,防止其对胃黏膜的损伤;增强黏膜的屏障功能	胃及十二指肠溃疡、反流性食管炎、胆汁反流等	少而轻微
胃黏膜保护药			
米索前列醇 　硫糖铝 　枸橼酸铋钾	通过增强胃肠黏膜的自身防御/修复因素,发挥抗消化性溃疡作用;枸橼酸铋钾和硫糖铝兼有一定的抗幽门螺杆菌作用	消化性溃疡,消化道出血等	孕妇禁用米索前列醇;习惯性便秘及肾功能不全者不宜长服硫糖铝;肾功能不全者及孕妇禁用枸橼酸铋钾
抗幽门螺杆菌药			
阿莫西林 　克拉霉素 　质子泵抑制剂 　铋剂	抗幽门螺杆菌	幽门螺杆菌根除治疗。单用疗效差,且易产生耐药性,需联合用药	
助消化药			
胃蛋白酶 　胰酶	为消化液中成分,促进食物消化	消化道分泌功能减弱或消化不良	
泻药			
硫酸镁(容积性泻药)	口服不吸收,形成肠内高渗,增加肠容积,刺激肠道蠕动;具有较强烈的导泻作用,也有利胆作用	外科术前或结肠镜检查前排空肠内容物及排除肠道寄生虫等	泻下作用较剧烈,可反射性引起盆腔充血和脱水;抑制中枢;肾功能不全者慎用
酚酞(接触性泻药)	口服后在肠道与碱性肠液形成可溶性钠盐,刺激结肠蠕动并抑制肠内水分吸收,引起泻下,作用温和	慢性便秘	偶有过敏反应、肠炎、皮炎及出血倾向等
液状石蜡(润滑性泻药)	润滑肠壁、软化粪便,使粪便易于排出	老人和儿童便秘	久用妨碍钙、磷吸收
止泻药			
地芬诺酯	通过激动μ阿片受体产生止泻作用	急、慢性腹泻	成瘾性
止吐药与胃肠促动药			
多巴胺受体拮抗药			
甲氧氯普胺 　多潘立酮	拮抗延髓化学催吐感受区及胃肠道 D_2 受体,产生中枢性止吐作用,并加强胃肠蠕动,促进胃排空	各种原因(晕动病除外)引起的恶心、呕吐、胃肠道动力障碍性疾病	甲氧氯普胺长期用药可产生锥体外系反应
5-HT$_3$ 受体拮抗药			
昂丹司琼	选择性拮抗中枢及迷走神经传入纤维 5-HT$_3$ 受体,产生强大的止吐作用	化疗药物及放疗引起的呕吐。对晕动病及阿扑吗啡引起的呕吐无效	较轻,主要有头痛、疲倦、便秘、腹泻

续表

药物类别及代表药物	药理作用及机制	临床应用	不良反应
胆石溶解药和利胆药			
熊去氧胆酸	抑制胆固醇合成酶,减少胆固醇生成,使胆石逐渐溶解	胆囊功能正常的胆固醇结石或以胆固醇为主的混合型胆石症患者	腹泻,孕妇及严重肝病患者禁用
苯丙醇	促进胆汁分泌,使小结石排出;对胆道平滑肌有轻微的解痉作用,松弛奥迪括约肌,故有利胆作用	胆石症、胆囊炎、胆道炎、胆道运动障碍等	禁用于胆道完全阻塞者
治疗肝性脑病药			
乳果糖	降血氨	肝性脑病	

第三十二章
临床用药案例

第三十二章
目标测试

（范彦英）

第三十三章

作用于血液系统的药物

第三十三章
教学课件

第一节 抗 凝 血 药

血液中凝血和抗凝血、纤溶和抗纤溶系统保持动态平衡,共同维持血液的流动性,一旦平衡失调,可导致血管内凝血,形成血栓栓塞性疾病,或引起出血性疾病。

血液凝固是多种凝血因子参与的一系列蛋白水解活化过程,包括内源性和外源性凝血途径,最终生成纤维蛋白,形成血凝块,而纤维蛋白又可在抗凝因子作用下被降解而产生抗凝作用(图33-1)。

一、肝素类抗凝血药

肝素 heparin

肝素为主要存在于嗜碱性粒细胞和肥大细胞分泌颗粒的氨基葡聚糖,在组织损伤时释放进入脉管系统,因最早发现于肝而得名,后证实肺含量最高。药用肝素主要从牛肺或猪小肠黏膜提取,化学结构为L-艾杜糖醛酸、D-葡萄糖胺和D-葡糖醛酸交替组成的黏多糖硫酸酯,分子量5~30kD,平均12kD,其中硫酸根约占40%。

【**药动学**】 肝素为带大量负电荷的大分子,不易通过生物膜。口服无效,肌内注射易形成血肿,皮下注射吸收缓慢而不规则,常用静脉给药。静脉注射后迅速起效,大部分通过单核吞噬细胞系统内吞降解清除,少量以原型从尿排泄。肝素的$t_{1/2}$为1~2小时,肝、肾功能严重障碍,以及剂量增加可明显延长,而肺气肿、肺栓塞患者缩短。

【**药理作用**】 肝素的生理功能尚不清楚,可能与防御病原生物及其他外源物质侵入有关,而药用主要作为抗凝药。

(1)抗凝血作用:抗凝血酶Ⅲ(antithrombin Ⅲ,ATⅢ)是分子量为58kD的糖基化多肽,能够与等摩尔浓度的丝氨酸蛋白酶类凝血因子包括Ⅱa、Ⅻa、Ⅺa、Ⅸa、Xa等的丝氨酸活性部位结合,灭活这些凝血因子,但是在正常情况下该反应速度较慢。肝素与ATⅢ的赖氨酸残基结合,使ATⅢ的精氨酸活性中心暴露,更易与凝血因子结合,可使凝血因子Xa的灭活反应加速1 000倍,而Ⅱa失活加速2 000~4 000倍,抗凝作用从而加强。肝素激活ATⅢ后迅速解离,可被循环利用,而ATⅢ可由中性粒

371

细胞弹性蛋白酶灭活,长期使用而耗竭。肝素在体内、体外均有强大的抗凝作用。可阻止血栓形成和延长形成时间,但不能溶解血栓。静脉注射后迅速起效,血液凝固时间、凝血酶原时间及凝血酶时间均延长。

此外,高浓度肝素尚能与肝素辅助因子Ⅱ结合,增强肝素辅助因子Ⅱ对凝血酶抑制作用。血液凝固和血块溶解过程见图33-1。

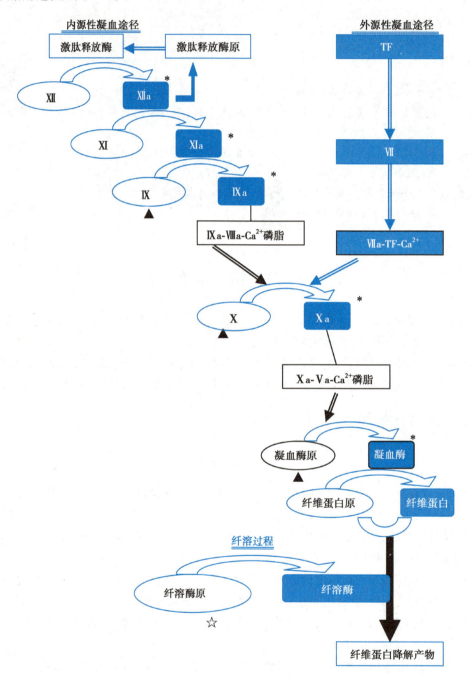

图 33-1　血液凝固和血块溶解过程

＊为肝素的作用环节；▲为华法林的作用环节；☆为链(尿)激酶、组织型纤溶酶原激活物
(tissue-type plasminogen activator, t-PA)的作用环节。

(2) 其他作用:除抗凝作用外,肝素可促进血管内皮细胞释放组织型纤溶酶原激活物和内源性组织因子通路抑制物进而激活纤溶系统,抑制血小板聚集,促进血管内皮释放脂蛋白脂酶,抑制血管内皮细胞增殖和产生抗炎作用。

【临床应用】

(1) 血栓栓塞性疾病:肝素可防止血栓的形成和扩大,临床主要用于心肌梗死、肺栓塞、脑血管栓塞、外周静脉血栓和心血管手术时栓塞等。对于急性动、静脉血栓形成,肝素可产生快速抗凝作用。

(2) 弥散性血管内凝血(disseminated intravascular coagulation,DIC):DIC 早期以凝血为主,因纤维蛋白原及其他凝血因子耗竭而发生继发性出血,而早期静脉注射肝素可防止凝血因子的消耗。

(3) 其他:体外抗凝,用于输血、血液透析和体外循环等的抗凝。

【不良反应】

(1) 出血:应严格控制剂量,严密监测凝血时间,一旦过量出血立即停药,严重出血可用硫酸鱼精蛋白对抗,1mg 硫酸鱼精蛋白可对抗 100U 肝素。而硫酸鱼精蛋白剂量过大也可致抗凝血作用。

(2) 血小板减少症:发生率约 3%,多发生于使用后 5~10 天,可能由于肝素与血小板因子Ⅳ形成复合物,刺激产生机体特异性抗体。发生后停药,可换用重组水蛭素、阿加曲班、磺达肝癸钠、达那肝素等,不宜换用低分子量肝素,因可能存在交叉反应。

(3) 约 80% 患者出现转氨酶升高,与肝功能异常无关,停药可消失。抑制醛固酮合成而升高血钾。长期使用可出现脱发、骨质疏松。

(4) 过敏反应:偶见发热、哮喘、荨麻疹、鼻炎、结膜炎。

【禁忌证】 禁用于肾功能不全、血小板功能不全和血小板减少症、活动性肺结核、内脏肿瘤、溃疡、严重高血压、脑出血及亚急性心内膜炎、孕妇、先兆流产、外科手术后及血友病患者。不能与碱性药物合用。

低分子量肝素 low molecular weight heparin,LMWH

低分子量肝素多从普通肝素分离制备获得,分子量 1~10kD,平均 4.5kD,其药动学和药效学特性与普通肝素有所不同。特点:①由于分子量小,组分相对均一,其药动学特征更具可预见性,皮下注射吸收比肝素快而规则,生物利用度 90%,$t_{1/2}$ 为 4~5 小时;②由于分子量小,与 AT Ⅲ形成复合物能选择性结合并抑制 Xa 活性(1 分子 Xa 大约可催化 1 000 分子凝血酶生成),而对Ⅱa 及其他凝血因子作用较弱,不影响已形成的凝血酶,残存凝血酶足以保证初级止血功能,因而抗凝作用弱,抗血栓作用强;③主要用于高危患者的静脉血栓栓塞的预防,治疗肺动脉栓塞、不稳定型心绞痛血栓形成、静脉血栓形成;④血小板减少症发生率低于肝素;⑤出血发生率低于肝素,尽管活化部分凝血活酶时间(activated partial thromboplastin time,APTT)对 Xa 不敏感,但肾功能不全患者仍需监测 APTT,严重出血可用鱼精蛋白对抗;⑥骨质疏松发生率低于肝素。

临床常用的低分子量肝素有依诺肝素(enoxaparin)、那屈肝素(nadroparin)等,由于这些肝素的硫酸化程度和分子量不同,药动学特征不完全相同。

达那肝素(danaparoid)为低分子量肝素类似物,主要影响 Xa 因子,而磺达肝癸钠(fondaparinux)、依达肝素(idraparinux)为人工合成的戊糖聚合物只影响 Xa 因子。

二、Xa 因子抑制药

利伐沙班 rivaroxaban

该药为噁唑烷酮类衍生物,口服吸收不受食物及其他药物影响,生物利用度大于 80%,2~4 小时达峰,血浆蛋白结合率大于 90%,主要由肝 CYP3A4 代谢,约 1/3 以原型经肾排泄,$t_{1/2}$ 为 7~11 小时。

为新型的口服抗凝血药,高度选择性地竞争抑制呈游离状态和结合状态 Xa,对血小板聚集没有直接作用。与华法林相比,治疗窗宽,吸收影响小,量效关系稳定,出血风险低,剂量调整无须常规凝血功能监测。主要用于预防髋关节和膝关节置换术后患者深静脉血栓和肺栓塞的形成,也可用于预防非瓣膜性心房纤颤患者脑卒中和非中枢神经系统性栓塞,降低冠状动脉综合征复发的风险等。常见不良反应有贫血、恶心、转氨酶升高、术后出血等。过量出血可用Xa衍生物重组体安德刹特α(andexanet alfa)解救。同类药物有阿哌沙班(apixaban)、奥米沙班(otamixaban)等。

三、凝血酶抑制药

来匹芦定 lepirudin

来匹芦定为重组水蛭素(hirudin),仅氨基末端一个亮氨酸取代了异亮氨酸,在63位酪氨酸残基上无硫酸。口服不易吸收,需注射给药。$t_{1/2}$约1.3小时,大部分以原型经肾排泄,肾功能不全者$t_{1/2}$延长。来匹芦定与凝血酶的催化位点和结合位点紧密结合,直接抑制凝血酶功能,也能灭活与纤维蛋白结合的凝血酶,对已形成的血栓有溶栓作用。

主要用于肝素诱导血小板减少症;也用于预防手术后的血栓形成,防治冠状动脉成形术后再狭窄,不稳定型心绞痛、急性心肌梗死后溶栓的辅助治疗,DIC、血液透析中血栓形成等。对血小板影响小,较少引起出血,但存在抗原性。同类药物有地西芦定(desirudin)、比伐芦定(bivalirudin)。

阿加曲班 argatroban

该药为人工合成的精氨酸衍生物,属小分子的凝血酶抑制药。药理作用与水蛭素相似,能与凝血酶的催化位点紧密结合,对与纤维蛋白结合血栓的作用优于肝素和水蛭素。血浆蛋白结合率45%,$t_{1/2}$为40~50分钟。经肝脏代谢,经胆汁排泄,肝功能不全患者$t_{1/2}$可延长2倍,而肾功能不全患者无须调整剂量。

达比加群 dabigatran

该药是合成的非肽类凝血酶直接抑制药,达比加群酯为前体药物,口服经胃肠吸收,在体内转化为具有抗凝血活性的达比加群。胶囊剂型的生物利用度小于7%,血药浓度2小时达峰,血浆蛋白结合率35%,达比加群不被肝代谢,对肝药酶没有影响。主要以原型经肾排泄,$t_{1/2}$为12~14小时,达比加群为ATP结合盒亚家族B蛋白1(ATP-binding cassette subfamily B protein,ABCB1)的底物。

达比加群与凝血酶的纤维蛋白特异结合位点特异性结合,阻止纤维蛋白原裂解为纤维蛋白,抑制凝血酶诱导的血小板活化和聚集。具有可口服、强效、无须特殊凝血功能监测、与肝药酶没有相互作用,而与低分子量肝素有相似的效应等特点。达比加群酯目前主要用于关节置换术后血栓形成的预防,特别适合需要长期用药时替代肝素,对深静脉血栓的作用并不优于肝素。主要不良反应为消化不良、胃肠出血,原因可能是其含酒石酸,使胃pH降低。还可增加心肌梗死的风险,肾功能不全患者禁用。一旦发生出血,可考虑使用依达赛珠单抗(idarucizumab)。

四、香豆素类抗凝血药

华法林 warfarin

华法林又名苄丙酮香豆素,为香豆素类抗凝血药(coumarin anticoagulant)的主要代表,其他还有双香豆素(dicoumarol)、醋硝香豆素(acenocoumarol,硝苄丙酮香豆素)等。它们均有4-羟基香豆素的结构,其作用和用途相似,但剂量、起效快慢和维持时间有所不同。

【药动学】 华法林口服吸收快速而完全,血浆蛋白结合率约99%。S型华法林主要经肝CYP2C9代谢,R型主要经CYP1A2和CYP3A4代谢,代谢产物经肾排泄,血浆$t_{1/2}$约40小时。而醋硝香豆素大部分以原型经肾排出。

【药理作用】　氢醌型维生素 K 是谷氨酸残基 γ 羧化酶的辅酶。而本类药物的结构与维生素 K 相似,可竞争性抑制维生素 K 环氧化物还原酶,阻止其还原成氢醌型维生素 K,妨碍维生素 K 的循环再利用,从而阻止凝血因子Ⅱ、Ⅶ、Ⅸ、Ⅹ,以及抗凝蛋白 C 和抗凝蛋白 S 的前体谷氨酸残基 γ 羧化,停留在前体阶段,但对已经羧化的凝血因子无影响,故体外无抗凝作用。凝血因子Ⅱ、Ⅶ、Ⅸ、Ⅹ,抗凝蛋白 C 和抗凝蛋白 S 的清除半衰期分别为 50 小时、6 小时、24 小时、36 小时、8 小时和 30 小时,故需要 8~12 小时起效,几天后才能达到良好的抗凝作用,作用时间可持续 3~14 天。由于抑制抗凝蛋白 C 和抗凝蛋白 S 的形成,在开始用药的 36 小时内可能会导致凝血倾向。

【临床应用】　常规应用于防治血栓性疾病,如心房颤动和心脏瓣膜病所致血栓栓塞;心脏瓣膜修复术,需长期服用华法林;肺栓塞、深部静脉血栓形成患者,用肝素或溶栓药后,常规用华法林维持 3~16 个月,预防复发。与肝素相比,香豆素类口服有效,但是维持时间长,起效慢,剂量不易控制,可能被可口服的 Xa 和Ⅱa 抑制药所取代。

【不良反应】　过量易引起出血,应密切监测凝血酶原时间。一旦出现出血倾向,应立即停药,给予维生素 K 对抗,在给药 24 小时后,凝血酶原时间(prothrombin time,PT)一般可恢复正常。易通过胎盘屏障,可导致胎儿出血,同时可致胎儿骨骼形成异常,孕妇禁用。可致皮肤坏死,可能与华法林抗凝蛋白 C 有关。

【药物相互作用】　用肝药酶抑制药如西咪替丁等可增强抗凝作用,合用肝药酶诱导剂如巴比妥类等,减弱抗凝作用;合用血浆蛋白结合率高的药物如保泰松、甲苯磺丁脲等,抗凝作用增加;本类药物与广谱抗菌药、血小板抑制药如阿司匹林等可发生协同作用。

第二节　抗血小板药

血小板的黏附、聚集和释放是血栓形成的重要环节。有三大类物质可调节血小板功能:①血小板以外来源的物质如儿茶酚胺、胶原、凝血酶和前列腺素 I_2(prostaglandin I_2,PGI$_2$)等能作用于血小板膜上的受体;②由血小板产生的如 ADP、PGD$_2$、PGE$_2$ 和 5-HT 等也作用于血小板膜表面受体;③由血小板产生的作用于血小板内部的物质如 PG 内环氧化物、TXA$_2$、cAMP 和 cGMP 等。根据调节血小板功能的环节,抗血小板药(antiplatelet drug)主要包括影响血小板代谢酶的药物如环氧合酶抑制药(阿司匹林)、血栓素合成酶抑制药(奥扎格雷)、腺苷酸环化酶活化药(PGI$_2$)和磷酸二酯酶抑制药(双嘧达莫)等;ADP 拮抗药如噻氯匹定和氯吡格雷等;血小板 GPⅡb/Ⅲa 受体拮抗药如阿昔单抗等。

一、影响血小板代谢酶的药物

(一)环氧合酶抑制药

环氧合酶抑制药代表药物为阿司匹林(aspirin),小剂量能使血小板 COX-1 乙酰化,持久抑制 COX-1,减少血栓素的生成,其他环氧合酶抑制药作用弱。主要用于心脑血管血栓形成防治。

(二)血栓素抑制药

奥扎格雷 ozagrel

抑制血栓素合成酶,抗血小板聚集,并具有解除血管痉挛的作用。主要用于蛛网膜下腔出血手术后血管痉挛及其并发脑缺血症状的改善。不良反应表现为胃肠道反应、过敏、出血等。

(三)磷酸二酯酶抑制药

双嘧达莫 dipyridamole

双嘧达莫激活腺苷酸环化酶、抑制磷酸二酯酶、抑制腺苷摄取,从而增加 cGMP 的浓度;还可直接刺激血管内皮细胞产生前列腺素,抑制血小板生成血栓素,从而抑制血小板聚集。在体内外均有抗血栓作用,因其作用弱,多与阿司匹林、华法林等合用。口服易吸收,达峰时间约75分钟,$t_{1/2}$为2~3小时。主要由肝代谢,经肾排出。不良反应有头晕、头痛、呕吐、腹泻、皮疹和瘙痒。罕见心绞痛和肝功能不全。

西洛他唑 cilostazol

通过抑制血小板及血管平滑肌内磷酸二酯酶Ⅲ活性,从而增加 cAMP 浓度,发挥抗血小板作用及血管扩张作用。西洛他唑口服 100mg 对血小板体外聚集的抑制较相应量阿司匹林强 7~8 倍(阿司匹林对血小板初期聚集无效)。不干扰血管内皮细胞合成血管保护性前列腺素。治疗由动脉粥样硬化、大动脉炎、血栓闭塞性脉管炎、糖尿病所致的慢性动脉闭塞症;改善肢体缺血所引起的慢性溃疡、疼痛、发冷及间歇性跛行,并可用作上述疾病的外科治疗(如血管成形术、血管移植术、交感神经切除术)后的补充治疗以协助缓解症状,改善循环及抑制移植血管内血栓形成。不良反应有腹泻、头痛、心率加快等。

(四)前列腺素类

贝前列素 beraprost

能激活腺苷酸环化酶,增加 cAMP 含量,抑制多种致聚剂引起的血小板聚集,也可抑制血小板黏附。可防止血栓形成,对末梢循环障碍的患者可改善其红细胞变形功能。用于慢性动脉闭塞症的溃疡、疼痛及冷感。偶有过敏反应、头痛、恶心、腹泻、食欲减退、肝功能损害、颜面潮红、心悸等不良反应。

二、ADP 拮抗药

氯吡格雷 clopidogrel

该药属于噻吩并吡啶的衍生物,口服吸收迅速,生物利用度大于 50%,主要经肝 CYP2C19 代谢转变为活性成分,$t_{1/2}$约 6 小时。氯吡格雷的活性代谢产物不可逆地选择性地拮抗 ADP 与其血小板 $P2Y_{12}$ 受体的结合,进而抑制 ADP 介导的糖蛋白 GPⅡb/Ⅲa 复合物的活化,最后抑制血小板聚集。可用于脑卒中、不稳定型心绞痛的继发心脑血管血栓的预防,疗效至少与阿司匹林相当,由于作用机制不同,并可与阿司匹林产生协同作用。其主要优点是抗血小板聚集作用强于同类药物噻氯匹定(ticlopidine),而不良反应轻,较少发生中性粒细胞减少和血小板减少。但仍然有抗血小板作用较弱、起效慢和个体差异大的缺点。个体差异大主要是由 CYP2C19 遗传多态性决定。主要不良反应是胃肠道反应、血小板减少。

替格瑞洛 ticagrelor

该药为非噻吩并吡啶的衍生物,经肝 CYP3A4 代谢,原型药及代谢产物均有活性。能与 ADP 可逆地竞争结合 $P2Y_{12}$ 受体,停药后血小板功能很快得到恢复,在停药 1~5 天后出血率较低,更适合冠状动脉搭桥患者。作用比氯吡格雷强、快,更具出血可预见性,比氯吡格雷更能有效地降低心血管死亡率,活性不依赖肝功能。缺点是 $t_{1/2}$ 短,约 12 小时,需要每日 2 次服药,而依从性差;还可引起呼吸困难等不良反应。该药可受到 CYP3A4 诱导药及抑制药影响,但较少受到 CYP2C19 影响;因其抑制 ABCB1 可能影响地高辛等药物的血药浓度。

三、血小板膜糖蛋白 GPⅡb/Ⅲa 受体拮抗药

阿昔单抗 abciximab

该药为血小板表面 GPⅡb/Ⅲa 的人 / 鼠嵌合单克隆抗体,可竞争性地拮抗纤维蛋白原与血小板表

面 GPⅡb/Ⅲa 结合,抑制血小板聚集。$t_{1/2}$ 约 30 分钟,而血小板结合时间长,停止静脉灌注后可持续 18~24 小时。具有作用强、不良反应少的特点。临床用于不稳定型心绞痛、心肌梗死以及冠状动脉形成术后急性缺血性并发症的预防。主要不良反应是出血,血小板减少罕见但很严重。同类药物依替巴肽(eptifibatide)对 GPⅡb/Ⅲa 选择性更高,对玻璃黏附蛋白受体没有作用,$t_{1/2}$ 约 2.5 小时,而血小板结合时间短,作用时程较短,为 6~12 小时。替罗非班(tirofiban)为非肽小分子特异性 GPⅡb/Ⅲa 受体拮抗药,静脉给药,临床应用和不良反应与阿昔单抗相似。

第三节　纤维蛋白溶解药

纤维蛋白溶解药能激活纤溶酶,促进纤维蛋白溶解,对已形成的血栓也有溶解作用,故此类药物也称溶栓药。

链激酶 streptokinase

链激酶为由乙型溶血性链球菌产生的一种分子量约 47kD 的蛋白质,与血浆纤溶酶原结合成复合物后,催化纤溶酶原转变为纤溶酶,进而溶解刚形成的血栓中的纤维蛋白,使血栓溶解。$t_{1/2}$ 为 40~80 分钟。受链球菌感染过的患者,体内有抗链激酶抗体,首剂负荷量需加大。而多次给药后机体可产生抗体,因而疗程一般不超过 4 天,以后可考虑 t-PA。主要用于急性血栓栓塞性疾病,如急性肺栓塞、深部静脉栓塞以及导管给药所致的血栓及心肌梗死的早期治疗,在血栓形成 6 小时内用药效果最佳。主要不良反应为出血、过敏反应和注射部位血肿。同类药物尿激酶(urokinase)为肾产生的含 411 氨基酸的双链丝氨酸蛋白酶,可直接激活纤维蛋白溶酶原转变为纤溶酶,$t_{1/2}$ 为 15~20 分钟,无抗原性但价格昂贵。

阿替普酶 alteplase

组织型纤溶酶原激活物(tissue type plasminogen activator,t-PA)是血管内皮等组织细胞合成释放的含 527 个氨基酸的丝氨酸蛋白酶,转变纤溶酶原为纤溶酶。在循环中没有纤维蛋白存在时,t-PA 几乎没有纤溶酶原激活作用,而与纤维蛋白、纤溶酶原结合为复合物后对纤溶酶原激活作用增加几百倍。阿替普酶为重组人组织型纤溶酶原激活物。经肝脏代谢,$t_{1/2}$ 为 5~10 分钟。临床上主要用于心肌梗死、脑卒中、肺栓塞的溶栓治疗,越早使用效果越好。价格昂贵,出血发生率相对较低,过敏反应、低血压也可发生。

第四节　促凝血药

促凝血药(coagulant)可通过激活凝血过程的某些凝血因子而防治某些凝血功能低下所致的出血性疾病。

一、维生素 K

维生素 K(vitamine K)主要有脂溶性的维生素 K_1、K_2 和水溶性的维生素 K_3、K_4。维生素 K_1 存在于绿色植物中,维生素 K_2 由肠道细菌产生,维生素 K_3、K_4 由人工合成。

【药动学】　维生素 K_1、K_2 口服吸收需胆盐协助,而维生素 K_3、K_4 从肠吸收不需胆盐协助。各种维生素 K 肌内注射吸收快速,大部分以原型经胆汁或尿中排出。

【药理作用】　氢醌型维生素 K 是肝脏谷氨酸残基 γ 羧化酶的辅酶,参与凝血因子Ⅱ、Ⅶ、Ⅸ、Ⅹ,抗凝蛋白 C 和抗凝蛋白 S 谷氨酸残基 γ 羧化作用,使前体转变凝血因子Ⅱ、Ⅶ、Ⅸ、Ⅹ,抗凝蛋白 C 和抗凝蛋白S,同时氢醌型维生素K转化为氧化型维生素K,后者又在维生素K环氧化物还原酶的作用下,还原成氢醌型维生素K而循环再利用。如果维生素K摄取障碍,或维生素K环氧化物还原酶被抑制,可使这些凝血因子合成减少,导致凝血酶原时间延长并引起出血。

【临床应用】

(1)维生素K缺乏症:主要用于因阻塞性黄疸、胆瘘、胆汁分泌不足导致维生素K吸收障碍,早产儿及新生儿肝脏维生素K合成不足,广谱抗菌药抑制肠道细菌合成维生素K等引起的出血性疾病。

(2)抗凝血药过量的解毒:双香豆素类或水杨酸过量引起的出血,维生素K可竞争性拮抗其抗凝的作用。

【不良反应】　静脉注射过快可出现面部潮红、出汗、胸闷、支气管痉挛,甚至血压急剧下降,危及生命。偶见过敏反应。口服维生素K_3、K_4引起恶心、呕吐等胃肠道反应;葡萄糖-6-磷酸脱氢酶缺乏的特异质患者可诱发溶血性贫血。肝肾功能不全者慎用。

二、凝血因子制剂

凝血酶 thrombin

该药能切去血纤维蛋白原中肽A和B,催化血纤维蛋白原水解为纤维蛋白。药用为从猪、牛血提取的无菌制剂。主要用于局部止血,应用于创口,使血液凝固而止血;口服或局部灌注也用于消化道止血。必须直接与创面接触,才能起止血作用,严禁注射。遇酸、碱、重金属发生反应而降效,应新鲜配制使用。

凝血酶原复合物 prothrombin complex

该药是从健康人新鲜血浆分离而得,为含有凝血因子Ⅱ、Ⅶ、Ⅸ、Ⅹ及少量其他血浆蛋白的混合制剂。$t_{1/2}$为18~32小时。主要用于先天性凝血因子Ⅸ缺乏的乙型血友病、肝脏疾病、香豆素类抗凝药过量及维生素K依赖凝血因子Ⅱ、Ⅶ、Ⅸ、Ⅹ缺乏所致的出血。不良反应有过敏反应,可产生血栓,肝病患者易引起DIC,应慎用。

人凝血因子Ⅷ human coagulation factor Ⅷ

该药为抗血友病球蛋白(antihemophilic globulin),主要用于A型血友病、抗凝血因子Ⅷ抗体所致严重出血的治疗。输注过快可引起头痛、发热、荨麻疹等。

蛇毒血凝酶 hemocoagulase

该药是从巴西矛头蝮蛇的毒液中分离获得的一种酶类止血药,具有类凝血酶样作用,能促进血管破损部位的血小板聚集,同时释放系列凝血因子及血小板因子Ⅲ,使纤维蛋白原降解并交联聚合成难溶性纤维蛋白,最后促使出血部位的血栓形成和止血。可口服、局部应用、静脉注射、肌内注射、皮下注射给药。

三、抗纤维蛋白溶解药

氨甲苯酸 aminomethylbenzoic acid

该药为赖氨酸的类似物,与纤溶酶原和纤溶酶中的赖氨酸结合位点结合,阻断纤溶酶的作用,抑制纤维蛋白凝块的裂解而止血。生物利用度70%,$t_{1/2}$为60分钟。临床主要用于纤溶亢进所致的出血,如子宫、甲状腺、前列腺、肝、脾、胰、肺、肾上腺、脑等富含纤溶酶原激活物的脏器外伤或手术后的出血,以及鼻、喉、口腔局部止血,抗慢性渗血效果较好;也是纤维蛋白溶解药过量的解毒药。常见不良反应有胃肠道反应。用量过大可致血栓形成或诱发心肌梗死。静脉注射过快可引起低血压。肾功能不全者禁用。

同类药物氨甲环酸(tranexamic acid)抗纤溶活性为氨甲苯酸的 7~10 倍,为临床常用的制剂,但不良反应较氨甲苯酸多。氨基己酸(aminocaproic acid)的结构和作用特点以及应用与氨甲苯酸相似,口服吸收迅速,12 小时内 50% 以原型从肾清除,不良反应表现为胃肠道反应、血栓形成、低血压、肌溶解和肌病等。

第五节　抗贫血药与生血药

贫血是指循环血液中的红细胞数量和 / 或血红蛋白含量长期低于正常值的病理现象。常见三种类型:①缺铁性贫血由血液损失过多或铁吸收不足所致,主要表现为红细胞体积小、血红蛋白含量低,在我国较多见;②巨幼细胞贫血由叶酸或维生素 B_{12} 缺乏所致,主要表现为红细胞体积大,血红蛋白含量高,白细胞及血小板亦有异常;③再生障碍性贫血主要由感染、药物、放疗等因素致骨髓造血功能障碍所致,主要表现为红细胞、粒细胞及血小板减少。抗贫血药(antianemic drug)主要根据贫血的类型选择不同的药物进行补充治疗。

一、铁剂、叶酸与维生素 B_{12}

铁剂 iron supplement

常用的铁剂有硫酸亚铁(ferrous sulfate)、葡萄糖酸亚铁(ferrous gluconate)、蔗糖铁(iron sucrose)、富马酸亚铁(ferrous fumarate)、山梨醇铁(iron sorbitex)、琥珀酸亚铁(ferrous succinate)和右旋糖酐铁(iron dextran)等。

【药动学】 血红素铁比非血红素铁容易吸收,有机铁比无机铁容易吸收,酸性环境有利于无机铁的溶解而有助于吸收,还原性物质如维生素 C、果糖、半胱氨酸等能使 Fe^{3+} 还原为 Fe^{2+} 而有利于铁的吸收,鞣酸、磷酸盐、抗酸药等可妨碍吸收,考来烯胺、四环素、喹诺酮等易形成难溶性络合铁而互相影响吸收。吸收入肠黏膜细胞的 Fe^{2+} 可被氧化成 Fe^{3+},与去铁蛋白结合成铁蛋白而储存,也可与转铁蛋白结合成复合物,再与胞膜上的转铁蛋白受体结合后通过受体介导的胞饮作用进入细胞内。而转铁蛋白则被释出细胞外,恢复其转铁功能。

【药理作用】 铁是组成血红蛋白、肌红蛋白、血红素酶、金属黄素蛋白酶、过氧化氢酶等必需的元素。铁可吸附在骨髓有核红细胞膜上,进入细胞内与线粒体原卟啉结合形成血红素,再与珠蛋白结合形成血红蛋白。

【临床应用】 主要用于治疗铁的需要量增加、摄入不足、失血过多所致的缺铁性贫血。用药 10~15 日网织红细胞达高峰,4~8 周血红蛋白接近正常。血红蛋白正常后,继续减半服药 2~3 个月,可使体内铁储存恢复正常。

【不良反应】 常见腹部不适、腹痛、腹泻、呕吐等。也可发生便秘,可能是由于硫化氢与铁生成硫化铁,减少了硫化氢的肠蠕动刺激作用。

【中毒解救】 小儿误服过量铁剂(>1g)可引起急性中毒,表现为恶心、呕吐、休克、血性腹泻、惊厥,甚至死亡。解毒措施包括用碳酸氢钠洗胃,胃内给予去铁胺等。

叶酸 folic acid

叶酸由蝶啶、对氨基苯甲酸及谷氨酸组成,酵母、蛋黄、豆类、肝及绿叶蔬菜等含量丰富,为水溶性,易氧化,不耐热。人体细胞不能合成,只能从食物中摄取。

【药理作用】　食物中叶酸主要以叶酸多聚谷氨酸盐形式存在,吸收后在十二指肠黏膜上皮细胞被转化为 5-甲基四氢叶酸(5-methyltetrahydrofolic acid)。再经转甲基给维生素 B_{12} 后转化为四氢叶酸,四氢叶酸作为辅酶,传递一碳单位,参与体内多种生化过程(图32-2)。包括嘌呤核苷酸的从头合成;胸腺嘧啶脱氧核苷酸的合成;某些氨基酸的互变,如丝氨酸转变为甘氨酸,同型半胱氨酸转变为甲硫氨酸等。若叶酸缺乏,上述生化反应受阻,其中最明显的是导致 DNA 合成障碍,但对 RNA 及蛋白质合成影响较小,导致巨幼细胞贫血。

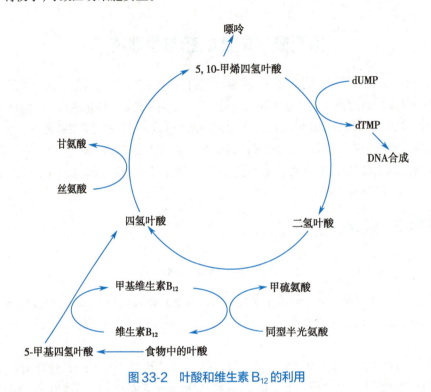

图 33-2　叶酸和维生素 B_{12} 的利用

【临床应用】　补充治疗各种原因所致的巨幼细胞贫血,因维生素 B_{12} 可促进叶酸的利用,所以合用效果更佳。二氢叶酸还原酶抑制药所致的巨幼细胞贫血,需用四氢叶酸制剂如亚叶酸钙治疗。对于维生素 B_{12} 缺乏所致的"恶性贫血(pernicious anaemia)",单用叶酸仅可纠正其血象,而不能改善神经症状。

维生素 B_{12} vitamin B_{12}

维生素 B_{12} 为含钴复合物,广泛存在于动物内脏、肉类、蛋黄、牛奶,但动物和植物均不能合成,仅细菌和古生菌具有其合成的酶。体内具有辅酶活性的维生素 B_{12} 为甲钴铵和 5'-脱氧腺苷钴胺。药用的有氰钴胺、羟钴胺、硝钴胺等。

【药动学】　口服维生素 B_{12} 必须与胃壁细胞分泌的内因子结合,才能免受消化液破坏进入远端回肠而吸收。维生素 B_{12} 缺乏多见于胃黏膜萎缩而致内因子缺乏,或远端回肠特异性受体介导吸收机制障碍等。

【药理作用】　维生素 B_{12} 为细胞分裂和维持神经组织髓鞘完整所必需的辅酶,参与体内多种生化代谢。

(1) 促进四氢叶酸的利用和某些氨基酸互变:维生素 B_{12} 为同型半胱氨酸甲基转移酶的辅酶,该酶催化 5-甲基四氢叶酸转甲基给维生素 B_{12} 后转化为四氢叶酸和甲基维生素 B_{12}。一方面促进四氢叶酸的利用,如转甲基反应受阻,会导致叶酸缺乏相同的症状,如巨幼细胞贫血;另一方面,甲基维生素 B$_{12}$ 可转甲基给同型半胱氨酸,生成甲硫氨酸。

（2）促进脂肪代谢：维生素 B$_{12}$ 可以转变为脱氧腺苷维生素 B$_{12}$,其为甲基丙二酰辅酶 A 变位酶的辅酶,催化甲基丙二酰辅酶 A 变为琥珀酰辅酶 A 进入三羧酸循环而代谢。维生素 B$_{12}$ 缺乏时,导致甲基丙二酰辅酶 A 堆积,由于其结构与丙二酰辅酶 A 相似,而合成了异常的脂肪酸,与神经鞘膜的类脂结合,造成鞘膜病变,引起周围神经炎。然而,也有证据表明维生素 B$_{12}$ 缺乏的神经症状可能是由于甲硫氨酸合成障碍所致。

【临床应用】　主要用于治疗恶性贫血和巨幼细胞贫血。也可用于神经炎、神经萎缩、神经痛等神经系统疾病,肝脏疾病等的辅助治疗。

二、促红细胞生成素

促红细胞生成素(erythropoietin,EPO)是一种分子量为 34~39kD 的糖蛋白,在成人主要由肾脏分泌,在胎儿和围生期新生儿主要由肝脏分泌。临床使用的是利用 DNA 重组技术合成的重组人促红细胞生成素(recombinant human erythropoietin,rhEPO)。促红细胞生成素与骨髓红祖细胞表面特异性的促红细胞生成素受体结合,刺激红祖细胞的增殖与分化,也能促进网织红细胞从骨髓的释放,还可引起血管收缩性高血压,增加铁吸收,刺激血管生成,保护神经元缺血性损伤。

临床用于各种原因所致的贫血,如慢性肾病引起的贫血,疗效确切。也用于改善透析患者的贫血,肿瘤、化疗及某些免疫性疾病、风湿性关节炎、艾滋病、严重寄生虫病所致的贫血,还能促进骨髓移植患者造血功能的恢复。由于铁是合成血红蛋白的原料,因此伴有铁缺乏的患者不敏感。适当补充一定量的铁和叶酸能增加 EPO 的疗效。常见的不良反应有血细胞比容和血红蛋白增加,诱导血压升高和血栓形成,少见过敏反应。

三、促白细胞生成药

非格司亭 filgrastim

非格司亭为重组人粒细胞集落刺激因子。粒细胞集落刺激因子(granulocyte colony stimulating factor,G-CSF)是由单核细胞、血管内皮细胞和成纤维细胞合成的糖蛋白,与骨髓粒祖细胞表面特异性受体结合,刺激已具有中性粒细胞定向分化能力的粒祖细胞增殖与分化,增加成熟中性粒细胞的吞噬功能,延长其循环中的存活时间,增加骨髓造血干细胞动员进入外周血液。

主要用于治疗严重中性粒细胞减少症,如肿瘤的化疗和放疗、骨髓移植、再生障碍性贫血、艾滋病、骨髓肿瘤浸润等患者的中性粒细胞减少症。用药后可使中性粒细胞增加,缩短中性粒细胞缺乏时间,降低由于中性粒细胞下降引起的细菌和真菌感染的发病率。还可动员骨髓造血干细胞进入外周血液,而用于干细胞移植术。主要表现为骨痛、过敏,用于干细胞移植术时罕见脾破裂。

沙格司亭 sargramostim

沙格司亭为重组人粒细胞巨噬细胞集落刺激因子(granulocyte macrophage colony stimulating factor,GM-CSF)。GM-CSF 在 T 细胞、单核细胞、成纤维细胞、血管内皮细胞均有合成。GM-CSF 是比 G-CSF 作用更广的多潜能造血生长因子,能刺激早期和晚期粒祖细胞的增殖与分化,对红祖细胞和巨核细胞系祖细胞也有作用;增强成熟中性粒细胞的功能;增加骨髓造血干细胞动员进入外周血液,但弱于 G-CSF;与 IL-2 共同作用刺激 T 细胞增殖和炎症部位的激活;主要用于骨髓移植、化疗、再生障碍性贫血、艾滋病患者中性粒细胞减少症的治疗。不良反应比 G-CSF 多而重,表现为发热、不适、关节痛、肌肉疼痛、过敏反应、组织水肿和胸腔及心包积液等。

四、促血小板生成药

白介素 -11 interleukin-11, IL-11

白介素 -11 为骨髓成纤维细胞和基质细胞产生的分子量为 65~85kD 的蛋白质,作用于特异性细胞表面细胞因子受体,增加外周血小板和中性粒细胞的数量。药用为重组人白介素 -11,皮下注射的 $t_{1/2}$ 为 7~8 小时。主要用于治疗血小板减少症,也用于治疗非骨髓肿瘤化疗所致的血小板减少。常见水潴留、心动过速,可见疲劳、头痛、眩晕、稀释性贫血、呼吸困难和低钾血症等,均为可逆性的反应。

重组人血小板生成素 recombinant human thrombopoietin, rhTPO

血小板生成素主要由肝细胞、肾近曲小管细胞、骨髓间质细胞等产生的分子量为 45~75kD 含 322 个氨基酸的糖基化蛋白。血小板生成素作用于特异性细胞表面血小板生成素受体,刺激原巨核细胞系祖细胞生长,也刺激成熟巨核细胞和血小板聚集。重组人血小板生成素主要用于治疗实体瘤化疗药物引起的血小板减少。不良反应可见过敏,偶有发热、肌肉酸痛、头晕等。罕见情况下可出现骨髓网硬蛋白增加致骨髓纤维化、严重出血等。同类药物罗普司亭(romiplostim)为血小板生成素的模拟肽,用于慢性特发性血小板减少症,特别是对甾体药物和免疫球蛋白不敏感患者,以及脾切除患者。

艾曲泊帕 eltrombopag

该药为口服非肽类小分子血小板生成素(TPO)受体激动药。口服达峰时间 2~6 小时。主要经 CYP1A2 和 CYP2C8 代谢,健康人血浆 $t_{1/2}$ 为 21~32 小时,特发性血小板减少症患者为 26~35 小时。临床主要用于治疗慢性特发性血小板减少症,特别是对甾体药物和免疫球蛋白不敏感患者,以及脾切除患者。不良反应主要表现为恶心、呕吐、消化不良、肌痛、感觉异常、月经过多等,肝功能损伤(血转氨酶升高)、血栓栓塞是最常见的严重不良反应。

此外,维生素 B_4(vitamine B_4)和鲨肝醇(batilol)也能促进血小板生成,而肌苷(inosine)和利可君(leucogen)对白细胞和血小板生成均有促进作用,可作为促血液成分生成的辅助性药物。

第六节　血容量扩充药

血容量扩充药又称血浆代用品,有提高血浆胶体渗透压、增加血浆容量和维持血压的作用,能阻止红细胞及血小板聚集,降低血液黏滞性,从而改善微循环。目前最常用的是右旋糖酐、人血白蛋白等。

右旋糖酐 dextran

右旋糖酐为高分子的葡萄糖聚合物,由于聚合的葡萄糖分子数目不同,而产生不同分子量的产品。常用的有右旋糖酐 70(dextran 70)、右旋糖酐 40(dextran 40)和右旋糖酐 10(dextran 10)。为血容量扩充药,能提高血浆胶体渗透压,增加血浆容量和维持血压,抑制红细胞和血小板聚集,降低血液黏滞性,从而有改善微循环的作用。其作用强度、维持时间依分子量由大至小而逐渐减弱。尚有渗透性利尿作用。

右旋糖酐 70 主要用作血浆代用品,用于出血性休克、创伤性休克及烧伤性休克等。右旋糖酐 40、右旋糖酐 10,能改善微循环,预防或消除血管内红细胞聚集和血栓形成等,亦有扩充血容量作用,但作用较右旋糖酐 70 短暂,用于各种休克所致的微循环障碍、弥散性血管内凝血、心绞痛、急性心肌梗死及其他周围血管疾病等。偶有过敏反应、关节痛、出血等,少见血压下降、呼吸困难和胸闷,罕见过敏性休克。

人血白蛋白 human serum albumin

白蛋白能增加血容量和维持血浆胶体渗透压;能结合阴离子和阳离子,输送物质,也可将有毒物质输送到解毒器官;白蛋白还可作为氮源为组织提供营养。人血白蛋白临床上可用于失血创伤、烧伤引起的休克;脑水肿及损伤引起的颅内压增高;肝硬化及肾病引起的水肿或腹水、低蛋白血症;新生儿高胆红素血症;心肺分流术、烧伤的辅助治疗、血液透析的辅助治疗和成人呼吸窘迫综合征。不良反应表现为寒战、发热、颜面潮红、皮疹、恶心、呕吐等,输注过快可导致肺水肿,偶见过敏反应。

本 章 小 结

药物类别及 代表药物	药理作用	临床应用	不良反应
抗凝血药			
肝素	增强 AT Ⅲ 作用	用于血栓栓塞性疾病、DIC早期、体外抗凝	自发性出血可用鱼精蛋白解救
低分子量肝素	抗Xa>Ⅱa,抗栓作用强	高危患者的静脉血栓栓塞预防及血栓形成治疗	出血发生率低
来匹芦定	抗凝作用不依赖于 AT Ⅲ,直接抑制凝血酶,需注射给药	用于预防血栓形成、肝素诱导血小板减少症	较少致出血
华法林	拮抗 VitK,影响Ⅱ、Ⅶ、Ⅸ、Ⅹ的合成	用于血管栓塞性疾病和术后血栓形成	自发性出血给予 VitK
利伐沙班	选择性Xa抑制药,对血小板无直接作用	预防深静脉血栓和肺栓塞的形成及非瓣膜性心房纤颤患者脑卒中	贫血、转氨酶升高、术后出血
达比加群	凝血酶直接抑制药	关节置换术后血栓形成的预防	消化不良、胃肠出血
抗血小板药			
奥扎格雷	抑制血栓素合成酶	蛛网膜下腔出血手术后血管痉挛及其并发脑缺血症状	胃肠道反应、过敏、出血
双嘧达莫	激活腺苷酸环化酶、抑制磷酸二酯酶	联合用于抗血栓	头晕、消化道症状、皮疹
氯吡格雷	竞争血小板 ADP 受体 P2Y$_{12}$,抑制血小板聚集	用于脑卒中、不稳定型心绞痛的继发血栓的预防	胃肠道反应、血小板减少
阿昔单抗	拮抗血小板 GPⅡb/Ⅲa 受体	用于不稳定型心绞痛、心肌梗死以及冠状动脉形成术后急性缺血性并发症的预防	出血,血小板减少罕见
纤维蛋白溶解药			
链激酶	与纤溶酶原形成复合物,使纤溶酶原转变成纤溶酶	急性血栓栓塞性疾病	过敏反应,自发性出血可用氨甲苯酸
尿激酶	直接激活纤溶酶原转变成纤溶酶,无抗原性	急性血栓栓塞性疾病	出血
阿替普酶	对血栓有选择性	心肌梗死、脑卒中、肺栓塞的溶栓	出血发生率少

续表

药物类别及代表药物	药理作用	临床应用	不良反应
促凝血药			
维生素 K	肝谷氨酸残基 γ 羧化酶的辅酶,参与 VitK 依赖凝血因子的生成	维生素 K 缺乏症、双香豆素类或水杨酸过量引起的出血	静脉见面部潮红,甚至血压急剧下降;口服见胃肠道反应
抗贫血药			
铁剂	形成血红蛋白	用于缺铁性贫血	胃肠道反应
叶酸	转变为四氢叶酸,转运一碳单位,参与嘌呤核苷酸的从头合成、胸腺嘧啶脱氧核苷酸的合成、某些氨基酸的互变	用于巨幼细胞贫血	
维生素 B$_{12}$	促进四氢叶酸的利用和某些氨基酸互变,维持有鞘神经纤维功能	用于巨幼细胞贫血。也可用于神经炎、神经萎缩、神经痛等	
造血生长因子			
促红细胞生成素	与骨髓红祖细胞表面 EPO 受体结合,刺激红祖细胞的增殖与分化,促进网织红细胞从骨髓的释放	用于各种原因所致的贫血	血压升高、血栓形成,少见过敏反应
非格司亭	刺激粒祖细胞增殖与分化,增加成熟中性粒细胞的吞噬功能,增加骨髓造血干细胞动员进入外周血液	用于严重中性粒细胞减少症	骨痛、过敏
沙格司亭	为多潜能造血生长因子,对粒祖细胞、红祖细胞和巨核细胞系祖细胞有作用。增强成熟中性粒细胞的功能	用于骨髓移植、化疗、再生障碍性贫血或艾滋病患者中性粒细胞减少症	发热、疼痛、过敏、胸腔及心包积液
白介素 -11	作用于特异性细胞表面细胞因子受体,增加外周血小板和中性粒细胞的数量	用于血小板减少症	水潴留、心动过速
重组人血小板生成素	作用于特异性细胞表面细胞因子受体,刺激原巨核细胞系祖细胞生长、成熟巨核细胞和血小板聚集	用于实体瘤化疗引起的血小板减少	过敏,偶有发热、肌肉酸痛、头晕
艾曲泊帕	口服非肽类小分子 TPO 受体激动药	主要用于慢性特发性血小板减少症,特别是对甾体药物和免疫球蛋白不敏感患者、脾切除患者	血转氨酶升高、血栓栓塞常见而严重
血容量扩充药			
右旋糖酐	扩充血容,维持血压;抑制红细胞和血小板聚集,降低血液黏滞性,改善微循环	用于低血容量性休克、血栓形成	过敏反应、关节痛、出血

第三十三章
临床用药案例

第三十三章
目标测试

（杨俊卿）

第八篇

化学治疗药物药理学

抗菌药物概论

学习要求

1. **掌握** 抗菌药物的作用机制,细菌耐药性的产生机制。
2. **熟悉** 抗菌药物合理应用的基本原则、抗菌药物联合应用的指征、抗菌药物临床应用的管理。
3. **了解** 机体、抗菌药物、细菌三者关系;细菌耐药性的传播方式。

细菌和其他病原微生物、寄生虫以及癌细胞所致疾病的药物治疗统称为化学治疗(chemotherapy),简称化疗。化学治疗药物包括抗微生物药(antimicrobial drug)、抗寄生虫药和抗恶性肿瘤药。抗微生物药是指用于治疗病原微生物所致感染性疾病的药物,主要包括抗菌药物(antibacterial drug)、抗真菌药物(antifungal drug)和抗病毒药物(antiviral drug)。

抗菌药物是指能抑制或杀灭细菌,用于防治细菌感染性疾病的药物,包括抗生素和人工合成抗菌药物。在应用抗菌药物治疗感染性疾病过程中,应注意机体、细菌与抗菌药物三者的相互关系(图34-1)。抗菌药物的作用是制止疾病的发展,为机体彻底消灭或清除病原体创造有利条件;但是使

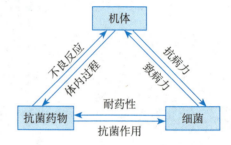

图34-1 机体-抗菌药物-细菌之间的关系

用不当可导致不良反应的产生,危害机体健康,而病原微生物在和药物的接触中也会产生耐药性,使药物失去抗菌效果,因此合理使用抗菌药物具有非常重要的意义。

第一节 抗菌药物的作用机制

抗菌药物主要通过干扰病原菌的生化代谢过程,影响其结构与功能而产生抗菌作用。抗菌药物作用机制包括四种:抑制细菌细胞壁合成、抑制核酸的复制与代谢、抑制蛋白质合成、改变胞质膜通透性(图34-2)。

一、抑制细菌细胞壁合成

细菌胞质膜外是一层坚韧的细胞壁,能抗御菌体内强大的渗透压,具有保护和维持细菌正常形态的功能。细菌细胞壁主要结构成分是胞壁黏肽,由 N-乙酰葡萄糖胺和与五肽相连的 N-乙酰胞壁酸(N-acetylmuramic acid,NAM)重复交替联结而成。胞壁黏肽的生物合成可分为胞质内、胞质膜与胞质外三个环节。胞质内黏肽前体的形成可被磷霉素与环丝氨酸所阻碍。研究发现,磷霉素抑制有关酶系阻碍 N-乙酰胞壁酸的形成;环丝氨酸通过抑制 D-丙氨酸的消旋酶和合成酶阻碍了 N-乙酰胞壁酸五肽的形成。胞质膜阶段的黏肽合成可被万古霉素和杆菌肽所破坏,它们能分别抑制 NAM-五肽与脂载体结合并形成直链十肽二糖聚合物和聚合物转运至膜外受体的过程及脱磷酸反应。青霉素与头孢菌素类抗生素则能阻碍直链十肽二糖聚合物在胞质外的交叉连接过程。青霉素等的作用靶位是胞

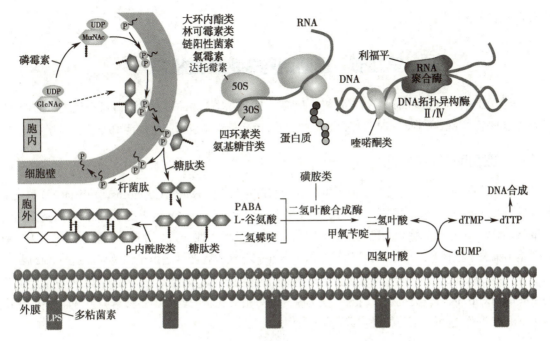

图 34-2　抗菌药物的作用机制示意图

质膜上的青霉素结合蛋白表现为抑制转肽酶的转肽作用,从而阻碍了交叉连接。能阻碍细胞壁合成的抗生素可导致细菌细胞壁缺损。由于菌体内的高渗透压,在等渗环境中水分不断渗入。致使细菌膨胀、变形,在自溶酶影响下,细菌破裂溶解而死亡。

二、抑制核酸的复制与代谢

抗菌药物作用的机制是:①影响核酸复制,如喹诺酮类药物能抑制 DNA 的复制过程,利福平能抑制以 DNA 为模板的 RNA 多聚酶。②影响叶酸代谢,如磺胺类与甲氧苄啶,可分别抑制二氢蝶酸合成酶与二氢叶酸还原酶,妨碍叶酸代谢,最终导致核酸合成受阻,从而抑制细菌的生长和繁殖。③影响 DNA 合成,如硝基咪唑类药物,其分子中的硝基在细胞内无氧环境中被还原成氨基,从而抑制病原体 DNA 合成,发挥抗菌作用。

三、抑制蛋白质合成

细菌为原核细胞,其核蛋白体为 70S 核糖体复合物,由 30S 和 50S 亚基组成,多种抗生素能抑制细菌的蛋白质合成,但它们的作用靶点有所不同。四环素类和氨基糖苷类的作用靶点在 30S 亚基,氯霉素、林可霉素和大环内酯类作用于 50S 亚基。抑制蛋白质合成的药物分别作用于细菌蛋白质合成的三个阶段:①起始阶段,氨基糖苷类抑制始动复合物的形成;②肽链延伸阶段,四环素类阻止活化氨基酸和 tRNA 的复合物与 30S 亚基上 A 位点结合,林可霉素抑制肽酰基转移酶;③终止阶段,氨基糖苷类阻止终止因子与 A 位点的结合,使得已经合成的肽链不能从核糖体上释放出来,核糖体循环受阻。

四、增加胞质膜的通透性

细菌胞质膜主要是由类脂质和蛋白质分子构成的一种半透膜,具有渗透屏障和运输物质的功能。①多黏菌素类抗生素具有表面活性物质,能选择性地与细菌胞质膜中的磷脂结合;②制霉菌素和两性霉素 B 等多烯类抗生素则仅能与真菌胞质膜中固醇类物质结合;③氨基糖苷类通过离子吸附作用等。它们均能使胞质膜通透性增加,导致菌体内的蛋白质、核苷酸、氨基酸、糖和盐类等外漏,从而导致细菌或真菌死亡。

第二节　细菌耐药性的产生机制

细菌的耐药性（resistance）是指在常规治疗剂量下细菌对药物的敏感性下降甚至消失，导致药物对耐药菌的疗效降低或无效。对化疗指数高的药物，提高药物剂量可能仍然能取得满意的疗效。

一、细菌耐药性的种类

细菌耐药性的种类根据其发生原因可分为天然耐药性/固有耐药性（intrinsic resistance）和获得耐药性（acquired resistance）两种。天然耐药性是由于细菌结构与化学组成的不同，本身对抗菌药物不敏感，如链球菌对氨基糖苷类抗生素天然耐药、肠道革兰氏阴性杆菌对青霉素天然耐药等。天然耐药性是由细菌染色体基因决定的，可代代相传，不会改变。获得耐药性是由于细菌与抗菌药物接触后，由质粒介导，通过改变自身的代谢途径，使其不被抗菌药物杀灭。如金黄色葡萄球菌与淋球菌产生 β-内酰胺酶而对 β-内酰胺类抗生素耐药。获得耐药性可由质粒将耐药基因转移给染色体而遗传后代，成为固有耐药性，也可因不再接触抗菌药物而消失。

二、细菌耐药性的产生机制

细菌耐药性的产生机制包括产生灭活酶、抗菌药物作用靶点改变、改变细胞外膜通透性、影响主动外排系统、形成细菌生物被膜等。

1. 产生灭活酶　细菌产生灭活抗菌药物的酶使抗菌药物失活是耐药性产生的最重要机制之一，使抗菌药物作用于细菌之前即被酶破坏而失去抗菌作用。这些灭活酶可由质粒和染色体基因表达。①β-内酰胺酶：由染色体或质粒介导。对 β-内酰胺类抗生素耐药，使 β-内酰胺环裂解而使该抗生素丧失抗菌作用。②氨基糖苷类抗生素钝化酶：细菌在接触到氨基糖苷类抗生素后产生钝化酶使后者失去抗菌作用，常见的氨基糖苷类钝化酶有乙酰化酶、腺苷化酶和磷酸化酶，这些酶的基因经质粒介导合成，可以将乙酰基、腺苷酰基和磷酰基连接到氨基糖苷类的氨基或羟基上，使氨基糖苷类的结构改变而失去抗菌活性。③其他酶类：细菌可产生氯霉素乙酰转移酶灭活氯霉素；产生酯酶灭活大环内酯类抗生素；金黄色葡糖球菌产生核苷转移酶灭活林可霉素。

2. 抗菌药物作用靶点改变　由于改变了细胞内膜上与抗生素结合部位的靶蛋白，降低与抗生素的亲和力，使抗生素不能与其结合，导致抗菌的失败。如肺炎链球菌对青霉素的高度耐药就是通过此机制产生的；细菌与抗生素接触之后产生一种新的、原来敏感菌没有的靶蛋白，使抗生素不能与新的靶蛋白结合，从而产生高度耐药。

3. 改变细菌外膜通透性　细菌接触抗生素后，可以通过改变通道蛋白（porin）性质和数量来降低细菌的膜通透性而产生获得耐药性。正常情况下细菌外膜的通道蛋白以 OmpF 和 OmpC 组成非特异性跨膜通道，允许抗生素等药物分子进入菌体，当细菌多次接触抗生素后，菌株发生突变，产生 OmpF 蛋白的结构基因失活而发生障碍，引起 OmpF 通道蛋白丢失，导致 β-内酰胺类、喹诺酮类等药物进入菌体内减少。

4. 影响主动外排系统　某些细菌能将进入菌体的药物泵出体外，这种泵因需能量，故称主动外排系统（active efflux system）。由于这种主动外排系统的存在及它对抗菌药物选择性的特点，使大肠埃希菌、金黄色葡萄球菌、表皮葡萄球菌、铜绿假单胞菌、空肠弯曲菌对四环素、氟喹诺酮类、大环内酯类、氯霉素、β-内酰胺类产生多重耐药。细菌的外排系统由蛋白质组成，主要为膜蛋白。

5. 形成细菌生物被膜形成　细菌生物被膜是指细菌黏附于固体或有机腔道表面，形成微菌落，并分泌细胞外多糖蛋白复合物将自身包裹其中而形成的膜状物。营养限制:生物被膜流动性较低,被膜深部氧气、营养物质等浓度较低,细菌处于这种状态下生长代谢缓慢,而绝大多数抗生素对此状态细菌不敏感,当使用抗生素时仅杀死表层细菌,而不能彻底治愈感染,停药后迅速复发。

6. 其他 ①改变代谢途径:对磺胺类耐药的细菌可自行摄取外源性叶酸,或产生对氨基苯甲酸增多。②出现牵制机制(trapping mechanism):β- 内酰胺酶与青霉素类、头孢菌素类等牢固结合,使其停留在胞质外间隙,导致药物不能进入靶位发挥作用。

随着抗菌药物选择性压力的增加,上述耐药机制常常相伴出现。

三、耐药基因的转移方式

耐药基因的转移方式包括垂直转移(vertical transfer)和水平转移(horizontal transfer)两种方式。

天然耐药菌的耐药基因存在于细菌的染色质,该基因可通过细菌的繁殖传给下一代细菌,即垂直转移。获得耐药性细菌的耐药基因存在于染色质外,耐药基因通过水平转移方式在细菌间传播。水平基因转移(horizontal gene transfer,HGT),又称侧向基因转移(lateral gene transfer,LGT),是指在差异生物个体之间,或单个细胞内部细胞器之间所进行的遗传物质的交流。可转移的 DNA 片段包括质粒(plasmid)、转座子(transposon,jumping gene)、整合子(integrator)。转移方式有转导、转化和接合等方式。水平基因转移是相对于垂直基因转移(亲代传递给子代)而提出的,它打破了亲缘关系的界限,使基因流动的可能变得更为复杂。

第三节 抗菌药物合理应用原则

合理应用抗菌药物是提高疗效、降低不良反应发生率以及减少或延缓细菌耐药发生的关键。抗菌药物临床应用是否合理,基于以下两方面:有无抗菌药物应用指征;选用的品种及给药方案是否适宜。

(一)抗菌药物治疗性应用的基本原则

1. 诊断为细菌性感染者方有指征应用抗菌药物 根据患者的症状、体征、实验室检查或放射、超声等影像学结果,诊断为细菌、真菌感染者方有指征应用抗菌药物;由结核分枝杆菌、非结核分枝杆菌、支原体、衣原体、螺旋体、立克次体及部分原虫等病原微生物所致的感染亦有指征应用抗菌药物。缺乏细菌及上述病原微生物感染的临床或实验室证据,诊断不能成立者,以及病毒性感染者,均无应用抗菌药物指征。

2. 尽早查明感染病原,根据病原种类及药物敏感试验结果选用抗菌药物 抗菌药物品种的选用,原则上应根据病原菌种类及病原菌对抗菌药物敏感性,即细菌药物敏感试验(以下简称药敏试验)的结果而定。因此,有条件的医疗机构,对临床诊断为细菌性感染的患者应在开始抗菌治疗前,及时留取相应合格标本(尤其血液等无菌部位标本)送病原学检测,以尽早明确病原菌和药敏试验结果,并据此调整抗菌药物治疗方案。

(二)抗菌药物预防性应用的基本原则

1. 非手术患者抗菌药物的预防性应用

(1)预防用药目的:预防特定病原菌所致的或特定人群可能发生的感染。

(2)预防用药基本原则:①用于尚无细菌感染征象,但暴露于致病菌感染的高危人群。②预防用药适应证和抗菌药物选择应基于循证医学证据。③应针对一种或两种最可能细菌的感染进行预防用药,不宜盲目地选用广谱抗菌药物或多药联合预防多种细菌多部位感染。④应限于针对某一段特定时间内可能发生的感染,而非任何时间可能发生的感染。⑤应积极纠正导致感染风险增加的原发疾病或基础状况。可以治愈或纠正者,预防用药价值较大;原发疾病不能治愈或纠正者,药物预防效果有限,应权衡利弊决定是否预防用药。⑥以下情况原则上不应预防使用抗菌药物:普通感冒、麻疹、水痘等病毒性疾病;昏迷、休克、中毒、心力衰竭、肿瘤、应用肾上腺皮质激素等患者;留置导尿管、留置深静脉导管以及建立人工气道(包括气管插管或气管切口)患者。

2. 围手术期抗菌药物的预防性应用

(1) 预防用药目的:主要是预防手术部位感染,包括浅表切口感染、深部切口感染和手术所涉及的器官/腔隙感染,但不包括与手术无直接关系的、术后可能发生的其他部位感染。

(2) 预防用药原则:围手术期抗菌药物预防用药,应根据手术切口类别、手术创伤程度、可能的污染细菌种类、手术持续时间、感染发生机会和后果严重程度、抗菌药物预防效果的循证医学证据、对细菌耐药性的影响和经济学评估等因素,综合考虑决定是否预防用抗菌药物。但抗菌药物的预防性应用并不能代替严格的消毒、灭菌技术和精细的无菌操作,也不能代替术中保温和血糖控制等其他预防措施。

（三）抗菌药物在特殊生理病理状况患者应用的基本原则

根据患者的肝肾功能情况选择药物,对有肝肾功能损害者应选择无肝肾毒性的药物。

老年人肾功能呈生理性减退,应选用毒性低并具有杀菌作用的抗菌药物。接受主要自肾排出的抗菌药物时,应按轻度肾功能减退情况减量给药,可用正常治疗量的1/2~2/3。

新生儿和小儿的肝、肾等器官均未发育成熟,因此感染时应避免应用对组织、器官毒性大的抗菌药物。

（四）抗菌药物的联合应用

单一药物可有效治疗的感染无须联合用药,仅在下列情况时有指征联合用药:

1. 病原菌尚未查明的严重感染,包括免疫缺陷者的严重感染。

2. 单一抗菌药物不能控制的严重感染,需氧菌及厌氧菌混合感染,两种及两种以上复数菌感染,以及多重耐药菌或泛耐药菌感染。

3. 需长疗程治疗,但病原菌易对某些抗菌药物产生耐药性的感染,如某些侵袭性真菌病;或病原菌含有不同生长特点的菌群,需要应用不同抗菌机制的药物联合使用,如结核分枝杆菌和非结核分枝杆菌。

4. 毒性较大的抗菌药物,联合用药时剂量可适当减少,但需有临床资料证明其同样有效。如两性霉素B与氟胞嘧啶联合治疗隐球菌脑膜炎时,前者的剂量可适当减少,以减少其毒性反应。

（五）抗菌药物临床应用的管理

抗菌药物临床应用管理的宗旨是根据《抗菌药物临床应用管理办法》的要求,通过科学化、规范化、常态化的管理,促进抗菌药物合理使用,减少和遏制细菌耐药,安全、有效、经济地治疗患者。

抗菌药物临床应用的分级管理是抗菌药物管理的核心策略,有助于减少抗菌药物过度使用,降低抗菌药物选择性压力,延缓细菌耐药性上升趋势。医疗机构应当建立健全抗菌药物临床应用分级管理制度,按照"非限制使用级""限制使用级"和"特殊使用级"的分级原则,明确各级抗菌药物临床应用的指征,落实各级医师使用抗菌药物的处方权限。

临床应用抗菌药物应遵循《抗菌药物临床应用指导原则(2015年版)》,根据感染部位、严重程度、致病菌种类以及细菌耐药情况、患者病理生理特点、药物价格等因素综合考虑,参照"各类细菌性感染的治疗原则及病原治疗",对轻度与局部感染患者应首先选用非限制使用级抗菌药物进行治疗;严重感染、免疫功能低下者合并感染或病原菌只对限制使用级或特殊使用级抗菌药物敏感时,可选用限制使用级或特殊使用级抗菌药物治疗。临床应用特殊使用级抗菌药物应当严格掌握用药指征,经抗菌药物管理工作机构指定的专业技术人员会诊同意后,按程序由具有相应处方权医师开具处方。

本 章 小 结

抗菌药物概论	
抗菌药物的作用机制	抑制细菌细胞壁合成 抑制核酸的复制与代谢 抑制蛋白质合成 增加细胞膜的通透性
细菌耐药性的产生机制	产生灭活酶 抗菌药物作用靶点改变 改变细菌外膜通透性 影响主动外排系统 形成细菌生物被膜 其他:改变代谢途径、出现牵制机制等
抗菌药物合理应用原则	(1) 抗菌药物临床合理应用原则 　　有无抗菌药物应用指征 　　选用的品种及给药方案是否适宜 (2) 抗菌药物治疗性应用的基本原则 　　诊断为细菌性感染者方有指征应用抗菌药物 　　尽早查明感染病原,根据病原种类及药物敏感试验结果选用抗菌药物 (3) 抗菌药物预防性应用的基本原则 　　非手术患者抗菌药物的预防性应用 　　围手术期抗菌药物的预防性应用 (4) 抗菌药物在特殊生理病理状况患者应用的基本原则 (5) 抗菌药物的联合应用 (6) 抗菌药物临床应用的管理

第三十四章
临床用药案例

第三十四章
目标测试

（吕雄文）

第三十五章

β- 内酰胺类抗生素和其他作用于细胞壁的抗生素

第三十五章
教学课件

学习要求

1. **掌握** 青霉素类药物的抗菌作用、作用机制、临床应用、不良反应;各代头孢菌素类药物的特点。
2. **熟悉** 碳青霉烯类、头霉素类、氧头孢烯类、单环 β- 内酰胺类、β- 内酰胺酶抑制药、糖肽类药物的特点。
3. **了解** β- 内酰胺类抗生素的耐药机制;达托霉素、磷霉素的特点。

抑制细菌细胞壁合成的药物是临床上广泛使用的一类抗生素,主要包括 β- 内酰胺类、糖肽类、环丝氨酸、磷霉素及达托霉素(图 35-1)。

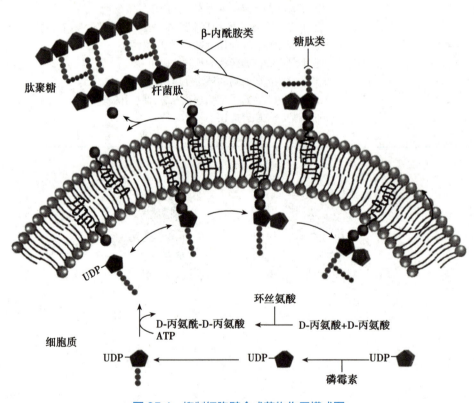

图 35-1 抑制细胞壁合成药物作用模式图

第一节 β- 内酰胺类抗生素

β- 内酰胺类抗生素(β-lactam antibiotic)分子结构中含有 β- 内酰胺环,包括青霉素类、头孢菌素类、碳青霉烯类、头霉素类、氧头孢烯类、单环 β- 内酰胺类。

一、β- 内酰胺类抗生素概述

(一) 分类

1. 青霉素类

(1) 天然青霉素:青霉素(penicillin)。

(2) 半合成青霉素:按抗菌谱及耐药性分为 5 类。①耐酸青霉素:青霉素 V(penicillin V);②耐酸耐酶青霉素:甲氧西林(methicillin)、萘夫西林(nafcillin)、苯唑西林(oxacillin)、氯唑西林(cloxacillin);③广谱青霉素:氨苄西林(ampicillin)、阿莫西林(amoxicillin);④抗铜绿假单胞菌广谱青霉素:羧苄西林(carbenicillin)、磺苄西林(sulbenicillin)、替卡西林(ticarcillin)、哌拉西林(piperacillin)、美洛西林(mezlocillin)、阿洛西林(azlocillin);⑤抗革兰氏阴性(G⁻)杆菌青霉素:美西林(mecillinam)、替莫西林(temocillin)。

2. 头孢菌素类　按年代、抗菌谱、耐药性及肾毒性分为五代。

(1) 第一代头孢菌素:头孢氨苄(cephalexin)、头孢唑林(cefazolin)等。

(2) 第二代头孢菌素:头孢呋辛(cefuroxime)、头孢克洛(cefaclor)等。

(3) 第三代头孢菌素:头孢哌酮(cefoperazone)、头孢克肟(cefixime)等。

(4) 第四代头孢菌素:头孢匹罗(cefpirome)、头孢唑兰(cefozopran)等。

(5) 第五代头孢菌素:头孢洛林(ceftaroline)、头孢吡普(ceftobiprole)。

3. 其他 β- 内酰胺类

(1) 碳青霉烯类:亚胺培南(imipenem)、美罗培南(meropenem)等。

(2) 头霉素类:头孢西丁(cefoxitin)、头孢美唑(cefmetazole)等。

(3) 氧头孢烯类:拉氧头孢(latamoxef,moxalactam)、氟氧头孢(flomoxef)。

(4) 单环 β- 内酰胺类:氨曲南(aztreonam)、卡芦莫南(carumonan)。

4. β- 内酰胺酶抑制药及其复方制剂　代表药物为克拉维酸(clavulanic acid)、舒巴坦(sulbactam)、他唑巴坦(tazobactam),与 β- 内酰胺类抗生素配伍组成复方制剂。

(二) 化学结构

除单环 β- 内酰胺类外,β- 内酰胺类抗生素分子结构中均含有由 β- 内酰胺环和噻唑环组成的母核结构和侧链结构,β- 内酰胺环的稳定对抗菌活性起关键作用,若 β- 内酰胺环破坏则抗菌活性消失。青霉素类的母核结构为 6- 氨基青霉烷酸(6-aminopenicillanic acid,6-APA),头孢菌素类的母核结构为 7- 氨基头孢烷酸(7-aminocephalosporanic acid,7-ACA),其侧链的改变形成了许多不同抗菌作用特性及药动学特性的抗生素(图 35-2、图 35-3)。

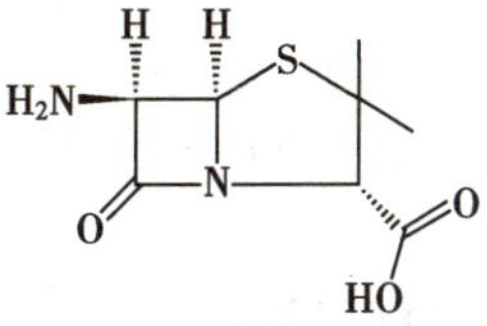

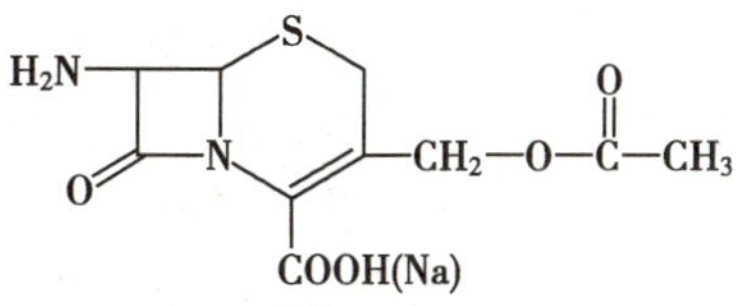

图 35-2　6- 氨基青霉烷酸(6-APA)和 7- 氨基头孢烷酸(7-ACA)的化学结构

(三) 抗菌作用机制

1. 抑制细菌细胞壁黏肽合成　各种 β- 内酰胺类抗生素均能与细菌胞质膜上的青霉素结合蛋白(penicillin binding protein,PBP)结合,PBP 的数量与相对分子量不同,其对 β- 内酰胺类抗生素的敏感性也有差异。PBP 既是细胞壁黏肽合成中的转肽酶,亦是 β- 内酰胺类抗生素的作用靶点。β- 内酰胺类抗生素通过抑制转肽酶的活性,从而抑制细菌细胞壁黏肽交叉连接,阻断细菌细胞壁的合成,使细

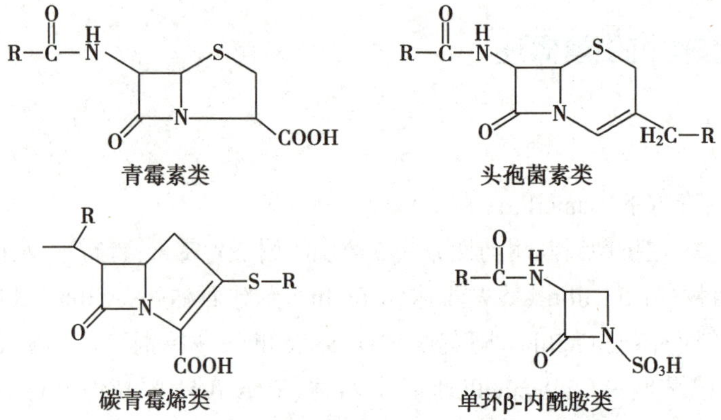

图 35-3　常用 β- 内酰胺类抗生素的化学结构

菌细胞壁缺损,水分易于向高渗的胞质内渗透,致菌体膨胀、变形、裂解、死亡。

2. 增强自溶酶活性　取消对菌体细胞壁自溶酶(cell wall autolytic enzyme)的抑制作用,增强自溶酶活性、促进菌体自溶或细胞壁水解。

G⁺ 菌细胞壁黏肽含量高,其外层为磷壁酸,药物易透过,且胞质内渗透压高,故药物对 G⁺ 菌具有强大的杀菌作用;G⁻ 菌细胞壁黏肽含量低,其外层为脂蛋白、磷脂和脂多糖,药物不易透过,且胞质内渗透压较低,故 G⁻ 菌对药物敏感性低。由于繁殖期细菌需要合成大量的细胞壁黏肽,故药物对生长繁殖旺盛的细菌作用强,而非繁殖期细菌细胞壁黏肽已合成,则药物对其作用弱。由于哺乳动物细胞无细胞壁,不受 β- 内酰胺类抗生素的影响,故对人体毒性小。

(四) 耐药机制

1. 产生 β- 内酰胺酶　耐药菌产生 β- 内酰胺酶(β-lactamase),如青霉素酶、头孢菌素酶,使 β- 内酰胺类抗生素结构中的 β- 内酰胺环水解裂开,失去抗菌活性而产生耐药。广谱青霉素类和第二、三代头孢菌素虽对 G⁻ 菌产生的 β- 内酰胺酶稳定不被水解,但 β- 内酰胺酶与药物牢固地结合,使药物滞留于细菌胞质膜外间隙中,不能到达 PBP 靶点发挥抗菌作用而产生耐药,此种 β- 内酰胺酶的非水解机制引起的耐药现象又称陷阱机制或牵制机制(trapping mechanism)。

2. PBP 的组成与功能改变　耐药菌株降低 PBP 与 β- 内酰胺类抗生素的亲和力,或产生新的与药物的亲和力低的 PBP,使药物难于发挥抗菌活性而产生耐药。如耐甲氧西林金黄色葡萄球菌(methicillin resistant *Staphylococcus aureus*,MRSA)在原 PBP2 与 PBP3 之间产生一种新的 PBP2a,而使其具有高度耐药性。有的耐药菌株的 PBP 的合成量增高,使 β- 内酰胺类抗生素的作用减弱。

3. 细菌体内的 β- 内酰胺类抗生素积聚减少

(1) 降低细胞壁外膜通透性:β- 内酰胺类抗生素是通过外膜孔蛋白进入菌体内而发挥抗菌作用的,外膜孔蛋白发生改变,致药物不易进入靶部位。

(2) 加强主动流出系统:大肠埃希菌、金黄色葡萄球菌、铜绿假单胞菌等含有主动流出系统,使药物流出增加,菌体内 β- 内酰胺类抗生素积聚减少。

(3) 形成细菌生物膜:细菌长期接触药物形成生物膜后可对抗菌药物产生高度耐药性,其可能的原因包括抗菌药物渗透性下降;促进抗菌药物水解;细菌生物膜下的细菌代谢水平低,其对抗菌药物的敏感性下降。

4. 其他　细菌缺乏自溶酶(如金黄色葡萄球菌),可使 β- 内酰胺类抗生素的杀菌作用降低或仅有抑菌作用。有些耐药菌株缺乏 PBP(如肠球菌)对 β- 内酰胺类抗生素天然耐药。

二、青霉素类抗生素

青霉素类包括天然青霉素和半合成青霉素,是最早应用于临床的抗生素,由于其具有杀菌力强、毒性低、价格低廉、使用方便等优点,迄今仍是敏感菌所致感染的首选药物。

1. 天然青霉素

青霉素 penicillin

青霉素(penicillin)又名苄青霉素(benzylpenicillin)、青霉素 G(penicillin G),侧链为苄基,常用其钠盐或钾盐,其干燥粉末在室温中稳定,易溶于水,其水溶液在室温中不稳定,可生成有抗原性的降解产物,应现用现配。

【药动学】　青霉素遇酸易被分解,口服吸收差,肌内注射吸收快且完全,0.5 小时达血药浓度峰值,$t_{1/2}$ 为 0.5 小时。血浆蛋白结合率 46%~58%,主要分布于细胞外液,广泛分布于关节腔、浆膜腔、间质液、淋巴液、胎盘、肝、肾、肺、横纹肌、中耳液等。青霉素的脂溶性低,房水与脑脊液含量较低,但炎症时青霉素透入脑脊液和眼的量略提高,达有效浓度。青霉素几乎全部以原型经尿排泄,约 10% 经肾小球滤过,90% 经肾小管分泌。丙磺舒可与青霉素竞争肾小管的有机阴离子转运体分泌,两药合用可延长青霉素 $t_{1/2}$。

【抗菌作用及机制】　为繁殖期杀菌药,通过抑制细菌 PBP 的转肽酶活性发挥抑制细菌细胞壁合成的作用。

主要作用于 G^+ 菌、G^- 球菌、嗜血杆菌属以及各种致病螺旋体等。青霉素对溶血性链球菌、甲型溶血性链球菌、肺炎链球菌等作用强。不产生青霉素酶的金黄色葡萄球菌及多数表皮葡萄球菌对青霉素敏感,但产生青霉素酶的金黄色葡萄球菌对之耐药。G^+ 杆菌中白喉棒状杆菌、炭疽杆菌及 G^+ 厌氧杆菌如产气荚膜梭菌、破伤风梭菌、艰难梭菌等对青霉素敏感。G^- 菌中脑膜炎奈瑟菌对青霉素敏感;对青霉素敏感的淋病奈瑟菌较少。百日咳鲍特菌对青霉素敏感。致病螺旋体,如梅毒螺旋体、钩端螺旋体对之敏感。

【临床应用】　青霉素为治疗溶血性链球菌、敏感葡萄球菌感染、气性坏疽、梅毒、鼠咬热等的首选药。也用于治疗肺炎链球菌感染和脑膜炎,当病原菌耐药时,改用万古霉素。青霉素与氨基糖苷类联合使用是治疗甲型溶血性链球菌心内膜炎的首选药。青霉素是治疗放线菌病、钩端螺旋体病、梅毒、回归热等的首选药。破伤风、白喉患者采用青霉素治疗时应与抗毒素合用。

【耐药性】　细菌通过产生青霉素酶破坏青霉素的结构产生耐药性。

【不良反应】

(1) 变态反应:为青霉素最常见的不良反应,各型变态反应都可出现,如药疹、药热、血清病样反应、溶血性贫血及粒细胞减少、过敏性休克等。以皮肤过敏(荨麻疹、药疹)和血清病样反应较多见,但多不严重,停药后可消失。最严重的是过敏性休克。

变态反应发生的原因是青霉素制剂中的青霉噻唑蛋白、青霉烯酸等降解物、青霉素或 6-APA 高分子聚合物均可成为致敏原。

防治过敏性休克的措施:仔细询问过敏史,有青霉素过敏史者禁用;注射青霉素之前必须做皮肤过敏试验,反应阳性者禁用;避免滥用和局部用药;间隔 2 天给药或者更换批号也须做皮肤过敏试验;避免在饥饿时注射青霉素,并应做好急救准备。一旦发生过敏性休克,除一般急救措施外,应立即皮下或肌内注射肾上腺素,严重者稀释后缓慢静脉注射或滴注,必要时加入糖皮质激素类药物和抗组胺药。

(2) 赫氏反应:应用青霉素治疗梅毒或钩端螺旋体所致疾病时出现症状加剧的现象,称为赫氏反应(Herxheimer reaction),此反应一般发生于青霉素治疗后 6~8 小时,12~24 小时内消失,表现为全身不适、寒战、高热、咽痛、肌痛、心跳加快等;同时可有病情加重现象,甚至危及生命。此反应与螺旋体被快速杀灭后在短时间内大量释放内毒素等致热原有关。

(3) 其他:肌内注射可引起局部疼痛、红肿、硬结及周围神经炎,鞘内注射可引起青霉素脑痛。全身大剂量应用青霉素钠盐或钾盐可引起水、电解质紊乱,如高钠血症或高钾血症。

2. 半合成青霉素   由于青霉素有不耐酸而不能口服、不耐青霉素酶、抗菌谱窄和容易引起过敏反应等缺点,其临床应用受到一定限制。为克服上述缺点,对青霉素进行化学结构改造而获得多种半合成青霉素。

(1) 耐酸青霉素:青霉素 V(penicillin V),可口服。抗菌谱与青霉素相似,抗菌作用略弱于青霉素,不用于严重感染。

(2) 耐酸耐酶青霉素:包括甲氧西林(methicillin)、萘夫西林(nafcillin)、苯唑西林(oxacillin)、氯唑西林(cloxacillin)等。抗菌谱与青霉素相似,但对耐青霉素的金黄色葡萄球菌有一定作用,可口服。

(3) 广谱青霉素:包括氨苄西林(ampicillin)、阿莫西林(amoxicillin)等。抗菌谱较青霉素扩大,对 G⁻ 杆菌有较强作用,可口服或注射。

(4) 抗铜绿假单胞菌广谱青霉素:包括羧苄西林(carbenicillin)、磺苄西林(sulbenicillin,耐酸、不耐酶)、替卡西林(ticarcillin)。酰脲类青霉素包括哌拉西林(piperacillin)、美洛西林(mezlocillin)、阿洛西林(azlocillin)。对 G⁻ 杆菌尤其是铜绿假单胞菌有较强作用,部分药物可口服。

(5) 抗 G⁻ 杆菌青霉素:包括美西林(mecillinam)、替莫西林(temocillin)和匹美西林(pivmecillinam)。对 G⁻ 杆菌作用强,对铜绿假单胞菌无效,对 G⁺ 菌作用弱,匹美西林可口服。

甲氧西林 methicillin

对青霉素酶稳定,属耐酸耐酶青霉素,其抗菌作用机制与青霉素相同,抗菌作用较青霉素弱。对耐青霉素金黄色葡萄球菌的抗菌活性强。

可口服、肌内注射。口服后吸收良好,食物可影响其吸收。血浆蛋白结合率高;分布广泛,在肝、肾、肠、脾、胸腔积液和关节腔液均可达有效浓度,但腹水和脑脊液中浓度低。在肝脏代谢,经肾脏排出体外;也可经胆汁排泄,排泄量较其他异噁唑类青霉素多。

主要用于耐青霉素葡萄球菌所致的各种感染,如呼吸道、软组织感染等,也可用于化脓性链球菌或肺炎链球菌与耐青霉素葡萄球菌所致的混合感染。

甲氧西林可作为严重金黄色葡萄球菌耐药的标志药物。MRSA 的耐药机制除了与产生 β- 内酰胺酶及增强外排系统有关外,最主要是获得并表达 PBP2a。

不良反应包括:与青霉素相似的各种过敏反应;致肝功能损害;大剂量静脉注射引起抽搐等神经毒性反应,肾功能减退者多见;偶见中性粒细胞减少症或粒细胞缺乏症。

苯唑西林 oxacillin   萘夫西林 nafcillin   氯唑西林 cloxacillin

系异噁唑类耐酶青霉素,对青霉素酶稳定,属耐酸耐酶青霉素,其抗菌作用机制与青霉素相同。

口服或注射给药,对 G⁺ 球菌和奈瑟菌属有抗菌活性。对产酶金黄色葡萄球菌有效(氯唑西林强于苯唑西林),对青霉素敏感的 G⁺ 球菌的抗菌作用不如青霉素。主要用于耐青霉素葡萄球菌所致的各种感染,如脓毒症、心内膜炎、骨髓炎、呼吸道感染等,也可用于化脓性链球菌或肺炎链球菌与耐青霉素金黄色葡萄球菌所致的混合感染。萘夫西林是治疗耐青霉素金黄色葡萄球菌引起的骨髓炎的首选药物,但是对 MRSA 无效。不良反应与甲氧西林相似。

氨苄西林 ampicillin   阿莫西林 amoxicillin

为广谱青霉素。其抗菌作用机制与青霉素相同,氨苄西林系青霉素苄基上的氢被氨基取代,阿莫西林为对位羟基氨苄西林,易于透过 G⁻ 杆菌的细胞外膜而进入细胞内,故对 G⁻ 杆菌作用较强,但易耐药。

可口服、肌内或静脉注射给药。口服吸收好,但受食物影响。血浆蛋白结合率低;体内分布广,胸腹水、关节腔积液、眼房水、胆汁、乳汁中皆可达较高浓度,细菌性脑膜炎患者脑脊液中浓度高。部分在肝内代谢。肾清除率较青霉素略低,部分通过肾小球滤过,部分通过肾小管分泌。丙磺舒可使氨苄西林肾清除率降低。

氨苄西林对溶血性链球菌、肺炎链球菌和不产青霉素酶葡萄球菌具较强抗菌作用,与青霉素相仿或稍弱。对甲型溶血性链球菌亦有良好抗菌作用,对肠球菌属和李斯特菌属的作用优于青霉素。对白喉棒状杆菌、炭疽杆菌、放线菌属、流感嗜血杆菌、百日咳鲍特菌、奈瑟菌属和除脆弱拟杆菌外的厌氧菌均具抗菌活性,对部分奇异变形杆菌、大肠埃希菌、沙门菌属和志贺菌属细菌也有效。对 MRSA 及其他产青霉素酶的细菌均无抗菌作用。

氨苄西林主要用于敏感菌所致的泌尿系统、呼吸系统、胆道、肠道感染以及脑膜炎、心内膜炎、脓毒症等。对伤寒、副伤寒的治疗效果好。

阿莫西林与氨苄西林作用相似,但对肺炎球菌、肠球菌、沙门菌属、幽门螺杆菌的杀菌作用强于氨苄西林,主要用于敏感菌所致的呼吸道、泌尿道、胆道感染及伤寒的治疗,还可用于慢性活动性胃炎及消化性溃疡的治疗。

注射给药的不良反应发生率高于口服者。过敏反应发生率较高,以皮疹最为常见,偶致过敏性休克。

羧苄西林 carbenicillin

属抗铜绿假单胞菌广谱青霉素,具有广谱抗菌作用,对 G⁻ 菌的作用强,对铜绿假单胞菌有显著的抗菌活性,但耐药性也较严重。对普通变形杆菌、普鲁威登菌和摩氏摩根菌具有良好的抗菌作用且优于氨苄西林,对大肠埃希菌、沙门菌属和志贺菌属等的作用与氨苄西林相当。对 G⁺ 菌的作用类似氨苄西林但稍弱。

肌内或静脉注射给药。部分透过血脑屏障,在胆汁中的浓度与血浆浓度相当;约90%以原型由肾脏排泄,尿药浓度高。$t_{1/2}$约1小时。

临床主要用于治疗敏感的铜绿假单胞菌感染、变形杆菌属以及某些大肠埃希菌、沙雷菌属、肠杆菌属引起的中耳炎、肺炎、心内膜炎、膀胱炎、肾盂肾炎、手术后的脑膜炎、脓毒症、胆道感染、皮肤及软组织感染。

哌拉西林 piperacillin

属抗铜绿假单胞菌广谱青霉素,抗菌谱与羧苄西林相似,而抗菌作用较强,对各种厌氧菌均有一定作用。与氨基糖苷类合用对铜绿假单胞菌和某些脆弱拟杆菌及肠杆菌科细菌有协同作用。除产青霉素酶的金黄色葡萄球菌外,对其他 G⁻ 球菌和炭疽杆菌等均有效。可肌内或静脉注射给药,不良反应较少。

替卡西林 ticarcillin

属抗铜绿假单胞菌广谱青霉素,对 G⁺ 菌、螺旋体、厌氧芽孢梭菌、放线菌以及部分拟类菌有抗菌作用,对铜绿假单胞菌有显著的抗菌活性。

静脉给药。血浆蛋白结合率为50%~60%;广泛分布于全身组织和体液,在肝、肾组织中浓度较高,可透过血脑屏障、胎盘屏障、血眼屏障,脑膜炎时,脑脊液浓度可达血药浓度的45%~89%,可分泌至乳汁中。大部分在肝脏代谢。少部分以原型由肾小球滤过,大部分以无活性的代谢产物自肾小管分泌排泄。

主要用于敏感菌所致脓毒症及泌尿系统、呼吸道、腹腔、皮肤和软组织感染。

阿洛西林 azlocillin   美洛西林 mezlocillin

属抗铜绿假单胞菌广谱青霉素,抗菌谱与羧苄西林相似,抗菌活性与哌拉西林相近而强于羧苄西林。对多数肠杆菌科细菌和肠球菌、铜绿假单胞菌均有较强作用。对耐羧苄西林和庆大霉素的铜绿假单胞菌也有较好作用。主要用于治疗铜绿假单胞菌、大肠埃希菌及其他肠杆菌科细菌所致的感染。

美西林 mecillinam   替莫西林 temocillin   匹美西林 pivmecillinam

属抗 G⁻ 杆菌青霉素,对 G⁺ 菌作用弱,对 G⁻ 杆菌作用强,包括大肠埃希菌、克雷伯菌、肠杆菌属、枸橼酸杆菌、志贺菌、沙门菌和部分沙雷杆菌等,但对铜绿假单胞菌无效。替莫西林对 β- 内酰胺酶稳定,对某些耐第三代头孢菌素的 G⁻ 菌敏感,对肠球菌、溶血性链球菌等活性较高。抗菌作用靶位是 PBP2,药物与之结合后,细菌变形、代谢受抑制,与作用于其他 PBP 的抗菌药物联合应用可提高疗效。例如,与氨苄西林合用,使抗菌范围扩大,对 G⁺ 菌亦有抗菌活性;与头孢唑林合用增强抗菌活性。匹美西林在体内水解为美西林才能发挥作用。适用于大肠埃希菌、克雷伯菌、肠杆菌属等敏感菌引起的单纯性或复合性泌尿道感染、皮肤和软组织感染。不良反应主要为胃肠道反应和变态反应,偶致粒细胞增多。对青霉素过敏者禁用,严重肝肾功能损害者及孕妇慎用,久用应定期检查肝、肾功能。

三、头孢菌素类抗生素

头孢菌素类(cephalosporin)是由从冠头孢菌培养液中分离得到的有效成分头孢菌素 C(cephalosporin C)经结构改造后得到的一系列衍生物,按其发明年代的先后和抗菌特性分为五代。

头孢菌素类与青霉素类结构相似,因此抗菌作用机制相似,即抑制细菌细胞壁肽聚糖合成而呈现杀菌作用。与青霉素类相比,头孢菌素类具有抗菌谱较广,耐青霉素酶,疗效高、毒性低,过敏反应少等优点。头孢菌素类与青霉素存在部分交叉过敏反应:对青霉素过敏者有 10%~30% 对头孢菌素类过敏,而对头孢菌素类过敏者绝大多数对青霉素过敏。第一、二代头孢菌素由肾排泄,可致肾损害,其中头孢噻啶的肾损害作用最显著。长期应用第三、四代广谱头孢菌素可致二重感染如假膜性小肠结肠炎以及凝血功能障碍。与乙醇联合应用产生双硫仑样反应(又称戒酒硫样反应)。各代头孢菌素举例如表 35-1。

表 35-1   各代头孢菌素举例

	注射剂	口服剂
第一代	头孢噻吩(cephalothin)	头孢氨苄(cephalexin)
	头孢唑林(cefazolin)	头孢羟氨苄(cefadroxil)
	头孢拉定(cephradine)	头孢拉定(cephradine)
	头孢替唑(ceftezole)	头孢沙定(cefroxadine)
	头孢噻啶(cephaloridine)	头孢来星(cephaloglycin)
	头孢硫脒(cefathiamidine)	
第二代	头孢孟多(cefamandole)	头孢丙烯(cefprozil)
	头孢替安(cefotiam)	头孢克洛(cefaclor)
	头孢尼西(cefonicid)	头孢替安酯(cefotiam hexetil)
	头孢呋辛(cefuroxime)	头孢呋辛酯(cefuroxime axetil)
		氯碳头孢(loracarbef)

续表

	注射剂	口服剂
第三代	头孢噻肟（cefotaxime）	头孢克肟（cefixime）
	头孢米诺（cefminox）	头孢地尼（cefdinir）
	头孢曲松（ceftriaxone）	头孢布烯（ceftibuten）
	头孢他啶（ceftazidime）	头孢特仑新戊酯（cefteram pivoxil）
	头孢哌酮（cefoperazone）	头孢泊肟酯（cefpodoxime proxetil）
	头孢甲肟（cefmenoxime）	头孢妥仑匹酯（cefditoren pivoxil）
	头孢咪唑（cefpimizole）	头孢他美酯（cefetamet pivoxil）
	头孢地嗪（cefodizime）	
	头孢唑南（cefuzonam）	
	头孢拉宗（cefbuperazone）	
	头孢唑肟（ceftizoxime）	
第四代	头孢唑兰（cefozopran）	
	头孢噻利（cefoselis）	
	头孢匹罗（cefpirome）	
	头孢吡肟（cefepime）	
第五代	头孢洛林（ceftaroline）	
	头孢吡普（ceftobiprole）	

1. 第一代头孢菌素 系 20 世纪 60 年代及 70 年代初开发，头孢噻吩为本类代表药物，抗金黄色葡萄球菌作用最强。

该类药物的特点为：①抗菌谱与广谱青霉素相似，头孢噻吩、头孢唑林、头孢氨苄、头孢拉定等对 G^+ 菌抗菌作用较第二、三代头孢菌素强，如对链球菌（某些青霉素耐药株除外）、金黄色葡萄球菌（MRSA 除外）有效，对 G^- 杆菌效差，但对大肠埃希菌、肺炎克雷伯菌的抗菌活性比广谱青霉素强；②对铜绿假单胞菌、耐药肠杆菌和厌氧菌无效；③对青霉素酶稳定，但易被头孢菌素酶水解；④某些药物有肾毒性，头孢噻啶的肾损害作用最显著；⑤与青霉素有交叉过敏。主要用于耐青霉素金黄色葡萄球菌感染，口服药物主要用于轻、中度感染和尿路感染。

2. 第二代头孢菌素 系 20 世纪 70 年代中期开发，最早的药物是头孢孟多，代表药物为头孢呋辛。

该类药物的特点为：①抗 G^+ 菌活性类似于第一代头孢菌素或稍弱，但抗 G^- 杆菌活性比第一代头孢菌素强，对大肠埃希菌、肺炎克雷伯菌、变形杆菌、流感嗜血杆菌、卡他莫拉菌有效；②对 G^- 杆菌 β-内酰胺酶稳定性比第一代头孢菌素高；③对厌氧菌有一定作用；④对铜绿假单胞菌无效；⑤肾毒性比第一代头孢菌素低。主要用于治疗上述敏感菌所致肺炎、胆道感染、菌血症、尿路感染及耳鼻咽喉头颈部感染等。

3. 第三代头孢菌素 系 20 世纪 70 年代中期至 80 年代初开发。头孢他啶、头孢曲松为优。

该类药物的特点为：①对 G^- 杆菌抗菌作用强，明显超过第一、二代头孢菌素，但对 G^+ 球菌抗菌作用不如第一、二代头孢菌素；②抗菌谱增宽，对铜绿假单胞菌和厌氧菌有不同程度的抗菌作用，其中，头孢他啶抗铜绿假单胞菌很强；③对大部分 β-内酰胺酶稳定，但可被超广谱 β-内酰胺酶水解；④组织穿透力强，体内分布广；⑤对肾脏基本无毒性。主要用于治疗严重全身感染。

4. 第四代头孢菌素 系 20 世纪 80 年代中后期开发，包括头孢吡肟、头孢匹罗、头孢噻利、头孢唑兰。

该类药物的特点为:①抗菌谱较第三代头孢菌素更广;②对 G⁻ 杆菌、G⁺ 球菌和部分厌氧菌的抗菌作用较第三代头孢菌素更强,对多数耐药菌株的活性超过第三代头孢菌素,但对 MRSA、耐甲氧西林表皮葡萄球菌(methicillin resistant *Staphylococcus epidermidis*,MRSE)等无效;③对多种 PBP 有高度亲和力;④极低的 β- 内酰胺酶亲和性和诱导性;⑤无肾毒性。主要用于治疗敏感球菌引起的严重感染。该类药物按照"特殊使用"类别管理使用。

5. 第五代头孢菌素　系 21 世纪初开始开发,包括头孢洛林、头孢吡普。

该类药物的特点为:①对 G⁺ 菌较前四代头孢菌素强,抗菌谱主要针对 MRSA 和多药耐药肺炎链球菌(multiple drug resistance *Streptococcus pneumoniae*,MDRSP),但对 G⁻ 菌作用与第四代头孢菌素相当或稍弱,如对铜绿假单胞菌等抗菌活性较弱,对大多数厌氧菌有抗菌活性;②作用靶点为 PBP2a;③对大部分 β- 内酰胺酶稳定,但可被超广谱 β- 内酰胺酶或产金属 β- 内酰胺酶水解。主要用于 MRSA 或耐万古霉素金黄色葡萄球菌(vancomycin resistant *Staphylococcus aureus*,VRSA)引起的感染,如社区获得性肺炎、糖尿病足感染在内的复杂性皮肤和软组织感染。

四、其他 β- 内酰胺类抗生素

(一) 碳青霉烯类

碳青霉烯类(carbapenem)是抗菌谱最广、抗菌活性最强的非典型 β- 内酰胺抗生素,包括亚胺培南(imipenem)、美罗培南(meropenem)、帕尼培南(panipenem)、法罗培南(faropenem)、厄他培南(ertapenem)等,均为非口服制剂。

其结构与青霉素类的青霉环相似,不同之处为噻唑环上的 S 原子被 C 取代,C_2 与 C_3 间有不饱和双键,6 位羟乙基侧链为反式构象。该类药物抗菌活性强、广谱、对 β- 内酰胺酶稳定、毒性低,并具有抗生素后效应(post antibiotic effect,PAE),指细菌与抗生素短暂接触后,当抗生素的浓度低于最低抑菌浓度(minimum inhibitory concentration,MIC)或消失后,细菌仍被持续抑制的效应。该类药物按照"特殊使用"类别管理使用,用于治疗严重细菌感染。

碳青霉烯类的抗菌作用机制为与 PBP 结合。亚胺培南与 PBP2 具有高亲和力,美罗培南与 PBP2 和 PBP3 具有高亲和力,帕尼培南与铜绿假单胞菌的 PBP2、PBP1a、PBP3、PBP1b、PBP4 均具有一定亲和力。该类药物诱导 G⁻ 菌外膜脂多糖 / 内毒素释放的能力较低,尤以亚胺培南诱导脂多糖 / 内毒素释放的能力最低,较第三代头孢菌素更低。对病情危重的严重脓毒症患者,可考虑选用本类药物。

碳青霉烯类不良反应较少。超剂量使用时可出现神经系统毒性,如头痛、耳鸣、听觉暂时丧失、肌肉痉挛、神经错乱、癫痫等。

亚胺培南与西司他丁(cilastatin)的复方制剂(两者比例为 1:1,西司他丁为肾肽酶的抑制药,使亚胺培南免受肾肽酶降解)主要用于多重耐药菌感染,第三、四代头孢菌素及复合制剂疗效不理想的细菌引起的重症感染包括院内脓毒症、获得性肺炎、腹膜炎以及中性粒细胞减少的发热患者等,但对支原体、衣原体、军团菌感染无效。

(二) 头霉素类

头霉素类(cephamycin)具有头孢菌素的母核,系由链霉菌(*S. lactamdurans*)产生的头霉素 C(cephamycin C)经半合成改造侧链而制得,包括头孢西丁(cefoxitin)、头孢美唑(cefmetazole)。

抗菌作用和抗菌谱类似于第二代头孢菌素,对 G⁺ 菌的作用弱于第一代头孢菌素,对 G⁻ 菌作用较强。对大肠埃希菌、流感嗜血杆菌、奇异变形杆菌、沙门菌属、志贺菌属、肺炎克雷伯菌、产气杆菌等 G⁻ 杆菌,卡他莫拉菌、奈瑟菌属等 G⁻ 球菌和甲氧西林敏感的葡萄球菌、链球菌、白喉棒状杆菌等 G⁺ 菌均具有良好的抗菌作用,对厌氧菌如脆弱拟杆菌有较强的作用。组织分布广泛,头孢西丁较头孢美唑更易透过血脑屏障,以原型经肾脏排出。主要用于上述敏感菌感染以及腹腔、盆腔、口腔、肺部厌氧菌与需氧菌的混合感染。

（三）氧头孢烯类

氧头孢烯类（oxacephem）的结构类似第三代头孢菌素，母核中的 S 原子被 O 取代，7 位 C 上有反式甲氧基，抗菌谱和抗菌作用与第三代头孢菌素类似，但对厌氧菌作用较强。包括拉氧头孢（latamoxef）、氟氧头孢（flomoxef）。

拉氧头孢、氟氧头孢对厌氧菌和需氧 G⁻ 菌的抗菌作用相似，前者对 G⁺ 菌作用稍强。药物体内分布广泛，但拉氧头孢更易透过血脑屏障，在脑脊液中的浓度可达有效水平。主要用于敏感菌感染以及厌氧菌与需氧菌的混合感染。拉氧头孢分子可抑制维生素 K 和凝血酶原合成，导致凝血功能障碍。饮酒后可产生双硫仑样反应。但氟氧头孢无凝血功能异常和双硫仑样反应。

（四）单环 β-内酰胺类

单环 β-内酰胺类（monobactam）的结构中仅有一个 β-内酰胺环，包括氨曲南（aztreonam）、卡芦莫南（carumonan）。

氨曲南是 1978 年从美国新泽西州土壤菌紫色杆菌（*Chromobacterium violaceum*）的培养液中首先被发现的，是第一个用于临床的单环 β-内酰胺类。

氨曲南能迅速通过 G⁻ 需氧菌的细胞壁外膜，对 PBP3 具有高度亲和性，抑制细菌细胞壁的合成，导致细菌溶解和死亡。对大肠埃希菌、肠杆菌属、肺炎克雷伯菌、变形杆菌、铜绿假单胞菌、黏质沙雷菌、嗜血杆菌、枸橼酸杆菌具有杀菌作用，对铜绿假单胞菌的作用弱于头孢他啶而与庆大霉素相当。对细菌产生的大多数 β-内酰胺酶稳定，与青霉素等无交叉过敏反应，可用于青霉素过敏患者，并常作为氨基糖苷类的替代品使用。

肌内注射或静脉滴注、吸入给药。肌内注射或静脉滴注给药能分布到全身组织和体液中，脑膜炎时脑脊液内可达有效浓度，60%~70% 以原型经肾脏排出，12% 从肠道排出。

临床主要用于敏感的 G⁻ 菌所致呼吸道、尿路、腹腔、皮肤和软组织、骨和关节感染，脑膜炎及妇科感染、淋病等；吸入给药用于铜绿假单胞菌感染导致的肺囊性纤维化患者的治疗。7 岁以下儿童慎用。

卡芦莫南抗菌作用与氨曲南相似，对多种 β-内酰胺酶稳定。体内分布广，在胆汁及腹水中药物浓度高。主要用于治疗敏感菌引起的脓毒症，腹膜炎，术后感染，胆道、泌尿道及呼吸道感染等。

五、β-内酰胺酶抑制药及其复方制剂

β-内酰胺酶抑制药（β-lactamase inhibitor）是指能够抑制 β-内酰胺酶，使抗生素中的 β-内酰胺环免遭水解而失去抗菌活性的药物。

与 β-内酰胺类配伍使用的 β-内酰胺酶抑制药代表药物包括克拉维酸（clavulanic acid，棒酸）、舒巴坦（sulbactam，青霉烷砜）、他唑巴坦（tazobactam，三唑巴坦）等。β-内酰胺酶抑制药本身几乎无抗菌活性，但其与青霉素类、头孢菌素制成复方制剂，可增强后者的抗菌作用。常用的复方制剂有克拉维酸+阿莫西林、克拉维酸+替卡西林、舒巴坦+氨苄西林、他唑巴坦+哌拉西林、舒巴坦+头孢哌酮。

第二节　糖肽类抗生素

糖肽类抗生素（glycopeptide antibiotic）是一类在结构上具有 7 肽的抗生素。第一代糖肽类抗生素来源于微生物的代谢产物，包括万古霉素（vancomycin）、去甲万古霉素（norvancomycin）、替考拉宁（teicoplanin，又称壁霉素）；第二代糖肽类抗生素特拉万星是万古霉素的衍生物，目前临床仅应用第一代。

口服不吸收，肌内注射可引起剧烈疼痛和组织坏死，应稀释后缓慢静脉滴注给药。分布广泛，炎症时可透过血脑屏障；约 90% 经肾排出，万古霉素、去甲万古霉素血浆 $t_{1/2}$ 约为 6 小时。替考拉宁化学结构上增加了脂肪酸侧链，亲脂性提高，组织穿透力强，血浆 $t_{1/2}$ 约为 47 小时。

为繁殖期杀菌药。与 β-内酰胺类抗生素不同，该类药物不与 PBP 结合，而是直接与细菌细胞壁

（UDP- 胞壁酸五肽）前体 D- 丙氨酰 -D- 丙氨酸（D-Ala-D-Ala）结合,阻断肽聚糖合成中的转糖酶、转肽酶及 D,D- 羧肽酶的作用,从而阻断细胞壁的合成,导致细菌死亡,对繁殖期细菌呈快速杀菌作用（见图 35-1）。

糖肽类抗生素对 G^+ 菌具有强大的杀灭作用,尤其是 MRSA 和 MRSE,对厌氧菌和 G^- 菌无效。其抗菌作用具有时间依赖性和较长的 PAE,对金黄色葡萄球菌的杀灭作用呈非剂量依赖性。对万古霉素耐药的细菌对替考拉宁仍敏感。

细菌产生耐药性的机制尚不完全清楚,目前认为致病菌的耐药基因并非突变而来,而是来自万古霉素生产菌的基因水平转移。耐万古霉素肠球菌（vancomycin resistant *Enterococci*,VRE）对糖肽类抗生素耐药的细菌表型主要为 VanA 和 VanB。VanA 表型的细菌改变与药物结合靶位,对万古霉素和替考拉宁耐药,VanB 表型的细菌则只对万古霉素耐药。

该类药物按照“特殊使用”类别管理使用,仅用于 MRSA 引起的严重感染。近年糖肽类中敏金黄色葡萄球菌（glycopeptide intermidiate *Staphylococcus aureus*,GISA）、VRE、MDRSP 等感染增多,需替代用药或联合用药才能有效控制。

万古霉素、去甲万古霉素的毒性较大,替考拉宁毒性较轻。不良反应包括:①耳毒性,血药浓度过高可致可逆性耳聋、耳鸣、听力损害,甚至耳聋。②肾毒性,肾小管损害,轻者蛋白尿、管型尿,重者血尿、少尿、肾衰竭。万古霉素的肾毒性与其过高的谷浓度有关,对合并使用其他肾毒性药物、烧伤、中枢神经系统感染或脑膜炎、静脉注射药物滥用、脓毒症、老年等的患者（疗程 <3 日及口服万古霉素者除外）需进行血药浓度监测。③过敏反应,输入速度过快,可产生红斑样或荨麻疹样反应,皮肤发红（称为红人综合征）。采用抗组胺药和糖皮质激素类药物治疗。④血栓性静脉炎,因输入药液过浓或速度过快所致。

第三节　其他作用于细胞壁的抗生素

达托霉素 daptomycin

为环脂肽（cyclic lipopeptide）化合物。静脉注射给药,血浆蛋白结合率高,不易透过血脑屏障,可在肺组织表面被破坏。不在肝脏代谢,约 2/3 的药物以原型经肾脏排出。$t_{1/2}$ 为 7.7~8.1 小时。

为快速杀菌药,具有 PAE。对需氧的 G^+ 菌具有杀菌作用,包括对一些 MRSA、GISA、VRE、耐青霉素肺炎链球菌（penicillin resistant *Streptococcus pneumoniae*,PRSP）均具良好抗菌作用,G^- 菌对其天然耐药。其抗菌作用机制未完全阐明,与阻断细菌细胞壁合成和胞质膜功能,抑制蛋白质、RNA 和 DNA 合成等作用有关。细菌对达托霉素不易产生耐药,即使产生耐药,其 MIC 水平仅有小幅增加,其耐药机制主要与靶位改变致药物不能与其靶位结合有关。

静脉给药,治疗对甲氧西林敏感和耐药的金黄色葡萄球菌引起的复杂性皮肤软组织感染、心内膜炎及金黄色葡萄球菌血症。不良反应的发生率低,常见恶心、呕吐、便秘、腹泻、注射部位的局部反应、头痛,偶发嗜酸细胞性肺炎。胃肠道的反应是因药物对肠道菌群的影响所致。多次给药可出现一过性肌无力、肌痛及肌酸激酶（creative phospho kinase,CPK）升高,停药后可自行消失或部分逆转。

磷霉素 fosfomycin

磷霉素是 1969 年从土壤链丝菌中分离得到的广谱抗菌药物。与其他抗菌药物无交叉耐药性和交叉过敏,具有毒性低、无抗原性、使用安全的特点。

静脉注射给药。分布广泛,在脑膜液、胸膜液、骨髓、胆汁、痰液和脓液中浓度高。以原型经肾脏排出。

磷霉素为快速杀菌药。抗菌谱广,对 G^+ 菌、G^- 菌均有效,对铜绿假单胞菌、流感嗜血杆菌和部分厌氧菌都具有良好的抗菌作用,但其作用弱于青霉素类和头孢菌素类。抗菌机制为干扰细菌细胞壁黏肽合成的第一步反应(见图 35-1)。其分子结构与磷酸烯醇式丙酮酸相似,故可竞争抑制丙酮酸 -UDP-N- 乙酰葡萄糖胺转移酶,阻断黏肽合成的第一步,使细菌细胞壁的合成受阻而导致死亡。由于磷霉素破坏细菌外层结构,改变了合用药物进入菌体的途径,使药物在菌体内易于积聚而呈良好的协同作用。如与 β- 内酰胺类、氨基糖苷类、氟喹诺酮类合用协同抗菌,减少用药剂量与不良反应,减缓耐药性产生。

单用适用于轻、中度感染,中、重度感染宜与其他抗菌药物联合应用。不良反应主要为轻度胃肠道反应,如恶心、食欲减退、中上腹不适、轻度腹泻等。偶可出现过敏反应和一过性谷丙转氨酶升高等。

本 章 小 结

药物分类及代表药物	药动学	抗菌作用	不良反应
1. β- 内酰胺类	抗菌机制:抑制细菌转肽酶,阻断细菌细胞壁合成,导致细菌死亡		
青霉素类			
(1)天然青霉素	肌内注射、静脉滴注,分布于细胞外液,脑脊髓膜炎时可透过血脑屏障,以原型经尿排泄	G^+ 菌、G^- 球菌、嗜血杆菌属以及各种致病螺旋体	变态反应、过敏性休克、赫氏反应,钾盐易引起高钾血症
(2)半合成青霉素			
① 耐酸青霉素	可口服	与青霉素相似	与青霉素相似
② 耐酸耐酶青霉素	可口服	抗菌谱与青霉素相似,但对耐青霉素的金黄色葡萄球菌有一定作用	与青霉素相似
③ 广谱青霉素	口服或注射	抗菌谱较青霉素扩大,对 G^- 杆菌有较强作用	与青霉素相似
④ 抗铜绿假单胞菌广谱青霉素	部分药物可口服	对 G^- 杆菌尤其是铜绿假单胞菌有较强作用	与青霉素相似
⑤ 抗 G^- 杆菌青霉素	注射,匹美西林可口服	对 G^- 杆菌作用强,对铜绿假单胞菌无效,对 G^+ 菌作用弱	胃肠道反应,变态反应
头孢菌素类			
第一代	口服或注射	抗菌谱与广谱青霉素相似,对 G^- 杆菌效差	与青霉素存在部分交叉过敏,有一定的肾毒性
第二代	口服或注射	抗 G^+ 菌活性类似于第一代头孢菌素或稍弱,抗 G^- 杆菌活性比第一代强,对铜绿假单胞菌无效,但对厌氧菌有一定作用	肾毒性较低
第三代	口服或注射,组织穿透力强,体内分布广	抗菌谱增宽,抗 G^- 杆菌作用强,对铜绿假单胞菌和厌氧菌有不同程度的抗菌作用	几无肾毒性
第四代	注射,组织穿透力强,体内分布广	抗菌谱很宽,抗 G^- 杆菌和 G^+ 菌作用均很强,但对 MRSA 无效	无肾毒性

续表

药物分类及代表药物	药动学	抗菌作用	不良反应
第五代	注射,组织穿透力强,体内分布广	抗菌谱较宽,但主要针对 MRSA 和 MDRSP,对 G⁻ 菌如铜绿假单胞菌等抗菌活性较弱	无肾毒性
其他 β- 内酰胺类			
(1)碳青霉烯类	注射,组织穿透力强,体内分布广	抗菌谱很宽,抗 G⁻ 杆菌和 G⁺ 菌作用均很强,但对支原体、衣原体、军团菌无效	少。超剂量使用时可出现神经系统毒性
(2)头霉素类	注射,组织分布广泛,可透过血脑屏障,以原型经肾脏排出	抗菌谱类似于第二代头孢菌素,但对厌氧菌作用较强	同第二代头孢菌素
(3)氧头孢烯类	注射,组织分布广泛,可透过血脑屏障,以原型经肾脏排出	抗菌谱类似于第三代头孢菌素,但对厌氧菌作用较强	同第三代头孢菌素,但可致凝血功能障碍,服拉氧头孢后饮酒可产生双硫仑样反应
(4)单环 β- 内酰胺类	注射,分布广泛,可透过血脑屏障,60%~70% 以原型经肾脏排出	抗 G⁻ 杆菌作用均强	与青霉素等无交叉过敏反应。7 岁以下儿童慎用
2. 糖肽类抗生素	抗菌机制:直接与细菌细胞壁前体 D-Ala-D-Ala 结合,阻断细胞壁的合成,导致细菌死亡		
万古霉素 去甲万古霉素 替考拉宁 特拉万星	稀释后缓慢静脉滴注,分布广泛、组织穿透力强,炎症时可透过血脑屏障,约 90% 经肾脏排出	对 G⁺ 菌包括 MRSA 具有强大的杀灭作用,对厌氧菌和 G⁻ 菌无效	毒性较大。耳毒性、肾毒性、过敏反应、血栓性静脉炎
3. 其他作用于细胞壁的抗生素			
达托霉素	抗菌机制:可能与阻断细菌细胞壁合成和胞质膜功能,抑制蛋白质、RNA 和 DNA 合成等作用有关		
	静脉给药,不能透过血脑屏障,不在肝脏代谢,约 2/3 的药物以原型经肾脏排出	对需氧的 G⁺ 菌具有杀菌作用	便秘,注射部位的局部反应,一过性肌无力、肌痛及 CPK 升高,偶发嗜酸细胞性肺炎
磷霉素	抗菌机制:干扰细菌细胞壁黏肽合成的第一步反应,使细菌细胞壁的合成受阻而导致死亡		
	静脉给药,分布广泛,以原型经肾脏排出	对 G⁺ 菌、G⁻ 菌均有效	轻度胃肠道反应,偶致过敏反应和一过性谷丙转氨酶升高等

第三十五章
临床用药案例

第三十五章
目标测试

(吕　莉)

第三十六章

大环内酯类抗生素和林可霉素类抗生素

第三十六章
教学课件

第一节 大环内酯类抗生素

大环内酯类抗生素(macrolides antibiotic)是一类具有大环内酯环这一基本化学结构和相似抗菌谱的抗菌药物。人类历史上第一个大环内酯类抗生素是1952年研发的十四元环的红霉素,随后吉他霉素(1953年)、竹桃霉素(1954年)、螺旋霉素(1957年)等相继被发现。大环内酯类抗生素根据组成大环内酯环的碳原子数分为三类。

(1) 十四元环大环内酯类抗生素:红霉素(erythromycin)、克拉霉素(clarithromycin)、罗红霉素(roxithromycin)、地红霉素(dirithromycin)、泰利霉素(telithromycin)、塞红霉素(cethromycin)等。

(2) 十五元环大环内酯类抗生素:阿奇霉素(azithromycin)。

(3) 十六元环大环内酯类抗生素:麦迪霉素(medecamycin)、吉他霉素(kitasamycin)、乙酰吉他霉素(acetylkitasamycin)、交沙霉素(josamycin)、螺旋霉素(spiramycin)、乙酰螺旋霉素(acetylspiramycin)等。

大环内酯类抗生素迄今已发现三代,第一代大环内酯类抗生素以红霉素为代表,属抑菌药,其弱点是抗菌谱相对较窄,不耐酸,胃肠道反应和肝损害多见。第二代大环内酯类抗生素主要通过9-位酮、6-位和12-位羟基的结构修饰来增加对酸性环境的稳定性和抗菌活性,与第一代大环内酯类抗生素比较,具有抗菌谱广、生物利用度高、半衰期长、对酸稳定、不良反应少、抗生素后效应(PAE)明显等优点,代表药物有阿奇霉素、罗红霉素和克拉霉素等。第三代大环内酯类抗生素,称为酮内酯类抗生素,主要是将红霉素3位克拉定糖改造成3位酮,大大增强了大环内酯在酸性环境中的稳定性,提高了抗菌活性,尤其是对诱导性耐药菌的抗菌作用,具有较好的临床应用前景。

一、抗菌作用和机制

大环内酯类抗生素低浓度时具有抑菌作用,高浓度时有杀菌作用。对大多数 G$^+$ 菌、厌氧球菌、部分 G$^-$ 菌有较强的抗菌活性,对嗜肺军团菌、支原体、衣原体、非典型分枝杆菌等也有良好作用。主要用于需氧 G$^+$ 菌和 G$^-$ 球菌、厌氧菌、军团菌、衣原体和支原体等感染。本类药物的共同特点是:①抗菌谱窄,较青霉素略广。②在碱性环境中抗菌活性较强,治疗尿路感染时常需碱化尿液。③口服不耐酸,酯化衍生物可增加口服吸收。④血药浓度低,组织中浓度相对较高,痰、皮下组织及胆汁中明显超过血药浓度,但透过血脑屏障量少。⑤毒性低微。口服后的主要副作用为胃肠道反应,静脉注射易引起血栓性静脉炎。⑥除克拉霉素外,主要以活性形式聚积和分泌在胆汁中,部分药物可经肝肠循环被重吸收。克拉霉素及其代谢产物主要经肾脏排泄。

大环内酯类抗生素的抗菌机制主要是通过与细菌核糖体 50S 亚基不可逆地结合,阻断肽酰基 tRNA 转位或转移反应,从而选择性抑制细菌蛋白质合成。部分大环内酯类抗生素能与 50S 亚基上的 L27 和 L22 蛋白质结合,促使肽酰基 -tRNA 从核糖体上解离,从而抑制蛋白质合成(图 36-1)。对哺乳动物核糖体(由 60S 和 40S 亚基组成)几乎无影响。

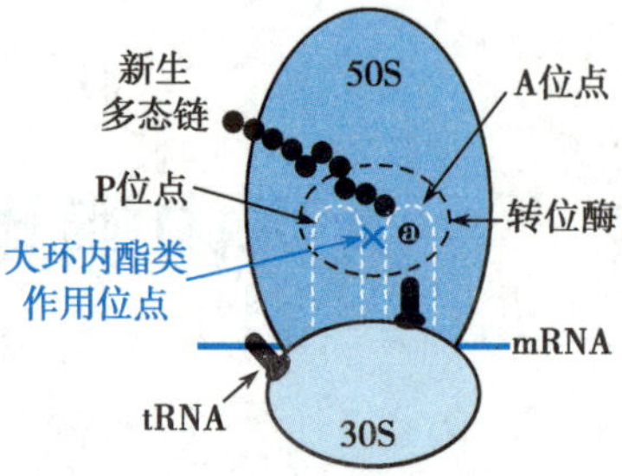

图 36-1　大环内酯类抗生素抑制细菌蛋白质合成的作用部位

二、耐药机制

细菌对大环内酯类抗生素产生耐药的机制主要有以下几种:

1. 产生灭活酶　大环内酯类抗生素的耐药菌可产生多种灭活酶,包括酯酶、磷酸化酶、甲基化酶、乙酰转移酶、核苷转移酶和糖基转移酶等,使该类药物发生水解、磷酸化、甲基化、乙酰化、核苷化或糖基化而失活。

2. 靶点结构改变　耐药菌可产生 RNA 甲基化酶,如红霉素核糖体甲基酶(erythromycin ribosome methylase,erm)对细菌核糖体 50S 亚基 23S rRNA 进行特定核苷酸残基的甲基化,导致药物无法识别靶点。部分细菌可产生染色体突变,导致组成 50S 亚基的蛋白质发生改变。

3. 外排增加　部分细菌可产生外排泵,针对性地泵出大环内酯类抗生素,导致药物在细胞内的浓度降低。大环内酯类抗生素外排基因(macrolide efflux,mef)为最常见的主动外排系统,主要介导 G$^+$ 菌的耐药,使十四元、十五元环大环内酯类抗生素出现耐药性。

4. 摄入减少　细菌细胞膜成分改变或出现新的成分,导致大环内酯类抗生素进入细菌胞内的量减少。如表皮葡萄球菌有 PNE24 质粒产生一种 6kD 的膜蛋白可对十四元环的红霉素和竹桃霉素呈现耐药性。大环内酯类抗生素对 G$^-$ 菌的耐药性由细菌脂多糖外膜屏障使药物难以进入菌体内而导致。

本类药物存在不完全交叉耐药现象,亦产生大环内酯类 - 林可霉素类 - 链阳性菌素类耐药(macrolide-lincomycin-streptogramin resistance,MLSR)。

三、常用大环内酯类抗生素

红霉素 erythromycin

红霉素是由链霉菌(*Streptomyces erythreus*)培养液中提取获得,在中性水溶液中稳定,在酸性溶液中不稳定,易分解。

【药动学】　不耐酸,易被破坏,口服吸收少,故临床一般服用其肠衣片或酯化物。静脉给药可获较高的血药浓度。血浆蛋白结合率约为 73%,体内分布较广,在胆汁中的浓度可达血药浓度的 10~40 倍以上。不易透过血脑屏障,但当脑膜有炎症时,则可进入脑脊液。可透过胎盘屏障,但浓度较低。可以通过乳汁分泌。主要在肝脏代谢,经胆汁排泄,部分在肠道中被重吸收。$t_{1/2}$ 约为 1.5 小时。

【抗菌作用及临床应用】　抗菌谱与青霉素类似,对 G$^+$ 菌如金黄色葡萄球菌(包括耐药菌)、表皮葡萄球菌、链球菌、梭状芽孢杆菌、白喉杆菌、李斯特菌等抗菌作用强;对部分 G$^-$ 菌如淋球菌、脑膜炎球菌、流感嗜血杆菌、百日咳杆菌、布鲁氏菌、军团菌等高度敏感;对某些螺旋体、支原体、衣原体、立克次体、弯曲菌和螺杆菌也较敏感。

临床主要用于溶血性链球菌、肺链球菌等所致的上呼吸道感染,白喉及白喉带菌者,气性坏疽,炭疽,破伤风,放线菌病,梅毒,李斯特菌病等(以上针对青霉素过敏患者);嗜肺军团菌病;肺炎支原体肺炎;肺炎衣原体肺炎;其他衣原体属、支原体属所致泌尿生殖系统感染;厌氧菌所致口腔感染;百日咳。对嗜肺军团菌、肺炎衣原体引起的肺炎,可作为首选药物。

【不良反应】　红霉素的主要不良反应为胃肠道反应,口服、注射给药均可发生,症状有腹泻、恶心、呕吐、腹痛、食欲减退等,部分患者不能耐受而不得不停药。少数患者可发生肝损害,表现为转氨酶升高、肝大、黄疸等,酯化红霉素较易引起,停药后可恢复。有一定的耳毒性,可致耳鸣、听觉减退。部分患者静脉给药后偶可引起血栓性静脉炎。少数患者可发生心律失常、室性心动过速、Q-T 间期延长。对红霉素及其他大环内酯类抗生素过敏者禁用。

【药物相互作用】　红霉素为 CYP3A4 抑制药,可导致多种经其代谢的药物,如卡马西平、丙戊酸、环孢素、咪达唑仑、芬太尼、特非那定、阿托伐他汀、洛伐他丁、辛伐他汀、华法林等血药浓度升高。可阻碍性激素类药物的肠肝循环,与口服避孕药合用可使之疗效减弱。与氯霉素、林可霉素类药物相互拮抗。

红霉素常用的剂型有:

红霉素(erythromycin):为肠溶衣片或肠溶薄膜衣片,口服后在肠道中吸收。

依托红霉素(erythromycin estolate):又称无味红霉素,为红霉素丙酸酯的十二烷基硫酸盐,耐酸,吸收好,口服后在胃肠道中分解为红霉素丙酸酯,部分在血液中水解成游离的红霉素而起抗菌作用。

硬脂酸红霉素(erythromycin stearate):为糖衣片或薄膜衣片,对酸较稳定,在十二指肠分离成具有抗菌活性的红霉素,并以盐基形式从小肠吸收。

琥乙红霉素(erythromycin ethylsuccinate):无味,对酸稳定,在肠道中以基质和酯化物的形式被吸收,在体内酯化物部分水解为碱。

乳糖酸红霉素(erythromycin lactobionate):为水溶性的红霉素乳糖醛酸酯,主要用作静脉滴注给药。不可用盐溶液稀释,否则可析出结晶。

此外,还有红霉素眼膏制剂和外用制剂。

阿奇霉素 azithromycin

阿奇霉素是大环内酯类抗生素中唯一半合成的十五元环大环内酯环化合物,为第二代大环内酯类抗生素。

【药动学】　阿奇霉素对胃酸稳定,口服吸收迅速,生物利用度为 37%,组织分布广,血浆蛋白结合率低,口服或静脉滴注阿奇霉素后,其 $t_{1/2}$ 可长达 35~48 小时,是大环内酯类抗生素中最长者,每日用药 1 次即可。该药部分在肝脏代谢为无活性的代谢产物,主要以原型经胆汁排泄,少部分以原型经尿排泄。

【抗菌作用及临床应用】　抗菌谱与红霉素类似,能抑制多种 G^+ 菌、部分 G^- 菌、支原体、衣原体、嗜肺军团菌。对流感嗜血杆菌、淋病奈瑟球菌的抗菌作用比红霉素高 4 倍,对军团菌的抗菌作用是红霉素的 2 倍。

主要用于敏感菌所致的呼吸道、皮肤软组织感染,以及衣原体及非多重耐药淋病奈瑟球菌所致的泌尿生殖道感染及盆腔炎;沙眼衣原体、淋球菌或人型支原体所致的盆腔炎。

【不良反应】　与红霉素类似,主要不良反应为胃肠道反应,发生率较红霉素低。可引起艰难梭菌相关性腹泻(clostridium difficile associated diarrhea,CDAD)。

【药物相互作用】　奈非那韦可升高阿奇霉素血药浓度。

克拉霉素 clarithromycin

克拉霉素为半合成的十四元环大环内酯类抗生素,为第二代大环内酯类抗生素。抗菌谱与红霉素类似,对金黄色葡萄球菌、链球菌、军团菌、流感嗜血杆菌等的抗菌活性比红霉素略强,对幽门螺杆菌有较强作用,对流感嗜血杆菌的活性不如红霉素。对胃酸稳定,口服吸收迅速,生物利用度约为 55%。食物可稍延缓吸收,但不影响生物利用度。体内分布广泛,在组织中的药物浓度明显高于血药浓度。主要在肝脏代谢,经尿排出。$t_{1/2}$ 约为 4.5 小时。临床应用与红霉素相同,与质子泵抑制药(如奥美拉唑)、甲硝唑或阿莫西林联合应用作为根治胃幽门螺杆菌感染的方案之一。不良反应与红霉素类似。对红霉素或其他任何大环内酯类抗生素过敏者禁用。

罗红霉素 roxithromycin

罗红霉素为半合成十四元环大环内酯类抗生素。抗菌谱与红霉素类似,对 G⁺ 菌的作用比红霉素略差,对嗜肺军团菌的作用较强。对肺炎衣原体、肺炎支原体、溶脲脲原体的抗菌活性与红霉素相仿或略强。耐酸,口服吸收好,生物利用度约为 80%,食物会降低药物吸收,应在饭前 1 小时或饭后 4 小时服用。若与牛奶同服,可使吸收增加。血浆蛋白结合率约为 90%,分布广泛,少部分经肝脏代谢,主要以原型经胆汁和尿排泄,$t_{1/2}$ 可达 12~15 小时。主要用于敏感菌引起的呼吸道、耳鼻喉、泌尿生殖器及皮肤软组织感染。胃肠道反应较红霉素轻,偶见头痛、头晕、皮疹、转氨酶升高等反应。由于存在导致血管收缩的危险,避免与含有麦角胺或双氢麦角胺的药物联用。

地红霉素 dirithromycin

地红霉素属十四元环大环内酯类抗生素,为红霉胺的前体药物。在胃酸中可分解为红霉胺,因此通常为肠溶剂型。抗菌谱与红霉素类似,对大多数 G⁺ 杆菌的抗菌活性低于红霉素 2~4 倍,但对百日咳鲍特菌的抗菌作用强于红霉素 4 倍,具有较强的抗生素后效应。口服吸收迅速,生物利用度约为10%;组织浓度比血药浓度高 20~40 倍;在体内经非酶水解,迅速转化为具有抗菌活性的红霉胺,后者主要以原型经胆汁排泄,只有少量成分经尿排泄;红霉胺的 $t_{1/2}$ 约为 8 小时。适用于 12 岁以上患者,用于敏感菌引起的呼吸道、皮肤和软组织感染。不良反应较少,主要为腹痛、头痛、恶心、腹泻、呕吐、消化不良等。服用抗酸药或 H_2 受体拮抗药后立即口服该药,可增加药物吸收。禁用于对地红霉素、红霉素和其他大环内酯类抗生素过敏者。

泰利霉素 telithromycin

泰利霉素为酮内酯类抗生素,是第三代大环内酯类抗生素,尚未在我国上市。抗菌谱与红霉素类似,对耐青霉素类和耐大环内酯类的菌株也有活性。主要用于耐药菌引起的社区获得性肺炎(community acquired pneumonia,CAP)。不良反应较少,但有报道可引起严重肝毒性。

第二节　林可霉素类抗生素

林可霉素类抗生素包括林可霉素(lincomycin,洁霉素)和克林霉素(clindamycin,氯洁霉素)。林可霉素由链霉菌(*Streptomyces lincolnensis*)产生;克林霉素是林可霉素 7 位羟基为氯原子取代的半合成品。两者具有相同的抗菌谱和抗菌机制。但由于克林霉素抗菌活性更强,口服吸收好且疗效高,不良反应较林可霉素低,故临床较为常用。

【药动学】　克林霉素口服吸收好,生物利用度为 87%,且不受食物影响。血浆蛋白结合率超过90%,组织分布广,在骨组织尤其是骨髓中浓度高,但不透过血脑屏障,其 $t_{1/2}$ 约为 2.5 小时,主要在肝脏经过 CYP3A4/5 代谢,部分代谢产物具有抗菌活性,主要经尿液及胆汁排泄,仅有 10% 的原型药物经尿排出。

【抗菌作用及机制】　两药的抗菌谱与红霉素类似,克林霉素的抗菌活性比林可霉素强 4~8 倍。最主要特点是对各类厌氧菌有强大抗菌作用。对需氧 G⁺ 菌有显著活性,对部分需氧 G⁻ 球菌、人型支原体及沙眼衣原体也有抑制作用。但肠球菌、G⁻ 杆菌、肺炎支原体对本类药物不敏感。

抗菌机制与大环内酯类抗生素相似,能与细菌核糖体 50S 亚基不可逆结合,抑制肽酰基转移酶,使蛋白质肽链的延伸受阻。因此,林可霉素类抗生素与大环内酯类抗生素可互相竞争结合部位,出现拮抗作用,不宜合用。

【临床应用】　可静脉滴注、肌内注射和口服给药。克林霉素主要用于厌氧菌(包括脆弱拟杆菌、产气荚膜梭菌、放线菌等)引起的腹腔和妇科感染(常需与氨基糖苷类联合以消除需氧病原菌)。还用于敏感的 G$^+$ 菌引起的呼吸道、关节和软组织、骨组织、胆道等感染及败血症、心内膜炎等,是金黄色葡萄球菌引起的骨髓炎的首选治疗药物。对本品或林可霉素类过敏者禁用。

【耐药性】　耐药机制与大环内酯类抗生素相同,与大环内酯类抗生素存在交叉耐药性。大多数细菌对林可霉素和克林霉素存在完全交叉耐药。

【不良反应】　肌内注射后,在注射部位偶可出现轻微疼痛、硬结及无菌性脓肿。长期静脉滴注应注意静脉炎的出现。偶见恶心、呕吐、食欲减退、腹痛、腹泻等胃肠道反应,长期使用可发生假膜性小肠结肠炎(又称伪膜性肠炎)。少数患者可出现过敏反应,多为药物性皮疹,偶见剥脱性皮炎。偶可引起一过性转氨酶升高、粒细胞减少、血小板减少等。偶见黄疸及肝损伤。

【药物相互作用】　可增强吸入性麻醉药的神经肌肉阻断现象,导致骨骼肌软弱和呼吸抑制或麻痹(呼吸暂停),以抗胆碱酯酶药物或钙盐治疗可望有效。具有神经肌肉阻滞作用,可增强神经肌肉阻滞药的作用,两者应避免合用。本品与抗肌无力药合用时将导致后者对骨骼肌的效果减弱,为控制重症肌无力的症状,在合用时抗肌无力药的剂量应予调整。与阿片类镇痛药合用时,本品的呼吸抑制作用与阿片类的中枢呼吸抑制作用可因相加而有导致呼吸抑制延长或引起呼吸麻痹(呼吸暂停)的可能,故必须对患者进行密切观察或监护。与抗蠕动止泻药、含白陶土止泻药合用时,在疗程中甚至在疗程后数周有引起伴严重水样腹泻的假膜性小肠结肠炎可能。因抗菌机制相同,不宜与氯霉素或红霉素合用。

本 章 小 结

药物类别及 代表药物	抗菌谱	药动学	临床应用	不良反应
大环内酯类				
红霉素	对 G$^+$ 菌如金黄色葡萄球菌(包括耐药菌)、表皮葡萄球菌、链球菌、梭状芽孢杆菌、白喉杆菌、李斯特菌等抗菌作用强;对部分 G$^-$ 菌如淋球菌、脑膜球菌、流感嗜血杆菌、百日咳杆菌、布鲁氏菌、军团菌等高度敏感	不耐酸,口服吸收少,主要在肝脏代谢,经胆汁排泄,$t_{1/2}$ 约为 1.5 小时	敏感菌引起的上呼吸道感染;其他衣原体属、支原体属所致泌尿生殖系统感染;对嗜肺军团菌、肺炎衣原体引起的肺炎,可作为首选药物	胃肠道反应常见;有一定肝毒性、耳毒性;少数患者可发生心律失常、室性心动过速、Q-T 间期延长
阿奇霉素	与红霉素类似	口服吸收迅速,主要以原型经胆汁排泄,$t_{1/2}$ 长达 35~48 小时	敏感菌所致的呼吸道、皮肤软组织感染,以及衣原体及非多重耐药淋病奈瑟球菌所致的泌尿生殖道感染及盆腔炎	同红霉素,发生率略低
克拉霉素	与红霉素类似	口服吸收迅速,主要在肝脏代谢,经尿排出,$t_{1/2}$ 约为 4.5 小时	同红霉素,还可用于根治胃幽门螺杆菌感染	同红霉素,发生率略低

续表

药物类别及代表药物	抗菌谱	药动学	临床应用	不良反应
罗红霉素	与红霉素类似	口服吸收好，食物会降低药物吸收，主要以原型经胆汁和尿排泄，$t_{1/2}$可达12~15小时	敏感菌引起的呼吸道、耳鼻喉、泌尿生殖器及皮肤软组织感染	同红霉素，发生率略低
地红霉素	与红霉素类似	口服吸收迅速，在体内转化为具有抗菌活性的红霉胺，主要以原型经胆汁排泄，红霉胺的$t_{1/2}$约为8小时	适用于12岁以上患者，用于敏感菌引起的呼吸道、皮肤和软组织感染	不良反应较少，主要为腹痛、头痛、恶心、腹泻、呕吐、消化不良等
泰利霉素	与红霉素类似	口服吸收好，部分在肝脏代谢，少部分以原型经尿、粪排泄，$t_{1/2}$约为2小时	主要用于耐药菌引起的社区获得性肺炎	不良反应较少，但有报道可引起严重肝毒性
林可霉素类				
克林霉素	与红霉素类似，对各类厌氧菌有强大抗菌作用，对肠球菌、G⁻杆菌、肺炎支原体不敏感	口服吸收好，分布广泛，主要经肝脏代谢，经尿及胆汁排泄，$t_{1/2}$约为2.5小时	主要用于厌氧菌引起的腹腔和妇科感染；敏感的G^+菌引起的呼吸道、关节和软组织、骨组织、胆道等感染及败血症、心内膜炎等。是金黄色葡萄球菌引起的骨髓炎的首选治疗药物	长期使用可发生假膜性小肠结肠炎，偶可引起一过性转氨酶升高、粒细胞减少、血小板减少等

第三十六章
临床用药案例

第三十六章
目标测试

（唐圣松）

第三十七章

氨基糖苷类抗生素及其他抗生素

第三十七章
教学课件

第一节　氨基糖苷类抗生素

一、氨基糖苷类抗生素概述

氨基糖苷类（aminoglycoside）抗生素是一类由氨基环醇与氨基糖分子以苷键相结合的碱性抗生素，包括两大类：一类源于天然，是由链霉菌和小单孢菌产生，如链霉素（streptomycin）、卡那霉素（kanamycin）、妥布霉素（tobramycin）、大观霉素（spectinomycin）、新霉素（neomycin）、庆大霉素（gentamicin）、阿司米星（astromicin）等；另一类为人工半合成品，如奈替米星（netilmicin）、依替米星（etimicin）、阿米卡星（amikacin）、地贝卡星（dibekacin）等，普拉佐米星（plazomicin）为新一代氨基糖苷类抗生素，抗菌作用和耐药性均优于以往同类药品。

由于该类抗生素结构相似，因而具有一些共同特征。

【**药动学**】 氨基糖苷类抗生素口服很难吸收，多采用肌内注射，给药后 30~90 分钟达到峰浓度。除链霉素外，其他氨基糖苷类抗生素的血浆蛋白结合率均较低，主要分布于细胞外液，在肾皮质和内耳淋巴液有高浓度聚积，且在内耳外淋巴液中浓度下降很慢，因而其肾毒性和耳毒性明显。该类药物在体内不被代谢，主要以原型经肾小球滤过，除奈替米星外，均不在肾小管重吸收，可迅速排泄到尿中，故尿液中药物浓度极高，可达血药峰浓度的 25~100 倍，有利于尿路感染的治疗。$t_{1/2}$ 为 2~3 小时。

【**抗菌作用及机制**】 本类药物是具有杀菌作用的细菌蛋白质合成抑制药，对多种需氧 G^- 杆菌有效，如对大肠埃希菌、克雷伯菌属、肠杆菌属等有很强的抗菌作用；对沙雷菌属、沙门菌、志贺菌属、嗜血杆菌也有抗菌作用；对 G^+ 球菌作用较差。庆大霉素、阿米卡星等对产酶和不产酶的金黄色葡萄球菌及 MRSA 等 G^+ 菌敏感；链霉素对溶血性链球菌、甲型溶血性链球菌、肠球菌等 G^+ 球菌敏感；庆大霉素、妥布霉素和阿米卡星对铜绿假单胞菌抗菌作用强；链霉素、卡那霉素对结核分枝杆菌敏感；阿米卡星对非典型结核分枝杆菌敏感。

氨基糖苷类抗生素主要有三方面的抗菌机制（图 37-1）：

1. 抑制细菌蛋白质合成 ①起始阶段：药物与细菌核糖体 30S 亚基结合，阻断 30S 起始复合物形成，也可抑制 70S 起始复合物形成，从而抑制蛋白质合成；②肽链延伸阶段：药物能与 30S 亚基上的靶蛋白结合，造成核糖体 A 位歪曲，错译 mRNA 上的密码，导致合成异常的、无功能的蛋白质；③终止阶段：阻碍终止因子进入核糖体 A 位，使已合成的肽链不能释放，并阻止 70S 亚基解离，同时造成菌体内核糖体耗竭,使核糖体循环受阻。

2. 干扰细菌细胞膜正常通透性

氨基糖苷类抗生素作为阳离子抗生素分子,能够竞争性置换细胞生物薄膜中连接脂多糖分子的 Ca^{2+} 和 Mg^{2+},在外层细胞膜形成裂缝,使膜通透性增加,导致胞内重要物质外漏及药物的摄取增加。

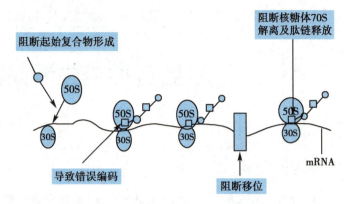

图 37-1　氨基糖苷类抗生素的抗菌作用机制

3. 刺激菌体产生致死量的羟自由基

最近有学者提出,该类杀菌药与菌体相应作用靶点结合后,在内源性铁的催化下,可通过芬顿(Fenton)反应产生致死量的羟自由基,这些羟自由基能损伤蛋白质、膜脂质和 DNA,最终导致细菌死亡。

【临床应用】

1. 氨基糖苷类抗生素主要用于敏感需氧 G^- 杆菌所致的全身感染。如呼吸道、泌尿道、皮肤软组织、胃肠道、烧伤、创伤及骨关节感染等。对于败血症、肺炎等严重感染,需联合应用其他抗 G^- 杆菌的抗菌药物,如广谱半合成青霉素、第三代头孢菌素及喹诺酮类等。

2. 利用该类药物口服不吸收的特点,可以治疗消化道感染、肠道术前准备、肝性昏迷用药,如新霉素。制成外用软膏或眼膏或冲洗液治疗局部感染。

3. 链霉素、卡那霉素、阿米卡星可作为抗结核病的治疗药物。

【耐药性】　细菌对氨基糖苷类抗生素易耐药,该类药物之间可产生完全或部分交叉耐药性。耐药方式主要有三种:①产生钝化酶,可将乙酰基、腺苷、磷酸基连接到氨基糖苷类抗生素的氨基或羟基上,使药物不能与核糖体结合而失效。②改变膜通透性,一方面是由于外膜孔蛋白在表达或结构上的改变,降低了细胞外膜对氨基糖苷类抗生素的通透性,使得菌体内药物浓度下降;另一方面是由于改变了氧依赖性主动转运系统,减少了药物经细菌细胞膜的摄取。③改变抗生素的靶位,由于细菌核糖体 30S 亚基上 S12 蛋白质的一个氨基酸被替代,使该靶蛋白与氨基糖苷类抗生素亲和力降低。

【不良反应】　主要不良反应是耳毒性和肾毒性,尤其在儿童和老人更易发生。毒性产生与服药剂量和疗程有关,也随药物不同而异,甚至在停药以后也可出现不可逆的毒性反应。

1. **耳毒性**　包括前庭功能障碍和耳蜗听神经损伤。前庭功能障碍表现为头痛眩晕、视力减退、眼球震颤、恶心呕吐和共济失调等,发生率依次为新霉素 > 卡那霉素 > 链霉素 > 阿米卡星 > 庆大霉素 > 妥布霉素 > 奈替米星等。耳蜗听神经功能损伤表现为耳鸣、听力减退和永久性耳聋,发生率依次为新霉素 > 卡那霉素 > 阿米卡星 > 庆大霉素 > 妥布霉素 > 链霉素等。耳毒性直接与药物在内耳淋巴液中浓度较高有关,可损害内耳柯蒂器内、外毛细胞的能量产生及利用,引起细胞膜上 Na^+-K^+-ATP 酶功能障碍,造成毛细胞损伤。为防止耳毒性的发生,应密切观察耳鸣、眩晕等早期症状的出现,避免与其他有耳毒性的药物合用,如万古霉素、强效利尿药、顺铂等。

2. **肾毒性**　是诱发药源性肾衰竭的常见因素。此类药物对肾组织有极高亲和力,在肾皮质高度蓄积,导致肾小管肿胀、坏死,出现蛋白尿、管型尿、血尿等,严重时可导致无尿、氮质血症和肾衰竭。其发生率依次为新霉素 > 卡那霉素 > 庆大霉素 > 妥布霉素 > 阿米卡星 > 链霉素。治疗过程中应避免合用有肾毒性的药物,如两性霉素 B、顺铂、第一代头孢菌素、万古霉素等。

3. **神经肌肉麻痹**　氨基糖苷类抗生素可与体液中的 Ca^{2+} 络合,抑制节前神经末梢 ACh 的释放,降低突触后膜对 ACh 的敏感性,造成神经肌肉接头处传递阻滞,引起神经肌肉麻痹。静脉注射或静脉滴注过快可能发生此反应,一旦发生可用钙剂和新斯的明解救。

4. **过敏反应**　皮疹、发热、血管神经性水肿等常见。局部应用新霉素常见接触性皮炎。链霉素可引起过敏性休克,其发生率仅次于青霉素。

二、常用氨基糖苷类抗生素

1. **链霉素(streptomycin)**　1944 年从链霉菌培养液中分离获得并用于临床的第一个氨基糖苷类抗生素,也是应用最早的抗结核药物。链霉素口服难吸收,肌内注射吸收快,30~45 分钟达峰浓度,$t_{1/2}$ 为 2~3 小时,血浆蛋白结合率为 35%。主要分布在细胞外液,容易渗入胸腔、腹腔、结核性脓腔和干酪化脓腔,并达有效浓度。链霉素的临床应用包括:①治疗结核病;②与四环素联合治疗鼠疫和兔热病(首选);③与四环素联合治疗布鲁氏菌病;④与青霉素合用治疗乙型溶血性链球菌、甲型溶血性链球菌或肠球菌引起的心内膜炎。链霉素最常见的不良反应为耳毒性,严重者可致永久性耳聋,其次为神经肌肉麻痹,也可引起过敏反应,肾毒性较少见。

2. **庆大霉素(gentamicin)**　抗菌谱比链霉素广,对大多数 G⁻ 杆菌敏感,尤其对沙雷氏菌属作用更强,与青霉素或其他抗生素合用治疗严重肺炎球菌、铜绿假单胞菌、肠球菌、葡萄球菌或甲型溶血性链球菌感染。耐药性产生较慢,但近年来耐药菌株也迅速增加。临床应用包括:①注射用药治疗敏感菌所致的全身感染;②口服可治疗肠炎、细菌性痢疾、伤寒及手术前肠道消毒;③可局部用于眼、耳、鼻部、黏膜表面和皮肤感染。最严重的不良反应为耳毒性,也易引起肾毒性,还有过敏反应和神经肌肉麻痹,故不宜静脉注射或大剂量快速静脉滴注。

3. **阿米卡星(amikacin)**　又名丁胺卡那霉素,是卡那霉素的半合成衍生物,在同类中抗菌谱较广,对 G⁻ 杆菌和金黄色葡萄球菌均有较强的抗菌活性,对非典型结核分枝杆菌敏感。阿米卡星突出优点是耐酶性较好,对细菌产生的钝化酶稳定,故对一些氨基糖苷类抗生素耐药菌感染仍能有效控制,作为常选药。耳毒性较常见,肾毒性较庆大霉素低,较少引起过敏反应和肌肉麻痹。

第二节　其他抗生素

一、四环素类抗生素

(一) 四环素类抗生素的共性

本类药物是由放线菌产生的广谱抗菌药物。第一代药物包括四环素(tetracycline)、土霉素(oxytetracycline)、金霉素(chlortetracycline)等,属天然四环素类抗生素;第二代药物属半合成四环素类抗生素,包括美他环素(methacycline)、多西环素(doxycycline,强力霉素)和米诺环素(minocycline)等;替加环素(tigecycline)属于第三代药物。近年上市的伊拉瓦环素(eravacycline)等作为新型四环素类抗生素在抗菌作用等方面有很多优势。

【**抗菌作用及机制**】　本类药物属快速抑菌药,高浓度时也有杀菌作用。对 G⁻ 需氧菌和厌氧菌有效,对立克次体、螺旋体、支原体、衣原体也有抑制作用。四环素和土霉素耐药菌株日益增多,且不良反应较多,已不作为本类药物的首选药,但土霉素仍可用于治疗肠阿米巴病(对肠外阿米巴病无效),金霉素目前仅保留外用制剂,用于治疗结膜炎和沙眼等疾患。

作用机制(图 37-2)包括:①穿越 G⁻ 菌外膜孔蛋白通道是以阳离子 - 四环素复合物的形式在胞外质中累积并释放;穿越 G⁺ 菌外膜孔蛋白通道的方式是形成电中性亲脂分子,经细胞内膜上的能量依赖性转运泵,将大量药物泵入细菌细胞内。②该类药物与细菌核糖体 30S 在 A 位特异性结合,阻止氨基酰 -tRNA 在该位置上的连接,从而阻止肽链延伸和细菌蛋白质合成。③改变细菌细胞膜通透性,使菌体内重要物质外漏,从而抑制 DNA 复制。

【临床应用】　四环素类抗生素首选治疗立克次体感染(斑疹伤寒、Q 热和恙虫病等)、支原体感染(如支原体肺炎和泌尿生殖系统感染等)、衣原体感染(鹦鹉热、沙眼和性病性淋巴肉芽肿等)以及某些螺旋体感染(回归热等)。四环素类抗生素还可首选治疗鼠疫、布鲁氏菌病、霍乱、幽门螺杆菌感染引起的消化性溃疡,肉芽肿鞘杆菌感染引起的腹股沟肉芽肿以及牙龈卟啉单胞菌引起的牙周炎。近年,有学者利用四环素类抗生素易在肿瘤组织中聚集并在紫外线刺激下发出荧光等特点,辅助诊断肿瘤。

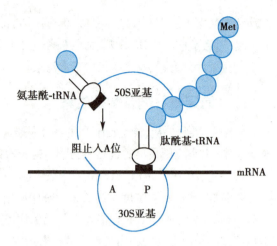

图37-2　四环素类抗生素抑制细菌蛋白质合成机制

【耐药性】　四环素、土霉素、金霉素之间为完全交叉耐药,但对天然四环素类抗生素耐药的细菌对半合成四环素类抗生素仍可能敏感。耐药机制主要有:①主动外排系统增强,G^+ 和 G^- 菌中都有外排泵基因,且大部分外排泵基因都有四环素抗性,主动外排系统增强导致药物外排增加,细菌细胞内药物浓度降低;②保护药物靶点,细菌产生核糖体保护蛋白,并与核糖体结合后使得核糖体空间构象改变,导致四环素类抗生素不能与核糖体结合,从而产生耐药;③产生灭活四环素类抗生素的钝化酶,携带 $tet(X)$ 基因的细菌产生钝化酶,对四环素类抗生素进行结构修饰,导致药物失效。

(二) 四环素类抗生素代表药物

四环素 tetracycline

【药动学】　金属离子与四环素络合而减少其吸收;碱性药、H_2 受体拮抗药或抗酸药可降低四环素溶解度而减少其吸收;酸性药物如维生素 C 则促进其吸收;与铁剂或抗酸药并用时,应间隔 2~3 小时。体内分布广泛,可进入胎儿血液循环及乳汁,并可沉积于新形成的牙齿和骨骼中;胆汁中的浓度为血药浓度的 10~20 倍,存在肠肝循环。20%~55% 由肾脏排泄,碱化尿液增加药物排泄。其消除 $t_{1/2}$ 为 6~9 小时。

【抗菌作用】　对 G^+ 菌的抑制作用强于 G^- 菌。由于耐药性和不良反应,四环素一般不作首选药。

【不良反应及注意事项】　胃肠道刺激症状,口服可引起恶心、呕吐、腹泻等症状。可引起二重感染,较常见的有两种,其一是真菌感染,多由白念珠菌引起,表现为鹅口疮、肠炎;其二是对四环素耐药的难辨梭状芽孢杆菌感染所致的假膜性肠炎,严重时可危及生命,应立即停药并口服万古霉素或甲硝唑。对骨骼和牙齿生长的影响,药物能到达新形成的牙组织,与羟磷灰石晶体形成四环素 - 磷酸钙复合物,造成恒齿永久性色素沉着、牙釉质发育不全。药物对新形成的骨组织也有相同的作用,可抑制胎儿、婴幼儿骨骼发育。孕妇、哺乳期妇女及 8 岁以下儿童禁用四环素类抗生素。长期大剂量使用可引起严重肝损伤或加重原有的肾损伤。偶见过敏反应,并有交叉过敏,也可引起光敏反应和前庭反应如头晕、恶心、呕吐等。

多西环素 doxycycline

又名强力霉素,属长效半合成四环素类抗生素,抗菌谱和四环素相似,但抗菌作用强 2~10 倍,具有强效、速效、长效的特点,且对土霉素、四环素耐药的金黄色葡萄球菌有效。可口服和静脉注射给药。

口服吸收迅速且完全,不易受食物影响。大部分药物随胆汁进入肠腔排泄,肠道中的药物多以无活性的结合型或络合型存在,很少引起二重感染。少量药物经肾脏排泄,肾功能减退时粪便中药物的排泄增多,故肾衰竭时也可使用。由于显著的肝肠循环,消除 $t_{1/2}$ 长达 14~22 小时,每日用药 1 次即可。

临床应用同四环素。此外,特别适合肾外感染伴肾衰竭者以及胆道系统感染。由于药物分布广泛,也用于酒渣鼻、痤疮、前列腺炎和呼吸道感染如慢性气管炎、肺炎。

常见不良反应有胃肠道刺激症状,应餐后服用。口服药物时,应以大量水送服,并保持直立体位30 分钟以上,以避免引起食管炎。静脉注射时,可能出现舌麻木及口腔异味感。易致光敏反应。长期使用苯妥英钠或巴比妥类药物的患者,多西环素的消除 $t_{1/2}$ 可缩短至 7 小时。

<h3 style="text-align:center">替加环素 tigecycline</h3>

不仅有同类药物的典型活性,对于含有四环素耐药基因的菌株也有抗菌活性。作用机制与同类药物相似,但其对核糖体 A 位亲和力较强,而且克服了很多抗生素的外排泵和核糖体蛋白对细菌保护作用的主要耐药机制。

口服难以吸收,需静脉给药,59% 的原型药物经胆汁由粪便排泄,22% 由尿液排出。对 MRSA、PRSP 和 VRE 等 G^+ 菌及多数 G^- 杆菌具有良好的抗菌活性。临床用于治疗敏感菌所致的复杂性腹腔内感染、复杂性皮肤和软组织感染、社区获得性肺炎,18 岁以下患者不推荐使用。近期临床试验表明该药可能增加感染患者的死亡风险,不推荐为首选药。由于尿液中替加环素的浓度很低,因此泌尿系统感染不推荐使用。不良反应主要是恶心、呕吐。

二、氯霉素类抗生素

主要有氯霉素、甲砜霉素和棕榈氯霉素等。氯霉素(chloramphenicol)于 1947 年由委内瑞拉链丝菌分离得到,并于当年在玻利维亚试用于斑疹伤寒治疗,曾广泛用于临床,后因严重造血系统的不良反应,应用受限。

【药动学】　口服吸收迅速而完全,0.5 小时可达到有效治疗浓度,2~3 小时达到血药峰浓度。血浆蛋白结合率为 50%~60%,体内分布广泛,脑脊液中浓度较其他抗生素高,血浆消除 $t_{1/2}$ 约为 2.5 小时。体内 90% 的药物在肝脏与葡糖醛酸结合而失活。10% 的原型药物和代谢产物由肾排泄。肌内注射吸收慢,但维持时间长。

【抗菌作用及机制】　为抑菌药,对 G^- 菌的抗菌作用强于 G^+ 菌;但是对流感嗜血杆菌、脑膜炎奈瑟菌、肺炎链球菌具有杀灭作用。氯霉素与细菌核糖体 50S 亚基上的肽酰转移酶作用位点可逆性结合,阻止肽链延伸,使蛋白质合成受阻。

【临床应用】　由于氯霉素的毒性作用,临床已很少应用。氯霉素对造血系统可能产生致命的毒性,须严格掌握适应证。氯霉素与青霉素合用治疗细菌性脑膜炎和脑脓肿;治疗伤寒杆菌和其他沙门菌属感染;治疗细菌性眼部感染;治疗腹腔脓肿、肠穿孔后腹膜炎及盆腔炎等膈肌以下部位的厌氧菌感染。

【耐药性】　G^+ 菌和 G^- 菌均可通过突变接合或转导机制,获得氯霉素耐药基因,但耐药性产生较慢。

【不良反应】　胃肠道反应,成人偶见恶心、呕吐和腹泻。灰婴综合征,主要发生在新生儿和早产儿。骨髓造血功能障碍,可逆骨髓造血功能抑制表现为各类血细胞减少,这一反应与剂量和疗程有关,一旦发生应立即停药;不可逆骨髓造血功能抑制表现为再生障碍性贫血,与剂量和疗程无关,少见,但死亡率高。

三、多黏菌素类抗生素

多黏菌素类(polymyxin)抗生素是从多黏杆菌培养液中提取出的多肽类抗生素,常用多黏菌素 B。

【药动学】　口服不易吸收,肌内注射后 2 小时血药浓度达到高峰,$t_{1/2}$ 为 6 小时。药物分布广泛,以肝、肾浓度最高,主要以原型由肾缓慢排泄。

【抗菌作用及机制】　属窄谱、慢效杀菌抗生素,仅对 G^- 杆菌敏感,尤其对铜绿假单胞菌有强大的抗菌作用。其含有带阳性电荷的游离氨基,与细菌细胞膜带阴性电荷的磷酸根结合,使细菌细胞膜的通透性增加,菌体内重要物质外漏,细菌死亡。细菌不易产生耐药性。

【临床应用】 对铜绿假单胞菌等 G⁻ 杆菌引起的严重感染有一定疗效,局部外用于皮肤、创面、眼、耳鼻喉等感染。

【不良反应与注意事项】 毒性较大,有头晕、呕吐、面部麻木、共济失调和周围神经炎;蛋白尿、管型尿、血尿和少尿症,严重时可导致肾小管坏死;大剂量、快速静脉滴注时,可导致呼吸抑制。

四、利奈唑胺

利奈唑胺(linezolid)为第一个应用于临床的新型噁唑烷酮类合成抗菌药物,为"特殊使用"类别管理的抗菌药物。

【药动学】 口服给药后,利奈唑胺吸收快速而完全。给药后 1~2 小时达到血浆峰浓度,绝对生物利用度约为 100%。快速分布于灌注良好的组织,血浆蛋白结合率约为 31% 且为非浓度依赖性。

【抗菌作用及机制】 对 G⁺ 球菌有良好的抗菌作用,包括万古霉素敏感或耐药菌、甲氧西林敏感或耐药金黄色葡萄球菌、肺炎链球菌和化脓性链球菌。利奈唑胺与细菌 50S 亚基的 23S 核糖体 RNA 上的位点结合,从而阻止形成功能性 70S 始动复合物,后者为细菌繁殖过程中非常重要的组成部分。由于作用部位和方式独特,不易与其他抑制蛋白质合成的抗菌药物发生交叉耐药。

【临床应用】 甲氧西林敏感或耐药的金黄色葡萄球菌或肺炎链球菌引起的医源性肺炎、社区获得性肺炎、复杂性皮肤和皮肤软组织感染(包括未并发骨髓炎的糖尿病足部的感染)、非复杂性皮肤和皮肤软组织感染、万古霉素耐药的屎肠球菌感染。在我国,利奈唑胺仅在万古霉素、去甲万古霉素和替考拉宁的疗效不明显时,药敏试验结果显示确为耐万古霉素菌所致感染或患者不能耐受万古霉素等药物的毒副作用时才考虑使用。

【不良反应】 常见的不良反应是恶心、头疼、腹泻和呕吐。会造成骨髓抑制,全血细胞均会减少。可抑制人体线粒体生成,导致乳酸酸中毒、神经病变。

本 章 小 结

药物类别及代表药物	作用机制	抗菌作用	临床应用	不良反应
氨基糖苷类抗生素				
链霉素	杀菌药。抑制蛋白质合成;增加细菌细胞膜通透性;产生致死量羟自由基	对大多数需氧 G⁻ 杆菌、少数 G⁺ 球菌敏感,对结核分枝杆菌敏感	①治疗结核病;②与四环素联合治疗鼠疫和兔热病(首选);③与四环素联合治疗布鲁氏菌病;④与青霉素合用治疗乙型溶血性链球菌、甲型溶血性链球菌或肠球菌引起的心内膜炎	耳毒性(常见);肾毒性;神经肌肉麻痹;过敏反应(易发)
庆大霉素	基本同链霉素	对大多数 G⁻ 杆菌敏感,尤其对沙雷氏菌属作用更强,与青霉素或其他抗生素合用治疗严重肺炎球菌、铜绿假单胞菌、肠球菌、葡萄球菌或甲型溶血性链球菌感染	①注射用药治疗敏感菌所致全身感染;②口服可治疗肠炎、细菌性痢疾、伤寒及手术前肠道消毒;③可局部用于眼、耳、鼻部、黏膜表面和皮肤感染	耳毒性;肾毒性;神经肌肉麻痹;过敏反应

续表

药物类别及代表药物	作用机制	抗菌作用	临床应用	不良反应
阿米卡星（丁胺卡那霉素）	基本同链霉素	抗菌谱广,对其他氨基糖苷类抗生素耐药菌有效,与其他氨基糖苷类抗生素无交叉耐药,对铜绿假单胞菌作用弱于庆大霉素	耐酶性较好,对一些氨基糖苷类耐药菌感染仍能有效控制	耳毒性;肾毒性;长期应用可致二重感染
其他抗生素 四环素	快速抑菌药,高浓度时杀菌。药物穿越菌体细胞膜孔蛋白进入菌体内;抑制蛋白质合成;增加菌体细胞膜通透性	抗菌谱广,对 G⁺ 菌抑制作用强于 G⁻ 菌,但弱于青霉素和头孢菌素类,对 G⁻ 菌作用弱于氨基糖苷类和氯霉素类	由于耐药菌日益增加和特殊不良反应,目前临床较少使用	胃肠道刺激症状;二重感染;影响骨骼、牙齿生长;肝毒性;过敏反应
多西环素（强力霉素）	基本同四环素	抗菌谱与四环素相似,抗菌作用强于四环素,对四环素耐药的金黄色葡萄球菌仍有效	为四环素类首选药。特别适合治疗肾外感染伴肾衰竭者以及胆道系统感染,也用于酒渣鼻、痤疮、前列腺炎和呼吸道感染	胃肠道刺激症状;光敏反应;静脉注射时,可能出现舌麻木及口腔异味感
替加环素	基本同四环素	对 MRSA、PRSP 和 VRE 等 G⁺ 菌及多数 G⁻ 杆菌具有良好的抗菌活性	用于治疗敏感菌所致的复杂性腹腔内感染、复杂性皮肤和软组织感染、社区获得性肺炎,18 岁以下不推荐使用。近期研究可能增加感染患者死亡风险,不推荐为首选药	恶心、呕吐等
氯霉素	抑菌药。抑制细菌蛋白质合成	广谱抗菌药。对各种需氧和厌氧菌敏感,抗 G⁻ 菌活性较 G⁺ 菌强,能有效抑制立克次体、螺旋体、支原体等其他微生物;低浓度时对流感嗜血杆菌、脑膜炎奈瑟菌和肺炎链球菌有杀菌作用	因严重不良反应,临床已严格控制使用	胃肠道反应;骨髓造血功能障碍;灰婴综合征
多黏菌素	属窄谱、慢效杀菌抗生素。增加细菌胞膜的通透性	仅能杀灭某些 G⁻ 杆菌,如大肠埃希菌、肠杆菌属、克雷伯菌属,对铜绿假单胞菌高度敏感,对志贺菌属、沙门菌属、真杆菌属、流感杆菌、百日咳杆菌及除脆弱拟杆菌外的其他类杆菌较敏感。不易产生耐药性	对铜绿假单胞菌等 G⁻ 杆菌引起的严重感染有一定疗效,局部外用于皮肤、创面、眼、耳鼻喉等感染	毒性较大,肾毒性;神经毒性;大剂量、快速静脉滴注时,可导致呼吸抑制
利奈唑胺	"特殊使用"类别管理抗菌药物。为细菌蛋白质合成抑制药,低浓度抑菌,高浓度杀菌	对甲氧西林敏感或耐药的金黄色葡萄球菌、万古霉素敏感或耐药菌、青霉素敏感或耐药肺炎链球菌有良好的抗菌作用,对厌氧菌也有抗菌活性。不易与其他抑制蛋白质合成的抗菌药物发生交叉耐药	仅在万古霉素、去甲万古霉素和替考拉宁的疗效不明显时或对万古霉素不耐受时使用	胃肠道刺激症状;骨髓抑制等

第三十七章
目标测试

（王玉琨）

第三十八章

人工合成抗菌药

学习要求

1. **掌握** 喹诺酮类药物和磺胺类药物的药理作用、抗菌作用机制、临床应用及不良反应；常用氟喹诺酮类药物和磺胺类药物的主要抗菌特点及应用。
2. **熟悉** 喹诺酮类药物和磺胺类药物的主要药动学特性、耐药性；复方磺胺甲噁唑、硝基呋喃类和硝基咪唑类药物的药理作用、临床应用及不良反应。
3. **了解** 甲氧苄啶的抗菌特点、临床应用及不良反应。

第三十八章
教学课件

人工合成抗菌药是指完全由人工合成的具有抑制或杀灭微生物作用的药物，主要包括喹诺酮类（quinolone）、磺胺类（sulfonamide）、硝基呋喃类（nitrofuran）和硝基咪唑类（nitroimidazole）。其中氟喹诺酮类（fluoroquinolone）药物发展最为迅速，已成为临床治疗细菌感染性疾病的重要药物。

第一节 喹诺酮类药物

一、喹诺酮类药物概述

喹诺酮类药物分为四代。第一代喹诺酮类药物以 1962 年研制的萘啶酸为代表，因疗效不佳，副作用大，现已不再使用。第二代喹诺酮类药物是 1973 年合成的吡哌酸等，抗菌谱由 G^- 菌扩大到部分 G^+ 菌，并且对铜绿假单胞菌有效，抗菌活性也有所提高，但血药浓度低而尿中浓度高，仅限于治疗 G^- 菌引起的泌尿道和消化道感染，现较少使用。第三代喹诺酮类药物是 20 世纪 80 年代以来相继研发出的氟喹诺酮类药物，如诺氟沙星、环丙沙星、氧氟沙星、左氧氟沙星、洛美沙星、氟罗沙星、司帕沙星等。与第二代喹诺酮类药物相比，不仅血药浓度大为提高，在组织和体液内分布更广，半衰期更长，而且抗菌谱扩大，抗菌活性也明显增强。第四代喹诺酮类药物是 20 世纪 90 年代后期至今研制的新氟喹诺酮类药物，如莫西沙星、吉米沙星、加替沙星等。与前三代相比，无论是抗菌作用或药动学性能等均显著改善，既保留了抗 G^- 菌的高活性，又明显增强了抗 G^+ 菌活性，并且对厌氧菌、支原体、衣原体等也有一定作用。

【构效关系】 喹诺酮类药物是以 4- 喹诺酮（或称吡酮酸）为基本结构的合成抗菌药（图 38-1）。在双并环的不同位置用不同基团取代，形成各具特点的喹诺酮类药物。

图 38-1 喹诺酮类药物的基本化学结构

【药动学】 喹诺酮类药物大部分口服吸收迅速而完全，1~2 小时内达峰浓度，除环丙沙星和诺氟沙星外，其余药物的生物利用度均可达 80%~95%。在组织和体液分布较为广泛，大多数主要是以原型经肾脏排出，少量经肝代谢或经粪便排出。血浆 $t_{1/2}$ 相对较长，为 3~7 小时以上，司帕沙星 $t_{1/2}$ 可达 17.6 小时，环丙沙星和诺氟沙星则相对较短。

【抗菌作用及机制】 喹诺酮类药物抗菌谱广，抗菌活性强，对繁殖

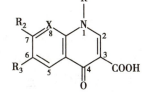

期和静止期的细菌均有较强杀菌作用。细菌对本类抗菌药与其他抗菌药间无交叉耐药性。喹诺酮类药物抗 G⁻ 菌的主要机制是抑制细菌的 DNA 回旋酶(DNA gyrase),通过抑制其切口和封口功能而阻碍细菌 DNA 合成,最终导致细菌死亡。喹诺酮类药物抗 G⁺ 菌的主要机制是抑制拓扑异构酶Ⅳ(topoisomerase Ⅳ),影响子代 DNA 解环链而干扰 DNA 复制。

另有研究认为,喹诺酮类药物的抗菌作用还可能与抑制细菌 RNA 和蛋白质合成、诱导菌体 DNA 错误复制等有关。

【临床应用】　用于治疗敏感病原菌所致的泌尿生殖道感染、肠道感染、呼吸道感染及 G⁻ 杆菌所致的各种感染,骨、关节、皮肤软组织感染。

【耐药性】　喹诺酮类药物耐药机制与抗菌靶点突变有关,细菌染色质上,喹诺酮类药物耐药决定区(quinolone resistant determining region,QRDR)的基因突变,是耐药性产生的最主要机制。除此之外,质粒介导的耐药性、细菌细胞膜通透性改变、主动外排机制、细菌生物被膜的形成也均是产生喹诺酮类药物耐药性的原因。

【不良反应】

(1)胃肠道反应:最常见味觉异常、食欲减退、恶心、呕吐、腹痛、腹泻及便秘等,常与剂量有关。

(2)过敏反应:主要表现为皮疹、荨麻疹、皮炎和剥脱性皮炎等,以环丙沙星和诺氟沙星为多。

(3)中枢神经系统损害:轻症者表现为失眠、头昏、头痛,严重者出现精神异常、抽搐、惊厥等。

(4)光敏反应:表现为光照部位的皮肤出现瘙痒性红斑,严重者出现皮肤脱落。

(5)泌尿系统损害:主要表现为肾功能损害,包括尿频、少尿、结晶尿、尿液浑浊、蛋白尿、面部水肿、肾炎,严重者出现肾衰竭。

(6)软骨损害:本类药物易浓缩、沉积于骨髓中,直接损害软骨细胞的发育,影响儿童和胎儿的骨骼发育。故孕妇、哺乳期妇女和 18 岁以下的儿童应禁用。

(7)其他:腱炎、腱断裂、关节痛、肝毒性等。

二、常用喹诺酮类药物

环丙沙星 ciprofloxacin

环丙沙星是体外抗菌活性最强的喹诺酮类药物,具广谱抗菌活性,杀菌效果好,几乎对所有细菌的抗菌活性均较诺氟沙星及依诺沙星强 2~4 倍,对大肠埃希菌、铜绿假单胞菌、流感嗜血杆菌、淋病奈瑟球菌、链球菌、军团菌、金黄色葡萄球菌具有抗菌作用。主要用于治疗敏感菌引起的泌尿道、胃肠道、呼吸道、骨关节、腹腔及皮肤软组织等感染。

氧氟沙星 ofloxacin

氧氟沙星具有广谱抗菌作用,抗菌作用强。在痰液、尿液及胆汁中的浓度高,尿中排出量居氟喹诺酮类药物之首。主要用于敏感菌所致的呼吸道、泌尿生殖道、胆道和皮肤软组织及盆腔感染等。亦可作为治疗伤寒及抗结核分枝杆菌的二线药物。

左氧氟沙星 levofloxacin

左氧氟沙星是氧氟沙星的左旋体,其抗菌谱与氧氟沙星相似,体外抗菌活性是氧氟沙星的 2 倍。对 G⁻ 菌具有较强抗菌活性,对 G⁺ 菌和军团菌、支原体、衣原体也有良好的抗菌作用,但对厌氧菌和肠球菌的作用较差。适用于敏感菌引起的泌尿道、呼吸道和胃肠道感染,此外可治疗伤寒、骨和关节感染、皮肤软组织感染和败血症等全身感染。

司帕沙星 sparfloxacin

司帕沙星为第三代喹诺酮类药物,对 G^+ 菌、厌氧菌、结核分枝杆菌、衣原体和支原体的抗菌活性明显优于环丙沙星,并优于氧氟沙星;对军团菌和 G^- 菌的抗菌活性与氧氟沙星接近。口服吸收良好,肝肠循环明显,体内 50% 的药物随粪便排泄,25% 在肝脏代谢失活,$t_{1/2}$ 为 17.6 小时。临床用于上述细菌所致的呼吸系统、泌尿生殖系统和皮肤软组织感染,也用于骨髓炎和关节炎等。易产生光敏反应和中枢神经毒性。

莫西沙星 moxifloxacin

莫西沙星为第四代喹诺酮类药物,对多数 G^+ 菌和 G^- 菌、厌氧菌、结核分枝杆菌、衣原体和支原体作用强;对肺炎链球菌、金黄色葡萄球菌、支原体和衣原体作用明显强于环丙沙星;对肺炎链球菌和金黄色葡萄球菌作用超过司帕沙星。用于治疗呼吸道、泌尿道和皮肤软组织感染。不良反应发生率相对较低,常见一过性轻度呕吐和腹泻。

吉米沙星 gemifloxacin

吉米沙星为第四代喹诺酮类药物,同时作用于细菌 DNA 回旋酶和拓扑异构酶Ⅳ,抗菌活性强,耐药性少。吉米沙星除了保持对 G^- 菌的强大抗菌活性外,对包括多重耐药性肺炎链球菌在内的 G^+ 菌也具有良好的抗菌活性。临床主要用于治疗敏感菌引起的慢性支气管炎急性发作、社区获得性肺炎、急性鼻窦炎等。也用于厌氧菌所致的泌尿生殖道、消化道、皮肤和软组织感染。

第二节 磺胺类药物

一、磺胺类药物概述

磺胺类药物属广谱抑菌药,曾广泛用于临床,现已大部分被抗生素及喹诺酮类药物所取代。但某些磺胺类药物对流行性脑脊髓膜炎、鼠疫等感染性疾病疗效显著,在抗感染药物中仍占有一定地位。

【化学结构及分类】 磺胺类药物基本化学结构为对氨基苯磺酰胺,分子中含有苯环、对位氨基和磺酰胺基,见图 38-2。磺胺类药物分为三大类,包括用于全身性感染的肠道易吸收类如磺胺嘧啶(sulfadiazine,SD)和磺胺甲噁唑(sulfamethoxazole,SMZ)、用于肠道感染的肠道难吸收类如柳氮磺吡啶(sulfasalazine,SASP),以及外用磺胺类如磺胺醋酰钠(sulfacetamide sodium,SA-Na)和磺胺嘧啶银(sulfadiazine silver,SD-Ag)。

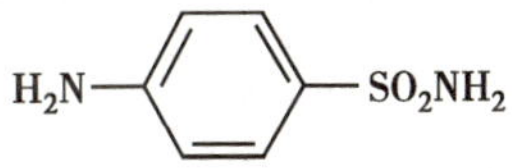

$$H_2N-\!\!\!\!\!\!\text{〇}\!\!\!\!\!\!-SO_2NH_2$$

图 38-2 磺胺类药物的基本化学结构

【药动学】 用于全身性感染的磺胺类药物口服吸收快而完全,一般在服药 2~4 小时后血药浓度达峰值;用于肠道感染类的磺胺类药物口服不吸收,在肠内保持高浓度,经解离恢复游离氨基后发挥抗菌作用。肠道易吸收类磺胺类药物体内分布广泛,血浆蛋白结合率为 25%~95%。磺胺类药物主要在肝脏经乙酰化代谢为无活性代谢产物,也可与葡糖醛酸结合。主要从肾脏以原型药、乙酰化物、葡糖醛酸结合物三种形式排泄。口服难吸收的磺胺类药物主要经肠道排出。

【抗菌作用及机制】 磺胺类药物为广谱抑菌药,对大多数 G^+ 菌和 G^- 菌有良好的抗菌活性。对磺胺类药物敏感的细菌,在生长繁殖过程中不能直接利用现成的叶酸,必须以蝶啶、对氨基苯甲酸(para-aminobenzoic acid,PABA)为原料,在二氢蝶酸合成酶(dihydropteroate synthetase)的作用下生成二氢蝶酸,并进一步与谷氨酸生成二氢叶酸,后者在二氢叶酸还原酶(dihydrofolate reductase)催化下被还原为四氢叶酸。四氢叶酸活化后,可作为一碳基团载体的辅酶参与核酸的合成。磺胺类药物与

PABA 的结构相似,通过与 PABA 竞争性抑制二氢蝶酸合成酶,阻碍二氢叶酸的形成,从而发挥抑菌作用(图 38-3)。

PABA 与二氢蝶酸合成酶的亲和力较磺胺类药物强数千倍以上,使用磺胺类药物时应首剂加倍。脓液及坏死组织中含有大量的 PABA,局麻药普鲁卡因在体内也能水解产生 PABA,它们均可减弱磺胺类药物的抗菌作用。

【临床应用】 用于治疗敏感菌引起的全身性感染、肠道感染以及局部应用。

【耐药性】 磺胺类药物之间有交叉耐药。耐药机制可能为细菌二氢蝶酸合成酶经突变或质粒转移后,对磺胺类药物的亲和力降低,因而不能有效地与 PABA 竞争;某些耐药菌株对磺胺类药物的通透性降低;细菌改变代谢途径而直接利用外源性叶酸等。

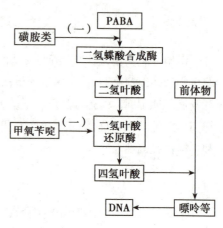

图 38-3　磺胺类药物及甲氧苄啶的抗菌作用机制示意图

【不良反应】

(1) 肾脏损害:磺胺类药物可在尿中沉淀,产生结晶尿、血尿等,甚至造成肾脏损害。适当增加饮水量和碱化尿液,能通过降低药物的浓度和促进药物的离子化而预防结晶尿。

(2) 过敏反应:局部用药或服用长效制剂时易发生。最常见为皮疹、药物热,常于用药后数天至数周出现;偶见剥脱性皮炎、多形红斑等。本类药物有交叉过敏反应,有过敏史者禁用。

(3) 血液系统反应:长期用药可抑制骨髓造血功能,导致血小板减少、粒细胞减少甚至再生障碍性贫血,用药期间应定期检查血常规。葡萄糖 -6- 磷酸脱氢酶(G-6-PD)缺乏的患者易引起溶血性贫血。

(4) 神经系统反应:少数患者出现头晕、头痛、精神萎靡、步态不稳等症状,用药期间应避免高空作业和驾驶。

(5) 其他:口服引起恶心、呕吐、上腹部不适和食欲减退,餐后服用或同服碳酸氢钠可减轻反应。可致肝损害甚至暴发性肝衰竭(旧称为急性肝坏死),肝功能受损者避免使用。新生儿、2 岁以下的婴儿、孕妇及哺乳期妇女禁用。

二、常用磺胺类药物

磺胺嘧啶 sulfadiazine,SD

口服易吸收,但吸收较缓慢,血药浓度达峰时间为 3~6 小时,$t_{1/2}$ 为 8~13 小时,是磺胺类药物中血浆蛋白结合率最低(38%~48%)和血脑屏障透过率最高的药物,在脑脊液中的浓度最高可达血药浓度的 80%,因此对防治流行性脑脊髓膜炎有突出疗效,常为首选药。与乙胺嘧啶合用治疗弓形虫病。但该药在尿中溶解度低,易发生结晶尿,使用时应增加饮水量,必要时同服等量碳酸氢钠碱化尿液。与甲氧苄啶合用产生协同抗菌作用。

磺胺甲噁唑 sulfamethoxazole,SMZ

又名新诺明,口服吸收与排泄均较慢,分布广泛,可进入血脑屏障、胎盘屏障和乳汁中。$t_{1/2}$ 为 10~12 小时,一次给药后有效浓度可维持 10~24 小时,其脑脊液浓度虽低于 SD,但仍可用于流行性脑脊髓膜炎的预防。尿液中浓度与 SD 相似,故也适用于大肠埃希菌等敏感菌所致的泌尿道感染。主要与甲氧苄啶合用,产生协同抗菌作用。

柳氮磺吡啶 sulfasalazine，SASP

口服生物利用度 10%~20%，药物大部分集中在小肠远端和结肠，本身无抗菌活性，在肠道分解释放出有活性的磺胺吡啶和 5- 氨基水杨酸，磺胺吡啶有较弱的抗菌作用，5- 氨基水杨酸具有抗炎和免疫抑制作用。主要用于炎症性肠病，即克罗恩病（Crohn 病）和溃疡性结肠炎，还可用于强直性脊柱炎的治疗。长期用药不良反应较多，如胃肠道反应、过敏反应、贫血等，尚可引起男性精子减少或不育症。

磺胺醋酰钠 sulfacetamide sodium，SA-Na

几乎不具有刺激性，穿透力强，适用于眼科感染性疾病如沙眼、角膜炎和结膜炎。

第三节　其他合成抗菌药

甲氧苄啶 trimethoprim，TMP

甲氧苄啶是细菌二氢叶酸还原酶抑制药。抗菌谱与 SMZ 相似，属抑菌药，但抗菌活性比 SMZ 强数十倍，与磺胺类药物或某些抗生素合用有增效作用。TMP 口服吸收迅速而完全，分布广泛，选择性强，在脑膜炎症时脑脊液中药物浓度接近血药浓度。TMP 单用易产生耐药性。

复方磺胺甲噁唑 compound sulfamethoxazole，SMZco

又名复方新诺明，由 SMZ 和 TMP 按 5∶1 的比例制成的复方制剂，两者的主要药动学特性相似。SMZco 通过该双重阻断机制（SMZ 抑制二氢蝶酸合成酶，TMP 抑制二氢叶酸还原酶），协同阻断细菌四氢叶酸合成；抗菌活性是两药单独等量应用时的数倍至数十倍，甚至呈现杀菌作用。主要用于大肠埃希菌、克雷伯菌属和变形杆菌引起的泌尿道感染，肺炎链球菌和流感嗜血杆菌引起的上呼吸道感染或支气管炎，志贺菌属引起的肠道感染，卡氏肺孢子菌肺炎的治疗首选药以及预防用药，产肠毒素大肠埃希菌（enterotoxigenic *Escherichia coli* enteritis，ETEC）所致旅行者腹泻。

呋喃妥因 nitrofurantoin

又名呋喃坦啶，属硝基呋喃类药物，抗菌谱较广，耐药菌株形成缓慢，与其他类别抗菌药之间无交叉耐药。口服易吸收，可透过胎盘屏障和血脑屏障。主要用于大肠埃希菌、肠球菌和葡萄球菌引起的泌尿道感染。尿液 pH 为 5.5 时抗菌作用最佳。常见的不良反应为恶心、呕吐及腹泻，偶见皮疹、药物热等过敏反应。大剂量或长时间使用引起头痛、头晕和嗜睡等，甚至造成周围神经炎。当应用呋喃妥因治疗≥6 个月时，应注意其肺毒性，特别是老年人。G-6-PD 缺乏的患者、新生儿和孕妇应用该药可发生溶血性贫血，应禁用。

甲硝唑 metronidazole

又名灭滴灵，属硝基咪唑类药物，同类药物还有替硝唑和奥硝唑。其分子中的硝基在细胞内无氧环境中被还原成氨基，从而抑制病原体 DNA 合成，发挥抗厌氧菌作用。对脆弱类杆菌尤为敏感，对破伤风梭菌、滴虫、阿米巴原虫及贾第鞭毛虫具有很强的杀灭作用，但对需氧菌或兼性需氧菌无效。口服吸收良好，体内分布广泛，可进入感染病灶和脑脊液。临床主要用于治疗厌氧菌引起的口腔、腹腔、女性生殖道、下呼吸道、骨和关节等部位的感染。对幽门螺杆菌所致的消化性溃疡以及耐四环素艰难梭菌感染所致的假膜性小肠结肠炎有特殊疗效。亦是治疗阴道滴虫病和阿米巴病的首选药。不良反应一般较轻微，包括胃肠道反应、过敏反应、外周神经炎等。

本 章 小 结

药物类别及 代表药物	作用机制	抗菌作用	临床应用	不良反应
喹诺酮类药物				
● 环丙沙星	抑制细菌 DNA 回旋酶	抗菌谱广，抗菌活性均较诺氟沙星强 2~4 倍	敏感菌引起的泌尿道、胃肠道、呼吸道、骨关节、腹腔及皮肤软组织等感染	胃肠道反应、中枢神经系统反应、过敏反应等
● 左氧氟沙星	抑制细菌 DNA 回旋酶	抗菌谱广	敏感菌引起的泌尿道、呼吸道和胃肠道感染；伤寒、骨和关节感染、皮肤软组织感染和败血症等全身感染	胃肠道反应、中枢神经系统反应、过敏反应、一过性肝功能异常
磺胺类药物				
● 磺胺嘧啶	抑制二氢蝶酸合成酶	抗菌谱广	防治流行性脑脊髓膜炎的首选药。与乙胺嘧啶合用治疗弓形虫病	结晶尿、血尿；过敏反应；血液系统反应
其他药物				
● 复方磺胺甲噁唑	抑制二氢蝶酸合成酶和二氢叶酸还原酶，双重阻断四氢叶酸合成	抗菌谱广，抗菌活性强	敏感菌引起的泌尿道、呼吸道、肠道感染	过敏反应、血液系统反应、胃肠道反应等
● 甲硝唑	分子中的硝基被还原成氨基，从而抑制病原体 DNA 合成	对脆弱类杆菌尤为敏感，对破伤风梭菌、滴虫、阿米巴原虫及贾第鞭毛虫具有很强的杀灭作用，但对需氧菌或兼性需氧菌无效	各种厌氧菌感染；幽门螺杆菌所致消化性溃疡以及耐四环素艰难梭菌感染所致假膜性小肠结肠炎；阴道滴虫病和阿米巴病的首选药	胃肠道反应、过敏反应、外周神经炎等

第三十八章
临床用药案例

第三十八章
目标测试

（吕雄文）

第三十九章

抗结核药与抗麻风药

学习要求

1. **掌握** 抗结核药异烟肼、利福平、乙胺丁醇的抗菌作用机制、临床应用、不良反应以及药物相互作用。
2. **熟悉** 吡嗪酰胺、链霉素的抗结核作用特点；抗结核药耐药性的产生及应用原则；氨苯砜的作用机制及应用。
3. **了解** 对氨基水杨酸、氯法齐明等药物的作用特点。

第三十九章
教学课件

第一节 抗 结 核 药

结核病(tuberculosis, TB)是由结核分枝杆菌(*Mycobacterium tuberculosis*, MTB)感染引起的慢性传染病,可侵犯全身多种组织和器官,引起肺结核、骨结核、肾结核、肠结核、淋巴结核、结核性脑膜炎等,其中肺结核最常见。由于耐多药结核病(multidrug-resistant tuberculosis, MDR-TB)和广泛耐药结核病(extensive drug-resistant tuberculosis, XDR-TB)的出现以及艾滋病的全球流行,结核病迄今仍是传染病中的头号杀手。

结核分枝杆菌的细胞壁富含类脂质,占细胞壁成分的 50%~60%,使许多药物不易穿透脂质层到达作用靶点。菌体生长缓慢,抵抗力强,在干燥和低温(−40℃)环境中可存活数月至数年。根据生存部位和代谢状态,结核分枝杆菌可分为四种菌群:①快速繁殖菌群,位于巨噬细胞外和肺空洞损害组织中,占菌群绝大部分,药物敏感性依次为异烟肼 > 链霉素 > 利福平 > 乙胺丁醇;②缓慢繁殖菌群,位于巨噬细胞或单核细胞内,药物敏感性为吡嗪酰胺 > 利福平 > 异烟肼;③间断缓慢繁殖菌群,位于干酪样病灶组织中,药物敏感性为利福平 > 异烟肼;④休眠期菌群,现有药物无作用。结核分枝杆菌的这些生物学特性,使其易产生耐药性和导致结核病复发,给临床治疗带来困难。

理想的抗结核药(antituberculosis drug)应对四种菌群均具杀灭或抑制作用,并能防止耐药菌产生,使结核病患者在完成规定疗程治疗后无复发或低复发率。根据临床应用情况,抗结核药可分为两类:

一线抗结核药:包括异烟肼、利福平、乙胺丁醇、吡嗪酰胺、链霉素等为常用抗结核药,除乙胺丁醇是抑菌药之外,其他均为杀菌药,临床疗效好,不良反应少。

二线抗结核药:包括左氧氟沙星、莫西沙星、阿米卡星、对氨基水杨酸、卡那霉素、利福喷丁、乙硫异烟胺、丙硫异烟胺、卷曲霉素、贝达喹啉、利奈唑胺等,抗菌作用和安全性均不如一线药物,主要作为结核分枝杆菌对一线药物产生耐药或患者不能耐受一线药物时的备选药物。

一、常用抗结核药

异烟肼 isoniazid

异烟肼为异烟酸的酰肼类化合物,易溶于水,性质稳定。具有杀菌活性强、不良反应少、价格低廉、口服方便等优点,是治疗各种结核病的首选药物。

【药动学】 口服或注射给药吸收快而完全。口服后 1~2 小时达 C_{max}，生物利用度约 90%，与血浆蛋白结合率低于 10%。吸收后广泛分布于全身各种体液和组织，在胸腔积液、腹水、关节腔、淋巴结等体液和组织中分布较多，可进入巨噬细胞内和各种结核病灶（如纤维化、干酪样坏死组织或厚壁空洞）中，也可透过胎盘屏障进入胎儿体内及经乳汁分泌，脑膜炎患者脑脊液中的药物浓度与血药浓度相似。异烟肼主要经肝脏乙酰化代谢，转化为乙酰异烟肼和异烟酸等，代谢产物及少量原型药由肾排泄。

异烟肼的乙酰化代谢速率呈多态性，受患者遗传因素影响，N- 乙酰化酶 2（N-acetyltransferase 2，NAT2）活性存在明显的种族差异和个体差异。根据该酶活性高低将人群分为快代谢型、慢代谢型、中间型三类。中国人以快代谢型为主，约占 50%，慢代谢型占 26%，中间型约占 24%。白种人则以慢代谢型为主，占 50%~60%。慢代谢者服药后异烟肼血药浓度较高，$t_{1/2}$ 约 2 小时，较易出现神经系统不良反应。快代谢者异烟肼血药浓度较低，$t_{1/2}$ 为 0.5~1.6 小时，其代谢产物乙酰异烟肼血中浓度较高，并可进一步代谢为有肝毒性的酰化物，较易造成肝损害。由于异烟肼肝内乙酰化代谢速率的多态性，临床应根据代谢类型调整给药方案。

【抗菌作用】 异烟肼对结核分枝杆菌具有高度特异性杀灭作用，对其他病原体无效。其最低抑菌浓度（minimum inhibitory concentration，MIC）为 0.025~0.05μg/ml，成人每日口服 300mg 的血药浓度可达到 MIC 的 20~100 倍，对快速繁殖菌群具有强大杀灭作用，对缓慢繁殖菌群和间断缓慢繁殖菌群也有杀菌作用，但对后两者的作用低于利福平或吡嗪酰胺。异烟肼易穿透入细胞内和渗入关节腔、胸腔积液、腹水、脑脊液以及纤维化或干酪化结核病灶中，对细胞内外和各种感染部位的结核分枝杆菌均有效，抗菌强度与各种组织和体液中的药物浓度有关，低浓度抑菌，高浓度杀菌。

异烟肼抗结核分枝杆菌的作用机制：异烟肼与菌体的 β- 酮脂酰载体蛋白合成酶（β-ketoacyl carrier protein synthetase）形成复合体，抑制分枝杆菌细胞壁特有的重要成分分枝菌酸（mycolic acid）的合成，损害了细胞壁的结构完整性和对菌体的屏障保护作用，引起结核分枝杆菌死亡。还可通过抑制结核分枝杆菌的 DNA 合成或抑制菌体的某些酶，引起菌体代谢紊乱而死亡。

异烟肼单用时可缓慢产生耐药性。其耐药机制可能是结核分枝杆菌中的药物靶位发生基因突变，使异烟肼不能与靶位结合来发挥作用。也可能是菌体细胞膜对药物的通透性降低，使进入菌体内的药物减少而产生耐药性。异烟肼与其他抗结核药无交叉耐药性，与其他抗结核药联用可延缓耐药性产生。

【临床应用】 异烟肼是防治各种类型结核病的首选药物。单独用药可治疗早期轻症肺结核及用于预防用药。规范化治疗各种结核病时，必须与其他一线抗结核药联合应用，以增强疗效，防止或延缓耐药性的产生。对粟粒性肺结核、结核性脑膜炎等重症患者应加大用量，延长疗程，必要时可注射给药。

【不良反应】

（1）神经系统反应：异烟肼可引起周围神经炎和中枢神经系统症状。周围神经炎多见于用药剂量大、维生素 B_6 缺乏及慢代谢者，表现为步态不稳、四肢麻木针刺感、烧灼感或手指疼痛等。中枢神经系统症状有头晕、头痛、兴奋、失眠等。神经系统反应发生的机制与体内维生素 B_6 缺乏有关。维生素 B_6 在体内参与 γ- 氨基丁酸等神经递质的合成。异烟肼的化学结构与维生素 B_6 相似，可竞争性阻碍机体对维生素 B_6 的利用或促进其排泄，使体内维生素 B_6 缺乏而导致神经系统症状。预防性补充维生素 B_6 可防止或减少异烟肼引起的神经系统反应，已发生的神经系统反应也可用维生素 B_6 治疗。有癫痫及精神病病史者、嗜酒者、孕妇等须慎用异烟肼。

（2）肝毒性：异烟肼可损伤肝细胞，引起转氨酶升高、深色尿、眼或皮肤黄染，严重时可出现肝细胞坏死，尤其多见于嗜酒者、快代谢者及合用利福平时。异烟肼在体内经乙酰化代谢后可能形成有肝毒性的代谢产物，但确切机制尚待证实。用药期间应定期检查肝功能，肝功能不全者慎用。

（3）其他：偶见发热、皮疹等过敏反应；也可引起胃肠道反应、血细胞减少及溶血性贫血等。

【药物相互作用】　异烟肼为肝药酶抑制药，可降低肝脏对香豆素类抗凝血药、苯妥英钠、卡马西平、丙戊酸钠、茶碱、拟交感胺类药物的代谢速度，合用时应注意调整剂量。饮酒、与利福平或对乙酰氨基酚合用，可加重肝毒性。

利福平 rifampicin

利福平又名甲哌力复霉素，为利福霉素的半合成衍生物，橘红色结晶粉末，对光不稳定。1966 年用于临床，在结核病防治中发挥了巨大作用，成为结核病短程化疗成功的关键药物。

【药动学】　口服易吸收，给药后 1.5~4 小时达 C_{max}，生物利用度达 90% 以上，进食会影响药物吸收。血浆蛋白结合率为 80%~90%。体内分布广泛，可进入各种结核病灶、巨噬细胞内、痰液及穿过胎盘进入胎儿体内。在大部分组织和体液中均能达到有效的抗菌浓度，脑膜炎时脑脊液中可达有效治疗浓度。利福平主要在肝脏经脱乙酰基生成具有抗菌活性的代谢产物 25- 去乙酰基利福平，经进一步水解后形成无活性代谢产物。经胆汁排泄，胆汁中药物浓度较高，可形成肝肠循环，60%~65% 随粪排泄，约 30% 从尿中排泄，也可经乳汁分泌。其血浆 $t_{1/2}$ 为 3~5 小时，肝功能不全者 $t_{1/2}$ 延长。

利福平及其代谢产物均呈橘红色，服药过程中可使痰、尿、唾液、汗液及粪红染，应事先告知服药者。

【抗菌作用】　抗菌谱广，抗菌作用强。①对结核分枝杆菌、麻风分枝杆菌及非典型分枝杆菌均具有强大抗菌作用。对结核分枝杆菌的杀灭作用与异烟肼相当。穿透性强，能进入吞噬细胞和结核病灶内，杀灭各种结核病灶中和细胞内外的结核分枝杆菌，尤其对快速繁殖菌群和间断缓慢繁殖菌群具有杀菌作用。②对大多数 G^+ 和 G^- 菌有显著抗菌作用，尤其对耐药金黄色葡萄球菌和脑膜炎球菌具有强大抗菌作用。③对沙眼衣原体及某些病毒也有一定抑制作用。

利福平的抗菌作用机制：抑制病原体依赖 DNA 的 RNA 聚合酶，与敏感菌依赖 DNA 的 RNA 聚合酶 β 亚基牢固结合，抑制病原体 RNA 合成的起始阶段，抑制细菌 RNA 的合成。利福平对人体和动物细胞的依赖 DNA 的 RNA 聚合酶无影响，故对病原体具有较高的选择性作用。

单用利福平可使病原体迅速产生耐药性，其耐药机制与药物靶点蛋白的基因突变有关。利福平与其他抗结核药之间无交叉耐药性，联合用药可增强异烟肼和链霉素的抗结核分枝杆菌作用，延缓耐药的产生。

【临床应用】

（1）结核病：利福平是目前治疗结核病的一线药物，常与异烟肼、乙胺丁醇、吡嗪酰胺等药物合用治疗各型结核病。

（2）麻风病：用于治疗瘤型或边缘型麻风病，疗效好，显效快，是重要的抗麻风药。

（3）细菌感染：用于治疗耐金黄色葡萄球菌和其他敏感菌的感染。胆汁中药物浓度较高，对严重胆道感染有效。

（4）眼科感染：利福平滴眼液可用于治疗沙眼及结膜炎。

【不良反应】

（1）肝损害：长期应用可引起肝损伤，出现转氨酶升高、肝大及黄疸等。对原有肝病患者、嗜酒者及与异烟肼合用时，易引起严重肝损害。用药期间应定期检查肝功能，严重肝功能不全或胆道阻塞者禁用。

（2）消化道反应：常见恶心、呕吐、腹痛、腹泻等胃肠刺激症状。

（3）过敏反应：偶见皮疹、药热、白细胞减少、凝血酶原时间缩短等。

（4）流感样综合征：本品大量间歇用药，可出现流感样综合征，表现为寒战、发热、头痛、肌肉痛等。

应避免间歇用药。

（5）致畸作用：动物实验中发现有致畸作用，孕妇尤其妊娠早期禁用。

【药物相互作用】

（1）对氨基水杨酸可延缓利福平的吸收，导致其血药浓度降低，两者合用时服药间隔时间应为8~12小时。

（2）利福平为肝药酶诱导药，连续应用可促进自身及其他药物的代谢。联合用药能加速口服抗凝药、口服避孕药、肾上腺皮质激素、口服降血糖药、地高辛、奎尼丁、普萘洛尔、氯贝丁酯、氟康唑、维拉帕米等多种药物的代谢，血药浓度降低，疗效减弱。

（3）饮酒或与异烟肼合用可增加利福平的肝毒性。丙磺舒可增加利福平的血药浓度并产生毒性反应。

乙胺丁醇 ethambutol

该药是1961年人工合成的乙二胺衍生物，水溶性好，对热稳定。

【药动学】　口服吸收良好，生物利用度较高，口服后2~4小时达 C_{max}。体内分布广泛，脑膜炎时可在脑脊液中达到有效浓度，为血药浓度的15%~50%。本品50%~75%以原型由肾脏排泄，约20%随粪便排出，血浆 $t_{1/2}$ 为3~4小时。肾功能不全者可致蓄积中毒，应减少用量。

【抗菌作用】　乙胺丁醇对细胞内外的繁殖期结核分枝杆菌有较强的选择性抑制作用，对其他病原体几乎无作用。抗结核分枝杆菌作用比异烟肼、利福平和链霉素弱，对大多数耐异烟肼和链霉素的结核分枝杆菌仍具有抗菌活性。乙胺丁醇的抗菌作用机制：与菌体内 Mg^{2+} 结合，干扰结核分枝杆菌的 RNA 合成。还能抑制分枝杆菌的阿拉伯糖基转移酶（arabinosyl transferase），阻止分枝杆菌细胞壁成分阿拉伯聚糖的聚合反应，影响菌体细胞壁的合成。本品单用可缓慢地产生耐药性。与其他抗结核药之间无交叉耐药性。

【临床应用】　主要与利福平、异烟肼等联合用于各种类型结核病的治疗，尤其适用于初治和复治患者的早期强化治疗阶段。

【不良反应】　主要不良反应为球后视神经炎，表现为弱视、红绿色盲和视野缩小。与乙硫异烟胺合用增加发生率。用药期间应定期进行眼科检查，一旦发现立即停药，应用大量维生素 B_6 治疗，多数患者停药后可自行恢复。年幼、有色觉障碍者慎用。少数患者可出现皮疹、药热等过敏反应。本品也可引起胃肠道反应和高尿酸血症。

吡嗪酰胺 pyrazinamide

该药是人工合成的烟酰胺类似物，微溶于水，性质稳定。

【药动学】　口服易吸收，1~2小时后达 C_{max}。体内分布广泛，在肝、肺、胆汁和脑脊液中药物浓度与血浆药物浓度相近。主要在肝脏代谢为有活性的代谢产物吡嗪酸，并进一步转化为无活性的羟基代谢产物。代谢产物（30%~60%）和部分原型药（4%~14%）经肾脏排泄。

【抗菌作用】　本品在酸性环境中抗结核分枝杆菌作用较强，主要杀灭巨噬细胞和单核细胞内的缓慢繁殖菌群。吡嗪酰胺可被巨噬细胞或单核细胞摄取，经吡嗪酰胺酶转化为吡嗪酸而发挥抗菌作用。抗菌作用机制涉及多个途径和靶点，如抑制能量产生、抑制反式翻译及抑制持续生存所需的泛酸盐/辅酶 A 等。单用易产生耐药性，耐药机制可能与吡嗪酰胺酶的 *pncA* 基因突变有关。与其他抗结核药无交叉耐药性，与异烟肼和利福平合用有显著协同作用。

【临床应用】　临床主要用于抗结核病的联合用药（三联或四联）方案中。吡嗪酰胺为短期（6个月）联合治疗方案中不可缺少的重要药物，其对细胞内缓慢繁殖菌群的杀灭作用，可防止或减少停药后复发。

【不良反应】　长期大量使用可引起肝损害。在结核病联合治疗方案中,主张小剂量、短程使用吡嗪酰胺,并定期检查肝功能。肝功能异常者慎用或禁用。本品也可引起高尿酸血症、过敏反应等。有痛风病史者慎用。

链霉素 streptomycin

该药为广谱氨基糖苷类药物,是第一个用于临床的抗结核药。对结核分枝杆菌有杀灭作用,对快速繁殖菌群有效,抗结核作用仅次于异烟肼和利福平。由于极性大,穿透力差,只分布于细胞外液,不易进入巨噬细胞和结核病灶的厚壁空洞及干酪样坏死组织内,也不易透过血脑屏障。对细胞内、厚壁空洞及干酪样坏死病灶内结核分枝杆菌作用较弱,对结核性脑膜炎效果差。单用易产生耐药性,长期应用发生耳毒性。临床上主要与其他抗结核药联合用于早期结核病患者的强化治疗。

二、其他抗结核药

对氨基水杨酸 para-aminosalicylic acid,PAS

口服吸收快而完全,体内分布广,但不易进入巨噬细胞和脑脊液内。主要经肝脏代谢,原型药及乙酰化代谢产物经肾排泄。

PAS 属于抑菌药,能竞争性抑制二氢蝶酸合成酶,引起蛋白质合成受损。仅对细胞外的结核分枝杆菌有抑制作用,对其他分枝杆菌、细菌和病毒等无作用。临床上不单独用于结核病的治疗,因耐药性产生缓慢,常与其他抗结核药联合应用,可增强疗效和延缓耐药性的产生。

不良反应常见胃肠道反应和皮疹、发热等过敏反应,也可引起关节痛、白细胞减少症和肝肾损害等。

左氧氟沙星 levofloxacin 与莫西沙星 moxifloxacin

均为氟喹诺酮类药物,作用于 DNA 拓扑异构酶Ⅱ抑制结核分枝杆菌的 DNA 超螺旋。临床上作为二线抗结核药,主要与其他抗结核药联合用于成年人 MDR-TB 的治疗。常见不良反应包括皮疹、胃肠道反应、神经系统不良反应如头晕头痛和失眠等。长期大剂量应用会出现心血管系统不良反应和肝肾损害。18 岁以下儿童及青少年、孕妇、哺乳期妇女禁用。

阿米卡星 amikacin

该药为氨基糖苷类药物。临床上与其他抗结核药联合用于耐药结核病的治疗。作用特点和不良反应与链霉素相似。

其他抗结核药的介绍见表 39-1。

表 39-1　其他抗结核药

药物	特点	药理作用	临床用途	不良反应
卡那霉素 kanamycin	氨基糖苷类药物	同链霉素	与其他抗结核药合用,仅用于对一线抗结核药有耐药性的结核病患者	耳毒性、肾毒性
乙硫异烟胺 ethionamide	异烟酸的衍生物,结构类似	阻断分枝菌酸合成,抑制结核分枝杆菌活性为异烟肼的 1/10	对渗出性和浸润性结核病疗效较好,对异烟肼和链霉素耐药的结核分枝杆菌仍敏感。可联用其他抗结核药	胃肠刺激性

续表

药物	特点	药理作用	临床用途	不良反应
丙硫异烟胺 protionamide	乙硫异烟胺类似物	同乙硫异烟胺	取代乙硫异烟胺的应用	胃肠刺激较乙硫异烟胺轻
利福喷丁 rifapentine	利福霉素衍生物	作用强度为利福平的2~10倍	与其他药物联合用于结核病的治疗,也可用于抗麻风病	胃肠道反应、皮疹等,偶见头痛、头晕、转氨酶升高
卷曲霉素 capreomycin	多肽类抗生素	抑制结核分枝杆菌蛋白质的合成	与其他抗结核药合用,治疗耐药菌感染的复治患者。单用产生耐药性	同链霉素
贝达喹啉 bedaquiline	二芳基喹啉类药物	抑制分枝杆菌ATP合成酶,抑制能量生成	用于不能提供其他有效的治疗方案时,联合用药治疗成人(≥18岁)MDR-TB	转氨酶、淀粉酶升高
利奈唑胺 linezolid	人工合成的唑烷酮类抗生素	细菌蛋白质合成抑制药,作用于翻译的起始阶段,抑制mRNA与核糖体连接,对结核分枝杆菌有杀菌作用	联合用药方案应用于MDR-TB,促进痰菌阴转和病灶吸收	胃肠道反应,偶见骨髓抑制

三、抗结核药应用原则

对结核病的化学药物治疗,应遵循"早期用药、规律用药、全程用药、适量用药、联合用药"的五项原则。目前,临床上针对不同类型的"初治"和"复治"结核病患者,分别采用不同的标准治疗方案。整个治疗方案分为强化和巩固两个阶段,严格执行选定的统一标准方案确保能达到临床治愈的预期效果。

1. 早期用药 对所有确诊的结核病患者,均应立即给予化学治疗。早期治疗有利于药物发挥快速杀菌作用,促使病变吸收和减少传染性。

2. 规律用药 严格按照治疗方案要求规律用药,不漏服,不擅自停药,以避免耐药菌的产生。

3. 全程用药 按照选定的治疗方案,全程完成规定的治疗期,是提高治愈率和减少复发率的重要措施。

4. 适量用药 用药剂量过低达不到有效治疗浓度,影响疗效和易产生耐药性。用药剂量过大,易发生药物毒副反应。应根据病情和患者综合情况,实施个体化治疗。

5. 联合用药 联合用药的目的在于提高治愈率,降低复发率,降低毒性,防止耐药性发生。根据疾病的严重程度、病灶部位、体外药敏试验结果等因素,选择适合的统一标准方案。如用于单纯性肺结核病的初治联合用药方案为"标准6个月方案(2HRZE/4HR)":即强化期2个月,使用异烟肼(H)、利福平(R)、吡嗪酰胺(Z)、乙胺丁醇(E)治疗;巩固期4个月,使用异烟肼(H)、利福平(R)治疗。

第二节 抗 麻 风 药

麻风病(lepriasis)是由麻风分枝杆菌(*Mycobacterium leprae*)感染引起的慢性传染病,其病变主要损害皮肤、黏膜和周围神经。主要分为多菌型麻风(MB)和少菌型麻风(PB)。目前使用的抗麻风药(antileprotic drug)主要有氨苯砜、醋氨苯砜、利福平和氯法齐明等。对麻风病的治疗多采用药物联合治疗(multidrug therapy, MDT),即氨苯砜、利福平和氯法齐明三种作用机制不同的药物联合治疗,以减少耐药性和缩短疗程。麻风病治疗过程中,麻风分枝杆菌裂解释放的磷脂类颗粒可引起麻风反应,沙利度胺可减轻麻风反应。

氨苯砜 dapsone, diaminodiphenylsulfone

该药为砜类(sulfone)抗麻风药。

【药动学】　口服吸收率为 93%,2~8 小时后达 C_{max}。体内分布广泛,以肝、肾、肌肉、皮肤等组织中药物浓度较高,病变部位皮肤的药物浓度比正常皮肤高数倍。主要在肝脏经乙酰化代谢,代谢产物由肾脏排泄;部分药物由胆汁排泄并形成肝肠循环,故药物消除缓慢,血浆 $t_{1/2}$ 为 24~48 小时。宜采用周期性间歇给药方案,以防蓄积中毒。丙磺舒能减少氨苯砜由肾小管分泌,利福平则促进氨苯砜的肝脏代谢,合用时应注意调整剂量。

【抗菌作用】　氨苯砜对麻风分枝杆菌有较强的选择性抑制作用。其抗菌作用与机制均与磺胺类药物相似,可竞争性抑制细菌二氢蝶酸合成酶,干扰细菌的叶酸合成。麻风分枝杆菌对氨苯砜易产生耐药性。

【临床应用】　氨苯砜为治疗各型麻风病的首选药物。采用联合疗法,增强疗效,延缓耐药性的产生。用药 3~6 个月后患者自觉症状好转,鼻、口、咽喉和皮肤病变逐渐减轻,但需连续用药治疗 1~3 年麻风分枝杆菌才完全清除。麻风病神经病变的恢复以及瘤型麻风病患者的麻风分枝杆菌消失需要更长的用药时间,甚至长达 5 年。瘤型麻风病患者需终身用药。

【不良反应】　较易引起溶血和发绀,偶致溶血性贫血。也可引起肝损害、胃肠道反应、过敏反应等。剂量过大或治疗早期剂量增加太快可引起"氨苯砜综合征",表现为剥脱性皮炎,如高热、淋巴结肿大、肝肾功能损害和单核细胞增多等。一旦出现应立即停药,可用沙利度胺或糖皮质激素类药物治疗。

氯法齐明 clofazimine

口服吸收缓慢不完全,生物利用度个体差异大。吸收后主要蓄积在单核吞噬细胞系统和皮肤,并缓慢释放入血,血浆 $t_{1/2}$ 长达 2 个月。对麻风分枝杆菌有较弱的抗菌作用,其作用机制为干扰核酸代谢,抑制菌体蛋白合成。本品也有抗炎作用,可阻止麻风反应中结节性红斑的形成。临床上与氨苯砜等合用治疗麻风病,也可用于缓解其他药物引起的麻风反应。主要不良反应为皮肤色素沉着和胃肠道反应。

沙利度胺 thalidomide

1957 年上市后用于治疗失眠和妊娠反应,因致胎儿出现"海豹畸形"而停用。后发现其对麻风反应及某些皮肤病有效。沙利度胺对麻风病本身无效,但可明显抑制麻风反应,主要与抗麻风药合用以减轻麻风反应。其作用机制可能与其免疫调节作用有关。临床对各型麻风病治疗中的麻风反应均有疗效,是抗麻风反应的首选药物。沙利度胺及其代谢产物有强烈致畸作用,孕妇或有生育计划的妇女禁用。也可引起口干、食欲减退、头晕、嗜睡、白细胞减少、中毒性神经炎等不良反应。

本 章 小 结

药物类别及代表药物		作用机制	抗菌作用	临床应用	不良反应
抗结核药	异烟肼	抑制细胞壁分枝菌酸合成	特异性杀灭结核分枝杆菌	各型结核病的首选药物	神经系统反应、肝毒性
	利福平	抑制依赖 DNA 的 RNA 聚合酶	抗菌谱广，杀灭结核分枝杆菌、麻风分枝杆菌、G^+ 和 G^- 菌、衣原体	结核病、麻风病、其他敏感菌感染	肝损害、流感样综合征、致畸
	乙胺丁醇	与菌体内 Mg^{2+} 结合，干扰 RNA 合成	抑制繁殖期结核分枝杆菌；耐药性产生缓慢	各型结核病的联合用药	球后视神经炎
	吡嗪酰胺	抑制多靶点，如能量产生、泛酸盐/辅酶 A、反式翻译等	杀灭巨噬细胞和单核细胞内的缓慢繁殖菌群	结核病的联合用药	肝损害
	链霉素	抑制菌体蛋白质合成	抑制繁殖期结核分枝杆菌、多种球菌和 G^- 菌	结核病早期联合用药	耳毒性、肾损害
	对氨基水杨酸	竞争性抑制二氢蝶酸合成酶	抑制结核分枝杆菌作用弱；耐药性产生慢	结核病的联合用药	胃肠道反应、肝肾损害
	左氧氟沙星	抑制 DNA 拓扑异构酶Ⅱ	抑制结核分枝杆菌的 DNA 超螺旋	联合其他抗结核药用于成年人 MDR-TB	神经系统反应如头痛头晕、失眠等
	贝达喹啉	抑制分枝杆菌 ATP 合成酶	抑制能量生成	联合用药治疗成年人 MDR-TB	转氨酶、淀粉酶升高
抗麻风药	氨苯砜	抑制细菌二氢蝶酸合成酶	选择性抑制麻风分枝杆菌	各型麻风病的首选药物	氨苯砜综合征
	氯法齐明	与菌体 DNA 结合，干扰核酸代谢	抗麻风分枝杆菌作用较弱，可阻止麻风反应中结节性红斑的形成	与氨苯砜合用治疗麻风病	皮肤色素沉着、胃肠道反应
	沙利度胺	镇静、免疫调节	对麻风分枝杆菌无效，抑制麻风反应	抗麻风反应的首选药物	致畸、中毒性神经炎

第三十九章
目标测试

（郭秀丽）

第四十章

抗真菌药及抗病毒药

学习要求

1. **掌握** 抗真菌药和抗病毒药分类、作用机制及临床应用。
2. **熟悉** 常用的抗真菌药和抗病毒药的药理作用。
3. **了解** 抗真菌药和抗病毒药的发展现状及其局限性。

第四十章
教学课件

第一节 抗 真 菌 药

据估计,地球上有 100 万种以上的真菌,已知的真菌即有 20 万种之多,包括酵母、霉菌、食用菌等。幸运的是,能使动物致病的真菌只有约 400 种,而能感染人类的真菌则更少。真菌感染(fungal infection)一般分为表浅部真菌感染和深部真菌感染(又称系统感染)。表浅部真菌感染常由霉菌中的各种癣菌引起,主要侵犯皮肤、黏膜、毛发、指(趾)甲等,发病率高,但不威胁生命。深部真菌感染通常由酵母中的白念珠菌、新生隐球菌、粗球孢子菌、荚膜组织胞浆菌等引起,主要侵犯内脏器官和深部组织,发病率虽低但病死率可高达 50%。白念珠菌也可引起皮肤和黏膜等处的表浅感染,尤以阴道和口腔感染最为普遍,而烟曲霉引起的系统感染则是免疫力低下患者常见的致命性感染之一。近年来,伴随着癌症患者放疗、化疗的增加,器官和骨髓移植的推广,抗菌药和免疫抑制药的广泛使用,艾滋病的传播,免疫功能低下患者不断增多,深部真菌感染的发生率急剧升高。

抗真菌药(antifungal agent)是指具有抑制或杀灭致病真菌的药物,用于治疗真菌感染性疾病。自 1903 年,Beurmann 发现碘化钾能治疗孢子丝菌病以来,整个 20 世纪,人们一直在研究对付真菌病的各种方法。1939 年,英国科学家发现并分离得到第一个现代抗真菌药——灰黄霉素,20 世纪 50 年代又有制霉菌素和两性霉素 B 相继被发现。20 世纪 60 年代开始研究唑类化合物,尤其是氟康唑、伊曲康唑、伏立康唑、泊沙康唑等一系列唑类抗真菌药的相继问世,使真菌病的药物治疗也有了革命性的发展。新型抗真菌药棘白菌素类的上市,将抗真菌药研究又推向了一个新阶段。

目前根据药物的作用机制和结构类型,可将抗真菌药分为以下几类:

1. 影响真菌细胞膜的药物 多烯类:两性霉素 B(amphotericin B)、制霉菌素(nystatin)。唑类:克霉唑(clotrimazole)、咪康唑(miconazole)、氟康唑(fluconazole)、酮康唑(ketoconazole)、伊曲康唑(itraconazole)、艾沙康唑(isavuconazole)、伏立康唑(voriconazole)、泊沙康唑(posaconazole)。丙烯胺类:特比萘芬(terbinafine)。吗啉类:阿莫罗芬(amorolfine)。

2. 影响真菌细胞壁的药物 棘白菌素类:卡泊芬净(caspofungin)、米卡芬净(micafungin)。

3. 其他抗真菌药 氟胞嘧啶(flucytosine):抑制 DNA 和 RNA 聚合酶。灰黄霉素(griseofulvin):影响微管蛋白聚合(图 40-1)。

一、影响真菌细胞膜的药物

多烯类的两性霉素 B、制霉菌素主要通过破坏麦角固醇的结构发挥抗真菌作用,唑类的克霉唑、咪康唑、氟康唑、酮康唑、伊曲康唑、艾沙康唑、伏立康唑、泊沙康唑等药物,丙烯胺类的特比萘芬,以及

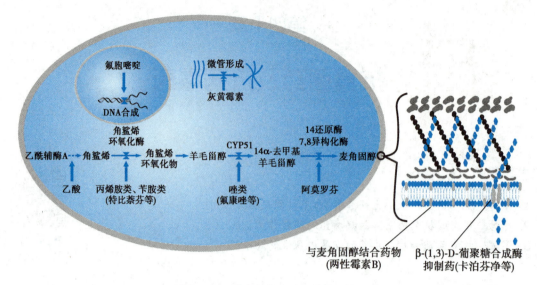

图 40-1　抗真菌药作用机制及分类

吗啉类的阿莫罗芬,则通过在不同环节抑制麦角固醇的生物合成发挥抗真菌作用。

(一) 多烯类

多烯类药物两性霉素 B、制霉菌素是一类从不同链霉菌的代谢产物中分离获得的多烯类抗真菌药,结构类似,作用机制相同(图 40-2)。其中,两性霉素 B 的毒性虽然很大,但由于其高效的抗真菌活性,当发生严重的系统性真菌感染时,两性霉素 B 还是最佳选择。

两性霉素B
amphotericin B

制霉菌素 A₁
nystatinA₁

图 40-2　两性霉素 B 和制霉菌素的化学结构图

两性霉素 B amphotericin B

该药是结节链霉菌产生的七烯类化合物,无臭无味,有引湿性,在日光下易破坏失效。

【药动学】　口服及肌内注射均难吸收。一次静脉滴注,有效浓度可维持 24 小时以上,蛋白结合率大于 95%,不易透过血脑屏障,鞘内注射可提高脑脊液局部浓度。血浆 $t_{1/2}$ 约 24 小时,消除缓慢,主要在肝脏代谢,代谢产物中约 5% 的原型药缓慢经尿排出,停药 2 个月尿中仍可检出微量药物。

【抗菌作用及机制】　两性霉素 B 含有一条多烯疏水侧链和一条多羟基的亲水侧链,其多烯侧链能和真菌细胞膜上的麦角固醇相互作用,形成固醇-多烯复合物。一般认为,该复合物在细胞膜上形成许多亲水性的微孔,使细胞膜的通透性增加,细胞内小分子物质和电解质外漏,而发挥杀真菌作用。但最新的研究发现,两性霉素 B 可吸附麦角固醇,在细胞膜外侧形成多聚物,使脂质双层中的麦角固醇含量减少而发挥杀菌活性。细菌的细胞膜不含固醇,故对细菌无作用。另有研究表明,两性霉素 B 还可通过氧化损伤发挥抗真菌作用。

【临床应用】　系广谱抗真菌药,对多种深部真菌如假丝酵母属、新生隐球菌、粗球孢子菌、荚膜组织胞浆菌、皮炎芽生菌、申克孢子丝菌、曲霉、毛霉菌具有良好的抗菌作用,高浓度有杀菌作用,部分曲菌属对该药耐药。首选用于治疗由上述真菌引起的内脏或全身感染,如真菌性肺炎、脑膜炎、心内膜炎及尿路感染等,应静脉给药。口服给药仅用于胃肠道真菌性感染。也可局部外用治疗眼科、皮肤科和妇科的真菌性感染。

【不良反应】　静脉滴注不良反应较多,主要为发热、寒战,有时出现呼吸困难、血压下降,滴注速度过快甚至可诱发心室颤动或心脏停搏等。长时间用药,约 80% 以上患者可出现不同程度的肾功能损害,如蛋白尿、管型尿、血尿、血尿素氮或肌酐值升高等。此外,还常见贫血、头痛、恶心、呕吐、全身不适、体重下降、注射局部静脉炎、电解质紊乱等。偶见血小板减少或轻度白细胞减少以及过敏性休克。使用时,应注意心电图、肝肾功能及血象变化。

为减轻两性霉素 B 的不良反应,已研制出两性霉素 B 脂质体用于临床。由于脂质体制剂多分布于肺、肝和脾脏等网状内皮组织,减少了药物在肾脏的分布,可减轻其肾毒性。目前有四种两性霉素 B 制剂用于临床,包括:传统的两性霉素 B(conventional amphotericin B,C-AMB)、两性霉素 B 脂质体(liposomal amphotericin B,L-AMB)、两性霉素 B 脂质复合体(amphotericin B lipid complex,ABLC)、两性霉素 B 胶体分散体(amphotericin B colloidal dispersion,ABCD)。其药动学特性见表 40-1。

表 40-1　人体多次给予两性霉素 B 制剂后的药动学参数

制剂	给药剂量/(mg/kg)	C_{max}/(μg/ml)	AUC_{1-24h}/(μg·h/ml)	V/(L/kg)	Cl/[ml/(h·kg)]
L-AMB	5	47.8~118.2	244~866	0.03~0.19	5~17
ABCD	5	3.1	43	4.3	117
ABLC	5	0.9~2.5	7~21	123.3~138.7	237.5~614.5
C-AMB	0.6	0.9~1.3	12.1~2.1	2.2~7.8	23~53

制霉菌素 nystatin

该药化学结构和抗菌作用机制与两性霉素 B 基本相同。但其毒性更大,仅供局部应用治疗皮肤、口腔、膀胱和阴道的假丝酵母感染。伊曲康唑联合制霉菌素局部用药对复发性阴道菌效果显著,抗真菌效果强,复发率低。由于本药口服不易吸收,亦可采用间断短程口服疗法,防治易感患者的肠道假丝酵母病。较大剂量口服可致恶心、呕吐、腹泻。局部用药刺激性不大。

（二）唑类

唑类药物是一类化学合成的小分子化合物,根据其五元母环上的氮原子数目,又分为咪唑类药物和三唑类药物(图 40-3)。咪唑类药物包括联苯苄唑、克霉唑、咪康唑、酮康唑,三唑类药物包括氟康唑、伊曲康唑、伏立康唑、艾沙康唑等,是一类抑菌药,部分药物在高浓度时也有杀菌作用。

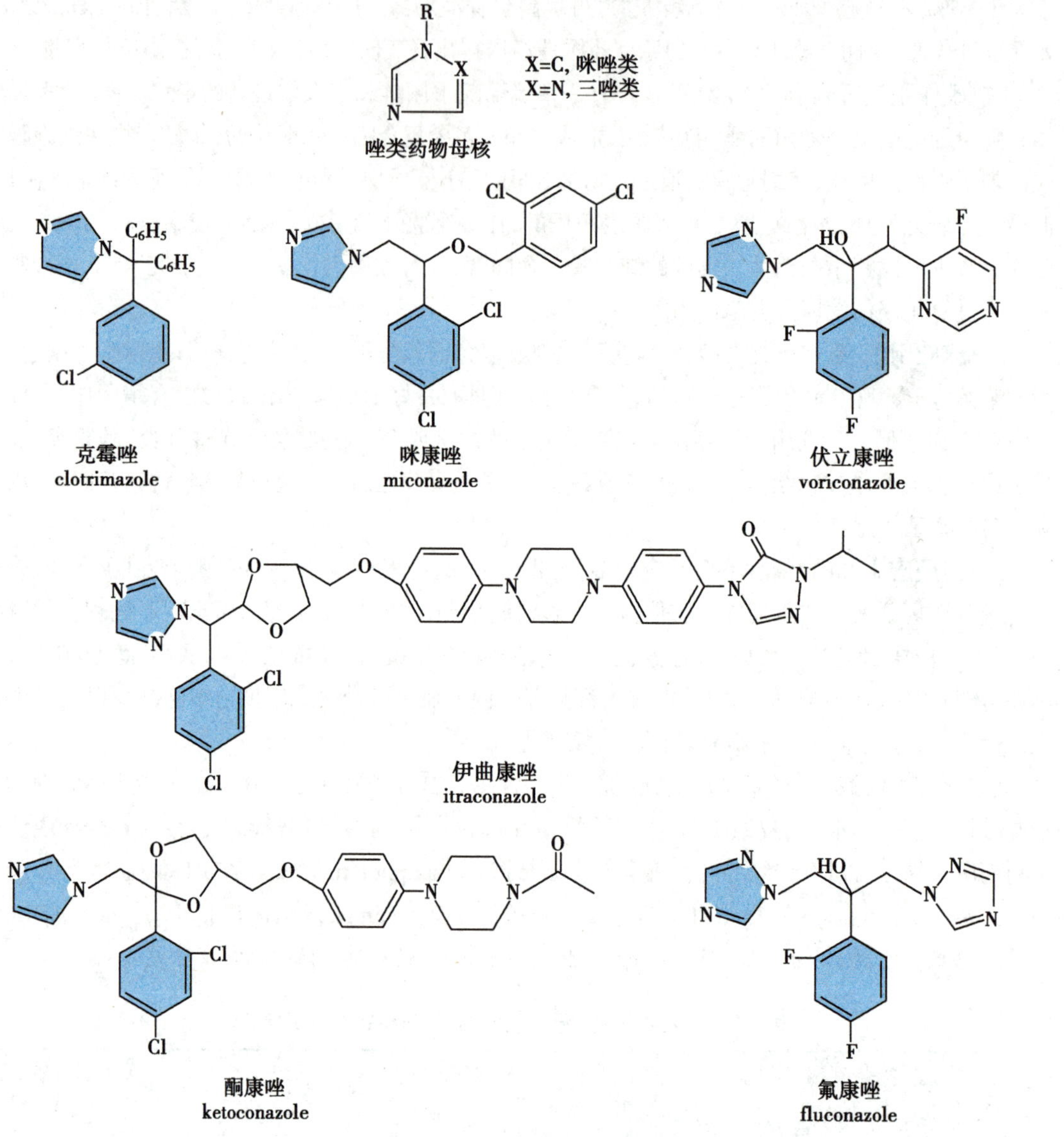

图40-3   唑类药物的化学结构图

唑类药物是目前临床上应用最广泛的一类抗真菌药,主要通过抑制真菌羊毛固醇 14α- 去甲基化酶(CYP51 酶),阻断麦角固醇生物合成,而羊毛固醇或其他 14α- 甲基化的固醇大量蓄积,使真菌膜通透性和膜上许多酶活性改变,从而抑制真菌生长。该类药物也可作用于人体 CYP450 酶,因此,普遍存在一定的肝肾毒性。

1. 三唑类（triazole）

氟康唑 fluconazole

该药是目前在临床应用最广的抗真菌药,其口服吸收完全,生物利用度不受食物及胃液酸度的影响。90% 以原型由肾脏排出,$t_{1/2}$ 约 25 小时。氟康唑在阴道组织、唾液、皮肤和甲板可达杀菌浓度,脑脊液中药物浓度为血浆的 50%~90%。氟康唑为广谱抗真菌药,临床用于治疗假丝酵母病(食管、口腔、阴道）。对多数真菌（隐球菌、粗球孢子菌和假丝酵母等）性脑膜炎可作为首选药物。氟康唑对荚膜组织胞浆菌病、皮炎芽生菌病、申克孢子丝菌病和癣病也有效，但疗效低于伊曲康唑。同其他咪唑类和三唑类药物一样，对曲霉病和毛霉病无效。在三唑类药物中，本药的不良反应最少，耐受性较好。可见恶心、呕吐等轻度消化系统反应；少数患者出现头痛、腹痛和皮疹；偶见表皮脱落性皮损、脱发和肝炎。

伊曲康唑 itraconazole

该药作用强于氟康唑和酮康唑，副作用较酮康唑小，抗菌谱比氟康唑广。口服吸收迅速，生物利用度和血药浓度的个体差异较大。伊曲康唑血浆蛋白结合率大于 90%。组织中药物结合率高，皮肤中的药物浓度高于血浆 4 倍，停药后药物在甲板的有效治疗浓度仍可持续数月。脑脊液中几乎检测不出原型药及代谢产物。伊曲康唑主要在肝脏代谢，羟化代谢产物仍具生物活性，且血中羟化代谢产物的浓度较母体药物高约 2 倍，$t_{1/2}$ 约 36 小时。临床用于非脑膜炎性组织胞浆菌病；也可用于口咽部、食管或阴道假丝酵母感染以及不能耐受碘类的皮肤孢子丝菌病患者；还可局部或口服用于治疗甲癣、灰黄霉素耐药癣病以及广泛的杂色曲菌癣病。每天服用 200mg 时，耐受性较好。不良反应少，可见胃肠道反应、低钾血症和皮肤过敏等。偶见肝毒性。大多数不良反应可通过减少剂量而缓解。

艾沙康唑 isavuconazole

该药抗菌谱广，对霉菌、酵母菌、双向真菌及一些罕见真菌等均有抗菌活性；艾沙康唑 $t_{1/2}$ 较长（静脉注射为 76~104 小时，口服为 56~77 小时）。其口服生物利用度高达 98%，蛋白结合率高，组织分布广，在除大肠黏膜、尿液以外的各器官、组织或体液中可达到药物稳态水平，且无药物蓄积。对特殊部位，如中枢神经系统的感染临床治疗有效；艾沙康唑经 CYP3A4/5 代谢，肾脏排泄率小于1%，对肝肾功能影响小。其血药浓度稳定，安全性和耐受性好，长期使用药物相关不良反应少，被用作高危人群的预防用药。艾沙康唑的不良反应发生率显著低于伏立康唑，其最常见的不良反应包括恶心、呕吐、腹泻等消化道症状和肝功能损害，通常无须停药。艾沙康唑在治疗侵袭性曲霉病方面与伏立康唑疗效相当，在治疗毛霉病方面与两性霉素 B 疗效相当，但在治疗侵袭性念珠菌病方面不如卡泊芬净。

伏立康唑 voriconazole

该药为水溶性药物，口服吸收好，2 小时即能达到血药峰浓度，在组织内分布广泛，甚至可通过血脑屏障分布到中枢神经系统。平均 $t_{1/2}$ 为 6 小时，生物利用度达 90%，血浆蛋白结合率约为 50%。伏立康唑是氟康唑衍生物，具有抗菌谱广、抗菌效力强的特点，尤其对于侵袭性曲霉浸润感染疗效好，是严重曲霉感染的一线治疗药物。临床用于侵袭性曲霉病、足放线病菌属及镰刀菌属感染的治疗。伏立康唑在人体内主要在肝中经 CYP450 酶代谢，以 CYP2C19 为主，不同 CYP2C19 基因型对伏立康唑的有效性和安全性可能有不同影响。该药耐受性好，不良反应较独特，最常见的是可逆性视觉干扰（光幻觉）。视觉障碍包括间歇性色弱、视觉阻断、出现光点及波形、恐光症。视觉障碍的发生与 CYP2C19 基因多态性相关。

2. 咪唑类（imidazole）

酮康唑 ketoconazole

该药是第一个口服用于治疗真菌感染疾病的唑类药物，属广谱抗真菌药，抗菌谱与氟康唑类似，其体外抗真菌作用优于氟康唑，但其体内抗真菌作用不及氟康唑。酮康唑有严重的肝毒性，也因抑制皮质激素和睾酮的合成,产生男性乳房发育,因此目前已不再口服用药,仅局部用于敏感菌引起的皮肤、毛发、指(趾)甲感染和阴道假丝酵母病。

克霉唑 clotrimazole

该药口服吸收差,口服用药时不良反应多且严重,目前仅供局部应用。临床用于表浅部真菌病、皮肤黏膜或阴道假丝酵母感染。口含片仅用于口腔假丝酵母病。

咪康唑 miconazole

该药又名双氯苯咪唑,口服吸收差,静脉给药不良反应多,故主要作为外用抗真菌药治疗皮肤癣菌或假丝酵母引起的皮肤黏膜感染。制成乳剂、喷雾剂、粉剂或洗剂供局部应用,药物易进入皮肤角质层,作用可持续 4 日以上,吸收率低于 1%,疗效优于克霉唑或制霉菌素。

(三) 丙烯胺类和苄胺类

丙烯胺类的萘替芬和特比萘芬,以及苄胺类的布替萘芬均为角鲨烯环氧化酶抑制药,可致真菌麦角固醇合成不足及角鲨烯累积(图 40-4)。角鲨烯对真菌细胞有直接的毒性作用,因此表现出强大的杀真菌活性。

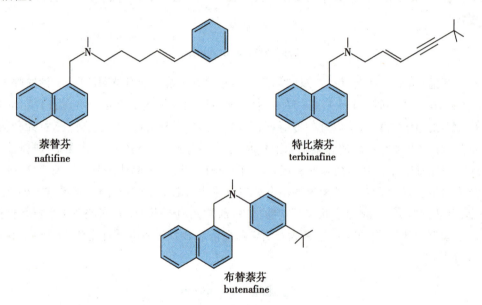

萘替芬
naftifine

特比萘芬
terbinafine

布替萘芬
butenafine

图 40-4　丙烯胺类和苄胺类药物的化学结构图

特比萘芬 terbinafine

【药动学】　口服吸收良好,生物利用度 70% 以上,口服后 2 小时内血药浓度达高峰。特比萘芬体内分布广泛,在皮肤角质层、甲板和毛发等处聚集并达到较高浓度。连续用药时,皮肤中药物浓度可达血药浓度 1.75 倍;停药后,药物在甲板的高浓度状态仍可维持数月。特比萘芬主要在肝脏代谢,代谢产物无抗菌活性,主要由肾脏排泄,血浆 $t_{1/2}$ 为 16~17 小时。

【抗菌作用与临床应用】　特比萘芬是当前临床治疗皮肤浅表真菌感染的主流药物,尤其是皮肤癣菌感染的一线治疗药物。口服或外用可治愈大部分癣病。口服治疗体癣、股癣和手足癣用药 1 周;皮肤假丝酵母病用药 1~2 周;指甲癣用药 4~6 周;趾甲癣用药 12 周。也可外用治疗体癣、股癣和花斑癣,且停药后具有抗菌后效应。

【不良反应】　不良反应少且轻微,主要为消化道反应。偶见暂时性肝损伤、皮肤过敏反应。

布替萘芬 butenafine

该药是对特比萘芬进行结构修饰获得的新型苄胺类广谱抗真菌药,能够抑制真菌细胞膜麦角固醇合成步骤中所必需的角鲨烯环氧化酶,导致麦角固醇缺乏而细胞内角鲨烯聚集,具有杀菌和抑菌的双重作用。对皮肤真菌、曲霉的抗菌活性较克霉唑强,对假丝酵母的抗菌活性较克霉唑和联苯苄唑弱。对足癣、股癣、体癣均有效。还可通过阻断皮肤炎症反应发挥止痒效果。该药仅供外用,不能口服,其耐受性好,是一种理想的外用抗真菌药。用手涂抹该药于患处后,须将手洗净,避免该药接触眼、鼻、口和其他黏膜。用本品治疗过程中,即使症状已缓解,也应按照医生要求坚持用药至疗程结束。少数患者有接触性皮炎、红斑、刺激、干燥、瘙痒、烧灼感及症状加重等不良反应。

萘替芬 naftifine

该药对石膏样毛癣菌、小孢子菌属和絮状表皮癣菌的活性稍优于酮康唑或伊曲康唑,但对酵母活性较差。局部用于敏感菌所引起的皮肤真菌病。不良反应罕见,少数患者有局部刺激,如红斑、烧灼及干燥、瘙痒等感觉,个别患者可发生接触性皮炎。

(四)吗啉类

阿莫罗芬 amorolfine

该药属吗啉类抗真菌药,通过选择性抑制固醇 14 位还原酶和 7~8 位异构酶,阻断由 14- 去甲基羊毛固醇合成麦角固醇的反应过程,造成麦角固醇减少,次麦角固醇蓄积,导致胞膜结构和功能受损,从而发挥杀真菌活性。阿莫罗芬为广谱抗真菌药,对假丝酵母、红色毛癣菌、指(趾)间毛癣菌、石膏样毛癣菌、表皮癣菌、小孢子菌、帚状枝(又称帚霉)、链格孢菌、分枝孢子菌有较强作用,对曲霉、镰孢菌、毛霉作用较弱。全身给药无活性,只限于局部应用治疗甲癣和真菌性皮肤感染。治疗甲癣时,局部用药每周 1~2 次;成人指甲癣应连续用药 6 个月;成人趾甲癣应连续用药 9~12 个月。治疗其他表浅部真菌感染时,每日局部用药 1 次,连续 1~2 个月。不良反应发生率低,约 1% 为局部轻微的烧灼感。

二、影响真菌细胞壁的药物

真菌细胞壁的主要组分为 β- 葡聚糖、几丁质和甘露聚糖蛋白,通过抑制或干扰这些成分的合成便能有效抑制和杀灭真菌。由于哺乳动物没有细胞壁,这类药物可选择性作用于真菌,理论上对人几乎没有毒性。β-(1,3)-D- 葡聚糖合成酶催化转运尿苷二磷酸葡萄糖(UDP-glucose)生成 β-(1,3)-D- 葡聚糖,抑制该酶可使真菌细胞壁结构异常,导致细胞破裂,内容物渗漏而死亡。目前发现具有抑制 β-(1,3)-D- 葡聚糖合成酶的药物主要是棘白菌素类,包括卡泊芬净和米卡芬净。

卡泊芬净 caspofungin

该药是由洛索雅砾孢 (*Glarea lozoyensis*) 的发酵产物经结构改造得到的半合成肽类化合物。

【药动学】　单剂量卡泊芬净静脉输注 1 小时后,其血药浓度下降呈多相性,$t_{1/2}$ 为 9~10 小时。卡泊芬净的蛋白结合率大约为 97%,在注射后的 30 小时只有少量的卡泊芬净被代谢或生物转化,通过水解和 *N*- 乙酰化作用被缓慢代谢,少量以原型从尿中排出。卡泊芬净主要在肝脏内代谢为非活性产物。

【抗菌作用与临床应用】　卡泊芬净通过非竞争抑制真菌 β-(1,3)-D- 葡聚糖合成酶,干扰真菌细胞壁 β-(1,3)-D- 葡聚糖合成,导致真菌细胞壁渗透性改变,细胞溶解死亡。该药对曲霉和假丝酵母均表现出较强活性,适用于治疗假丝酵母菌血症和其他假丝酵母感染,如腹内脓肿、腹膜炎、胸膜腔感染等;食管假丝酵母病;口咽假丝酵母病。也用于感染侵袭性曲霉且对既往治疗无效或不能耐受的患者,以及粒细胞减少发热患者的经验治疗。

【不良反应与注意事项】　卡泊芬净最主要的不良反应依次为:畏寒、发热、静脉炎、腹泻、恶心、呕吐、头痛,该药还可能出现组胺反应,如出疹、面部水肿、潮红、支气管收缩、气急。当本品与环孢素同时使用时,本品的 AUC 会增加,患者的 GPT 和 GOT 升高。

三、其他抗真菌药

氟胞嘧啶 flucytosine

该药又名 5- 氟胞嘧啶,是人工合成的抗深部真菌药。

【药动学】　口服吸收迅速完全,口服后 1~2 小时血药浓度达峰值,可透过血脑屏障。约 90% 以原型药由肾脏排泄,肾功能正常者 $t_{1/2}$ 为 3~5 小时,肾衰竭者 $t_{1/2}$ 明显延长。

【作用机制】　药物通过真菌细胞的渗透系统进入细胞内,在胞嘧啶脱氨酶作用下脱氨基形成 5- 氟尿嘧啶,再经酶催化,生成 5- 氟脱氧尿苷酸,作为一种有效的胸苷酸合成酶抑制药,阻碍真菌 DNA 合成。同时,5- 氟尿嘧啶还能掺入真菌的 RNA,从而影响蛋白质合成。由于哺乳动物细胞内缺乏胞嘧啶脱氨酶,不能将氟胞嘧啶转化成 5- 氟尿嘧啶,因此氟胞嘧啶只对真菌有选择性作用。

【抗菌作用与临床应用】　抗菌谱窄,主要对新生隐球菌、假丝酵母、着色真菌具有抗菌活性。氟胞嘧啶主要与两性霉素 B 合用,治疗隐球菌、假丝酵母引起的脑膜炎。还可用于假丝酵母引起的泌尿道感染。单独用药时易使真菌产生耐药性。

【不良反应】　主要不良反应为骨髓抑制,导致白细胞和血小板减少;其他还有皮疹、恶心、呕吐和腹泻等。约 5% 的患者出现肝功能异常,但停药后即恢复。

第二节　抗 病 毒 药

抗病毒药(antiviral drug)在体外可抑制病毒复制酶,在感染细胞或动物体可抑制病毒复制或繁殖并在临床上治疗病毒病有效的药物。病毒(virus)是体积最小、结构最简单的非细胞型病原微生物,主要由核酸核心(core)和蛋白质外壳(capsid,衣壳)构成核衣壳,包膜病毒的核衣壳由包膜(envelope)包裹。病毒核心仅含一种单股或双股的核酸,即 DNA 或 RNA,含 DNA 的病毒称 DNA 病毒,含 RNA 的病毒称 RNA 病毒。病毒的衣壳和包膜具有保护核心的作用,并具有介导病毒识别吸附易感细胞的作用,同时也具有抗原性,能刺激机体产生特异性抗体与之结合,使病毒失去感染性。病毒缺乏完整的酶系统,无独立的代谢活力,必须利用易感细胞提供酶系统、能量及营养物质才能进行复制繁殖。因此,病毒只能在活的、敏感细胞内以复制方式增殖(图 40-5)。

病毒的复制包括以下步骤:①病毒识别并吸附到宿主细胞的表面;②通过宿主细胞膜穿入易感细胞;③脱壳;④合成早期的调控蛋白及核酸聚合酶;⑤病毒基因组(DNA 或 RNA)复制;⑥合成后期的结构蛋白;⑦子代病毒的组装;⑧易感细胞释放子代病毒。上述步骤为一个复制周期。抗病毒药可以靶向病毒复制的任何一个步骤,发挥抗病毒作用。

20 世纪 50 年代早期,在抗肿瘤药物研究过程中,发现有些药物可以抑制病毒 DNA 的合成,从而开辟了现代抗病毒药研究的历史。第一代的两个抗病毒药碘苷和三氟胸苷由于选择性差,对病毒和宿主细胞的 DNA 都有抑制作用,存在骨髓抑制等严重毒性,因此已禁止全身使用,但至今仍局部用于治疗疱疹病毒感染。随着生物医学的发展及对病毒复制过程及机制的了解,病毒复制过程中的一些关键步骤成为抗病毒药的潜在靶点,为抗病毒药研究开辟了新的领域。20 世纪 70 年代末,第一个选

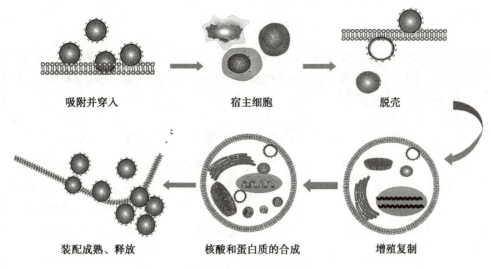

吸附并穿入　　　　　　　宿主细胞　　　　　　　脱壳

装配成熟、释放　　　　核酸和蛋白质的合成　　　增殖复制

图40-5　病毒繁殖过程

择性干扰病毒 DNA 合成的抗病毒药阿昔洛韦的问世是抗病毒治疗的一大发展,20世纪90年代,艾滋病在全球范围的广泛传播,促进了反转录病毒人类免疫缺陷病毒(human immunodeficiency virus,HIV)的生物学研究和抗艾滋病药齐多夫定的研制,极大推动了抗病毒药的发展。目前的抗病毒药已可用于治疗疱疹病毒(herpesvirus)、乙型肝炎病毒(hepatitis B virus,HBV)、丙型肝炎病毒(hepatitis C virus,HCV)、乳头状瘤病毒(papillomavirus)、流感病毒(influenza)和 HIV 等引起的感染。但是,目前的抗病毒药都只对病毒的复制繁殖有抑制作用,而对潜伏的病毒没有活性,另外,由于病毒极易变异,耐药性问题十分普遍,因此抗病毒药研究还任重而道远。

抗病毒感染的途径很多,如直接抑制或杀灭病毒、干扰病毒吸附、阻止病毒穿入细胞、抑制病毒生物合成、抑制病毒释放或增强宿主抗病毒能力等。常用抗病毒药有抗流感病毒药、抗人类免疫缺陷病毒药、抗疱疹病毒药和抗肝炎病毒药。

一、抗流感病毒药

(一)神经氨酸酶抑制药

神经氨酸酶(neuraminidase,NA)是存在于病毒细胞膜上的一种四聚体蛋白质,在流感病毒的复制和传播中发挥着极其重要的作用。在新病毒颗粒脱离宿主细胞的过程中,被释放的病毒颗粒通过唾液酸黏附在宿主细胞上,NA 可以将唾液酸受体水解,切断病毒颗粒与宿主细胞之间的联系,促进子代病毒的释放而形成新的感染。NA 抑制药可阻断上述过程。

奥司他韦 oseltamivir

奥司他韦,作为 GS-4071 的前药,是第一个上市的口服 NA 抑制药,奥司他韦在体内转化为奥司他韦羧酸盐后发挥抗病毒活性,原型药和代谢产物均不被肝 CYP450 酶代谢,代谢产物主要通过肾脏排泄。口服给药后在胃肠道迅速吸收,经肝脏或肠壁酯酶迅速转化为活性代谢产物奥司他韦羧酸,3~4 小时达到峰浓度,成人 $t_{1/2}$ 约为 7.7 小时。奥司他韦具有较高的口服生物利用度,至少 75% 经首关效应转变为奥司他韦羧酸,小于 5% 在尿液中以奥司他韦羧酸的形式被重吸收。

奥司他韦是临床使用最多的一类抗病毒药,对甲型流感病毒(如 H_1N_1、H_3N_2)和乙型流感病毒均显示很强的抗流感病毒活性。由于丙型流感病毒缺少神经氨酸酶,所以奥司他韦只对甲型和乙型流感病毒感染有效,而对丙型流感病毒无效。随着药物的广泛使用,耐药株的出现也局限了奥司他韦的使用。不良反应主要为恶心、呕吐;偶发短暂的神经精神事件,如自我伤害或精神错乱。

扎那米韦 zanamivir

作用机制和临床应用与奥司他韦相同,可以抑制甲型或乙型流感病毒的复制,包括对金刚烷胺和金刚乙胺耐药的病毒株,以及严重耐奥司他韦的变种。不良反应包括咳嗽、哮喘、肺功能下降,另有头痛、腹泻、恶心、呕吐、头晕等。

帕拉米韦 peramivir

帕拉米韦口服吸收迅速,用药后 2~4 小时可达最大血浆浓度。帕拉米韦以原型药从肾脏缓慢排泄,$t_{1/2}$ 为 7.7~20.8 小时。帕拉米韦可作为奥司他韦和扎那米韦的替代选择,用于治疗甲型和乙型流感,并为流感重症患者、无法接受吸入或口服神经氨酸酶抑制药的患者和对其他神经氨酸酶抑制药疗效不佳或产生耐药的患者提供了新的治疗选择。不良反应主要为支气管炎、咳嗽等;还有中枢神经系统不良反应如眩晕、头痛、失眠、疲劳等。

(二) 血凝素抑制药

阿比多尔 arbidol

属血凝素酶抑制药。血凝素酶是流感病毒表面的一种蛋白酶,流感病毒通过其与人体细胞上的唾液酸受体结合,随后经内吞作用进入细胞内。阿比多尔可抑制血凝素酶,阻止流感病毒感染人体细胞;还可诱导干扰素生成,发挥广谱抗病毒作用,可用于成人甲型、乙型流感的治疗。阿比多尔主要不良反应包括恶心、腹泻、头晕、血清转氨酶升高等。但我国临床应用数据有限,需密切观察疗效和不良反应。

(三) M_2 离子通道阻滞药

金刚乙胺 rimantadine 和金刚烷胺 amantadine

金刚乙胺是金刚烷胺的 α- 甲基衍生物,均可特异性抑制甲型流感病毒,大剂量也抑制乙型流感病毒、风疹病毒和其他病毒。金刚烷胺和金刚乙胺能选择性作用于包膜蛋白 M_2 离子通道,抑制病毒在宿主细胞内的脱壳,从而抑制病毒的复制过程。它们特异性抑制甲型流感病毒,而对乙型流感病毒及其他病毒无效。金刚乙胺的体外抗病毒活性比金刚烷胺高 4~10 倍,金刚烷胺口服吸收良好,血浆蛋白结合率为 67%,唾液等分泌物中可达较高浓度,血浆 $t_{1/2}$ 为 12~18 小时,几乎全部以原型经肾排出。金刚乙胺的蛋白结合率为 40%,血浆 $t_{1/2}$ 为 24~36 小时,大部分经肝脏代谢后从肾脏排出。临床主要用于甲型流感的预防,在流行期用药可使发病率减少 50%~90%。对甲型流感初发者,48 小时内用药可缩短病程。不良反应有厌食、恶心、头痛、眩晕、失眠、共济失调等。尚可用于治疗帕金森病。

(四) 广谱抗病毒药

利巴韦林 ribavirin

又名病毒唑,属人工合成的核苷类药物,化学结构与鸟苷相似。利巴韦林的抗病毒作用机制尚未完全阐明,其在宿主细胞内磷酸化后,可能通过多种途径发挥作用,如干扰病毒的鸟苷三磷酸合成,抑制病毒 mRNA 合成以及抑制某些病毒的依赖 RNA 的 RNA 聚合酶(RNA dependent RNA polymerase)。

【药理作用】　利巴韦林具有广谱抗病毒活性,对甲型或乙型流感病毒、副流感病毒、呼吸道合胞病毒(respiratory syncytial virus, RSV)、副黏病毒、HCV 和 HIV-1 等 RNA 和 DNA 病毒均有抑制作用。本品并不改变病毒吸附、侵入和脱壳,也不诱导干扰素的产生。

【临床应用】 用于呼吸道合胞病毒引起的病毒性肺炎与支气管炎。

对代偿性丙型病毒性肝炎患者,应口服利巴韦林并联合应用干扰素,单独使用利巴韦林无效。对流行性出血热或麻疹并发肺炎的患者应采用静脉给药。

【不良反应】 口服或静脉给药时部分患者可能出现腹泻、头痛,长期用药可致白细胞减少及可逆性贫血,孕妇禁用。

二、抗人类免疫缺陷病毒药

获得性免疫缺陷综合征(acquired immunodeficiency syndrome,AIDS)是由 HIV 感染引起的一种严重的疾病(又称艾滋病)。当 HIV 侵入人体后利用细胞表面的 CD 分子及某些趋化因子受体侵犯宿主细胞,造成机体免疫功能破坏,进而引起严重的机会性感染及肿瘤。目前,临床所使用的药物主要针对病毒的逆转录酶(reverse transcriptase,RT)和蛋白酶两种酶发挥作用,但抗 HIV 药不能清除 HIV,合用可降低病毒的复制,提高机体的免疫状况,延长患者的生命。当前抗 HIV 药主要包括核苷类逆转录酶抑制药(nucleoside reverse transcriptase inhibitor,NRTI)、非核苷类逆转录酶抑制药(non-nucleoside reverse transcriptase inhibitor,NNRTI)和蛋白酶抑制药(protease inhibitor,PI)以及阻止 HIV 与受体结合或阻止其与细胞膜融合的 HIV 进入抑制药(图 40-6)。

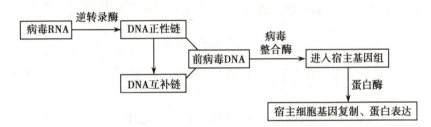

图 40-6 宿主细胞基因复制、蛋白表达

(一)核苷类逆转录酶抑制药

NRTI 是临床用于治疗 HIV 阳性患者的第一类药物,包括嘧啶衍生物如齐多夫定(zidovudine)、拉米夫定(lamivudine)等和嘌呤衍生物如阿巴卡韦(abacavir),均为天然核苷类的人工合成品(图 40-7)。NRTI 具有相同的作用机制。NRTI 首先需被宿主细胞胸苷酸激酶磷酸化成其活性三磷酸代谢产物,与相应的内源性核苷三磷酸盐竞争逆转录酶,并被插入病毒 DNA,进而导致 DNA 链合成终止。也可抑制宿主细胞及病毒的 DNA 聚合酶。HIV-1 病毒可逐步获得耐药性,仅用单一药物进行长期治疗时更易发生,主要与逆转

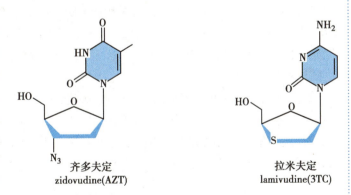

图 40-7 齐多夫定和拉米夫定的化学结构

录酶的编码基因突变有关。目前,推荐联合用药疗法治疗艾滋病,一般选用至少 3 个抗 HIV 药,如齐多夫定和拉米夫定与阿巴卡韦合用,或齐多夫定和拉米夫定与蛋白酶抑制药合用。这种疗法可显著提高疗效,延缓 HIV 耐药性产生,并减轻药物的毒性反应。

齐多夫定 zidovudine

齐多夫定为脱氧胸苷衍生物,是第一个上市的抗 HIV 药,也是治疗 AIDS 的首选药物。

【药动学】　齐多夫定可口服或静脉注射。口服吸收迅速,生物利用度为 52%~75%,血浆蛋白结合率约为 35%,可分布到大多数组织和体液,在脑脊液可达血清浓度的 60%~65%,血浆 $t_{1/2}$ 约 1 小时。齐多夫定经宿主细胞内胸苷激酶和胸苷酸激酶的磷酸化作用,形成活化型齐多夫定三磷酸,后者在宿主细胞内的 $t_{1/2}$ 可长达 3 小时。大部分药物在肝脏与葡糖醛酸结合而失活,仅 20% 的药物以原型经肾排出。

【药理作用与临床应用】　哺乳类动物细胞的 DNA 聚合酶对本药的敏感性低,但是宿主细胞线粒体的 DNA 聚合酶对齐多夫定十分敏感,这可能是药物不良反应产生的原因。齐多夫定对 HIV 感染有效,既有抗 HIV-1 的活性,也有抗 HIV-2 的活性。可降低 HIV 感染患者的发病率,并延长其存活期;可显著减少 HIV 从感染孕妇到胎儿的子宫转移发生率,为防止这种转移,需从怀孕第 14 周给药直到第 34 周;除了抑制人和动物的逆转录病毒外,齐多夫定也能治疗 HIV 诱发的痴呆和血栓性血小板减少症。常与拉米夫定或去羟肌苷合用,但不能与司他夫定合用,因为两者互相拮抗。治疗无效者可改用去羟肌苷。

【不良反应】　常见头痛、恶心、呕吐和肌痛等;部分患者(25%)出现骨髓抑制如白细胞减少、血小板减少和贫血等。不能与对乙酰氨基酚、阿司匹林、西咪替丁、保泰松、吗啡、磺胺药、阿昔洛韦、丙磺舒联合应用,与解热镇痛抗炎药、吗啡、干扰素和某些抗菌药物合用时应注意药物的相互作用。剂量过大可出现焦虑、精神错乱和震颤。肝功能不全患者服用后更易发生毒性反应。

拉米夫定 lamivudine

拉米夫定是在我国和全球被批准治疗慢性乙型病毒性肝炎的第一个口服药,能有效治疗 HBV 感染,也被用于 HIV 感染的治疗。

【药动学】　拉米夫定口服后吸收迅速,生物利用度为 80%,血浆 $t_{1/2}$ 平均为 9 小时,70% 以原型从尿中排出。约有 5% 被代谢为无活性的反式亚砜代谢产物。甲氧苄啶能降低拉米夫定的肾脏清除。其三磷酸代谢产物在感染 HBV 细胞内的 $t_{1/2}$ 平均为 17~19 小时,而在 HIV 感染细胞中的 $t_{1/2}$ 平均为 10.5~15.5 小时,因此不必频繁给药。

【药理作用与临床应用】　拉米夫定是胞嘧啶核苷的类似物。由于其被宿主细胞活化为三磷酸代谢产物后,可选择性抑制 HIV 的逆转录酶和 HBV 的 DNA 聚合酶,因此对 HIV 和 HBV 均具有抗病毒活性,对齐多夫定耐药的 HIV 也有活性。对人的不同亚型 DNA 聚合酶有不同的亲和力,其细胞毒性低于齐多夫定。单用拉米夫定治疗 HIV 感染易产生抗药性,且与齐多夫定、去羟肌苷等交叉耐药。主要与齐多夫定合用。

【不良反应】　常见的不良反应为贫血、头痛、恶心、腹痛和腹泻,少见中性粒细胞减少,HBV 和 HIV 混合感染患者发生胰腺炎的风险增加。

本类药物中,临床常用的抗 HIV 药还包括替比夫定(telbivudine)、阿巴卡韦(abacavir)、扎西他滨(zalcitabine)、去羟肌苷(didanosine)等。

恩曲他滨 emtricitabine

为一种新型的具有抗 HBV 和 HIV 活性的核苷类逆转录酶抑制药,2003 年 7 月由美国 FDA 批准在美国上市。

【药动学】　口服吸收良好,吸收迅速,分布广泛,给药 1~2 小时后血浆药物浓度达峰值,生物利用度为 93%。主要以原型通过肾脏排泄,同时通过肾小球滤过和肾小管主动分泌,$t_{1/2}$ 为 8~10 小时。恩曲他滨可空腹服用或与食物同服,与食物同服时其 AUC 不变,C_{max} 下降。

【药理作用与临床应用】　恩曲他滨对 HIV-1、HIV-2 及 HBV 均有抗病毒活性,主要通过多步磷酸化形成具有活性的三磷酸盐,与天然的磷酸胞嘧啶竞争性渗入病毒 DNA 合成的过程中,最终导致其 DNA 链断裂,从而竞争性抑制 HIV-1 逆转录酶和 HBV-DNA 聚合酶活性。研究显示,恩曲他滨具有对 HIV-1、HIV-2 和 HBV 特异性的抗病毒活性,其抗病毒活性是拉米夫定的 4~10 倍。临床试验结果表明,恩曲他滨用于 HIV 感染患者,有显著的病毒抑制作用,用于乙型病毒性肝炎的治疗,能降低慢性感染患者的 HBV 水平。

【不良反应】　常见头痛、腹泻、恶心、头晕、皮疹和色素沉着。程度从轻到中等严重。约 1% 患者因以上原因终止服药。

替诺福韦 tenofovir

替诺福韦为核苷类逆转录酶抑制药,由于该药几乎不经胃肠道吸收,因此进行酯化、成盐,制成前药替诺福韦酯富马酸盐(tenofovir disoproxil fumarate,TDF)用于临床。该药于 2001 年被美国 FDA 批准用于治疗 HIV 感染。2008 年被美国 FDA 和欧盟批准用于治疗成人慢性乙型病毒性肝炎的治疗。

【药动学】　替诺福韦酯具有水溶性,可被迅速吸收并降解成活性物质替诺福韦,替诺福韦被转变为活性代谢产物替诺福韦二磷酸盐。给药后 1~2 小时内替诺福韦达血药浓度峰值。本品与食物同服时生物利用度可增大约 40%。替诺福韦二磷酸盐的胞内 $t_{1/2}$ 约为 10 小时,适用于一天给药 1 次。本品主要经肾小球滤过和肾小管主动转运系统排泄,70%~80% 以原型经尿液排出。

【药理作用与临床应用】　替诺福韦被细胞激酶磷酸化生成具有药理活性的代谢产物替诺福韦二磷酸,与脱氧腺苷三磷酸竞争,抑制病毒的 DNA 合成。替诺福韦单独使用或与已有的抗逆转录病毒药物联用时,对 HIV 患者均有效,且耐受性良好。在 HIV 和 HBV 重叠感染的患者中,替诺福韦对 HBV 野生株和拉米夫定耐药株均有很强的抑制作用。无论是初治还是曾用过核苷类似物并出现耐药的慢性乙型病毒性肝炎患者,替诺福韦均有明显的治疗效果,并且未发现 HBV 耐药变异,安全性和耐受性良好。

【不良反应】　最常见的不良反应主要是胃肠道反应,发生率为 11%,其他不良反应包括腹泻、乏力、头痛、呕吐、腹胀、腹痛、食欲减退等。可能引起乳酸中毒、与脂肪变性相关的肝大等不良反应,肝功能不全患者用药时更应注意。

阿德福韦酯 adefovir dipivoxil

阿德福韦酯为嘌呤类开环核苷类逆转录酶和 DNA 聚合酶抑制药,最初研究用于抗 HIV 感染没有成功,现主要用于 HBV 感染的治疗。

【药动学】　单剂口服阿德福韦酯的生物利用度约为 59%。血浆蛋白结合率低,约为 5%。阿德福韦二磷酸盐在细胞内 $t_{1/2}$ 长达 5~18 小时。阿德福韦酯主要通过肾小球滤过和肾小管主动分泌的方式经肾脏排泄。

【药理作用与临床应用】　阿德福韦酯在体内代谢成阿德福韦,后者是一种单磷酸腺苷的无环核苷类似物,在细胞激酶的作用下进一步被磷酸化为有活性的代谢产物即阿德福韦二磷酸盐,通过与自然底物脱氧腺苷三磷酸竞争,抑制病毒的逆转录酶和 DNA 聚合酶。

主要用于 HBV 感染的治疗。对单纯性疱疹、巨细胞病毒和 HBV 均有抑制活性。对拉米夫定耐药的乙型病毒性肝炎患者有效。

【不良反应】　主要不良反应为剂量依赖性的肾毒性,包括血肌酐升高和血清磷浓度降低。其他不良反应包括头痛、腹泻、乏力和腹痛等。临床前研究表明,阿德福韦酯具有胚胎毒性和生殖毒性。

(二)非核苷类逆转录酶抑制药

NNRTI 和 NRTI 与病毒逆转录酶的结合位点不同,但两者的结合位点非常接近。与 NRTI 不同,NNRTI 本身具有抗病毒活性,无须在细胞内激活;NNRTI 也不与三磷酸核苷竞争病毒的逆转录酶。NNRTI 直接与病毒逆转录酶的活性中心结合,阻断逆转录酶的活性,并特异性地抑制 HIV-1

的复制。体外实验表明,本类药物之间具有交叉耐药性,这一现象的临床意义仍不清楚。单独使用 NNRTI 治疗艾滋病时,病毒很快产生耐药性,但是本类药物与 NRTI 或蛋白酶抑制药之间无交叉耐药现象。

依非韦伦(efavirenz)和奈韦拉平(nevirapine)均为 NNRTI,与 HIV-1 的逆转录酶直接结合,对 HIV-2 病毒的逆转录酶及真核细胞 DNA 聚合酶无抑制作用。在体外与核苷类药物和蛋白酶抑制药有协同作用,对其他药物耐药的病毒株也具有活性。此类药物因诱导产生耐药株的速度很快,具有交叉耐药性,因此不应单独使用,应与其他抗逆转录病毒药联合使用,治疗病情恶化的艾滋病患者。奈韦拉平还可分别单独用于 HIV 感染的临产孕妇及其新生儿,防止母亲将 HIV 传染给新生儿。口服吸收良好,生物利用度高。大部分在肝脏代谢为无活性的代谢产物,经粪便和尿液排泄。最常见不良反应为皮疹,严重的肝脏毒性罕见。其他不良反应包括发热、恶心、头痛和嗜睡等。

(三) 蛋白酶抑制药

齐多夫定和拉米夫定等 NRTI 是最早批准用于治疗艾滋病的药物,广泛用于临床。但是这些药物并不能根治艾滋病,同时其毒副作用和长期用药导致的耐药性限制了它们的使用。目前,人们逐渐认识到 HIV 的 gag 基因编码的前体蛋白 P55 由 HIV 蛋白酶催化进行水解,这一过程对于产生具有感染能力的成熟 HIV 病毒颗粒至关重要。抑制 HIV 蛋白酶的活性或将该酶的活性降低到极低水平时,被感染的宿主细胞将产生不成熟并且无感染能力的 HIV 病毒颗粒。

HIV 蛋白酶是由两条肽链组成的同质二聚体,每条肽链由 99 个氨基酸组成。大部分蛋白酶抑制药是根据 HIV 的前体蛋白 P55 的结构进行设计的,以较稳定化学键替代原底物结构中的酰胺键,合成底物的类似物。沙奎那韦(saquinavir)、利托那韦(ritonavir)、茚地那韦(indinavir)及奈非那韦(nelfinavir)等新型抗 HIV 药,均是基于这种设计思路而发现的蛋白酶抑制药。这 4 个抗 HIV 药生物利用度较低,有明显的毒副作用,容易产生耐药性,易引发胃肠不适和转氨酶活性升高,且单独使用效果不明显。临床应用时需与其他抗 HIV 药联合使用,即所谓的"鸡尾酒疗法"。由于它们的分子量都比较大,且含有多个手性中心,生产成本高,价格昂贵,目前尚难推广使用。

(四) HIV 进入抑制药

恩夫韦肽 enfuvirtide

恩夫韦肽是由 36 个氨基酸合成的多肽,作为 gp41 的 HR2 域中一段自然存在的氨基酸序列衍生物,可以通过竞争性结合 gp41 的 HR1 域,阻止 HR1 和 HR2 的相互作用及 gp41 的构型改变,进而阻止病毒与宿主细胞融合。gp41 的基因变异可引起耐药,但与其他抗病毒药无交叉耐药。它与其他抗 HIV 药联用时,可减少血液中 HIV 数量,增加 CD4 细胞的数量,保持免疫系统功能正常,对已产生耐药性的 HIV 变种更为有效。对 HIV-2 无作用。主要用于治疗成人及 6 岁以上儿童慢性 HIV-1 感染。

马拉韦罗 maraviroc

马拉韦罗是 CC 趋化因子受体 5(CC chemokine receptor 5,CCR5)特异、可逆、非竞争拮抗药,通过选择性地与 CCR5 结合来阻断 gp120 外膜蛋白与 CCR5 的结合,从而阻止病毒穿入和感染宿主细胞。主要用于 CCR5 阳性 HIV-1 感染,且对其他抗 HIV 药耐药的成年 HIV 感染患者。

三、抗疱疹病毒药

已知引起人类疾病的疱疹病毒主要有 5 种:单纯疱疹病毒 1 型(herpes simplex virus 1,HSV-1)、单纯疱疹病毒 2 型(herpes simplex virus 2,HSV-2)、水痘 - 带状疱疹病毒(varicella-zoster virus,VZV)、巨细胞病毒(cytomegalovirus,CMV)和 EB 病毒(Epstein-Barr virus)(表 40-2)。

表40-2 5种疱疹病毒及其相关疾病

病毒种类	常见的疾病
HSV-1	口唇疱疹、口腔溃疡、疱疹性角膜炎
HSV-2	外生殖器及腰部以下皮肤疱疹、宫颈癌
VZV	水痘、带状疱疹
CMV	经胎盘侵袭胎儿导致新生儿病毒血症、畸胎
EB病毒	病毒传染性单核细胞增多症、鼻咽癌

阿昔洛韦 aciclovir

又名无环鸟苷,属人工合成的鸟嘌呤核苷类似物,能选择性地抑制病毒DNA聚合酶。

【药动学】 阿昔洛韦口服吸收率仅20%,必要时可静脉给药以提高血药浓度。药物血浆蛋白结合率低,易透过生物膜,脑脊液中的药物浓度可达血药浓度的1/2。阿昔洛韦主要经肾脏排泄,在肾功能正常者体内的$t_{1/2}$为2.5小时。

【药理作用与临床应用】 主要抑制疱疹病毒,对HSV-1和HSV-2作用最强,对VZV的作用则较差(弱8~10倍)。对EB病毒亦有一定的抑制作用,仅高浓度时才对CMV有效。阿昔洛韦是治疗HSV感染的首选药物。对HSV脑炎患者应静脉给药,可降低死亡率50%,疗效均优于阿糖腺苷。对免疫缺陷者或正在接受放疗、化疗的患者,应用本药可预防HSV、VZV感染的发生。尚可与其他药物合用治疗乙型病毒性肝炎。滴眼液和软膏制剂供局部使用。

【不良反应】 除偶有头晕、呕吐、头痛外,口服可见皮肤瘙痒,长期口服可使月经紊乱。静脉滴注时,药液漏出血管可引起局部炎症反应;静脉给药速度较快时可造成肾损伤。

更昔洛韦 ganciclovir

化学结构与阿昔洛韦相似,仅在侧链上多一个羟甲基,对HSV和VZV抑制作用与阿昔洛韦相似,而抗CMV作用强于阿昔洛韦100倍。CMV常作为条件致病性病毒感染艾滋病患者或器官及骨髓移植患者。与阿昔洛韦不同,更昔洛韦仅发挥抑制(而非阻断)病毒复制的作用。其在CMV感染细胞中分解较慢,在感染细胞中,更昔洛韦的浓度明显高于阿昔洛韦,存留时间长达18~20小时。更昔洛韦口服吸收较差,多采用静脉给药,主要以原型经肾脏排泄,$t_{1/2}$为4小时。

本药毒性较大,可诱发骨髓抑制,并具有潜在的致癌作用,故临床仅限于治疗危及生命或视觉的CMV感染并伴有免疫缺陷或低下的患者(艾滋病患者或器官及骨髓移植患者)。此外,更昔洛韦口服用药可作为艾滋病患者的维持治疗。

伐昔洛韦 valaciclovir

是阿昔洛韦的前体药,口服吸收后迅速并完全转化成阿昔洛韦,因而解决了阿昔洛韦口服生物利用度低的缺点。

喷昔洛韦 penciclovir

喷昔洛韦口服吸收差,生物利用度低,为阿昔洛韦的类似物,抗病毒作用及临床应用均与阿昔洛韦相似。

泛昔洛韦 famciclovir

是喷昔洛韦的前体药,口服吸收后被代谢为具有抗病毒活性的喷昔洛韦。

溴夫定 brivudine

是一种胸苷类似物,主要用于治疗带状疱疹,其功能类似于阿昔洛韦,是一种三磷酸酯,由 VZV 胸苷激酶单磷酸化,随后被宿主细胞激酶转化为活性的三磷酸形式,三磷酸脱氧胸苷竞争抑制病毒 DNA 的复制。抗病毒作用具有高度选择性,抑制病毒复制的过程只在病毒感染的细胞中进行。常见的不良反应为恶心,其次是与神经系统和精神疾病相关的反应,最严重的不良反应是肝炎,但罕有发生,在慢性肝病患者中应慎用。

膦甲酸钠 foscarnet sodium

膦甲酸钠属无机焦磷酸盐衍生物。膦甲酸钠直接抑制疱疹病毒的 DNA 聚合酶、流感病毒的 RNA 聚合酶和 HIV 逆转录酶。其中对病毒 DNA 聚合酶的选择性更高,能与该酶的焦磷酸结合位点直接结合而抑制酶的活性。口服吸收差,并有较强的胃肠道刺激性,故临床采用静脉给药。血浆消除 $t_{1/2}$ 为 45~68 小时。占给药量 10%~30% 的药物可沉积于骨组织中,数月后逐渐消散,对骨质无不良反应。脑脊液中的药物浓度是稳态血药浓度的 43%~67%。药物主要以原型由肾脏排泄。

膦甲酸钠可产生严重的肾毒性,故静脉给药时仅作为备选药物用于 CMV 引起的眼部感染并伴有免疫缺陷或低下的患者,如不能耐受阿昔洛韦、更昔洛韦或用阿昔洛韦、更昔洛韦无效的 CMV 感染。霜剂可供局部外用,治疗敏感病毒所致的皮肤、黏膜感染。其他不良反应主要为电解质紊乱,如低钙血症、高钙血症、低钾血症以及血磷过高或过低,还可引起头痛、乏力、贫血、粒细胞减少和肝功能异常等。

四、抗肝炎病毒药

病毒性肝炎是世界性常见病,西方以丙型病毒性肝炎为最多,我国主要流行乙型病毒性肝炎。病毒性肝炎是由肝炎病毒引起,以损害肝脏为主的感染性疾病。迄今为止已经得到分型的肝炎病毒有 6 种,即甲型肝炎病毒(hepatitis A virus,HAV)、HBV、HCV、丁型肝炎病毒(hepatitis D virus,HDV)、戊型肝炎病毒(hepatitis E virus,HEV)和庚型肝炎病毒(hepatitis G virus,HGV)。甲型和戊型病毒性肝炎起病急,有自愈性,不会转化为慢性,不需特殊治疗。乙型、丙型和丁型病毒性肝炎绝大多数为慢性,病程迁延,最终可发展为慢性肝炎、肝硬化和肝细胞肝癌,应予积极治疗,主要采用抗病毒、免疫调节、改善肝功能和抗肝纤维化治疗。

干扰素 interferon,IFN

IFN 有 α、β、γ 3 种,由于血源性 IFN 纯度低、活性差,已基本不用,目前主要使用基因工程制得的 IFN。IFN-α 是国际公认的治疗效果较好的抗慢性肝炎病毒药物。

IFN 是机体受到病毒或其他病原微生物感染时,体内产生的一类抗病毒糖蛋白物质,并具有抗肿瘤作用和免疫调节作用。IFN 具有广谱抗病毒作用,其抗病毒作用是通过抑制病毒的穿入或脱壳、抑制 mRNA 合成、抑制病毒蛋白的翻译,以及抑制病毒的组装和释放实现的。IFN 主要用于治疗慢性病毒性肝炎(乙、丙、丁型);亦可用于尖锐湿疣、生殖器疱疹及 HIV 感染患者的卡波西肉瘤。不良反应有流感样综合征如发热、寒战、头痛、乏力等,也可发生骨髓暂时性抑制、皮疹、血压低等。口服无效,须注射给药。

拉米夫定 lamivudine

拉米夫定能有效抑制 HBV 的复制,减少血液和肝脏内的病毒载量,从而减轻肝脏的炎症、坏死和纤维化,清除HBeAg,促进HBeAg/抗HBe的血清转换,改善肝功能。但是,停药后又可出现病毒复制,病情反复。长期使用拉米夫定,病毒可出现变异产生耐药性,并与恩曲他滨和恩替卡韦交叉耐药,而其耐药株对阿德福韦酯敏感。

恩替卡韦 entecavir

恩替卡韦具有较强的抗HBV能力,且能抑制肝细胞内的共价闭环DNA(covalently closed circular DNA,cccDNA),同时,其耐受性好,长期应用,耐药的发生率也较低,可有效地治疗慢性乙型病毒性肝炎。它可作为抗HBV感染的联合用药,对野生型和耐拉米夫定的HBV效果良好。

索磷布韦 sofosbuvir,SOF

是一种新型抗丙型肝炎病毒药,是2013年首个获批上市的对所有HCV基因型均有效的直接抗病毒药(directing antiviral agent,DAA)。索磷布韦是HCV复制所必需的非结构蛋白-5B(nonstructural-5B,NS-5B)聚合酶抑制药,是核苷酸的前体,在细胞中产生具有药理活性的尿嘧啶三磷酸类似物GS-461203,后者可与NS-5B正常底物竞争性结合,插入至合成的HCV核苷酸链中,阻断RNA链的复制,从而抑制HCV的增殖,且病毒基因型不影响药物的作用机制。索磷布韦一般与其他药物合用来治疗HCV感染,最常见的不良反应包括疲倦、头疼、食欲下降等。

索磷布韦维帕他韦 sofosbuvir and velpatasvir,SOF/VEL

SOF/VEL于2018年成为中国首个通过批准的抗HCV感染的泛基因型方案。SOF/VEL是由维帕他韦与索磷布韦组成的固定复方制剂,其成分索磷布韦为泛基因型抗HCV药,属于核苷类聚合酶抑制药,HCV患者口服后能快速被机体吸收,在肝脏中代谢为三磷酸尿嘧啶类似物,与IVS-5B正常底物竞争性结合,插入至合成的核苷酸链中,促使核苷酸链终止而发挥抗病毒效应。维帕他韦属抗HCV药,对所有基因型HCV均具有抑制作用,具有较强的抗病毒作用,两药合用可产生协同作用,进一步加强抗病毒作用,且对患者白细胞、红细胞和血小板的影响较小。常见的不良反应有头痛、乏力、恶心、呕吐。

本 章 小 结

药物类别及代表药物	作用机制	抗菌谱	临床应用	不良反应
多烯类				
● 两性霉素B	与麦角固醇形成固醇-多烯复合物,破坏细胞膜结构	假丝酵母	首选用于治疗由真菌引起的内脏或全身感染,也可局部治疗真菌性感染	不良反应较多,主要为发热、寒战,及肾功能损害
● 制霉菌素	与麦角固醇形成固醇-多烯复合物,破坏细胞膜结构	假丝酵母	仅供局部应用治疗皮肤、口腔、膀胱和阴道的假丝酵母感染	局部用药刺激性不大
咪唑类	抑制CYP51酶,阻止麦角固醇生物合成,影响细胞膜稳定性	广谱抗真菌药	外用抗真菌药治疗皮肤癣菌或假丝酵母引起的皮肤黏膜感染	口服有严重的肝毒性,局部用药刺激性不大
● 克霉唑 咪康唑 酮康唑				

续表

药物类别及代表药物	作用机制	抗菌谱	临床应用	不良反应
三唑类 ● 氟康唑 　伊曲康唑 　伏立康唑 　艾沙康唑	抑制 CYP51 酶,阻止麦角固醇生物合成,影响细胞膜稳定性	广谱抗真菌药	氟康唑对多数真菌性脑膜炎可作为首选药物,也用于治疗各种假丝酵母病。 伊曲康唑用于非脑膜炎性组织胞浆菌病;局部假丝酵母感染以及多种癣病。 伏立康唑用于侵袭性曲霉病、足放线病菌属及镰刀菌属感染的治疗。 艾沙康唑用于霉菌、酵母菌、双向真菌及一些罕见真菌的治疗	氟康唑不良反应最少,可见轻度消化系统反应。 伊曲康唑不良反应少,可见胃肠道反应,偶见肝毒性。 伏立康唑可引起可逆性视觉干扰(光幻觉)。 艾沙康唑不良反应包括恶心、呕吐、腹泻等消化道症状和肝功能损害
丙烯胺类 ● 萘替芬 　特比萘芬 **苄胺类** ● 布替萘芬	抑制角鲨烯环氧化酶,阻止麦角固醇生物合成,影响细胞膜稳定性	对皮肤真菌高度有效,对酵母作用较弱	特比萘芬口服或外用治疗大部分癣病。 萘替芬和布替萘芬外用治疗各种癣病	特比萘芬不良反应少且轻微,主要为消化道反应。偶见暂时性肝损伤、皮肤过敏反应。 萘替芬和布替萘芬不良反应罕见,少数患者有局部刺激或接触性皮炎
吗啉类 ● 阿莫罗芬	抑制固醇 14 位还原酶和 7~8 位异构酶,阻止麦角固醇生物合成,影响细胞膜稳定性	广谱抗真菌药	全身给药无活性,只限于局部应用治疗甲癣和真菌性皮肤感染	不良反应发生率低,约 1% 为局部轻微的烧灼感
棘白菌素类 ● 卡泊芬净 　米卡芬净	抑制 β-(1,3)-D- 葡聚糖合成酶,使真菌细胞壁结构异常,细胞破裂	曲霉和假丝酵母	适用于治疗由曲霉和假丝酵母引起的感染	不良反应主要为血液和淋巴系统损害,如恶心、呕吐、发热、肝功能受损、头痛、皮疹和静脉炎等
其他 ● 氟胞嘧啶	抑制 DNA 和蛋白质合成	新生隐球菌、假丝酵母、着色真菌	与两性霉素 B 合用,治疗隐球菌、假丝酵母引起的脑膜炎	单独用药时真菌易产生耐药性,不良反应主要为胃肠道反应、骨髓抑制等
抗流感病毒药 ● 奥司他韦 　扎那米韦 　帕拉米韦	抑制流感病毒神经氨酸酶,抑制病毒释放,减少病毒传播	甲型、乙型流感	口服用于治疗甲型和乙型流感病毒引起的流行性感冒	主要为恶心、呕吐、腹泻、头晕、咳嗽等

药物类别及代表药物	作用机制	抗菌谱	临床应用	不良反应
• 阿比多尔	阿比多尔可抑制血凝素酶,阻止流感病毒感染人体细胞;还可诱导干扰素生成,发挥广谱抗病毒作用	甲型、乙型流感	可用于成人甲、乙型流感的治疗	恶心、腹泻、头晕、血清转氨酶升高
• 金刚烷胺金刚乙胺	作用于包膜蛋白 M_2 离子通道,抑制病毒在宿主细胞内的脱壳	甲型流感	主要用于甲型流感的预防	厌食、恶心、头痛、眩晕、失眠、共济失调等
• 利巴韦林	干扰病毒的鸟苷三磷酸合成,抑制病毒 mRNA 合成以及抑制某些病毒的依赖 RNA 的 RNA 聚合酶	广谱抗病毒	用于 RSV 引起的病毒性肺炎与支气管炎	腹泻、头痛,长期用药可致白细胞减少

抗人类免疫缺陷病毒药

药物类别及代表药物	作用机制	抗菌谱	临床应用	不良反应
• 核苷类逆转录酶抑制药(NRTI)	三磷酸代谢产物抑制逆转录酶,也可抑制宿主细胞及病毒的 DNA 聚合酶	HIV HBV	齐多夫定常与拉米夫定或去羟肌苷合用治疗 HIV 感染;拉米夫定用于 HIV 和 HBV 感染;阿德福韦酯用于 HBV 感染	齐多夫定常见头痛、恶心、呕吐和肌痛等;骨髓抑制。拉米夫定常见的不良反应为贫血、头痛、恶心、腹痛和腹泻,少见中性粒细胞减少。阿德福韦酯有剂量依赖性的肾毒性
• 非核苷类逆转录酶抑制药(NNRTI)	无须在细胞内激活,直接与病毒逆转录酶的活性中心结合,阻断逆转录酶的活性	HIV-1	与其他抗逆转录酶病毒药联合使用,治疗病情恶化的艾滋病患者	易耐药,不应单独使用,应与其他抗逆转录病毒药联合使用
• 蛋白酶抑制药(PI)	抑制 HIV 蛋白酶活性	HIV	是一类新的抗 HIV 药,最近采用 NRTI 和/或 NNRTI 与 PI 组合成二联或三联疗法,即"鸡尾酒疗法"可有效抑制 HIV 病毒的复制,并减少不良反应	容易产生耐药性,且单独使用效果不明显;临床应用时需与其他抗 HIV 药联合使用。胃肠不适和转氨酶活性升高
• 恩夫韦肽	竞争性结合 gp41,阻止 gp41 构型改变,阻止病毒与宿主细胞融合	HIV-1	用于治疗成人及 6 岁以上儿童慢性 HIV-1 感染	注射部位局部刺激反应
• 马拉韦罗	CCR5 拮抗药,阻止病毒穿入和感染宿主细胞	HIV-1	用于治疗 CCR5 阳性 HIV-1 感染	

续表

药物类别及代表药物	作用机制	抗菌谱	临床应用	不良反应
抗疱疹病毒药物				
• 阿昔洛韦 更昔洛韦 伐昔洛韦	被三磷酸化后抑制DNA聚合酶，阻断DNA合成	疱疹病毒	阿昔洛韦是治疗HSV感染的首选药物	口服阿昔洛韦可见皮肤瘙痒
• 喷昔洛韦 泛昔洛韦	被三磷酸化后抑制DNA聚合酶，阻断DNA合成	疱疹病毒	局部治疗HSV、VZV引起的角膜炎、结膜炎	
• 溴夫定	功能类似于阿昔洛韦，是一种三磷酸酯，由VZV胸苷激酶单磷酸化，随后被宿主细胞激酶转化。抗病毒作用具有高度选择性，抑制病毒复制的过程只在病毒感染的细胞中进行	带状疱疹	用于治疗带状疱疹	常见的不良反应为恶心，其次是与神经系统和精神疾病相关的反应，最严重的不良反应是肝炎，但罕有发生，在慢性肝病患者中应慎用
• 膦甲酸钠	直接抑制病毒DNA聚合酶、RNA聚合酶和HIV逆转录酶	耐阿昔洛韦的HSV、VZV、CMV	耐阿昔洛韦的HSV和VZV感染；CMV视网膜炎、结肠炎、食管炎	主要为电解质紊乱；肝功能异常
抗肝炎病毒药				
• 干扰素	抑制病毒的穿入或脱壳、抑制mRNA合成、抑制病毒蛋白的翻译，以及抑制病毒的组装和释放；抑制HBV的DNA聚合酶	肝炎病毒	主要用于治疗慢性病毒性肝炎（乙、丙、丁型）；亦可用于尖锐湿疣、生殖器疱疹及HIV感染患者的卡波西肉瘤	流感样综合征；骨髓暂时性抑制；口服无效，须注射给药
• 拉米夫定	抑制HBV的复制，减少血液和肝脏内病毒的载量，从而减轻肝脏的炎症、坏死和纤维化，清除HBeAg，促进HBeAg/抗HBe的血清转换，改善肝功能	肝炎病毒	抑制HBV的复制	该药不能清除细胞内HBV的环状DNA，停药后又可出现病毒复制，且长期应用可诱导HBV变异产生耐药性，故目前临床主要用于对IFN无效的患者
• 索磷布韦	通过将NS-5B聚合酶插入HCV核苷酸链中，使RNA停止伸展和连接，阻断RNA链的复制，从而抑制HCV的增殖，且病毒基因型不影响药物的作用机制	HCV	是对所有HCV基因型均有效的直接抗病毒药	索磷布韦一般与其他药合用来治疗HCV感染，最常见的不良反应包括疲倦、头疼、食欲下降等

续表

药物类别及 代表药物	作用机制	抗菌谱	临床应用	不良反应
• 索磷布韦 维帕他韦 （SOF/VEL）	由维帕他韦与索磷布韦组成的固定复方制剂，其成分索磷布韦为泛基因型抗HCV药，属于核苷类聚合酶抑制药；两药合用可产生协同作用，进一步加强抗病毒作用	HCV	对所有HCV基因型均有效的直接抗病毒药	常见的不良反应有头痛、乏力、恶心、呕吐

第四十章
目标测试

（王立辉）

第四十一章

抗寄生虫药

第四十一章
教学课件

> **学习要求**
>
> 1. **掌握** 抗疟药作用机制;青蒿素、氯喹、伯氨喹、乙胺嘧啶的作用特点、临床应用及不良反应;甲硝唑的药理作用和临床应用。
> 2. **熟悉** 吡喹酮的抗寄生虫作用及其作用机制、不良反应。
> 3. **了解** 疟原虫的生活史及疟疾的发病机制;哌嗪、氯硝柳胺等抗寄生虫药的作用特点。

寄生虫病是寄生虫侵入人体引起的疾病,可分为原虫病和蠕虫病。原虫病包括疟疾、阿米巴病、利什曼病等;蠕虫病包括吸虫病、丝虫病和线虫病等。抗寄生虫药可分为抗原虫药(antiprotozoal drug)和抗蠕虫药(antihelmintic drug)。

第一节 抗 疟 药

疟疾是由疟原虫引发的一种寄生虫传染病,是对人类危害最大的寄生虫病之一。抗疟药(antimalarial drug)是用于预防或治疗疟疾的药物。

一、抗疟药的分类

疟原虫的生活史可分为在雌性按蚊体内进行的有性生殖阶段和在人体内进行的无性生殖阶段(图 41-1)。根据疟原虫在人体内的发育过程,疟疾可分为原发性红细胞外期、继发性红细胞外期、红细胞内期等阶段。现有的抗疟药中尚无一种药能对疟原虫生活史的各个环节都有杀灭作用,不同生长阶段的疟原虫对不同抗疟药的敏感性不同。

根据药物的作用环节,抗疟药主要分为以下三类:

1. **主要用于控制症状的抗疟药** 氯喹、青蒿素及其衍生物、羟氯喹、奎宁、咯萘啶、蒿甲醚、本芴醇等,作用于红细胞内期的疟原虫。

2. **主要用于控制复发和传播的抗疟药** 伯氨喹,作用于继发性红细胞外期的疟原虫和杀灭配子体。

3. **主要用于预防的抗疟药** 乙胺嘧啶、磺胺类,作用于原发性红细胞外期的疟原虫和抑制配子体发育。

二、常用抗疟药

(一)主要用于控制症状的抗疟药

氯喹 chloroquine

该药是人工合成的 4- 氨基喹啉类衍生物。

【药动学】 口服吸收快而完全,T_{max} 为 1~2 小时,在红细胞内的浓度比血浆内高 10~20 倍,疟原

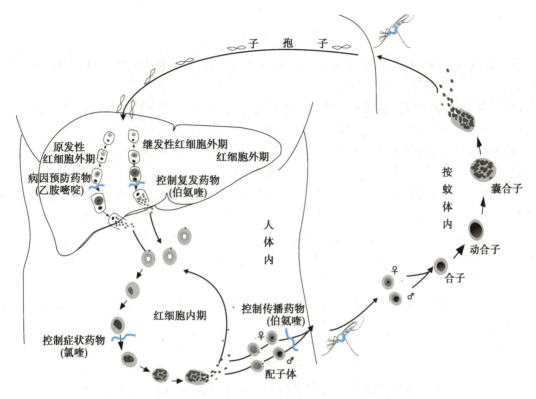

图 41-1 疟原虫生活史及抗疟药作用环节示意图

虫入侵的红细胞内药物浓度又比正常红细胞高 25 倍,对杀灭红细胞内期裂殖体有利。氯喹主要分布于肝、脾、肺、肾等组织中,这些组织中药物浓度比血浆高 200~700 倍。可透过血脑屏障进入脑组织,脑组织中浓度为血浆浓度的 10~30 倍。大部分在肝内代谢,代谢产物去乙基氯喹仍有抗疟作用,少部分以原型经肾排泄。可在组织内贮存,代谢和排泄都较缓慢,$t_{1/2}$ 约 50 小时,故作用持久。

【作用机制】 氯喹抗疟作用机制复杂,与其在疟原虫溶酶体内的高度浓集有关。①氯喹与疟原虫 DNA 双螺旋链中的鸟嘌呤、胞嘧啶碱基对结合,形成氯喹 -DNA 复合物,抑制 DNA 的复制和转录,并使 DNA 断裂,抑制疟原虫的繁殖;②氯喹是弱碱性药物,容易进入疟原虫体内,使虫体细胞内的 pH 升高,形成对蛋白质分解酶不利的环境,使疟原虫分解和利用血红蛋白的能力降低,导致氨基酸缺乏而抑制疟原虫的生长繁殖;③红细胞内期裂殖体破坏红细胞后产生疟色素,其组分高铁原卟啉被认为是氯喹等抗疟药的高亲和性受体,与氯喹结合,可破坏疟原虫细胞膜,使疟原虫溶解。

【药理作用与临床应用】

(1) 抗疟作用:氯喹能杀灭间日疟、三日疟以及敏感的恶性疟原虫红细胞内期的裂殖体,迅速控制疟疾症状的发作,对恶性疟有根治作用,是控制疟疾症状的首选药物。一般患者服药 24~48 小时内体温降至正常,症状迅速消退,48~72 小时后血中疟原虫消失。由于药物在体内代谢和排泄缓慢,作用持久,故能延迟良性疟的复发。对红细胞外期无效,不能作病因性预防和良性疟的根治。临床主要用于控制疟疾的急性发作和根治恶性疟。

(2) 对其他寄生虫的作用:对肠外阿米巴病有较好的疗效,口服后肝中浓度高,可用于甲硝唑治疗无效或禁忌的阿米巴肝炎或肝脓肿。

(3) 免疫抑制作用:大剂量可用于治疗类风湿关节炎、系统性红斑狼疮。

【不良反应】 治疗量产生轻度的头晕、头痛、胃肠不适、视觉障碍、荨麻疹等,停药后可很快消失。长期大剂量使用可引起不可逆视网膜病、耳毒性、心脏毒性、白细胞减少及肝肾损害。因可引起胎儿脑积水、四肢畸形等,故孕妇禁用。

青蒿素 artemisinin

该药为黄花蒿茎叶中提取的一种倍半萜内酯过氧化物,是由我国科学家根据中医理论筛选发现的抗疟药。

【药动学】 口服吸收迅速完全,1 小时后达 C_{max},具有明显的首过效应,故血药浓度较低。广泛分布于各组织中,胆汁中浓度较高,其次是肝、肾、脾等。易透过血脑屏障进入脑组织,故对脑型疟有效。体内代谢快,代谢产物仍有抗疟作用,可迅速从肾和肠道排出。由于代谢和排泄均快速,有效血药浓度维持时间短,不利于彻底杀灭疟原虫,故复发率较高。

【药理作用与临床应用】 青蒿素通过产生自由基,破坏红细胞内期恶性疟原虫的生物膜,或与原虫蛋白结合,使之失去功能而死亡。对红细胞内期滋养体有杀灭作用,对红细胞外期疟原虫无效。用于控制间日疟和恶性疟的症状以及耐氯喹虫株的治疗。也可用于治疗凶险型恶性疟如脑型疟和黄疸型疟疾。疟原虫易对青蒿素产生耐药,与乙胺嘧啶合用,可延缓其耐药性发生。与伯氨喹合用可降低良性疟的复发率。

【不良反应】 胃肠道反应,偶见四肢麻木和心动过速。剂量过大可影响造血系统功能和引起肝损害,具有潜在的致畸效应。

奎宁 quinine

该药为奎尼丁的左旋体,是原产于南美的金鸡纳树皮中的生物碱,1820 年应用于临床,曾是治疗疟疾的主要药物,但由于不良反应较多,目前已不作为抗疟首选药物。该药与疟原虫 DNA 双螺旋形成复合物,阻止其转录与蛋白合成,对各种疟原虫红细胞内期滋养体有杀灭作用,能控制临床症状,但作用较弱,且毒性大。因极少产生抗药性,临床主要用于耐氯喹及耐多药的恶性疟,尤其是脑型恶性疟。常见不良反应为金鸡纳反应,表现为恶心、呕吐、头痛、头晕、耳鸣、视听力减退等。剂量过大可引起血压下降、心律失常和严重的中枢神经系统功能紊乱。对妊娠子宫有兴奋作用,故孕妇禁用。少数患者对奎宁有高敏性,小剂量即可引起严重金鸡纳反应,或发生急性溶血(黑尿热)致死。

咯萘啶 malaridine

该药为我国研制的抗疟药,对间日疟、恶性疟原虫红细胞内期的裂殖体均有杀灭作用,对耐氯喹疟原虫也有较强作用。该药口服、肌内注射和静脉滴注均有效,毒性较低,可用于治疗脑型疟及耐氯喹虫株所致的恶性疟。少数患者出现头痛、头晕、恶心、呕吐等症状,停药后可消失。

蒿甲醚 artemether

该药是青蒿素的衍生物,有 α 和 β 两型。临床所用者为 α 和 β 型混合物,以 β 型为主,溶解度比青蒿素大、性质稳定,可制成澄明的油剂进行肌内注射,显效迅速。对红细胞内期无性生殖体有强大的杀灭作用,主要用于治疗重症恶性疟和抗氯喹恶性疟,与伯氨喹合用可降低良性疟的复发率。不良反应较轻,偶见恶心、呕吐、网织红细胞减少、短暂心动过缓等。

本芴醇 benflumetol

该药是我国研制的抗疟新药。口服吸收慢,T_{max} 为 4~5 小时,组织分布广泛,在体内停留时间长,$t_{1/2}$ 为 24~72 小时。对红细胞内期的无性生殖体有彻底的杀灭作用。用于治疗恶性疟,特别适用于抗氯喹恶性疟的治疗,可与青蒿素同用。不良反应较轻,少数患者可出现心电图 Q-T 间期一过性轻度延长。

（二）主要用于控制复发和传播的抗疟药

伯氨喹 primaquine

该药是人工合成的 8- 氨基喹啉类衍生物。

【药动学】 口服吸收快而完全，2~3 小时达 C_{max}，主要分布在肝脏，其次为肺、脑和心脏组织，大部分在体内代谢成无活性产物，仅 1% 以原型经肾排出。由于代谢和排泄均较快，故有效血药浓度维持时间短，需每天给药。

【药理作用与临床应用】 伯氨喹对良性疟的红细胞外期及各型疟原虫的配子体均有较强的杀灭作用，可作为控制疟疾复发和阻止疟疾传播的首选药物。伯氨喹的抗疟机制可能与其代谢产物具有氧化性质，诱导疟原虫的活性氧产生或干扰其线粒体电子转运有关。对红细胞内期作用较弱，对恶性疟红细胞内期无效，因此不能控制疟疾症状的发作，通常需与氯喹等合用。疟原虫对该药较少产生耐药性。

【不良反应】 毒性较其他抗疟药高，目前尚无合适的药物取代。治疗量可引起疲倦、头晕、恶心、呕吐、腹痛、发绀等不良反应，少数人可出现药物热、粒细胞缺乏症等，停药后可恢复。葡萄糖 -6- 磷酸脱氢酶（G-6-PD）缺乏者可发生急性溶血性贫血和高铁血红蛋白血症。

（三）主要用于预防的抗疟药

乙胺嘧啶 pyrimethamine

该药是目前病因性预防疟疾的首选药物。

【药动学】 口服在肠道吸收慢但较为完全，4~6 小时达 C_{max}，主要分布于肾、肺、肝、脾、红细胞、白细胞内，经肾缓慢排泄，也可由乳腺分泌排出，$t_{1/2}$ 为 80~95 小时。

【作用机制】 乙胺嘧啶抑制疟原虫的二氢叶酸还原酶，干扰叶酸正常代谢，影响疟原虫的核酸合成，从而抑制其生长繁殖。与磺胺类或砜类合用可增强疗效，并减少抗药性的产生。

【药理作用与临床应用】 乙胺嘧啶对原发性红细胞外期的恶性疟和间日疟原虫有抑制作用，是病因性预防药物。因排泄缓慢，作用持久，服药一次可维持 1 周以上。对各种疟原虫红细胞内期的抑制作用仅限于未成熟的裂殖体阶段，但对成熟者无效，因此不能迅速控制症状。对配子体无直接杀灭作用，但人体的含药血液被按蚊吸入后，能阻止疟原虫在蚊虫体内进行的孢子增殖，故可阻止传播。

【不良反应】 口服一般抗疟剂量时，毒性很低，较为安全。长期大剂量服用，会出现叶酸缺乏症，引起巨幼细胞贫血或白细胞减少，可用亚叶酸钙治疗。偶可发生皮疹。过量会引起急性中毒，因有甜味，易被儿童当作糖果大量服用，轻者出现恶心、呕吐、胃部烧灼感、心悸、烦躁不安；重者出现发绀、眩晕、抽搐、惊厥、昏迷甚至死亡。中毒时应立即洗胃、输液、静脉注射巴比妥类药物对抗惊厥等。

磺胺类和砜类

两类药物均为二氢蝶酸合成酶抑制药，能竞争性抑制疟原虫利用对氨基苯甲酸合成二氢叶酸。能抑制红细胞内期疟原虫，但单用效果差，常与乙胺嘧啶联合用于耐氯喹恶性疟的治疗和预防。

第二节 抗阿米巴药和抗滴虫药

一、抗阿米巴药

阿米巴病（amebiasis）由溶组织阿米巴原虫引起。该原虫以滋养体和包囊两种形式寄生在人体肠道内，以阿米巴包囊为感染体。在机体抵抗力低下或肠壁受到损害时，小滋养体侵入肠壁组织，发育成大滋养体，破坏肠壁黏膜和黏膜下组织，引起阿米巴痢疾（属于肠内阿米巴病），表现为腹痛、腹泻、便血以及呈暗红色酱样粪便。如治疗不彻底可转为慢性阿米巴痢疾。同时,大滋养体可随血流侵入肠外组织如肝、肺、脑等,大量繁殖产生阿米巴炎症或脓肿(属于肠外阿米巴病),如阿米巴肝脓肿、阿米巴肺脓肿或阿米巴性脑脓肿。

抗阿米巴药(antiamebic drug)根据作用部位分为三类:肠道内、肠道外或两者兼有作用的药物。多数抗阿米巴药对滋养体具有杀灭作用,少数药物具有杀灭包囊作用,某些抗菌药如巴龙霉素、土霉素等可直接杀灭滋养体或抑制共生菌群,从而发挥抗阿米巴病作用。

甲硝唑 metronidazole

【药动学】　口服吸收迅速而完全,1 小时血浆药物浓度可达 10μg/ml,$t_{1/2}$ 为 8~10 小时。吸收后广泛分布于各组织和体液中,包括唾液、乳汁、精液和阴道分泌物,且能通过血脑屏障。主要经肝代谢,代谢产物以及少量原型药物经肾排出,结肠内浓度偏低。

【药理作用与临床应用】

(1) 抗阿米巴作用:对组织内阿米巴滋养体有很强的杀灭作用,是治疗阿米巴病的首选药物。治疗急性阿米巴痢疾和肠外阿米巴病效果最好。因其在肠内浓度偏低,治疗阿米巴痢疾时宜与抗肠道内阿米巴药物交替使用,以提高疗效,降低复发率。

(2) 抗滴虫作用:甲硝唑对阴道滴虫有直接杀灭作用。口服后药物可出现于阴道分泌物、精液和尿中,故对男、女性泌尿生殖系统滴虫感染都具有良好疗效,是治疗滴虫病的首选药物,且治疗剂量对阴道正常菌群无影响。

(3) 抗贾第鞭毛虫作用:是目前治疗贾第鞭毛虫病最有效的药物。

(4) 抗厌氧菌作用:甲硝唑对所有厌氧球菌、革兰氏阴性厌氧杆菌和革兰氏阳性厌氧芽孢梭菌均有较强的杀灭作用,用于治疗厌氧菌感染,对脆弱拟杆菌感染特别有效。革兰氏阳性无芽孢杆菌对其耐受。

【不良反应】　较轻微,常见头晕、头痛、恶心、口感金属味、食欲下降、腹泻、便秘、皮疹以及白细胞暂时性减少等。少数患者出现肢体麻木、感觉异常、共济失调和惊厥等神经系统症状,少见定向障碍和癫痫发作等,如发生应立即停药。有中枢神经系统病变及血液病患者、妊娠 3 个月内及哺乳期妇女禁用。甲硝唑可干扰乙醛代谢,服药期间应忌酒以免出现急性乙醛中毒(双硫仑样反应)。

替硝唑 tinidazole

该药是甲硝唑的衍生物,口服吸收良好,血浆 $t_{1/2}$ 较长,为 12~14 小时,口服一次,有效血药浓度可维持 72 小时。对阿米巴痢疾和肠外阿米巴病的疗效与甲硝唑相当,毒性偏低。另外,也用于阴道滴虫病和厌氧菌感染的治疗。

巴龙霉素 paromomycin

该药是氨基糖苷类药物,口服吸收少,在肠腔中有较高浓度。通过抑制蛋白质合成,直接杀灭阿米巴滋养体,对肠外阿米巴病无效,可用于阿米巴肠炎或阿米巴痢疾的治疗,口服应用不良反应轻微。

二氯尼特 diloxanide

目前最有效的杀包囊药,单独应用是治疗无症状或仅有轻微症状的带包囊者的首选药物。

二、抗滴虫药

滴虫病(trichomoniasis)主要是由阴道毛滴虫所致的滴虫性阴道炎,阴道毛滴虫亦可寄生于男性泌尿道,多数通过性接触而传染。

甲硝唑是目前治疗阴道滴虫病最有效的药物。

乙酰胂胺是五价砷剂，毒性较大，将其片剂放置阴道穹后部可直接杀灭阴道滴虫。

第三节　抗血吸虫药和抗丝虫药

一、抗血吸虫药

血吸虫病（schistosomiasis）由日本血吸虫、曼氏血吸虫和埃及血吸虫引起，在我国流行的是日本血吸虫病。人感染血吸虫后发生急性血吸虫病，可出现发热、寒战、盗汗、乏力、肝脾大、腹泻或排脓血便以及咳痰、咯血等症状，虫卵侵入脑内可引起癫痫样发作。反复多次感染或治疗不彻底则可转变为慢性血吸虫病，表现为明显的肝脾大，晚期可致严重贫血、门静脉高压、黄疸、肝硬化、腹水等。

目前，临床治疗血吸虫病主要应用吡喹酮，该药具有高效、低毒、疗程短、可口服等优点。此外，青蒿素衍生物青蒿琥酯、蒿甲醚等具有杀灭血吸虫童虫的作用，可作为血吸虫感染的预防药物。

吡喹酮 praziquantel

该药是广谱抗寄生虫药，是治疗血吸虫病的首选药物。

【药动学】　口服吸收迅速，2 小时左右达 C_{max}。可分布于多种组织中，如肝、肾、胰、肾上腺、骨髓以及脑垂体和颌下腺等。在肝内可迅速代谢羟化而失活。大多在 24 小时内经肾和胆道排出。血吸虫病患者因肝功能有不同程度的损伤，故代谢吡喹酮能力降低，导致血药峰浓度提高，消除半衰期延长。

【药理作用与临床应用】

(1) 治疗血吸虫病：吡喹酮对多种血吸虫具有杀灭作用，对成虫作用强，对童虫也有作用。用于急性和慢性血吸虫病的治疗。

吡喹酮能激活虫体细胞的慢钙通道，使钙离子内流增加，导致虫体兴奋、收缩和痉挛，最后因痉挛性麻痹而从血管壁脱落，并移行至肝脏而被单核巨噬细胞吞噬灭活。吡喹酮还可抑制虫体核酸与蛋白质的合成。

(2) 抗蠕虫作用：吡喹酮对绦虫、囊虫、姜片虫，以及华支睾吸虫病、肺吸虫病等病原体均有效。

【不良反应】　不良反应轻微，可出现头晕、头痛、乏力、失眠、肌肉震颤，以及食欲减退、恶心、腹胀等反应。

二、抗丝虫药

丝虫病（filariasis）是由丝虫寄生在淋巴组织、皮下组织或浆膜腔内所致的寄生虫病。早期表现为淋巴管炎和淋巴结炎，晚期则出现淋巴管阻塞引起的一系列症状和体征。主要抗丝虫药是乙胺嗪。

乙胺嗪 diethylcarbamazine

该药使微丝蚴的肌肉组织发生超极化，虫体失去活动能力，对马来丝虫和斑氏丝虫的微丝蚴及成虫均有杀灭作用，对前者疗效优于后者，用于马来丝虫和斑氏丝虫病的治疗。药物本身可引起头痛、乏力、关节痛等反应，在杀灭大量马来丝虫后释出的异性蛋白可引起畏寒、发热等过敏反应。

第四节　抗肠道蠕虫药

寄生在人类肠道的蠕虫包括蛔虫、钩虫、蛲虫、鞭虫和姜片虫等。抗肠道蠕虫药（anti-intestinal

worms drug）主要通过干扰蠕虫活动,引起虫体麻痹或痉挛,将其驱逐出体外。

左旋咪唑 levamisole

该药是咪唑类衍生物四咪唑的左旋异构体,为广谱抗肠道蠕虫药,对蛔虫、钩虫、蛲虫均有明显驱虫作用。作用机制可能是抑制虫体肌肉内的琥珀酸脱氢酶,阻断延胡索酸还原为琥珀酸,减少 ATP生成,阻断虫体的能量供应;使虫体产生神经-肌肉去极化,肌肉发生持续性收缩而麻痹,被排出体外。主要用于蛔虫病、钩虫病以及混合感染。左旋咪唑还具有免疫调节作用,可提高患者对细菌及病毒感染的抵抗力。

不良反应较轻,有恶心、呕吐、腹痛、头晕、乏力、味觉障碍等,偶有流感样症状如头痛、关节痛、肌痛等,以及可逆性的白细胞和血小板减少,粒细胞缺乏和光敏性皮炎。迟发反应可引起脑炎综合征。肝、肾功能不全者慎用,孕妇禁用。

噻嘧啶 pyrantel

该药是广谱高效抗肠道蠕虫药,对蛔虫、钩虫、蛲虫感染均有较好疗效。噻嘧啶是去极化型肌肉松弛药,同时抑制胆碱酯酶使乙酰胆碱堆集,使虫体神经-肌肉去极化,引起虫体痉挛麻痹,排出体外。主要用于蛔虫、钩虫、蛲虫感染以及混合感染。

甲苯咪唑 mebendazole

广谱抗肠道蠕虫药,抑制线虫对葡萄糖的摄入,导致糖原耗竭,用于防治钩虫、蛔虫、蛲虫、鞭虫、粪类圆线虫等肠道寄生虫病。该药吸收少,排泄快,故不良反应少。可与小剂量噻嘧啶合用。

阿苯达唑 albendazole

广谱高效抗肠道蠕虫药,抑制寄生虫对葡萄糖的吸收,导致虫体糖原耗竭,对线虫、血吸虫、绦虫有明显驱除作用,对钩虫、蛔虫、鞭虫等也有效;对虫卵发育有显著抑制作用。

哌嗪 piperazine

该药是一种驱蛔虫和蛲虫药。具有麻痹蛔虫肌肉的作用,使蛔虫肌肉不能吸附在宿主肠壁上,肠蠕动时随粪便排出体外。

氯硝柳胺 niclosamide

该药口服不被吸收,肠道内浓度较高,可抑制虫体细胞内线粒体氧化磷酸化过程,减少 ATP 生成。主要用于牛肉绦虫和短膜壳绦虫病的治疗。同时作为灭钉螺药,对血吸虫的尾蚴和毛蚴有杀灭作用,可用于血吸虫病的预防。不良反应可见轻微头晕、胸闷、腹部不适等。

本 章 小 结

药物类别及代表药物		作用机制	药理作用	临床应用	不良反应
抗疟药	氯喹	抑制 DNA 转录	杀灭红细胞内期疟原虫、阿米巴原虫	控制疟疾症状;甲硝唑无效的肠外阿米巴病	视觉障碍,白细胞减少,耳毒性,肝肾损害
	青蒿素	产生自由基破坏生物膜	杀灭红细胞内期滋养体	控制疟疾症状及治疗耐氯喹虫株	四肢麻木,心动过速

续表

药物类别及代表药物		作用机制	药理作用	临床应用	不良反应
抗疟药	伯氨喹	产生活性氧或干扰线粒体电子转运	杀灭良性疟的红细胞外期及配子体	首选控制疟疾复发和阻止疟疾传播	G-6-PD 缺乏者发生急性溶血性贫血和高铁血红蛋白血症
	乙胺嘧啶	抑制二氢叶酸还原酶	抑制原发性红细胞外期的恶性疟和间日疟原虫	病因性预防药,也可阻止疟疾传播	叶酸缺乏症
抗阿米巴药	抗滴虫药 甲硝唑 替硝唑	机制不明,可能影响能量代谢	杀灭阿米巴原虫、滴虫、贾第鞭毛虫、厌氧菌	甲硝唑是阿米巴病、滴虫病、贾第鞭毛虫病的首选药物;厌氧菌感染	白细胞暂时性减少;少数出现神经系统症状
抗血吸虫药	吡喹酮	激活慢钙通道,增加钙离子内流	虫体痉挛、脱落,被单核巨噬细胞吞噬	急、慢性血吸虫病;多种蠕虫病	神经系统和消化系统症状
抗肠道蠕虫药	左旋咪唑	抑制琥珀酸脱氢酶	广谱抗肠道蠕虫药	蛔虫病、钩虫病以及混合感染	偶见流感样症状
	噻嘧啶	去极化型肌肉松弛药	广谱抗肠道蠕虫药	蛔虫、钩虫、蛲虫感染以及混合感染	少见
	氯硝柳胺	抑制线粒体氧化磷酸化	杀灭牛肉绦虫及血吸虫尾蚴	绦虫病;血吸虫病	头晕、胸闷等

第四十一章
目标测试

（郭秀丽）

第四十二章

抗 肿 瘤 药

第四十二章
教学课件

学习要求

1. **掌握** 抗肿瘤药的分类及各类代表药物的药理作用、临床应用及不良反应。
2. **熟悉** 常用抗肿瘤药的作用机制；抗肿瘤药的合理应用。
3. **了解** 常用抗肿瘤药的药动学特征。

恶性肿瘤是当今威胁人类健康最主要的非传染性多发病、常见病之一。全球癌症流行病学数据库（GLOBOCAN）研究结果显示，2020 年中国新发恶性肿瘤病例约为 456.9 万例，死亡病例约为 300.3 万例，均居世界首位。手术、放射治疗和药物治疗（化疗）是现代肿瘤治疗的三大支柱，相对于以局部治疗为主要特征的手术和放射治疗，药物属于全身性治疗，不仅是血液系统肿瘤（非实体瘤）治疗的首选，也是原发性实体瘤、转移瘤的重要疗法。抗肿瘤药的发展迄今为止经历了三次革命，第一次是 20 世纪 40 年代后开始出现的细胞毒类抗肿瘤药，揭开了现代肿瘤化疗的序幕，现在临床使用的绝大多数抗肿瘤药都属于此类；第二次是 2000 年后在临床开始使用的分子靶向药物；第三次是近年来进入临床应用的免疫治疗药物。

第一节 肿瘤生物学

机体细胞在内、外致癌因素作用下发生恶性转化是肿瘤发生的基础。肿瘤的恶性生物学行为主要表现为细胞失去控制的异常增殖，这种异常增殖的能力除表现为肿瘤本身的持续生长外，还表现为对周围正常组织的侵袭，并通过血管、淋巴管和体腔转移到机体其他部位，进而造成多器官功能紊乱和衰竭，是肿瘤致死的主要原因。此外还表现为细胞分化和细胞凋亡障碍。

1. **细胞增殖失控** 细胞通过细胞周期实现分裂和增殖。细胞周期的核心调控机制包括周期蛋白（cyclin）、周期蛋白依赖性激酶（cyclin-dependent kinase，Cdk）和 Cdk 抑制因子（Cdk inhibitor，CKI）。不同 cyclin 在细胞周期不同时相呈现周期性变化，并与 Cdk 结合使后者发挥激酶作用，对底物进行磷酸化；CKI 则对细胞周期发挥负调控作用，多因素协同维持细胞周期的正常运行。肿瘤细胞周期紊乱导致细胞生长增殖失控，主要与肿瘤相关基因突变所致的细胞周期调控功能异常有关（图 42-1）。

2. **细胞分化障碍及逆向分化** 肿瘤发生及恶性程度与细胞分化异常密切相关，肿瘤细胞常表现为低分化和去分化，也可表现为异质性和趋异性分化。低分化和去分化表现为细胞形态幼稚性、功能异常甚至返回原始胚胎细胞的表型，重新分泌胚胎时期特有的甲胎蛋白、癌胚抗原等；异质性和趋异性分化表现为肿瘤细胞分化程度和分化方向的差异性。

3. **细胞凋亡障碍** 细胞凋亡是指在特定时空中发生的受机体严密调控的细胞"自杀"现象，具有广泛的生物学意义，同时与多种疾病如恶性肿瘤、自身免疫性疾病、神经退行性疾病等有关。细胞凋亡受阻在大多数恶性肿瘤的发生、转移及耐药中占有重要地位，其发生机制涉及凋亡抑制基因和凋亡活化基因的异常。

4. **细胞侵袭与转移** 肿瘤转移是指恶性肿瘤细胞脱离原发肿瘤，通过各种途径和方式到达继发

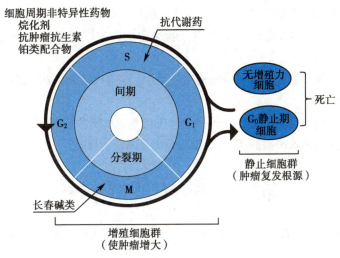

图 42-1　细胞增殖周期与药物作用

组织或器官得以继续增殖生长,形成与原发肿瘤相同性质的继发肿瘤的全过程。转移是恶性肿瘤的基本生物学特征,是临床上绝大多数患者的致死因素。原发肿瘤可进行手术切除或放射治疗,但已播散的肿瘤通常变得不可治愈。因此,肿瘤转移对临床治疗是极大的挑战,药物治疗在其中发挥极其重要的作用。

第二节　抗肿瘤药的分类

以细胞毒类为代表的传统抗肿瘤药是最早被开发并应用于临床的化疗药物,1946 年,由芥子气衍生而来的氮芥用于治疗淋巴瘤,揭开现代肿瘤化疗的序幕。细胞毒性药物直接杀伤肿瘤细胞尤其是快速分裂细胞,抑制肿瘤生长,具有抗瘤谱广、反应性高的特点,是肿瘤化疗的基石;同时广泛参与手术和放疗的辅助治疗,在肿瘤综合治疗中占有极为重要的地位。但此类药物不能区分肿瘤细胞和正常细胞,在杀伤肿瘤细胞的同时也杀伤正常细胞,尤其是快速分裂的正常细胞,如骨髓、胃肠道黏膜上皮和毛囊细胞,导致骨髓抑制、胃肠道出血和脱发等毒副反应。此外,化疗过程中肿瘤细胞对细胞毒性药物易产生耐药性,成为限制其疗效发挥、治疗失败的原因。

近 50 年来,随着肿瘤分子生物学、肿瘤免疫学和转化医学的发展,抗肿瘤药的研发取得巨大进步,主要体现在分子靶向治疗和免疫治疗,并由此带来临床治疗模式的重大变革,推动肿瘤治疗进入前所未有的新阶段。分子靶向治疗是指利用肿瘤与正常细胞间在分子生物学上的差异,以恶性肿瘤相关的特异性分子为靶点,针对性地干预调节肿瘤细胞的恶性生物学行为,抑制肿瘤细胞生长增殖,具有选择性高、毒副反应小等优点,很大程度上弥补传统抗肿瘤药毒副反应大等缺点。以酪氨酸激酶抑制药为代表的分子靶向药物在临床实践中取得显著疗效。免疫治疗则与传统化疗或靶向治疗有本质区别,其针对的是免疫细胞,通过激活患者自身免疫功能发挥治疗作用。传统化疗和靶向治疗是针对肿瘤细胞,前者存在选择性差、毒副作用大,后者存在受益范围有限,同时均存在耐药性等缺点,因此免疫治疗具有明显优势。近年来进入临床应用的免疫检查点及其配体抑制药 PD-1/PD-L1 抗体,由于其疗效显著,是目前备受关注的肿瘤免疫治疗药物。此外,调节激素平衡的药物主要针对与激素相关的恶性肿瘤。

抗肿瘤药可从不同角度进行分类,但无论何种分类都不能涵盖一个药物的全部性质。应从不同角度综合认识药物的性质和特征,以更好地理解其在临床中的应用。

1. **根据化学结构和来源分类**　①烷化剂;②铂类配合物;③抗代谢药(核酸代谢类似物);④抗肿瘤抗生素;⑤抗肿瘤植物药;⑥激素;⑦其他。

2. 根据抗肿瘤作用的生化机制分类　①破坏 DNA 结构与功能的药物;②干扰核酸生物合成的药物;③干扰转录和阻止 RNA 合成的药物;④干扰蛋白质合成与功能的药物;⑤影响激素平衡的药物等。

3. 根据药物作用的细胞周期或时相特异性分类　①细胞周期非特异性药物;②细胞周期特异性药物。

4. 综合药物作用机制及临床应用进行分类　①细胞毒类抗肿瘤药;②分子靶向药物;③肿瘤免疫治疗药物;④影响体内激素平衡的药物;⑤细胞分化及凋亡诱导药。

第三节　细胞毒类抗肿瘤药

细胞毒类抗肿瘤药包括破坏 DNA 结构和功能、影响核酸生物合成、干扰转录过程和阻止 RNA 合成及抑制蛋白质合成与功能的药物(图 42-2)。

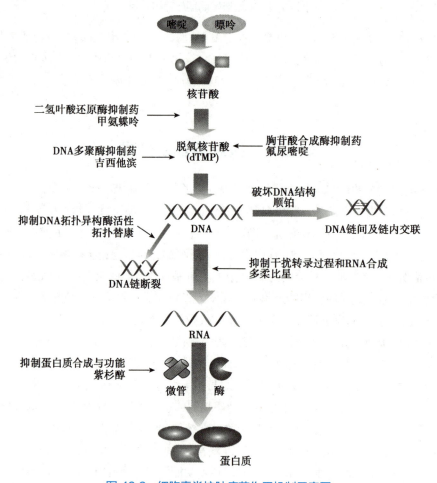

图 42-2　细胞毒类抗肿瘤药作用机制示意图

一、破坏 DNA 结构与功能的药物

此类药物直接破坏 DNA 结构或干扰 DNA 拓扑异构酶功能,通过影响 DNA 的结构与功能发挥作用。

(一)烷化剂

烷化剂是最早用于肿瘤治疗的抗肿瘤药。虽然不同烷化剂结构各异,但都具有活泼的烷化基团,能形成碳正离子亲电子基团,攻击生物大分子中的富电子位点。

环磷酰胺 cyclophosphamide

【药动学】 口服吸收良好,1 小时可达 C_{max},生物利用度为 74%~97%。肝脏和肿瘤组织中分布浓度较高,主要在肝脏代谢。17%~31% 药物以原型从肠道排出,30% 以活性型由尿排出。血浆 $t_{1/2}$ 为 4~6.5 小时。

【药理作用及机制】 为细胞周期非特异性药物。体外无活性,体内经肝 CYP450 酶氧化、裂环生成中间产物醛磷酰胺(aldophosphamide),在肿瘤细胞内分解出强效的磷酰胺氮芥(phosphamide mustard),使细胞 DNA 发生烷基化,形成交叉联结,抑制肿瘤细胞生长增殖。对淋巴细胞及免疫功能亦有明显抑制作用。

【临床应用】 抗瘤谱较广,是临床应用最广泛的烷化剂之一。对恶性淋巴瘤疗效显著,对多发性骨髓瘤、急性淋巴细胞白血病、卵巢癌、乳腺癌等也有效。可作为免疫抑制药治疗自身免疫性疾病如系统性红斑狼疮、类风湿关节炎等,还可用于器官移植的抗排斥反应。

【不良反应】 胃肠道反应较轻,骨髓抑制作用明显,导致粒细胞明显减少。膀胱炎是其较特殊的不良反应,原因是其代谢产物丙烯醛从尿中排出,严重时可导致血尿。偶见脱发、肝功能损害、皮肤色素沉着、月经不调等。有致癌、致畸、致突变作用。

【药物相互作用】 可使血清尿酸水平增高,若同时使用别嘌醇等抗痛风药,则应调整抗痛风药剂量。别嘌醇可增加环磷酰胺毒性,如同时应用应密切观察。可抑制胆碱酯酶活性,故可延长可卡因作用并增加毒性。大剂量巴比妥类、皮质激素类药物可影响环磷酰胺代谢,同时应用可增加其急性毒性。与多柔比星同用可增加其心脏毒性。

替莫唑胺 temozolomide

【药动学】 口服后吸收迅速,平均 0.5~1.5 小时可达 C_{max},并能迅速通过血脑屏障。生物利用度近 100%。血浆清除率、分布容积和半衰期与剂量无关。蛋白结合率低(10%~20%)。主要以原型和 AIC(4- 氨基 -5- 咪唑 - 盐酸羧酰胺)或其他极性代谢产物形式经尿排出。

【药理作用及机制】 为咪唑并四嗪类烷化剂,迅速转化为活性产物 3- 甲基 -(三嗪 -1-)咪唑 -4- 甲酰胺(MTIC),对 DNA 分子鸟嘌呤的第 6 位氧原子和第 7 位氮原子进行烷基化,发挥细胞毒作用。

【临床应用】 是治疗脑胶质瘤的一线药物。①对于新诊断的多形性胶质母细胞瘤,替莫唑胺先与放疗联合,随后作为辅助治疗;②常规治疗后复发或进展的多形性胶质母细胞瘤或间变性星形细胞瘤。

【不良反应】 毒副作用较小,耐受性较好,最常见的不良反应是胃肠道功能紊乱,如恶心、呕吐,一般为轻中度,具有自限性。重度恶心、呕吐发生率较低,可用止吐药控制。其他包括疲乏、头痛、食欲减退、腹泻和便秘等。

【药物相互作用】 同时服用丙戊酸可使替莫唑胺清除率轻度降低。替莫唑胺与其他可导致骨髓抑制的药物联合应用时可能加重骨髓抑制。

其他烷化剂包括塞替派、白消安、司莫司汀、异环磷酰胺、苯丁酸氮芥等。

(二) 铂类配合物

铂类配合物具有广泛的抗肿瘤活性,已成为治疗卵巢癌及头颈部肿瘤、膀胱癌、食管癌、肺癌及结肠癌的基础用药。铂类配合物进入细胞后发生水合离解,形成带正电水合物,继而在静电引力作用下进入细胞核,与 DNA 配位形成复合物,阻碍 DNA 复制和转录,最终导致细胞死亡。

顺铂 cisplatin

顺铂是中心以二价铂同两个氯原子和两个氨分子结合的重金属络合物(图 42-3),类似于双功能

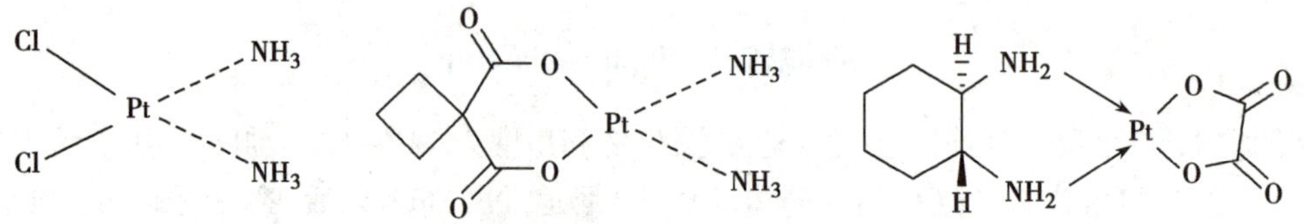

顺铂　　　　　　　　　　　卡铂　　　　　　　　　　奥沙利铂

图42-3　铂类配合物的化学结构

烷化剂,又称顺氯氨铂,是第一代铂类配合物。

【药动学】　口服无效,静脉注射后开始在肝、肾、膀胱分布较多,血浆蛋白结合率约为90%,18~24小时后肾脏积蓄最多。血浆消除呈双相,第一相 $t_{1/2}$ 为25~49分钟,分布后血浆 $t_{1/2}$ 为55~73小时。经肾缓慢排泄,给药后5日内仅有27%~43%排出体外。

【药理作用及机制】　顺铂进入细胞先将所含氯解离,再与DNA链的碱基形成交叉联结,破坏DNA结构和功能。对RNA和蛋白质合成的抑制作用较弱。属周期非特异性药物。

【临床应用】　抗瘤谱广、作用强,对卵巢癌及睾丸癌疗效显著。与多柔比星联用可使40%以上卵巢癌取得较好疗效;与博来霉素、长春碱联合可根治睾丸癌。对肺癌、膀胱癌、宫颈癌、乳腺癌、前列腺癌、黑色素瘤、头颈部肿瘤及各种鳞状上皮癌和恶性淋巴瘤也有效。与常用的抗肿瘤抗生素无交叉耐药性。

【不良反应】　肾功能损害较常见,可通过常规使用利尿药缓解。可引起耳毒性,导致耳鸣、高频听力减退等,重复用药可加剧,儿童对此更敏感。几乎所有用药者均有恶心、呕吐反应,可用昂丹司琼、格拉司琼等进行预防。此外还有轻度骨髓抑制,多数可恢复,还可见血小板减少等。其他不良反应包括肝功能障碍、运动失调、肌痛、上下肢感觉异常等;少数患者可能出现大脑功能障碍,亦可出现癫痫、球后视神经炎等。

【药物相互作用】　与具有骨髓抑制、耳肾毒性药物合用可增加毒性,需减量。与多柔比星合用可能导致白血病发生。与硫辛酸合用可降低顺铂疗效,青霉胺或其他螯合剂可减弱其活性。使用时接种活疫苗可增加活疫苗感染风险。

卡铂 carboplatin

卡铂是为解决顺铂毒性而研发的第二代铂类抗肿瘤药。相较于顺铂,在结构中引入亲水的1,1-环丁烷二羧酸根离子作为离去基团(图42-3),显著提高铂类配合物的水溶性。此外,其配体环丁二羧酸根能与铂原子配位形成稳定的六元环结构,增加稳定性,降低毒副作用。肾毒性轻微且不常见,耳毒性和神经毒性罕见,但骨髓抑制作用较强,主要是血小板减少,为剂量限制性毒性。与顺铂相比,卡铂抗肿瘤活性显著降低,两者作用机制类似,易产生交叉耐药。主要用于小细胞肺癌、头颈部鳞癌、卵巢癌及睾丸肿瘤等,适用于不能耐受顺铂引起的肾功能损害、顽固性恶心、明显听力损伤或神经病变患者,可作为顺铂的有效替代药物。

奥沙利铂 oxaliplatin

为第三代铂类抗肿瘤药。它以反式1,2-环己二胺作为配体,减少与顺铂和卡铂的交叉耐药;同时以螯合二酸根(草酸)作为离去基团(图42-3),提高配合物的稳定性和水溶性。奥沙利铂产生烷化络合物作用于DNA,形成链内和链间交联,抑制DNA合成及复制。其与DNA形成的复合物在结构上与顺铂不同,其疏水性环己烷嵌入DNA双链大沟内,阻碍DNA修复蛋白与DNA结合,是奥沙利铂克服耐药性的关键。作为一线药物与氟尿嘧啶和亚叶酸联用于转移性结肠癌和直肠癌,也可作为Ⅲ期结肠癌原发肿瘤完全切除后的术后辅助治疗。对乳腺癌、卵巢癌、睾丸癌、黑色素瘤、中枢神经系统肿瘤等也有一定疗效。主要不良反应为恶心、呕吐、腹泻、轻度骨髓抑制等。其剂量限制性毒性为外周神经毒性,表现为四肢、口腔和喉的感觉异常和/或迟钝,可能因草酸盐快速释放,镁和钙大量消耗所致,补充这两种电解质可改善症状。

其他铂类抗肿瘤药有奈达铂和洛铂等。

(三) 抗肿瘤抗生素

博来霉素 bleomycin

博来霉素是分离自轮枝链霉菌的糖肽抗生素,主要成分为博来霉素 A_2。

【药动学】 口服无效,需经肌内或静脉注射。血浆蛋白结合率仅为1%。具有生物活性的博来霉素 A_2 主要分布于皮肤、肺、肾、膀胱,在肝脏、脾脏内则以无活性形式存在,可透过血脑屏障。静脉注射24小时后,38.8%从尿液排出,肌内注射则有19.2%从尿液排出。48小时后约80%以原型从尿液中排出。

【药理作用及机制】 博来霉素分子中的二噻唑环可嵌入 DNA 的 G-C 碱基对,末端三肽氨基酸的正电荷能与 DNA 磷酸基作用使其解链;在体内能与铁离子络合,使氧分子转为氧自由基,从而使 DNA 单链或双链断裂,阻止 DNA 复制,干扰细胞分裂增殖。

【临床应用】 为广谱抗肿瘤药。对包括头颈部、皮肤、食管、肺、宫颈、阴茎和甲状腺鳞癌,以及睾丸癌、恶性淋巴瘤等有效。

【不良反应】 肺毒性是其最严重的毒性,可出现间质性肺炎和肺纤维化。其他副作用包括骨髓抑制和胃肠道反应如恶心、呕吐、口腔炎、皮肤反应、药物热、食欲减退、脱发等。

【药物相互作用】 与其他抗肿瘤药合用时有诱发间质性肺炎、肺纤维化的风险。

丝裂霉素 mitomycin

从链霉菌培养液中分离得到的抗生素。

【药动学】 水溶性较好,静脉给药后迅速进入细胞内,肌肉、心、肺、肾中浓度较高。主要经肝脏代谢,由尿排出,给药24小时后约35%经尿排出。

【药理作用】 可与腺嘌呤上第6位氧和鸟嘌呤上第7位氮交叉联结起烷化剂作用,抑制 DNA 合成,还可引起 DNA 单链断裂和染色体断裂。

【临床应用】 主要用于治疗各种实体瘤,与氟尿嘧啶、多柔比星联合有效缓解胃腺癌和肺癌;与环磷酰胺、塞替派联合应用可提高对恶性淋巴瘤的疗效。也可用于治疗结直肠癌、胰腺癌、宫颈癌、乳腺癌、头颈部肿瘤、膀胱肿瘤等。

【不良反应】 主要为骨髓抑制。其他不良反应包括急性肾功能不全、间质性肺炎、肺纤维化、胃肠道反应、蛋白尿、血尿、皮疹、膀胱炎、脱发等。

【药物相互作用】 与多柔比星(阿霉素)同时应用可增加心脏毒性。

(四) 拓扑异构酶抑制药

托泊替康 topotecan

【药动学】 口服或静脉给药,呈现多级药动学特征,终末 $t_{1/2}$ 为 2~3 小时,AUC 与剂量成正比。托泊替康通过 pH 依赖的可逆性开环转变为无活性的羧酸盐形式,约51%以托泊替康形式经尿排出,18%以托泊替康形式经肠道排出。

【药理作用及机制】 为喜树碱半合成衍生物,属拓扑异构酶 I(topoI)抑制药。与 topoI-DNA 复合物结合,阻碍断裂 DNA 单链再连接。形成的托泊替康 - topoI-DNA 三元复合物与复制酶相互作用,造成 DNA 双链结构和功能损伤。

【临床应用】　适用于初始化疗或序贯化疗失败的转移性卵巢癌,以及对化疗敏感的一线化疗失败的小细胞肺癌。还可用于治疗骨癌、宫颈癌、中枢神经系统恶性肿瘤等。

【不良反应】　最严重的不良反应为骨髓抑制,常见不良反应有头痛、呼吸困难、胃肠道反应、脱发、皮疹等。

【药物相互作用】　与其他细胞毒性药物联用可加重骨髓抑制,需减量。托泊替康为细胞转运蛋白 ABCG2(BCRP)和 ABCB1(P- 糖蛋白)的底物,ABCB1 和 ABCG2 抑制药如依克立达与托泊替康合用,可增加托泊替康的生物利用度。

伊立替康 irinotecan

【药动学】　静脉给药后血浆浓度呈指数消除,$t_{1/2}$ 为 6~12 小时。主要在肝内由羧酸酯酶转化为活性代谢产物 SN-38,静脉滴注 90 分钟内 SN-38 可达最大浓度。SN-38 代谢为葡萄糖苷酸,其 $t_{1/2}$ 为 10~20 小时,伊立替康及活性代谢产物经尿液排出。

【药理作用及机制】　为半合成水溶性喜树碱类衍生物,其活性代谢产物 SN-38 为 DNA 拓扑异构酶 I(topo I)抑制药。伊立替康及 SN-38 可与 topo I-DNA 复合物结合,阻止单链断裂的 DNA 再连接,继而引起 DNA 双链断裂。主要作用于细胞周期 S 期。

【临床应用】　用于晚期大肠癌治疗,对骨癌、宫颈癌、中枢神经系统肿瘤、胃癌、卵巢癌、阴茎癌、直肠癌、结肠癌、软组织肉瘤、小细胞肺癌等均有一定疗效。

【不良反应】　严重不良反应为延迟性腹泻、中性粒细胞减少,但多为剂量限制性毒性。其他不良反应包括胃肠道反应、贫血、脱发等。

【药物相互作用】　与 CYP3A4 诱导药或抑制药合用时,伊立替康及代谢产物 SN-38 的血浆浓度会大幅度下降或上升,因此使用前需停用 CYP3A4 酶诱导药或抑制药。

依托泊苷 etoposide

【药动学】　依托泊苷进入体内后约 97% 与血浆蛋白结合,$t_{1/2}$ 平均为 7 小时(3~12 小时)。一般采用静脉滴注,而非静脉推注。口服平均生物利用度为 48%(25%~74%),0.5~4 小时可达 C_{max}。主要分布于胆汁、腹水、尿液、胸腔积液和肺组织,很少进入脑脊液。主要以原型和代谢产物从尿中排出。

【药理作用及机制】　依托泊苷为活性天然产物鬼白毒素的半合成衍生物。与 DNA 拓扑异构酶 II(topo II)结合,形成药物 - 酶 -DNA 稳定的可逆性复合物,干扰 DNA 结构和功能。主要作用于 S 期和 G_2 期细胞,属细胞周期特异性药物。

【临床应用】　与其他抗肿瘤药如顺铂等合用,治疗肺癌及睾丸癌。也可用于恶性淋巴瘤、急性非淋巴细胞白血病、尤因肉瘤和胃肠道恶性肿瘤的联合化疗。对卵巢癌、乳腺癌、神经母细胞瘤亦有效。

【不良反应】　骨髓抑制、胃肠道反应、肝肾功能损伤等。

【药物相互作用】　因依托泊苷有明显的骨髓抑制,故与其他细胞毒性药物联用时应减量;与环孢素合用可使其毒性增加。与他莫昔芬合用可增加他莫昔芬的毒性。由于依托泊苷与血浆蛋白的结合率高,因此与血浆蛋白结合的药物可影响其排泄。与环磷酰胺及甲氨蝶呤合用时,间质性肺炎的发生率增高。

二、干扰核酸生物合成的药物

又称抗代谢药,其化学结构与核酸代谢所必需的如叶酸、嘌呤、嘧啶等相似,但不具有相应功能,从而干扰核酸生物合成,导致肿瘤细胞死亡。

甲氨蝶呤 methotrexate,MTX

化学结构与叶酸相似,对二氢叶酸还原酶具有较强抑制作用。

【药动学】 口服易吸收,血浆蛋白结合率为50%,不易通过血脑屏障,$t_{1/2}$约为2小时。小剂量(2.5~15μg/kg)给药,48小时内以原型由尿中排出40%~50%;大剂量(150μg/kg)给药,则排出90%,且大部分在开始8~12小时内排出,少量经胆汁从肠道排出。

【药理作用及机制】 MTX通过竞争性抑制二氢叶酸还原酶,阻断二氢叶酸还原为四氢叶酸,阻止一碳基团转移,抑制嘌呤和嘧啶核苷酸合成,使脱氧胸苷酸(dTMP)合成受阻,从而阻断DNA和RNA合成。

【临床应用】 用于儿童急性淋巴细胞白血病,与长春新碱、泼尼松、巯嘌呤合用,90%患者可完全缓解,且部分可长期缓解。与氟尿嘧啶、放线菌素D合用治疗绒毛膜癌可使部分患者长期缓解。对乳腺癌、膀胱癌、睾丸癌也有一定疗效。

【不良反应】 主要为骨髓抑制和胃肠道毒性。骨髓抑制最为突出,表现为白细胞和血小板减少。胃肠道反应主要是口腔炎、胃炎、腹泻、便血等。亚叶酸钙对其不良反应具有一定预防和逆转作用。对妊娠早期患者可致畸胎、死胎,故孕妇禁用。其他不良反应包括皮炎、脱发、肾毒性等。

氟尿嘧啶 fluorouracil,5-FU

【药动学】 口服吸收不规则,生物利用度低,需静脉给药。吸收后分布于全身体液,肿瘤组织中浓度较高,易进入脑脊液;主要在肝脏代谢灭活,$t_{1/2}$为10~20分钟。代谢产物一部分转化为尿素经尿排出,大部分转化为CO_2经肺排出。

【药理作用及机制】 5-FU在细胞内经酶转变为5-氟尿嘧啶脱氧核苷酸(5F-dUMP)竞争性抑制脱氧胸苷酸合成酶,阻止脱氧尿苷酸(dUMP)甲基化为脱氧胸苷酸(dTMP),从而影响DNA合成。此外,5-FU可在体内转化为5-氟尿嘧啶核苷,与RNA结合干扰其合成,故除作用于S期外,对其他期细胞亦有作用。

【临床应用】 主要用于胃肠道肿瘤如结肠癌、直肠癌、胃癌、肝癌等,此外对其他多种实体瘤也有效,如乳腺癌、卵巢癌、绒毛膜癌、子宫颈癌、膀胱癌和头颈部肿瘤等。单独或与其他药物联合用于乳腺癌和胃肠道肿瘤手术的辅助治疗。采用局部涂抹可治疗皮肤癌和外阴白斑。

【不良反应】 主要是骨髓抑制和胃肠道毒性。其中,胃肠道反应较为明显,主要表现为食欲减退、恶心、呕吐、胃炎、腹痛及腹泻等,骨髓抑制可表现为白细胞减少和血小板下降,用药期间应严格检查血象。

阿糖胞苷 cytarabine

【药动学】 口服经胃肠道吸收在20%以下,并因首过效应迅速被肝脏的胞嘧啶脱氨酶代谢为无活性的尿嘧啶阿糖胞苷,生物利用度低。静脉注射阿糖胞苷表现为两相代谢:初级代谢其$t_{1/2}$约10分钟,此时大部分阿糖胞苷在肝脏转化为无效的尿嘧啶阿糖胞苷;二级代谢(即尿嘧啶阿糖胞苷代谢)的$t_{1/2}$较长,约为1~3小时。肾脏、胃肠道黏膜、粒细胞和其他组织亦参与代谢。24小时内有70%~80%经尿排出,其中约90%为代谢产物,10%为原型药。

【药理作用及机制】 为嘧啶类抗代谢药。阿糖胞苷进入体内经激酶磷酸化转化为阿糖胞苷三磷酸及阿糖胞苷二磷酸,前者显著抑制DNA聚合酶合成,后者抑制二磷酸胞苷转变为二磷酸脱氧胞苷,从而抑制DNA合成。对S期细胞最敏感,为细胞周期特异性药物。抑制RNA及蛋白质合成的作用较弱。

【临床应用】 主要用于急性髓细胞性白血病、急性淋巴细胞白血病和淋巴瘤的治疗,是诱导化疗的核心药物。还可用于治疗各种疱疹病毒感染,但因选择性较差,且能引起骨髓抑制及其他严重不良反应,故不常用于病毒感染。

【不良反应】 主要是骨髓抑制,引起白细胞及血小板减少,严重者可发生再生障碍性贫血或巨幼细胞贫血。用药初期可发生高尿酸血症,严重者可发生尿酸性肾病;较少见的有口腔炎、食管炎、肝功能异常、发热及血栓性静脉炎。阿糖胞苷综合征多出现于用药后 6~12 小时,表现为骨痛、肌痛、咽痛、发热、全身不适、皮疹、眼睛发红等。

【药物相互作用】 四氢尿苷可抑制脱氨酶,延长阿糖胞苷血浆 $t_{1/2}$,提高血药浓度,起增效作用。可使细胞部分同步化,继续应用柔红霉素、多柔比星、环磷酰胺及亚硝脲类药物可以增效。不与 5-FU 合用。

吉西他滨 gemcitabine,dFdC

【药动学】 与血浆蛋白结合较少。在肝、肾、血液和其他组织中可被胞苷脱氨酶快速代谢,产生吉西他滨一磷酸盐、二磷酸盐和三磷酸盐(dFdCMP、dFdCDP 和 dFdCTP),其中后两者被认为有活性。主要代谢产物 2′-脱氧 -2′,2′-二氟尿嘧啶核苷(dFdU)在血浆和尿中均可检测到,但无活性。$t_{1/2}$ 为 42~94 分钟。

【药理作用及机制】 吉西他滨为核苷同系物,属细胞周期特异性抗肿瘤药。dFdC 经核苷激酶转化为具有活性的 dFdCDP 和 dFdCTP,抑制 DNA 合成。dFdC 主要作用于 S 期细胞,也可阻止细胞由 G_1 期向 S 期转换。

【临床应用】 与其他药物联合用于卵巢癌(联合卡铂)、非小细胞肺癌(联合顺铂)、乳腺癌(联合紫杉醇)、胰腺癌的治疗。也用于膀胱癌、骨癌、子宫颈癌、头颈部和肝胆肿瘤等治疗。

【不良反应】 骨髓抑制,可出现贫血、白细胞和血小板减少;发热性中性粒细胞减少症也常有报道。胃肠道毒性主要为恶心、呕吐,约 20% 患者需要使用止吐药。泌尿系统毒性表现为轻度蛋白尿和血尿;还会出现皮疹、瘙痒和脱发等。

【药物相互作用】 骨髓功能受损患者应谨慎用药;与其他抗肿瘤药配伍进行联合或序贯化疗时,应考虑对骨髓抑制作用的蓄积。

培美曲塞二钠 pemetrexed disodium

培美曲塞二钠是多靶点叶酸拮抗药,通过破坏叶酸依赖性代谢而抑制细胞增殖。血浆蛋白结合率约为 81%,且不受肾功能状况影响。代谢程度不高,主要经肾清除,给药后前 24 小时内,70%~90% 可以原型回收。临床用于非小细胞肺癌,联合顺铂用于治疗无法手术的恶性胸膜间皮瘤,且只能静脉给药。最常见的不良反应为乏力、恶心和食欲减退,与顺铂联用时出现呕吐、中性粒细胞减少、白细胞减少、贫血、口腔炎 / 咽炎、血小板减少和便秘。

其他抗代谢药还有 6-巯基嘌呤、羟基脲、卡培他滨等。

三、干扰转录过程和阻止 RNA 合成的药物

可嵌入 DNA 碱基对间阻止 mRNA 合成,干扰转录过程,属 DNA 嵌入剂。如多柔比星等蒽环类抗生素和放线菌素 D。

多柔比星 doxorubicin

【药动学】 又称阿霉素,不能通过胃肠道吸收,对组织有强烈刺激性,必须经血管给药。给药后迅速分布于心、肾、肝、脾及肺组织,但不能透过血脑屏障。血浆蛋白结合率约为 75%,主要在肝脏代谢,经胆汁随粪便排出。

【药理作用及机制】 嵌合于 DNA 碱基对间并与 DNA 紧密结合,从而抑制 DNA 及 DNA 依赖的 RNA 合成,对 RNA 的影响尤为明显,属细胞周期非特异性药物,但对 S 和 M 期细胞作用较强。

【临床应用】 抗瘤谱广、作用强。主要用于急性淋巴细胞和粒细胞白血病、恶性淋巴瘤;对乳腺

癌、肉瘤、肺癌、膀胱癌等有一定疗效,多与其他抗肿瘤药联合使用。因毒副作用大,现临床已较少使用。

【不良反应】 主要有骨髓抑制及心脏毒性,尤其是心脏毒性,早期可出现各种心律失常,药物蓄积可致心肌损害或心力衰竭。其他不良反应有恶心、呕吐、脱发、静脉炎等。

表柔比星 epirubicin

又称表阿霉素,为多柔比星的主体异构体,属细胞周期非特异性药物,是多柔比星氨基糖部分中 C_4- 羟基的反式构型,可直接嵌入 DNA 并与 DNA 双螺旋结构形成复合物,阻断依赖于 DNA 的 RNA 形成;对拓扑异构酶也有抑制作用。体内代谢和排泄较多柔比星快,$t_{1/2}$ 约 40 小时,主要在肝脏代谢,经胆汁排泄。不能透过血脑屏障。在血浆中维持时间较长,对有肝转移和肝功能受损的患者,应适当减小剂量。临床可用于恶性淋巴瘤、乳腺癌、肺癌、软组织肉瘤、食管癌、胃癌、肝癌、胰腺癌、黑色素瘤、结直肠癌、卵巢癌、多发性骨髓瘤、肾母细胞瘤、睾丸癌、前列腺癌、甲状腺髓样癌、白血病。心脏毒性和骨髓毒性与多柔比星相似,但程度较低。近期或既往有心脏受损病史患者禁用。

四、抑制蛋白质合成与功能的药物

此类药物可干扰微管蛋白动力学功能、干扰核糖体功能或影响氨基酸供应,从而抑制蛋白质的合成与功能。

紫杉醇 paclitaxel

紫杉醇是从红豆杉科属植物短叶红豆杉中分离得到,具有独特结构的二萜烯类化合物。20 世纪 80 年代中期,Horwitz 首次揭示紫杉醇独特的抗肿瘤机制,此后证明其对卵巢癌、子宫癌和乳腺癌等有特效,受到广泛关注。是二十多年来被广泛应用于临床的化学结构新颖、作用机制独特的新型广谱抗肿瘤药。

【药动学】 静脉滴注给药,给药后呈双相消除,静脉滴注 $t_{1/2}$ 为 5.3~17.4 小时,血浆蛋白结合率为 89%~98%,不易透过血脑屏障,主要经肝脏代谢。

【药理作用及机制】 破坏微管和微管蛋白二聚体间的动态平衡,诱导和促进微管蛋白装配成微管,阻止其解聚,从而导致微管束排列异常,使细胞在有丝分裂时不能形成纺锤体和纺锤丝,抑制细胞有丝分裂,使细胞阻滞于 M 期,从而发挥抗肿瘤作用。

【临床应用】 是临床治疗卵巢癌和乳腺癌的一线药物。对非小细胞肺癌、头颈部癌、食管癌、胃癌等也有效。

【不良反应】 主要有骨髓抑制、过敏反应、胃肠道反应、周围神经炎、心脏毒性等。肝功能损害表现为胆红素、碱性磷酸酶或转氨酶升高。有肝胆疾病者慎用。紫杉醇脂质体和紫杉醇白蛋白结合型制剂明显降低其毒性并改善疗效。

多西他赛 docetaxel

为紫杉醇类抗肿瘤药。通过促进微管装配、阻止微管解聚而稳定微管,阻滞细胞于 G_2 和 M 期,从而抑制肿瘤细胞分裂增殖。细胞内浓度比紫杉醇高 3 倍,对微管的亲和力是紫杉醇的 2 倍,在细胞内滞留时间长,活性比紫杉醇强。对晚期乳腺癌、卵巢癌、非小细胞肺癌有较好疗效。与其他药物联合用于头颈部癌、胰腺癌、小细胞肺癌、胃癌、黑色素瘤、软组织肉瘤等的治疗。不良反应有骨髓抑制如中性粒细胞减少、血小板减少、贫血等。孕妇禁用。

长春新碱 vincristine, VCR

长春新碱为夹竹桃科植物长春花中提取的二聚吲哚类生物碱,其硫酸盐已广泛用于临床 30 余年。

【药动学】 静脉注射后迅速分布于各组织,神经细胞内浓度较高,很少透过血脑屏障;蛋白结合率为 75%;主要经胆汁排泄。

【药理作用及机制】 抑制微管蛋白聚合而影响纺锤体形成,将细胞阻滞于有丝分裂中期。还可抑制 RNA 多聚酶及干扰蛋白质代谢、抑制细胞膜类脂质合成和氨基酸在细胞膜上的转运。

【临床应用】 对小儿急性淋巴细胞白血病疗效显著,对恶性淋巴瘤也有较好疗效。还可用于治疗生殖细胞肿瘤、小细胞肺癌、尤因肉瘤、肾母细胞瘤、神经母细胞瘤、乳腺癌、慢性淋巴细胞白血病、胃肠道肿瘤、黑色素瘤及多发性骨髓瘤等。

【不良反应】 主要为神经系统毒性,为剂量限制性毒性,多表现为外周神经损伤症状。可损伤运动神经、感觉神经和脑神经,并产生相应症状。骨髓抑制和胃肠道反应较轻。有局部组织刺激作用,静脉给药时若药液外漏,可引起局部组织坏死。

此外,长春碱类还包括长春(花)碱(vinblastine, VLB)、长春酰胺(长春地辛, vindesine, VDS)和长春瑞滨(vinorelbine, VRB),后两者是长春碱的半合成衍生物。其中,长春新碱的抗肿瘤活性强于长春碱,抗瘤谱也广于长春碱,但神经毒性最强。长春酰胺和长春瑞滨经结构优化后,扩大了抗瘤谱、增加对多种实体瘤的疗效,同时降低神经毒性。

高三尖杉酯碱 homoharringtonine, HHT

高三尖杉酯碱是从三尖杉科植物三尖杉或其同属植物中得到的生物碱。

【药动学】 肌内注射或口服吸收慢而不完全,主要采用静脉注射给药。静脉注射后骨髓内浓度最高,肾、肝、肺、脾、心及胃、肠次之,肌肉及脑组织最低。静脉注射 2 小时后在各组织的浓度迅速下降,但骨髓中浓度下降较慢。$t_{1/2}$ 为 3~50 分钟。主要在肝脏内代谢,但其代谢产物尚不明确。经肾及胆道排泄。排出物中原型药占 1/3。给药后 24 小时内排出量约占给药总量的 50%,其中 42.2% 经尿排出,6.3% 经粪便排出。

【药理作用及机制】 使细胞多聚核糖体解聚,干扰蛋白核糖体功能,抑制真核细胞蛋白质合成。对细胞 DNA 合成亦有抑制作用。对 G_1、G_2 期细胞杀伤作用最强,而对 S 期细胞作用较小。与阿糖胞苷、巯嘌呤等无交叉耐药性。

【临床应用】 治疗各型急性非淋巴细胞白血病,对骨髓增生异常综合征(MDS)、慢性粒细胞白血病及真性红细胞增多症等亦有一定疗效。

【不良反应】 主要是骨髓抑制,其中对粒细胞系列的抑制较重,红细胞系列次之,对巨核细胞系列的抑制较轻;心脏毒性较常见;消化系统常见症状为厌食、恶心、呕吐,少数患者可产生肝功能损害。

第四节　分子靶向药物

分子靶向药物主要针对恶性肿瘤发生、发展的关键靶点进行干预。一些分子靶向药物在相应的肿瘤治疗中已表现出较好疗效,耐受性好、毒性反应较轻,但并非所有肿瘤都具有靶点或靶向药物,故其还不能完全取代传统细胞毒性药物,多为两者联合应用。此外,肿瘤细胞携带的靶点在治疗前、后的表达和突变往往决定分子靶向药物的疗效和疾病预后,因此对该类药物的个体化治疗提出更高要求。分子靶向药物作用机制示意图见图 42-4。

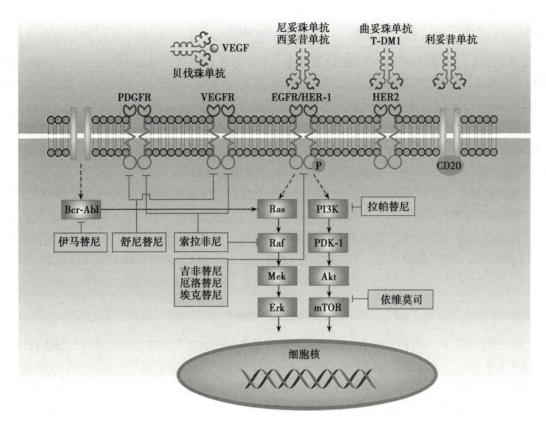

图42-4　分子靶向药物作用机制示意图

一、酪氨酸激酶抑制药

伊马替尼 imatinib

为2-苯基氨基嘧啶类化合物,是酪氨酸激酶的特异性抑制药,1992年人工合成,2001年通过美国FDA批准,开创了通过抑制肿瘤细胞增殖信号转导通路达到抗肿瘤治疗的新途径。

【药动学】　口服吸收迅速,2~4小时达C_{max},常用胶囊剂的生物利用度可达98%。在25~1 000mg剂量范围内其平均AUC与剂量成正比。血浆蛋白结合率约95%,绝大多数与清蛋白结合,少部分与α-酸性糖蛋白结合,极少部分与脂蛋白结合。主要在肝脏代谢、生成活性代谢产物(N-去甲伊马替尼),原型药和代谢产物的$t_{1/2}$分别为18小时和40小时。7天内药物排出量约81%,68%经肠道排出、13%经肾排出,其中约25%为原型药。

【药理作用及机制】　针对Ph染色体阳性、BCR-ABL融合蛋白表达阳性的白血病细胞,特异性结合BCR-ABL并抑制其酪氨酸激酶活性,从而抑制肿瘤细胞增殖。90%以上慢性粒细胞白血病和20%~30%急性淋巴细胞白血病患者呈Ph染色体和BCR-ABL表达阳性。此外,胃肠道间质瘤主要与Kit基因和血小板衍生生长因子(PDGF)受体α基因突变有关,伊马替尼可抑制PDGF受体、干细胞因子受体c-Kit的酪氨酸激酶,从而抑制其介导的细胞恶性生物学行为。

【临床应用】　主要用于慢性粒细胞白血病(CML)、恶性胃肠道间质肿瘤和生物标记物阳性的急性淋巴细胞白血病的治疗。

【不良反应】　不良反应轻到中度,主要有胃肠道反应、肌肉痉挛、水肿、头痛、头晕等。

【药物相互作用】　伊马替尼作为肝脏CYP450酶底物,能显著降低肝脏CYP3A4的代谢活性,可增加经CYP3A4代谢的其他药物的血浆浓度。

吉非替尼 gefitinib

【药动学】　为苯胺喹唑啉衍生物,口服后 3~7 小时可达 C_{max};蛋白结合率约为 90%,稳态时分布容积为 1 400L。主要在肝内代谢,与 CYP3A4 活性相关,有 5 种代谢产物,仅 O- 去甲基吉非替尼具有活性。单次口服后 10 天约 90% 随粪便排出,经尿排出者不足 4%,$t_{1/2}$ 为 6~49 小时。

【药理作用及机制】　为表皮生长因子受体酪氨酸激酶抑制药(EGFR-TKI),竞争性结合 EGFR,阻断表皮生长因子(EGF)与 EGFR 的结合,阻断由 EGFR 介导的下游信号转导通路,从而抑制肿瘤细胞增殖、诱导分化、促进凋亡;抑制肿瘤血管生成,增强放化疗效果。

【临床应用】　适用于既往接受过化疗或不适于化疗的局部晚期或转移性非小细胞肺癌,主要用于铂类和多西他赛疗效不佳的非小细胞肺癌。

【不良反应】　最常见的不良反应为胃肠道和皮肤反应,如腹泻、呕吐、皮疹、皮肤瘙痒;罕见过敏反应如荨麻疹,一般于服药后第一个月内发生,通常可逆。不到 1% 的患者出现间质性肺炎、角膜侵蚀等。

埃克替尼 icotinib

埃克替尼是一种高效特异的 EGFR-TKI,可选择性抑制 EGFR 及其 3 个突变体。口服吸收迅速,t_{max} 为 0.5~4 小时,主要经 CYP2C19 和 CYP3A4 代谢。适用于治疗既往接受过至少一个以铂类为基础的联合化疗方案失败后的局部晚期或转移性非小细胞肺癌(NSCLC)。常见不良反应有皮疹(39.5%)、腹泻(18.5%)和转氨酶升高(8%)。

厄洛替尼 erlotini

厄洛替尼为喹唑啉类小分子 EGFR-TKI。抑制 ATP 与细胞内蛋白酪氨酸激酶结合,抑制 EGFR 自身磷酸化从而阻断信号转导,干预细胞增殖、分化等过程。主要用于治疗两个或两个以上化疗方案失败的局部晚期或发生转移的 NSCLC。主要不良反应与吉非替尼类似。

舒尼替尼 sunitinib

舒尼替尼是首个选择性靶向多种受体酪氨酸激酶的新型药物。主要用于治疗对伊马替尼抵抗或无法耐受的胃肠道间质瘤和转移性肾细胞癌。

二、单克隆抗体

曲妥珠单抗 trastuzumab

曲妥珠单抗是 DNA 重组人源化单克隆抗体,1998 年美国 FDA 批准用于临床,2002 年在我国上市。

【药动学】　每周 1 次静脉注射 10mg、50mg、100mg、250mg 和 500mg 曲妥珠单抗的药动学呈剂量依赖性,随剂量增加其平均 $t_{1/2}$ 延长,清除率下降。曲妥珠单抗 4mg/kg 的首次负荷量和 2mg/kg 每周维持量的平均 $t_{1/2}$ 为 5.8 天(1~32 天),血浆浓度在 16~32 周达稳态,平均谷浓度约 75μg/ml。在不同年龄和不同血浆肌酐浓度患者中,其体内分布无明显变化。

【药理作用及机制】　主要与 HER-2 受体结合,干扰其自身磷酸化,从而阻断生长信号的转导;下调 HER-2 基因表达,并加速 HER-2 蛋白受体的内化和降解;下调血管内皮生长因子及其他血管生长因子活性,恢复 E- 钙粘连蛋白表达水平,抑制肿瘤转移。曲妥珠单抗是抗体依赖细胞介导的细胞毒作用(ADCC)的潜在介质,增强免疫细胞攻击和杀伤肿瘤细胞的能力。

【临床应用】　主要用于治疗 HER-2 过表达的转移性乳腺癌；已接受过 1 个或多个化疗方案的转移性乳腺癌；与紫杉醇类药物联合用于未接受过化疗的转移性乳腺癌。

【不良反应】　主要有胸痛、腹泻、肌肉痛、水肿、呼吸困难、心肌收缩力减弱等，骨髓抑制和肝损害较少发生。

利妥昔单抗 rituximab

利妥昔单抗是一种人鼠嵌合性单克隆抗体，能特异地与跨膜抗原 CD20 结合。CD20 位于前 B 细胞和成熟 B 细胞表面，而造血干细胞、正常浆细胞或其他正常组织不表达 CD20。95% 以上 B 细胞性非霍奇金淋巴瘤细胞表达 CD20。利妥昔单抗与 B 细胞上 CD20 抗原结合后，启动介导 B 细胞溶解的免疫反应。B 细胞溶解的可能机制包括：补体依赖的细胞毒作用（CDC），抗体依赖细胞介导的细胞毒作用（ADCC）。临床主要用于治疗 CD20 阳性弥漫性大 B 细胞性非霍奇金淋巴瘤（DLBCL），多与标准化疗方案联合应用。此外可用于治疗类风湿关节炎。主要不良反应有疼痛、直立性低血压、心律失常、呼吸道疾病、外周水肿等。

贝伐珠单抗 bevacizumab

贝伐珠单抗为重组人源化单克隆抗体，是美国第一个获得批准上市的抑制肿瘤血管生成的药物。贝伐珠单抗 1~10mg/kg 剂量范围内的药动学呈线性关系，主要通过内皮细胞的蛋白水解，终末 $t_{1/2}$ 较长。选择性地与人血管内皮生长因子（VEGF）结合，抑制 VEGF 与其位于内皮细胞上的受体 Flt1 和 KDR 结合，减少肿瘤血管形成，抑制肿瘤生长与转移。临床主要与含氟尿嘧啶方案联用治疗转移性结直肠癌，与卡铂和紫杉醇联用治疗转移性非鳞状 NSCLC，与干扰素 -α 联合治疗转移性肾癌、进展期恶性胶质瘤。常见不良反应有高血压、疲劳或乏力、腹泻和腹痛，严重药物不良反应有胃肠道穿孔、出血、动脉血栓栓塞。

西妥昔单抗 cetuximab

静脉给药一般在 6 周内起效，在肝细胞和皮肤通过与 EGFR 结合或内吞代谢，$t_{1/2}$ 为 3~7 日。可与 EGFR 特异结合（亲和力较内源性配体高 5~10 倍），抑制受体功能，从而抑制肿瘤生长和转移。适用于 EGFR 表达阳性的结直肠癌（多与伊立替康联用）、EGFR 表达阳性的晚期 NSCLC 和转移性或复发性头颈部鳞癌。主要不良反应为头痛、结膜炎、呼吸系统反应、胃肠道反应、皮肤反应、输液反应以及过敏反应等。

三、靶向蛋白酶体小分子抑制药

泛素 - 蛋白酶体系统（ubiquitin proteasome system，UPS）是细胞内蛋白质修饰和降解的主要系统，广泛参与肿瘤的发生发展。蛋白酶体在肿瘤细胞中的表达通常升高，与细胞周期的快速推进和肿瘤细胞高度增殖密切相关，可能与 UPS 对多种细胞周期抑制因子的降解增强有关。与正常细胞相比，肿瘤细胞对抑制蛋白酶体具有更好的生物学反应。

硼替佐米 bortezomib

硼替佐米是由亮氨酸、苯丙氨酸和吡嗪酰胺组成的三肽化合物，其中亮氨酸的羧基由硼酸基取代。硼酸基在硼替佐米的抗肿瘤中发挥重要作用。

【药动学】　静脉给药后与人血浆蛋白的平均结合率为 83%，广泛分布于外周组织。多次给药后 $t_{1/2}$ 为 40~193 小时，但首次给药后的清除更快。主要通过 CYP450 酶系代谢，通过去硼酸化形成 2 个代谢产物，再通过羟基化形成若干代谢产物。去硼酸化代谢产物无抑制蛋白酶体的活性。

【药理作用及机制】　特异性结合蛋白酶体中 20S 核心颗粒中 β_1、β_2、β_5（尤其是 β_5）氨基酸中的苏氨酸，表现为可逆性结合和竞争性抑制蛋白酶体活性，阻止某些特异性蛋白质尤其是抑癌因子如 $I\kappa B\alpha$、p21、p27、p53、Rb、PTEN 等的降解，从而抑制肿瘤生长。

【临床应用】　对多种肿瘤细胞均显示出明显抑制作用，但对多发性骨髓瘤的疗效最好。

【不良反应】　主要是外周神经病变和外周神经痛。其他不良反应包括骨髓抑制、疲劳、乏力、恶心、呕吐等。

第五节　肿瘤免疫治疗药物

免疫治疗的出现推动了肿瘤治疗的变革，其优势在于：①不损伤而是增强免疫功能；②免疫系统被激活后理论上可以治疗多种肿瘤；③克服肿瘤细胞对传统化疗或靶向治疗的耐药性，降低肿瘤治疗后的复发。其中具有代表性的是"程序性死亡蛋白 -1（programmed death-1，PD-1）抑制药"和"程序性死亡蛋白配体 1（programmed death ligand 1，PD-L1）抑制药"，在多种肿瘤中疗效显著，开启了肿瘤免疫治疗的时代。

正常情况，人体免疫功能受到刺激时会活化，但由于存在"免疫检查点（checkpoint）"调节机制，因而不会过度活化。免疫检查点表达和功能异常是许多疾病发生的重要原因。当其过度表达或功能过强，机体免疫功能受到抑制，导致免疫力低下，与肿瘤等疾病发生有关；若免疫检查点抑制作用减弱，则免疫功能激活，与自身免疫性疾病等相关。

PD-1 和 PD-L1 均是重要的免疫检查点，前者主要表达在 T 细胞，后者主要表达在肿瘤细胞，在调节免疫细胞激活程度、阻止免疫功能异常方面发挥重要作用。肿瘤细胞表达的 PD-L1 与肿瘤诱导浸润的 T 细胞表达的 PD-1 结合，导致 T 细胞功能被抑制，无法杀伤肿瘤细胞。PD-1 和 PD-L1 抑制药（抗体）作为免疫检查点抑制药，通过阻断 PD-1 与 PD-L1 的结合，重新激发 T 细胞杀伤肿瘤细胞的功能。PD-1 抑制药和 PD-L1 抑制药作用机制示意图见图 42-5。

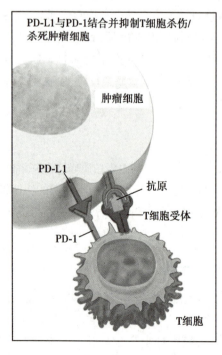
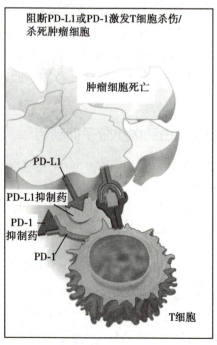

图 42-5　PD-1 抑制药和 PD-L1 抑制药作用机制示意图

（一）PD-1 抑制药

纳武利尤单抗 nivolumab

纳武利尤单抗主要用于治疗：① EGFR 和 ALK 基因突变阴性、既往接受过含铂方案化疗后疾病进展或不可耐受的局部晚期或转移性非小细胞肺癌（NSCLC）成人患者；② 治疗接受含铂类方案治疗期间或之后出现疾病进展且肿瘤 PD-L1 表达阳性（表达 PD-L1 的肿瘤细胞≥1%）的复发性或转移性头颈部鳞癌患者（SCCHN）；③ 接受过两种或两种以上全身治疗方案的晚期胃腺癌和胃食管连接部腺癌患者。不良反应有疲劳、皮疹、瘙痒、腹泻、恶心等。

帕博利珠单抗 pembrolizumab

帕博利珠单抗主要用于治疗：① 一线治疗失败的不可切除或转移性黑色素瘤；② 联合培美曲塞和铂类药物，作为一线方案治疗无 EGFR/ALK 突变的 NSCLC；③ 单药用于无 EGFR/ALK 突变、PD-L1 表达≥1% 的局部晚期或转移性 NSCLC 一线治疗；④ 联合化疗用于转移性肺鳞癌患者的一线治疗。不良反应有疲劳、肌肉骨骼疼痛、肌肉酸痛、胃肠道反应、皮肤反应、咳嗽、呼吸困难等。

（二）PD-L1 抑制药

度伐利尤单抗 durvalumab

度伐利尤单抗与肿瘤细胞或肿瘤浸润免疫细胞上表达的 PD-L1 结合，解除 T 细胞功能抑制，重新激发 T 细胞杀伤肿瘤细胞的功能。主要用于接受铂类药物为基础的化疗同步放疗后未出现疾病进展的不可切除、Ⅲ期非小细胞肺癌患者。不良反应有咳嗽 / 咳痰、非感染性肺炎 / 放射性肺炎、呼吸困难、腹泻、腹痛、甲状腺功能减退、皮疹、瘙痒、疲劳、发热、上呼吸道感染、感染性肺炎等。

其他上市的 PD-1 抑制药有特瑞普利单抗、信迪力单抗、卡瑞丽珠单抗和替雷利珠单抗等。

第六节　影响体内激素平衡的药物

激素敏感性组织来源的肿瘤如乳腺癌、前列腺癌、宫颈癌、卵巢癌和甲状腺癌等，其发生发展均与相应激素的失调密切相关。因此采用激素或其拮抗药调节体内激素平衡，可有效抑制这些肿瘤的生长，且无明显的骨髓抑制等不良反应。由于激素作用广泛、选择性低，因此不良反应较多，在临床应用时需特别注意。

（一）雌激素类药

己烯雌酚（diethylstilbestrol）和炔雌醇（ethinylestradiol）主要通过抑制下丘脑及垂体，降低促间质细胞激素分泌，从而减少睾丸间质细胞分泌睾酮，也可减少肾上腺皮质分泌雄激素，同时可直接对抗雄激素的促前列腺癌生长作用。主要用于前列腺癌治疗，还用于绝经 7 年以上乳腺癌转移患者的治疗，但绝经前的乳腺癌患者禁用。己烯雌酚常见不良反应有恶心、体液潴留、静脉或动脉血栓栓塞，多与剂量有关。男性常发生勃起功能障碍和乳房发育；女性常发生撤退性出血。乳腺癌患者易发生高钙血症和骨痛。由于其不良反应较多，目前已很少用于治疗前列腺癌。有时用于治疗绝经后乳腺癌。

（二）雌激素拮抗药

他莫昔芬 tamoxifen

他莫昔芬为化学合成非甾体抗雌激素类药，结构类似雌激素，是目前临床上最常用的肿瘤内分泌治疗药物。口服吸收迅速，6~7.5 小时达 C_{max}，排泄较慢，大部分以结合物形式由粪便排出（约 4/5），少量从尿液排出（约 1/5）。易通过细胞膜进入细胞内与雌激素竞争性结合受体，形成他莫昔芬 - 受体复合物进入细胞核内,抑制雌激素依赖性蛋白的合成,从而抑制肿瘤细胞增殖。临床主要用于治疗雌激素受体(estrogen receptor,ER)阳性的乳腺癌患者(绝经前、后均可使用)、化疗无效的晚期卵巢癌和晚期子宫内膜癌。大多数患者对他莫昔芬耐受性良好。不良反应较少,主要有生殖系统反应如月经失调、闭经、外阴瘙痒等,一般较轻微,停药后可逐渐恢复。另有轻微的胃肠道反应如食欲减退、恶心、呕吐、腹泻等。

托瑞米芬 toremifene

托瑞米芬为非甾体类三苯乙烯衍生物,化学结构与他莫昔芬相似,口服后吸收迅速,约 3 小时达 C_{max}。大部分在肝脏代谢,主要通过 CYP3A 形成 N- 去甲基代谢产物,代谢产物与原型药具有相似的抗雌激素作用,类雌激素样作用比他莫昔芬弱,抗肿瘤活性与他莫昔芬相当或略高。对 ER 有较高亲和力,低剂量时通过消耗雌激素受体而产生与他莫昔芬相似的作用。通过与雌激素竞争性结合细胞内受体,阻止雌激素诱导肿瘤细胞 DNA 合成,从而抑制其增殖。主要用于绝经后妇女雌激素受体阳性或不详的转移性乳腺癌。不良反应较少且一般较轻微,主要有面部潮红、子宫出血、恶心、皮疹、头晕等。

氟维司群 fulvestrant

氟维司群是 ER 拮抗药,可与 ER 竞争性结合,亲和力与雌二醇相似,可剂量依赖性地下调 ER。用于在抗雌激素辅助治疗后或治疗中复发,或在抗雌激素治疗中进展的绝经后 ER 阳性、局部晚期或转移性乳腺癌的治疗。最常见的是胃肠道不良反应,包括恶心、呕吐、便秘、腹泻和腹痛;此外有头痛、背痛、血管舒张(潮热)和咽炎等。

(三) 雄激素类药

丙酸睾酮,主要用于晚期乳腺癌的治疗,目前已基本上被其他药物所替代。

(四) 雄激素拮抗药

氟他胺 flutamide

氟他胺是抗雄激素类药的代表,属非类固醇雄激素拮抗药。与雄激素竞争细胞的雄激素受体,抑制细胞对雄激素的摄取,从而抑制雄激素与靶器官的结合。临床主要用于未经治疗或对激素控制疗法无效或失效的晚期前列腺癌患者。不良反应主要包括男性乳房发育、厌食、恶心、呕吐、失眠、暂时性肝功能异常和肝炎、头痛、头晕等。

比卡鲁胺 bicalutamide

比卡鲁胺为非甾体类抗雄激素类药,临床使用其消旋体。与黄体生成素释放激素类似物或外科睾丸切除术联合应用于晚期前列腺癌治疗。不良反应包括乳房触痛、男性乳房女性化、恶心、呕吐、暂时性肝功能改变等。

(五) 孕激素类药

甲羟孕酮 medroxyprogesterone;甲地孕酮 megestrol

作用机制主要是通过抑制垂体催乳素或促进卵泡素的分泌而抑制肿瘤。另外可促进子宫内膜分化成熟而使肿瘤组织变性、坏死,抑制肿瘤细胞核酸合成。主要用于治疗乳腺癌、子宫内膜癌、前列腺癌、肾癌,也可用于改善晚期肿瘤患者的恶病质。不良反应主要为乳房痛、阴道出血、月经失调、宫颈糜烂等。也有肾上腺皮质样作用,如满月脸、体重增加和雄激素样作用;偶有黄疸。静脉炎、血管栓塞性疾病、严重肝功能不全和因骨转移产生的高钙血症患者、月经过多、妊娠和对此类药物过敏者禁用。

（六）芳香酶抑制药

依西美坦 exemestane

依西美坦为不可逆甾体类芳香酶抑制药,结构与芳香酶自然底物雄烯二酮相似,为芳香酶的伪底物。口服吸收迅速,2~4 小时达 C_{max},平均 1.2 小时。绝经后女性体内雌激素主要由肾上腺分泌的雄激素在芳香酶作用下转化而来,主要转化部位是肝脏、脂肪组织和肾脏等。依西美坦通过与芳香酶活性位点的不可逆结合而使其失活,明显降低绝经后女性体内的雌激素水平。临床用于经他莫昔芬辅助治疗 2~3 年后,绝经后 ER 阳性女性早期浸润性乳腺癌的辅助治疗,直至完成共 5 年的辅助内分泌治疗。还可用于经他莫昔芬治疗后其病情仍有进展的自然或人工绝经后女性的晚期乳腺癌患者。耐受性良好,不良反应为轻至中度。最常见的不良反应为潮热、关节痛、恶心和疲乏。多数不良反应是由于雌激素生成被阻断后产生的正常反应(如潮热)。

阿那曲唑 anastrozole

阿那曲唑是高选择性第三代非甾体类芳香酶抑制药。口服后迅速吸收,C_{max} 通常出现在服药后 2 小时内(禁食条件下)。雄甾烷二醇在外周组织中芳香酶复合物的作用下转化为雌酮,雌酮最终转化为雌二醇,此为绝经后妇女体内雌二醇的主要来源。乳腺癌细胞的增殖部分依赖于雌激素存在,故减少体内雌二醇水平,有利于女性乳腺癌治疗。主要用于治疗绝经后女性 ER 阴性并对他莫昔芬呈阳性反应的晚期乳腺癌,及绝经后女性 ER 阳性早期乳腺癌的辅助治疗。不良反应较少,常见不良反应包括嗜睡、血管性水肿、恶心、呕吐、腹泻、消化不良、高胆固醇血症等,通常为轻度或中度,患者易耐受。

（七）肾上腺皮质激素类抑制药

氨鲁米特 aminoglutethimide

氨鲁米特抑制肾上腺皮质激素合成第一步,即抑制胆固醇转变为孕烯醇酮,起到肾上腺皮质化学性切除的作用,从而使肾上腺皮质内甾体激素合成受阻。还可作为芳香化酶的强抑制药,使雄激素前体雄烯二酮不能转变为雌激素,阻止雌激素产生,从而对乳腺癌产生治疗作用。主要用于治疗皮质醇增多症(库欣综合征)、绝经后或卵巢切除后 ER 或孕激素受体(PR)阳性的晚期乳腺癌。不良反应主要包括皮疹、眩晕、共济失调、眼球震颤、恶心、呕吐、腹泻、甲状腺功能减退、直立性低血压等。

（八）促性腺激素释放激素类药

戈舍瑞林(goserelin)、曲普瑞林(triptorelin)和亮丙瑞林(leuprorelin)为促性腺激素释放激素类药。主要作用于垂体 - 性腺轴,通过负反馈机制抑制垂体促性腺激素释放激素的生成和释放,导致垂体分泌黄体生成素和卵泡刺激素的水平下降,进而抑制睾丸和卵巢生成睾酮和雌二醇。长期应用可使男性血清中睾酮和女性血清中雌二醇水平维持在手术去势后的水平。该类药物可用于绝经前及围绝经期晚期乳腺癌的治疗,以及前列腺癌的治疗。

第七节　细胞分化及凋亡诱导药

细胞分化贯穿高等生物个体发育全过程,是多细胞生物最基本的生命特征。肿瘤的发生及恶性程度与细胞分化的异常密切相关,肿瘤细胞常表现出低分化或去分化的趋势。

急性早幼粒细胞白血病(acute promyelocytic leukemia, APL)是以早幼粒细胞增生为主的急性白血病,起病多急骤,迅速恶化,出血倾向明显,易发生弥散性血管内凝血,尤其在化疗时易发生,常导致患者早期死亡。这类白血病可通过诱导白血病细胞分化成熟或促进凋亡使之缓解。绝大多数 APL 患者病变细胞中具有特征性的 PML-RARα 融合蛋白,是由 17 号染色体上的维 A 酸受体 α 基因(RARα)

和 15 号染色体上的早幼粒细胞白血病(PML)基因易位形成 PML-RARα 融合基因所致。PML-RARα 融合蛋白可抑制早幼粒细胞分化成熟,并使细胞的正常凋亡功能发生障碍,导致细胞增殖能力增强,凋亡减少。

全反式维 A 酸 all-trans-retinoic acid,ATRA

是体内维生素 A 的代谢产物。作用靶点主要是 APL 的 PML-RARα 融合蛋白,能诱导 APL 白血病细胞向成熟正常细胞的方向进行分化,对 APL 具有显著疗效。主要用于急性早幼粒细胞白血病的治疗。不良反应主要为厌食、恶心、呕吐,头痛、关节痛,肝损害、皮炎等,可致畸,孕妇禁用。

三氧化二砷 arsenic trioxide

【药动学】　静脉给药,组织分布较广,组织中砷含量由高到低依次为皮肤、卵巢、肝脏、肾、脾、肌肉、睾丸、脂肪、脑组织等。停药 4 周后检测皮肤中砷含量与停药时基本持平,脑组织中含量有所增加,其他组织中砷含量均有所下降。

【药理作用及机制】　属细胞凋亡诱导药,通过降解 PML-RARα 融合蛋白、下调 *bcl-2* 基因表达等诱导白血病细胞凋亡。与全反式维 A 酸和其他抗肿瘤药无交叉耐药现象。此外,对其他多种肿瘤细胞有抑制生长及诱导凋亡的作用。

【临床应用】　主要用于急性早幼粒细胞白血病的治疗。

【不良反应】　包括疲劳、肝功能异常、可逆性血糖升高等。可引起 Q-T 间期延长,治疗期间应密切监察。

我国学者临床上首次应用诱导细胞分化疗法治疗 APL,并取得显著疗效,在很大程度上改善细胞毒类抗肿瘤药的毒副作用,显示出独特优势。经过数十年的临床实践,全反式维 A 酸和三氧化二砷的抗瘤谱和作用机制研究也得到不断发展和深入。

第八节　抗肿瘤药的合理应用

抗恶性肿瘤药经历了 70 多年的发展,迄今形成了细胞毒类、分子靶向和免疫治疗药物几大类,临床用药有 200 多种。这些药物的应用已使多种肿瘤有治愈或长期缓解的可能。随着抗肿瘤新药的不断出现和新治疗方法的不断改进,化疗在肿瘤治疗中的地位越来越受到重视,但良好疗效与药物的合理应用密切相关。

1. **肿瘤类型**　不同抗肿瘤药具有不同的抗瘤谱和敏感肿瘤,即使是同类抗肿瘤药也有很大差异。例如,同为细胞毒性药物,紫杉醇对乳腺癌、卵巢癌疗效显著;而奥沙利铂则是结直肠癌的一线用药。对于靶向药物,则必须选择具有相应药物分子靶点表达的肿瘤,例如,伊马替尼能有效抑制 BCR-ABL 激酶活性,是慢性髓细胞性白血病治疗的首选,因 90% 以上慢性髓细胞性白血病的发病与 BCR-ABL 有关;对于 HER2 阳性的乳腺癌,则考虑选择曲妥珠单抗。

2. **联合化疗**　联合用药是抗肿瘤药临床应用的基本原则,目的是增强疗效、降低毒性、延迟耐药性发生。可根据抗肿瘤药的作用机制和细胞增殖动力学原理等制定联合方案。联合化疗的原则包括但不限于:方案中各药单独使用有效;作用机制和耐药机制不同;细胞周期作用时相各异;毒性不同以避免毒性作用叠加。最为重要的是所设计的联合化疗方案应经严密的临床试验证明其有实用价值。

例如,根据细胞增殖动力学原理,生长缓慢的实体瘤 G_0 期细胞较多,可先用周期非特异性药物杀灭增殖期和部分 G_0 期细胞,驱动 G_0 期细胞进入增殖期,继而采用周期特异性药物杀灭进入增殖期的细胞;对于生长比率高的肿瘤(绝大多数细胞处于增殖期)如急性白血病,可先用周期特异性药物,后再用周期非特异性药杀灭其他肿瘤细胞。此外,肿瘤组织中的细胞一般处于不同时相,若将针对不同时相的周期特异性药物联合,亦可达到增强疗效的作用。

3. **药物剂量**　剂量是影响疗效的重要因素,但剂量选择应考虑肿瘤本身和患者身体条件等方面的情况。对有治愈可能的患者,在身体状况可承受的条件下,应尽可能使用可耐受的最大剂量化疗以保证疗效。近年来,在粒细胞集落刺激因子、自身骨髓移植或外周造血干细胞移植的支持下,使用高剂量强度化疗成为可能。但大剂量化疗必将产生更大的毒性和风险,因此在不具备相应预防措施的情况下,不应盲目提高剂量强度。

4. **治疗目标**　根据肿瘤本身和患者身体条件等方面情况,可有不同治疗目标,并由此制定不同治疗策略。①根治性化疗:选择作用机制不同、毒性反应各异、单药使用有效的药物组成联合化疗方案,运用足够剂量和疗程,尽量缩短间歇期,以求完全杀灭体内肿瘤细胞。②辅助化疗:在有效的局部治疗(手术或放疗)后采用的化疗,主要针对可能存在的微转移肿瘤细胞,以降低复发风险,是根治性治疗的一部分。③新辅助化疗:是指在临床可采用局部治疗(手术或放疗)的肿瘤,在手术或放疗前所采用的化疗。目的是使局部肿瘤缩小,增加手术切除的概率或减少手术或放疗所造成的损伤,以尽可能保留器官的功能。④姑息性化疗:对于化疗不敏感和晚期的肿瘤患者,已失去手术治疗价值,可采用姑息性化疗。目的是延长生命、减少痛苦、提高生活质量。⑤研究性化疗:肿瘤化疗是一门发展中的学科,为不断探索新的药物和新治疗方案,应积极开展研究性化疗,但应遵循药物临床试验的《药物临床试验质量管理规范》(GCP)原则。

5. **毒副作用**　目前临床使用的抗肿瘤药均有不同程度的毒副作用,特别是传统抗肿瘤药(细胞毒类)对正常细胞和肿瘤细胞的选择性不强。抗肿瘤药的毒性可分为近期毒性和远期毒性。

(1) 近期毒性:①骨髓抑制,大多数细胞毒类抗肿瘤药均有不同程度的骨髓抑制。可应用粒细胞集落刺激因子(G-CSF)和粒细胞单核细胞集落刺激因子(GM-CSF),减轻化疗引起的骨髓抑制。②胃肠道反应,最常见的是恶心和呕吐。5-HT$_3$ 受体拮抗药(昂丹司琼等)、多巴胺受体拮抗药(甲氧氯普胺)和皮质类固醇等均有止吐效果。③心、肺毒性,博来霉素、白消安、亚硝脲类等长期使用可致肺纤维化,多与剂量有关,应控制总量;皮质类固醇可减轻肺纤维化毒性。蒽环类可引起心脏毒性,右丙亚胺(铁螯合剂)、维生素 E、辅酶 Q$_{10}$ 等可能降低心脏毒性。④肝脏毒性,部分抗肿瘤药可引起肝脏损害。应根据不同情况对症处理,应用谷胱甘肽等可能减轻肝脏毒性。⑤肾和膀胱毒性,如大剂量环磷酰胺、异环磷酰胺等可引起出血性膀胱炎,可用美司钠预防。顺铂可损伤肾小管,因此大剂量使用时应水化。⑥神经毒性,长春碱类药物神经毒性明显,若出现严重毒性时应停药并对症治疗。⑦过敏反应,一些抗肿瘤药可引起过敏反应,如门冬酰胺酶、紫杉醇等,一些单抗也可发生过敏反应。皮质类固醇、抗组胺药等可预防或减轻过敏反应。

(2) 远期毒性:①致癌作用,已证实许多抗肿瘤药特别是烷化剂和亚硝脲类有明显致癌作用。故在给患者特别是儿童患者选择治疗方案时,应充分考虑此因素。②不孕、不育及致畸,许多抗肿瘤药会影响生殖细胞的产生和内分泌功能,导致不孕、不育及致畸作用。对于需要保留生育功能的患者应采取多种措施,如化疗前进行精子或卵子冻存,尽可能保留生育功能。

6. **耐药性**　肿瘤细胞对抗肿瘤药不敏感是临床治疗中的难题。肿瘤细胞对抗肿瘤药的耐药性可分为天然性耐药和获得性耐药。天然性耐药是指肿瘤细胞天然对药物耐受,其发生机制可能与细胞内的药物不能达到使靶点失活的浓度或肿瘤细胞缺乏对凋亡机制的反应能力,例如,处于非增殖 G$_0$ 期肿瘤细胞对多种抗肿瘤药均不敏感。而获得性耐药是肿瘤细胞在化疗过程中对药物逐渐产生不敏感的现象,亦是肿瘤化疗失败的重要原因。

一般来说,肿瘤细胞对一种药物产生耐药后,对非同类药物仍敏感;但一些肿瘤对一种抗肿瘤药耐药时,对其他非同类药物也产生耐药性,称为多药耐药性(multidrug resistance,MDR),多出现在天然来源的抗肿瘤药中,如长春碱类、紫杉醇类、丝裂霉素和放线菌素 D 等。

获得性耐药的发生机制涉及多方面:①抗肿瘤药在细胞中积聚减少,如 MDR 的机制之一是细胞膜表面药物转运蛋白（P-gp 等）表达增加，转运蛋白一旦与药物结合，在 ATP 参与下能将药物从胞内泵至胞外，使药物的胞内浓度减少。②细胞对药物的摄取减少。③药物活化酶的含量或活性降低。一些药物需要通过代谢激活才能发挥抗肿瘤作用，如氟尿嘧啶只有在体内转变成 FdUMP 才能发挥作用。④药物灭活酶的含量或活性增加。⑤药物靶向酶的含量增加。⑥药物作用所需底物减少。⑦细胞中药物代谢替代途径的建立，如抗代谢药耐药。⑧细胞的 DNA 修复能力增加，如烷化剂耐药。⑨多种基因突变引起目标蛋白的抵抗等。

本 章 小 结

药物类别及 代表药物	药动学	药理作用	临床应用	不良反应
细胞毒类抗肿瘤药				
破坏 DNA 结构与功能的药物				
烷化剂 ● 环磷酰胺 ● 替莫唑胺	口服吸收良好，生物利用度高，环磷酰胺肝脏和肿瘤组织中分布浓度较高。替莫唑胺可迅速通过血脑屏障	环磷酰胺为细胞周期非特异性药物，使细胞 DNA 发生烷基化，形成交叉联结，破坏 DNA 的结构和功能	环磷酰胺抗瘤谱较广，对恶性淋巴瘤疗效显著；作为免疫抑制药治疗自身免疫性疾病及器官移植的抗排斥反应。替莫唑胺是治疗脑胶质瘤的一线药物	环磷酰胺骨髓抑制作用明显，膀胱炎是其较特殊的不良反应；替莫唑胺常见胃肠道功能紊乱
铂类配合物 ● 顺铂	口服无效，经肾缓慢排泄	周期非特异性药物，其水合物与 DNA 配位形成复合物，阻碍 DNA 复制和转录，导致细胞死亡	抗瘤谱广、作用强，对卵巢癌及睾丸癌疗效显著	肾功能损害较常见，耳毒性
抗肿瘤抗生素 ● 博来霉素 ● 丝裂霉素	博来霉素口服无效，血浆蛋白结合率仅 1%，可透过血脑屏障。丝裂霉素水溶性较好	博来霉素嵌入 DNA 的 G-C 碱基对中，引起 DNA 链断裂；丝裂霉素与腺嘌呤上第 6 位氧和鸟嘌呤上第 7 位氮交叉联结，使 DNA 烷基化	广谱抗肿瘤药	肺毒性，可出现间质性肺炎和肺纤维化
拓扑异构酶抑制药 ● 托泊替康	口服或静脉给药，呈现多级药动学特征	DNA 拓扑异构酶I抑制药，引起 DNA 链断裂	用于化疗失败的转移性卵巢癌、小细胞肺癌	骨髓抑制
● 依托泊苷	约 97% 与血浆蛋白结合，采用静脉滴注，很少进入脑脊液	DNA 拓扑异构酶II抑制药，引起 DNA 链断裂，主要作用于 S 期和 G_2 期细胞，属细胞周期特异性药物	与其他抗肿瘤药如顺铂等合用，治疗肺癌及睾丸癌	骨髓抑制、胃肠道反应、肝肾功能损伤

续表

药物类别及代表药物	药动学	药理作用	临床应用	不良反应
干扰核酸生物合成的药物				
• 甲氨蝶呤	口服易吸收,不易通过血脑屏障	竞争性抑制二氢叶酸还原酶,阻断二氢叶酸还原为四氢叶酸,抑制嘌呤和嘧啶核苷酸合成	儿童急性淋巴细胞白血病	骨髓抑制和胃肠道毒性
• 氟尿嘧啶	静脉给药,易进入脑脊液;大部分转化为 CO_2 经肺排出	其活性代谢产物竞争性抑制脱氧胸苷酸合成酶,阻止脱氧尿苷酸(dUMP)甲基化为脱氧胸苷酸(dTMP),从而影响 DNA 的合成	主要用于消化道肿瘤	骨髓抑制和胃肠道毒性
• 阿糖胞苷	生物利用度低。静脉注射阿糖胞苷表现为两相代谢	其代谢产物通过抑制 DNA 聚合酶合成和二磷酸胞苷转变为二磷酸脱氧胞苷,从而抑制 DNA 合成。对 S 期细胞最敏感	急性髓细胞性白血病、急性淋巴细胞白血病和淋巴瘤,是诱导化疗的核心药物。抗疱疹病毒	骨髓抑制
干扰转录过程和阻止 RNA 合成的药物				
• 多柔比星	不能通过胃肠道吸收,不能透过血脑屏障	嵌入 DNA 碱基对之间阻止 mRNA 的合成,干扰转录,属细胞周期非特异性药物,但对 S 和 M 期细胞作用较强	抗瘤谱广、作用强。主要用于急性淋巴细胞和粒细胞白血病、恶性淋巴瘤	骨髓抑制及心脏毒性
抑制蛋白质合成与功能的药物				
• 紫杉醇	静脉滴注给药,给药后药物呈双相消除,不易透过血脑屏障	诱导和促进微管蛋白装配成微管,阻止其解聚,抑制细胞有丝分裂	卵巢癌和乳腺癌的一线药物	骨髓抑制、过敏反应、胃肠道反应、周围神经炎、心脏毒性
• 长春新碱	静脉注射后迅速分布于各组织,神经细胞内浓度较高,很少透过血脑屏障	抑制微管蛋白聚合而影响纺锤体形成,阻止细胞有丝分裂	小儿急性淋巴细胞白血病、恶性淋巴瘤	外周神经损伤
分子靶向药物				
酪氨酸激酶抑制药				
• 伊马替尼	口服吸收迅速	抑制白血病细胞 BCR-ABL 融合蛋白的酪氨酸激酶活性	慢性粒细胞白血病(CML)、恶性胃肠道间质肿瘤和生物标记物阳性的急性淋巴细胞白血病	轻到中度,主要有胃肠道反应、肌肉痉挛、水肿、头痛、头晕

续表

药物类别及 代表药物	药动学	药理作用	临床应用	不良反应
● 吉非替尼	口服,蛋白结合率约90%	抑制肿瘤细胞表皮生长因子受体(EGFR)的酪氨酸激酶活性	其他药物治疗不佳的局部晚期或转移性非小细胞肺癌	胃肠道和皮肤反应
单克隆抗体				
● 曲妥珠单抗	平均 $t_{1/2}$ 为 5.8 天,血浆浓度在 16~32 周达稳态	与 HER-2 受体结合,干扰其自身磷酸化,阻断信号转导通路	HER-2 过表达的转移性乳腺癌	胸痛、腹泻、肌肉痛、水肿、呼吸困难、心肌收缩力减弱
靶向蛋白酶体小分子抑制药				
● 硼替佐米	广泛分布于外周组织	抑制蛋白酶体活性,阻止某些抑癌因子的降解	多发性骨髓瘤	外周神经病变和外周神经痛
		肿瘤免疫治疗药物		
PD-1 抑制药 纳武利尤单抗 帕博利珠单抗		与 T 细胞 PD-1 结合,解除 T 细胞功能抑制,重新激发 T 细胞杀伤肿瘤细胞的功能	转移性非小细胞肺癌等	纳武利尤单抗不良反应有疲劳、皮疹、瘙痒、腹泻、恶心
PD-L1 抑制药 度伐利尤单抗		与肿瘤细胞或肿瘤浸润免疫细胞上表达的 PD-L1 结合,解除 T 细胞功能抑制,重新激发 T 细胞杀伤肿瘤细胞的功能	接受铂类药物为基础的化疗同步放疗后未出现疾病进展的不可切除、Ⅲ期非小细胞肺癌患者	咳嗽/咳痰、非感染性肺炎/放射性肺炎、呼吸困难等
		影响体内激素平衡的药物		
雌激素类药 ● 己烯雌酚 ● 炔雌醇		抑制下丘脑及垂体,减少睾丸间质细胞和肾上腺皮质分泌	绝经 7 年以上乳腺癌转移患者	己烯雌酚常见恶心、体液潴留、静脉或动脉血栓栓塞,男性常发生勃起功能障碍和乳房发育;女性常发生撤退性出血
雌激素拮抗药 ● 他莫昔芬	口服吸收迅速,排泄较慢	与雌激素竞争性结合受体,抑制雌激素依赖性蛋白的合成,从而抑制肿瘤细胞增殖	雌激素受体阳性的乳腺癌患者、化疗无效的晚期卵巢癌和晚期子宫内膜癌	耐受性良好
雄激素拮抗药 ● 氟他胺		与雄激素竞争性结合受体,抑制细胞对雄激素的摄取,从而抑制雄激素与靶器官的结合	晚期前列腺癌	男性乳房发育、胃肠道反应

续表

药物类别及代表药物	药动学	药理作用	临床应用	不良反应
孕激素类药 ● 甲羟孕酮 ● 甲地孕酮		抑制垂体催乳素或促进卵泡素的分泌	乳腺癌、子宫内膜癌、前列腺癌、肾癌	乳房痛、阴道出血、月经失调、宫颈糜烂、肾上腺皮质样作用等
芳香酶抑制药 ● 依西美坦	口服吸收迅速	抑制芳香酶活性,明显降低绝经后女性体内的雌激素水平	早期浸润性乳腺癌的辅助治疗,晚期乳腺癌	耐受性良好
肾上腺皮质激素类抑制药 ● 氨鲁米特		抑制肾上腺皮质激素合成第一步,即抑制胆固醇转变为孕烯醇酮	皮质醇增多症、晚期乳腺癌	眩晕、共济失调、眼球震颤等
促性腺激素释放激素类药 ● 戈舍瑞林 ● 曲普瑞林 ● 亮丙瑞林		作用于垂体-性腺轴,通过负反馈机制抑制垂体促性腺激素释放激素的生成和释放	晚期乳腺癌、前列腺癌	
细胞分化及凋亡诱导药				
● 全反式维A酸 ● 三氧化二砷	三氧化二砷静脉给药,组织分布较广	降解早幼粒细胞白血病细胞的PML-RARα融合蛋白,并诱导急性早幼粒细胞白血病细胞凋亡	急性早幼粒细胞白血病	三氧化二砷可引起Q-T间期延长、肝功能异常

第四十二章
临床用药案例

第四十二章
药物研发案例

第四十二章
目标测试

（卿　晨）

参考文献

［1］朱依谆,殷明.药理学.8版.北京:人民卫生出版社,2016.

［2］杨宝峰.药理学.8版.北京:人民卫生出版社,2016.

［3］LAURENCE L B,RANDA H D,BJORN C K.Goodman & Gilman's the pharmacological basis of therapeutics.13th edition.NYC:McGraw-Hill Education,2018.

［4］BERTRAM G K,TODD W V. Basic and clinical pharmacology.15th edition.NYC:McGraw Hill,2021.

中文名词索引

英文名词索引

triazolam　108

trichomoniasis　460

tricyclic antidepressant　142

trihexyphenidyl　153

trilostane　330

trimetazidine　233

trimethoprim　425

tripelennamine　282

tripterygium wilfordii multiglucoside　276

triptorelin　322

tropicamide　63

tropisetron　367

tuberculosis　427

tumor necrosis factor　265

tyrosine hydroxylase　50

U

uptake transporter　10

urapidil　190

uridine-5'-diphosphate glucuronosyltransferase　15

urokinase　377

ursodeoxycholic acid　367

V

valaciclovir　449

valdecoxib　265

valproate sodium　118

valsartan　181

vancomycin resistant *Enterococci*　404

vancomycin resistant *Staphylococcus aureus*　402

vancomycin　403

variance of mean residence time　23

varicella-zoster virus　448

vasopressin　320

venlafaxine　145

verapamil　204,232

vericiguat　222

vertical transfer　391

vincristine　474

virus　442

vitamin B_{12}　380

vitamin E nicotinate　243

vitamin K　343

vitamine B_4　382

vitamine K　377

voriconazole　435,439

W

warfarin　374

withdrawal reaction　31

Wolff-Parkinson-White syndrome　196

X

xamoterol　77

Y

yohimbine　82

Z

zaleplon　112

zanamivir　444

zero-order kinetic process　20

zero-order rate process　20

zidovudine　445

ziprasidone　141

zolantidine　102

zoledronic　339

zolpidem　112

zonisamide　120

zopiclone　112